“十三五”国家重点图书出版规划项目
国家新闻出版改革发展项目
中央本级重大增减支项目
科技基础性工作专项
全国中药资源普查项目

青海湖
中藏药资源图志

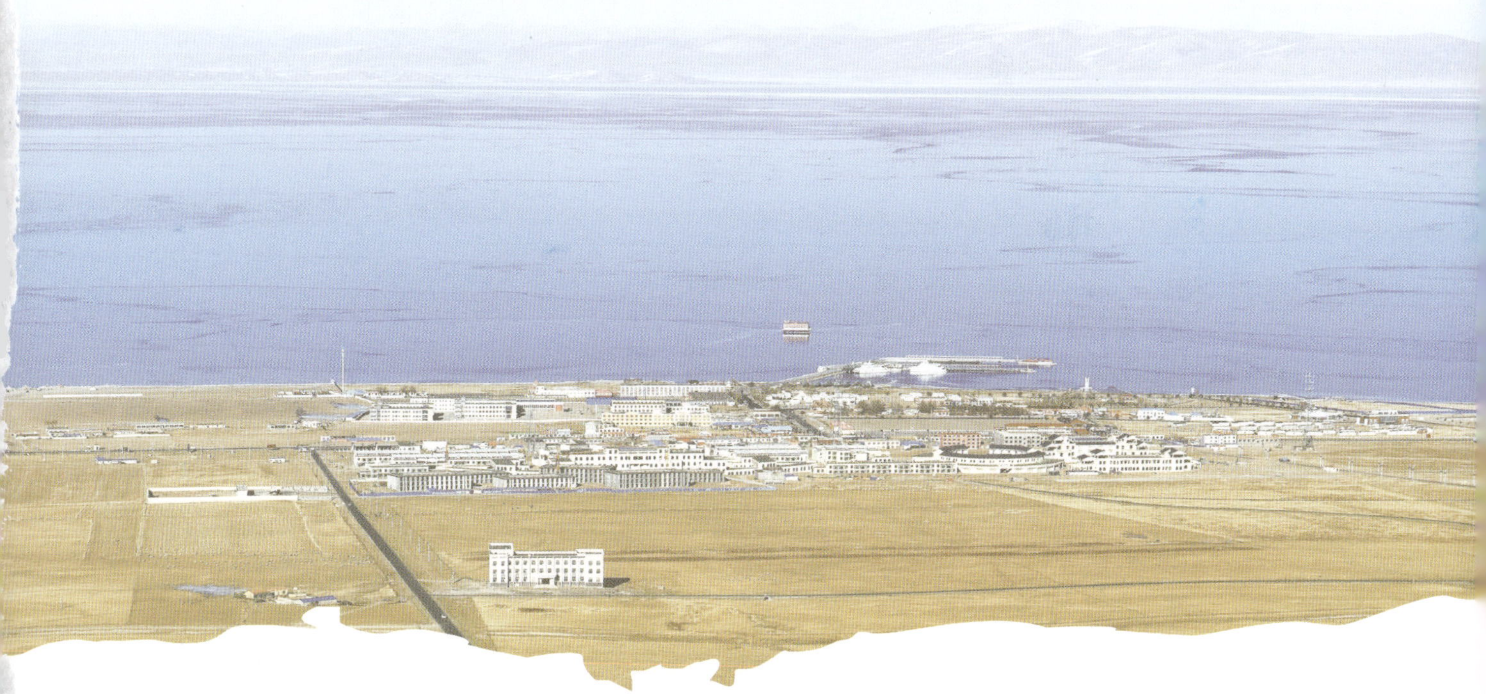

| 主 | 编 |

黄璐琦　李文渊　贾守宁　昂青才旦

海峡出版发行集团 | 福建科学技术出版社
THE STRAITS PUBLISHING & DISTRIBUTING GROUP | FUJIAN SCIENCE & TECHNOLOGY PUBLISHING HOUSE

图书在版编目（CIP）数据

青海湖中藏药资源图志 / 黄璐琦等主编. -- 福州 :
福建科学技术出版社, 2025. 6. -- (中国中药资源
大典). -- ISBN 978-7-5335-7487-1

Ⅰ. R281.444

中国国家版本馆CIP数据核字第2024D35R30号

出 版 人 郭　武
责任编辑 沈贤娟　张镌文
编辑助理 陈艳洁
装帧设计 黄　丹
责任校对 林锦春

青海湖中藏药资源图志
中国中药资源大典

主　　编 黄璐琦　李文渊　贾守宁　昂青才旦
出版发行 福建科学技术出版社
社　　址 福州市东水路76号（邮编350001）
网　　址 www.fjstp.com
经　　销 福建新华发行（集团）有限责任公司
印　　刷 福建新华联合印务集团有限公司
开　　本 889毫米×1194毫米　1/16
印　　张 32.75
字　　数 756千字
插　　页 4
版　　次 2025年6月第1版
印　　次 2025年6月第1次印刷
书　　号 ISBN 978-7-5335-7487-1
定　　价 428.00元

编委会

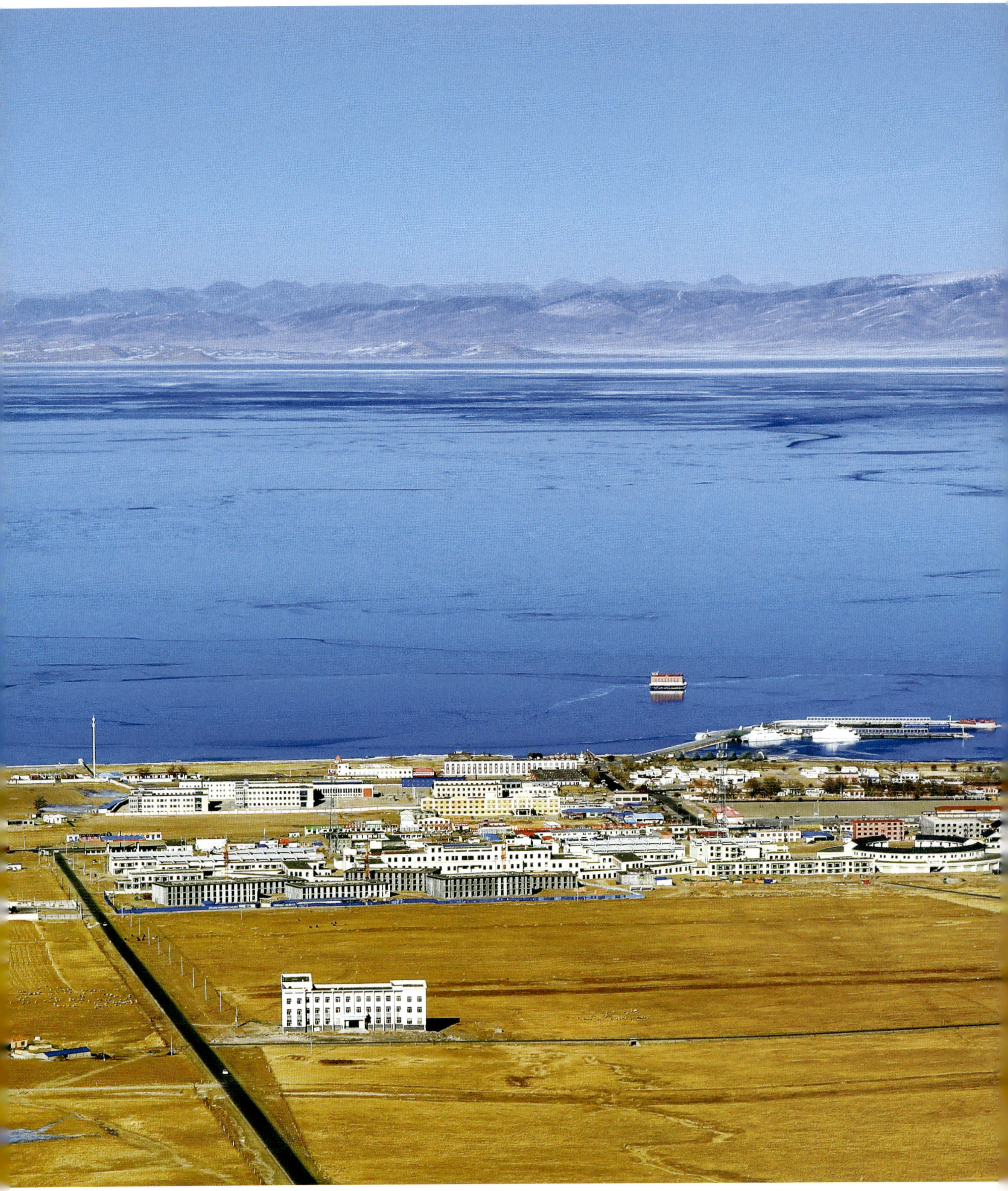

前　言

青海湖，藏语意为“青色的海”，古称“西天瑶池”，被誉为“中国最美的湖泊”，是我国面积最大、世界第二大的内陆咸水湖。青海湖位于青藏高原东北部，被大通山、日月山、青海南山、橡皮山所环绕。青海湖水体面积达 4283.3 km^2，是控制西部荒漠化向东蔓延的天然屏障，也是维系青藏高原东北部生态安全的重要水体。青海湖地区，以其世界七大湿地之一的美誉和高海拔湿地的独特地理，成为我国不可多得的自然瑰宝。得益于其特有的高原大陆性气候和多姿多彩的地形地貌，这片土地成为了野生动植物的天堂。在这里，青海云杉、青海湖裸鲤、黑颈鹤、普氏原羚等珍稀物种不仅找到了它们理想的生长和繁衍的家园，而且在迁徙的季节里，这里也成为了它们不可或缺的栖息地。这片区域不仅是青藏高原生物多样性研究的宝贵基因库，更因其生态价值而被誉为“地球之肾”和“物种的基因库”。此外，环湖地区广袤的土地和悠久的地质历史，经历了复杂的地质演变，孕育了丰富的矿物资源，为这片神奇的土地增添了更多的财富和魅力。

随着国家对中药资源保护和可持续利用工作的日益重视，国家中医药管理局于 2011 年启动并组织开展了第四次全国中药资源普查工作。本团队以此为契机，组织数百名普查人员翻山越岭、长途跋涉，对青海湖地区涉及的共和、海晏、刚察、天峻，以及环湖周边地区包括湟源、祁连、门源、大通、互助、湟中等地开展普查工作，共普查到中藏药资源 424 种，其中药用植物资源 394 种，新栽培品种 3 种；药用动物资源 15 种；药用矿物资源 15 种。据统计，青海湖地区拥有闻名遐迩的掌叶大黄、水母雪兔子等道地及大宗药材 23 种；还有冬虫夏草、甘草、桃儿七等珍稀濒危植物 31 种，马鹿、马麝、狼、牦牛、秃鹫等珍稀濒危动物；此外，还有锁阳、达乌里秦艽、椭圆叶花锚、短筒兔耳草、鸡爪大黄等 13 种纳入青海省地方保护的野生药用植物。

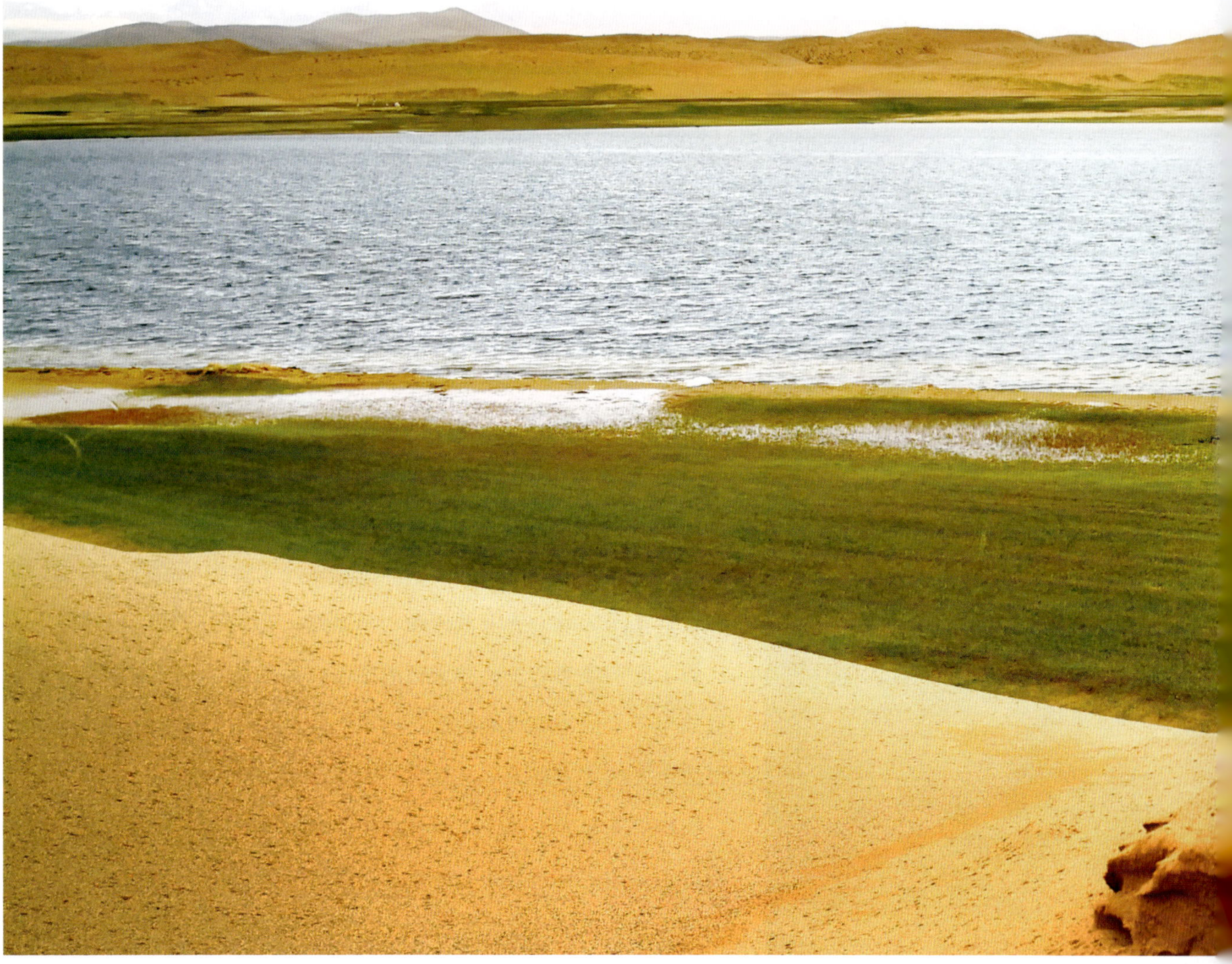

作为中华民族传统医药学宝库中的瑰宝，藏医药以其悠久的历史、浩瀚的文献、独特的理论体系和显著的药效而闻名。它是藏族人民在漫长的历史发展过程中创造和积累的宝贵文化遗产。青海湖地区是我国藏族人民的重要聚居地，这里拥有丰富的藏医药文化资源，如水母雪莲、桃儿七等珍贵药材。这些资源不仅在维护当地民众健康、推动健康事业发展方面发挥了重要作用，还在国际交流与合作中展现出独特价值。如今，藏医药的诊疗技术和丰富的药材资源正逐渐走向世界，成为国际交流与合作的重要桥梁。

《青海湖中藏药资源图志》以第四次全国中药资源普查及作者团队在青海湖地区多年野外科学考察工作为基础，结合大量古籍考证及文献整理工作编撰而成。书中总论介绍了青海湖地区的自然地理概况、藏医药文化资源概况、中药资源普查概况、中药资源概况；各论重点收载了青海湖地区中藏药资源 424 种，其中药用植物资源 394 种，药用动物资源 15 种，药用矿物资源 15 种。书中对

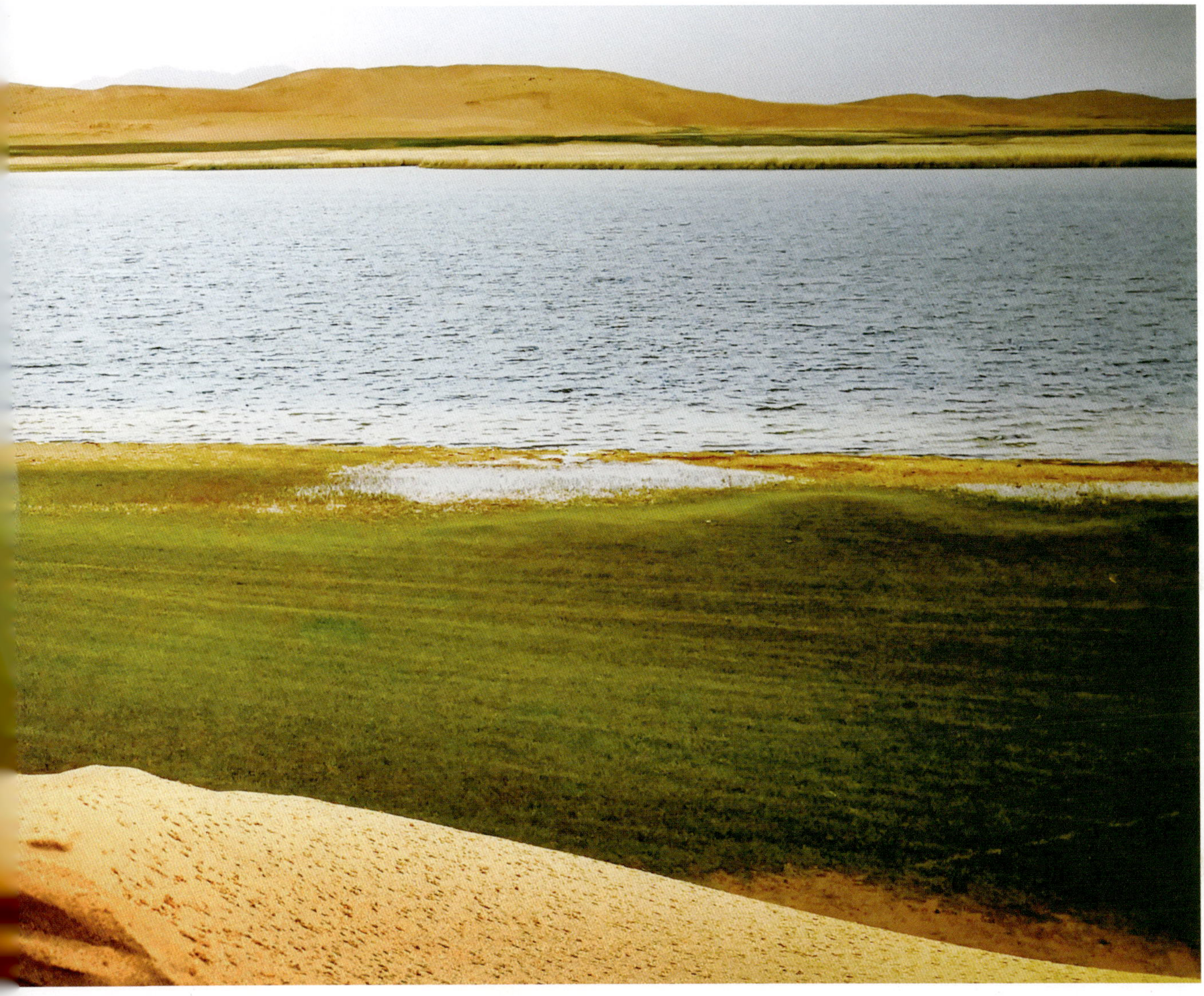

青海湖地区常用藏药的功效主治加以介绍，且特意标注了藏文名及藏语音译名，所有藏药名称均由昂青才旦、索南邓登、子巴三位藏医药专家审定，是本书的一大亮点。本书是一部重点梳理兼具湿地和高原生态系统的青海湖地区中藏药资源状况的学术著作，具有较高的参考价值，为今后开展青海湖地区中藏药资源保护、合理利用及生物多样性保护等提供理论依据，也有助于促进青海湖地区藏医药文化的传承与发展。

《青海湖中藏药资源图志》一书，可以说是用艰苦劳动谱写的，渗透着许多同志的汗水和智慧。由于时间仓促，编者水平有限，文中难免有疏漏和不足之处，恳请读者、专家、学者及同仁们批评指正，以便今后修订。

编 者

2024 年 9 月

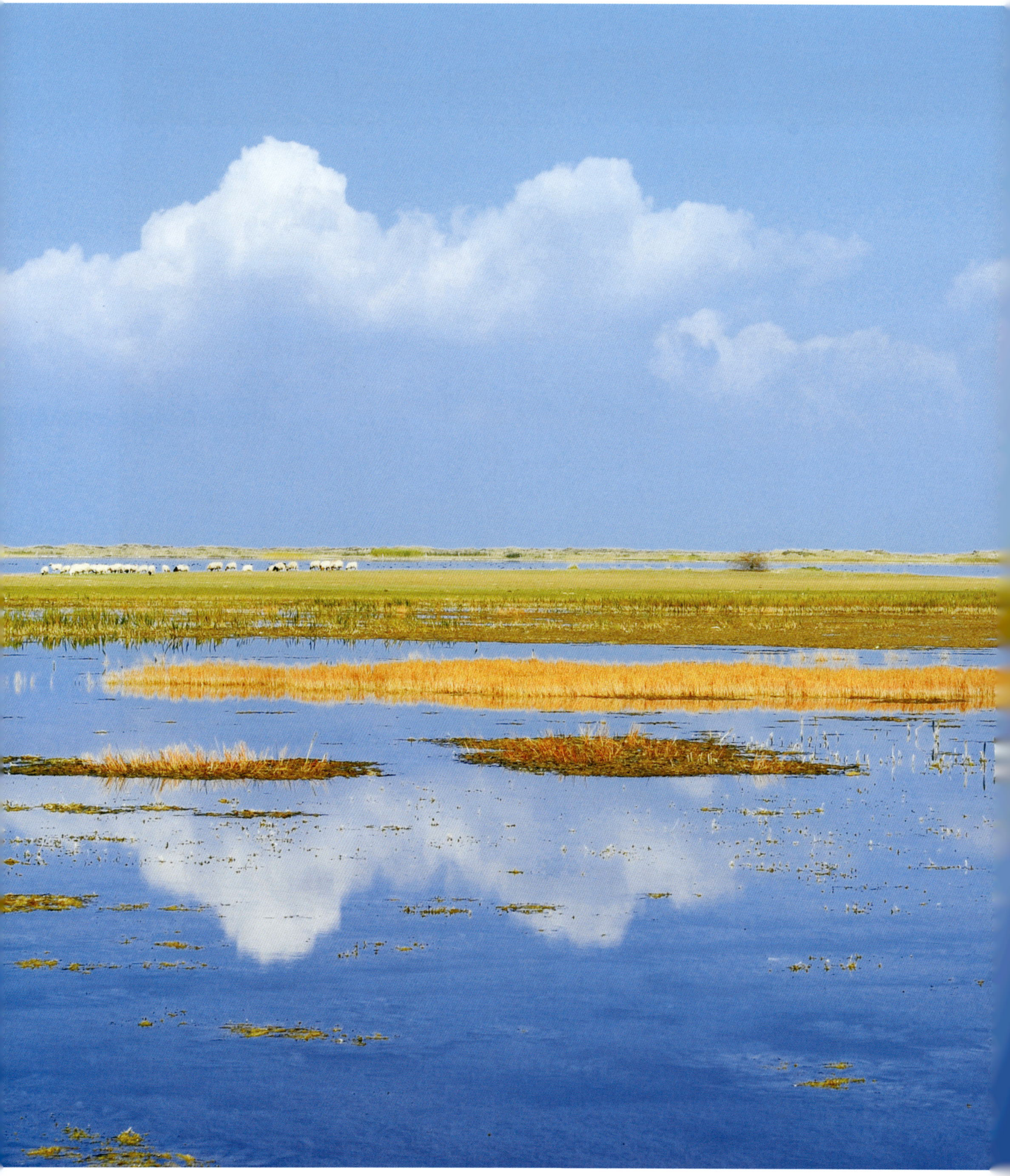

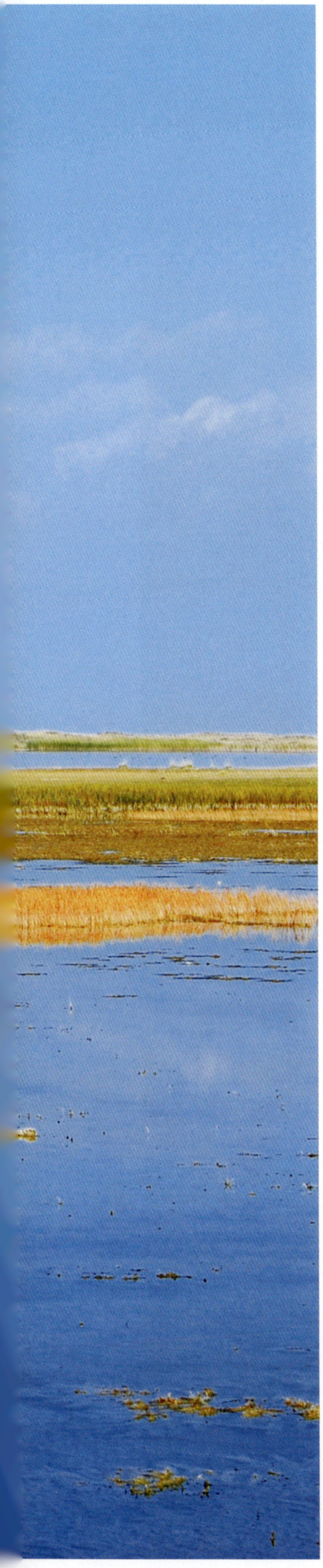

编写说明

1. 本书以第四次全国中药资源普查成果为基础，结合野外科考及文献调查结果编写而成，调查地区包括与青海湖相邻的共和、海晏、刚察、天峻，以及周边地区包括湟源、祁连、门源、大通、互助、湟中。书名中“青海湖”泛指青海湖相邻及周边的县。

2. 本书收载的药用植物资源按照由低等到高等的顺序排列，包含菌类植物、蕨类植物、裸子植物、被子植物；药用动物资源按照由低等到高等的顺序排列，主要包括节肢动物门、脊索动物门；药用矿物资源按照金属元素化合物分类。

3. 各论部分主要介绍以下内容。

（1）物种名：药用植物参考《中国植物志》记载的中文名、拉丁学名。别名一般收录 2~4个，为常用的俗名、地方名；此外，还载有藏药名及其音译名。

（2）形态特征：主要介绍生活型、根、茎、叶、花、果实、种子，以及花期、果期等，主要参照《青海植物志》《中国植物志》。

（3）适宜生境：主要综合实地考察结果及文献资料记载，介绍野生资源在青海湖地区的海拔、群落特征等。

（4）资源状况：以“常见”“少见”“偶见”“罕见”表示野生药用资源的分布情况。栽培种从略。

（5）药材名：介绍药材名，并在药材名后括注相应的入药部位。

（6）采收加工：介绍药材的适宜采收时间，以及不同入药部位的加工方法。

（7）功能主治：介绍药材的功效与主治。

（8）藏医应用：以藏医药典籍为基础，依据《晶珠本草》《藏药志》《中国藏药》《中华藏本草》等文献记载，归纳总结药用资源在藏医中的功效与主治。

此外，因考虑动物福利问题，药用动物的采收加工方法从略；因藏药动物基原名称与药用部位名称无法统一，此处使用藏药动物基原名称（藏文名），与药用植物资源体例略有不同。

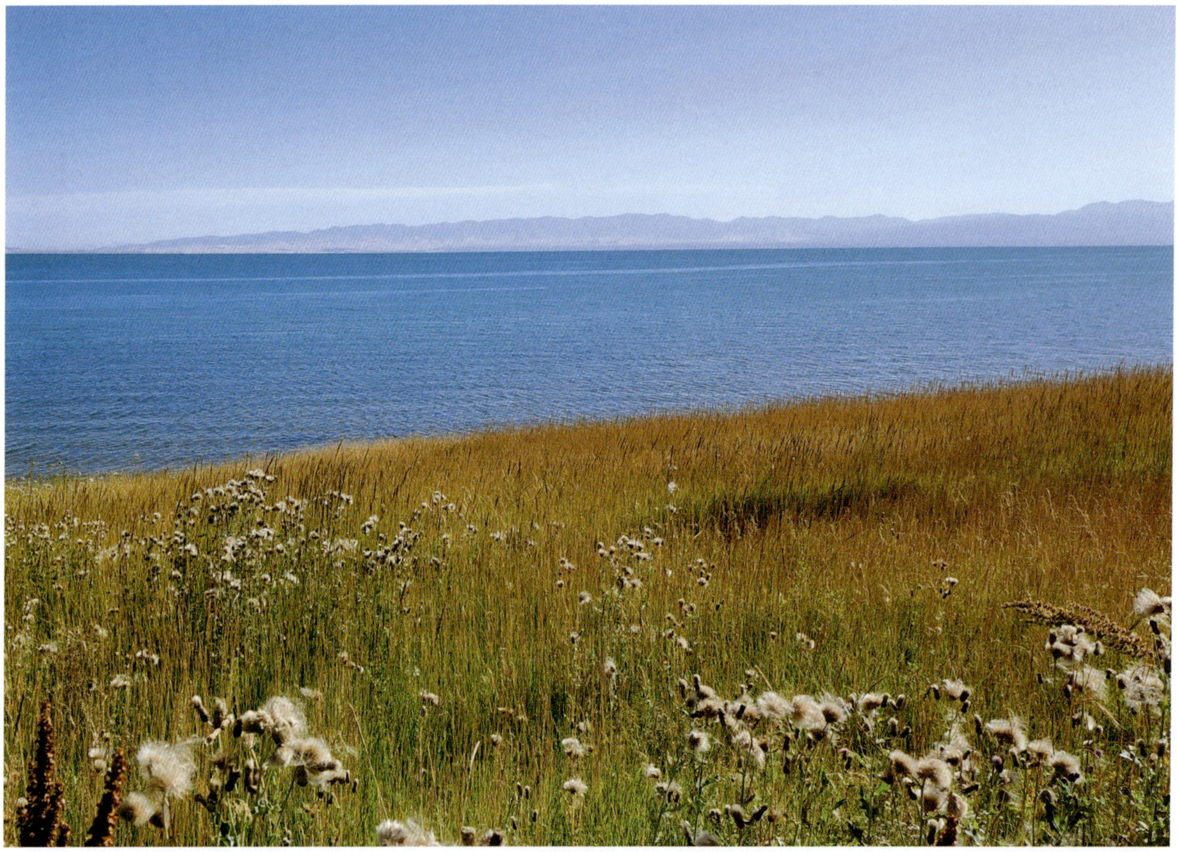

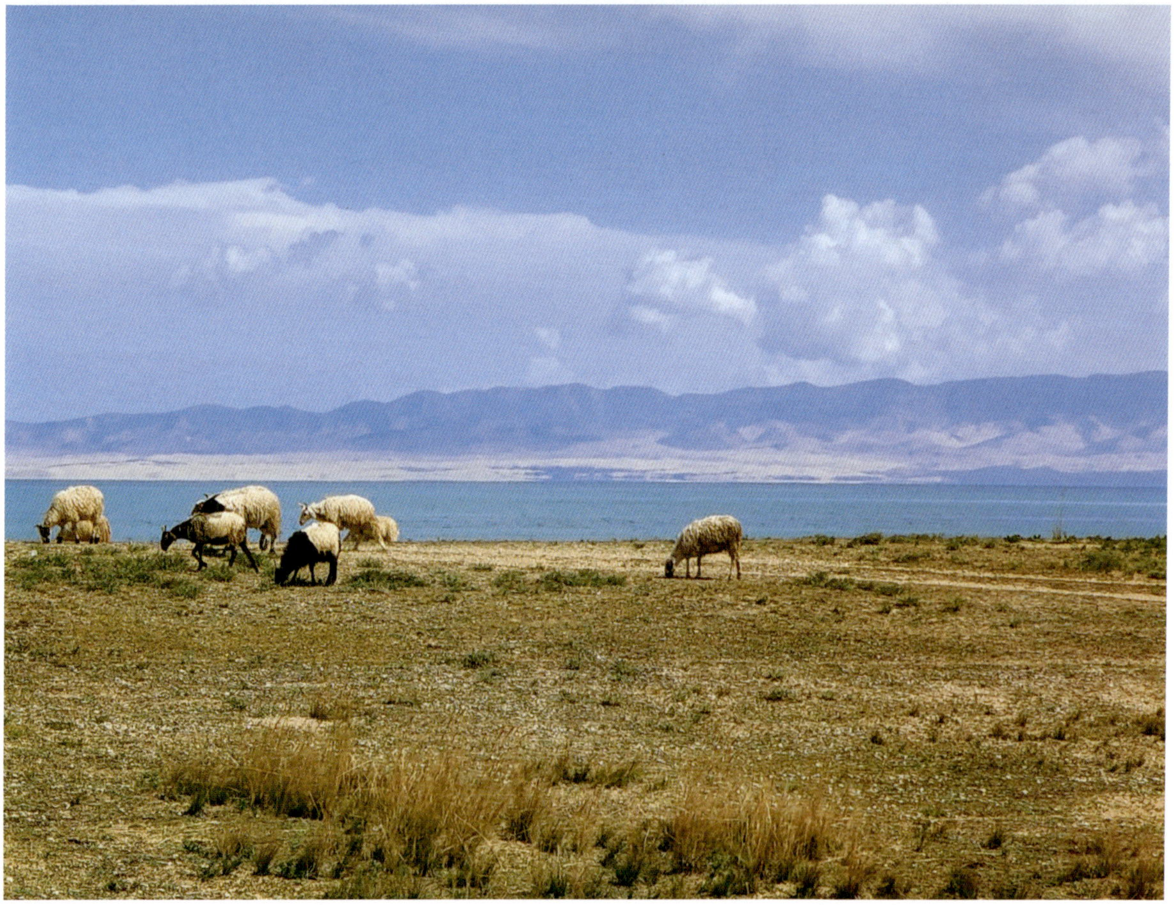

目录

总论 1

青海湖地区自然地理概况 2

一、地理位置…… 2
二、地质地貌…… 2
三、气候…… 3
四、土壤…… 3
五、水文…… 4
（一）河流…… 4
（二）湖泊…… 5
（三）沼泽…… 6
（四）冰川…… 6
六、生物资源…… 6
（一）植物…… 6
（二）动物…… 7
七、矿物…… 8

青海湖地区藏医药文化资源概况 10

一、藏医药文化发展源流…… 10
二、藏医药文化特点…… 11
（一）独特的理论体系…… 12
（二）特色的诊治方法…… 12
（三）深厚的文化价值…… 12
三、藏医药文化保护传承…… 13
（一）搜集、整理和出版藏医药经典古籍…… 13
（二）加大藏医药文化宣传力度和知识产权保护工作…… 13

（三）强化藏医药教育中的文化传承……14

青海湖地区中药资源普查概况 15

一、实施情况……15
二、相关平台、数据库、监测体系建设情况……15

青海湖地区中药资源概况 17

一、中药资源分布规律……17
（一）植物资源……17
（二）动物资源……21
（三）矿物资源……22
二、道地及大宗药材资源概况……23
（一）资源情况……23
（二）保护现状……24
（三）可持续开发方向……25
三、藏药资源概念……26
四、珍稀濒危药用动植物资源概况……28
五、中藏药资源保护、利用与开发现状……30
（一）保护现状……30
（二）利用现状……31
（三）开发现状……32
六、药用植物物种新分布……33

各论 35

青海湖地区药用植物资源 37

麦角菌科 / 38
冬虫夏草 / 38
灰包科 / 39
大马勃 / 39
脱皮马勃 / 40
木贼科 / 41
问荆 / 41
蕨科 / 42
蕨 / 42

中国蕨科 / 43
银粉背蕨 / 43
铁线蕨科 / 44
掌叶铁线蕨 / 44
鳞毛蕨科 / 45
近多鳞鳞毛蕨 / 45
水龙骨科 / 46
高山瓦韦 / 46
槲蕨科 / 47
秦岭槲蕨 / 47
松科 / 49
青海云杉 / 49
青扦 / 50
华山松 / 51
油松 / 52
柏科 / 54
刺柏 / 54
祁连圆柏 / 55
侧柏 / 56
麻黄科 / 58
中麻黄 / 58
矮麻黄 / 59
单子麻黄 / 60
草麻黄 / 61
杨柳科 / 63
垂柳 / 63
乌柳 / 64
山生柳 / 65
桦木科 / 66
红桦 / 66
白桦 / 67
榆科 / 69
榆树 / 69
大麻科 / 71
大麻 / 71
桑科 / 72
啤酒花 / 72
桑 / 73
荨麻科 / 75
麻叶荨麻 / 75
宽叶荨麻 / 76
三角叶荨麻 / 77
檀香科 / 79
长叶百蕊草 / 79
蓼科 / 80
苦荞麦 / 80
何首乌 / 81
萹蓄 / 82
酸模叶蓼 / 83
西伯利亚蓼 / 84
支柱蓼 / 86
珠芽蓼 / 87
掌叶大黄 / 88
歧穗大黄 / 90
小大黄 / 91
穗序大黄 / 92
鸡爪大黄 / 93
酸模 / 94
皱叶酸模 / 95
尼泊尔酸模 / 96
巴天酸模 / 97
藜科 / 99
沙蓬 / 99
中亚滨藜 / 100
西伯利亚滨藜 / 101
雾冰藜 / 102
藜 / 103
灰绿藜 / 104
杂配藜 / 105
地肤 / 106
小果滨藜 / 107
猪毛菜 / 108
苋科 / 109
反枝苋 / 109
石竹科 / 110
瞿麦 / 110
繁缕 / 111
毛茛科 / 112

露蕊乌头 / 112
铁棒锤 / 113
高乌头 / 114
草玉梅 / 115
升麻 / 116
粉绿铁线莲 / 117
三裂碱毛茛 / 118
芍药 / 119
牡丹 / 120
川赤芍 / 121
茴茴蒜 / 123
毛茛 / 124
棉毛茛 / 125
高原毛茛 / 126
贝加尔唐松草 / 127

小檗科 / 128

秦岭小檗 / 128
直穗小檗 / 129
鲜黄小檗 / 130
刺红珠 / 131
细叶小檗 / 132
匙叶小檗 / 133
桃儿七 / 134

罂粟科 / 136

白屈菜 / 136
灰绿黄堇 / 137
曲花紫堇 / 138
叠裂黄堇 / 139
条裂黄堇 / 140
暗绿紫堇 / 141
草黄堇 / 142
糙果紫堇 / 143
细果角茴香 / 144
多刺绿绒蒿 / 145
全缘叶绿绒蒿 / 146
五脉绿绒蒿 / 147
野罂粟 / 148
罂粟 / 149

十字花科 / 150

垂果南芥 / 150
欧洲油菜 / 151
蚓果芥 / 152
荠菜 / 153
紫花碎米荠 / 154
红紫桂竹香 / 155
播娘蒿 / 156
芝麻菜 / 157
菘蓝 / 158
宽叶独行菜 / 159
涩荠 / 160
萝卜 / 161
沼生蔊菜 / 162
垂果大蒜芥 / 163
菥蓂 / 164

景天科 / 165

瓦松 / 165
费菜 / 166
唐古红景天 / 167
小丛红景天 / 168
狭叶红景天 / 169
四裂红景天 / 170

虎耳草科 / 172

裸茎金腰 / 172
长刺茶藨子 / 173
糖茶藨子 / 174
长果茶藨子 / 175
山地虎耳草 / 176
爪瓣虎耳草 / 177

蔷薇科 / 178

龙芽草 / 178
山桃 / 179
桃 / 180
榆叶梅 / 181
山杏 / 182
杏 / 183
无尾果 / 184
灰栒子 / 185
山楂 / 186
东方草莓 / 187
路边青 / 188
西府海棠 / 189

楸子 / 190
苹果 / 191
蕨麻 / 192
二裂委陵菜 / 192
金露梅 / 193
银露梅 / 195
多裂委陵菜 / 196
小叶金露梅 / 196
玫瑰 / 197
扁刺蔷薇 / 198
紫色悬钩子 / 199
地榆 / 199
鲜卑花 / 201
高山绣线菊 / 202
蒙古绣线菊 / 202
豆科 / 204
金翼黄耆 / 204
乳白黄耆 / 205
青海黄耆 / 206
马衔山黄耆 / 207
草木樨状黄耆 / 208
蒙古黄耆 / 209
多枝黄耆 / 210
小叶锦鸡儿 / 211
甘草 / 211
块茎岩黄耆 / 213
红花岩黄耆 / 214
天蓝苜蓿 / 215
紫花苜蓿 / 216
白花草木樨 / 217
草木樨 / 218
镰荚棘豆 / 219
甘肃棘豆 / 221
豌豆 / 222
刺槐 / 223
披针叶野决明 / 224
胡卢巴 / 225
山野豌豆 / 226
歪头菜 / 227
牻牛儿苗科 / 228
熏倒牛 / 228
牻牛儿苗 / 229
毛蕊老鹳草 / 230
草原老鹳草 / 231
鼠掌老鹳草 / 232
旱金莲 / 233
亚麻科 / 234
宿根亚麻 / 234
亚麻 / 234
蒺藜科 / 236
白刺 / 236
多裂骆驼蓬 / 237
蒺藜 / 238
芸香科 / 240
花椒 / 240
苦木科 / 241
臭椿 / 241
远志科 / 243
西伯利亚远志 / 243
大戟科 / 244
青藏大戟 / 244
泽漆 / 245
卫矛科 / 246
栓翅卫矛 / 246
八宝茶 / 247
锦葵科 / 248
蜀葵 / 248
野葵 / 249
金丝桃科 / 251
突脉金丝桃 / 251
堇菜科 / 253
双花堇菜 / 253
瑞香科 / 254
唐古特瑞香 / 254
狼毒 / 255
柳叶菜科 / 256
柳兰 / 256
沼生柳叶菜 / 257
胡颓子科 / 259
沙枣 / 259
中国沙棘 / 260

西藏沙棘 / 261
杉叶藻科 / 263
杉叶藻 / 263
锁阳科 / 264
锁阳 / 264
五加科 / 266
红毛五加 / 266
伞形科 / 267
青海当归 / 267
当归 / 267
簇生柴胡 / 269
小叶黑柴胡 / 270
田葛缕子 / 271
葛缕子 / 272
芫荽 / 273
茴香 / 274
裂叶独活 / 275
欧当归 / 276
宽叶羌活 / 276
羌活 / 278
青海棱子芹 / 279
杜鹃花科 / 280
烈香杜鹃 / 280
头花杜鹃 / 281
陇蜀杜鹃 / 282
千里香杜鹃 / 283
报春花科 / 285
西藏点地梅 / 285
苞芽粉报春 / 286
天山报春 / 287
甘青报春 / 288
白花丹科 / 289
黄花补血草 / 289
鸡娃草 / 290
木犀科 / 291
金钟花 / 291
紫丁香 / 292
暴马丁香 / 293
龙胆科 / 294
刺芒龙胆 / 294
粗茎秦艽 / 294
达乌里秦艽 / 296
管花秦艽 / 297
麻花艽 / 298
扁蕾 / 299
湿生扁蕾 / 300
椭圆叶花锚 / 301
二叶獐牙菜 / 302
红直獐牙菜 / 303
萝藦科 / 304
鹅绒藤 / 304
旋花科 / 305
银灰旋花 / 305
田旋花 / 306
圆叶牵牛 / 306
花荵科 / 308
中华花荵 / 308
紫草科 / 309
附地菜 / 309
马鞭草科 / 310
蒙古莸 / 310
光果莸 / 311
唇形科 / 312
白苞筋骨草 / 312
白花枝子花 / 313
毛建草 / 314
甘青青兰 / 315
密花香薷 / 316
高原香薷 / 317
鼬瓣花 / 318
夏至草 / 318
宝盖草 / 319
细叶益母草 / 320
薄荷 / 321
甘西鼠尾草 / 322
粘毛鼠尾草 / 323
黄芩 / 324
并头黄芩 / 325
甘露子 / 326
茄科 / 327
山莨菪 / 327

曼陀罗 / 328
天仙子 / 330
宁夏枸杞 / 331
马尿泡 / 332
野海茄 / 333
龙葵 / 334
阳芋 / 335
玄参科 / 336
小米草 / 336
短穗兔耳草 / 337
短筒兔耳草 / 338
全缘叶兔耳草 / 339
圆穗兔耳草 / 340
肉果草 / 341
中国马先蒿 / 342
凸额马先蒿 / 343
甘肃马先蒿 / 344
大唇马先蒿 / 345
藓生马先蒿 / 346
粗野马先蒿 / 347
轮叶马先蒿 / 348
长果婆婆纳 / 349
婆婆纳 / 350
紫葳科 / 351
密生波罗花 / 351
列当科 / 353
列当 / 353
车前科 / 354
平车前 / 354
茜草科 / 355
茜草 / 355
忍冬科 / 356
金花忍冬 / 356
忍冬 / 357
血满草 / 358
莛子藨 / 359
败酱科 / 360
缬草 / 360
小缬草 / 361
川续断科 / 362
青海刺参 / 362
桔梗科 / 363
泡沙参 / 363
脉花党参 / 364
党参 / 365
菊科 / 366
蓍 / 366
顶羽菊 / 367
柳叶亚菊 / 368
黄腺香青 / 369
二色香青 / 370
淡黄香青 / 371
铃铃香青 / 372
乳白香青 / 373
珠光香青 / 374
牛蒡 / 375
黄花蒿 / 376
沙蒿 / 377
牛尾蒿 / 378
冷蒿 / 379
臭蒿 / 380
猪毛蒿 / 381
大籽蒿 / 382
三脉紫菀 / 383
重冠紫菀 / 384
灰枝紫菀 / 385
节毛飞廉 / 387
飞廉 / 388
红花 / 389
刺儿菜 / 390
葵花大蓟 / 391
矮垂头菊 / 392
条叶垂头菊 / 393
菊花 / 394
大丁草 / 395
菊芋 / 396
阿尔泰狗娃花 / 397
旋覆花 / 398
总状土木香 / 399
火绒草 / 400
长叶火绒草 / 401

矮火绒草 / 402
掌叶橐吾 / 403
箭叶橐吾 / 404
黄帚橐吾 / 405
毛连菜 / 406
沙生风毛菊 / 407
长毛风毛菊 / 408
水母雪兔子 / 409
美丽风毛菊 / 410
星状雪兔子 / 412
额河千里光 / 413
苣荬菜 / 413
苦苣菜 / 414
蒲公英 / 415
黄缨菊 / 416
苍耳 / 417
香蒲科 / 418
水烛 / 418
禾本科 / 419
芨芨草 / 419
野燕麦 / 420
菵草 / 421
青稞 / 422
赖草 / 423
芦苇 / 424
狗尾草 / 425
普通小麦 / 426
天南星科 / 427
菖蒲 / 427
百合科 / 428
镰叶韭 / 428
天蓝韭 / 429
葱 / 430
青甘韭 / 431
高山韭 / 432
韭 / 433
攀缘天门冬 / 434
羊齿天门冬 / 435
戈壁天门冬 / 436
长花天门冬 / 436
甘肃贝母 / 437
暗紫贝母 / 438
卷丹 / 439
山丹 / 440
舞鹤草 / 441
卷叶黄精 / 442
玉竹 / 443
轮叶黄精 / 444
薯蓣科 / 445
穿龙薯蓣 / 445
鸢尾科 / 446
射干 / 446
锐果鸢尾 / 447
马蔺 / 448
准葛尔鸢尾 / 449
兰科 / 450
角盘兰 / 450
二叶兜被兰 / 451
宽叶红门兰 / 452
二叶舌唇兰 / 453
绶草 / 454

青海湖地区药用动物资源 455

蜜蜂科 / 456
中华蜜蜂 / 456
鲤科 / 457
花斑裸鲤 / 457
鬣蜥科 / 458
青海沙蜥 / 458
鹰科 / 459
秃鹫 / 459
鸠鸽科 / 460
岩鸽 / 460
戴胜科 / 461
戴胜 / 461

鸦科 / 462
喜鹊 / 462
犬科 / 463
狼 / 463
鼬科 / 464
香鼬 / 464
麝科 / 465
马麝 / 465
鹿科 / 466
马 鹿 / 466
牛科 / 468
牦牛 / 468
松鼠科 / 469
喜马拉雅旱獭 / 469
鼹形鼠科 / 470
中华鼢鼠 / 470
兔科 / 471
高原兔 / 471

青海湖地区药用矿物资源 473

钠化合物类 / 474
石盐 / 474
芒硝 / 475
铁化合物类 / 476
黄铁矿 / 476
褐铁矿 / 477
黄矾 / 477
水绿矾 / 478
钙化合物类 / 479
磷灰石 / 479
方解石 / 480
铝化合物类 / 481
明矾石 / 481
硅化合物类 / 482
白云母 / 482
锌化合物类 / 483
菱锌矿 / 483
其他类 / 484
自然金 / 484
自然银 / 484
碱土 / 485
自然硫 / 486

参考文献 …… 487
中文名笔画索引 …… 491
拉丁学名索引 …… 496

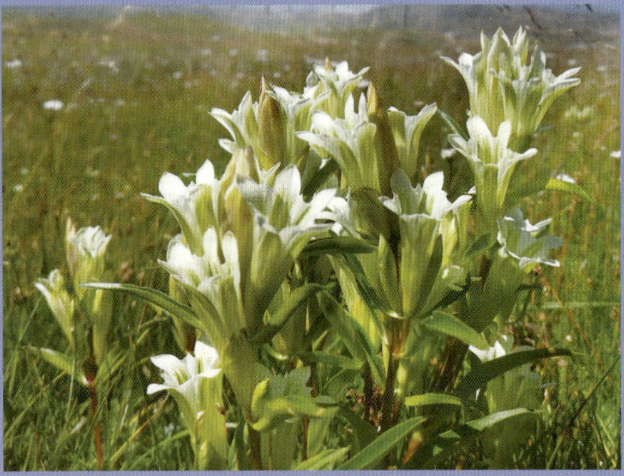

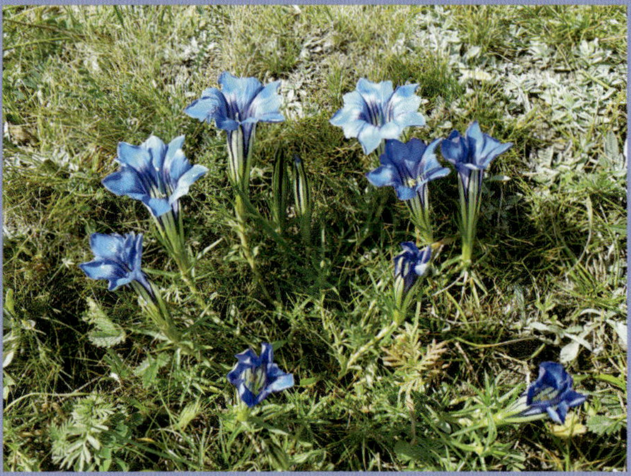

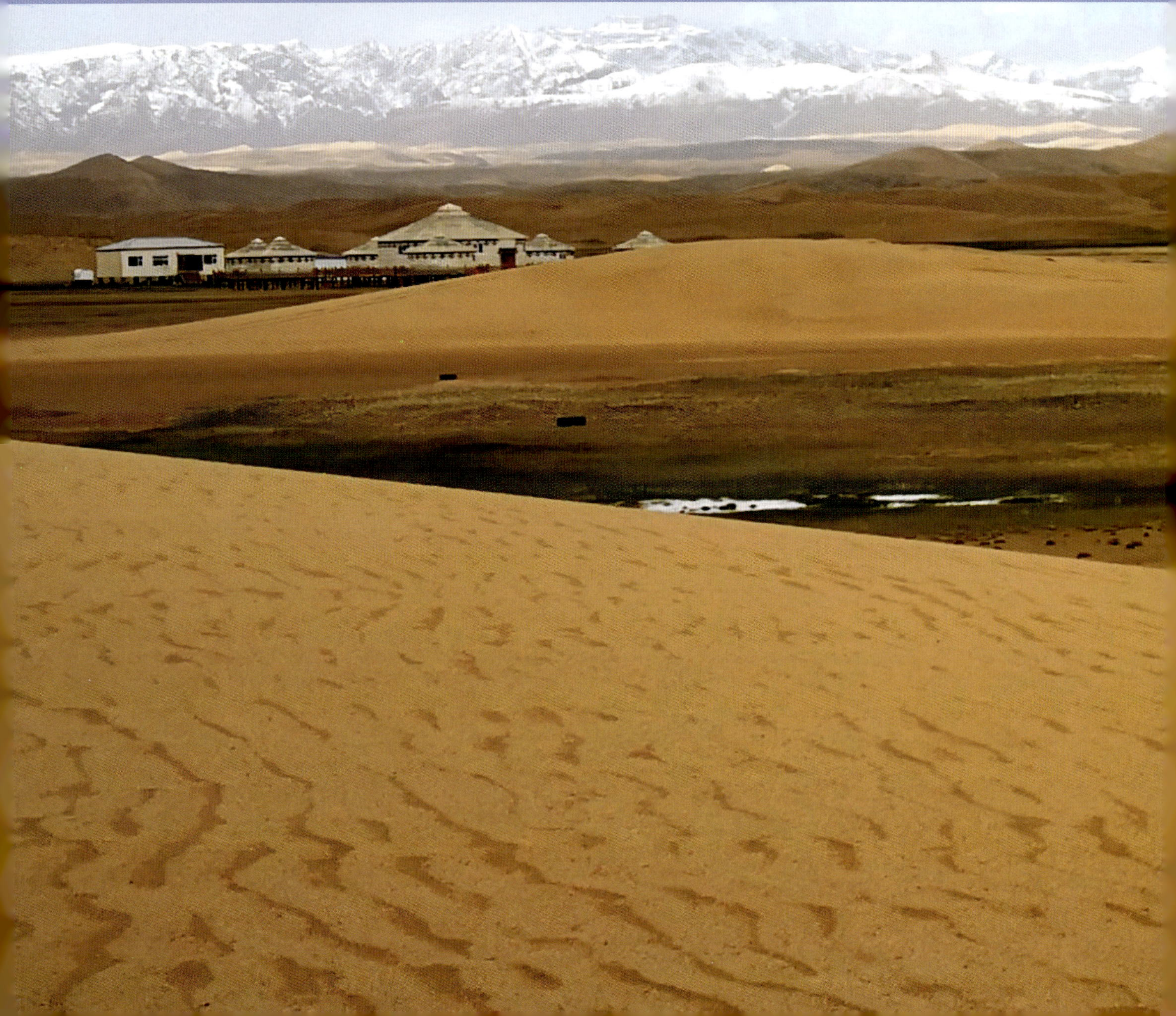

总 论
General Introduction

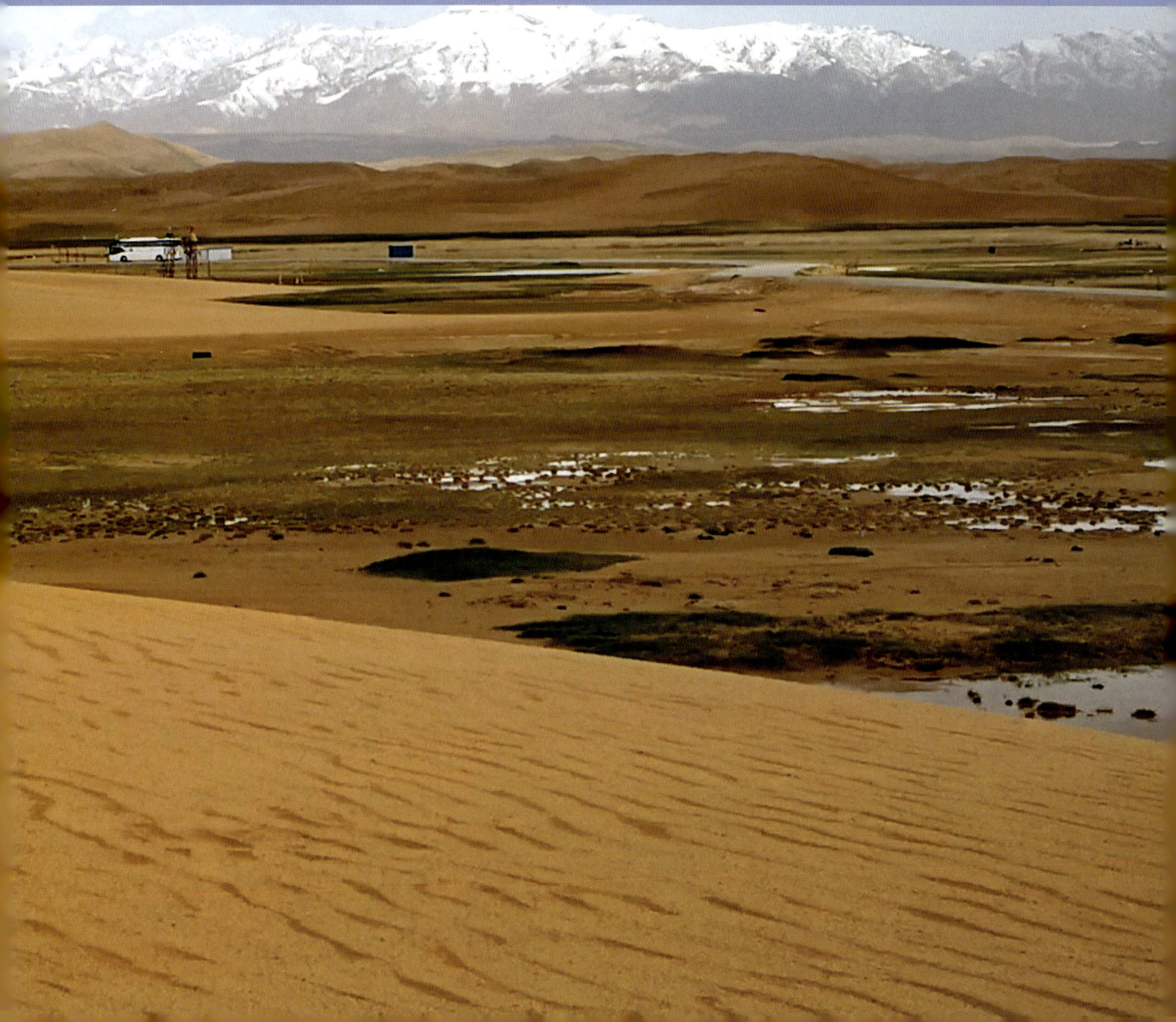

青海湖地区自然地理概况

一、地理位置

青海湖是我国最大的内陆咸水湖，地理位置位于东经 99°34′26″~100°48′44″，北纬 36°31′48″~37°15′29″，湖面面积 4283.3 km²，湖面海拔 3194 m，平均水深 16 m。其范围包括东自环青海湖东路，南自 109 国道，西自环湖西路，北自青藏铁路以内的整个青海湖水体、湖中岛屿及湖周沼泽滩涂湿地、草原，总面积为 4952 km²。按照行政区划，青海湖地区隶属青海省海北藏族自治州的海晏县与刚察县，海西蒙古族藏族自治州的天峻县与海南藏族自治州的共和县。行政区划包括刚察县、海晏县、天峻县、共和县的 25 个乡（镇、农场），130 个村。本书所调查的青海湖周边区域包括祁连县、门源回族自治县、大通回族土族自治县、互助土族自治县、湟中区及湟源县。

二、地质地貌

青海湖地区地势呈西北高、东南低，四周群山环绕为一封闭盆地，东西狭长，东部较宽，西部较窄，东西长约 104 km，南北宽约 68 km，周长约 360 km，呈北西西—南东东走向。全地区地形从西北向东南倾斜，湖区山地面积约 2300 km²，占地区总面积的 7.76%，山势陡峻、沟谷密布并多冰蚀地形，在湖区内形成三级夷平面（4200~4600 m、3800~4000 m、3500~3600 m）。湖区内地貌类型复杂多样，由湖滨平原、冲积平原、低山、中山、高山、冰原台地和现代冰川组成。湖的北部和东部是大面积的风沙堆积区，其中有沙地、流动沙丘、半固定沙丘和固定沙丘；湖的西部和北部有沼泽地分布，发育着河漫滩、三角洲及河流堆积阶地；湖岸周围分布沙堤阶地；在山麓与平原交替地带有冲洪积扇。现代冰川主要分布于疏勒南山的南坡，以及布哈河上游阳康曲和希格尔曲的源头一带，有悬冰川、冰斗—悬冰川、冰斗川及冰斗—山谷冰川等类型。在湖周围分布有沙堤阶地。沙堤以湖东尕海一带发育最好，最高者高出湖面 112 m（位于将军台东侧）。阶地一般有二级，局部地区（如二郎剑等地）可以看到三级，一般高出湖面 2~3 m，最高可达 18.6 m。并有湖蚀基岩陡坎，在切吉山及海西山的第三级陡坎高出湖面 88.58 m，海心山中最高的一级陡坎离湖面约 71 m。此外，在象鼻山、鸟岛、海心山及哈尔盖镇北侧尚可见到零星分布的湖蚀洞穴，湖东北部克土一带的沙丘高大，许多沙丘高出湖面 80~120 m，最高可达 402 m。

三、气候

青海湖地区属于青藏高原温带大陆性半干旱气候，表现为冬季寒冷漫长、夏季温凉短促、气温日较差大、降水较少且集中于夏季、蒸发量大、太阳辐射强烈、日照充足、风力强劲等气候特征。青海湖地区年平均气温为 -1.1~4.0 ℃。气温自地区东南向西北递减，由于“湖泊效应”，湖区气温较高，边远山地较低，海拔 3800 m 以上的地区年平均气温均在 -2 ℃以下。地区年平均降水量为 319~395 mm，受地形、海拔等因素影响，降水空间分布不均，湖北岸降水量由北向南递减，大通山一带约为 500 mm，至湖滨地带约为 340 mm；而湖区的南岸则正好相反，降水量从南向北递减；湖西在布哈河下游河谷地带自东向西递减；湖区东部则从东向西至湖滨递减；湖滨四周向湖中心递减。青海湖地区地处高寒干旱半干旱区，蒸发量大，年平均蒸发量为 1300~2000 mm，蒸发量空间分布特征与降水量相反，海拔较低的湖滨平原和河谷地带蒸发量较大，而海拔较高的山区蒸发量较小。由于受高空西风带和东南季风带共同影响，境内常年多风，夏、秋二季以东南风为主，冬、春二季则西风盛行且风力强劲，年均风速 3.0~4.2 m/s。由于青海湖地区地处内陆高原，日照充分，年日照时数达 3000 h 以上，年总辐射量为 717.65 GJ/m^3。

四、土壤

青海湖地区地形、地貌复杂多样，气温、降水垂直变化显著，由此土壤分布具有多样性和垂直性。

青海湖地区土壤的主要成土母质因地形地貌的不同而有所差异。湖滨平原、河谷两岸、山前盆地以及山前倾斜平原，成土母质主要是湖积物及冲积物、洪积物；沙丘地区，成土母质为风成沙粒；山区成土母质为各种岩性风化物的残积物和坡积物；高山区成土母质除残、坡积物外，还有冰积物。

区域内主要土壤类型有高山寒漠土、高山草甸土、高山草原土、山地草甸土、灰褐土、黑钙土、栗钙土、沼泽土、风沙土等 9 类。①高山寒漠土：广泛分布于海拔 3900~4000 m 的山体上部；②高山草甸土：多分布于山体的中上部或平缓的山地顶部，是区域内分布最广的土壤类型；③高山草原土：主要分布于西部地区的阳坡；④山地草甸土：多分布于盆地上缘、丘陵地的中上部、低山及浑圆山顶的顶部、河谷阶地；⑤灰褐土：主要分布于林区内，海拔高度上限为 3700 m；⑥黑钙土：广泛分布于海拔 2700~3500 m 的山前倾斜平原和盆地下部，以及河谷阶地上；⑦栗钙土：主要分布于湖滨平原及丘陵地带的前沿；⑧沼泽土：主要分布于青海湖西北岸及河源地河流交汇地带的碟形洼地和湖滨地带；⑨风沙土：主要分布于青海湖东北岸克土沙区及湖盆东南缘的浪玛谢岗一带。

总之，湖区土壤类型水平分布规律不明显，而垂直分布规律明显，带谱组成多较简单，其垂直带谱一般为栗钙土—黑钙土—高山草甸土。盐土、沼泽土和风沙土则是不规则的隐域性分布。

五、水文

青海湖地区的水文环境具有鲜明的特点，它是一个独立的集水区，以青海湖为中心，周围有大小河流 50 多条，都注入青海湖，形成一个完整的内流河水系。河流主要分布在北部和西北部，多为淡水湖；东部和南部河道少且短，多数为咸水湖。

（一）河流

青海湖地区的河网呈明显的不对称分布，西部与北部面积宽广，河网发达，主要河流如布哈河、乌哈阿兰河（又称泉吉河）、伊克乌兰河（又称沙柳河）、哈尔盖河等都集中在这一地区，入湖水量约占总水量的 80%；东部与南部地域狭窄，河道短，河网稀疏，一共只有 10 多条，包括倒淌河、切吉曲、黑马河等，不少还是季节性河流，径流量小、水量贫乏。据统计，青海湖地区河流流域面积大于 5 km^2 的有 48 条。境内最大的河流为布哈河，其全长 300 多千米，流域面积达

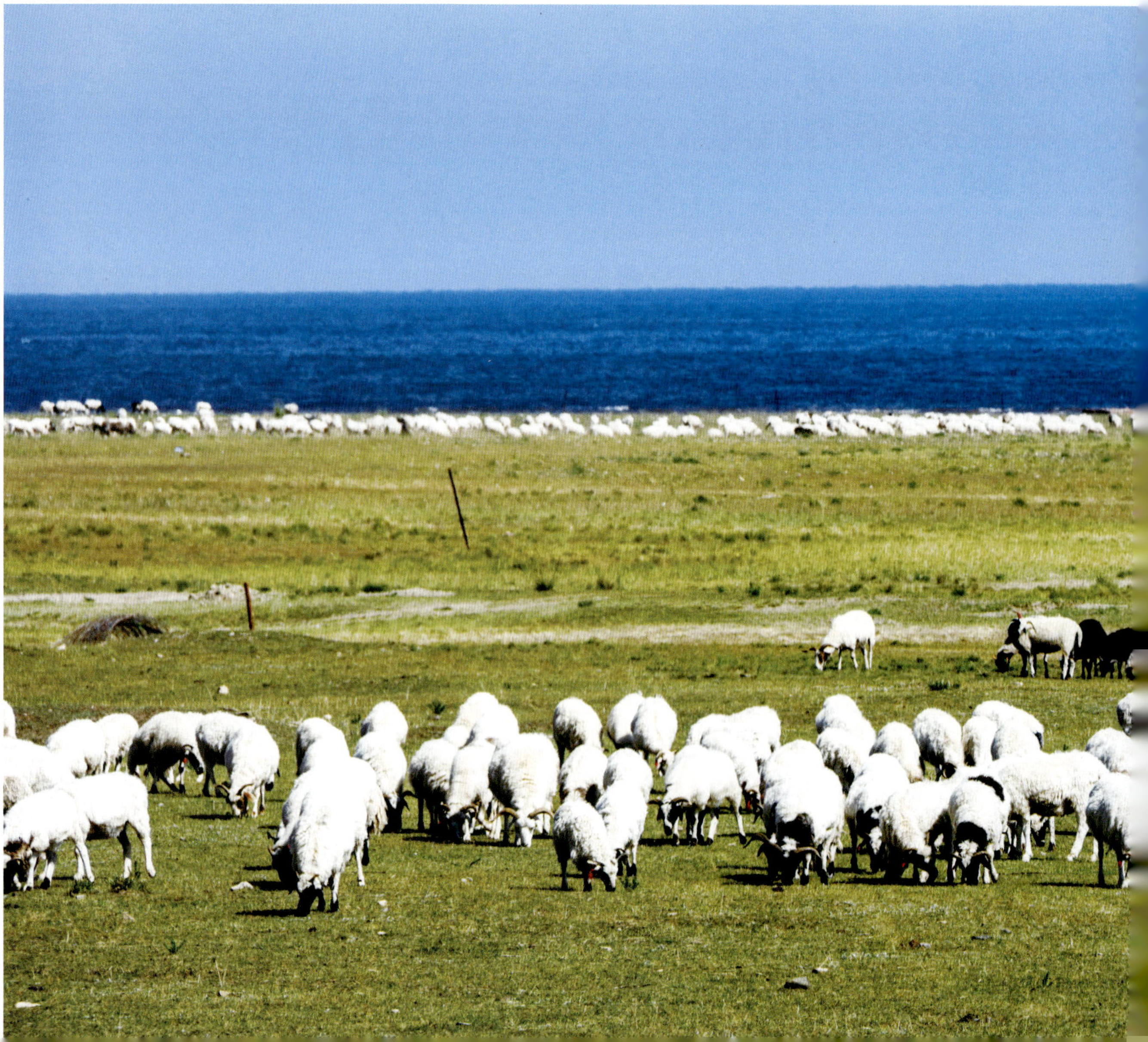

14442 km^2，年均流量 25.26 m^3/s，年径流量 7.966 亿 m^3，是青海湖的最大入湖水源，约占入湖总量的 60%。

青海湖地区年地表径流量为 16.03 亿 m^3，年输沙量为 49.8 万 t，其中布哈河输沙量占 70% 以上。

青海湖地区的河流以雨、雪补给型为主，其流量依降水量而变化，年内分配不均匀，主要集中于 5~9 月，占全年径流量的 85% 以上。

（二）湖泊

青海湖因海拔高、面积大而著称于国内外，近 60 年来，其面积呈丰盈—减少—丰盈的变化趋势。2022 年，青海湖水体面积为 4283.3 km^2。青海湖平均水深 16 m，三块石至海心山湖槽一线的最大水深达 28 m。由于湖水下降，沙地隆起，在青海湖的东北面除原有的尕海以外，又分离出新尕海、海晏湾和耳海等独立的子湖。

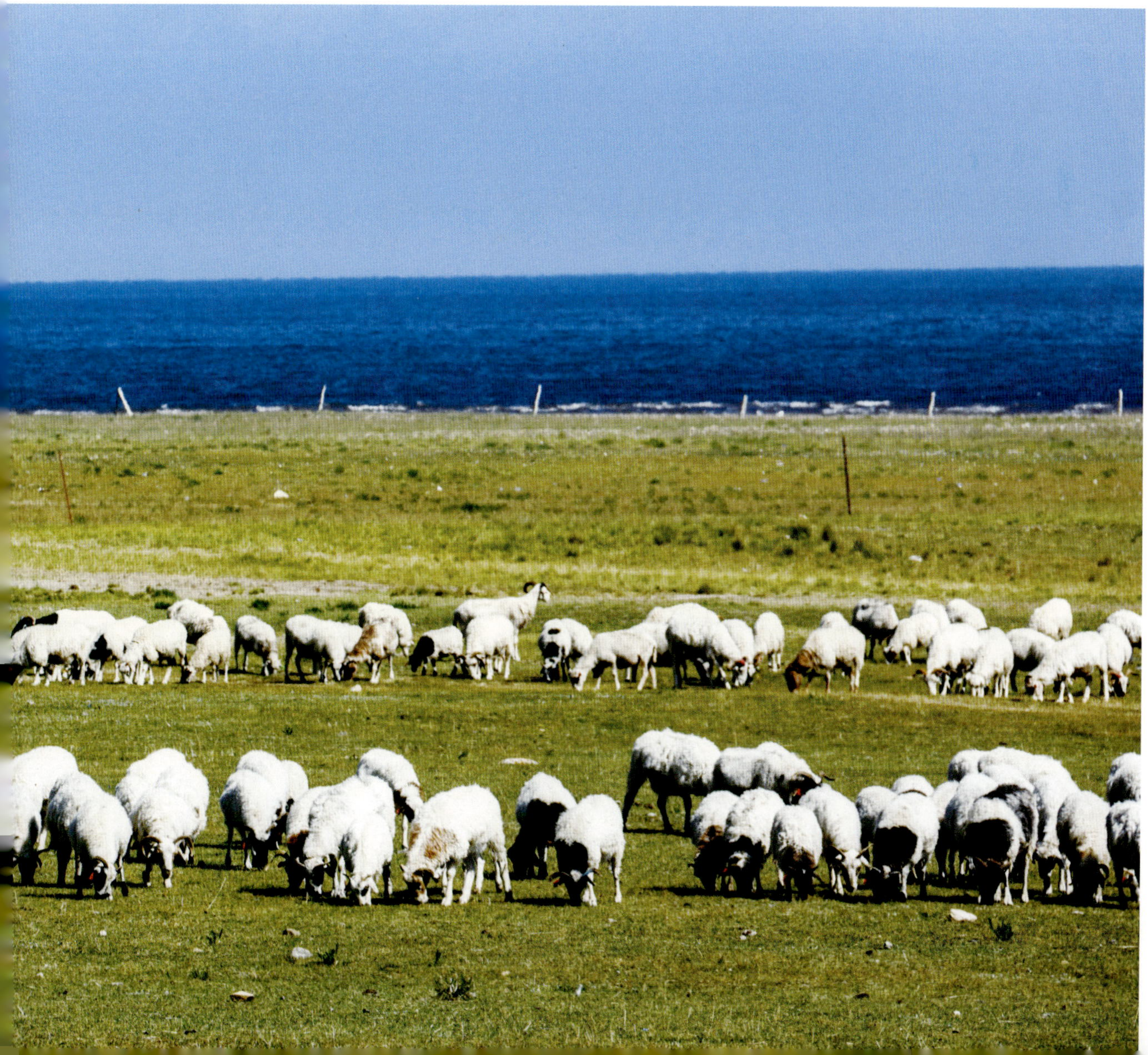

（三）沼泽

青海湖湖滨沼泽面积约 21700 hm²，主要分布在布哈河中下游 50 km 段，伊克乌兰河、哈尔盖河、甘子河下游 10 km 段，倒淌河下游 30 km 段，平坦的冲积、洪积三角洲和大小泉湾、鸟岛、耳海、尕海、沙岛等湖滨湿地。河源沼泽面积约 254900 hm²，主要分布在青海湖西北部与北部的河源地区，以沼泽湿草地形式出现，多呈斑块状与草甸草原交错镶嵌。湿生植物丰富，覆盖度高，是食草类牲畜的主要牧草地之一，也是众多野生禽兽类动物栖息与繁衍的区域。

（四）冰川

青海湖地区有冰川面积约 1329 hm²，涉及 22 条冰川，主要分布在布哈河源头沙果林那穆吉水岭东南麓。冰储量约 5.9 亿 m³，年消融量 0.1 亿 m³，占布哈河年径流量的 1.22%，冰川消融期 5~9 月。

六、生物资源

（一）植物

青海湖地区地处青藏高原区、柴达木盆地与河西走廊、陕甘宁黄土高原区的交会地带，植物种类构成复杂多样。据初步统计，青海湖地区分布的种子植物有 64 科 264 属 775 种又 24 亚种或变种，其中裸子植物有 3 科 3 属 6 种，被子植物有 61 科 261 属 769 种。据《青海植物志》统计，青海省有种子植物 98 科 613 属 2380 种又 269 亚种或变种。因此，青海湖地区种子植物的科、属、种数分别占青海种子植物总科数、总属数、总种数的 65.3%、43.1%、32.6%，变种或亚种占 8.9%。在青海湖地区的植物区系构成中，含植物种类较多的科包括禾本科（37 属 117 种 4 亚种或变种）、菊科（30 属 110 种 1 亚种或变种）、藜科（16 属 46 种）、豆科（11 属 44 种 1 亚种或变种）、莎草科（5 属 42 种 1 亚种或变种）、毛茛科（14 属 37 种 2 亚种或变种）、龙胆科（7 属 34 种）、玄参科（6 属 31 种 3 亚种或变种）、十字花科（18 属 31 种）、石竹科（9 属 25 种 3 亚种或变种）、蔷薇科（7 属 25 种 1 亚种或变种）等。据分析，青海湖地区的种子植物可归入 12 个分布区类型及其变型，包括世界分布（41 属，占 18.4%）、热带分布（12 属，占 5.4%）、温带分布（211 属，占 94.6%）。根据最新版《青海湖国家级自然保护区野生动植物名录》，国家重点保护野生植物达到 12 种，包括羽叶点地梅、青海固沙草、锁阳等。主要植被类型有以下几种。

1. 乔木植被

乔木植被主要是由青海云杉和祁连圆柏组成的稀疏针叶林，在共和石乃亥西南山地、海晏东南山地以及天峻生格境内有少量分布。

2. 灌木植被

灌木植被包括河谷滩地灌丛和高寒灌丛两类。在布哈河等河流的中、下段河谷滩地，海拔 3200~3500 m，以沙棘、水柏枝、金露梅、杜鹃灌丛为主；在海拔 3400~4000 m 的山地阴坡、半阴坡，有小叶金露梅、鬼箭锦鸡儿、窄叶鲜卑花等，属于高寒灌木类型，在青海南山阴坡，伊克乌兰河、哈尔盖河、布哈河等上游山地阴坡分布比较广泛。青海湖地区有天然灌木林 73280 hm^2，占地区总面积的 2.47%。

3. 草原植被

草原植被是青海湖地区植被生态类型的主体，包括温性草原和高寒草原。温性草原海拔在 3200~3500 m，主要优势种有芨芨草、沙生针茅、高山苔草、青海固沙草、扁穗冰草等。高寒草原分布区在青海湖北岸山地阳坡上部，以及布哈河中下游干旱河谷和低山地段，海拔 3400~4000 m，主要优势种有紫花针茅、羊茅等。草原植被约占青海湖地区草原面积的 1/3。

4. 草甸植被

草甸植被包括高寒草甸、沼泽草甸和盐生草甸。高寒草甸主要分布在盆地西、北两边山地的中上部阴坡、半阴坡，海拔 3600~4200 m，主要优势种有高山蒿草、矮蒿草、线叶蒿草等。沼泽草甸分布在湖盆的低洼积水地段，在共和黑马河至石乃亥、倒淌河以北一线和青海湖北岸的湖滨地带有大面积分布，主要物种有华扁穗草、西藏蒿草等。盐生草甸分布在靠近湖区的周围，优势种有马蔺、风毛菊、赖草和早熟禾等。草甸植被占草原面积的近 2/3。

5. 沙生植被

沙生植被主要分布在青海湖东岸尕海、沙岛附近以及湖西岸的海西皮、湖南岸的一郎剑、二郎剑等地，形成沙生植被群落。主要种有水柏枝、甘青铁线莲、沙蒿、棘豆、扁穗冰草等。

（二）动物

青海湖地区动物种类丰富，是青海省内生物多样性保护重点地区之一。这里形成了以水生植物、鱼类、鸟类、陆地野生动物和草原为主体的独特高寒生态系统。

青海湖地区在中国动物地理区划上属青海藏南亚区的青海扎陵湖、鄂陵湖盆地。至今记录到 243 种，其中鱼类 8 种、两栖类 2 种、爬行类 3 种、兽类 41 种、鸟类 189 种。青海湖是我国重要的鸟类栖息地，是鸟类集中繁衍生息的重要场所，也是候鸟迁徙的中转站，约有 189 种 30 万只鸟在青海湖繁衍生存。这里是国家一级重点保护野生动物黑颈鹤的栖息地和繁殖区，是国家二级重点保护野生动物大天鹅的越冬池。鸟类种数占青海省鸟类的 55%，而且候鸟比例较大，约占 63.6%，显然与青海湖地区特殊的地理位置和栖息条件密切相关。从区系组成来看，以青藏高原成分为主体，另外还有蒙新区、华北区成分，青藏高原特有种比例较大，代表种有黑颈鹤、藏雪鸡、西藏毛腿沙鸡、长嘴百灵等。兽类 41 种，分属 15 科，种数占青海省总种数的 25%。从地理类缘关系来看，以古北界成分为主体，比例约为 86%，青藏高原代表种有藏野驴、藏原羚、野牦牛、岩羊、马麝、白唇鹿、喜马拉雅旱獭等，还有已成为青海湖地区特有种的普氏原羚。国家重点保护种类和在本地区分布集中且种群数量大的种类主要有普氏原羚、白唇鹿、藏野驴、黑颈鹤、大天鹅、疣鼻天鹅、玉

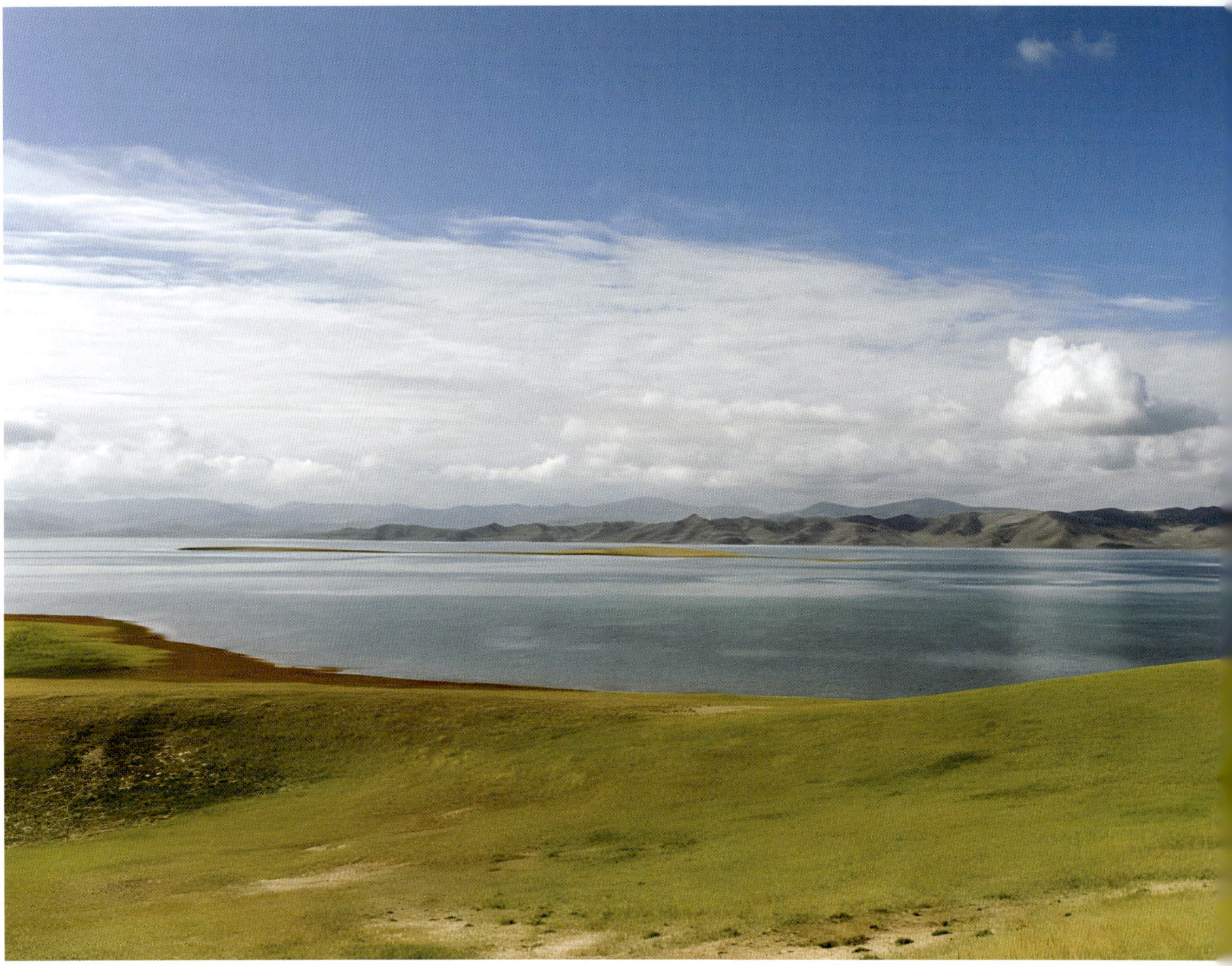

带海雕、白肩雕、斑头雁、棕头鸥、鸬鹚等。

湖中盛产青海湖裸鲤（俗称湟鱼），其种群数量大，资源量相对比较丰富，是青海省集中分布的最重要的经济鱼类资源之一。湟鱼资源占全湖鱼类资源 95% 以上，是食鱼鸟类的主要食物来源，为食鱼鸟类提供了丰富的营养。渔业资源的丰富程度直接影响鸟类的食物供应数量和质量，是水鸟种群稳定和发展的重要物质基础。因此，湟鱼是鱼鸟共生水体生态系统的饵料基础，是水鸟聚集和迁徙中转的重要条件之一，更是维系鱼鸟共生共栖关系的重要纽带和食物链的基础。

七、矿物

青海湖地区地域辽阔，地质年代漫长，经历了复杂的地质变化，形成了丰富的矿物资源。

海晏已初步发现的矿产资源有岩金、铜、煤、白钨、白云岩、花岗岩、大理石、硅石、长石等。海晏共有 7 个硅石矿区，总储量达 1111 万 t。尤其柳湾硅石矿，其碳化硅含量达 98% 以上，是硅铁冶金化工业的上乘原料。刚察矿藏资源丰富，已探明的煤炭储量达 14.5 万 t，且质优，埋藏

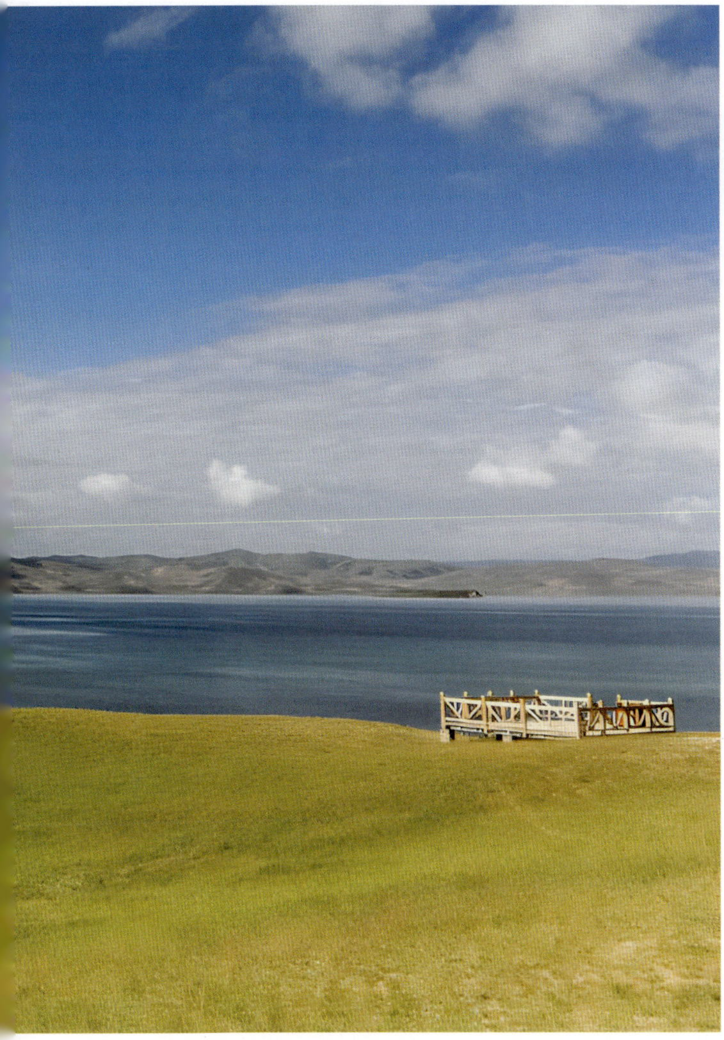

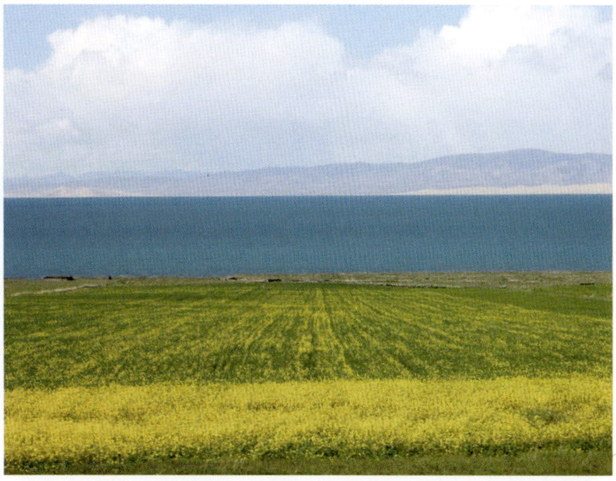

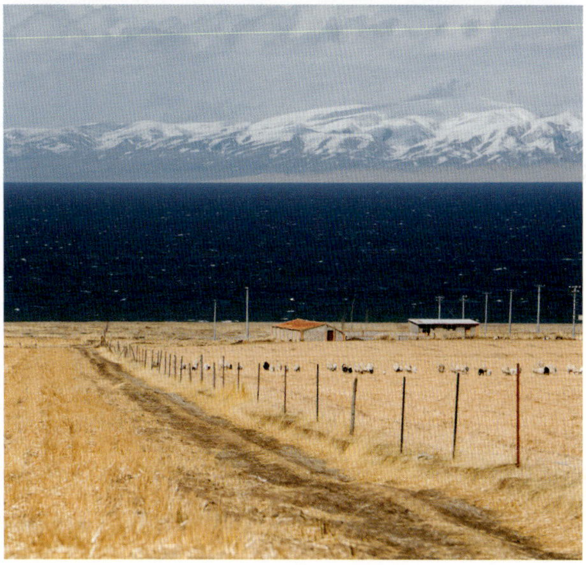

浅、易于开采，黑色金属矿、铁矿石储量达 63.37 万 t。铜、银、铀储量丰富，稀有金属开发前景广阔，石灰岩、硅石、石英石储量超过 1 亿万 t，岩金、铅、锌、锰等亦有开采价值。距天峻 150 km 的木里地区现已查明煤资源矿区 12 处，储量 33.39 亿 t，其中 C+D 级探测储量为 11.9 亿 t，潜在经济价值 120 多亿元人民币。该煤具有低灰、低硫、低磷、高热量等特点，属优质焦煤类，深受冶金、硅铁、机械等行业的青睐，市场前景广阔。位于天峻西南 15 km 处的石灰石岩矿 D 级储量为 12.9 亿 t，其储量、品位均位居青海省前列。该矿石不但可作溶剂原料、水泥原料，而且是生产高纯镁砂的最佳原材料。为了充分发挥资源优势，加快城乡经济发展，天峻煤炭开发项目被列为海西和天峻经济发展规划的重点项目。共和境内已探明的矿产资源有储量 2.16 亿 m^3 的花岗岩矿，主要有石棉红、五莲花等品种；有储量 10 亿 m^3 的大理石矿，主要有汉白玉、墨玉、墨白花、龙卷云、雪花白等 10 多种。另外还有铁、铜、镍、铅、锌、金、砷、白云母、石灰岩、水晶等矿种。切吉牦牛沟金矿储量达 4438 t，倒淌河铜镍矿石储量达 50 万 t。这些资源大部分尚未开发，有着巨大的潜在优势。

青海湖地区藏医药文化资源概况

一、藏医药文化发展源流

作为中华传统文化宝库中的一颗璀璨明珠，藏医药文化具有完整的理论体系和丰富的临床实践，是目前最为完整、最具影响力的民族医药学之一，迄今已有3800多年的历史。

早在远古时期，生活在青藏高原的先民在与大自然作斗争的过程中，逐步认识到了一些植物的药用价值，并积累了一些将其用于治疗疾病的经验。在狩猎过程中，又逐渐发现了一些动物的药理作用。相传在3世纪，就有了“有毒则有药”的说法。《玉妥·云丹贡布传》记载，最早在西藏地区流行的医学被称为“苯医”，当时尚未形成系统的理论，传统的治疗方法包括放血疗法、火灸疗法、涂抹疗法等。同时，还产生了用酥油止血、用青稞酒糟治疗外伤等原始、简单的治疗方法。4世纪，天竺著名的医学家碧琪嘎齐和碧拉孜入藏，在西藏地区传播了《脉经》《药物经》《饮食经》《治伤经》等医学典籍，对“苯医”的发展起到了积极的促进作用。6世纪，医学和天文历算由内地传入西藏。7世纪，文成公主入藏，为西藏带来了“404种药方、5种诊断法、6种医疗器械”以及4部医学论著，如《门介钦莫》（即《医学大全》）等。8世纪，金城公主进藏，又为西

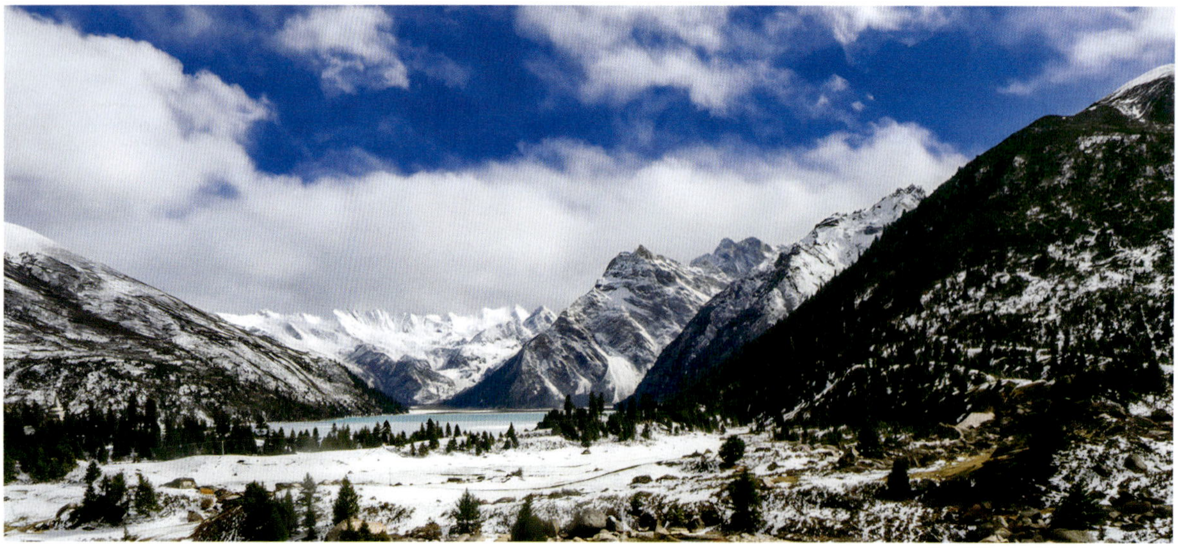

藏带来了许多医药人员和医学论著。其中，汉地大乘和尚与西藏译师毗卢遮那共同翻译了《索玛药杂》（亦译《月王药诊》），系统地总结了藏医药学实践经验，同时吸收了中医学和印度吠陀医学，以及其他邻近国家医学的精华，初步奠定了藏医药学的理论基础。

8 世纪下半叶，杰出的藏医药学家、藏医药学泰斗宇妥宁玛·云丹贡布（又称老宇妥）拜内地中医师和邻国名医为师，汲取各地医学之精华。他广泛研究了包括《医学大典》《月王药诊》《黄色保健经函》《紫色王室保健经函》等在内的多种著作，吸取众家之长，并深入搜集和研究民间医学，总结民间医学经验，撰写了《四部医典》这部不朽著作，形成完整的藏医药学理论和实践体系。《四部医典》的问世，表明藏医药学已经发展到成熟阶段，奠定了藏医药学基础。13 世纪，宇妥萨玛·云丹贡布 (即新宇妥或小宇妥) 拜国内外许多名医为师，学习他们的宝贵经验，并根据西藏的地理、气候等特点，对《四部医典》进行了补充完善，使其内容更加丰富。14 世纪中叶，藏医学术思想空前活跃，因地理位置不同，逐步形成了南、北两大学派。名医强巴·朗杰扎桑首先创建藏医北方派，擅长使用温热药物，方剂药味较多，精于艾灸、放血等操作技术，尤其在风湿性疾病的治疗方面有独到之处，著有《八支集要》《论述部甘露源流》等著作。名医苏卡·娘尼多吉随后创建藏医南方派，擅长使用清热药物，方剂药味较少，精于草药的鉴别、应用和温热疾病的治疗，著作有《千万舍利》《珍宝药物标本识别》《甘露库》《甘露池》等。两大派竞相争鸣，进一步丰富了《四部医典》的内容，促进了藏医药学理论的充实和发展。

为推动藏医药文化进一步发展，以寺庙为主的各类传统藏医学教学机构不断涌现。17 世纪，以第司·桑吉嘉措为首的藏医药先辈于 1696 年在拉萨药王山创建了传统的藏医药教育机构——药王山医学利众院，以传授藏医药理论和进行临床实践为主。为了支持各寺院创办学校，地方政府制定了相关的优惠扶持政策，为开展教学活动、解决生活问题创造了良好的条件。18 世纪，药王山医学利众院制订了教学纲要，明确了教学目的、教学计划、班级设定等一系列措施。1925 年，确立了藏医药教育与临床医疗机构各自的职能划分，初步形成了噶厦（清代至中华人民共和国成立初期西藏的地方政府，藏语意为“发布命令的机关”）的藏医药教育与医疗分设的格局。在此历史时期，藏医药文化逐步走向规范化，得到了较大发展，但藏医药知识和技术主要掌握在喇嘛和极少数藏医药学家手中，尚未走向民间，藏医药文化传承受到限制，不利于其进一步发扬光大。中华人民共和国成立后，藏医院组建成立，藏族的医疗服务由传统的寺院“曼巴扎仓”走向了规范化的藏医临床医疗，为藏医药文化的传承与发展创造了更为广阔的空间。

二、藏医药文化特点

青海湖地区有着丰富的藏医药文化资源，这是藏族人民在漫长的历史长河中创造和积累的珍贵民族文化遗产，凝聚着历代藏医药学家的智慧和心血。藏医药文化是藏族人民在本土医学经验基础之上，吸收众医学之长而形成的医药诊疗体系。《四部医典》中的“药王城图”便是这一文化融合的生动体现，图中四周展示了来自各地的药材，甚至还包括来自海洋的珊瑚、蟹壳等。

（一）独特的理论体系

藏医学理论认为，人体内存在着“隆”（气）、“赤巴”（火）、“培根”（土和水）3大因素；饮食精微、肉、血、脂肪、骨、骨髓、精7种物质基础；大便、小便、汗液3种排泄物。藏医认为疾病的发生与环境、气候、饮食起居的影响及体内三大因素的失调密不可分。

对身体组织功能的认知上，藏医药学理论也有其独到之处。藏医学理论认为，人体内的肉是围墙，作用是保护身体；脂肪的作用是柔润身体、保持和悦的气色；骨头是人体的支架；骨髓生精，精乃生殖之本。其很多观点还受藏传佛教影响，有健康之心是治愈任何疾病的良药的说法。

藏医学理论对藏药的认识具有鲜明的特点，藏医在临床上用药时，会根据药物的六味（即甘、酸、咸、苦、辛、涩）、八性（即重、润、凉、热、轻、糙、锐、钝）、十七效（即柔、重、热、润、稳、寒、钝、凉、温、软、稀、干、燥、轻、锐、糙、动）辨证施方。藏医认为药物与五行有关，药物性、味、效亦源于五行。五行中，土为生物生长之本源，水为生长之汁液，火为生长之热源，气为生长运行之动力，空为生物生长之空间。五行缺一，生物便不能生长。此外，藏医还指出，土水偏盛的药物味甘，火土偏盛的药物味酸，水火偏盛的药物味咸，水气偏盛的药物味苦，火气偏盛的药物味辛，土气偏盛的药物味涩。

（二）特色的诊治方法

藏医的诊断方法与中医有许多相似之处，但也有其独特之处。中医望、闻、问、切的诊疗方法与藏医相似，但藏医更注重尿诊。藏医要求收集清晨起床后的第一次尿液，将其放置在瓷碗中加以搅拌，然后观察尿液的颜色、泡沫、气味、漂浮物、沉淀物及外加其他物质后的变化，以此来判断疾病。

藏医的治疗手段多种多样，除了口服给药外，还有穴位放血、穿刺术治疗腹水、冷暖敷针拔白内障、导尿、熏蒸治疗、油脂疗法等。这些方法至今仍在临床上广泛应用，显示出藏医药学的实用性和有效性。

（三）深厚的文化价值

藏医药学是民族优秀文化的瑰宝，也是我国传统医药的重要组成部分，几千年来，它为我国藏区人民的健康和繁衍昌盛做出了重要贡献。2006年5月20日，藏医药（拉萨北派藏医水银洗炼法和藏药仁青常觉配伍技艺、甘孜州南派藏医药）经国务院批准列入第一批国家级非物质文化遗产名录，这标志着藏药医学在国家层面得到了高度认可和保护。

在国际医药学领域，藏医药学作为人类历史上伟大的医学成就之一，正散发着独特的光芒。它不仅为藏族人民的健康事业做出了巨大贡献，也为世界医学的发展提供了宝贵的借鉴和启示。

三、 藏医药文化保护传承

藏医药学以源远流长的历史、博大精深的浩瀚典籍、系统完整的理论体系、得天独厚的药物资源、科学合理的炮制工艺及堪称瑰宝的天然药物，为世界医学界所瞩目，是藏族人民贡献给世界的巨大财富。然而，由于古籍文献丢失、人才紧缺等问题，传统藏医药学的发展面临多重障碍。尽管藏医药学已被列入第一批国家级非物质文化遗产名录，但藏医药文化的保护与传承仍任重道远。

藏医药在我国已有几千年的发展历史，为保护人民的身体健康做出重要贡献。中华人民共和国成立后，在中央政府的大力扶持下，藏医药学得到了快速发展。特别是自 1978 年党的十一届三中全会以来，以西藏自治区为代表的五省区藏区藏医药事业如雨后春笋般蓬勃发展。西藏拉萨市、日喀则市、山南市、林芝市、昌都市、那曲市等相继成立地区藏医院、各县成立藏医科。直到现在，藏医医院的建设规模仍在不断扩大，这对促进我国医疗事业发展、传承藏族文化具有重要意义。

（一）搜集、整理和出版藏医药经典古籍

继承传统藏医药学典籍是发扬光大藏医药文化的重要前提。史料记载，藏医药典籍原有 3000 多部，但散佚极其严重。古籍文献的散落和丢失，是藏医药学面临的主要困境之一。西藏藏医学院（今西藏藏医药大学）投入了大量人力和财力对藏医药文献进行整理，组织开展编写工作，现已有馆藏典籍 5000 多卷，并按照现代分类法，将分散在各类典籍中的有关藏医药学知识进行了分类，初步形成了甘珠尔、丹珠尔、名著文集、专集类、藏医藏药天文星算、综合类 6 部分。《西藏藏医学院馆藏典籍目录》（以下简称《目录》）于 2008 年出版发行，是目前我国为数不多的、比较规范的藏文典籍目录，为从事藏医药学、社会科学、教育科学等研究工作的单位和个人提供了解、研究藏医药学的便利。青海省藏医药研究院编纂了我国迄今规模最大的藏医药文献《藏医药大典》（60 卷）。这部大典于 2012 年 12 月出版发行，几乎涵盖藏医药学从理论到实践的所有内容。据介绍，《藏医药大典》从文献搜集整理到出版发行，历经 20 余年，先后有近千名专家、学者参与了这一艰巨工程。编委会先后赴我国西藏、青海、甘肃、四川等地，以及英国、美国、意大利、印度、不丹、尼泊尔等 10 多个国家，克服重重困难，搜集到 1150 余部藏医药古籍文献。这部大典是对藏医药学历史成就的全面集成，充分展示了藏医药文化的博大精深。

（二）加大藏医药文化宣传力度和知识产权保护工作

加大藏医药文化宣传力度，揭开藏医药神秘的面纱，有利于提高社会及公众对藏医药的认同程度，有助于藏医药产业规模化发展，打开国内国外市场。同时开展知识产权保护工作，可以促进藏医药研究水平的提高，推动藏医药科技创新体系的建立。

青海省一直致力于向民众普及藏医药文化知识。位于西宁市北部的青海藏医药文化博物馆是迄今为止世界上唯一一座展示和保护藏医药文化遗产、发展进程物证及珍贵文物的藏医药专业博物馆。馆内共设有药物标本、藏医医史、医学唐卡、医疗器械、古籍文献、天文历算、彩绘大观等 7

个展厅，展出2000多种动植物、矿物标本，80幅藏医学挂图，180多件1300年前的传统藏医外科器械，以及1000多部古典籍文献。载入吉尼斯世界纪录的藏族唐卡巨作《中国藏族文化艺术彩绘大观》也在博物馆亮相。青海藏医药文化博物馆的落成，不仅是藏医药文化发展的缩影，也是藏医药文化发展史上的重要里程碑。

（三）强化藏医药教育中的文化传承

在古代，藏医药主要通过“师带徒”的方式进行传承。随着现代教育的发展，藏医药传承方式日益多样化，其中，藏医药高等院校的现代化教育已成为藏医药传承的主要途径，现代化高等教育不仅有利于藏医药的传承，还为藏医药的创新发展提供了坚实基础。青海省在藏医药教育领域具有重要地位，主要依托青海大学藏医学院和青海民族大学开展相关教育工作。在现代藏医药传承教育中，教育机构逐渐改变了以往缺乏人文知识教育的弊端，着重培养具有人文精神的藏医药学人才，促进藏医药文化传播实践，更好地阐释和解读藏医药文化内涵，让藏医药文化为人们的健康保驾护航。

然而，任何一种文化的保护与传承都不是一蹴而就的，需要几代人的不懈努力和持续探索。2019年1月，青海省委、省政府印发《青海省促进中藏医药传承创新发展实施方案》，从完善中藏医药服务网络、提高中藏药产业发展水平等5个方面，提出了进一步加快中藏医药发展的具体举措。相信随着多方共同努力下，具有悠久历史的藏医药文化将被越来越多的人所了解和信任，也会为人们带来更多的健康福祉。此外，《青海湖中藏药资源图志》的出版也必将为这一优秀文化的保护与传承起到积极的推动作用，为藏医药文化在新世纪发挥更大的作用而贡献一份力量。

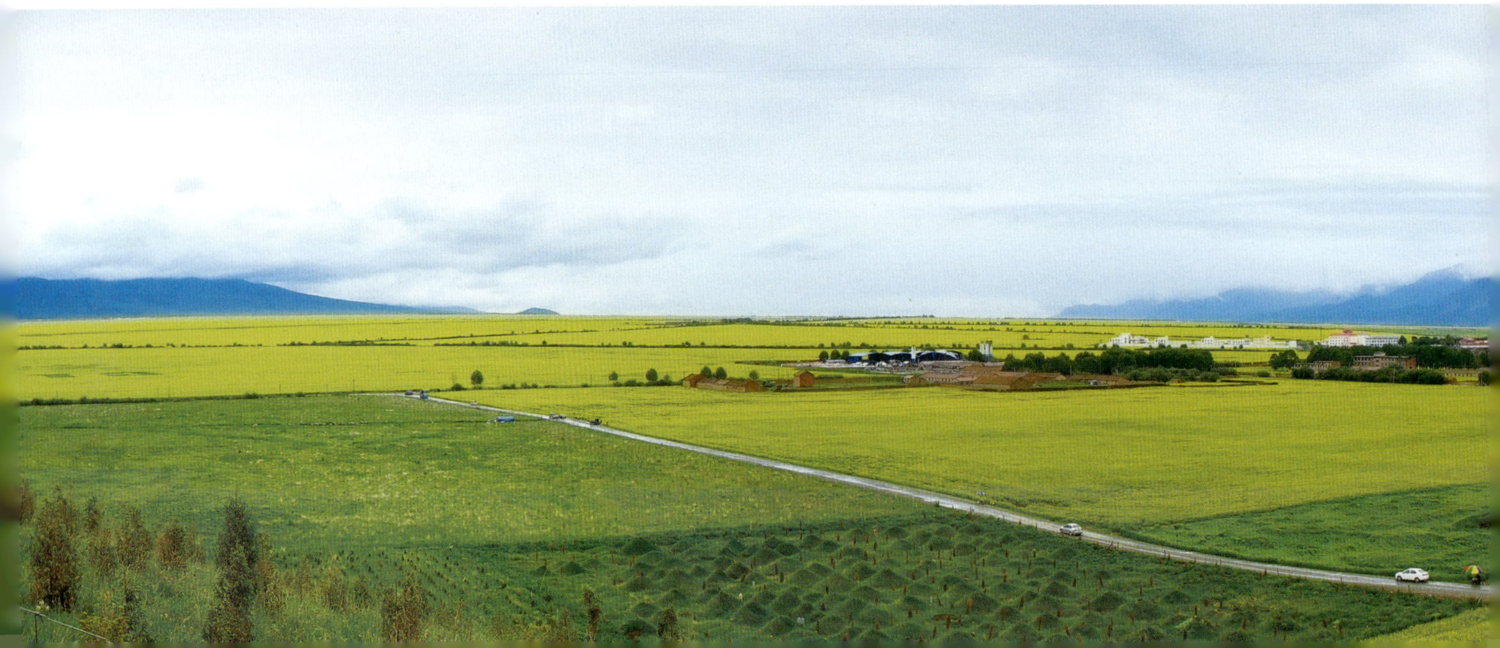

青海湖地区中药资源普查概况

一、实施情况

青海省中药资源普查工作自 2013 年启动以来，按照国家统一要求，成立了省级领导小组并组建了办公室，专家委员会由中药学、藏药学、生态学、草原、林业、生物等相关专业人员组成，履行技术指导作用。各县都按要求成立了普查队，普查队由省级专家和县级队员组成，共同实施普查工作。各县根据自身实际情况，选择技术力量相对雄厚的卫生局、中医院或藏医院作为依托单位，负责本县的中药资源普查工作。

青海湖地区的海晏、湟源、共和、祁连、门源、互助、湟中自 2013 年启动普查工作，天峻、刚察、大通于 2017 年启动普查工作。其中，互助普查到药用植物 312 种，隶属 4 门 73 科 205 属，普查到第三次全国中药资源普查未普查到的品种 154 种；门源普查到药用植物 268 种，隶属 4 门 53 科 164 属，普查到第三次全国中药资源普查未普查到的品种 146 种；湟中普查到药用植物 430 种，隶属 4 门 73 科 268 属，普查到第三次全国中药资源普查未普查到的品种 207 种；共和普查到药用植物 309 种，隶属 4 门 55 科 183 属，普查到第三次全国中药资源普查未普查到的品种 201 种；湟源普查到药用植物 303 种，隶属 3 门 60 科 100 属，普查到第三次全国中药资源普查未普查到的品种 199 种；海晏普查到药用植物 124 种，隶属 3 门 96 属，普查到第三次全国中药资源普查未普查到的品种 24 种；祁连普查到药用植物 150 种，隶属 3 门 38 科 92 属，普查到第三次全国中药资源普查未普查到的品种 48 种；刚察普查到药用植物 160 种，隶属 4 门 35 科 96 属，普查到第三次全国中药资源普查未普查到的品种 44 种；大通普查到药用植物 162 种，隶属 3 门 41 科 96 属，普查到第三次全国中药资源普查未普查到的品种 22 种；天峻普查到药用植物 139 种，隶属 3 门 37 科 87 属，普查到第三次全国中药资源普查未普查到的品种 46 种。

二、相关平台、数据库、监测体系建设情况

自开展第四次全国中药资源普查工作以来，普查队的工作重心已由前期的外业调查转向总结普查成果和加强中药资源监测、信息网络化建设。随着普查工作的深入，有关政策相继出台。2009

年《国务院关于扶持和促进中医药事业发展的若干意见》明确提出“开展全国中药资源普查，加强中药资源监测和信息网络建设”；2012 年《中医药事业发展“十二五”规划》有关专项也提出“到 2015 年，完成第四次全国中药资源普查，初步建成中药资源动态监测与预警网络体系”。在青海省级中心领导下，现代中药资源动态监测信息和技术服务中心在青海湖环湖地区设立门源监测站，并于 2015 年 11 月正式挂牌运营。

门源监测站设在门源县城主干道（民俗商业街），分三区开展工作：西宁、海东、海北地区主要监测大宗药材，如大黄、当归、川赤芍、羌活、秦艽、党参、黄芪等；海西主要监测柴达木枸杞；玉树藏族自治州主要监测冬虫夏草。针对中药材盲目种植，产量和质量不稳定，缺乏快速鉴别药材基源、种子、种苗方法，中药材市场流通和药材真伪优劣难辨等诸多问题，监测站组织专业人员到基层开展“中药饮片真伪鉴定”“青海种植药材 30 多种基源鉴别”“青海中藏药种植技术”等相关知识技能讲座，参加的各县农户达到 500 余人，及时解决了当地农户在中药材种植中存在的问题。同时，监测人员深入湟源、门源、互助、乐都、都兰、湟中、共和等具备药材种植条件的地区开展中药材种植情况调查，采访种植户 85 户，计 112 人次，涉及种植品种 30 多种，种植面积 20 多万亩。通过调查，普查队掌握青海省栽培药材的品种、面积、产量、质量、产地加工、销售和病虫害防治等方面的信息，这为青海省中药材种植事业的发展和产业规划积累了宝贵的一手资料。

青海湖地区中药资源概况

一、中药资源分布规律

（一）植物资源

青海湖地区是西北黄土高原区、柴达木盆地戈壁风沙区和青南高原区三者的交会地带。独特的自然地理与环境条件，使该地区的植被资源具有一系列显著特点，并形成了复杂多样的植被类型。在中国植物区系分区上，青海湖地区属泛北极植物区内的青藏植物亚区的唐古特地区，是青藏高原生物多样性的重要区域。

青海湖气候条件特殊，特别是太阳辐射强烈，大气环流与下垫面相互作用，使得植物在生理和形态上呈现出特有化特征。植物生理特征主要表现在抗寒、抗旱性强，繁殖方式特殊，光合作用效率高、有效物质积累丰富。由于高原气候寒冷，热量低下，植物在长期的生态环境适应过程中，逐渐形成了细胞中含有较高糖类、果胶物质、半纤维素等成分，具备耐冰冻的特性。因此，即使在夜间冰霜冷冻或积雪覆盖，植物冻得僵硬而脆或萎蔫，但在阳光照射解冻之后，它们也能立即恢复活力，这也是植物抗寒、抗旱性强的表现。其次是繁殖方式特殊，由于夏季时间短（2~3 个月），植物要在短时间内完成其生活周期。因此，大部分植物只能依靠无性繁殖方式繁衍后代，如通过根茎、匍匐茎（蚤缀属植物）、块茎、珠茎（珠芽蓼）等方式繁殖；有的植物甚至在冬眠时就形成了花蕾，待雪化后即绽苞开放（如点地梅属植物）。此外，光合作用效率高，有效物质积累丰富。由于高原辐射强烈，蓝紫光与紫外线丰富，空气清澄，尘埃物少，水汽量低，有利于光的通过，这使得植物在不同酶的作用下，能够高效积累光合作用的有效物质。

植物形态特有化主要表现在植株矮小，植株呈垫状或莲座状，植株被绵毛，以及植株根系发达且与地面呈水平状展开。这些特征都是气候因素所致，寒冷干旱、疾风凛冽迫使植物不能向上生长；辐射强、蒸腾大，使得植株被厚厚的绵毛，以减少烈日暴晒和水汽蒸腾；地下冰冻层浅（30~50 cm），根系只能向水平方向展开，以适应植株生长所需的水分和营养物质。

青海湖地区地形复杂，地貌类型多样，气候属半干旱类型和高寒类型。华北植物区系成分、地中海植物区系成分和中国—喜马拉雅植物区系成分兼有，耐旱、喜温凉的重点中药，如甘草、麻黄、锁阳等，主要分布在半干旱类型地区；耐寒、喜凉温的中药，如羌活、秦艽等，主要分布在高寒类型地区。

每一种药用野生植物都有其适应的生态环境，可以将其归属到一定的植被类型中。

1. 森林植被类群

森林植被类群指主要分布于森林植被类型中的资源种类。森林植被主要为针叶林和落叶阔叶林，海拔 2200~3500 m，林下土壤有机质较丰富。林下灌木层和草木层中，药用野生植物相对较多。此类群的药用植物种类主要有 3 种：林下分布类型（桃儿七、羌活、升麻、高乌头、草玉梅、脉花党参、中国沙棘等）、林间空地分布类型（大籽蒿、椭圆叶花锚、甘青青兰、菥蓂等）和林缘分布类型（鸡爪大黄、卷叶黄精、天仙子等）。

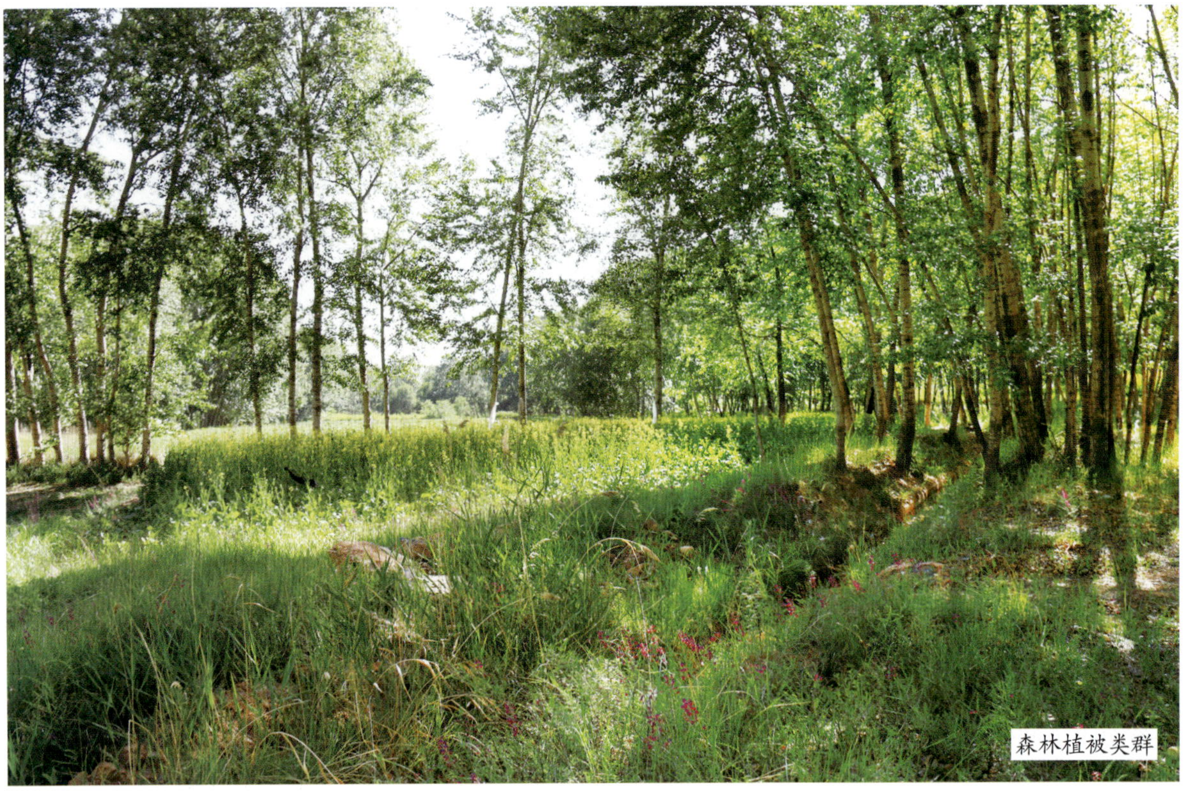

森林植被类群

2. 灌丛植被类群

灌丛植被类群指主要分布于灌丛植被类型中的资源种类。特别是适宜于药用植物资源种类分布的高寒灌丛，广泛分布于青海省东部、东南部和东北部的大部分地区，海拔 3600~4700 m。其土壤为高山草甸土和山地草甸土。在被调查的植物种类中，此类群的种类数量较多，大致可以分为 2 种类型：其一为以灌丛植被为主要生境的资源种类，包括中国沙棘、烈香杜鹃、珠芽蓼、多刺绿绒蒿、暗紫贝母、狭叶红景天、脉花党参、椭圆叶花锚、羌活、桃儿七、镰荚棘豆等；其二为同时分布于灌丛和草甸植被的资源种类，包括鸡爪大黄、狭叶红景天、湿生扁蕾、麻花艽、小叶黑柴胡、冬虫夏草等。

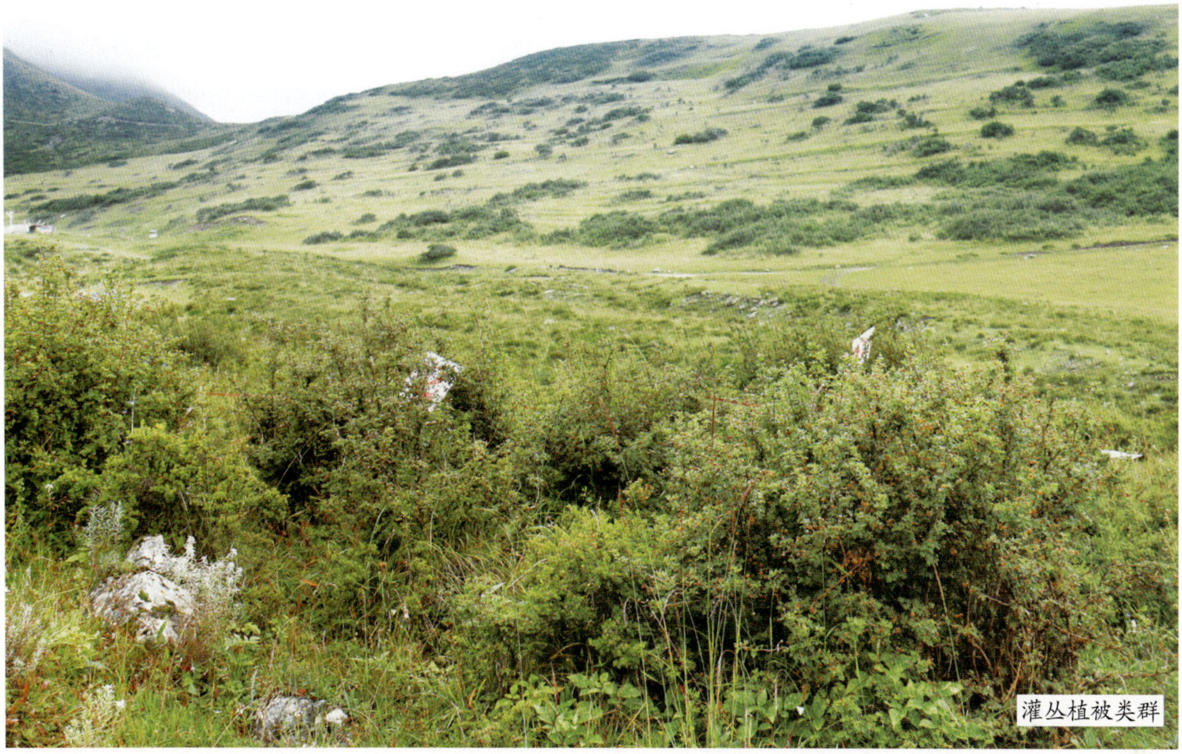

灌丛植被类群

3. 高寒草甸植被类群

高寒草甸植被类群指主要分布于高寒草甸植被类型中的资源种类。高寒草甸属于青藏高原的特有植被类型之一，在环湖地区有较广泛的分布范围，分布于海拔 3600~4800 m 的山地和滩地，其土壤为高寒草甸土。高寒草甸土分为高山草甸土和山地草甸土，属轻壤和砂壤，有机质含量高，抗寒性强，既是青海的天然牧场，也是珍贵药材的主产区。大致可以分为 2 种类型：其一为以高寒草甸植被为主要生境的资源种类，包括冬虫夏草、马尿泡、密生波罗花、湿生扁蕾、小叶黑柴胡、铁棒锤、麻花艽、高原毛茛、蕨麻、刺芒龙胆等；其二为同时分布于高寒灌丛和高山流石滩植被生境的资源种类，包括狭叶红景天、多刺绿绒蒿、鸡爪大黄、山莨菪、短筒兔耳草、裸茎金腰等。

4. 荒漠植被类群

荒漠植被类群指主要分布于荒漠植被类型中的资源种类。分布区域气候干旱。荒漠植被主要由旱生的灌木、半灌木和草本植物组成，构成种类稀少。地表覆盖稀疏。土壤有高山荒漠土、高漠土、盐土和风沙土，土壤发育不良，有机质贫乏，石质性强，盐分多。属于此类群的药用植物种类有甘草、草麻黄、锁阳、白刺、镰荚棘豆、列当等。

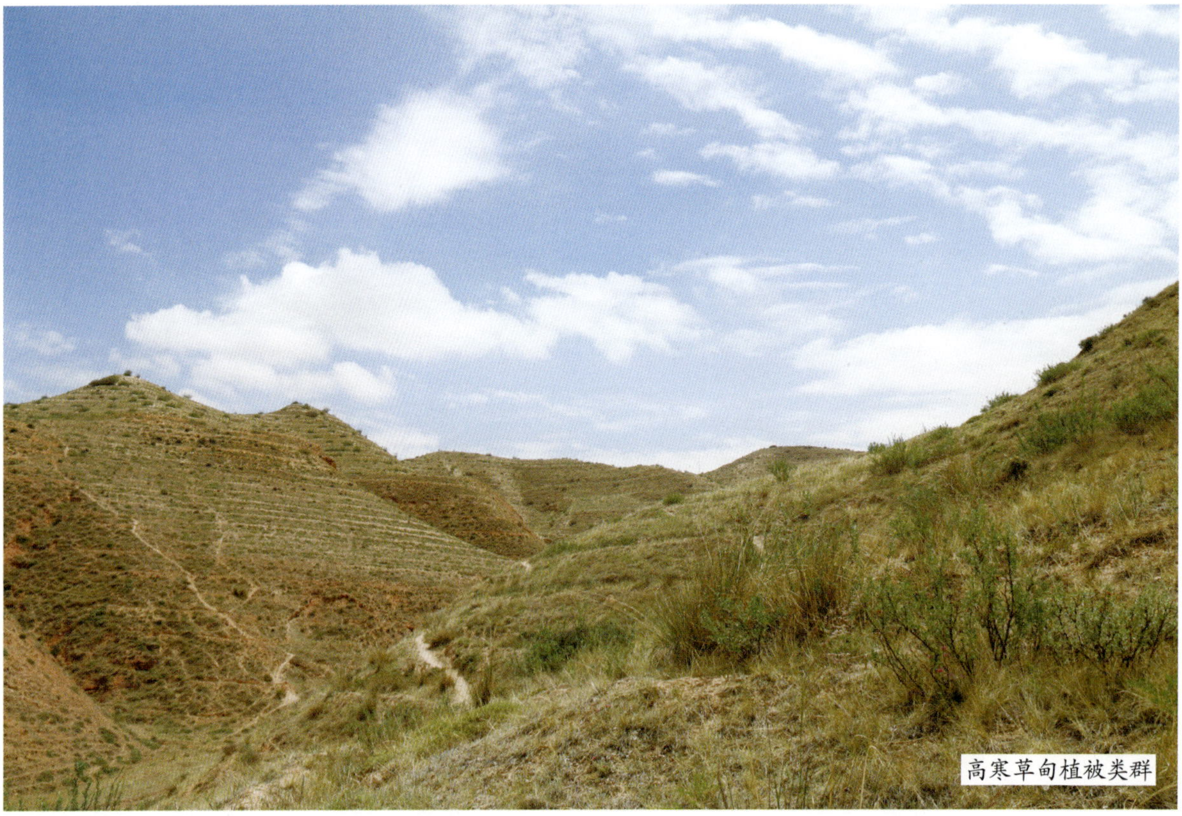

高寒草甸植被类群

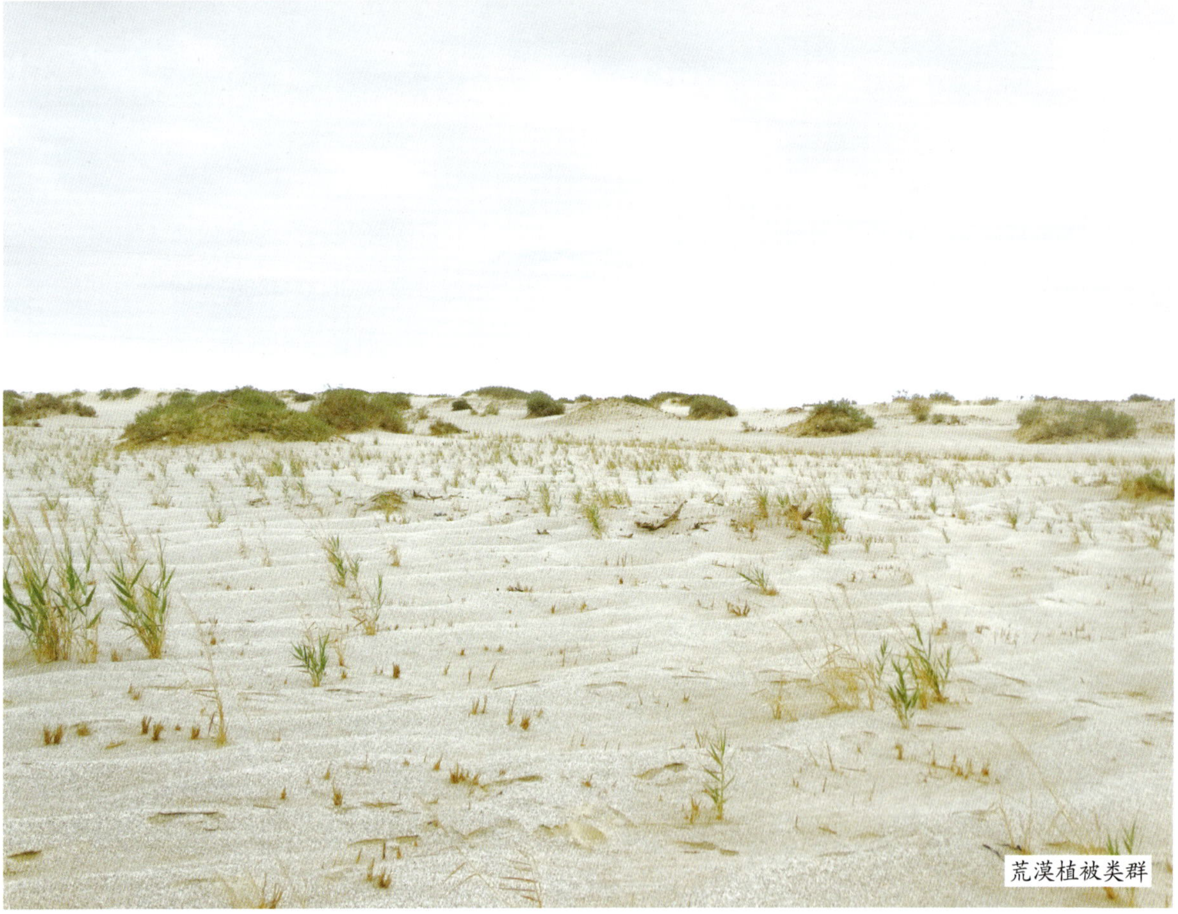

荒漠植被类群

5. 高山流石滩稀疏植被类群

高山流石滩稀疏植被类群指主要分布于高山流石滩稀疏植被类型中的资源种类。分布区域气候寒冷，太阳辐射强烈，植物生存环境极其恶劣。高山流石滩是由于强烈的寒冷与物理风化作用，岩石不断崩裂，岩块与碎石沿着陡峭山坡缓慢滑动所形成，碎石间隙聚集了细质砂砾，为高山植物的生长发育创造了条件。高山流石滩稀疏植被中的植物种类不是很多，但几乎全部是藏药材的资源种类。属于此类群的药用植物种类主要有水母雪兔子、短筒兔耳草、歧穗大黄、多刺绿绒蒿、裸茎金腰等。

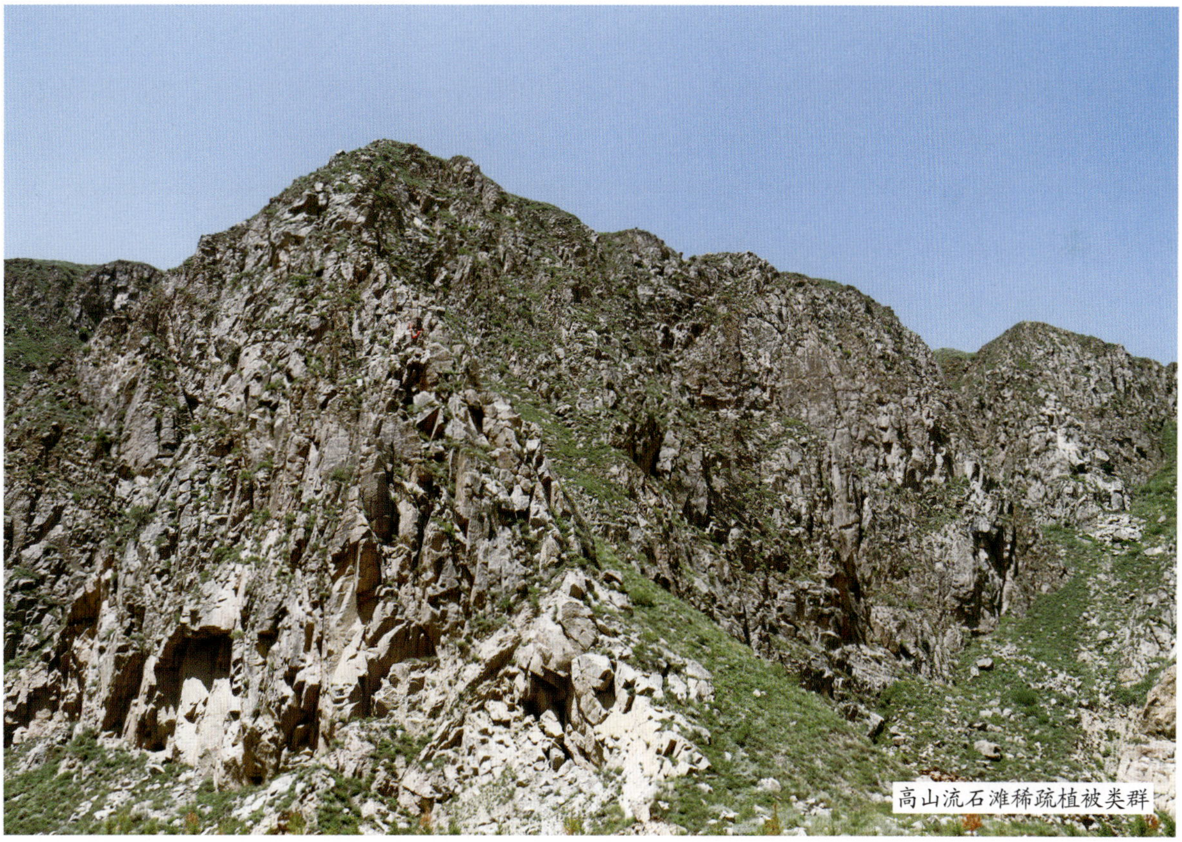
高山流石滩稀疏植被类群

（二）动物资源

青海湖地区拥有特有且珍稀的药用动物资源。目前普查到的有花斑裸鲤、青海沙蜥、秃鹫、马麝、马鹿、狼、戴胜、喜马拉雅旱獭等药用动物资源 15 种，其中马鹿、马麝、狼、秃鹫均为珍稀濒危动物物种。

青海湖裸鲤是我国特有鱼种，喜栖息于滩边、大石堆间流水缓慢处、深潭或岩缝中，适应性强，在半咸水（青海湖水盐度为 12‰ ~13‰）或淡水中均可生活。青海湖裸鲤多在湖的浅水区活动觅食，冬季在深水区越冬，度过 4~5 个月的冰冻期。青海湖裸鲤是一种广谱杂食性鱼类，主要摄食藻类和浮游动物，成鱼也常吞食腐烂的植物碎屑、水生昆虫和鱼类。它分布于青海湖及其附属河流布哈河、巴哈乌兰河、伊克乌兰河、哈尔盖河、黑马河、倒淌河等。

青海沙蜥主要栖息于海拔 2000~4700 m 的高原荒漠、半荒漠、沙化的高寒草甸中，营穴居生活，在沙地上筑洞，呈半圆形。日出活动，奔跑迅速，以小型昆虫为食，一般 4 月上旬出蛰，10 月中旬始入冬眠，卵胎生。

秃鹫主要栖息于海拔 2000~5000 m 的高山、草原。性孤独，多单独活动，有时 3~5 只共同吞食尸体。飞翔时，两翼伸成一直线，频频鼓动，长时间翱翔于空中。它以大型动物的尸体为食，营巢于大型乔木树上。

喜鹊主要栖息于海拔 2100 ~ 4500 m 的高山草原。飞旋于村庄、农田、林缘或城市公园，清晨在旷野、田野、菜地觅食，晚间于林内，多成对或 3 ~ 4 对活动，叫声简单而响亮。杂食性，喜食多种昆虫，也食植物性食物。营巢于高大的杨树、柳树上，每窝产 4 ~ 6 枚蛋，呈蓝绿色。

狼栖居范围窄。多见于草原、荒漠、半荒漠疏林和灌丛一带，一般为单只或双对，数只或数十只一起游荡。冬季，它们往往集成较大的群体，卧于避风向阳的山谷、坡地，休息或取暖。善奔跑，性机警，多疑，残忍。嗅、视、听觉发达，敏锐。猎食岩羊、盘羊、原羚、藏羚、兔类、鼠类，甚至进食牧畜。冬末春初配种，每胎 6~7 只。

香鼬生活环境多样。山地、森林、草原均可栖息，村舍附近、菜园、道路两旁也可见到。多在日间活动，黄昏活动更为频繁，经常不停穿行乱石、田埂隙缝或各种洞道。不太畏人。有贮存食物的习性。

马麝主要栖息于海拔 3000 ~ 4500 m 的林缘、灌丛中。性孤独，喜隐蔽。清晨和傍晚为取食、活动时间，以灌丛嫩枝、树叶为食。活动规律性强，有舍命不舍山的习性。秋末为配偶期，夏初开始产羔，每年繁殖 1 次，每胎 1~2 仔。

马鹿主要栖息于海拔较高的森林或灌丛草原带。性机警，善奔跑，听觉、嗅觉特别灵敏。一般以小群活动，以灌丛、树木幼嫩枝叶为食，冬季除枯草外还啃食苗本。秋季为配种期，翌年初夏产羔，每胎 1 仔，偶尔有 2 仔。

高原兔活动在海拔 3100~5300 m 的各类草原上，多见于盐碱地灌丛、草丛、河滩灌丛等处，以植物性食物为食，亦食作物。6~7 月为繁殖期。妊娠期约 1 个月，每胎产 5~6 仔。

喜马拉雅旱獭栖于高山草原，穴居、群栖。日间活动，晨昏较活跃，晴天早晨喜先晒太阳后觅食。以灌木的嫩枝和草本植物为食。有冬眠习性。4 月交配，每年 1 胎，每胎 4 ~ 6 仔，以 2 ~ 4 仔为多。

（三）矿物资源

青海湖地区矿物资源较丰富，如硫黄、自然铜、禹粮土、金矿石、银矿石等，多在成方制剂中使用，主要分布于共和、刚察、祁连、门源、大通、互助等。《晶珠本草》载药 2294 种，其中矿物类药物 850 种，占 37%，在矿物药的认识、加工、炮制和应用方面，藏医积累了丰富的经验，矿物药将藏医药与佛教融汇一体，具有浓厚的民族特色。还有更多的矿物药有待深入研究，因此，积极探明矿物药的分布及储藏量对于青海省藏药资源的保护与藏医药的发展意义重大。

二、 道地及大宗药材资源概况

道地药材，又称地道药材，是指经过中医临床长期应用优选出来的，产于特定地域，与其他地区所产同种中药材相比，品质和疗效更好，且质量稳定，具有较高知名度的中药材。青海湖地区复杂多样的地形、地貌，形成了高原大陆性气候，水、热、光、土等特殊的自然环境，对动植物的生长具有重要的影响。药用植物呈垂直地带性分布，在同一地理位置表现得十分明显，因海拔高度不同而出现明显差异。海拔 1800~2000 m，以草本植物为主，是毛茛、路边青、刺儿菜、蒲公英、甘肃马先蒿、萹蓄、繁缕、东方草莓、升麻等药用植物的生长区；海拔 2000~3000 m 是针阔混交林带，主要是红桦、青海云杉、沙棘、唐古特忍冬、唐古特瑞香、龙芽草、卷叶黄精、玉竹、桃儿七等药用植物的生长区；海拔 3000~3500 m，主要是千里香杜鹃、小叶锦鸡儿、羌活、高乌头、金露梅、银露梅、短筒兔耳草、西藏点地梅等药用植物的生长区；海拔 3500~4000 m，主要是甘肃贝母、冬虫夏草、水母雪兔子、唐古红景天、铁棒锤等药用植物的生长区。一般来说，阳坡坡陡，光热条件好，干旱缺水；阴坡较平缓，热条件差，但较湿润，因而在各垂直、水平带谱上分布着不同的药材。蒙古黄芪、麻花艽、小叶黑柴胡、甘草、远志、蕨麻、鸡爪大黄、鲜黄小檗、山丹等多分布在阳坡；烈香杜鹃、党参、羌活、五脉绿绒蒿、川赤芍、桃儿七、玉竹、升麻等生长在阴坡；冬虫夏草多生长在半阴半阳坡。《本草纲目》记载甘草“赤皮断理，看之坚实者，是枹罕草，最佳”。“枹罕”乃西羌地名，即现在的青海省。《本草纲目》又载大黄“三月花黄，五月实黑，八月采根……横寸截着石上煿之，一日微燥，以绳穿晾干，今出宕州、凉州、西羌、蜀地者皆佳”。鸡爪大黄和掌叶大黄即道地药材。藏茵陈、花锚等也是青藏高原具有特色的药材，负有盛名。

（一）资源情况

青海湖地区自然环境得天独厚，野生资源丰富。野生中药资源不断被发掘，现已普查到的道地及大宗药材有 23 种，如表 1~ 表 2 所示。

表 1　青海湖地区道地及大宗药材（植物药）名录

序号	药用植物名称	拉丁学名	中药名	药用部位
1	掌叶大黄	*Rheum palmatum* Linn.	大黄	根及根茎
2	鸡爪大黄	*Rheum tanguticum* Maxim. ex Regel	大黄	根及根茎
3	水母雪兔子	*Saussurea medusa* Maxim.	雪莲花	带根全草
4	粗茎秦艽	*Gentiana crassicaulis* Duthie ex Burk.	秦艽	根
5	麻花艽	*Gentiana straminea* Maxim.	秦艽	根
6	当归	*Angelica sinensis* (Oliv.) Diels	当归	根

续表

序号	药用植物名称	拉丁学名	中药名	药用部位
7	川赤芍	*Paeonia veitchii* Lynch	赤芍	根
8	铁棒锤	*Aconitum pendulum* Busch	铁棒锤	块根
9	宁夏枸杞	*Lycium barbarum* Linn.	枸杞子、地骨皮	果实、根皮
10	羌活	*Notopterygium incisum* Ting ex H. T. Chang	羌活	根及根茎
11	宽叶羌活	*Notopterygium franchetii* de Boiss.	羌活	根及根茎
12	锁阳	*Cynomorium songaricum* Rupr.	锁阳	肉质茎
13	桃儿七	*Sinopodophyllum hexandrum* (Royle) Ying	桃儿七	根及根茎
14	升麻	*Cimicifuga foetida* Linn.	升麻	根茎
15	沙棘	*Hippophae rhamnoides* Linn.	沙棘	成熟果实
16	甘肃贝母	*Fritillaria przewalskii* Maxim.	川贝母	鳞茎

表 2　青海湖地区道地及大宗药材（动物药、矿物药）名录

序号	原动物 / 原矿物	拉丁学名 / 英文名	中药名	药用部位 / 成分
1	马鹿	*Cervus elaphus* Linnaeus	鹿茸	雄鹿未骨化密生茸毛的幼角
2	马麝	*Moschus chrysogaster* Hodgson	麝香	成熟雄体香囊的干燥分泌物
3	磷灰石 / 方解石	Apatite/Calcite	龙骨	$CaCO_3$、$Ca_3(PO_4)_2$
4	芒硝	Mirabilite	芒硝	$Na_2SO_4 \cdot 10H_2O$
5	石盐	Halite	大青盐	NaCl
6	黄铁矿	Pyrite	自然铜	FeS_2
7	菱锌矿	Smithsonite	炉甘石	$ZnCO_3$

（二）保护现状

1. 过度开发导致野生道地药材资源量减少

近年来，随着野生中药材资源的市场需求持续扩大，在利益驱动下，野生中药材资源采挖量不断增加，导致生物种群密度降低，部分地表草层遭到破坏，部分珍稀野生药材资源出现品种衰退，甚至面临种群濒危的状况。

2. 健康理念深入人心导致药材资源需求量扩大

近年来，随着我国国民收入水平的持续提高，民众对健康的关注度日益增加，绿色、有机、无

公害的康养产品受到广泛欢迎，市场需求量不断攀升。同时，许多地方政府将大健康产业作为新兴支柱性产业加以扶持，大量康养产品以药用动植物为原料，这进一步导致道地中药资源的市场需求急剧增加，部分珍稀药材供不应求，如野生红景天、羌活、秦艽等。因此只有在保护的基础上进行开发，并在开发的过程中加大保护力度，中藏药产业发展才能实现良性循环。

3. 生态环境变化导致生物多样性降低

生态系统有其自身的生物链，各种生物之间依托链索关系实现物质和能量的转化，进而维持生态平衡。改革开放以来，由于过度放牧等原因，很多地区地表植被被严重破坏，石漠化现象日益严重，生物赖以栖息的家园遭到破坏，生物链容易断裂，进而导致生物多样性降低，生物种群退化，许多野生药用生物资源日趋枯竭。尽管近年来青海湖生态环境治理取得一定成效，但生物资源的恢复是一个漫长的过程，加强中藏药资源保护仍任重道远。

4. 药材资源开发利用技术水平有待加强

青海湖地区道地药材资源的产业化起步较晚，其人工种植技术、精深加工技术等与发达国家相比仍存在差距。部分道地药材还无法实现大规模人工种植，主要依赖野生资源采挖，这导致野生资源逐步减少。此外，药材资源的萃取、精深加工技术水平有待提升，部分药企中药材资源集约化利用程度低，药材资源耗费量大。道地药材资源的产－学－研协同开发机制尚未健全，药企、科研院所、高等院校之间的资源整合都有待进一步加强，以推进中药材种植、加工的关键性技术取得突破。

（三）可持续开发方向

青海湖地区中藏药资源的可持续开发，既是挖掘祖国医药学宝库的重要组成部分，也是发展特色中藏药产业的基石。对资源的开发利用要注重走可持续发展的道路，力求做到开发与保护有机结合。

1. 健全药材资源管理相关法律体系

加强野生道地药材资源保护的宣传力度，提升民众的保护意识。加大当地政府的管控力度，建立以政府为主导的开发利用模式。

2. 加强道地药材资源富集区生态保护

加强当地民众生态环保与可持续发展意识教育，杜绝竭泽而渔式的开发利用。

3. 提升药材资源人工驯化技术

适当引种驯化，以增加当地植物多样性与丰富度，但引种必须慎重，避免出现物种入侵现象，造成原生态系统破坏。

4. 完善中药资源信息动态监测体系

加大资源调查力度，准确掌握当地植物的蓄积量与分布情况。

5. 引导民族医药企业开展科技创新

技术创新可以使药用生物资源得到充分利用，实现价值最大化；也可以延伸医药产业链、提升医药产品附加价值，增强民族医药企业的市场竞争力。

三、藏药资源概念

青海湖地区地理环境特殊，居住在这里的少数民族通过长期的生产生活实践，形成了独具特色的藏医药文化体系，为当地人民的健康事业做出了突出贡献。目前，青海湖地区藏药产业发展势头良好，不仅成为青海省传统医药产业的重要力量，还促进了青海湖地区医药经济的发展，推动了青海省民族医药事业的进步。青海湖地区常用藏药如表 3~ 表 4 所示。

表 3　青海湖地区常用藏药（植物药）名录（部分）

原植物	拉丁学名	中药名	藏药名（音译）
冬虫夏草	*Cordyceps sinensis* (Berk.) Sacc.	冬虫夏草	牙什扎更布
脱皮马勃	*Lasiosphaera fenzii* Reich.	马勃	帕瓦郭郭
刺柏	*Juniperus formosana* Hayata	山刺柏	秀才
中麻黄	*Ephedra intermedia* Schrenk ex C. A. Mey.	麻黄、麻黄根	策敦木
榆树	*Ulmus pumila* Linn.	榆白皮、榆皮涎、榆花、榆荚仁、榆仁酱、榆叶、榆枝	尧保
宽叶荨麻	*Urtica laetevirens* Maxim.	荨麻、荨麻根	萨
掌叶大黄	*Rheum palmatum* Linn.	大黄	君木杂
尼泊尔酸模	*Rumex nepalensis* Spreng.	羊蹄	龙肖
铁棒锤	*Aconitum pendulum* Busch	铁棒锤	榜阿那保
草玉梅	*Anemone rivularis* Buch.-Ham. ex DC.	虎掌草	苏嘎
升麻	*Cimicifuga foetida* Linn.	升麻	贾孜
刺红珠	*Berberis dictyophylla* Franch.	三颗针	吉尔哇
桃儿七	*Sinopodophyllum hexandrum* (Royle) Ying	桃儿七	奥毛塞
多刺绿绒蒿	*Meconopsis horridula* Hook. f. et Thoms.	—	阿恰才温
全缘叶绿绒蒿	*Meconopsis integrifolia* (Maxim.) Franch.	绿绒蒿	欧贝赛保
菥蓂	*Thlaspi arvense* L.	菥蓂	寨卡

续表

原植物	拉丁学名	中药名	藏药名（音译）
唐古红景天	*Rhodiola algida* (Ledeb.) Fisch. et Mey. var. *tangutica* (Maxim.) S. H. Fu	红景天	参琼巴
裸茎金腰	*Chrysosplenium nudicaule* Bunge	裸茎金腰子	亚吉玛
东方草莓	*Fragaria orientalis* Lozinsk.	东方草莓	孜孜萨曾
金露梅	*Potentilla fruticosa* L.	金老梅叶、金老梅花、金老梅枝、金老梅根	班纳合
银露梅	*Potentilla glabra* Lodd.	银老梅	班嘎尔
甘草	*Glycyrrhiza uralensis* Fisch.	甘草	相艾尔
甘肃棘豆	*Oxytropis kansuensis* Bunge	甘肃棘豆	塞嘎尔
豌豆	*Pisum sativum* Linn.	豌豆、豌豆荚、豌豆花、豌豆苗	伞玛
胡卢巴	*Trigonella foenum-graecum* Linn.	胡芦巴	西毛萨
牻牛儿苗	*Erodium stephanianum* Willd.	老鹳草	勃尔
蒺藜	*Tribulus terrestris* L.	蒺藜	塞玛
花椒	*Zanthoxylum bungeanum* Maxim.	花椒	叶玛
蜀葵	*Althaea rosea* (Linn.) Cavan.	蜀葵花、蜀葵苗、蜀葵子、蜀葵根	贾坚
狼毒	*Stellera chamaejasme* Linn.	狼毒	热加巴
当归	*Angelica sinensis* (Oliv.) Diels	当归	当根
葛缕子	*Carum carvi* L.	藏茴香	果扭
芫荽	*Coriandrum sativum* Linn.	胡荽、芫荽茎、胡荽子	乌索
羌活	*Notopterygium incisum* Ting ex H. T. Chang	羌活	朱那
烈香杜鹃	*Rhododendron anthopogonoides* Maxim.	小叶枇杷	达利
陇蜀杜鹃	*Rhododendron przewalskii* Maxim.	金背枇杷果、金背枇杷花、金背枇杷叶	达玛
达乌里秦艽	*Gentiana dahurica* Fisch.	秦艽	吉解那保
白苞筋骨草	*Ajuga lupulina* Maxim.	忽布筋骨草	森斗
密花香薷	*Elsholtzia densa* Benth.	咳嗽草	希柔木保

表 4　青海湖地区常用藏药（矿物药）名录（部分）

原矿物	英文名	中药名	藏药名（音译）
褐铁矿	Limonite	禹余粮	森都拉
白云母	Muscovite	云母	朗采尔
碱土	Trona soil	碱花	浦朵
磷灰石	Apatite	龙骨	宙瑞
方解石	Calcite	寒水石	君西
菱锌矿	Smithsonite	炉甘石	地擦翁保
芒硝	Mirabilite	芒硝	塞擦

四、珍稀濒危药用动植物资源概况

为合理利用野生药用植物资源，保护珍稀濒危植物，贯彻落实国务院批准发布的《中国生物多样性保护战略与行动计划（2011—2030 年）》，本书综合了国务院颁布的《野生药材资源保护管理条例》、中华人民共和国国家医药管理局颁布的《国家重点保护野生药材物种名录》、国家环境保护局和中国科学院植物研究所公布的《中国珍稀濒危植物名录》、《中国生物多样性红色名录 - 高等植物卷》、《中国珍稀濒危保护植物名录》、《中国植物红皮书》（第一册），《中国物种红色名录》、《青海省重点保护野生植物名录（第一批）》（青政〔2008〕89 号）、《国家重点保护野生动物名录》（2021 版）、《国家重点保护野生植物名录》等资料，系统整理了青海湖地区珍稀濒危药用动植物资源的现状，发现青海湖地区共有甘草、桃儿七等 31 种珍稀濒危药用植物；马麝（一级）、野牦牛（一级）、秃鹫（一级）、狼（二级）、马鹿（二级）、青海湖裸鲤（二级）等珍稀濒危药用动物，如表 5 所示。

表 5　青海湖地区珍稀濒危保护药用植物名录

序号	药用植物名称	拉丁学名	科名	国家保护等级	地方保护等级	CITES	濒危情况	特有性
1	冬虫夏草	*Cordyceps sinensis* (Berk.) Sacc.	麦角菌科	Ⅱ级	—	—	—	—
2	蕨	*Pteridium aquilinum* (Linn.) Kuhn var. *latiusculum* (Desv.) Underw. ex Heller	蕨科	—	省级	—	—	—
3	中麻黄	*Ephedra intermedia* Schrenk ex C. A. Mey.	麻黄科	—	省级	—	NT	—
4	草麻黄	*Ephedra sinica* Stapf	麻黄科	—	—	—	NT	—
5	掌叶大黄	*Rheum palmatum* Linn.	蓼科	—	省级	—	LC	中国特有

续表

序号	药用植物名称	拉丁学名	科名	国家保护等级	地方保护等级	CITES	濒危情况	特有性
6	鸡爪大黄	*Rheum tanguticum* Maxim. ex Regel	蓼科	—	省级	—	VU	中国特有
7	桃儿七	*Sinopodophyllum hexandrum* (Royle) Ying	小檗科	Ⅱ级	—	Ⅱ	EN	—
8	多刺绿绒蒿	*Meconopsis horridula* Hook. f. et Thoms.	罂粟科	—	—	—	NT	—
9	唐古红景天	*Rhodiola algida* (Ledeb.) Fisch. et Mey. var. *tangutica* (Maxim.) S. H. Fu	景天科	Ⅱ级	省级	—	VU	中国特有
10	四裂红景天	*Rhodiola quadrifida* (Pall.) Fisch. et Mey.	景天科	Ⅱ级	—	—	NT	—
11	蕨麻	*Potentilla anserina* L.	蔷薇科	—	—	—	LC	—
12	蒙古黄耆	*Astragalus membranaceus* (Fisch.) Bunge var. *mongholicus* (Bunge) P. K. Hsiao	豆科	—	—	—	VU	—
13	甘草	*Glycyrrhiza uralensis* Fisch.	豆科	Ⅱ级	省级	Ⅱ	NT	—
14	西藏沙棘	*Hippophae thibetana* Schlechtend.	胡颓子科	—	—	—	NT	—
15	白刺	*Nitraria tangutorum* Bobr.	蒺藜科	—	省级	—	LC	中国特有
16	锁阳	*Cynomorium songaricum* Rupr.	锁阳科	Ⅱ级	省级	—	VU	—
17	羌活	*Notopterygium incisum* Ting ex H. T. Chang	伞形科	—	—	—	NT	中国特有
18	烈香杜鹃	*Rhododendron anthopogonoides* Maxim.	杜鹃花科	—	—	—	NT	中国特有
19	狭萼报春	*Primula stenocalyx* Maxim.	报春花科	—	—	—	NT	中国特有
20	达乌里秦艽	*Gentiana dahurica* Fisch.	龙胆科	—	省级	—	LC	—
21	管花秦艽	*Gentiana siphonantha* Maxim. ex Kusnez.	龙胆科	—	—	—	NT	中国特有
22	椭圆叶花锚	*Halenia elliptica* D. Don	龙胆科	—	省级	—	LC	—
23	短筒兔耳草	*Lagotis brevituba* Maxim.	玄参科	—	省级	—	LC	中国特有
24	水母雪兔子	*Saussurea medusa* Maxim.	菊科	Ⅱ级	省级	—	VU	—
25	甘肃贝母	*Fritillaria przewalskii* Maxim.	百合科	Ⅱ级	—	—	VU	中国特有
26	暗紫贝母	*Fritillaria unibracteata* Hsiao et K. C. Hsia	百合科	Ⅱ级	省级	—	EN	中国特有
27	轮叶黄精	*Polygonatum verticillatum* (L.) All.	百合科	—	—	—	NT	—
28	角盘兰	*Herminium monorchis* (L.) R. Br.	兰科	—	—	—	NT	—

续表

序号	药用植物名称	拉丁学名	科名	国家保护等级	地方保护等级	CITES	濒危情况	特有性
29	二叶兜被兰	*Neottianthe cucullata* (L.) Schltr.	兰科	Ⅱ级	—	—	NT	—
30	二叶舌唇兰	*Platanthera chlorantha* Cust. ex Rchb.	兰科	Ⅱ级	—	—	LC	—
31	绶草	*Spiranthes sinensis* (Pers.) Ames	兰科	Ⅱ级	—	—	LC	—

注：（1）CITES 为《濒危野生动植物种国际贸易公约》。
（2）濒危情况依据《国际自然保护联盟濒危物种红色名录》及《中国生物多样性红色名录》（2020）。
（3）DD 为数据缺乏，LC 为无危，NT 为近危，VU 为易危，EN 为濒危，CR 为极危，EW 为野外灭绝，EX 为灭绝。
（4）列入国家保护的品种即收录，以上植物均指野生植物。

青海湖地区虽然拥有丰富且独特的中藏药资源，但许多药材资源面临过度采挖而缺乏有效保护的困境。此外，该地区还缺少有效的监督管理机制，加之生态环境比较脆弱，野生中藏药材生长缓慢、再生能力低下，这些因素共同导致许多珍贵的中藏药资源储量和生活力大幅度下降。

例如，水母雪兔子（水母雪莲）的自然生态分布区域狭窄，一般分布在海拔 3800 m 以上的高山流石滩地带，这种特殊的恶劣生境使其繁育速度缓慢。目前，由于过度采挖，其资源急剧减少，特别是在交通条件相对便利的地区，几乎已被采挖殆尽。又如桃儿七，其自然生态分布区域狭窄，生长缓慢且生长条件苛刻，加之人为的乱采乱挖，自然资源繁衍生息能力大大降低，野生资源根本无法满足市场的需求。

要实现濒危中藏药材资源的可持续利用，首先应加强野生种质资源的保护，如建立适合高原特有药用植物种类的种质资源库，或在国家已建立的种质资源库（如中国西南野生生物种质资源库）的基础上，重点对濒危药用植物的种子、果实、花粉、无性繁殖体等活性材料进行保存与研究。通过加强濒危物种的研究与保护，降低物种灭绝的风险，从而满足可持续利用的需求。

同时，还应加强濒危中藏药材人工规范化种植基地的建设，推动人工种植资源逐步替代野生资源，以确保中藏药材的质量和满足大规模工业化生产的需要。

五、中藏药资源保护、利用与开发现状

中藏药资源是国家的重要战略资源，也是中藏医药事业可持续发展的核心资源。充足与优质的中藏药资源是保障中藏药产业可持续发展的前提与关键。

（一）保护现状

青海湖地区中藏药资源丰富，但一些珍稀、名贵的品种，因其价格昂贵、声名远扬、市场需求量大，以致野生药用资源被无节制采挖。由于青藏高原野生药用植物赖以生存的生态环境脆弱，资

源利用量已超过种群的再生能力，导致野生药用植物资源逐年减少。随着人类活动范围的扩大，乱砍滥伐、毁林毁草开荒、过度放牧等行为，对野生药用植物的生存环境产生了严重的负面影响。

为了保护青海省中藏药野生药用资源，中共青海省委、省政府高度重视，根据《野生药材资源保护管理条例》《中华人民共和国野生植物保护条例》等相关法规政策，结合省内实际，出台了一系列法律法规及政策措施，以加强中藏药野生药用资源的保护。

2002年，青海省第九届人民代表大会常务委员会第二十九次会议通过《青海省发展中药藏药蒙药条例》，规定在青海省内从事中藏蒙药材的采猎、种植、研制、开发、经营等的个人或企业具体需遵守的事项，特别指出要依据野生动植物资源保护法律、法规的规定，加强管理，禁止乱采滥挖，保护和合理开发利用野生中藏蒙药材资源。2003年，青海省第十届人民代表大会常务委员会第二次会议通过《青海湖流域生态环境保护条例》，明确重点保护青海湖流域的生态环境和自然资源。2014年，《青海省人民政府办公厅关于加强冬虫夏草资源保护与管理工作的意见》颁布，重点说明了冬虫夏草资源保护和管理的重要性，并作了具体规定；2022年，《青海省中医药条例》颁布，要求建立中药材资源、野生中药材物种分级保护制度，设立青海省野生药用动植物保护名录，加强青海省特有药用动植物和野生药用动植物的保护、繁育、研究，建立省级药用动植物种质资源库，加强中药材资源动态监测信息与技术服务体系建设。政府层面颁布的各项法律法规及宣传教育对中藏药资源的保护起到了良好的作用。

青海省自然保护区的建设为珍稀濒危野生中藏药资源的保护提供了有力保障。截至2024年底，青海省建立了17个自然保护区，涵盖森林、湿地、荒漠等生态类型，面积约占全省自然保护地面积的18%。通过建立自然保护区，可显著增加生物多样性，保护野生珍稀濒危物种资源、恢复青藏高原生态系统、改善草地植被的生态功能，同时可提高农牧民生态保护意识，强化野生濒危药用植物资源法律法规的执行效果，协调本地区农牧民农业结构和发展经济之间的关系，完善中藏药资源保护系统管理，以实现青海省濒危野生药用植物资源的有效保护。

（二）利用现状

中藏医药在青海湖地区有着悠久的历史。藏医药经典著作《晶珠本草》记载了2296味中藏药，其中青海湖地区约占1/2。而在这些资源中，大多数品种尚未得到有效应用。一方面，过去对中藏药资源的重要性认识不足，导致利用率不高；另一方面，高原药材生长地分散、采挖难度较大，也限制了资源的有效利用。此外，质量标准不够完善，大部分藏药材和藏成药尚未建立健全的质量标准，这也是利用率低的原因之一。

近年来，中共青海省委和省政府高度重视中藏医药事业的发展，这加快了中藏药材资源的深层利用。2017年11月，青海省人民政府办公厅关于贯彻《中医药发展战略规划纲要（2016—2030年）》的实施意见颁布，明确提出加强中藏药材资源的保护利用、推进中藏药材规范化种植养殖，全面统筹推进青海省中藏医药事业的振兴发展。2019年1月，《青海省人民政府办公厅关于印发青海省扶持和促进中藏医药发展若干措施的通知》颁布，强调中藏药资源的保护利用，推进中藏药材规范化种植养殖，探索适宜青海生态环境的中藏药材种植生产模式，加快中藏药产业绿色发展。2020 年 9 月，《中共青海省委办公厅关于印发〈青海省促进中藏医药传承创新发展实施方案〉的通知》颁布。2022 年 6 月，《青海省中医药条例》颁布并施行。2022 年 11 月，《青海省“十四五”中藏医药发展规划》印发，规划提出以“传承精华、守正创新”为主线，以保障人民群众健康为出发点和落脚点，全力推进青海省中藏医药事业在传承创新中高质量发展。

目前，青海省取得药品生产许可证的中藏药生产企业有 22 家，中药饮片生产企业 18 家，占全省药品生产企业的 80%，拥有 338 个品种、416 个批准文号。每年的药材进购量均能维持在十几吨到上百吨，采购原药材资金维持在 1 千万元以上，大大促进了中藏药材资源的利用。青海省内制药企业生产的藏药品种主要有七十味珍珠丸、二十五味珍珠丸、二十五味珊瑚丸、仁青常觉、仁青芒觉、二十五味松石丸、八味沉香散、如意珍宝丸等名贵经典藏成药。青海金诃藏药独家品种“安儿宁颗粒”载入《中华人民共和国药典》（2015 年版），标志着青海省独家研发药品获得国家层面的认可。

2021 年 6 月，青海省林业和草原局联合青海省卫生健康委员会等单位启动了“十八青药”的认定。同年 12 月，青海省林业和草原局公开发布，认定冬虫夏草、枸杞、唐古特大黄、青贝母、秦艽、羌活、麝香、锁阳、沙棘、獐牙菜（藏茵陈）、黄芪、红景天、甘松、当归、水母雪莲、铁棒锤、川赤芍、西南手参等 18 种中藏药材为青海省主要道地中藏药材，也称“十八青药”。青海发挥“十八青药”的资源优势，围绕资源保护、人工规范化种植基地建设、产品研发全产业链，加快推进青海省道地中藏药材有机化、规模化、品牌化、标准化、数字化、现代化发展。

为实现中藏药资源的可持续稳定发展，中藏药材的人工规模化种植在逐步推进。青海省有枸杞国家级及省级龙头企业 40 余家，中藏药材种植合作社 50 余家。据青海省林业和草原局统计，2020 年枸杞及沙棘种植面积约 315 万亩，其他大宗药材以当归、黄芪、唐古特大黄、秦艽、党参为主，约 18 万亩。野生中药材主要为唐古特大黄和冬虫夏草，唐古特大黄以采种为主，冬虫夏草采挖量每年为 110~150 t。此外，药用动物人工养殖以麝类为主，还包括白唇鹿、梅花鹿、藏雪鸡等，青海省养殖基地共 28 个。

（三）开发现状

青海湖地区中藏药资源丰富，是新药开发的宝库，具有巨大的开发空间。近几年来，青海省不断加强相关研究单位的基础设施和服务能力建设，为中藏药资源的可持续开发提供广阔的研究平台。目前，青海省拥有中藏药相关研究单位和实验室 10 余家，如中国科学院西北高原生物研究所藏药研究中心、青海省藏医药研究院、藏药研发国家重点实验室、青海民族大学藏医药研究所、青海大学藏医药综合实验中心、青海大学中藏药研究中心等。在此基础上，青海省还先后建立了青海省藏药研究重点实验室、青海省青藏高原特色生物资源研究重点实验室、青海省冬虫夏草菌丝体工程技术研究中心、青海省地黄综合开发利用工程技术研究中心等，各研究单位为青海省中藏药资源的开发贡献力量。

近年来，青海省所取得的关于中藏药的科研成果丰硕，涉及冬虫夏草、藏茵陈、沙棘、枸杞、黑果枸杞等特色产品的开发、多重利用等。目前，青海省正大力推进这些科研成果的转化力度，加大科研创新力度和科技转化效率，促进产－学－研结合，充分发挥科研单位和相关企业的作用，实现各取所需，各尽其能，大力促进青海省中藏药产业的发展。如此，不仅能发挥优秀科研成果应有的作用，还能产生足够的经济效益。

任何一个产业的健康持续发展，都离不开高水平的从业人才。2015 年前，从事中藏药研究工作的专业人才（具有高级职称及博士学位的人才）寥寥无几。同时，院校毕业的中藏药专业人才输出与企业人才需求迫切的矛盾突出，既懂传统藏医药理论又懂现代药学技术的复合型人才、管理人才极度缺乏。2015 年起，青海省出台了一系列中藏医药人才培养评价激励机制，包括“昆仑英才·青海省高端创新创业人才”、创建青海省人才小高地、提供住房补贴、给予相应的科技研发资金支持等。目前，青海省中藏医药产业从业人员已达 1.5 万人，其中专业人员 2200 余人，博士生 50 余人、硕士生 120 余人、本科生 1800 余人。

同时，青海省中藏药相关院校也大力发展人才培养，力求培养出更多符合社会需求的时代双用人才，使他们能够利用现代科学技术手段发挥传统医药优势。开展中医药经典能力等级考试，建立早跟师、早临床学习制度，完善中藏医医师规范化培训模式。青海大学扩大中医学、藏医学、中药学专业招生规模，增设藏药学专业，推进相关学科建设，积极申请增列中医学、藏医学一级学科硕士授予权和博士授予权。实施省民族医药优秀人才研究项目和中药特色技术传承人才培养项目，加强中藏医药传承人才培养。着眼未来，积极吸引人才，留住人才，做好人才储备，为藏药产业的可持续发展培养了大批后备军。

六、药用植物物种新分布

2013 年青海省启动中药资源普查工作。通过此次普查，基本摸清了区域内中药资源的分布、数量、蕴藏量等相关信息。通过对采集到的大量标本进行鉴定考证，并查阅《青海植物志》及第三次全国中药资源普查成果，此次普查在青海湖地区发现了 3 种药用植物（黄芩、欧当归、菘蓝）的人工引种新记录。这些发展不仅为青海湖地区药用植物原有品种数增添了新记录，还进一步丰富了青海湖地区的药用植物资源。青海湖地区新纪录物种名录如表 6 所示。

表 6　青海湖地区新记录物种名录

序号	药用植物中文名	拉丁学名	中药名	药用部位
1	黄芩	*Scutellaria baicalensis* Georgi	黄芩	根
2	欧当归	*Levisticum officinale* Koch	欧当归	根
3	菘蓝	*Isatis indigotica* Fort.	板蓝根	根

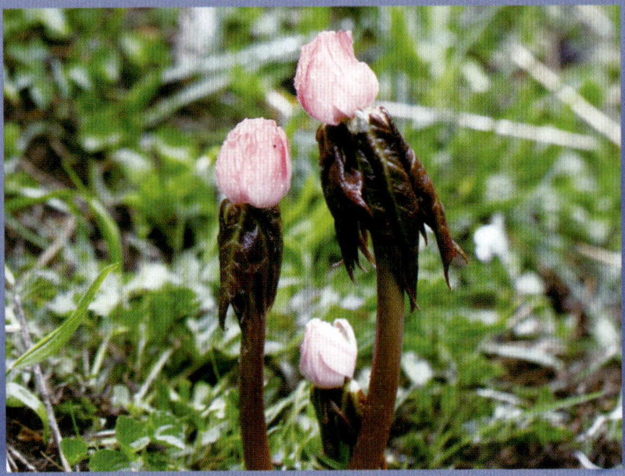
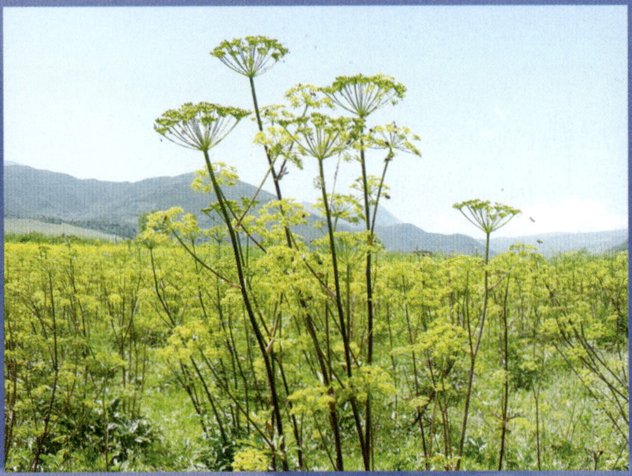
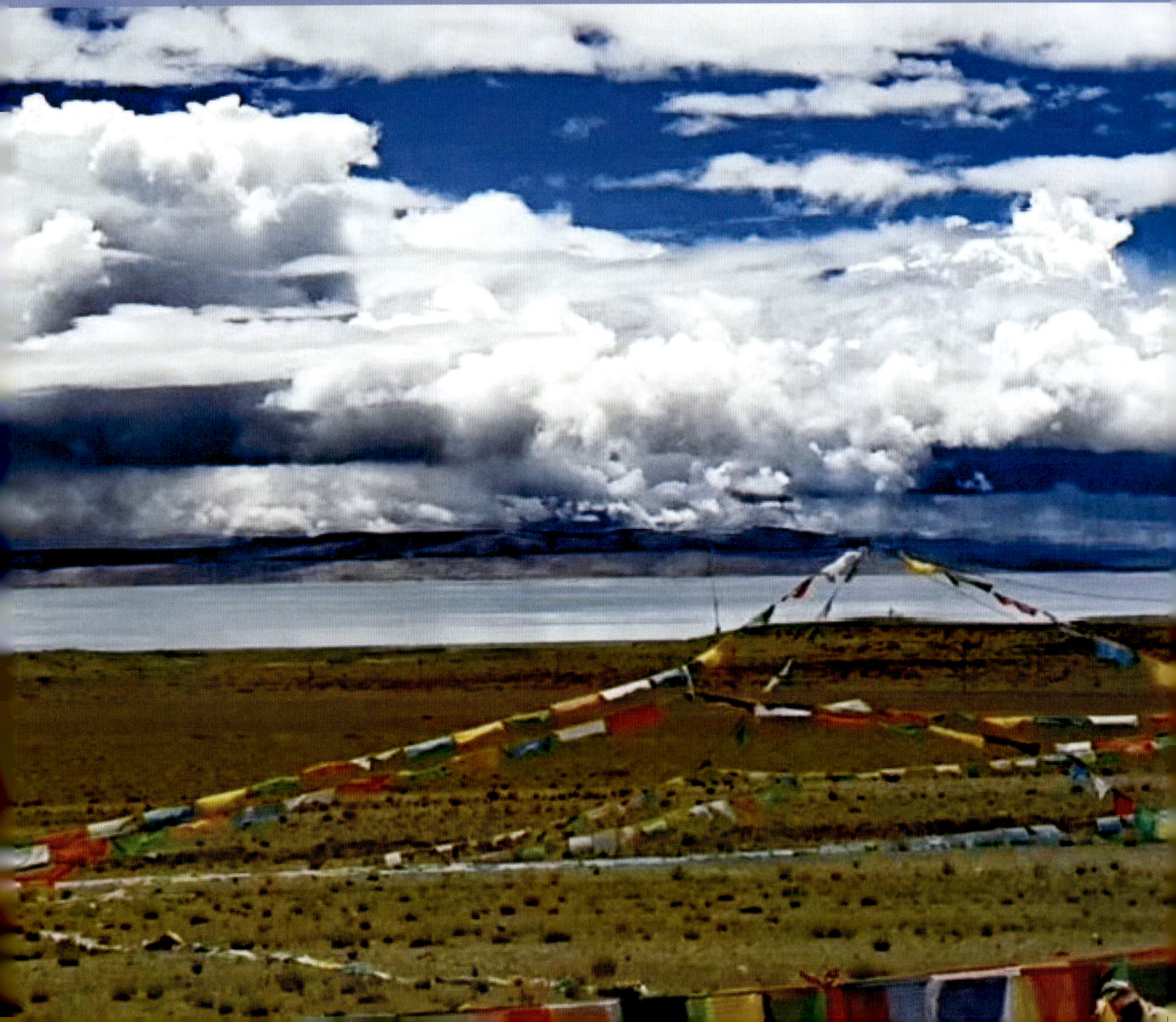

各论
Monographs

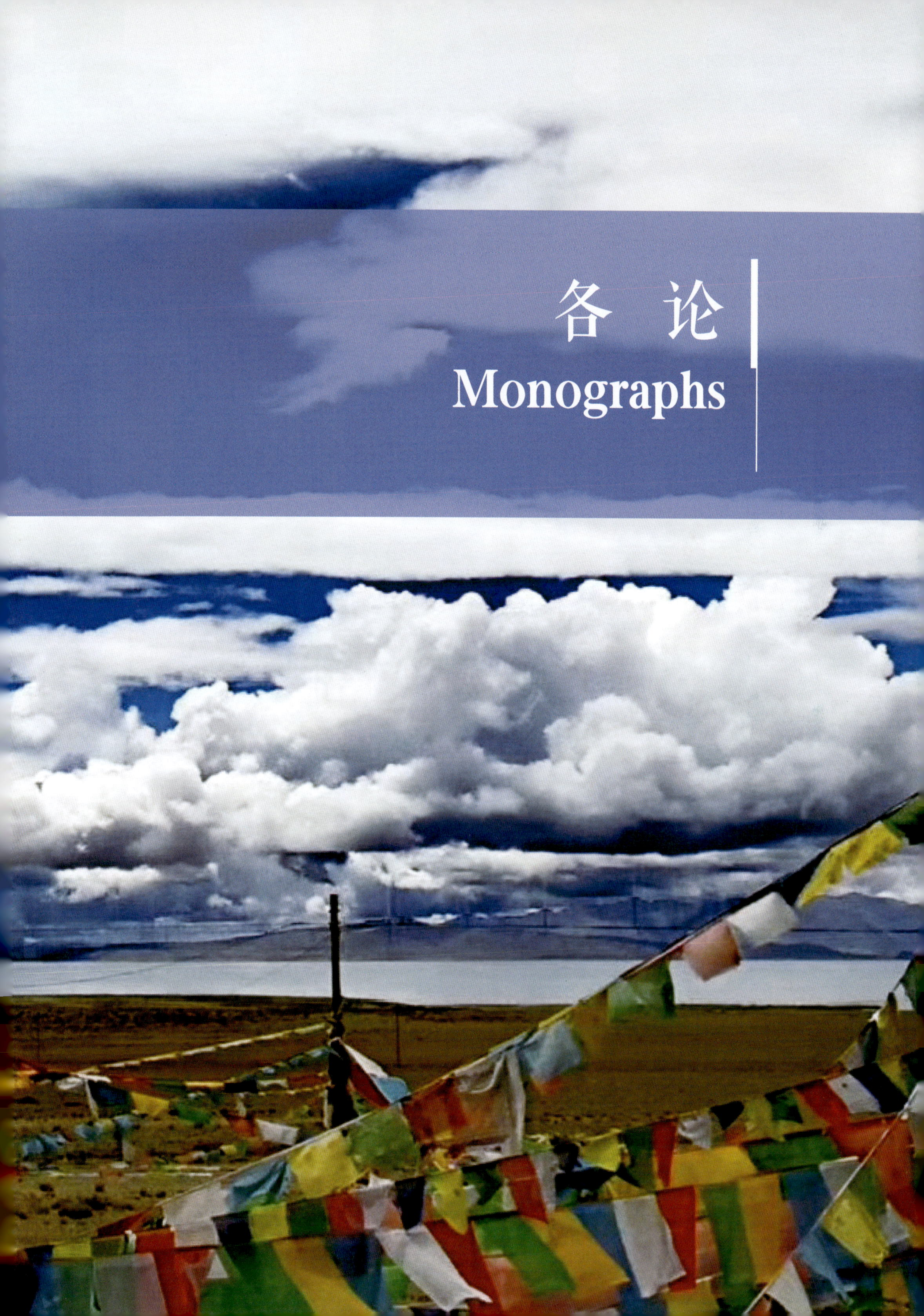

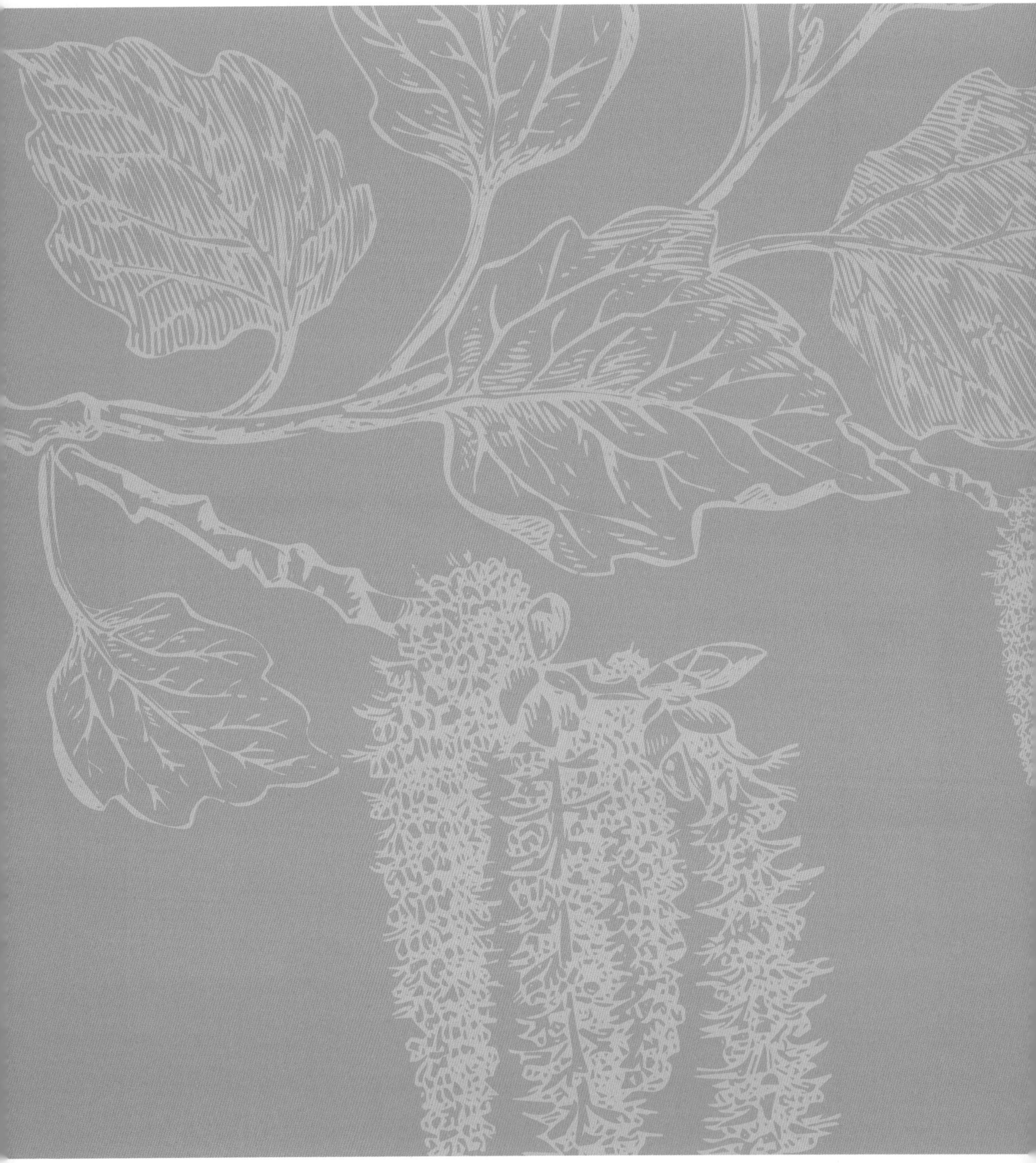

MEDICINAL PLANT

青海湖地区药用植物资源

麦角菌科

冬虫夏草

虫草、夏草冬虫、冬虫草

Cordyceps sinensis (Berk.) Sacc.

【藏药名】དབྱར་རྩ་དགུན་འབུ།（音译名：牙什扎更布）

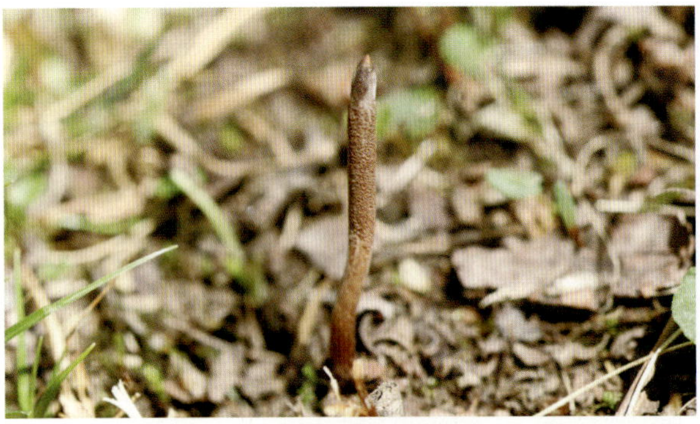
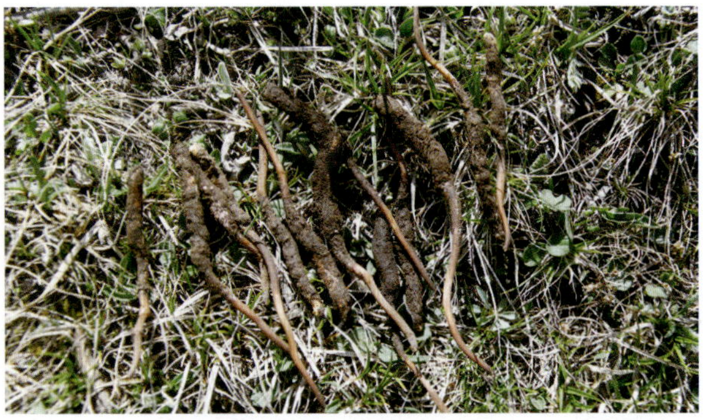
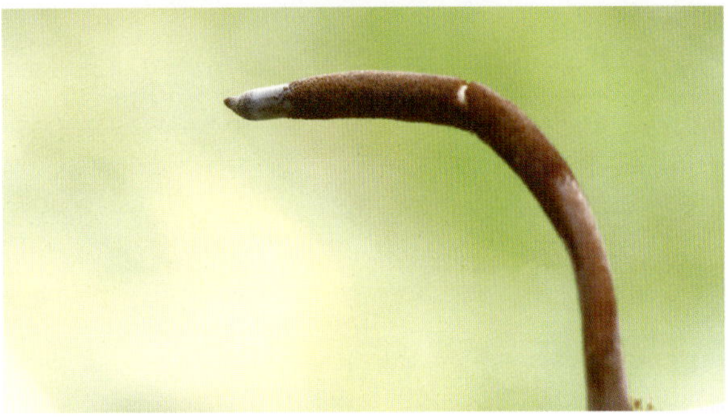
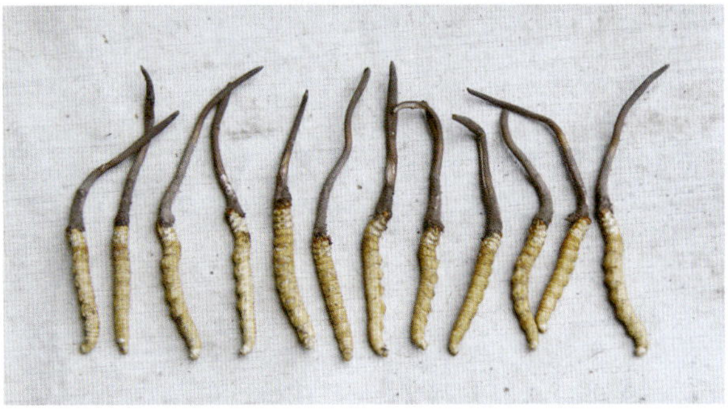

【形态特征】夏季子囊菌的子实体从寄主幼虫的头部生出土外，常单一，或偶有 2~3 个，呈细长棍棒状，全长 4~11 cm，顶端膨大部分为子座，下面不育柄长 3~8 cm。子座近圆筒形，灰棕色，长 1.5~3.5 cm，直径 2~4 mm，幼时内部中间充塞，成熟后中空。柄基部留在土中与幼虫头部相连，幼虫深黄色，细长圆柱状，长 3~5 cm，具环纹 20~30 个，胸腹部有足 8 对，中间 4 对明显，形似蚕。

【适宜生境】生于海拔 3600~5000 m 的高山草甸和高山灌丛带。

【资源状况】分布于祁连。少见。

【药 材 名】冬虫夏草（子座和幼虫尸体的干燥复合体）。

【采收加工】夏初子座出土、孢子未发散时挖取，晒至六七成干，除去似纤维状的附着物及杂质，晒干或低温干燥。

【功能主治】补肾益肺，止血化痰。用于肾虚精亏，阳痿遗精，腰膝酸痛，久咳虚喘，劳嗽咯血。

【藏医应用】《中华藏本草》记载本种的子座及虫体入药。补肺益肾，止咳化痰。用于体虚咳嗽，肺结核，神经性胃痛，呕吐，食欲不振，筋骨疼痛。

灰包科

大马勃

大秃马勃、巨马勃、马屁包

Calvatia gigantea (Batsch ex Pers.) Lloyd

【藏药名】ཕ་བ་དགོ་དགོ།（音译名：帕瓦郭郭）

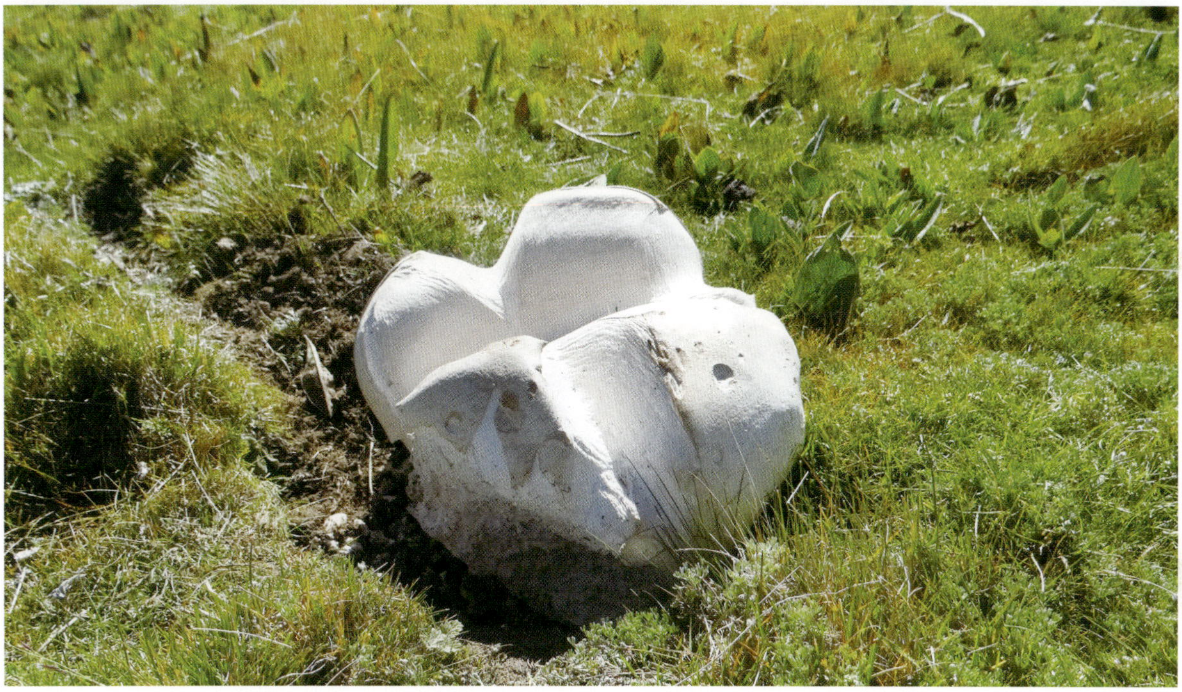

【形态特征】子实体近球形至长圆形，直径 15~40 cm 或更大，不孕基部发育不良或缺，基底有粗菌丝索扎入土中。包被白色，后变成淡黄色或青黄色，由膜状外包被和较厚内包被所组成，初有绒毛，渐变光滑；质脆，成熟后开裂，呈块状脱落，露出浅青褐色的孢体。孢丝长，稍分枝，有稀少横隔，橄榄色，直径 2.5~7 μm。孢子球形，壁表光滑或有时具小疣，淡青黄色，直径 3.5~4.5 μm。

【适宜生境】夏、秋季雨后，生于海拔 2000~3000 m 的旷野草地、山坡草地、高山地或灌丛草场地上，单生或群生。

【资源状况】分布于大通、互助、湟源、门源、祁连、天峻、共和、海晏、刚察、湟中。常见。

【药 材 名】马勃（子实体）。

【采收加工】夏、秋二季子实体成熟时及时采收，除去泥沙，干燥。

【功能主治】清肺利咽，止血。用于风热郁肺咽痛，音哑，咳嗽；外用治鼻衄，创伤出血。

【藏医应用】《中华本草》（藏药卷）记载本种的子实体入药。辛，平。清热解毒，利咽，止血，愈疮。用于急性扁桃体炎，咽炎，咳嗽失音，喉痹，内外出血，烫伤，烧伤，蛇咬中毒等。

脱皮马勃

脱皮球马勃、马勃、药包、轻马勃

Lasiosphaera fenzlii Reich.

【藏药名】ཕ་བ་དགོ་དགོ།（音译名：帕瓦郭郭）

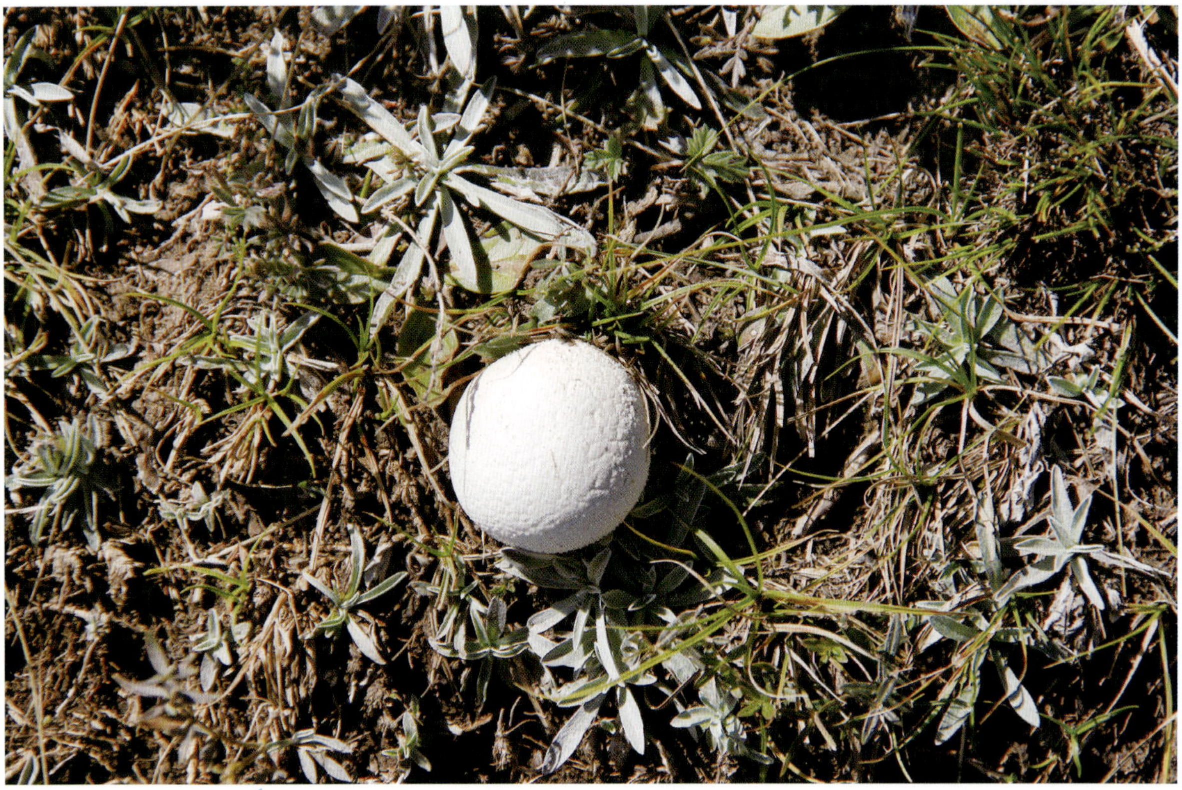

【形态特征】子实体近球形或长圆形，直径 15~20 cm 或更大，无不孕基部。包被薄，易破损；外包被常破裂而呈块状，易与内包被脱离；内包被纸状，浅烟色，成熟后全部破碎消失，遗留成团的孢体随风滚动。孢体由孢丝和孢子组成，紧密，有弹性，灰褐色，减退为淡烟色。孢丝长，有分枝，相互交织成紧密团块，浅褐色，直径 2~4.5 μm，有小刺。孢子褐色，球形，壁表有小刺，直径 6~8 μm（包括小刺在内）。

【适宜生境】生于海拔 2000~3000 m 的林缘或旷野地上。

【资源状况】分布于大通、互助、湟源、门源、祁连、天峻、共和、海晏、刚察、湟中。常见。

【药 材 名】马勃（子实体）。

【采收加工】夏、秋二季子实体成熟时及时采收，除去泥沙，干燥。

【功能主治】清肺利咽，止血。用于风热郁肺咽痛，音哑，咳嗽；外用治鼻衄，创伤出血。

【藏医应用】同“大马勃”。

木贼科

问 荆

续接草

Equisetum arvense Linn.

【藏药名】ཆུ་མཚེ།（音译名：曲蔡）

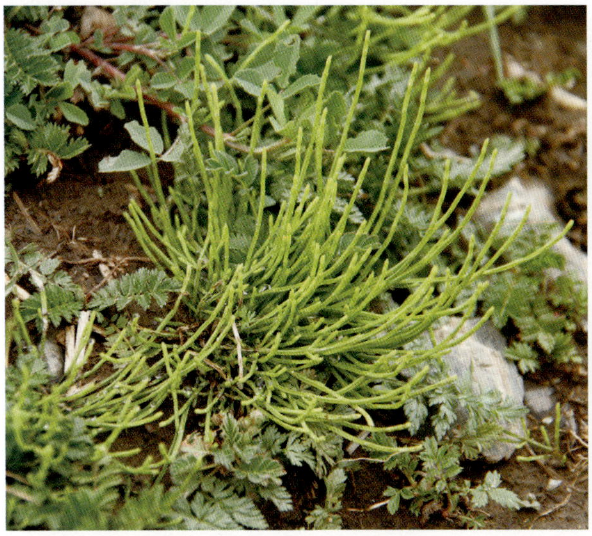

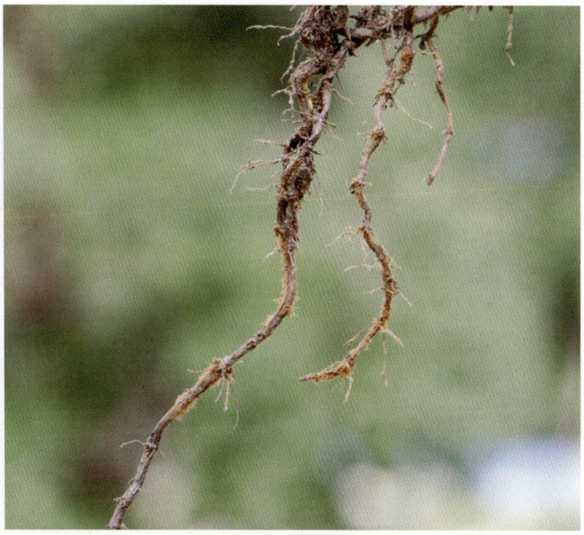

【形态特征】中小型植物。根状茎斜升，直立和横走，黑棕色。地上枝当年枯萎。枝二型，能育枝春季由根状茎生出，高 5~35 cm，中部直径 3~5 mm，淡褐色，具不明显的棱脊 12~14 条。鞘筒栗棕色或淡黄色，鞘齿 9~12 枚，栗棕色，狭三角形。孢子囊穗长椭圆形，顶端钝，成熟时柄伸长，柄长 3~6 cm。

【适宜生境】生于海拔 2230~4100 m 的林下、沼泽水沟边、河滩、草甸。

【资源状况】分布于大通、湟源、湟中、互助、门源。少见。

【药 材 名】问荆（全草）。

【采收加工】夏、秋二季采收，割取全草，置通风处阴干或鲜用。

【功能主治】明目，止血，利尿。用于鼻衄，吐血，咯血，便血，崩漏，外伤出血，淋证，目赤翳膜。

【藏医应用】《中华藏本草》记载本种的全草入药。疏风解痉，明目退翳，止血，利尿，活血化瘀。用于目赤肿痛，云翳，肠风，崩漏，痔疮出血，月经过多，跌打损伤，尿道炎。

蕨　科

蕨

蕨菜、蕨儿菜、山凤尾、凤凰草

Pteridium aquilinum (Linn.) Kuhn var. *latiusculum* (Desv.) Underw. ex Heller

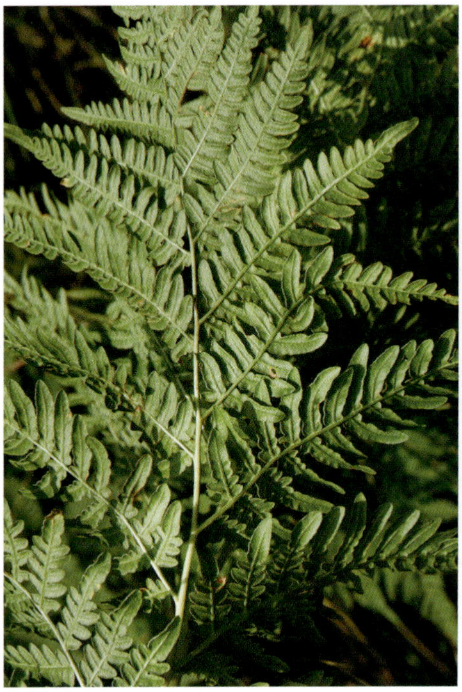

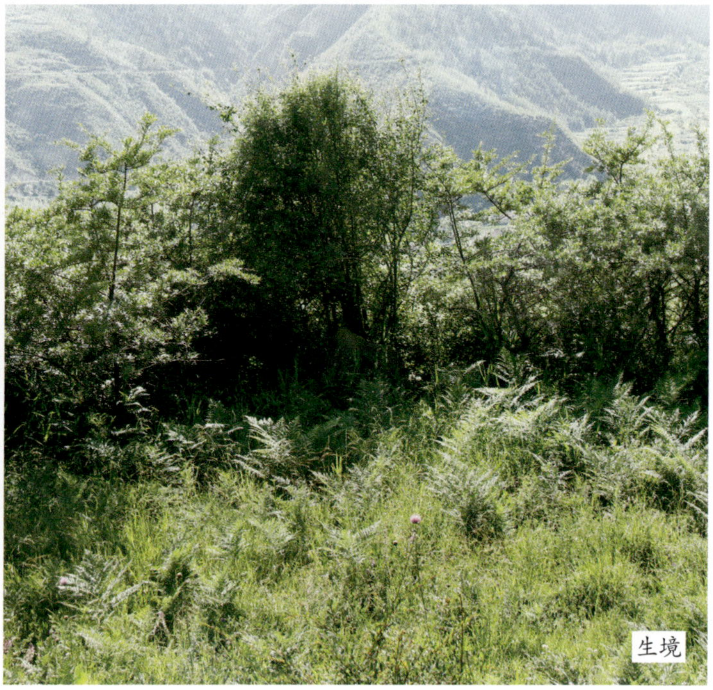

生境

【形态特征】多年生植物。根状茎粗壮，长而横走，黑色，上被锈黄色短毛。叶远生，幼时拳卷，密被绒毛，后脱落。叶片卵状三角形，三回羽状，羽片约 10 对，近对生或互生，具柄，小羽片 10~16 对，近对生或互生，末回小羽片互生，小羽轴下侧的较上侧的稍大，叶脉羽状，侧脉分叉，背面隆起。孢子囊群线形，沿叶边着生在边脉上，连续，囊群盖 2 层。

【适宜生境】生于海拔 2300~2800 m 的山坡、林下、田边、岩石缝隙及山沟草丛中。

【资源状况】分布于互助、湟中、大通、门源。常见。

【药 材 名】蕨（嫩叶）、蕨根（根茎）。

【采收加工】蕨：秋、冬二季采收，晒干或鲜用。蕨根：秋、冬二季挖取，洗净，晒干。

【功能主治】蕨：清热利湿，降气化痰，止血。用于感冒发热，黄疸，痢疾，带下，噎膈，肺结核咯血，肠风便血，风湿痹痛。蕨根：清热利湿，平肝安神，解毒消肿。用于发热，咽喉肿痛，腹泻，痢疾，黄疸，带下，高血压，头昏失眠，风湿痹痛，痔疮，脱肛，湿疹，烫伤，蛇虫咬伤。

中国蕨科

银粉背蕨

通经草、金丝草、铁骨草

Aleuritopteris argentea (Gmél.) Fée

【藏药名】ལྷམ་བུ་རི་རལ།（音译名：东布热若）

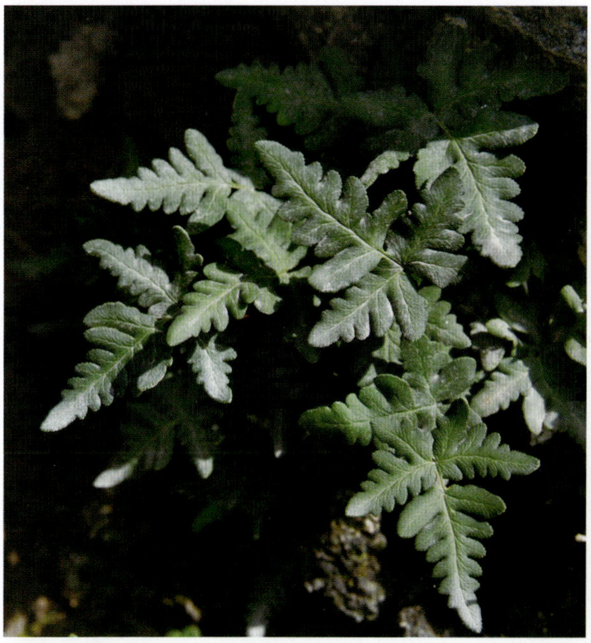

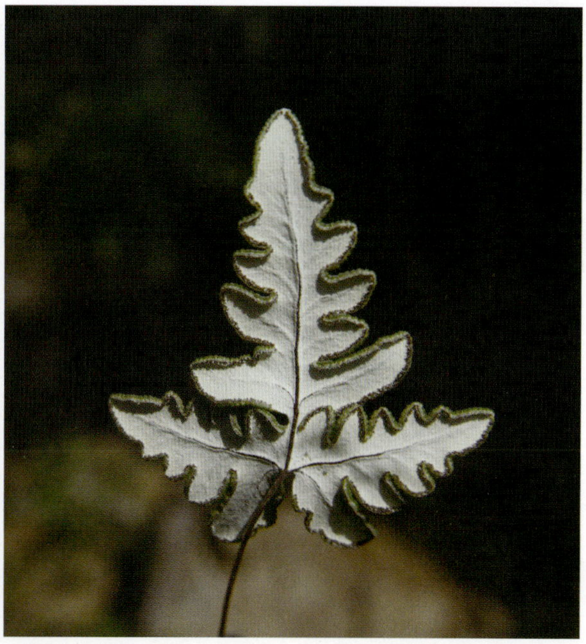

【形态特征】植株高 15~30 cm。根状茎短，斜升或横走，顶端被棕色、具光泽的线状披针形鳞片。叶簇生，纤细，红棕色至栗褐色，有光泽，光滑或基部疏被与根状茎相同的鳞片；叶片五角形，长宽近相等，顶端渐尖或尾尖，羽片 3~5 对，基部三回羽裂，中部二回羽裂，上部一回羽裂；基部 1 对羽片最大。孢子囊群生于脉端，囊群盖连续，膜质，黄绿色，全缘。

【适宜生境】生于海拔 2500~3800 m 的干旱山坡或岩石缝中。

【资源状况】分布于互助、湟中、大通、门源。少见。

【药 材 名】通经草（全草）。

【采收加工】夏、秋二季采收，去净泥土，捆成小把，晒干。

【功能主治】活血调经，止咳，利湿，解毒消肿。用于月经不调，经闭腹痛，赤白带下，肺痨咳血，大便泄泻，小便涩痛，肺痈，乳痈，风湿关节疼痛，跌打损伤，肋间神经痛，暴发火眼，疮肿。

【藏医应用】《中国藏药》记载本种的全草入药。苦，凉。解毒，止泻。用于食物中毒，肾病，热痢，疮疡。

铁线蕨科

掌叶铁线蕨

铜丝草、铁扇子、乌脚枪

Adiantum pedatum L.

【藏药名】ལྕམ་བུ་རེ་རལ།（音译名：东布热若）

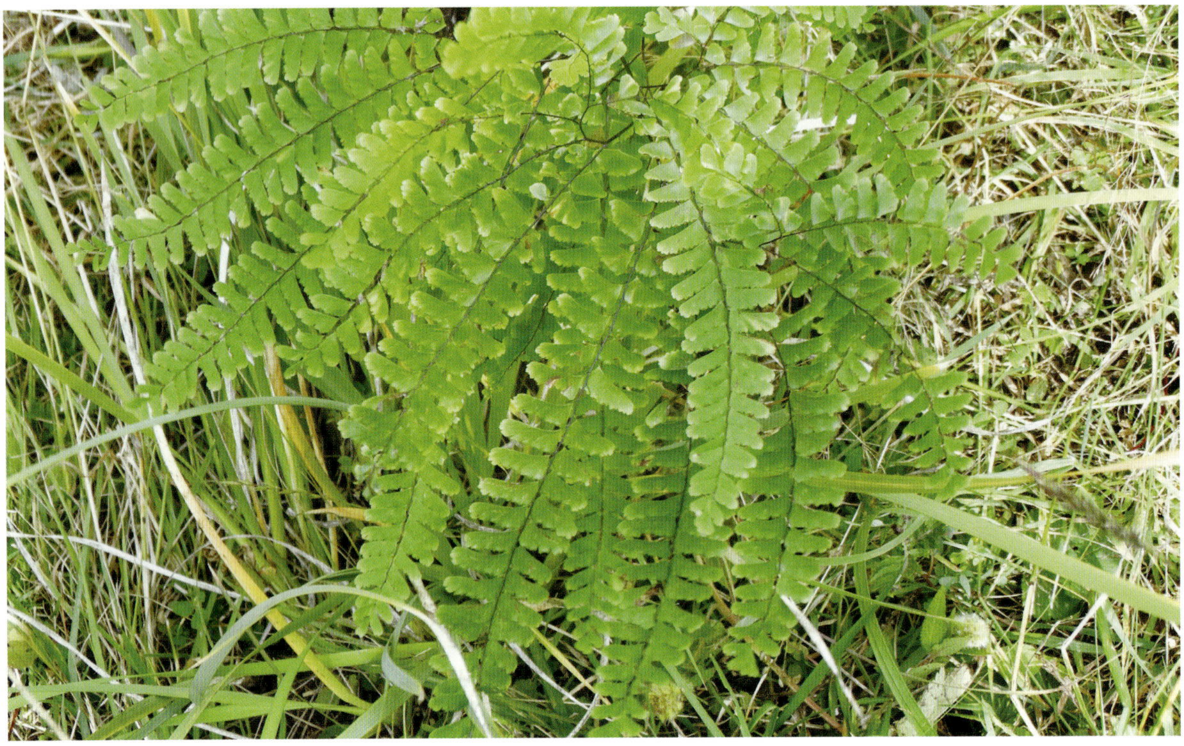

【形态特征】植株高 30~60 cm。根状茎直立或横卧，被褐棕色阔披针形鳞片。叶簇生或近生，栗色或栗黑色，基部被和根茎相同的鳞片，向上光滑，有光泽；叶片掌状阔扇形，长宽几相等或宽稍大于长，从叶柄的顶部 2 叉成左右 2 个弯弓形的分枝，再从每个分枝的上侧生出 4~6 片一回羽状的线状披针形羽片；叶干后草质，草绿色，两面均无毛。孢子囊群肾形或长圆形，每小羽片 4~6 枚，横生于裂片先端的浅缺刻内；囊群盖黄绿色。

【适宜生境】生于海拔 2200~2800 m 的山沟、林下、石崖下、田边、路边。

【资源状况】分布于互助。少见。

【药 材 名】铁丝七（全草或根茎）。

【采收加工】全年均可采收，洗净，鲜用或晒干。

【功能主治】清热解毒，利水通淋。用于肺热咳嗽，痢疾，黄疸，小便淋涩，痈肿，瘰疬，烫伤。

【藏医应用】《中华藏本草》记载本种的全草入药。清热，解毒，愈疮，通淋。用于食物中毒，淋病，疮疖痈肿，外伤，创伤。

鳞毛蕨科

近多鳞鳞毛蕨 *Dryopteris komarovii* Kossinsky

【藏药名】ལྕམ་བུ་རེ་རལ།（音译名：东布热若）

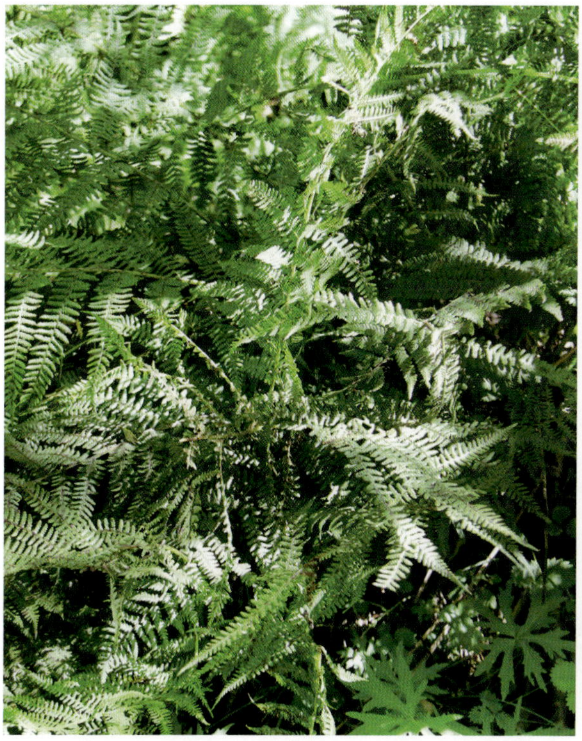
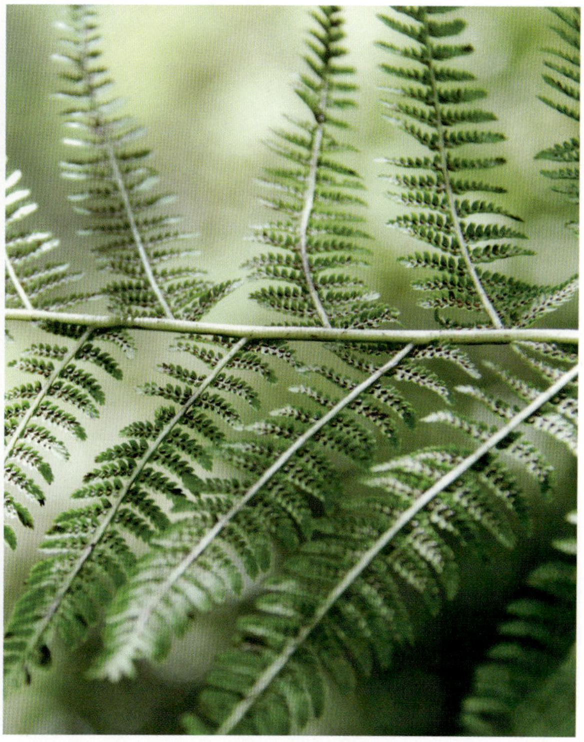

【形态特征】植株高 30~50 cm。根状茎丛生，粗壮，短而直立，密被红棕色、长圆状披针形鳞片。叶簇生，棕褐色，基部被棕色、卵圆形大鳞片，向上渐疏；叶片长圆状披针形，二回羽状或三回羽裂；叶干后黄绿色，纸质，叶脉两面明显；叶轴、羽轴密被棕色、披针形和线状披针形鳞片，少有纤维状鳞毛；羽片上面光滑，下面具纤维状鳞毛。孢子囊群生于小羽轴两侧；囊群盖棕色，膜质，边缘有不整齐的齿牙。

【适宜生境】生于海拔 2600~4100 m 的灌丛石缝中、林下或山坡草地。

【资源状况】分布于大通、互助、湟中。常见。

【藏医应用】《藏药志》记载本种的全草入药。苦，微寒。退热，止痛，催产，解毒。用于中毒性发热，慢性病发热，筋骨痛，胎衣不下及食物中毒等。

水龙骨科

高山瓦韦

石小豆、点子草

Lepisorus eilophyllus (Diels) Ching

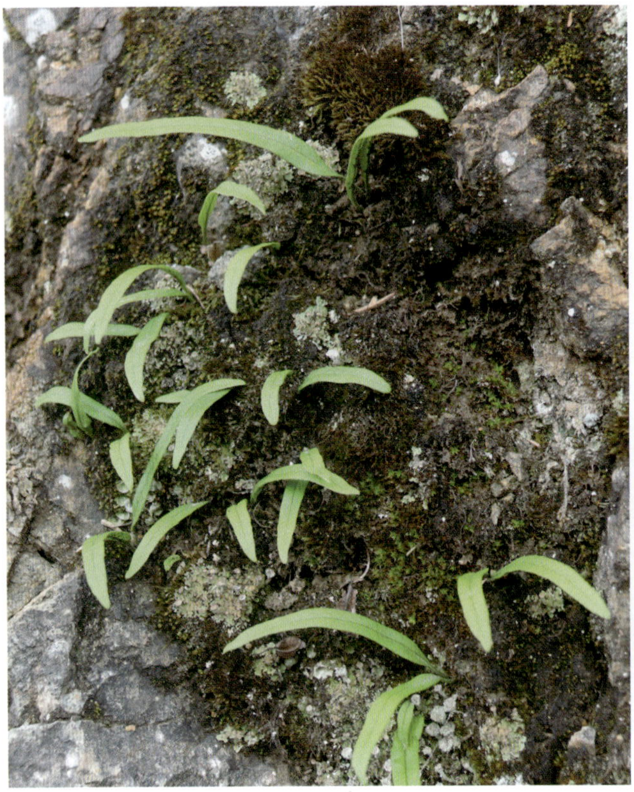

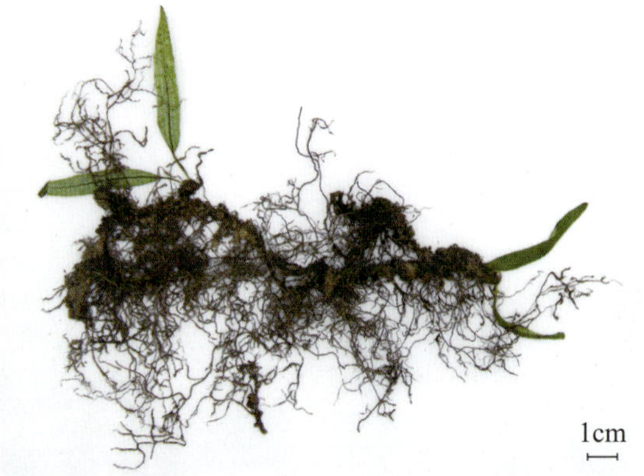

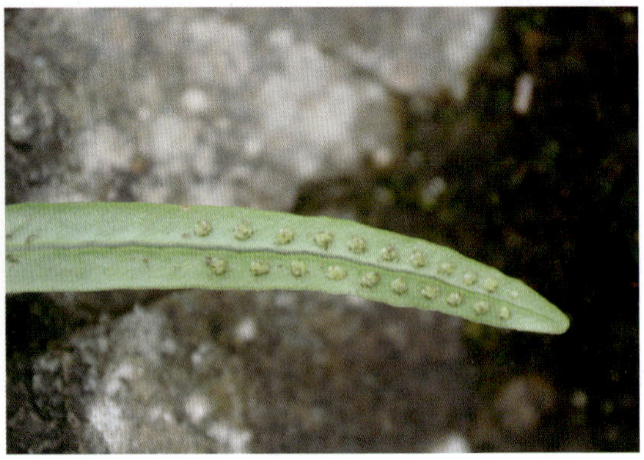

【形态特征】植株高 15~37 cm。根状茎横走，粗壮，密被披针形鳞片；鳞片大部分网眼褐色不透明，细胞壁加厚，胞腔很小，边缘具无色透明的狭边，边缘呈齿蚀状，基部阔卵形，先端短渐尖头，老时脱落而使根状茎裸露出淡蓝白色。叶片阔卵状被针形，长 12~30 cm，通常下部 1/3 处为最宽，宽 1.5~3.5 cm，短渐尖头，基部狭缩并长下延，边缘平直，干后两面呈淡红棕色、灰棕色或淡绿色，草质或薄纸质。孢子囊群圆形。

【适宜生境】生于海拔 2800~4000 m 的林缘石缝中。

【资源状况】分布于互助。少见。

【药 材 名】石豇豆（全草）。

【采收加工】夏、秋二季采收，阴干。

【功能主治】祛风除湿，健脾消疳，利尿通淋，止血。用于风湿疼痛，劳伤腰痛，小儿疳积，淋浊，带下，崩漏，鼻衄。

槲蕨科

秦岭槲蕨

华槲蕨、中华槲蕨、碎补草
Drynaria sinica Diels

【藏药名】ལྕུམ་བུ་རེ་རལ།（音译名：东布热若）

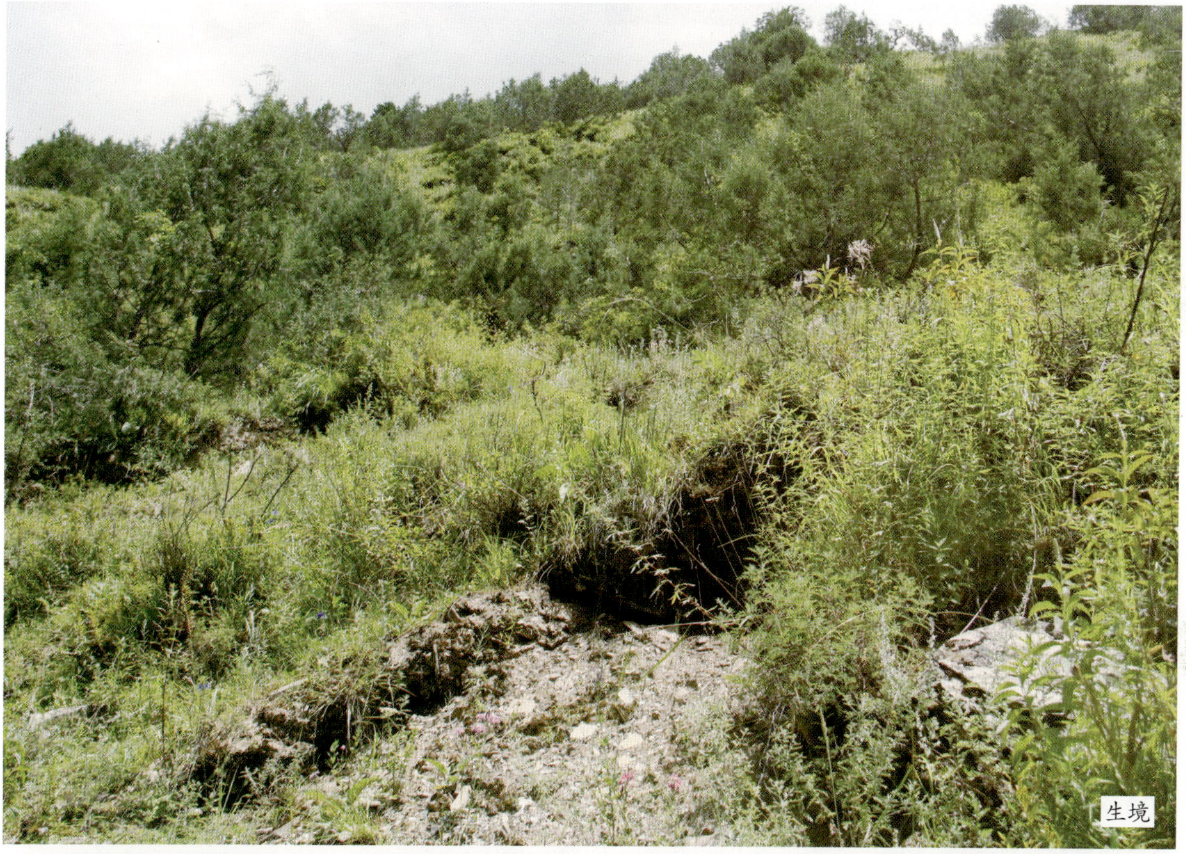

生境

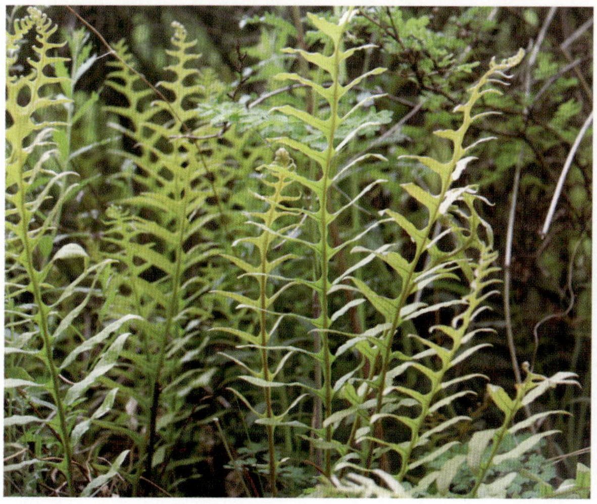

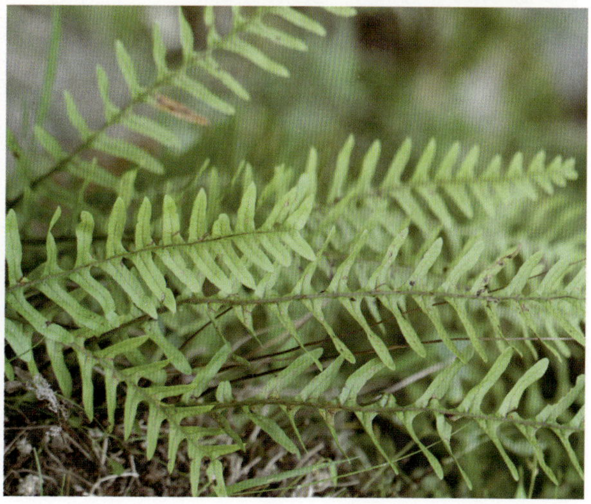

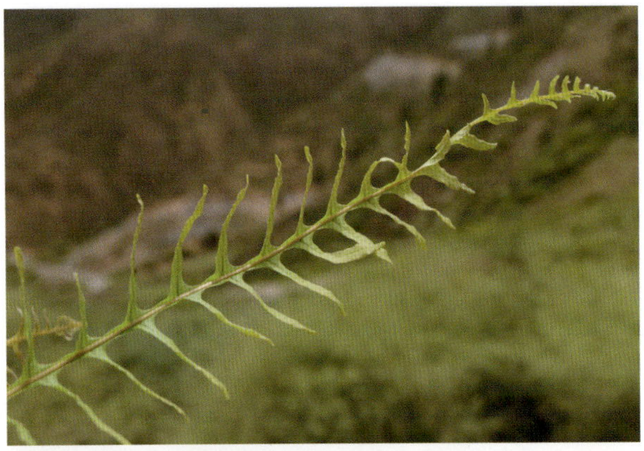

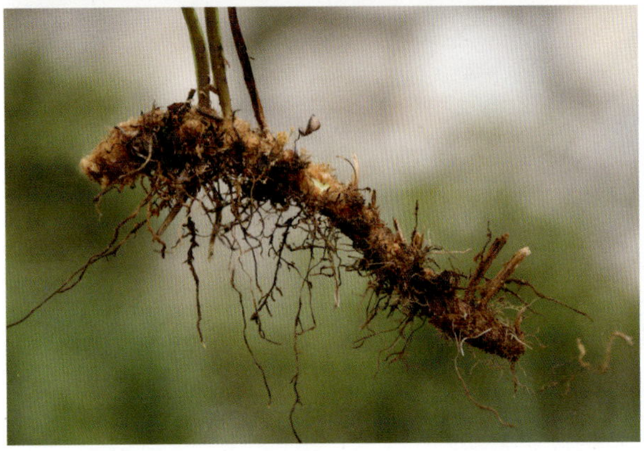

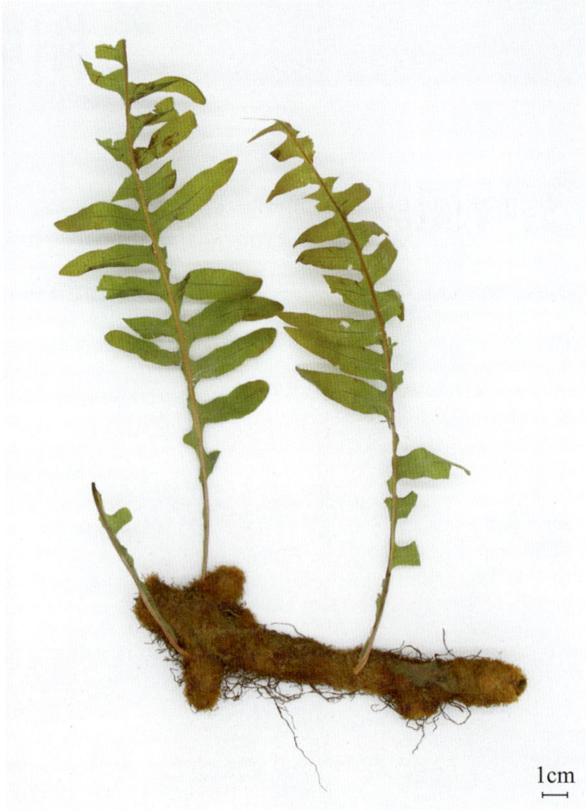

【形态特征】植株高 16~50 cm。根状茎肉质，粗壮，横走，密被棕色到棕褐色、钻状披针形、边缘有睫毛的膜质鳞片。叶二型，不育叶矮小，无柄，卵状披针形或长圆状披针形，羽状深裂达羽轴；能育叶高大，深禾秆色，基部被鳞片，叶片狭长圆形或长圆状披针形，羽状深裂达叶轴，裂片 15~25 对，互生。孢子囊群圆形，较大，沿主脉两侧各排成整齐的 1 行，靠近主脉。

【适宜生境】生于海拔 1380~3800 m 的山坡、灌丛、林下、岩石缝隙及田边。

【资源状况】分布于大通、湟源、互助、祁连、门源、湟中。少见。

【药 材 名】骨碎补（根茎）。

【采收加工】全年可采挖，去净泥沙，干燥，或燎去毛状鳞片。

【功能主治】补肾强骨，活血止痛。用于肾虚腰痛，足膝痿弱，耳鸣耳聋，牙痛，久泄，遗尿，跌打骨折，斑秃。

【藏医应用】《中华藏本草》记载本种的根茎入药。清热，退热，止痛，补肾，催产。用于中毒性发热，跌打损伤，筋骨疼痛，耳鸣，胎衣不下。

松 科

青海云杉

祁连山云杉、扦树

Picea crassifolia Kom.

【藏药名】ཐང་ཤིང་། （音译名：唐相）

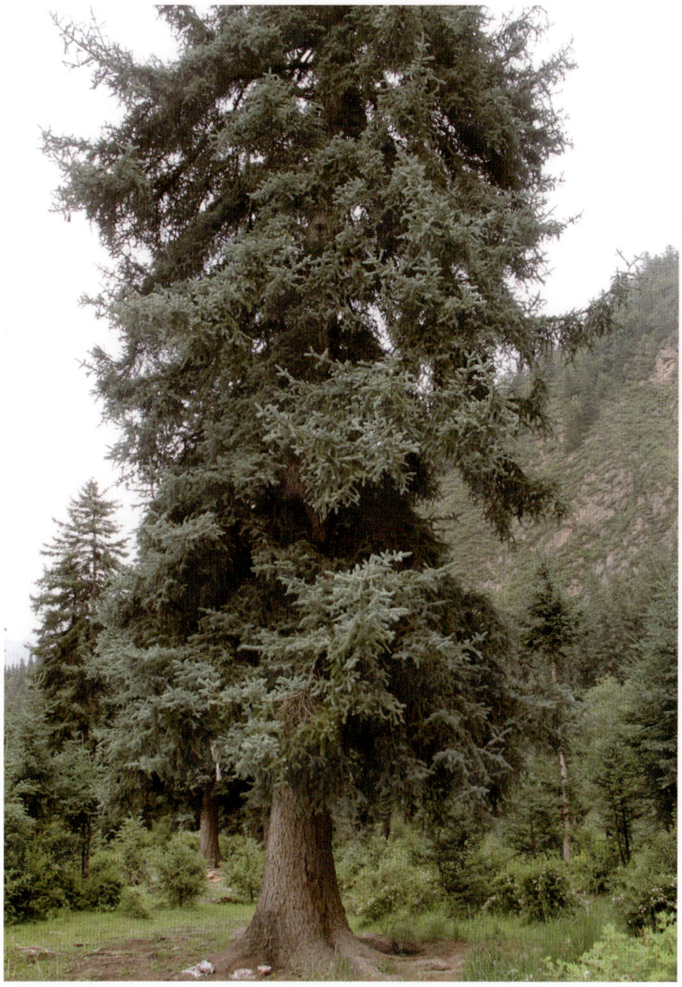

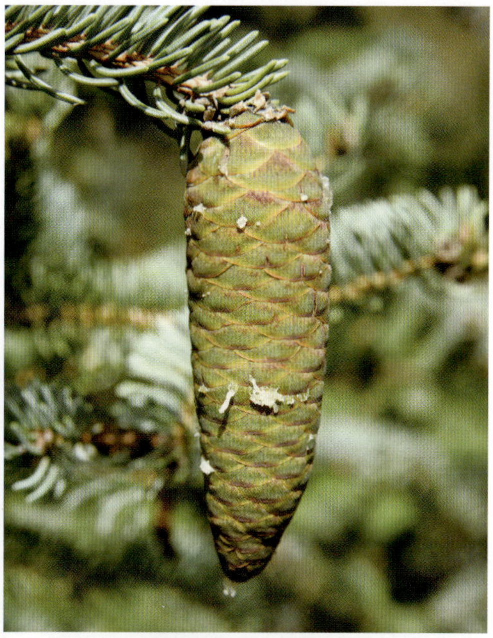

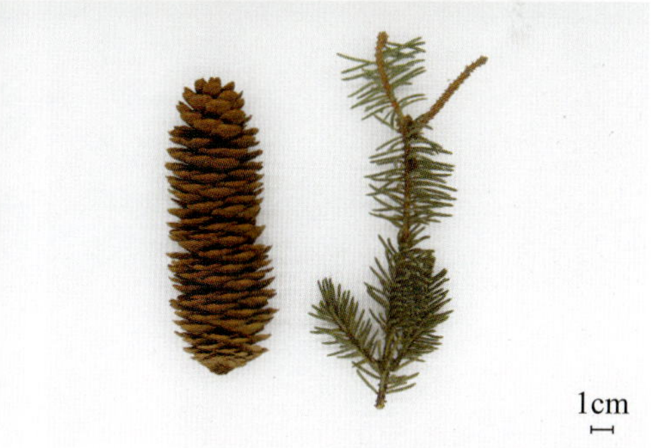

【形态特征】乔木，高达 23 m。一年生枝淡绿黄色，叶枕有白粉；二年生、三年生枝灰褐色、褐色或淡褐灰色。主枝之叶辐射伸展，侧枝下面及两侧之叶向上方弯伸，四棱状条形，微弯曲，横切面四棱形，四面有气孔线。球花单性，雌雄同株。球果圆柱状长圆形或圆柱形，成熟前绿色，熟时淡褐色或栗褐色。种子倒卵圆形。花期 4~5 月，球果 9~10 月成熟。

【适宜生境】生于海拔 1600~3800 m 的山谷或阴坡。

【资源状况】分布于互助、湟源、湟中、祁连、刚察、门源。常见。

【药 材 名】云杉球果（果实）。

【采收加工】秋季球果开始成熟时采摘，晒干。

【功能主治】化痰，止咳。用于久咳，痰喘。

【藏医应用】《中国藏药》记载本种的节木、球果和树脂入药。节木苦、涩，温。祛风湿，舒筋络，干黄水，杀虫。用于风寒湿痹，关节积黄水，“隆”病，“培根”病，寒性水肿病，虫病。球果苦、涩，温。祛痰，止咳。用于咽喉疾病，肺部疾病。树脂苦、微甘，温。祛风湿，排脓生肌，干黄水。用于风寒湿痹，疮疖溃烂，久溃不愈，关节积黄水，筋络扭伤。

青 扦

青杄、细叶云杉

Picea wilsonii Mast.

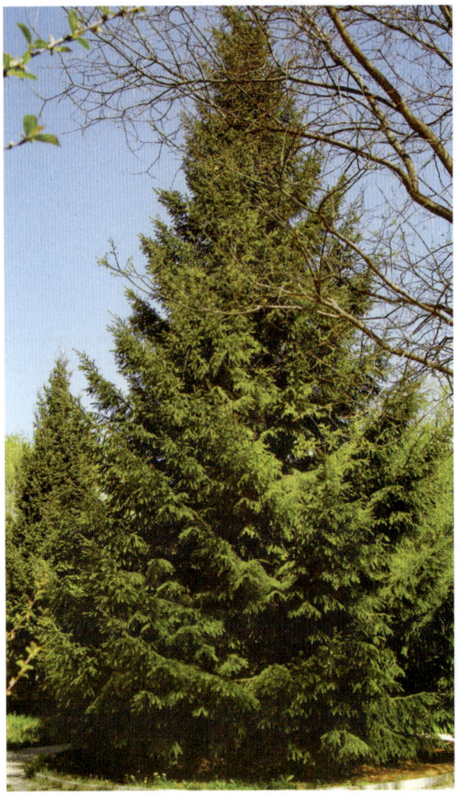

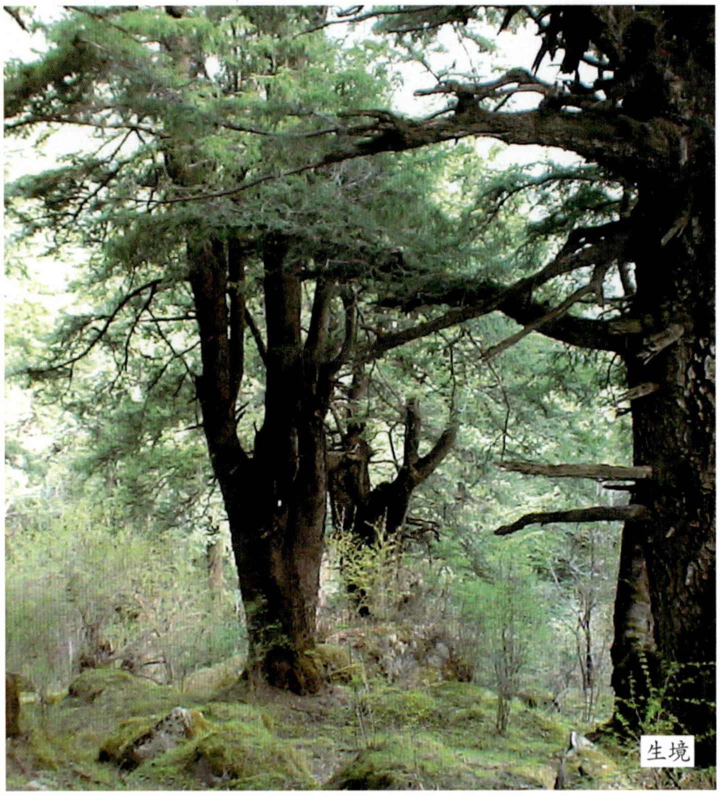

生境

【形态特征】乔木，高达 30 m，胸径达 60 cm。树皮灰色或暗灰色，裂成不规则鳞状块片脱落；一年生枝淡黄绿色或淡黄灰色，无毛，稀有疏生短毛；二年生枝淡灰色或淡褐灰色；冬芽卵圆形，无树脂，芽鳞排列紧密，淡黄褐色或褐色。叶排列较密，四棱状条形。球果卵状圆柱形或圆柱状长卵圆形，成熟前绿色，熟时黄褐色或淡褐色，中部种鳞倒卵形。种子倒卵圆形。花期 4 月，球果 10 月成熟。

【适宜生境】生于海拔 1800~3600 m 的阴坡。
【资源状况】分布于互助、门源。常见。
【药 材 名】云杉球果（球果）。
【采收加工】秋季球果开始成熟时采摘，晒干。
【功能主治】化痰，止咳。用于久咳，痰喘。

华山松

五叶松
Pinus armandii Franch.

【藏药名】ཐང་ཤིང་།（音译名：唐相）

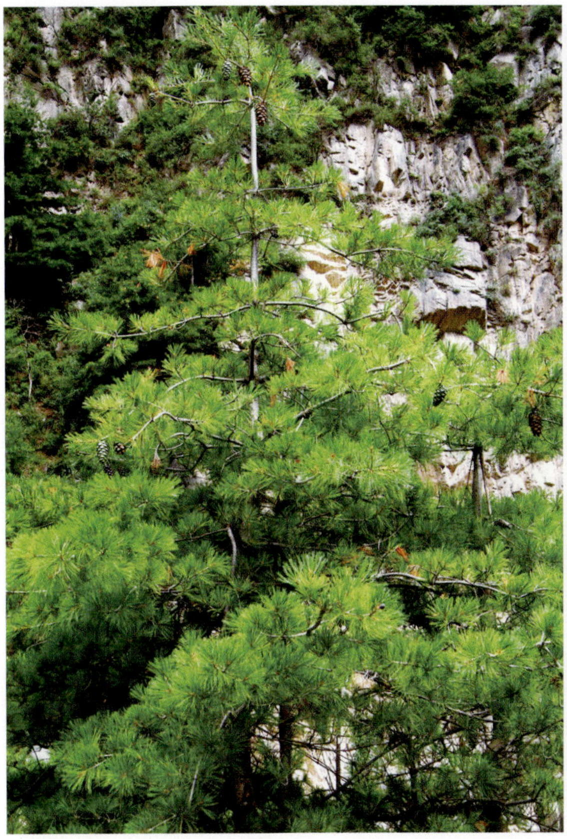
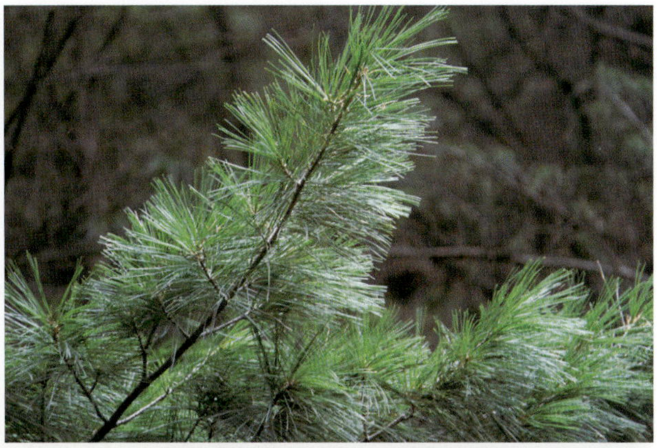
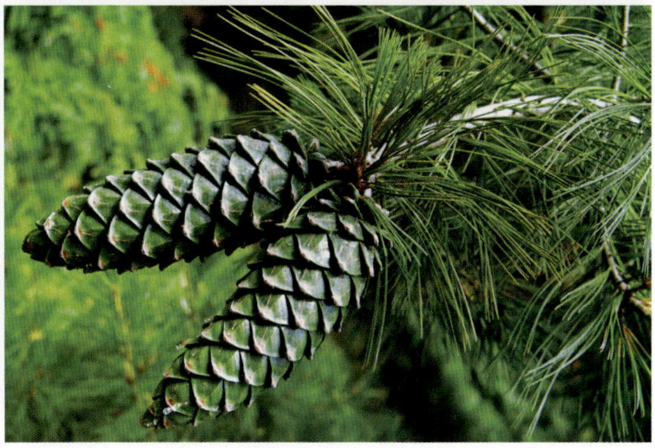

【形态特征】乔木，高达 35 m，胸径大者约 1 m。幼树树皮灰绿色或淡灰色，平滑，老则呈灰色，裂成方形或长方形厚块片固着于树干上或脱落；枝条平展，形成圆锥形或柱状塔形树冠；一年生枝绿色或灰绿色，干后呈褐色，无毛，微被白粉。针叶 5 针一束，边缘具细锯齿。雄球花黄色，卵状圆柱形。球果圆锥状长卵圆形。种子黄褐色、暗褐色或黑色，倒卵圆形。花期 5 月，球果翌年 10 月成熟。
【适宜生境】生于海拔 2200~2600 m 的沟谷林中。
【资源状况】分布于互助。少见。

【药 材 名】松叶（针叶）。

【采收加工】全年均可采收，以 12 月采者为佳，晒干或鲜用。

【功能主治】祛风燥湿，杀虫止痒，活血安神。用于风湿痹痛，脚气病，湿疮，癣，风疹瘙痒，跌打损伤，神经衰弱，慢性肾炎，高血压，预防流行性乙型脑炎、流行性感冒。

【藏医应用】《中华藏本草》记载本种的松枝、树脂、球果、松针、树皮、松枝嫩尖、松花粉入药。松枝祛湿，干黄水。用于黄水病，水肿病，虫病；炭后研细，用于肛门湿疹，皮肤瘙痒。树脂（去掉挥发油的树脂，又称“松香”）祛风湿，干黄水，排脓解毒。用于“隆”病，“培根”病，黄水病，风湿性关节炎，腰肾疼痛，筋骨疼痛，碱中毒，疮疡久溃不愈。球果清热，祛痰，止咳。用于咳嗽痰喘，支气管炎，咽喉疼痛。松针祛风活血，止血，明目安神。用于风湿关节痛，跌打瘀痛，流行性感冒，高血压，神经衰弱。树皮（刮去栓皮）用于骨折，外伤出血。松枝嫩尖配少许波棱瓜子，用于胆囊炎。松花粉外用治痈疔毒疮，久溃不敛，外伤出血。

油 松

短叶松、红皮松、巨果油松

Pinus tabuliformis Carr.

【藏药名】སྤྲུན་ཤིང་།（音译名：仲相）

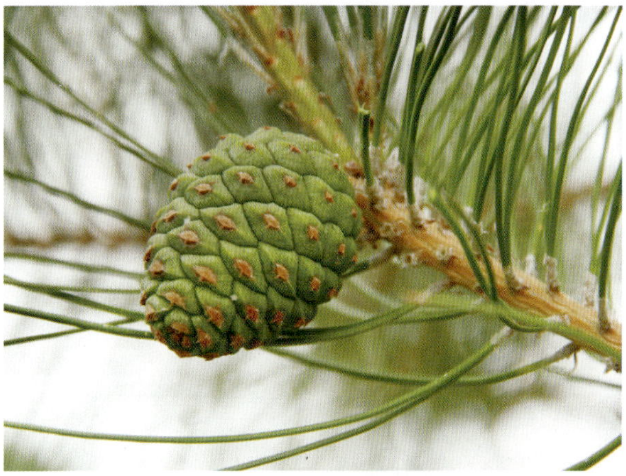

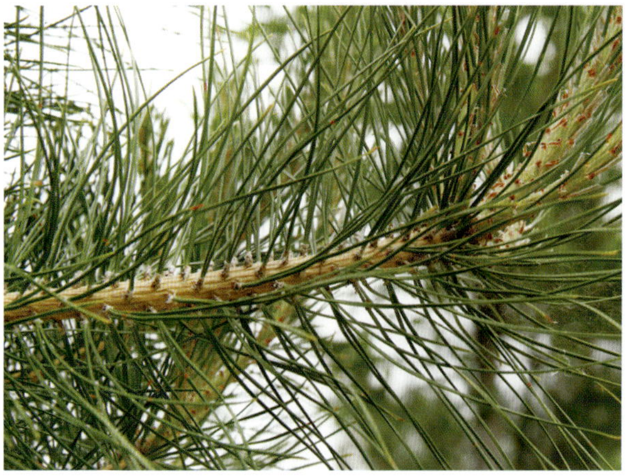

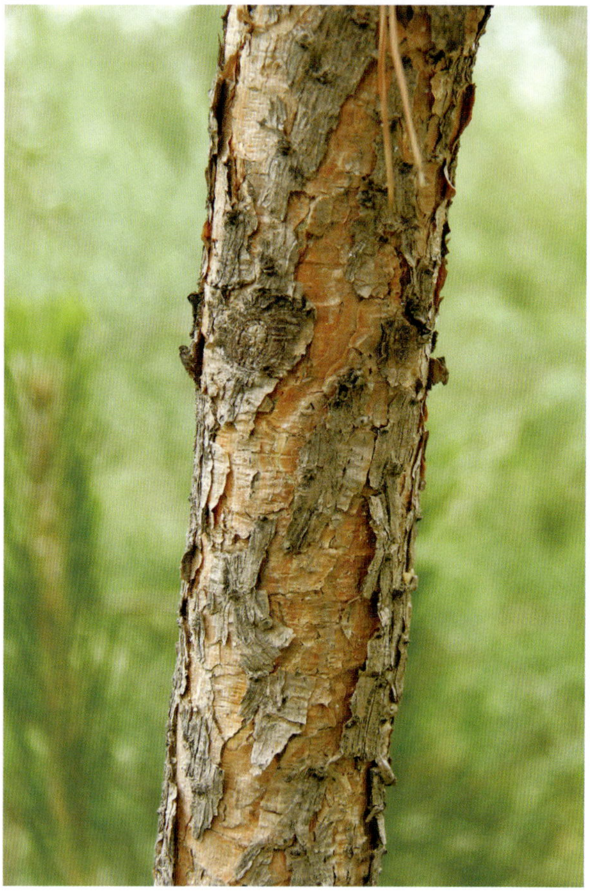

【形态特征】乔木，高达 25 m，胸径可达 1 m 以上。树皮灰褐色或褐灰色，裂成不规则较厚的鳞状块片，裂缝及上部树皮红褐色，枝平展或向下斜展，小枝较粗，褐黄色，无毛，幼时微被白粉。针叶 2 针一束，深绿色，粗硬，边缘有细锯齿。雄球花圆柱形，在新枝下部聚生成穗状。球果广卵形或圆卵形。种子卵圆形或长卵圆形，淡褐色有斑纹。花期 6~7 月，球果翌年 10 月成熟。

【适宜生境】生于海拔 2000~2800 m 的山坡、河边。

【资源状况】分布于互助、门源。常见。

【药 材 名】松花粉（花粉）、油松节（瘤状节或分枝节）。

【采收加工】松花粉：春季开花刚开时，采摘花穗，晒干，收集花粉，除去杂质。油松节：全年均可采收，锯取后阴干。

【功能主治】松花粉：收敛止血，燥湿敛疮。用于外伤出血，湿疹，黄水疮，皮肤糜烂，脓水淋漓。油松节：祛风除湿，通络止痛。用于风寒湿痹，历节风痛，脚痹痿软，跌打损伤。

【藏医应用】同“华山松”。

柏 科

刺 柏

山刺柏、矮柏木、刺松
Juniperus formosana Hayata

【藏药名】ཤུག་ཚེར།（音译名：秀才）

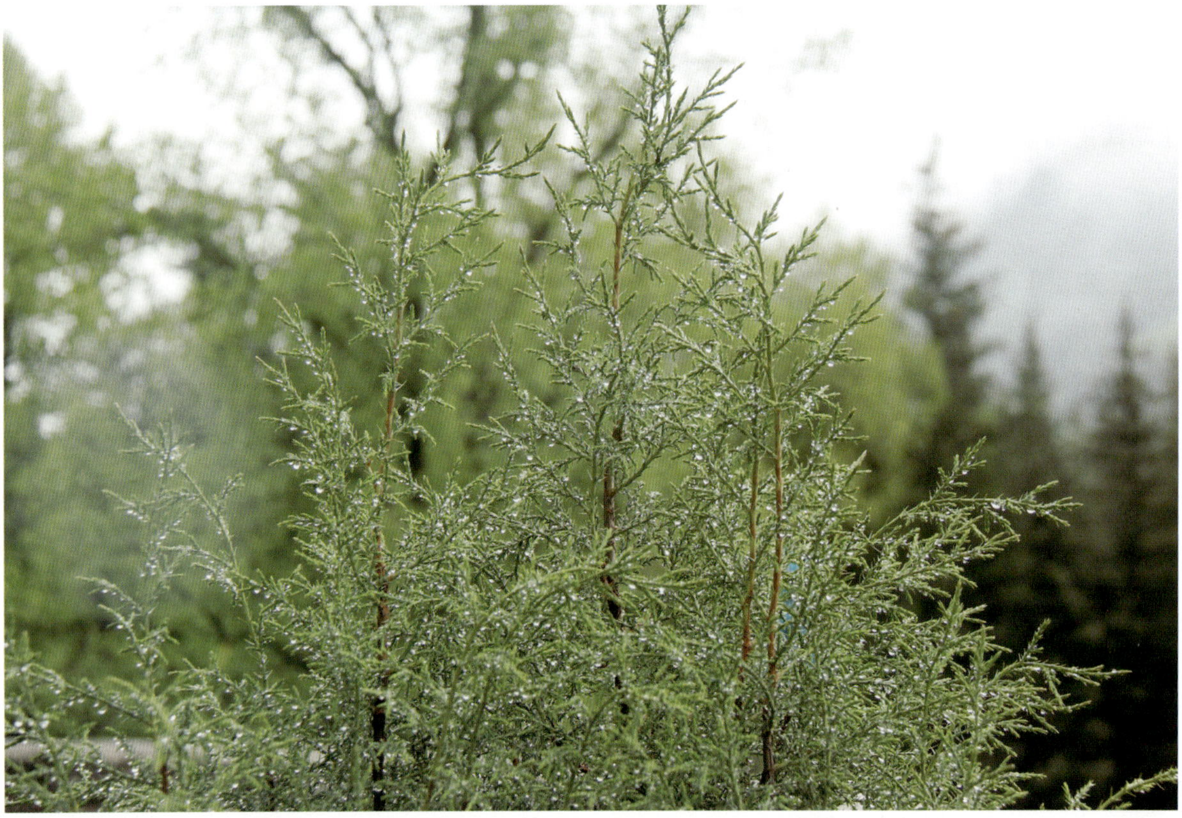

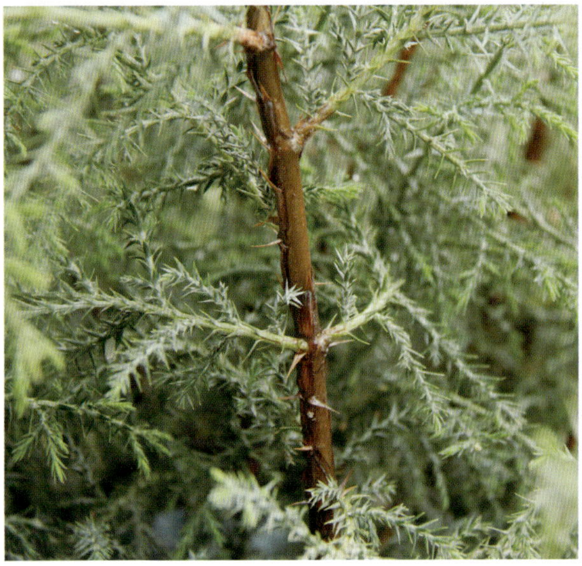

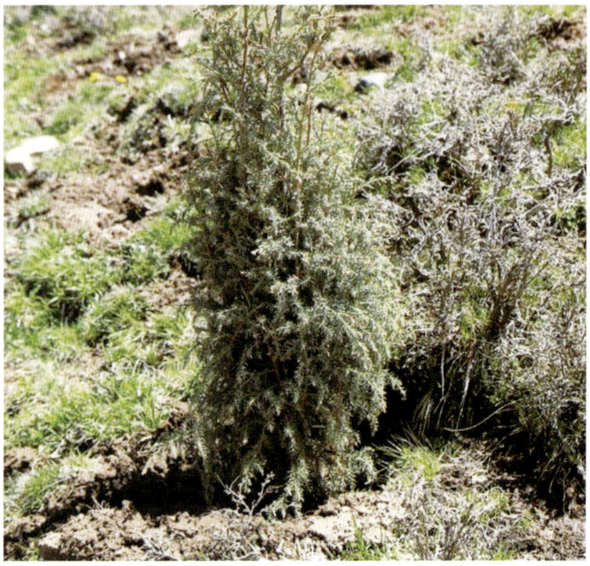

【形态特征】乔木，高达 10 m。树皮褐色，纵裂成长条薄片脱落；枝条斜展或直展；树冠塔形或圆柱形；小枝下垂，三棱形或近圆柱形。叶三叶轮生，条状披针形或条状刺形。雄球花圆球形或椭圆形，药隔先端渐尖，背有纵脊。球果近球形或宽卵圆形，成熟时淡红褐色，被白粉或白粉脱落，间或顶部微张开。种子常 2~3 粒，半月圆形，具棱脊 3~4 条，顶端尖，近基部有树脂槽 3~4 个。

【适宜生境】生于海拔 2000~2900 m 的阴坡、河谷或半阴坡地带。

【资源状况】分布于互助、大通、门源。少见。

【药 材 名】山刺柏（根、根皮、枝叶）。

【采收加工】根秋、冬二季采收，或剥取根皮；枝叶全年均可采，洗净，晒干。

【功能主治】清热解毒，燥湿止痒。用于麻疹高热，湿疹，癣疮。

【藏医应用】《中国藏药》记载本种的带叶嫩枝和果实入药。苦、涩，寒。清热解毒。用于“赤巴”病扩散，皮肤瘙痒，痔疮。

祁连圆柏

柴达木圆柏、祁连山圆柏

Juniperus przewalskii Kom.

【藏药名】ལུག་ཤུག（音译名：娄秀）

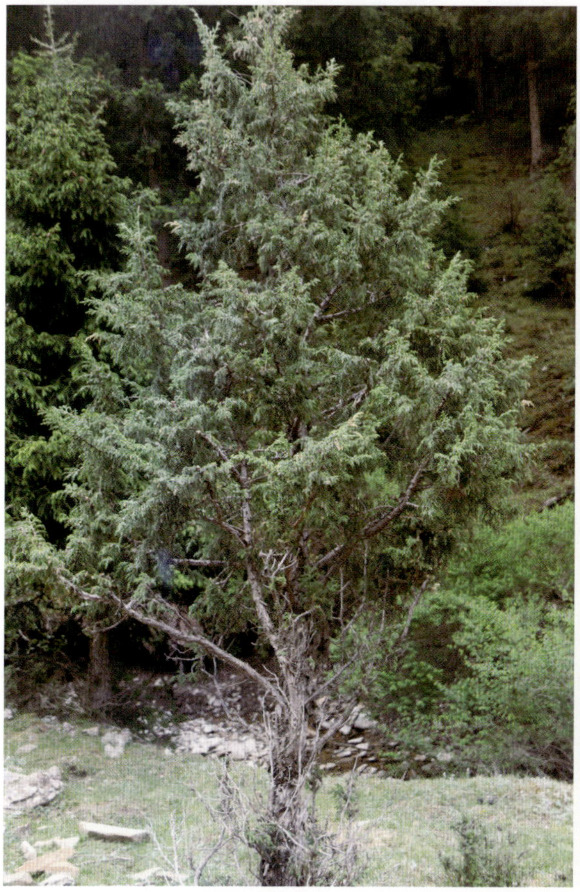

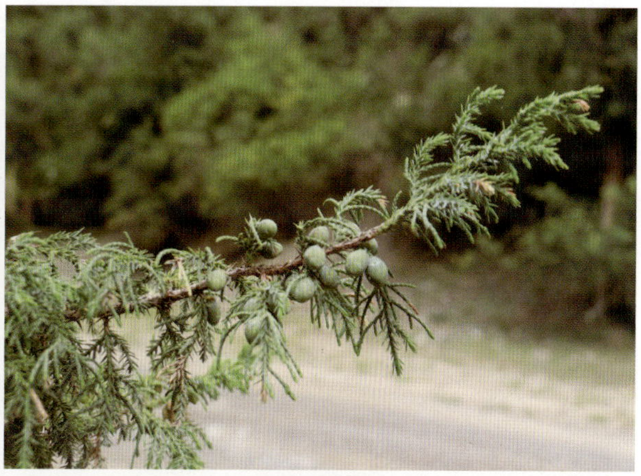

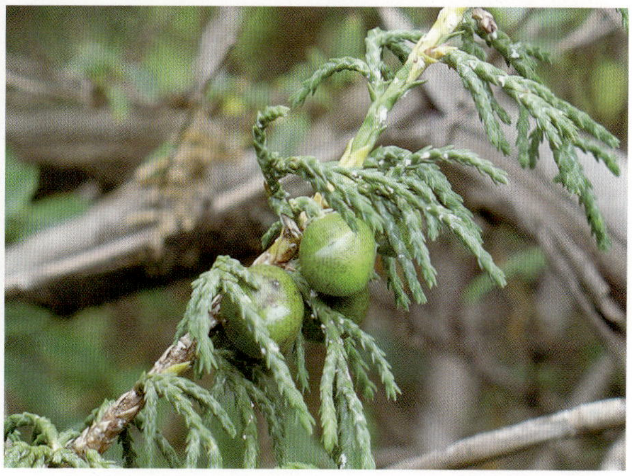

【形态特征】乔木，稀灌木状，高 10 m。树干直或扭曲；树皮灰色或灰褐色，裂成条片脱落；枝条开展，小枝不下垂，一回分枝圆柱形，二回分枝密，近等长，圆形或近四棱形。鳞叶交互对生，鳞状卵形；刺叶常生在幼树上；壮龄树上刺叶、鳞叶均有，大树全为鳞叶。雌雄同株，雄球花卵圆形。球果卵圆形或近球形，成熟后蓝褐色或蓝黑色，微带光泽，有时具白粉。

【适宜生境】生于海拔 2250~4200 m 的阳坡、半阳坡、河谷、山沟林下、林缘、山脊、石头缝隙、砂石滩。

【资源状况】分布于互助、门源。常见。

【藏医应用】《中国藏药》记载本种的带嫩枝的叶和果实入药。苦、涩，寒。叶清肾热，除湿，解毒。果实辛，平。清肝热、胆热、肺热。

侧　柏

扁柏、香柏、黄柏

Platycladus orientalis (Linn.) Franco

【藏药名】རྒྱ་ཤུག་ལེབ་མོ།（音译名：加秀莱莱）

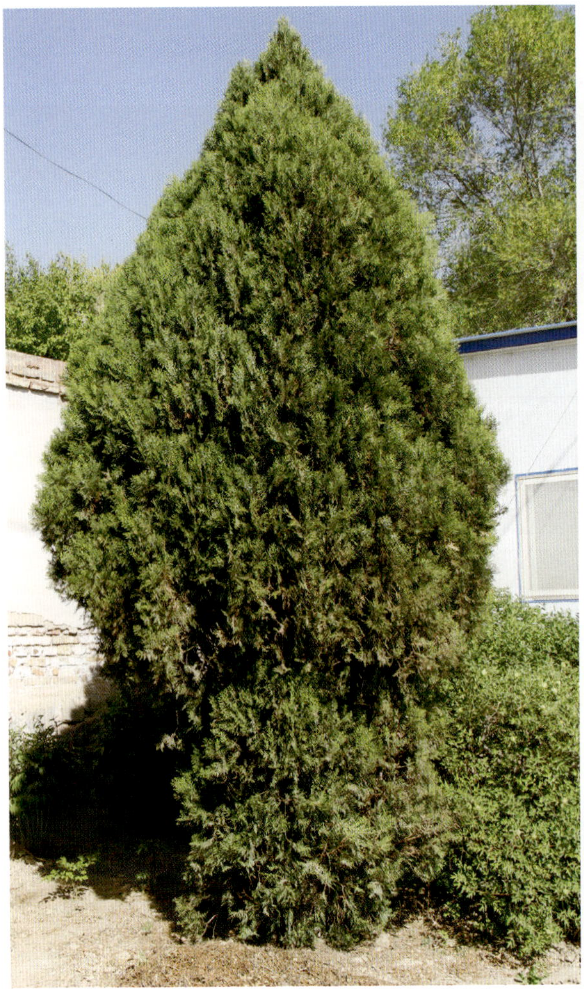

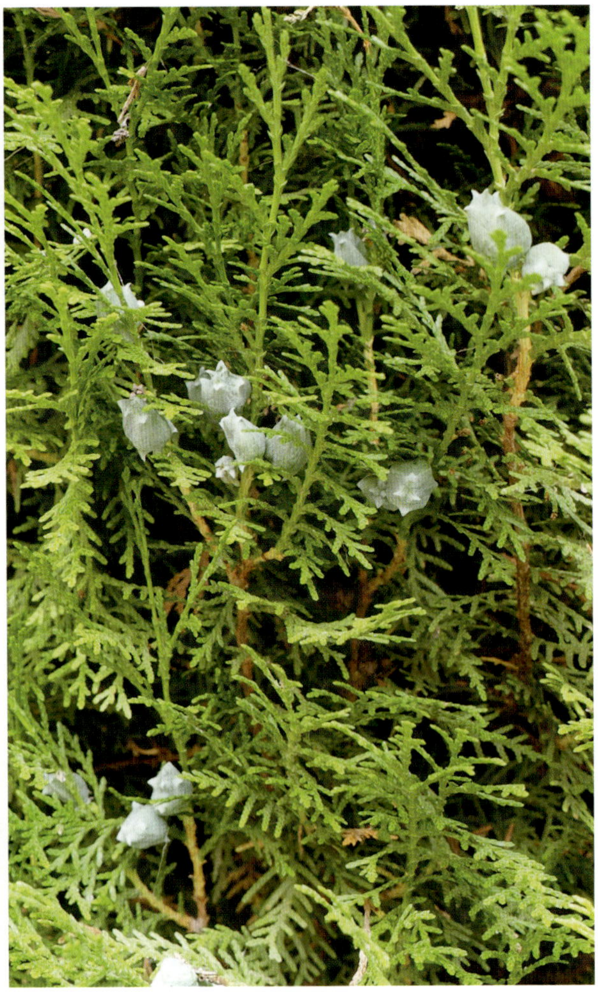

【形态特征】乔木，高达 20 m。树皮薄，浅灰褐色，纵裂成条片；枝条向上伸展或斜展；幼树树冠圆锥形，老树树冠则为广圆形；生鳞叶的小枝细，向上直展或斜展，扁平，排成一平面。叶鳞形，先端微钝。雄球花黄色，卵圆形，雌球花近球形，蓝绿色，被白粉。球果近卵圆形，成熟后木质，开裂，红褐色。种子卵圆形或近椭圆形，顶端微尖，灰褐色或紫褐色。花期 5~6 月，球果 8~10 月成熟。

【适宜生境】生于海拔 1800~2000 m 的湿润肥沃地，石灰岩山地也有生长。

【资源状况】分布于互助。常见。

【药 材 名】侧柏叶（枝梢和叶）、柏子仁（成熟种仁）。

【采收加工】侧柏叶：多在夏、秋二季采收，阴干。柏子仁：秋、冬二季采收成熟种子，晒干，除去种皮，收集种仁。

【功能主治】侧柏叶：凉血止血，化痰止咳，生发乌发。用于吐血，衄血，咯血，便血，崩漏下血，肺热咳嗽，血热脱发，须发早白。柏子仁：养心安神，润肠通便，止汗。用于阴血不足，虚烦失眠，心悸怔忡，肠燥便秘，阴虚盗汗。

【藏医应用】《中华藏本草》记载本种的枝叶、果实入药。枝叶清肾热，解毒。果实清肺热，利肝胆。用于肝病，脾病，骨蒸，淋病，热毒。

麻黄科

中麻黄

龙沙、狗骨

Ephedra intermedia Schrenk ex C. A. Mey.

【藏药名】མཚེ་ལྡུམ།（音译名：策敦木）

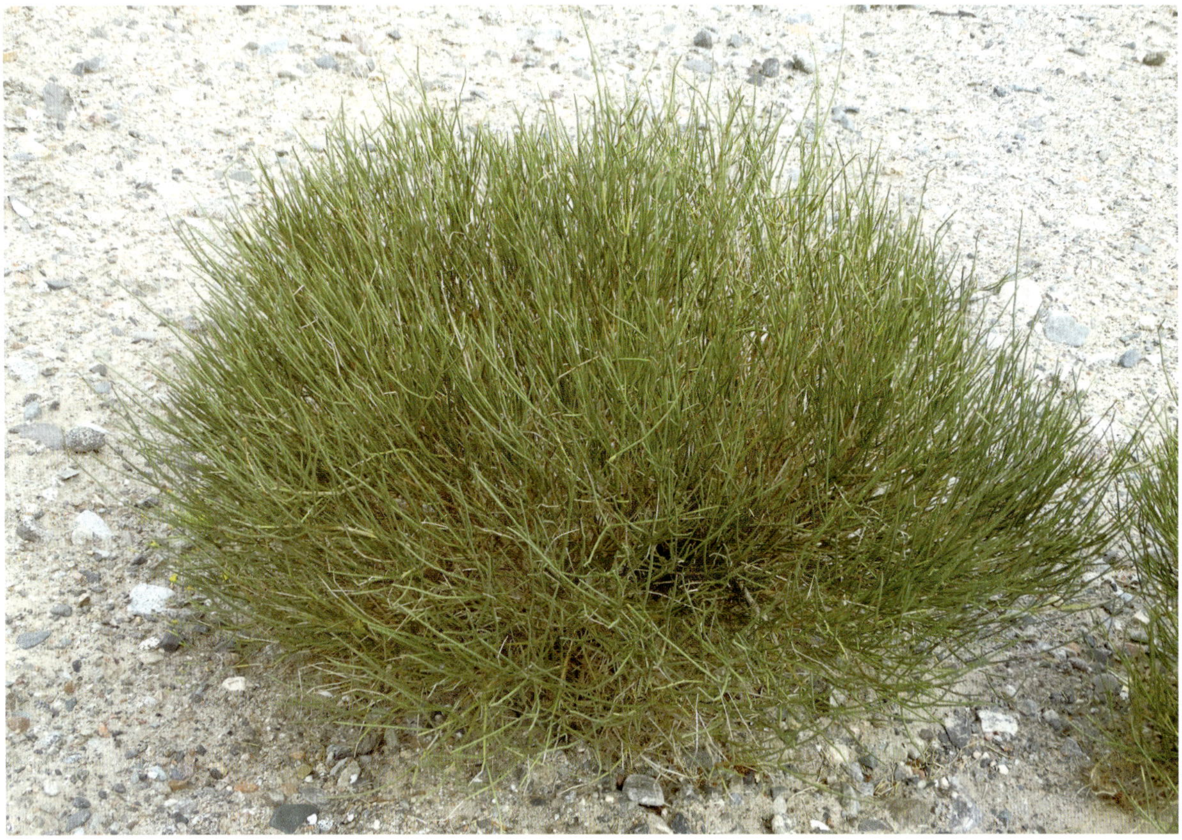

【形态特征】灌木。茎直立或匍匐斜上；小枝绿色，被白粉，具纵槽纹，较细浅。叶 3 裂，间有 2 裂，下部 2/3 合生，上部裂片钝三角形至锐三角形。雄球花数个簇生于节上或 2~3 个对生，轮生于节上，雄蕊有 6~8 枚，花丝合生，花药无梗；雌球花单生，对生或 2~3 成簇生于节上。种子在苞片内，不外露，2~3 粒，卵圆形或长卵圆形。

【适宜生境】生于海拔 1650~3800 m 的山沟、干山坡、干河谷、岩石缝中、戈壁、荒漠、盐渍地、草原。

【资源状况】分布于互助。少见。

【药 材 名】麻黄（草质茎）、麻黄根（根和根茎）。

【采收加工】麻黄：秋季采割绿色的草质茎，晒干。麻黄根：秋末采挖，除去残茎、须根和泥沙，干燥。

【功能主治】麻黄：发汗散寒，宣肺平喘，利水消肿。用于风寒感冒，胸闷喘咳，风水浮肿。蜜麻黄润肺止咳。多用于表证已解，气喘咳嗽。麻黄根：固表止汗。用于自汗，盗汗。

【藏医应用】《中华本草》（藏药卷）记载本种的茎及根入药。味辛、涩，消化后味苦，性凉、糙而轻。清热解毒，止咳平喘，利尿消肿，止血。主治风寒感冒，胸闷喘咳，肝热，“赤巴”热，脾热等热证引起的疾病，血管破裂引起的出血证。还可散结消瘤。麻黄灰粉外用可止血。

矮麻黄

川麻黄

Ephedra minuta Florin

【藏药名】བྲག་མཚེ།（音译名：扎采）

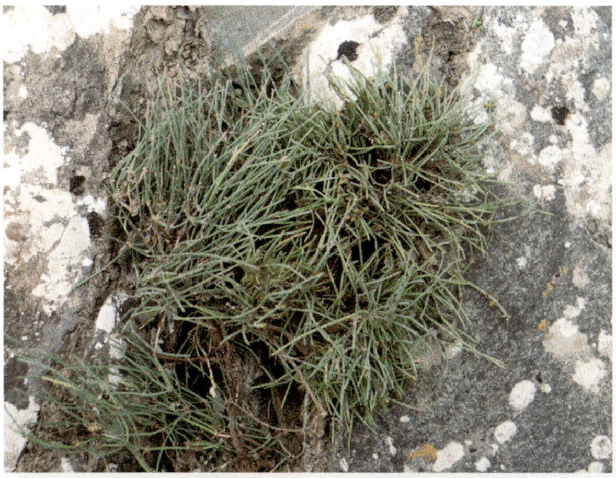

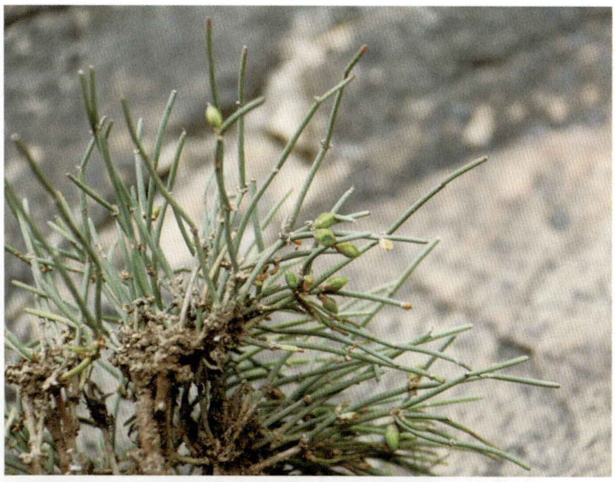

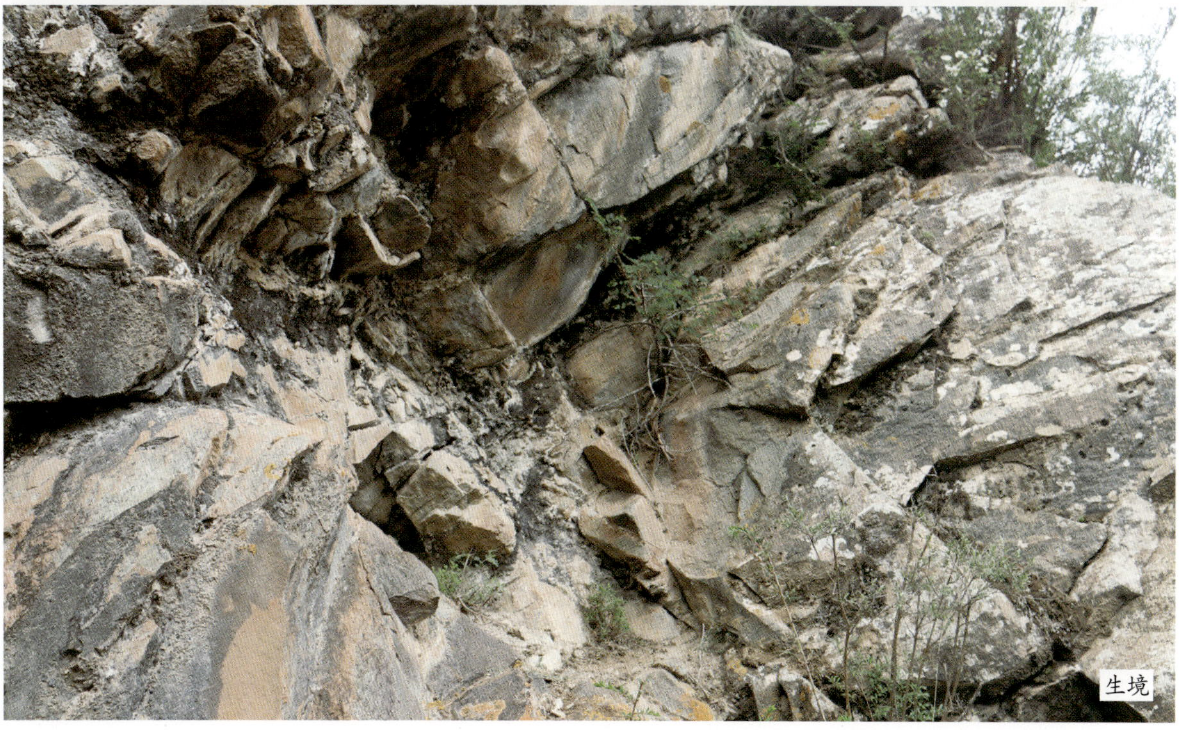

生境

【形态特征】小灌木，高 3~20 cm。木质茎极短，不显著，茎上具节结状突起；小枝直立，节间长 1~2.5 cm。鞘状叶 2 裂，裂片三角形，基部 1/2~2/3 以上合生，先端锐尖。雌雄同株；雄球花生于小枝条较上部或中部，单生或 2 个对生于节上；雌球花生于枝条基部或中下部，单生或对生于节上，长椭圆形，雌球花成熟时肉质红色，被白粉。种子 1~2 粒，略外露，三棱状长卵形，被白粉。

【适宜生境】生于海拔 2400~4600 m 的阳坡、岩石上及缝隙、砂砾地、林缘。

【资源状况】分布于大通、互助、祁连、天峻。常见。

【药 材 名】麻黄（草质茎）。

【采收加工】同“中麻黄”。

【功能主治】同“中麻黄”。

【藏医应用】《中国藏药》记载本种的地上部分入药。苦、涩，寒。清骚热、肝热、新旧热，止血。用于骚热病，肝热病，脾热病，陈旧热病，痹证，衄血，外伤出血。

■ 附　注　本种常作为麻黄的代用品。

单子麻黄

小麻黄

Ephedra monosperma Gmel. ex Mey.

【藏药名】སྤང་མཚེ།（音译名：邦采）

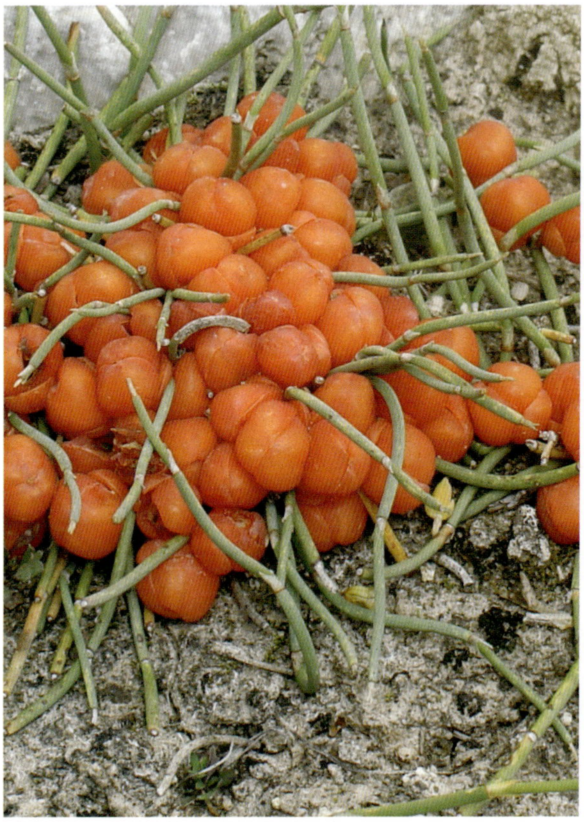

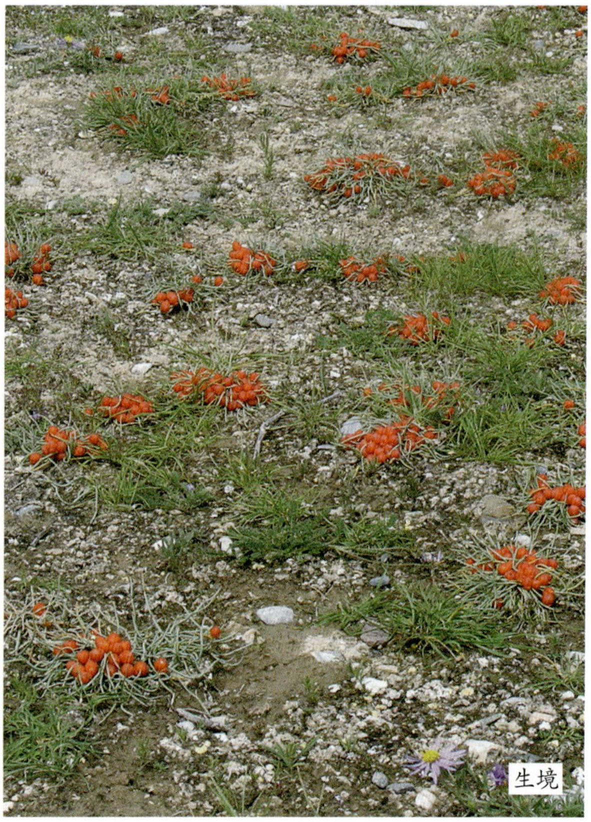

生境

【形态特征】草本状矮小灌木。木质茎短小，多分枝，弯曲并有节结状突起，皮多呈褐红色；绿色小枝开展或稍开展，常微弯曲，节间细短。叶膜质鞘状，2 裂，裂片短三角形，先端钝或尖。雄球花生于小枝上下各部，单生枝顶或对生节上，多为复穗状，花丝完全合生；雌球花单生或对生节上，无梗，苞片 3 对，基部合生，雌花通常 1。种子外露，多为 1 粒，三角状卵圆形。

【适宜生境】生于海拔 3100~4900 m 的山顶石峰、砾石滩。

【资源状况】分布于共和。少见。

【药 材 名】麻黄（草质茎）。

【采收加工】同“中麻黄”。

【功能主治】同“中麻黄”。

【藏医应用】《藏药志》记载本种的全株入药。苦，涩，寒，无毒。清热，解表止咳；外用止血。

■ 附　　注　本种常作为麻黄的代用品。

草麻黄

华麻黄

Ephedra sinica Stapf

【藏药名】ཛ་ག་མཚེ།（音译名：扎采）

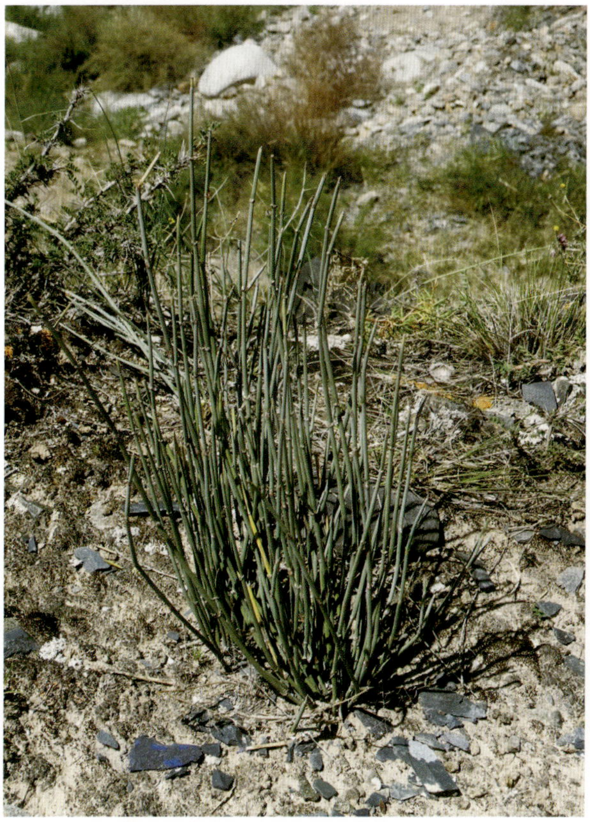

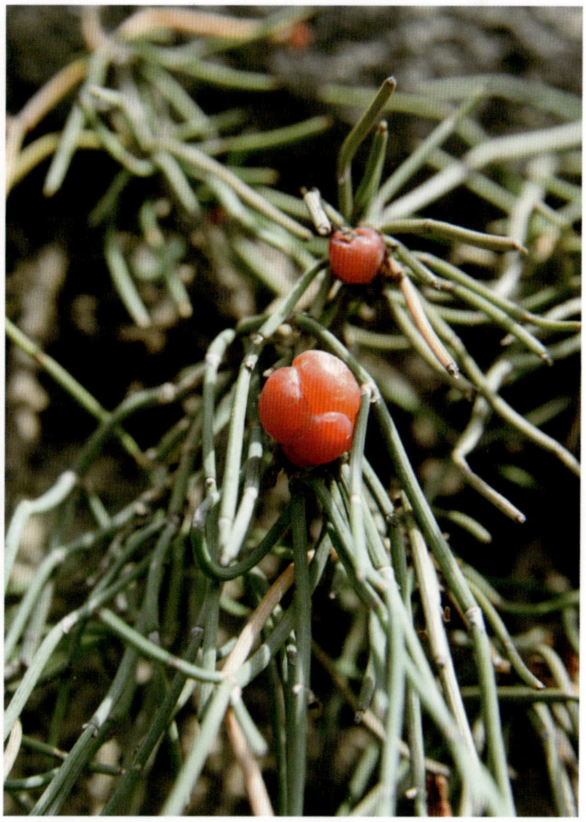

【形态特征】草本状灌木，高 20~30 cm。木质茎极短；枝条从基部发出，直立或略弯曲，具纵槽纹；节间长 2~6.5 cm，在同一小枝上，节间长短较均匀。叶大部 2 裂，也有 3 裂相混，鞘占全长的 1/3~2/3，裂片锐三角形，先端急尖。雄球花顶生或侧生，雄蕊 7，花丝合生，顶端分离；雌球花单生，顶生或侧生，具短梗，卵形，雌花 2，成熟时肉质红色，矩圆状卵圆形或近于圆球形。种子 2 粒，黑褐色，上被白粉，三角状卵圆形，种脐明显。花期 5~6 月，果期 8 月。

【适宜生境】生于海拔 2300~3400 m 的山坡、沙丘。

【资源状况】分布于互助。罕见。

【药 材 名】麻黄（草质茎）、麻黄根（根和根茎）。

【采收加工】麻黄：秋季采割绿色的草质茎，晒干。麻黄根：秋末采挖根和根茎，除去残茎、须根和泥沙，干燥。

【功能主治】麻黄：发汗散寒，宣肺平喘，利水消肿。用于风寒感冒，胸闷喘咳，风水浮肿。蜜麻黄润肺止咳。多用于表证已解，气喘咳嗽。麻黄根：固表止汗。用于自汗，盗汗。

【藏医应用】同“中麻黄”。

杨柳科

垂　柳

青丝柳、水柳
Salix babylonica Linn.

【藏药名】ལྕང་ལྡང་ཕྲ་མོ།（音译名：加江查茉）

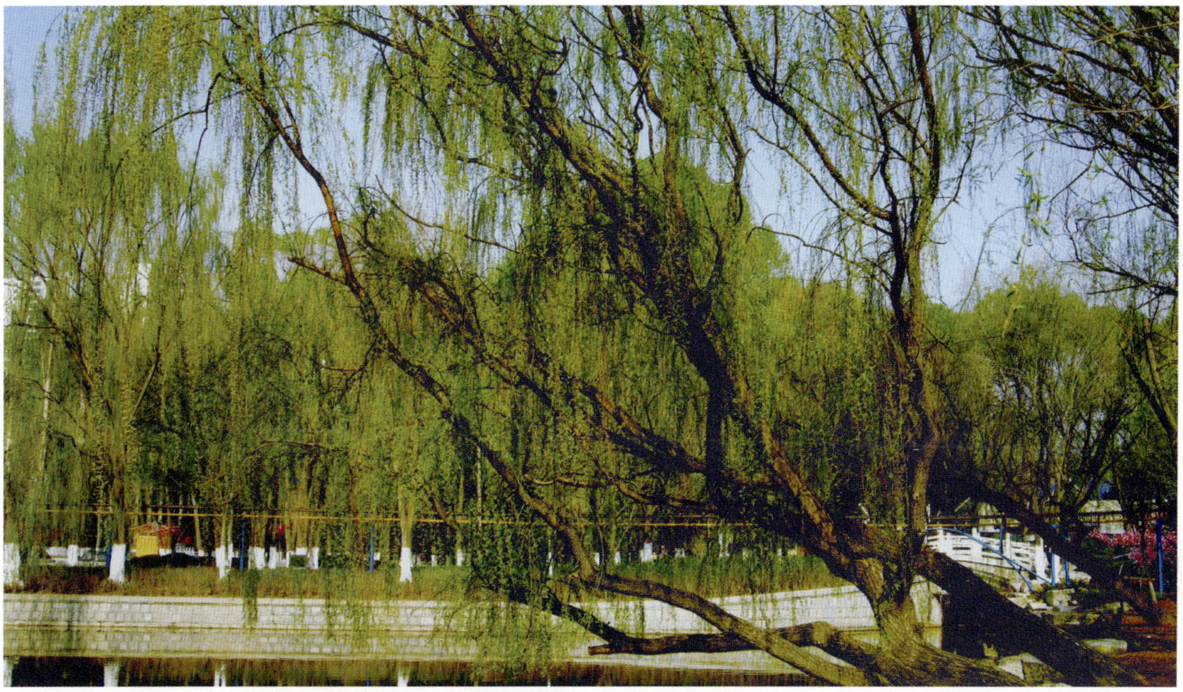

【形态特征】乔木，高达 12~18 m。树皮灰黑色，不规则开裂；枝细，下垂，淡褐黄色、淡褐色或带紫色，无毛；芽线形，先端急尖。叶狭披针形或线状披针形，两面无毛或微有毛，上面绿色，下面色较淡，锯齿缘。花序先叶开放，或与叶同时开放；雄花有短梗，轴有毛，雄蕊 2，花药红黄色，腺体 2；雌花有梗，轴有毛，子房椭圆形，花柱短。蒴果带绿黄褐色。花期 3~4 月，果期 4~5 月。

【适宜生境】生于海拔约 2500 m 的路边、河岸。

【资源状况】分布于大通、互助、门源、湟源、湟中。常见。

【药 材 名】柳枝（枝条）、柳白皮（树皮或根皮）、柳根（根及须根）、柳屑（茎枝蛀孔中的蛀屑）、柳絮（带毛种子）、柳叶（叶）、柳花（花序）。

【采收加工】柳枝：春季摘取嫩树枝条，鲜用或晒干。柳白皮：多在冬、春二季采收，趁鲜剥取树皮或根皮，除去粗皮，鲜用或晒干。柳根：春、夏、秋三季采收，洗净，鲜用或晒干。柳屑：夏、秋二季采收，除去杂质，晒干。柳絮：春季果实将成熟时采收，干燥。柳叶：春、夏二季采收，鲜用或晒干。柳花：春季花初开放时采收，鲜用或晒干。

【功能主治】柳枝：祛风利湿，解毒消肿。用于风湿痹痛，小便淋浊，黄疸，风疹瘙痒，疔疮，丹毒，龋齿，龈肿。柳白皮：祛风利湿，消肿止痛。用于风湿骨痛，风肿瘙痒，淋浊，黄疸，带下，疔疮，乳痈，牙痛，烫火伤。柳根：利水通淋，祛风除湿，泻火解毒。用于淋证，白浊，水肿，黄疸，痢疾，带下，风湿疼痛，黄水疮，牙痛，烫伤，乳痈。柳屑：祛风，除湿，止痒。用于风疹，筋骨疼痛，湿气腿肿。柳絮：凉血止血，解毒消痈。用于吐血，创伤出血，痈疽，恶疮。柳叶：清热，解毒，利尿，平肝，止痛，透疹。用于慢性支气管炎，尿道炎，膀胱炎，膀胱结石，白浊，高血压，痈疽肿毒，烫火伤，关节肿痛，牙痛，痧疹，皮肤瘙痒。柳花：祛风利湿，止血散瘀。用于风水，黄疸，咯血，吐血，便血，血淋，闭经，疮疥，齿痛。

【藏医应用】《中华藏本草》记载本种的茎、枝皮、叶及果穗入药。茎、枝皮、叶消肿止痛，托引肺脓。用于肺脓肿，脉管肿胀，寒热水肿，斑疹，麻疹不透，风寒湿痹疼痛，皮肤瘙痒。果穗用于风寒感冒，湿疹。

乌　柳

筐柳、沙柳

Salix cheilophila Schneid.

【藏药名】གླང་དམར།（音译名：朗玛日）

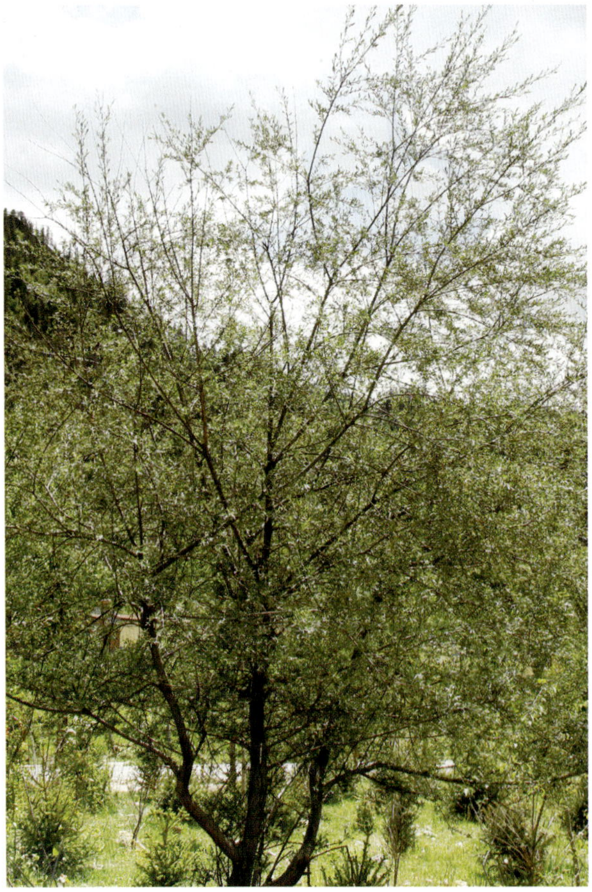

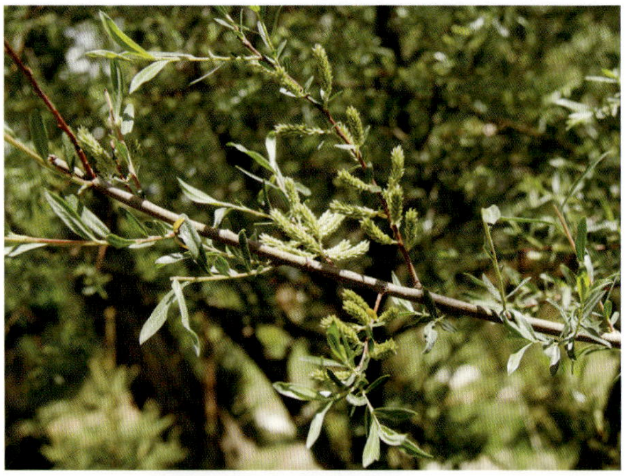

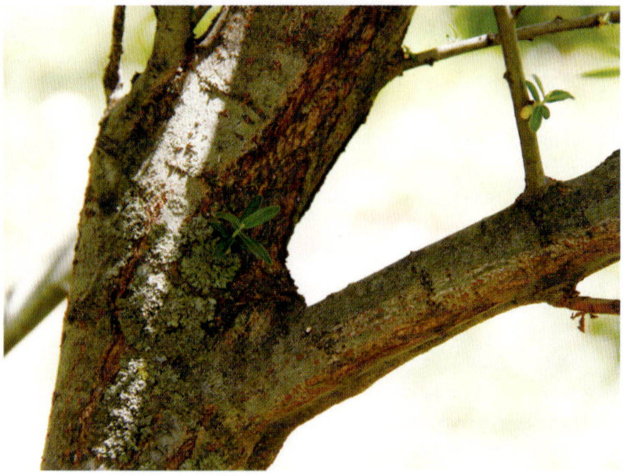

【形态特征】灌木或小乔木，高达 5.4 m。枝初被绒毛或柔毛，后无毛，灰黑色或黑红色；芽具长柔毛。叶线形或线状倒披针形，上面绿色，疏被柔毛。雄花序长 1.5~2.3 cm，密花，雄蕊 2，完全合生，花丝无毛，花药黄色，4 室；雌花花序轴具柔毛，子房卵形或卵状长圆形。蒴果长 3 mm。花期 4~5 月，果期 5 月。

【适宜生境】生于海拔 1750~4500 m 的山坡、山谷及河流两岸。

【资源状况】分布于互助、湟源、湟中、门源、大通、祁连。常见。

【药 材 名】沙柳（枝叶、树皮或须状根）。

【采收加工】春季采收枝叶，夏、秋二季采收须状根，全年采收树皮，鲜用或晒干。

【功能主治】祛风清热，散瘀消肿。用于麻疹初起，斑疹不透，皮肤瘙痒，慢性风湿，疮疖痈肿，腰扭伤。

【藏医应用】同“垂柳”。

山生柳 *Salix oritrepha* Schneid.

【藏药名】སླང་མ་དཀར་པོ།（音译名：朗玛嘎波）

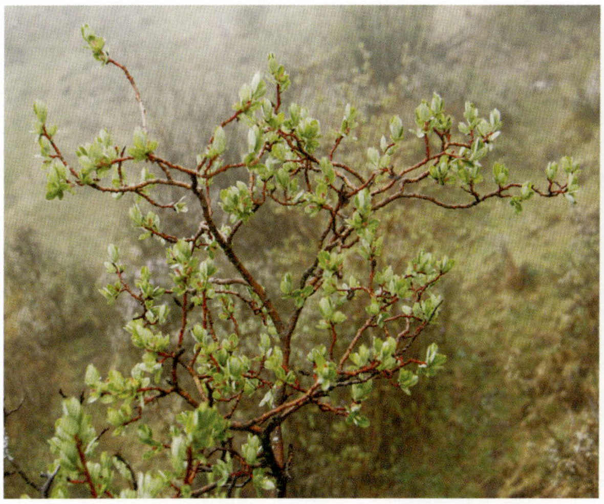

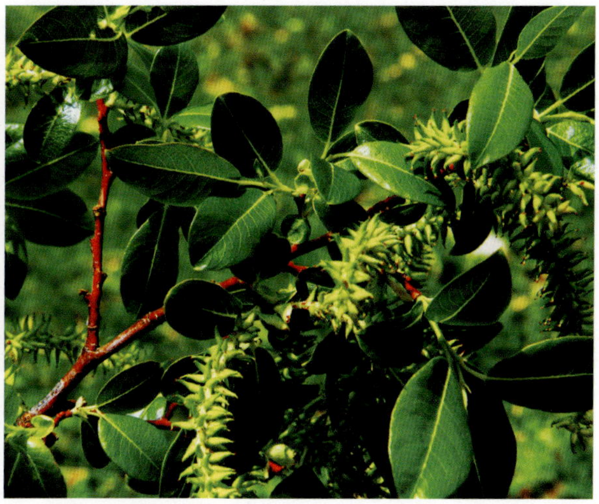

【形态特征】直立矮小灌木，高 60~120 cm，最高可达 2 m。幼枝被灰绒毛，后无毛。叶椭圆形或卵圆形，上面绿色，具疏柔毛或无毛，下面灰色或稍苍白色，有疏柔毛，后无毛，叶脉网状突起，全缘；叶柄长 5~8 mm，紫色，具短柔毛或近无毛。雄花序圆柱形，花密集，花序梗短，具倒卵状椭圆形小叶 2~3 枚；雌花序长 1~1.5 cm，花密生。花期 6 月，果期 7 月。

【适宜生境】生于海拔 2100~4700 m 的山谷、山坡、草地中。

【资源状况】分布于祁连、互助、湟中、湟源、大通、门源、刚察、共和、天峻、海晏。常见。

【藏医应用】《藏药志》记载本种的树皮入药。解热。用于妇科病。

桦木科

红 桦

纸皮桦

Betula albo-sinensis Burk.

【藏药名】གྲོ་ག་སྨུག་པོ།（音译名：卓嘎木保）

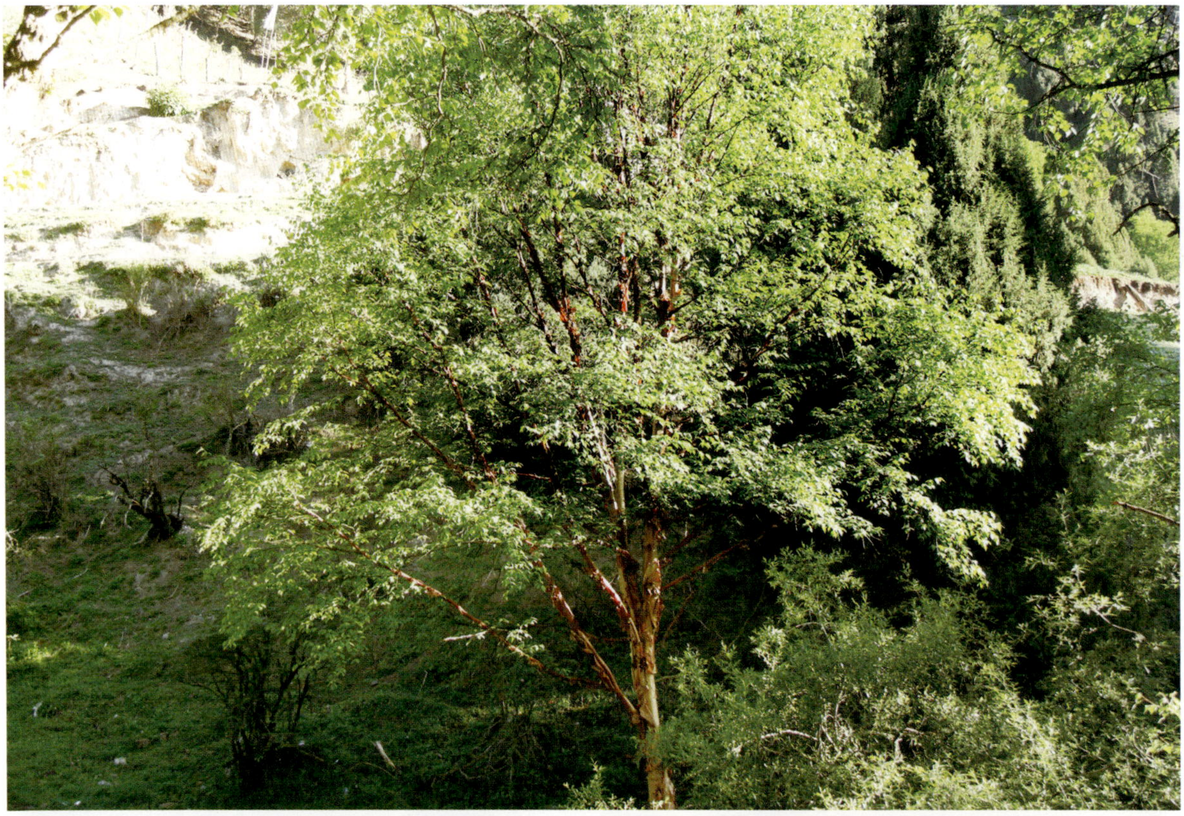

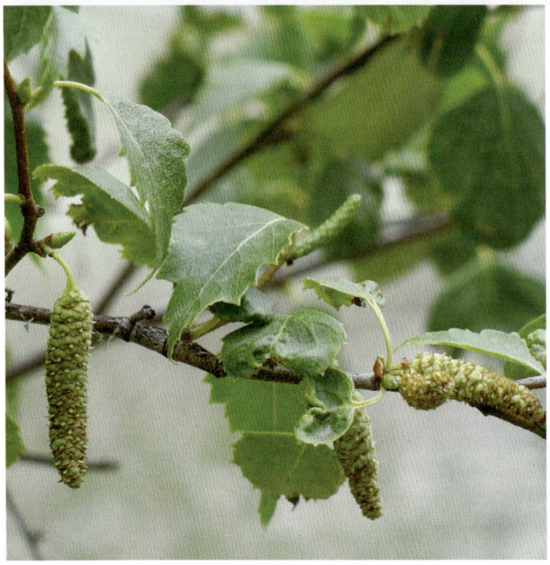

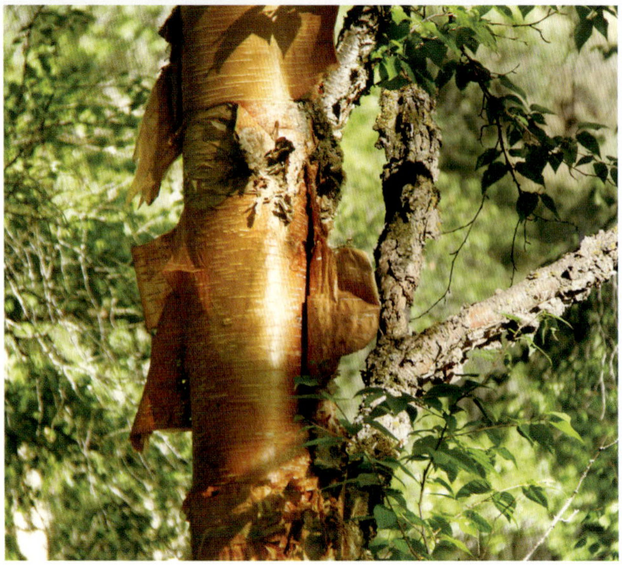

【形态特征】 小乔木或乔木，高 5~15 m。树皮淡红褐色或紫红色，有光泽，呈薄纸片状剥落；枝条红褐色，小枝紫红色或暗褐色，有时疏生树脂腺体。叶卵形或卵状长圆形，边缘具不规则的重锯齿，齿尖常角质化，侧脉 10~12 对。雄花序顶生，圆柱形，苞鳞紫红色，仅边缘具纤毛。果序圆柱形。花、果期 5~6 月。

【适宜生境】 生于海拔 2500~3600 m 的山坡、山麓。

【资源状况】 分布于门源、互助、大通。常见。

【藏医运用】《藏药晶镜本草》记载本种的叶、花、果实入药。用于伤口愈合，干黄水。

白　桦

粉桦、桦皮树

Betula platyphylla Suk.

【藏药名】སྟག་པ（音译名：卓尕）

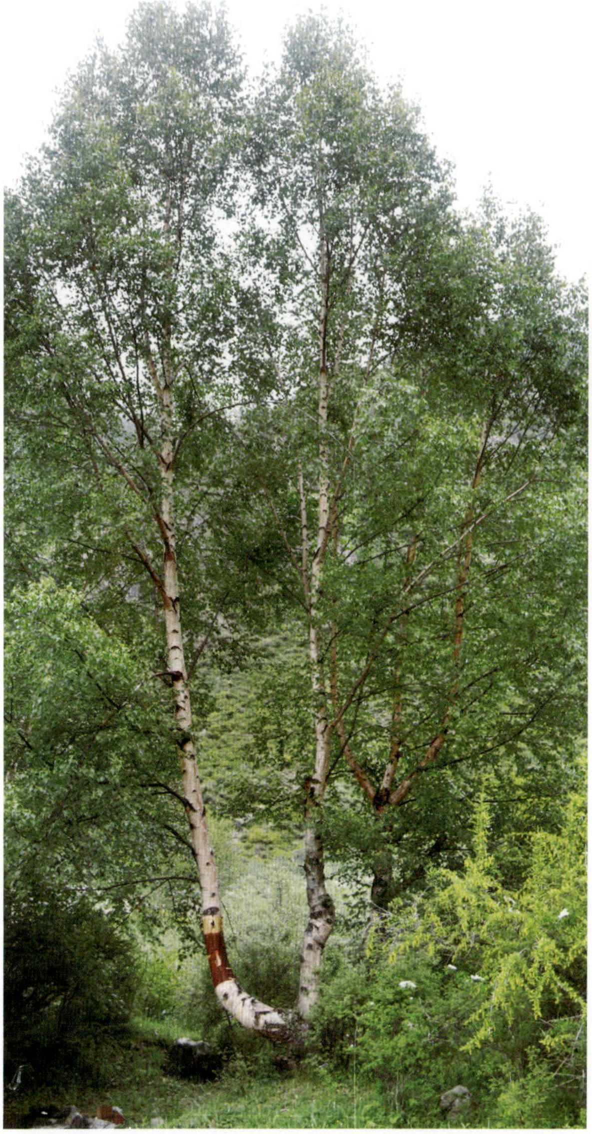

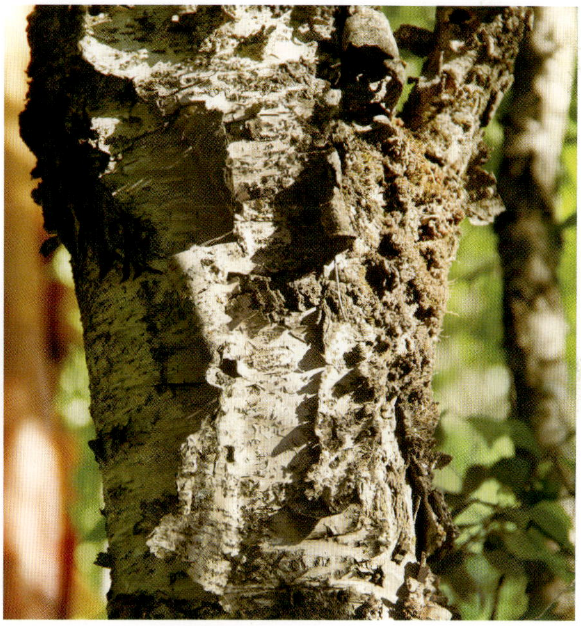

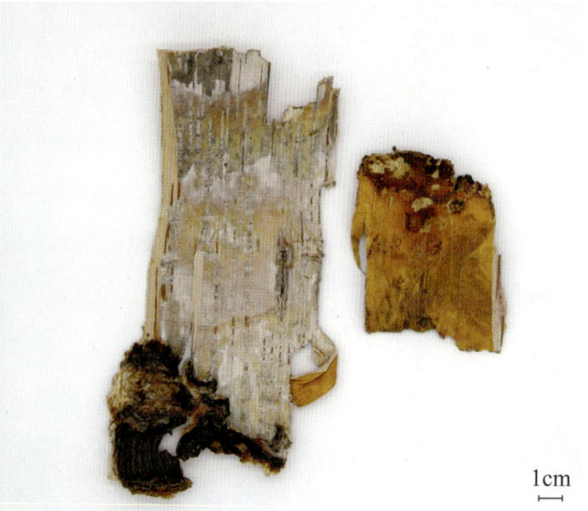

【形态特征】落叶乔木，高达 15 m。树皮灰白色，具线形皮孔，呈层剥裂；小枝和枝条褐色、灰褐色或暗褐色，具圆形皮孔和树脂腺体，有时被疏柔毛。叶卵形三角状、菱状卵形或宽卵形，边缘具重锯齿，有时具缺刻状重锯齿，两面有腺点，侧脉 5~7 对。果序单生叶腋，圆柱形，粗壮；小坚果倒卵状长圆形，膜质翅比果稍长，与果近等宽。花期 5~6 月，果期 7~8 月。

【适宜生境】生于海拔 2300~3900 m 的山坡、谷沟林地。

【资源状况】分布于门源、湟中、互助、湟源、大通、祁连、海晏。常见。

【药 材 名】桦木皮（树皮）、桦树液（树干中流出的汁液）。

【采收加工】桦木皮：春、夏、秋三季均可剥取树皮，以春、秋季采者为佳，切碎，晒干。桦树液：5 月间将树皮划开，盛取液质，鲜用。

【功能主治】桦木皮：清热利湿，祛痰止咳，解毒。用于咽痛喉痹，咳嗽气喘，黄疸，腹泻，痢疾，淋证，小便不利，乳痈，疮毒，痒疹。桦树液：祛痰止咳，清热解毒。用于咳嗽，气喘，小便赤涩。

【藏医应用】《中华藏本草》记载本种的茎内皮入药。清热，利肺。用于肺炎，黄疸，扁桃体炎，乳痈，尿路感染。树皮煅炭，用于腹泻；树皮泡油，用于中耳炎，耳聋。

榆　科

榆　树

粉榆、家榆、榆钱树、粘榔树
Ulmus pumila Linn.

【藏药名】ཡོ་འབོག（音译名：尧保）

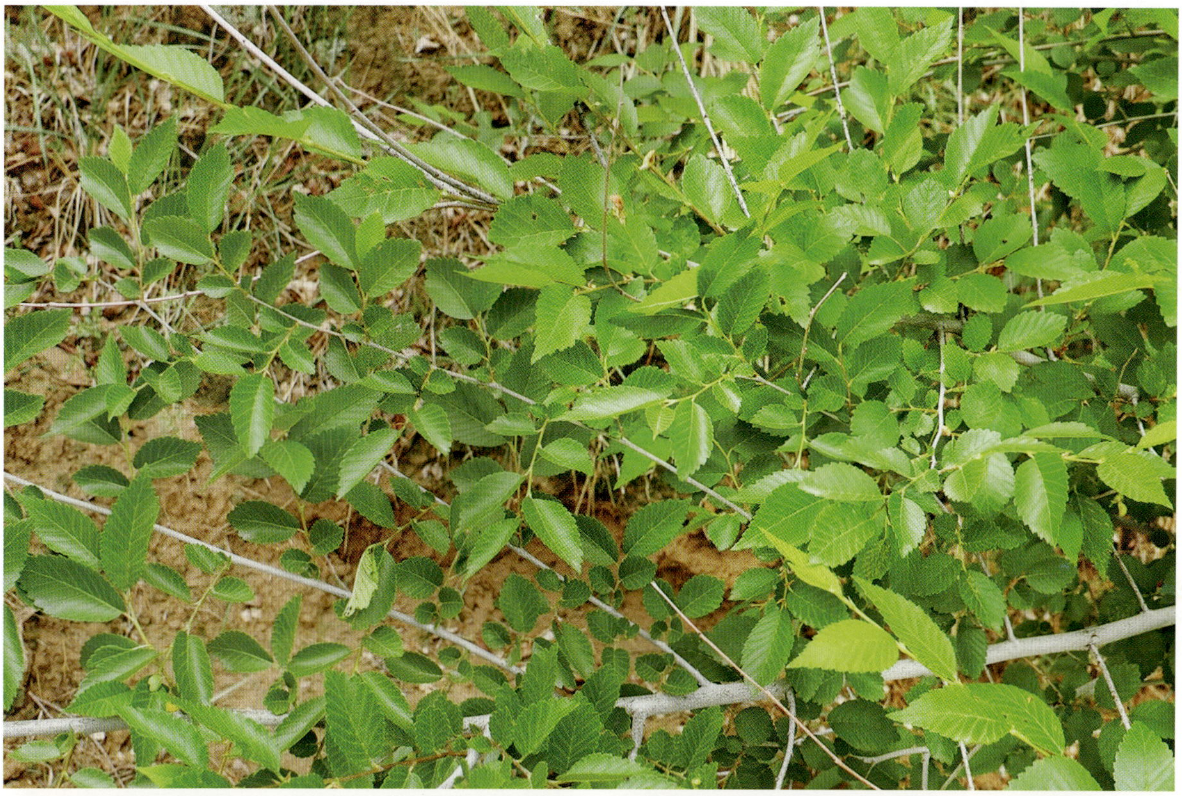

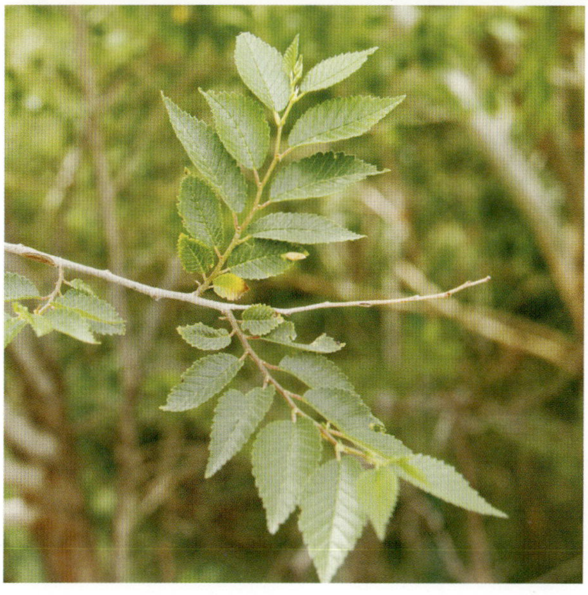

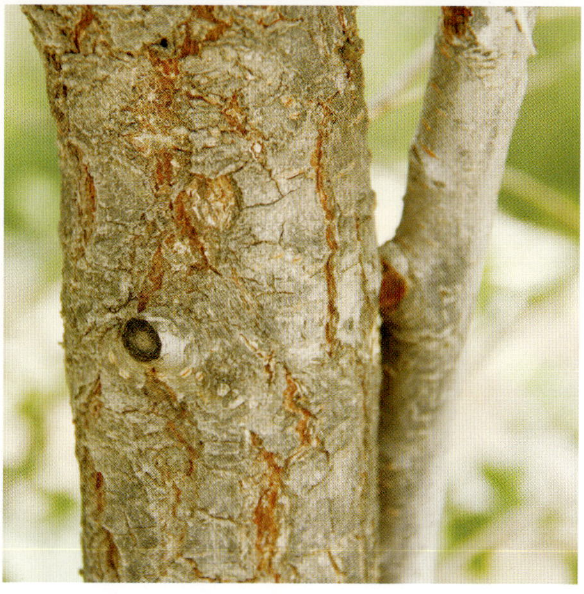

【形态特征】落叶乔木，高达 20 m。树皮暗灰褐色，不规则深纵裂，呈鳞片状；小枝柔软，淡黄灰色，有纵、横沟纹；当年嫩枝绿色，有短柔毛。叶卵状披针形、椭圆形，边缘具深、浅相隔的单锯齿，上面深绿色，无毛而有光泽，下面幼时有柔毛和圆点。花先叶开放，簇生，有短梗。翅果近圆形或卵圆形，直径 1~1.5 cm，乳白色，除顶端缺口处有毛外，余处无毛。花期 5 月，果期 6 月。

【适宜生境】生于海拔 1800~2400 m 的河谷阶地、河滩、山脚、路边、渠边及庭院种植。

【资源状况】分布于大通、互助、湟源、门源、湟中。常见。

【药 材 名】榆白皮（树皮、根皮）、榆皮涎（茎皮部的涎汁）、榆花（花）、榆荚仁（果实或种子）、榆仁酱（果实或种子和面粉制成的酱）、榆叶（叶）、榆枝（枝）。

【采收加工】榆白皮：春、秋二季采收根皮，春季或 8~9 月间割下老枝条，立即剥取内皮，晒干。榆皮涎：全年可采，割破茎皮，收集流出的涎汁。榆花：3~4 月采花，鲜用或晒干。榆荚仁：4~6 月果实成熟时采收，除去果翅，晒干。榆仁酱：取榆仁浸泡 1 天，洗净，除去黏液，用蓼汁拌 7 次，与面曲、盐、水混合制成酱，晒干。榆叶：夏、秋二季采收，鲜用或晒干。榆枝：夏、秋二季采收，鲜用或晒干。

【功能主治】榆白皮：利水通淋，祛痰，消肿解毒。用于水肿，小便不利，淋浊带下，咳喘痰多，失眠，内外出血，难产胎死不下，痈疽，瘰疬，秃疮，疥癣。榆皮涎：杀虫。用于疥癣。榆花：清热定惊，利尿疗疮。用于小儿惊厥，小便不利，头疮。榆荚仁：健脾安神，清热利水，消肿杀虫。用于失眠，食欲不振，带下，小便不利，水肿，小儿疳热羸瘦，烫火伤，疮癣。榆仁酱：温中行气，杀虫。用于心腹冷痛，虫积腹痛，疮癣。榆叶：清热利尿，安神，祛痰止咳。用于水肿，小便不利，石淋，尿浊，失眠，暑热困闷，痰多咳嗽，酒皶鼻。榆枝：利尿通淋。用于气淋。

【藏医应用】《藏药志》记载本种的树皮入药。微辛，寒。清热，消炎。用于关节炎创伤等，外用时熬膏敷之。

大麻科

大 麻

野麻、汉麻、火麻、山丝苗

Cannabis sativa Linn.

【藏药名】སོ་མ་ནག་པོ།（音译名：索玛那保）

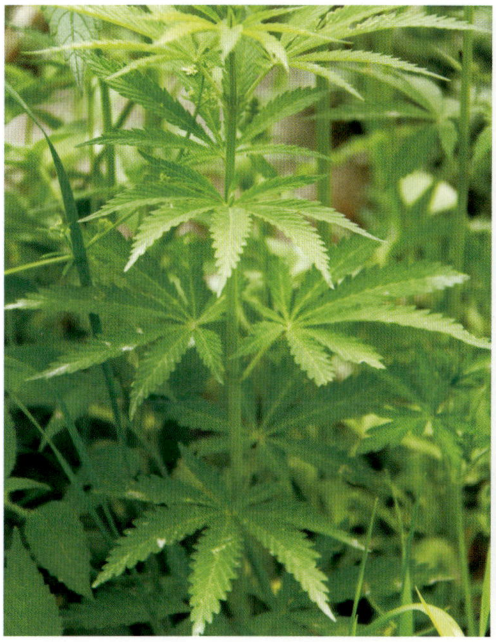

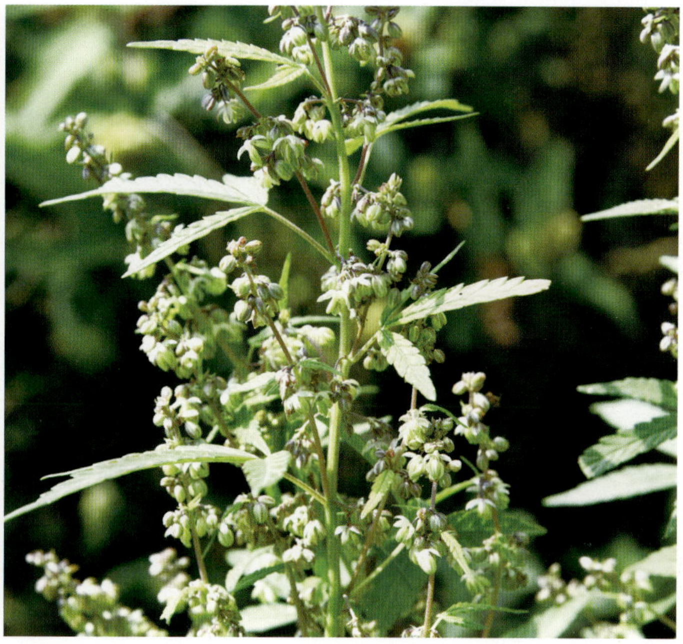

【形态特征】一年生直立草本，有特异气味。茎高 50~100 cm，灰绿色，有纵沟槽，密生柔毛。叶互生或下部对生，掌状复叶；小叶 3~7 枚，披针形或线状披针形，边缘具粗锯齿，上面深绿色，具短糙毛，下面淡绿色，有粗毛。雄花序腋生组成圆锥状，雄花黄绿色，花被片长卵形；雌花序短，腋生，球状或短穗状，雌花黄绿色。瘦果扁球形。花期 7~8 月，果期 9~10 月。

【适宜生境】生于海拔 2200~2800 m 的田埂、农田或林缘灌丛边。

【资源状况】分布于互助。常见。

【药 材 名】火麻仁（成熟果实）。

【采收加工】秋季果实成熟时采收，除去杂质，晒干。

【功能主治】润肠通便。用于血虚津亏，肠燥便秘。

【藏医应用】《中华藏本草》记载本种的枝叶、雌花序、果序、种子入药。枝叶、雌花序、果序有毒。镇静止痛。用于癔病，神经病，胃痉挛，偏头痛，神经性头痛，失眠。种子有小毒。滋补明目，镇静止痛，解毒，干黄水。用于黄水病，眼疾，体虚乏力，皮肤病，麻风病。

桑 科

啤酒花

蛇麻草

Humulus lupulus Linn.

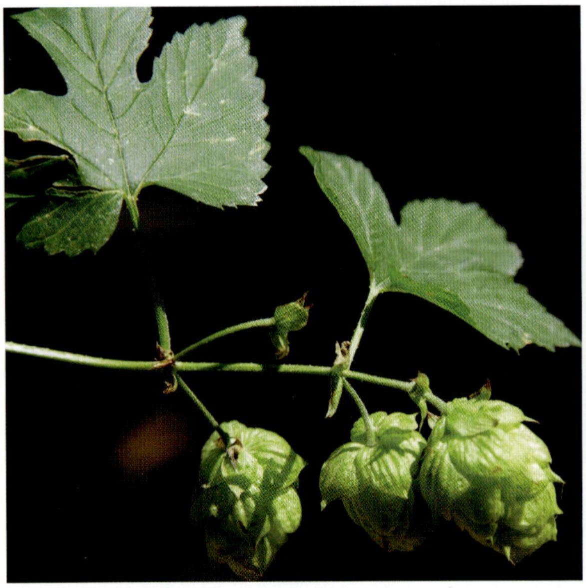

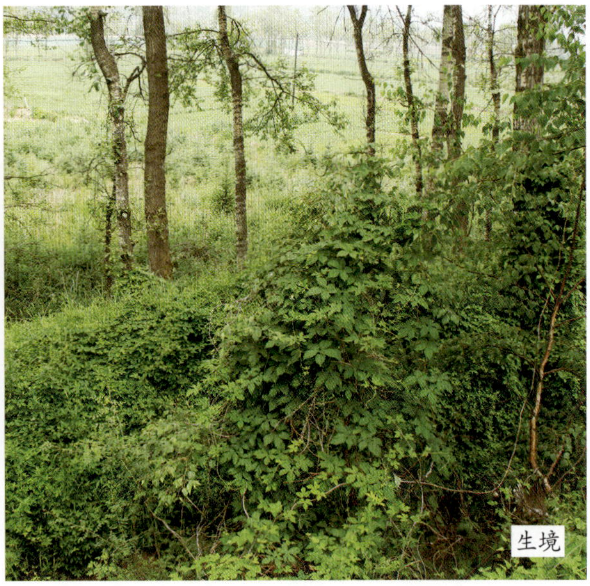

生境

【形态特征】 多年生攀缘草本，茎、枝和叶柄密生绒毛和倒钩刺。叶卵形或宽卵形，先端急尖，基部心形或近圆形，不裂或 3~5 裂，稀 7 裂，边缘具粗锯齿，表面密生小刺毛。花序腋生，单性，雌雄异株，雄花排列为圆锥花序，有多数黄绿色小花，雌花序短穗状卵圆形，每 1 鳞状苞内具 2 雌花。果穗卵状或椭圆球状；瘦果卵球形，外被黄色腺点。花期 7~8 月，果期 9 月。

【适宜生境】 生于海拔 2200~2400 m 的林缘、山谷、沟边、灌丛及荒地。

【资源状况】 分布于大通。少见。

【药 材 名】 啤酒花（未成熟的带花果穗）。

【采收加工】 夏、秋二季当果穗呈绿色而略带黄色时采摘，晒干或烘干。

【功能主治】 健胃消食，利尿安神，抗痨消炎。用于消化不良，腹胀，浮肿，肺结核，膀胱炎，咳嗽，失眠，麻风病。

桑

家桑、桑椹树

Morus alba Linn.

【藏药名】དར་ཤིང་། （音译名：塔相）

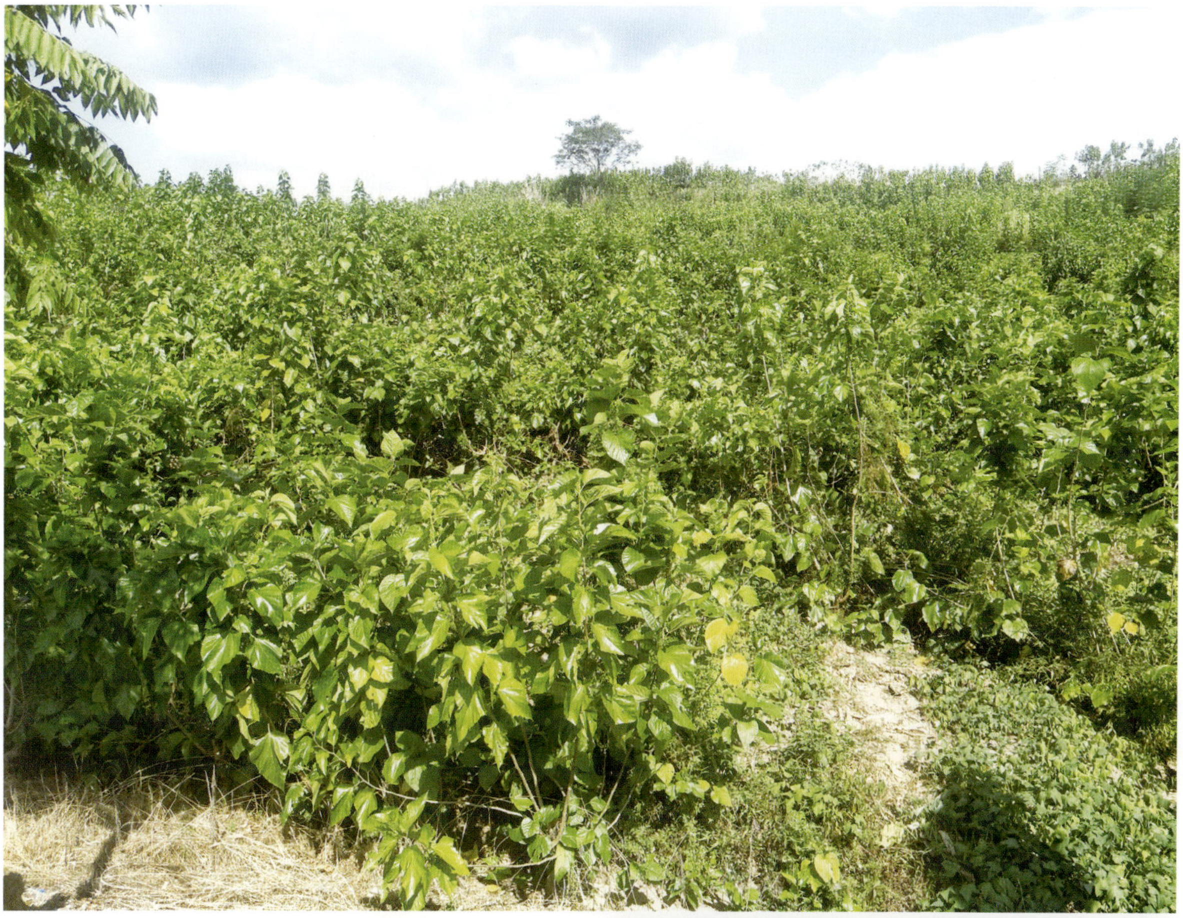

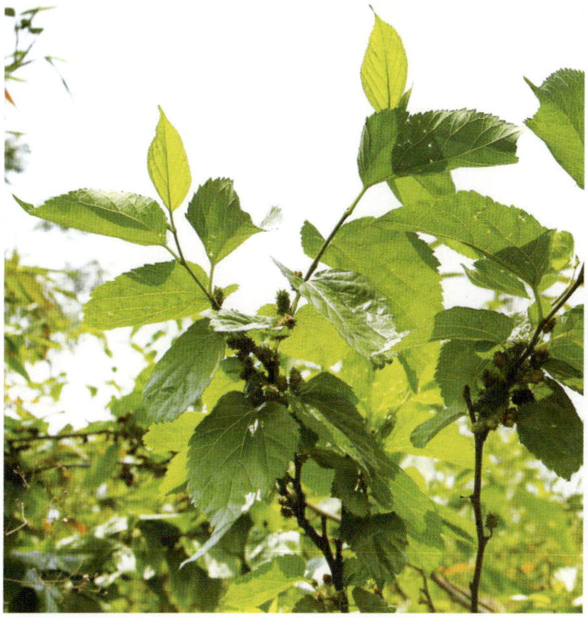

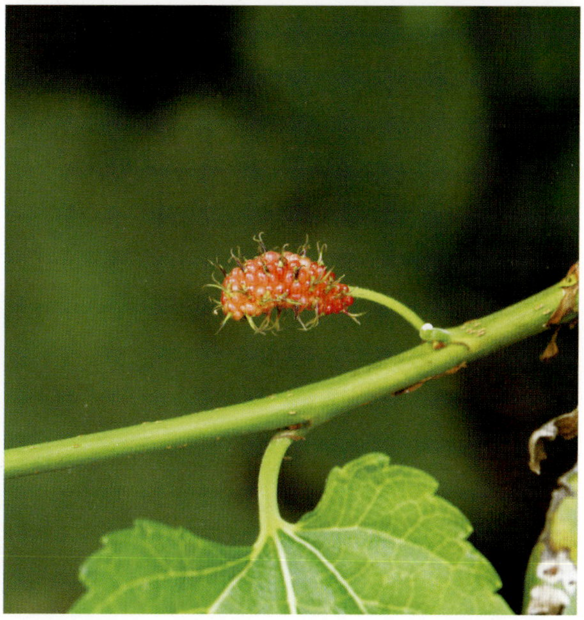

【形态特征】落叶乔木或为灌木状，高 3~5 m 或更高。树皮灰褐色，纵裂；小枝黄褐色，有疏柔毛或无毛；冬芽红褐色，有细柔毛。叶互生，卵形或圆卵形，边缘粗锯齿；叶柄具柔毛；托叶披针形，早落。花单性，雌雄异株，柔荑花序腋生；雄花序下垂，密被细毛，雄蕊 4，中央具不育雌蕊；雌花序长 1~2 cm，被毛。聚花果长 1~2 cm，暗紫色至黑紫色。花期 5~6 月，果期 6~7 月。

【适宜生境】生于海拔 1800~2400 m 处的庭院宅旁、村舍周围。

【资源状况】分布于互助，种植。少见。

【药 材 名】桑叶（叶）、桑白皮（根皮）、桑枝（嫩枝）、桑椹（果穗）。

【采收加工】桑叶：初霜后采收，除去杂质，晒干。桑白皮：秋末叶落时至次春发芽前采挖根部，刮去黄棕色粗皮，纵向剖开，剥去根皮，晒干。桑枝：春末夏初采收，除去叶，晒干，或趁鲜切片，晒干。桑椹：4~6 月果实变红时采收，晒干，或略蒸后晒干。

【功能主治】桑叶：疏散风热，清肺润燥，清肝明目。用于风热感冒，肺热燥咳，头晕头痛，目赤昏花。桑白皮：泻肺平喘，利水消肿。用于肺热喘咳，水肿胀满尿少，面目肌肤浮肿。桑枝：祛风湿，利关节。用于风湿痹病，肩臂、关节酸痛麻木。桑椹：滋阴补血，生津润燥。用于肝肾阴虚，眩晕耳鸣，心悸失眠，须发早白，津伤口渴，内热消渴，肠燥便秘。

【藏医应用】《中华藏本草》记载桑椹、桑枝和桑枝叶所熬的膏入药。桑椹、桑木、桑枝用于骨热病。桑枝、桑叶、桑椹熬膏用于妇女病，感冒，支气管炎，腹泻。

荨麻科

麻叶荨麻

火麻草、赤麻子、蝎子草

Urtica cannabina Linn.

【藏药名】ཟྭ།（音译名：萨）

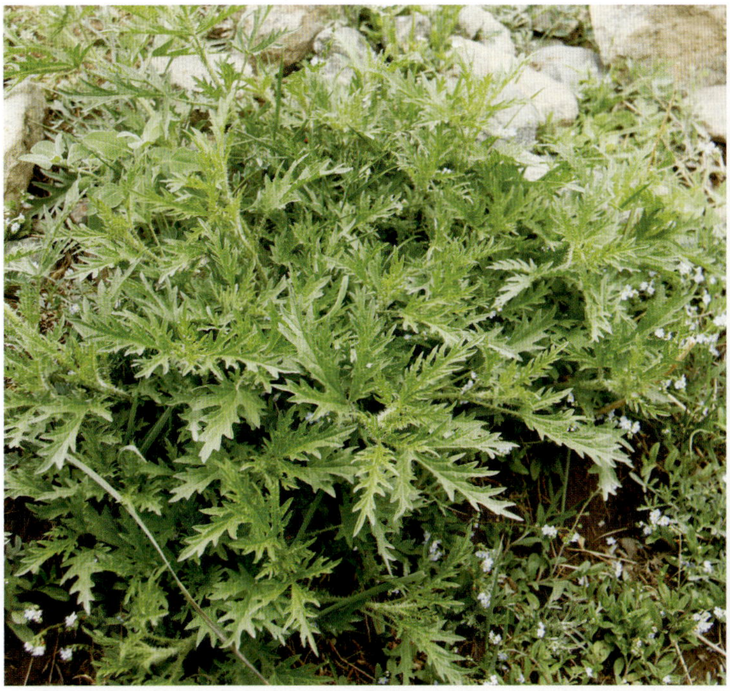

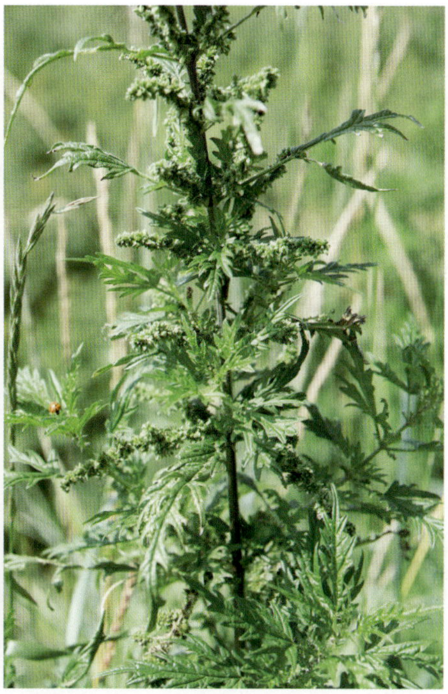

【形态特征】 多年生草本，有棱，被螯毛和紧贴的微柔毛。叶对生；托叶离生，狭三角形；叶片五角形，3 深裂或 3 全裂，一回裂片再羽状深裂，两面疏生短柔毛，下面疏生螯毛。雌雄同株或异株；雄花序多分枝，雄花直径约 2 mm，花被片 4，雄蕊 4；雌花花被片花后增大，有短柔毛和少数螯毛，柱头画笔头状。瘦果卵形，扁，光滑。花期 7~8 月，果期 8~9 月。

【适宜生境】 生于海拔 1850~4100 m 的丘陵性草原或坡地、沙丘坡上、河漫滩、河谷、溪旁等处。

【资源状况】 分布于门源。少见。

【药 材 名】 荨麻（全草）、荨麻根（根）。

【采收加工】 荨麻：夏、秋二季采收，切段，晒干。荨麻根：夏、秋二季采挖，除去杂质，洗净，晒干或鲜用。

【功能主治】 荨麻：有毒。祛风通络，平肝定惊，消积通便，解毒。用于风湿痹痛，产后抽风，小儿惊风，小儿麻痹后遗症，高血压，消化不良，大便不通，荨麻疹，跌打损伤，虫蛇咬伤。荨麻根：有小毒。祛风，活血，止痛。用于风湿疼痛，荨麻疹，湿疹，高血压。

【藏医应用】《中国藏药材大全》记载本种的全草入药。苦、辛，温。有小毒。祛风湿，祛寒，解痉，止血，解虫毒，温胃消食。用于胃寒胃痛，消化不良，寒性“隆”病引起的久热不退，糖尿病以及虫蛇咬伤，疔毒，风湿疼痛，产后惊风，荨麻疹等。

宽叶荨麻

荨麻、蝥麻子

Urtica laetevirens Maxim.

【藏药名】ཟ།（音译名：萨）

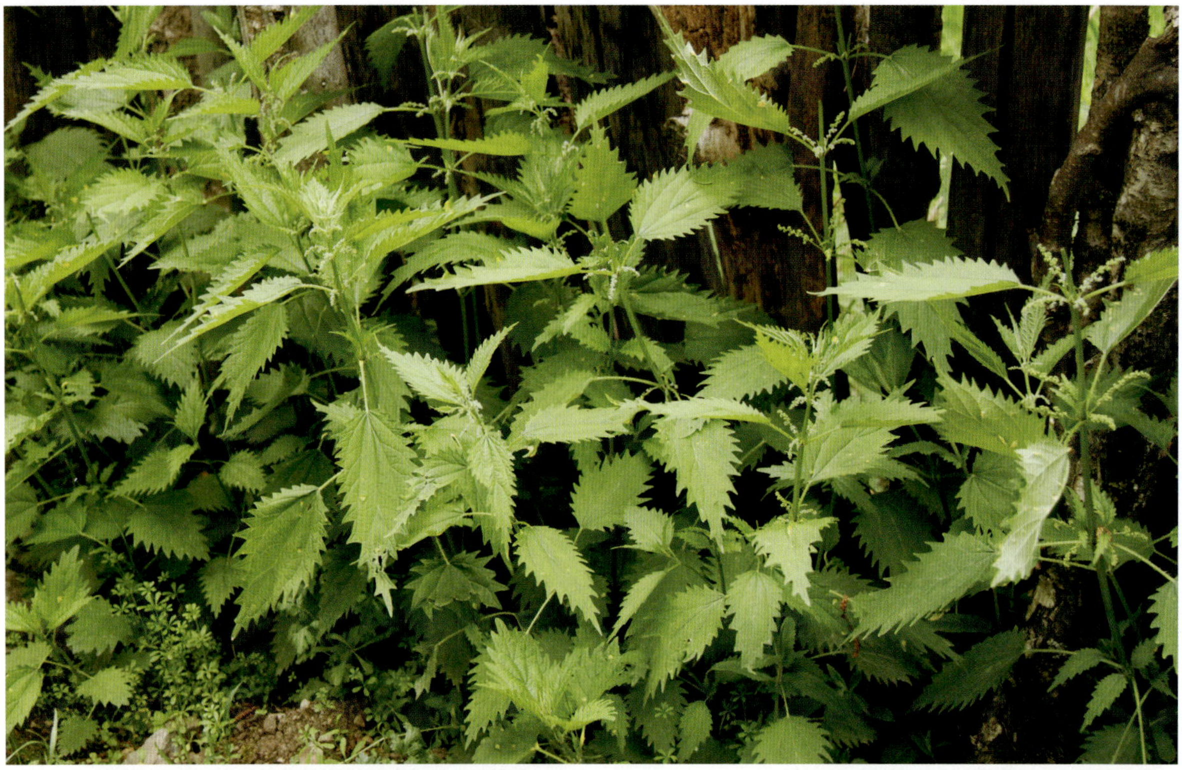

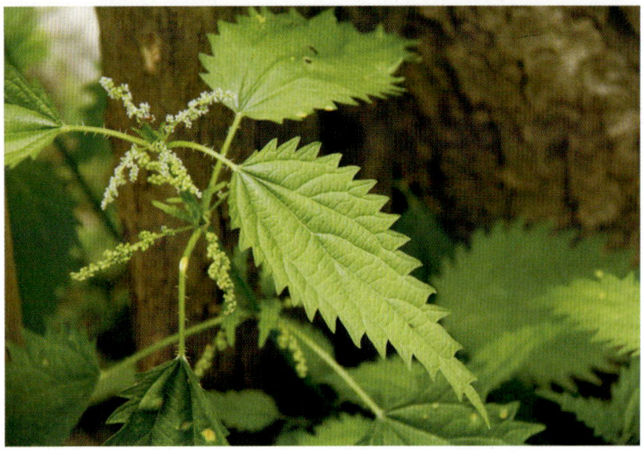

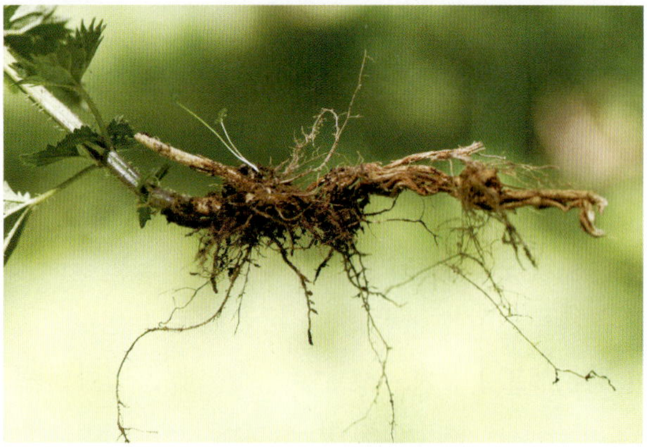

【形态特征】多年生草本。根状茎匍匐；茎纤细，节间常较长，四棱形，近无刺毛或有稀疏的刺毛和疏生细糙毛，不分枝或少分枝。叶常近膜质，卵形或披针形；叶柄纤细，向上的渐变短，疏生刺毛和细糙毛；托叶离生或有时上部的多少合生，条状披针形或长圆形，被微柔毛。雌雄同株，稀异株；雄花序近穗状，纤细，生上部叶腋；雌花序近穗状，稀缩短成簇生状，小团伞花簇稀疏地着生于序轴上。

【适宜生境】 生于海拔 2100~4500 m 的山谷溪边或山坡林下阴湿处。

【资源状况】 分布于互助。常见。

【药 材 名】 荨麻（全草）、荨麻根（根）。

【采收加工】 荨麻：夏、秋二季采收，切段，晒干。荨麻根：夏、秋二季采挖，除去杂质，洗净，晒干或鲜用。

【功能主治】 荨麻：有毒。祛风通络，平肝定惊，消积通便，解毒。用于风湿痹痛，产后抽风，小儿惊风，小儿麻痹后遗症，高血压，消化不良，大便不通，荨麻疹，跌打损伤，虫蛇咬伤。荨麻根：有小毒。祛风，活血，止痛。用于风湿痹痛，荨麻疹，湿疹，高血压。

【藏医应用】 《中国藏药》记载本种的茎入药。祛寒，祛风除湿，镇痛解暑，温胃消食。用于胃寒胃痛，消化不良，寒性“隆”病引起的久热不退、糖尿病，以及虫蛇咬伤，疔毒，风湿骨痛，小儿惊风，荨麻疹，高血压，急性面神经炎，癫痫抽搐等。

三角叶荨麻

花叶活麻、火麻

Urtica triangularis Hand.-Mazz.

【藏药名】ཟྭ།（音译名：萨）

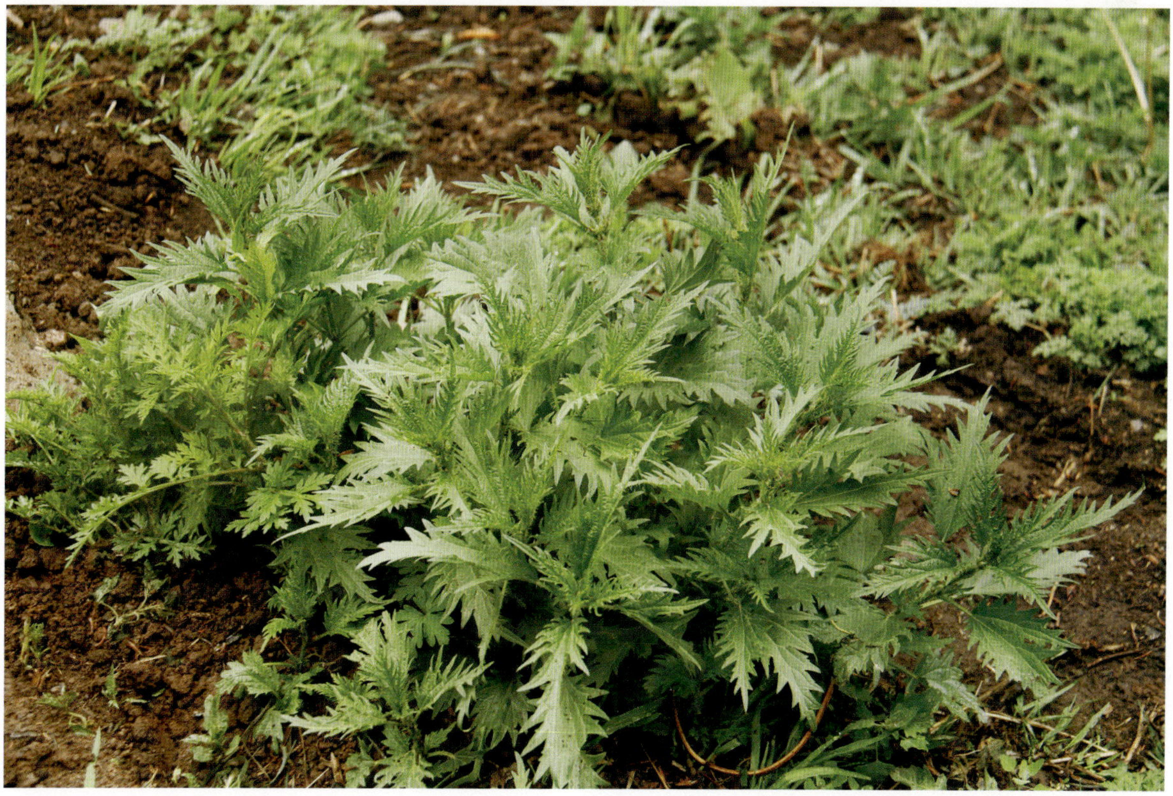

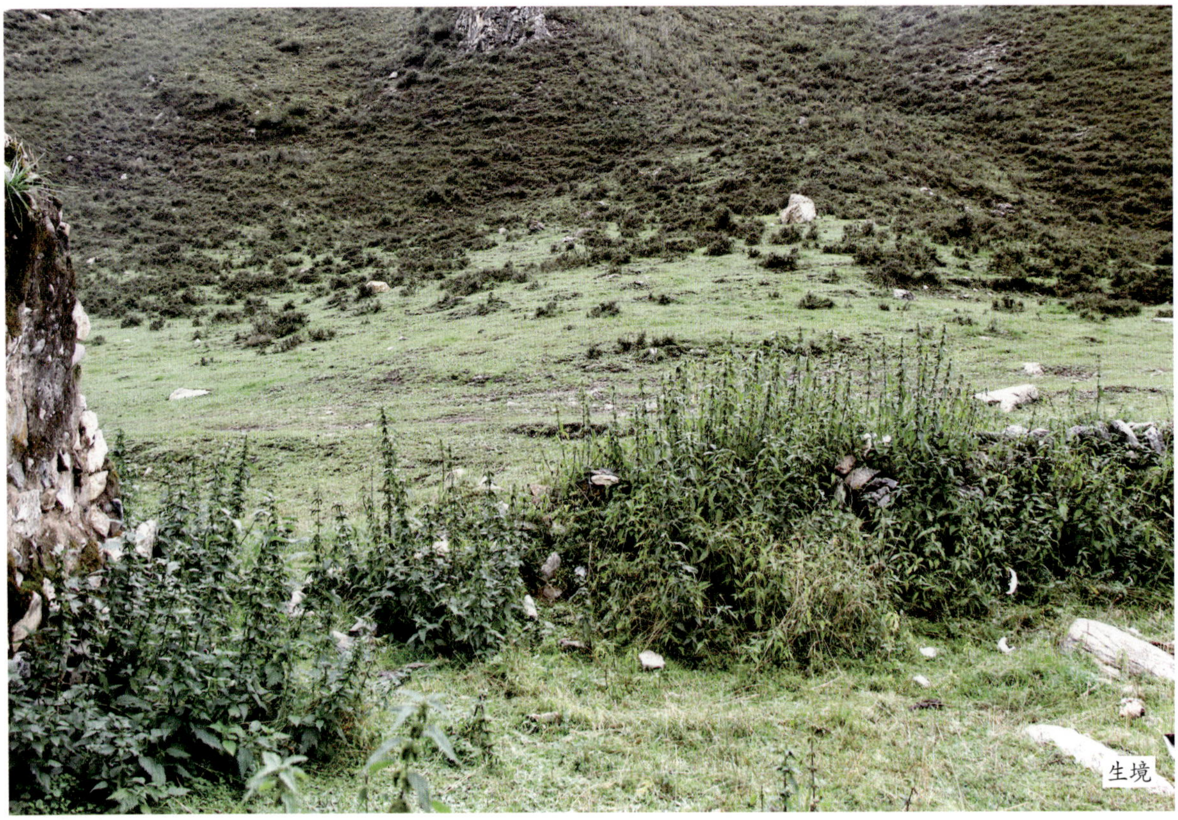

【形态特征】多年生草本。根状茎直径达 1 cm；茎高 60~150 cm，四棱形，带淡紫色，疏生刺毛和细糙毛，中下部常分枝，上部几乎不分枝。花雌雄同株；雄花序圆锥状，生下部叶腋，开展。瘦果卵形，稍压扁，成熟时表面有带红色的疣点和不明显的疏微毛。花期 6~8 月，果期 8~10 月。

【适宜生境】生于海拔 3500~4150 m 的山谷湿润处或半阴山坡灌丛路旁、房屋侧等处。

【资源状况】分布于海晏、刚察、共和。常见。

【藏医应用】《藏药志》记载本种的地上部分入药。清热祛寒，化气消食。用于“培根”病，“赤巴”血病。

檀香科

长叶百蕊草

山柏枝、酒仙草、珍珠草

Thesium longifolium Turcz.

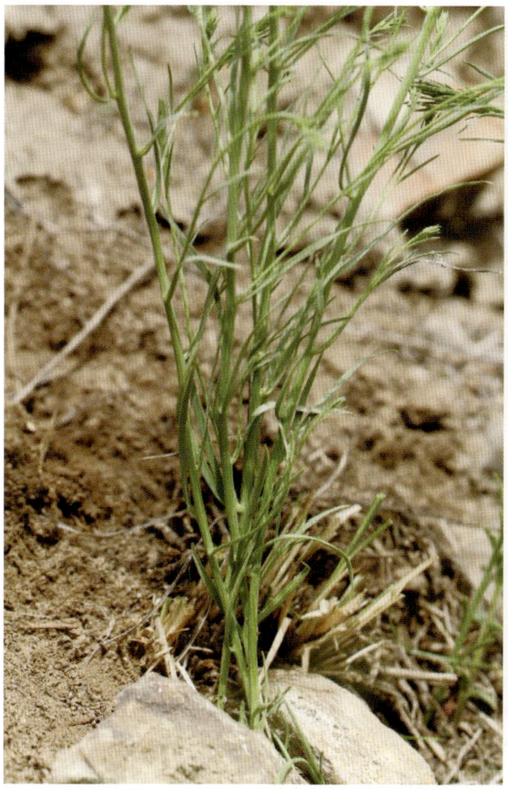

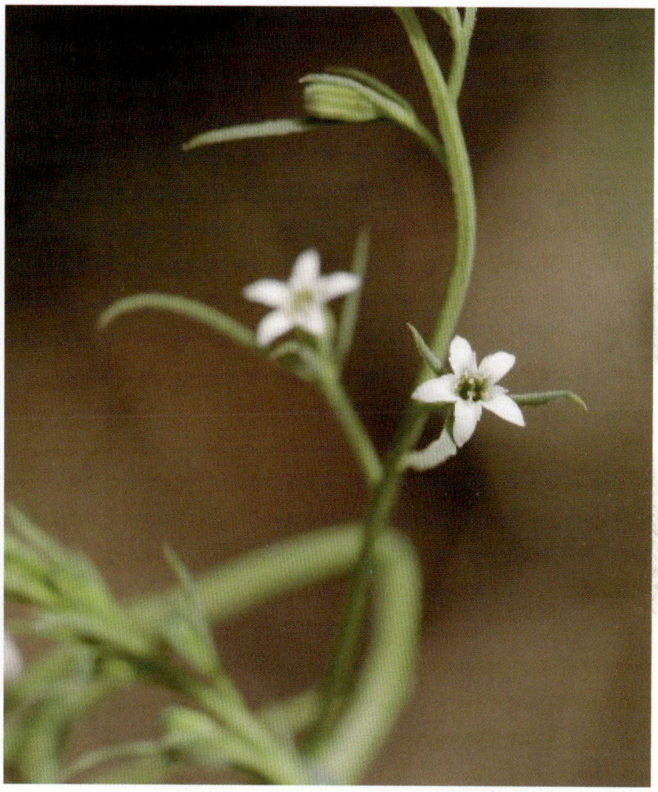

【形态特征】多年生草本，高约 50 cm。茎簇生，有明显的纵沟。叶无柄，线形，长 4~4.5 cm，宽 2.5 mm，两端渐尖，有 3 脉。总状花序腋生或顶生；花黄白色，钟状；苞片 1 枚，线形，小苞片 2 枚，狭披针形，边缘均粗糙；花被 5 裂，裂片狭披针形，顶端锐尖，内弯；雄蕊 5，插生于裂片基部，内藏；花柱内藏。坚果近球形或椭圆状，黄绿色。花期 6 月，果期 7~8 月。

【适宜生境】生于海拔 2600~3400 m 的草甸、干旱山坡柞林下、灌丛中、河滩草甸、林缘、沙砾山坡、沙丘草甸、沙质草甸、山坡、山坡草甸、山坡草甸灌丛、松栎林中。

【资源状况】分布于互助、祁连、门源。偶见。

【药 材 名】九仙草（全草或根）。

【采收加工】夏、秋二季采收，晒干。

【功能主治】解表清热，祛风止痉。用于感冒，中暑，小儿肺炎，惊风。

蓼 科

苦荞麦

荞叶七、万年荞

Fagopyrum tataricum (Linn.) Gaertn.

【藏药名】བྲ་བོ།（音译名：札波）

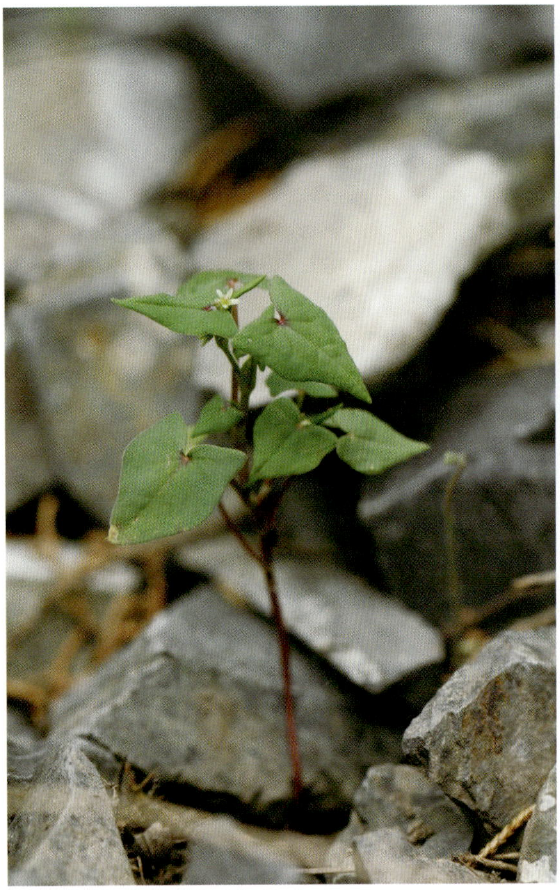

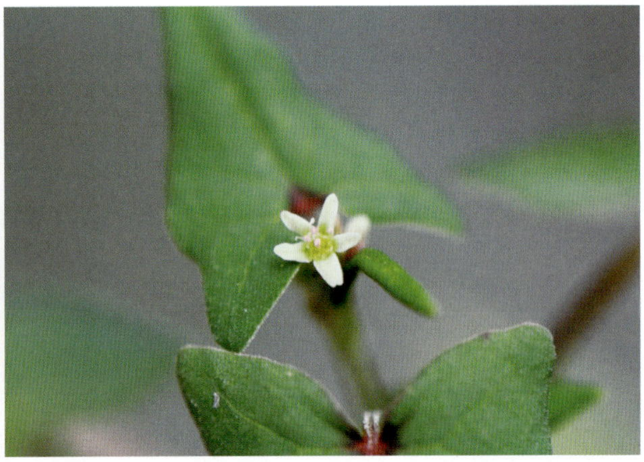

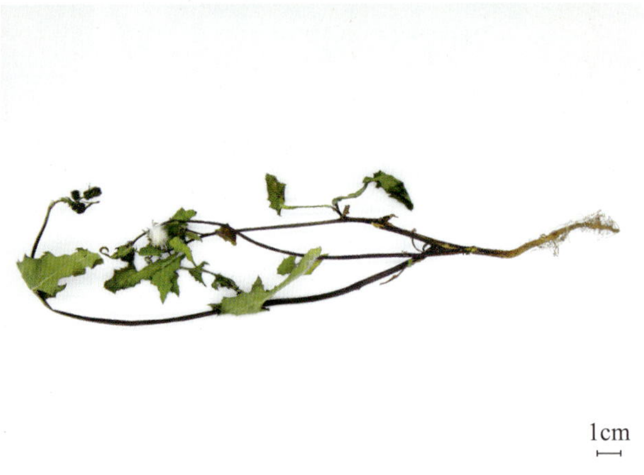

1cm

【形态特征】一年生草本。茎直立，高 30~70 cm，分枝，绿色或微紫色，有细纵棱，一侧具乳头状突起。叶宽三角形；托叶鞘偏斜，膜质，黄褐色。花序总状，顶生或腋生，花排列稀疏；苞片卵形；花被 5 深裂，白色或淡红色，花被片椭圆形；雄蕊 8，比花被短；花柱 3，短，柱头头状。瘦果长卵形，黑褐色，无光泽，比宿存花被长。花期 6~9 月，果期 8~10 月。

【适宜生境】生于海拔 2100~4000 m 的田边、路旁、山坡、河谷。

【资源状况】分布于大通、互助、湟源。常见。

【药 材 名】苦荞头（根及根茎）。

【采收加工】8~10 月采收，晒干。

【功能主治】健脾行滞，理气止痛，解毒消肿。用于胃脘胀痛，消化不良，痢疾，腰腿痛，跌打损伤，痈肿恶疮，狂犬咬伤。

【藏医应用】《藏药志》记载本种的果实或茎秆入药。茎秆凉、轻。用于疖疮。果实涩、甘。止腹泻。

何首乌

多花蓼、紫乌藤、夜交藤

Fallopia multiflora (Thunb.) Harald.

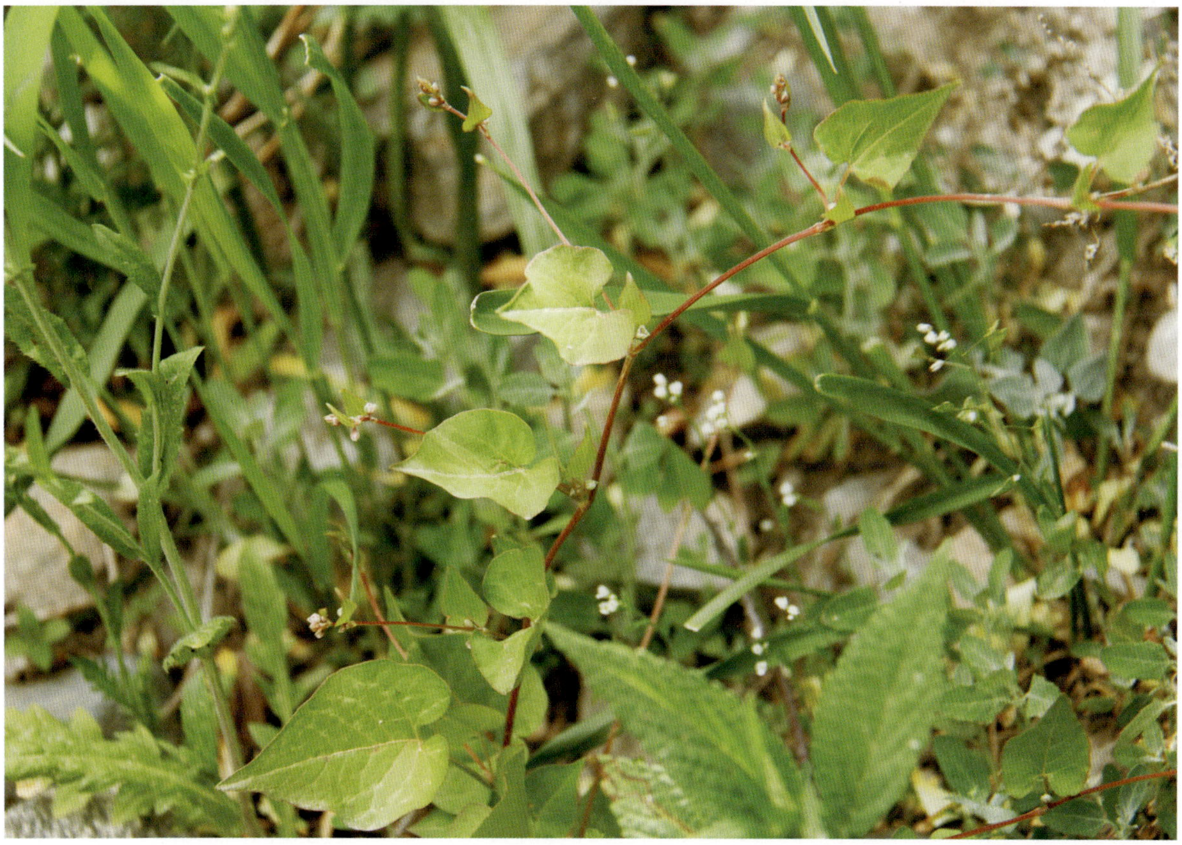

【形态特征】多年生缠绕草本。块根肥大，外表红褐色至暗褐色。茎多分枝，下部稍木质化，上部较细，有时呈淡红色，具纵条纹，中空。叶互生，具长柄，卵状心形；托叶鞘状，膜质，无缘毛，常早落。花序圆锥状，顶生或腋生，开展；苞片卵形，苞片内生白色小花 2~4 朵，花被片 5，不等大，结果时外轮 3 片增大、肥厚，背部生宽翅，翅下延至花梗节处。瘦果三棱形。花、果期 10 月。

【适宜生境】生于海拔约 2300 m 的山谷灌丛、山坡林下、沟边石隙。

【资源状况】分布于互助。偶见。

【药 材 名】何首乌（块根）、夜交藤（藤茎或带叶藤茎）。

【采收加工】何首乌：秋、冬二季叶枯萎时采挖，削去两端，洗净，个大的切成块，干燥。夜交藤：夏、秋二季采割带叶藤茎，或秋、冬二季采割藤茎，除去残叶，捆成把，晒干或烘干。

【功能主治】何首乌：解毒，消痈，截疟，润肠通便。用于疮痈，瘰疬，风疹瘙痒，久疟体虚，肠燥便秘。夜交藤：养心，安神，通络，祛风。用于失眠，劳伤，多汗，血虚身痛，痈疽，瘰疬，风疮疥癣。

萹　蓄

大萹蓄、乌蓼、萹竹

Polygonum aviculare Linn.

【藏药名】ཞྀ་ན་ས།（音译名：西那萨）

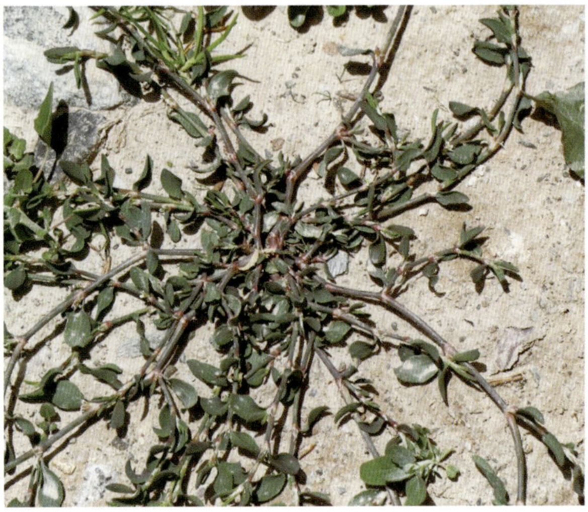

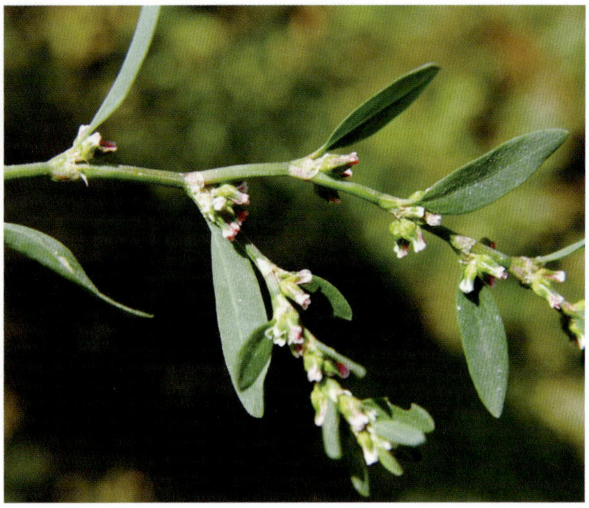

【形态特征】一年生或多年生草本，植物体有白色粉霜。茎平卧地上或斜上伸展，基部分枝，绿色，具明显沟纹，无毛，基部圆柱形，幼枝具棱角。单叶互生，几无柄；托叶鞘抱茎，膜质；叶片窄长椭圆形或披针形。花小，常 1~5 朵簇生于叶腋；花梗短；花被绿色，5 裂，裂片椭圆形，边缘白色或淡红色，结果后是覆瓦形包被果实。瘦果三角状卵形，棕黑色至黑色。花、果期 6~9 月。

【适宜生境】生于海拔 1700~3600 m 的田边路、沟边湿地。

【资源状况】分布于刚察、祁连、门源、大通、互助、湟中、海晏、共和、天峻、湟源。常见。

【药 材 名】萹蓄（全草）。

【采收加工】夏季茎叶生长茂盛时采收，割取地上部分，晒干。

【功能主治】利尿通淋，杀虫，止痒。用于膀胱热淋，小便短赤，淋沥涩痛，皮肤湿疹，阴痒带下。

【藏医应用】《中国藏药材大全》记载本种的全草入药。苦，平。清热利湿，解毒祛虫。用于胃肠炎，小肠热症，腑热，“加乃”病，泻痢。

酸模叶蓼

鱼蓼、水红花子

Polygonum lapathifolium Linn.

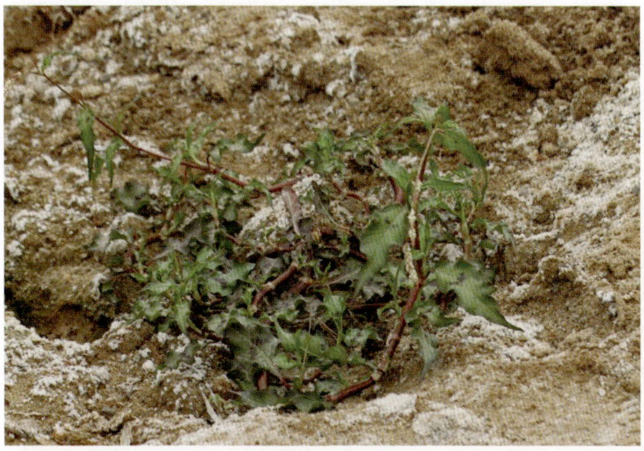

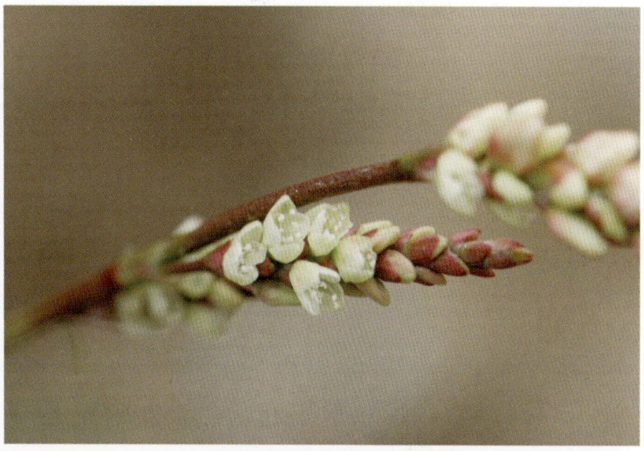

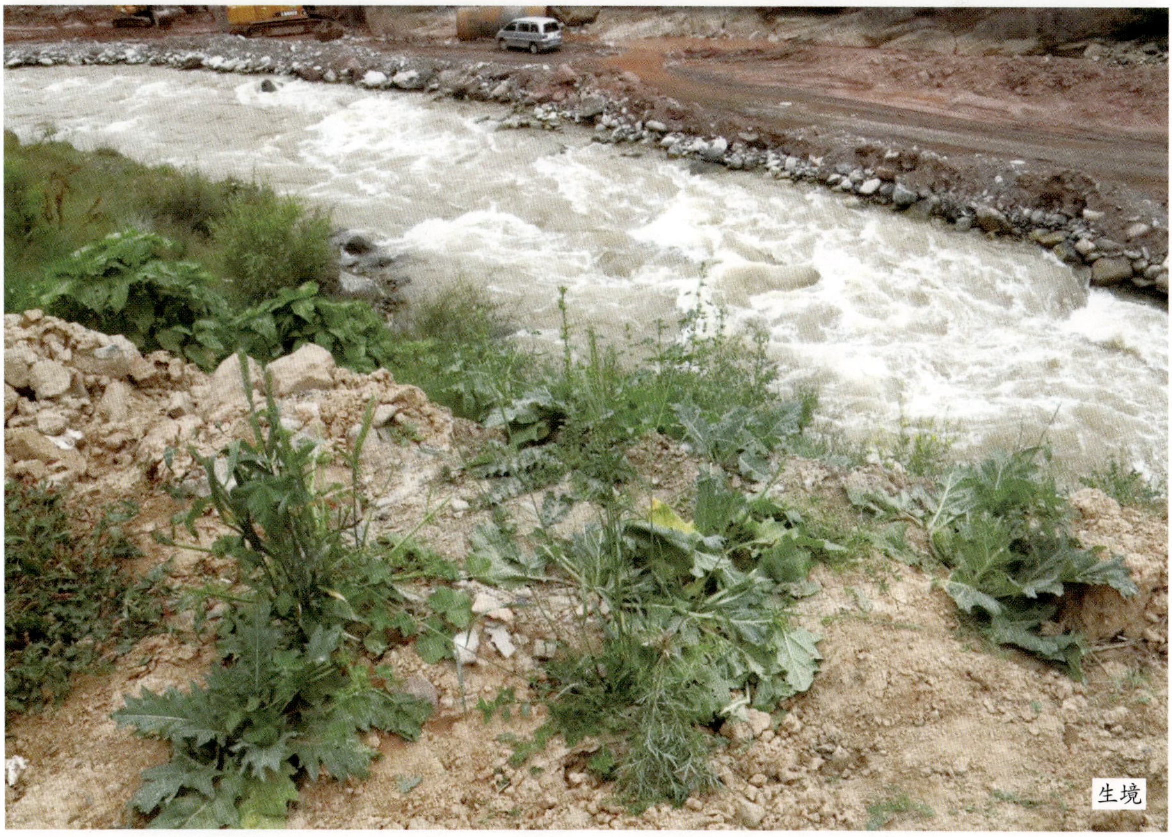

生境

【形态特征】一年生草本，高可达 90 cm。茎直立，无毛，节部膨大。叶片披针形或宽披针形，顶端渐尖或急尖，基部楔形，上面绿色；叶柄短；托叶鞘筒状，膜质，淡褐色，无毛。总状花序呈穗状，顶生或腋生，花紧密；花序梗被腺体；苞片漏斗状，被淡红色或白色；花被片椭圆形。瘦果宽卵形，黑褐色，有光泽。花期 6~8 月，果期 7~9 月。

【适宜生境】生于海拔 1800~2800 m 的田边、路旁、水边、荒地或沟边湿地。

【资源状况】分布于湟源、共和、大通。常见。

【药 材 名】鱼蓼（全草）、水红花子（果实）。

【采收加工】鱼蓼：夏、秋间采收，晒干。水红花子：秋季割取果穗，晒干，打落果实，除去杂质。

【功能主治】鱼蓼：解毒，除湿，活血。用于疮疡肿痛，瘰疬，腹泻，痢疾，湿疹，疳积，风湿痹痛，跌打损伤，月经不调。水红花子：散血消癥，消积止痛，利水消肿。用于癥瘕痞块，瘿瘤，食积不消，胃脘胀痛，水肿腹水。

西伯利亚蓼

剪刀股、野茶、驴耳朵

Polygonum sibiricum Laxm.

【藏药名】ཚྭ་མ་རྩི།（音译名：曲玛孜）

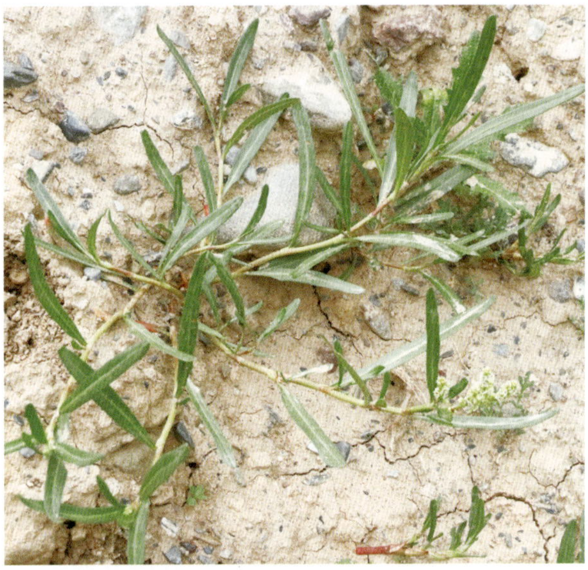

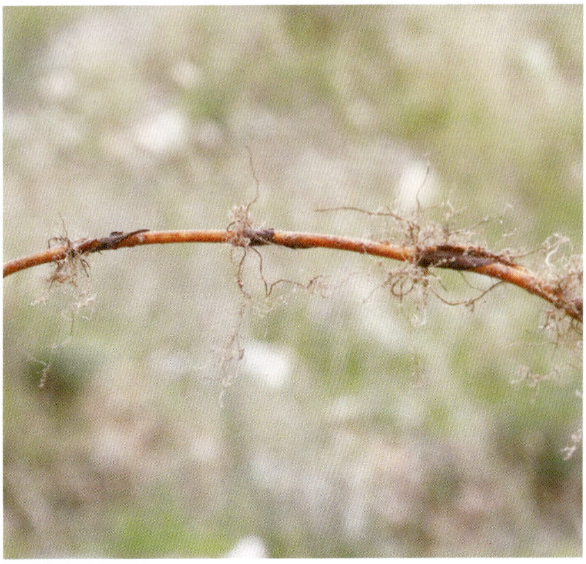

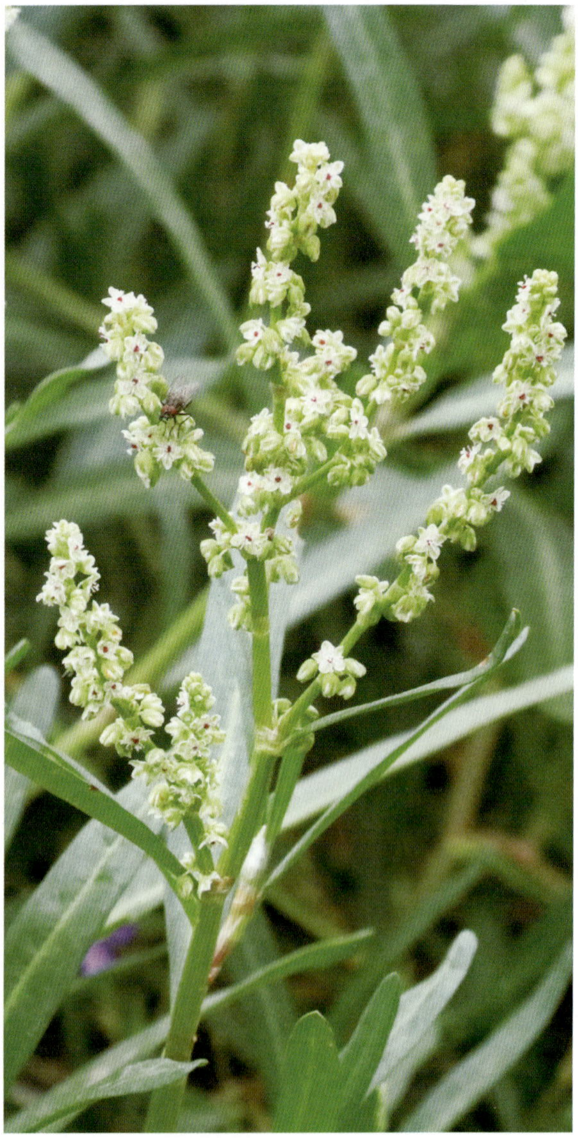

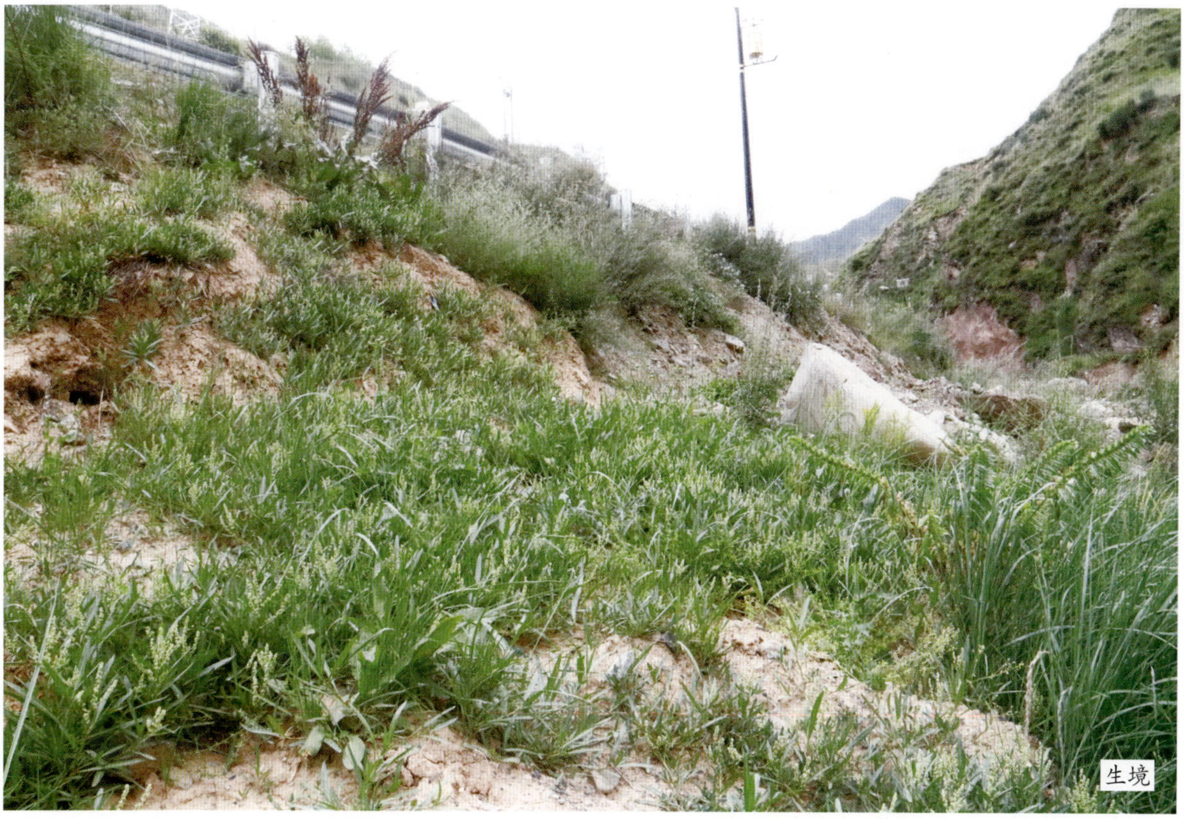

【形态特征】多年生草本，高 10~25 cm。根状茎细长；茎外倾或近直立，自基部分枝，无毛。叶片长椭圆形或披针形，无毛，长 5~13 cm，宽 0.5~1.5 cm，顶端急尖或钝，基部戟形或楔形，全缘；叶柄长 8~15 mm；托叶鞘筒状，膜质，上部偏斜，开裂，无毛，易破裂。花序圆锥状，顶生。瘦果卵形，具 3 棱，黑色，有光泽，包于宿存的花被内或凸出。花、果期 6~9 月。

【适宜生境】生于海拔 3200~5100 m 的盐碱荒地或沙质盐碱土壤。

【资源状况】分布于海晏、刚察、共和、天峻、门源、湟源、大通、互助、湟中、祁连。常见。

【药 材 名】西伯利亚蓼（根茎）。

【采收加工】秋季采挖，除去泥土及杂质，洗净，晾干。

【功能主治】疏风清热，利水消肿。用于目赤肿痛，皮肤湿痒，水肿，腹水。

【藏医应用】《藏药志》记载本种的根茎入药。微辛，平。泻黄水。用于恶性腹水，肿病。

支柱蓼

红三七、蓼子七
Polygonum suffultum Maxim.

【藏药名】རམ་བུ།（音译名：然普）

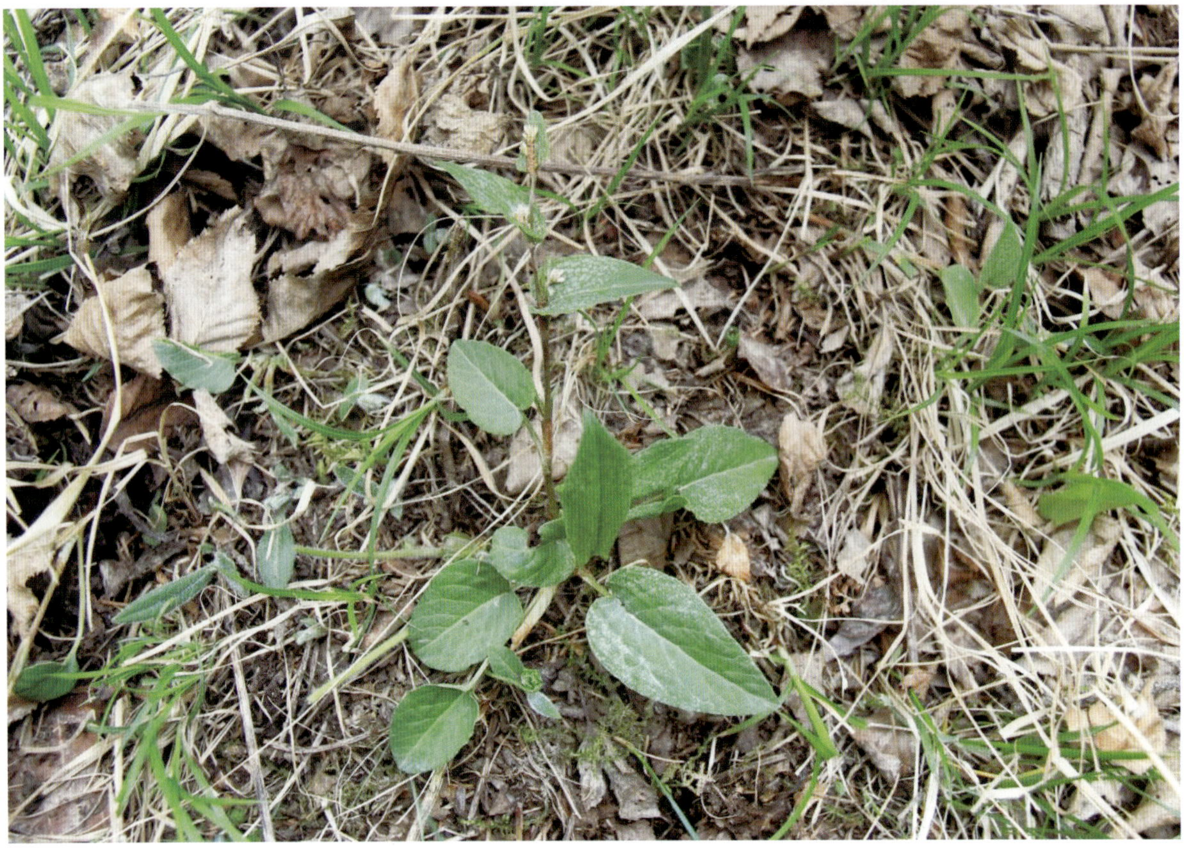

【形态特征】多年生草本，全株无毛。根状茎肥厚，具节，不弯曲，紫褐色，须根甚多；茎丛生或单一，细长，绿色，不分枝。茎生叶互生；下部的具柄，上部的渐至无柄；叶片卵形或广卵形，质薄。穗状花序，顶生或腋生；花白色；花梗短小，基部具小苞片；花被5深裂；雄蕊8；花柱3，基部合生，柱头头状。瘦果卵形，有3锐棱，黄褐色，有光泽。花期4~5月，果期5~7月。

【适宜生境】生于海拔2300~2800 m的山坡路旁、林下湿地及沟边。

【资源状况】分布于互助、大通。少见。

【药 材 名】红三七（根茎）。

【采收加工】秋季采挖，除去须根及杂质，洗净，晾干。

【功能主治】止血止痛，活血调经，除湿清热。用于跌打伤痛，外伤出血，吐血，便血，崩漏，月经不调，赤白带下，湿热下痢，痈疮。

【藏医应用】《中华藏本草》记载本种的全草入药。温胃肠，止寒性泻痢。用于寒性痢疾，腹泻，腹痛。

珠芽蓼

蝎子七、染布子

Polygonum viviparum Linn.

【藏药名】རམ་བུ།（音译名：然普）

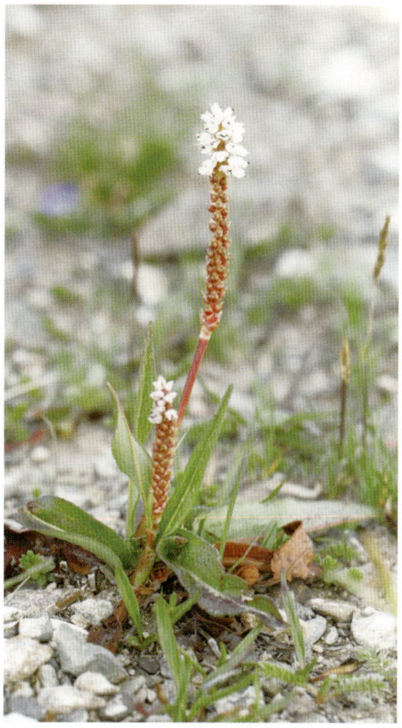
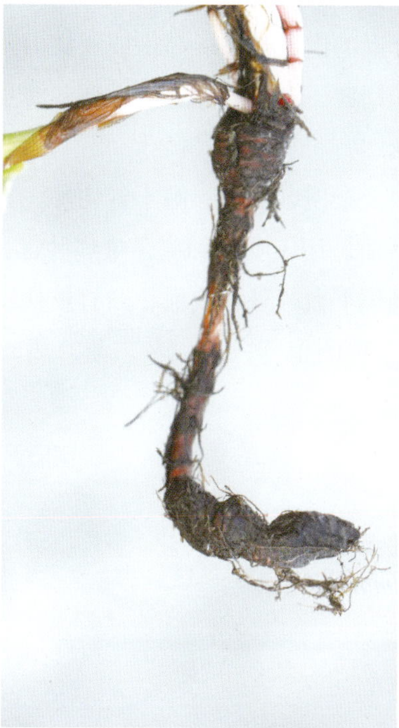
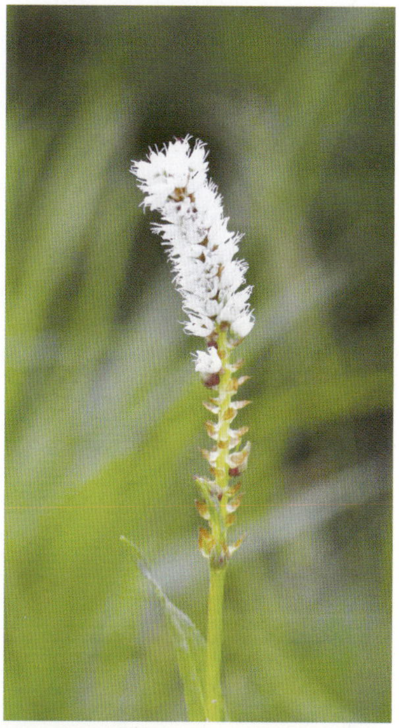

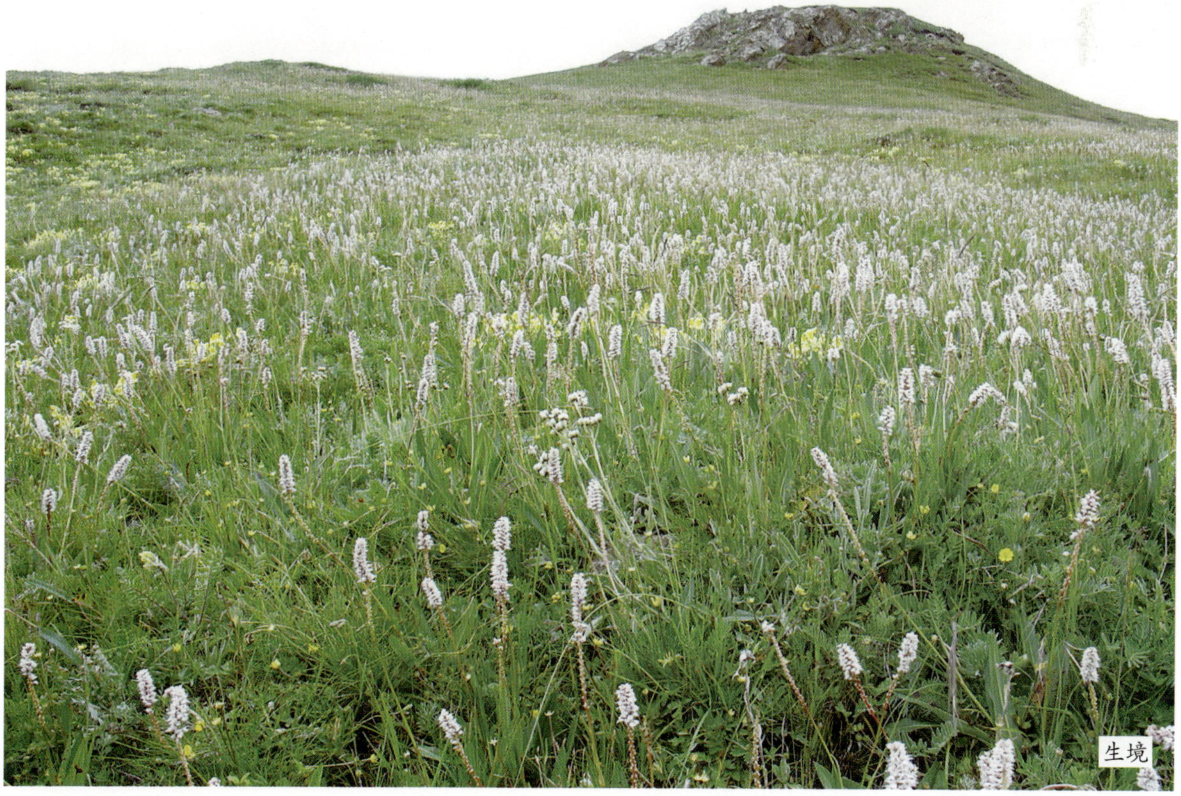

【形态特征】多年生草本。根状茎粗壮，弯曲，黑褐色，直径 1~2 cm；茎直立，高 15~60 cm，不分枝。基生叶长圆形或卵状披针形，长 3~10 cm，宽 0.5~3 cm，外卷，具长叶柄；茎生叶较小，披针形，近无柄；托叶鞘筒状，膜质，下部绿色，上部褐色，偏斜，开裂，无缘毛。总状花序呈穗状，顶生。瘦果卵形，长约 2 mm，包于宿存花被内。花期 5~7 月，果期 7~9 月。

【适宜生境】生于海拔 2000~5200 m 的山坡林下、高山或亚高山草甸。

【资源状况】分布于共和、湟中、门源、湟源、祁连、大通、海晏、刚察、天峻。常见。

【药 材 名】蝎子七（根茎）。

【采收加工】秋季采挖，除去须根及杂质，洗净，晾干，切片。

【功能主治】清热解毒，止血，活血。用于咽喉肿痛，疮痈肿毒，湿热泄泻，痢疾，赤白带下，吐血，衄血，崩漏，肠风下血，外伤出血，跌打损伤，腰痛，关节疼痛。

【藏医应用】《中国藏药》记载本种的根茎入药。辛、涩，热。健胃，止泻。用于胃病，消化不良，“培根”病。

掌叶大黄

葵叶大黄、北大黄、天水大黄

Rheum palmatum Linn.

【藏药名】ལྕུམ་རྩ།（音译名：君木杂）

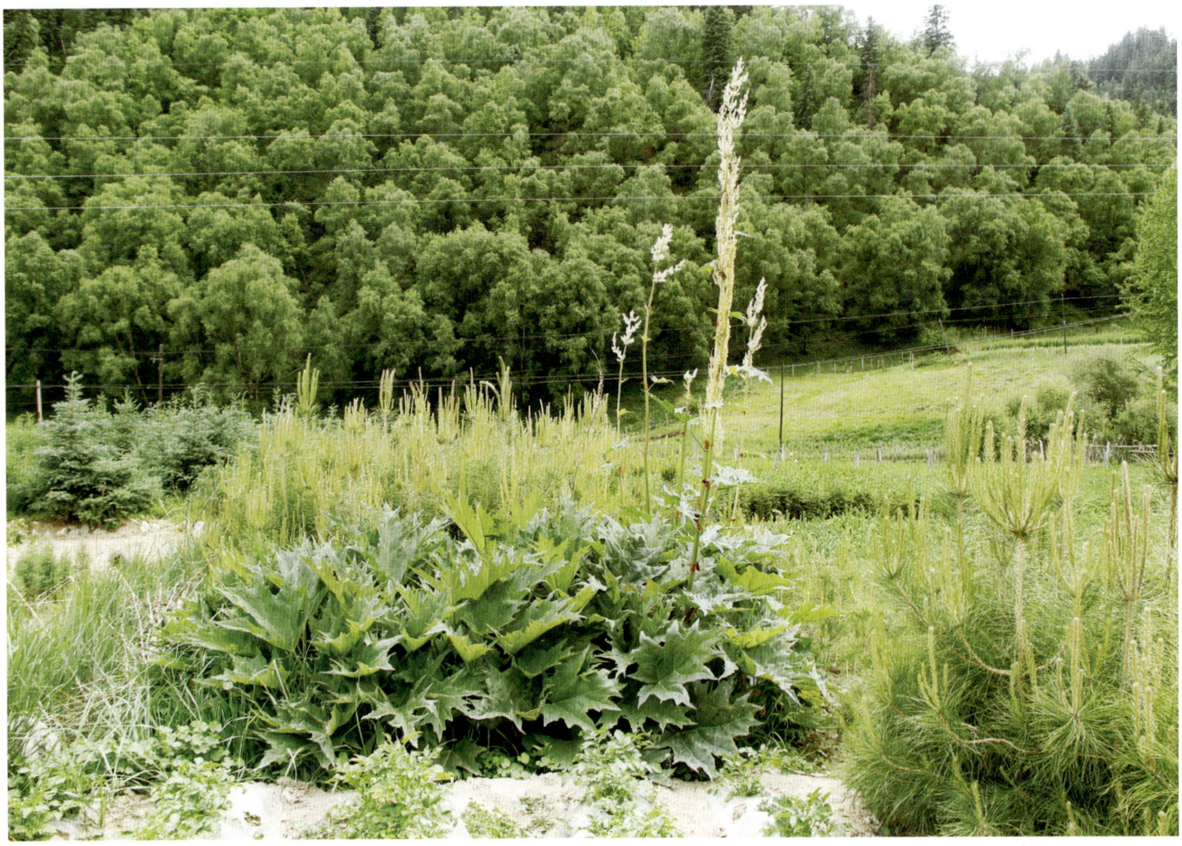

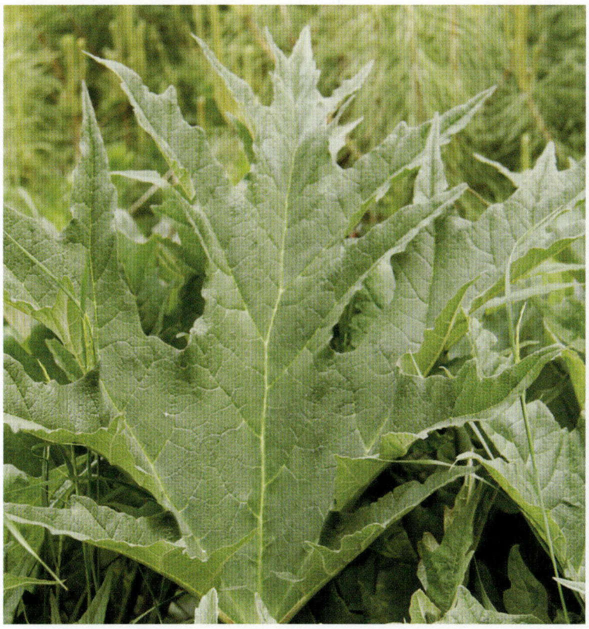
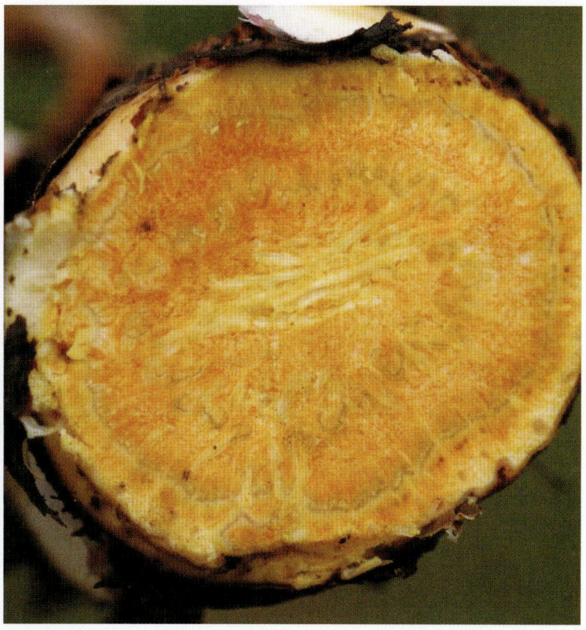

【形态特征】高大粗壮草本。根状茎粗壮，木质；茎直立，中空。叶片长宽近相等，基部近心形，叶上面粗糙至具乳突状毛；叶柄粗壮，圆柱状，与叶片近等长；托叶鞘大，内面光滑，外面粗糙。圆锥花序，花小，通常紫红色，有时黄白色；花被片外轮较窄，内轮较大，宽椭圆形至近圆形；雄蕊不外露，花盘与花丝基部粘连；子房菱状宽卵形。果实矩圆状椭圆形至矩圆形。花、果期 6~8 月。

【适宜生境】生于海拔 2700~4000 m 的河谷林缘、坡麓。

【资源状况】分布于湟中、门源。常见。

【药 材 名】大黄（根及根茎）。

【采收加工】秋末茎叶枯萎或次春发芽前采挖，除去细根，刮去外皮，切瓣或段，绳穿成串干燥或直接干燥。

【功能主治】泻下攻积，清热泻火，凉血解毒，逐瘀通经，利湿退黄。用于实热积滞便秘，血热吐衄，目赤咽肿，痈肿疔疮，肠痈腹痛，血瘀经闭，产后瘀阻，跌打损伤，湿热痢疾，黄疸尿赤，淋证，水肿；外用治烧烫伤。

【藏医应用】《藏药志》记载本种的根入药。苦，寒。泻热攻下，行瘀化积。用于中毒性发热，脏器发热，胆热病，“培根”病，实热便秘，湿热黄疸，血瘀经闭，痈肿疮毒。

歧穗大黄 *Rheum przewalskyi* A. Los.

【藏药名】ཆུ་རྩ།（音译名：曲杂）

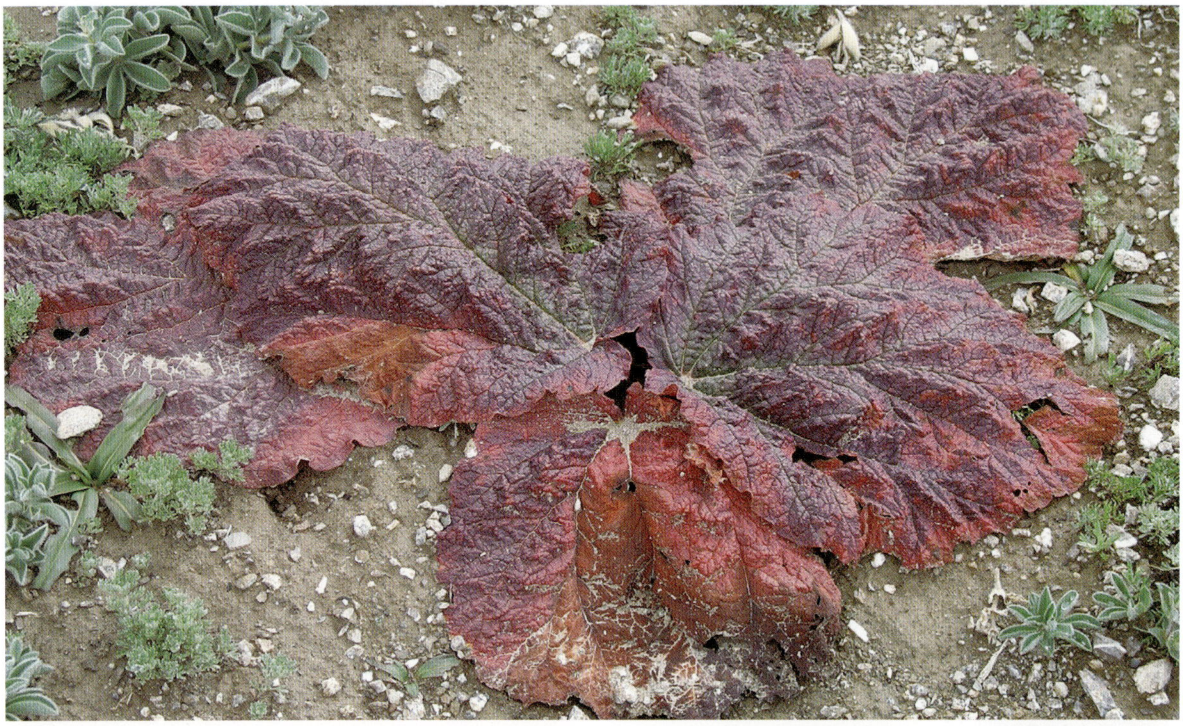

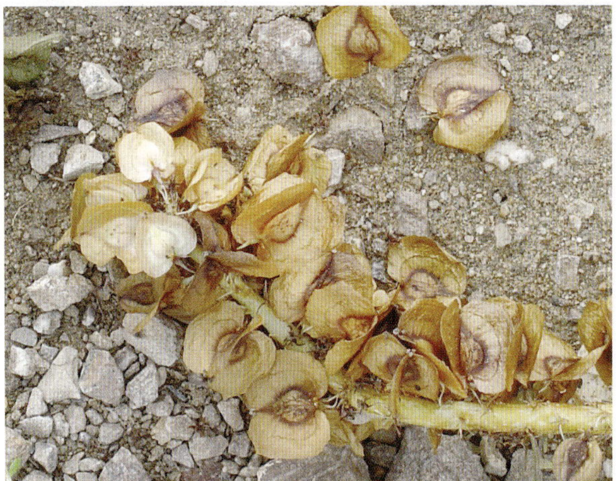

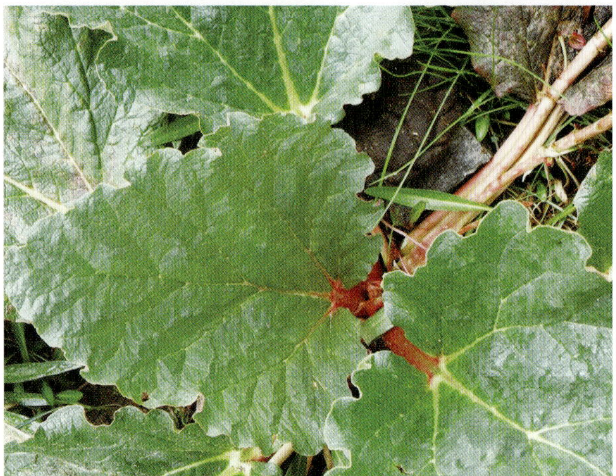

【形态特征】矮壮草本。无茎。叶基生，宽卵形或菱状宽卵形，长 10~20 cm，宽 9~17 cm，顶端圆钝，基部近心形，全缘。花葶 2~3 枝，花序为穗状的总状；花黄白色；雄蕊 9，与花被近等长或稍外露；子房宽椭圆形，花柱长，向下反曲，柱头膨大成盘状，表面不平。果实宽卵形或梯状卵形，长 8.5~10 mm，宽 7~8.5 mm。种子卵形，宽约 3 mm，深褐色。花期 7 月，果期 8 月。

【适宜生境】生于海拔 3400~4900 m 的山坡、山沟或林下石缝或山间洪积平原沙地。

【资源状况】分布于共和、门源、祁连。少见。

【藏医应用】《藏药志》记载本种的根及根茎入药。苦、酸，凉。消炎，泻下，愈疮。用于大便秘结，多种疠病，伤口不愈。四川德格藏医用于腹痛，大便干燥，降血压，泻蛊热。

小大黄

次大黄、白大黄

Rheum pumilum Maxim.

【藏药名】ཆུ་མ་རྩི།（音译名：曲玛孜）

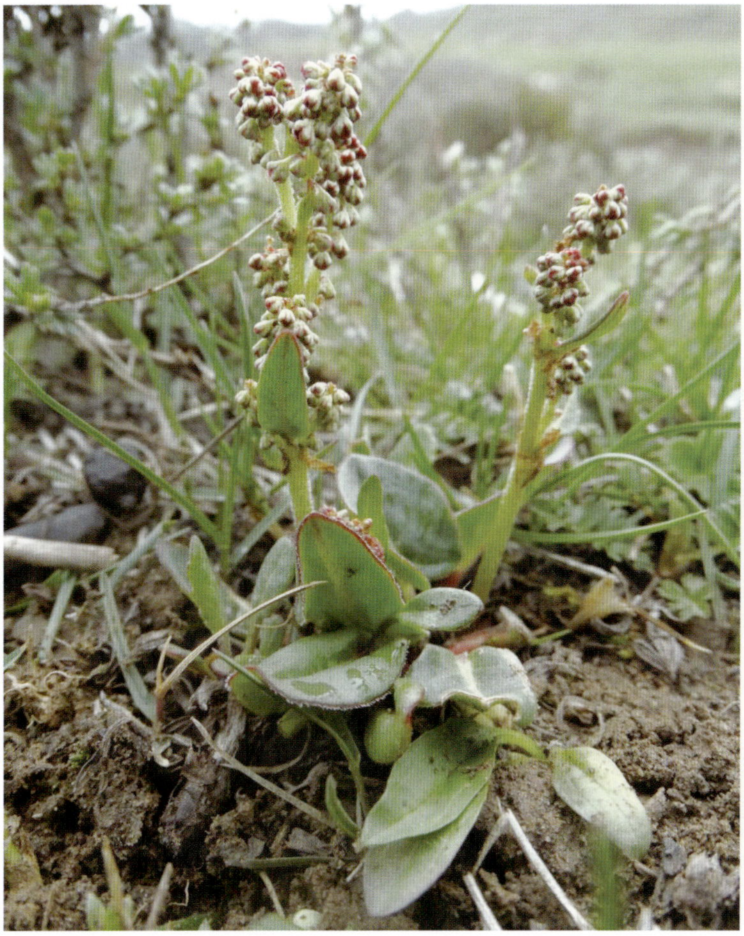

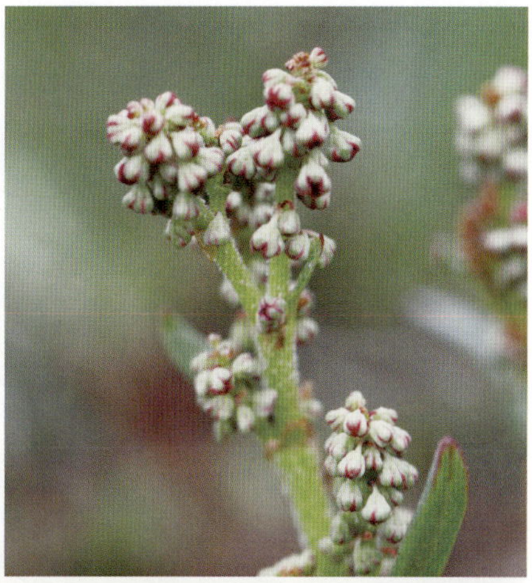

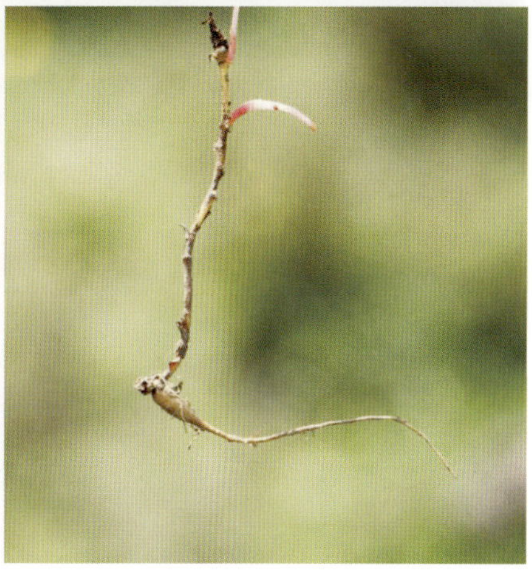

【形态特征】矮小草本，高 10~25 cm。茎细，直立，下部直径 2~3.5 mm，具细纵沟纹，被有稀疏灰白色短毛，靠近上部毛较密。基生叶 2~3 片，叶片卵状椭圆形或卵状长椭圆形，长 1.5~5 cm，宽 1~3 cm，近革质，顶端圆，基部浅心形，全缘。窄圆锥状花序，花被不开展。果实三角形或角状卵形。种子卵形。花期 6~7 月，果期 8~9 月。

【适宜生境】生于海拔 2200~3800 m 的山坡或山谷湿地。

【资源状况】分布于共和、互助、湟中、门源、大通、祁连、海晏、刚察、天峻。常见。

【药 材 名】小大黄（根）。

【采收加工】秋末挖取根，除去地上部分，洗净，晾干。

【功能主治】泻实热，破积滞，下瘀血，消痈肿。用于食积停滞，脘腹胀痛，热结便秘，黄疸，闭经，癥瘕，痈肿丹毒，跌打损伤，水火烫伤。

【藏医应用】《中华藏本草》记载本种的全草入药。清热，消渴，除烦，泻“黄水”和恶性腹水。用于“黄水”病，恶性腹水，心热，烦躁，口干舌燥。

穗序大黄

亚大黄

Rheum spiciforme Royle

【藏药名】ཆུ་རྩ།（音译名：曲杂）

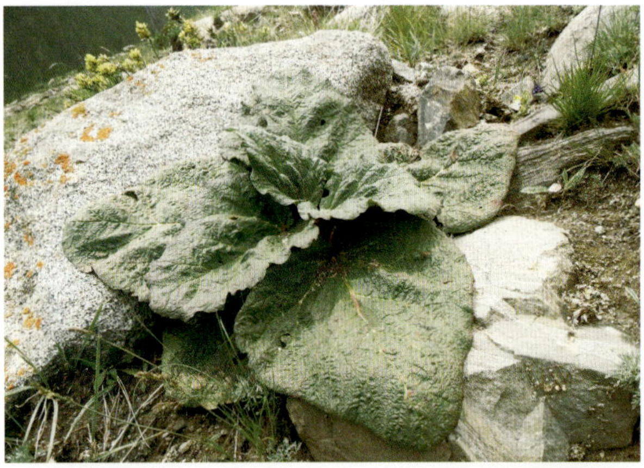

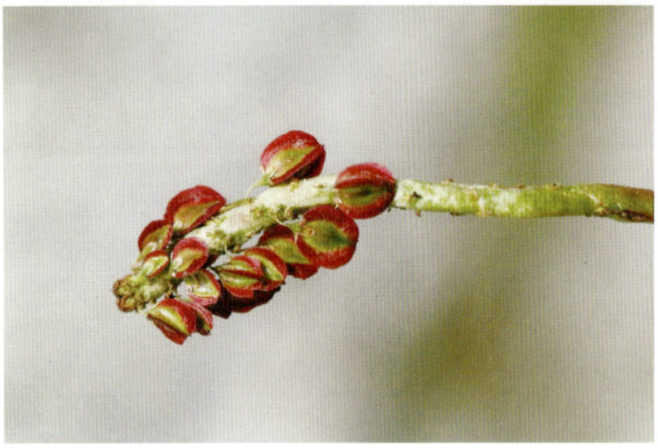

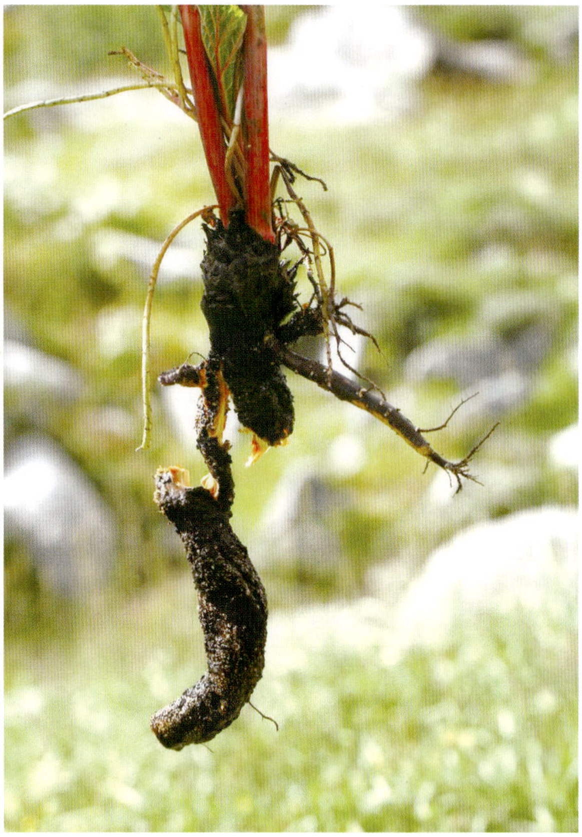

【形态特征】矮壮草本。无茎。叶基生，卵圆形或宽卵状椭圆形，长 10~20 cm，宽 8~15 cm，顶端圆钝，基部圆或浅心形，全缘，叶上面暗绿色或黄绿色，下面紫红色。花葶 2~4 枝；穗状的总状花序，花淡绿色；花被片椭圆形或长椭圆形，外轮较窄小，长 1.8~2 mm，宽约 1 mm；雄蕊 9，与花被近等长，花药黄色；子房略倒卵球形。果实矩圆状宽椭圆形，长 8~10 mm，宽 7~9 mm。花期 6 月，果期 8 月。

【适宜生境】生于海拔 3800~4800 m 的高山碎石坡或河滩砂砾地。

【资源状况】分布于互助、祁连、天峻。少见。

【藏医应用】《中国藏药材大全》记载本种的根及茎叶入药。苦，凉而平。愈疮清热。用于疮伤发热，瘟疫病。

鸡爪大黄

唐古特大黄、北大黄

Rheum tanguticum Maxim. ex Regel

【藏药名】ལྕུམ་རྩ།（音译名：君木杂）

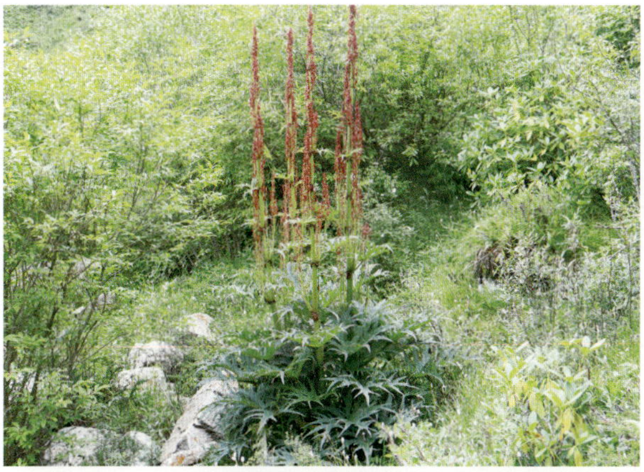

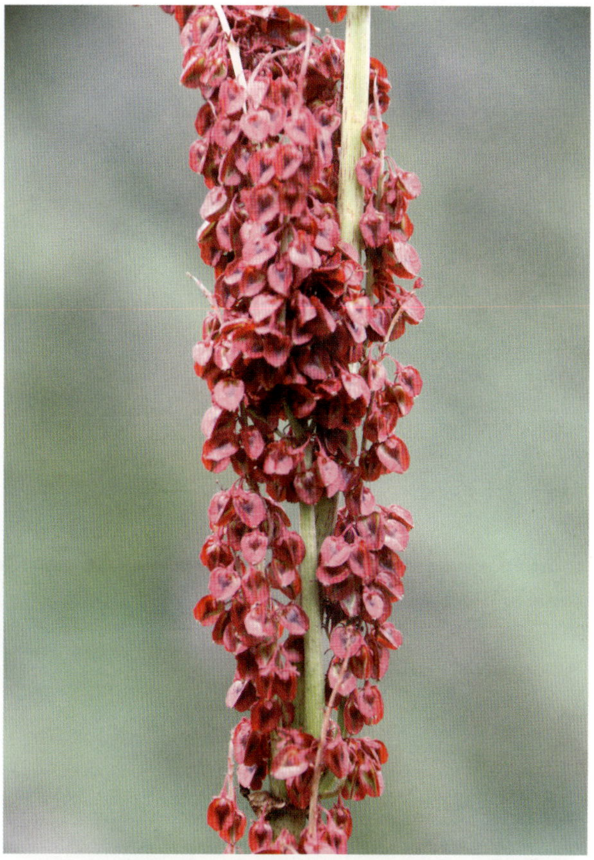

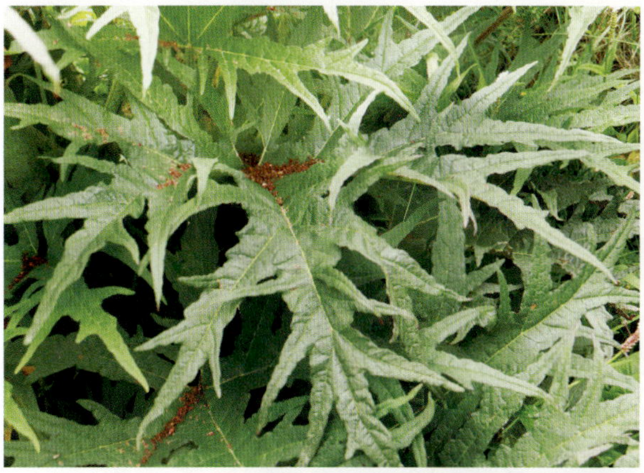

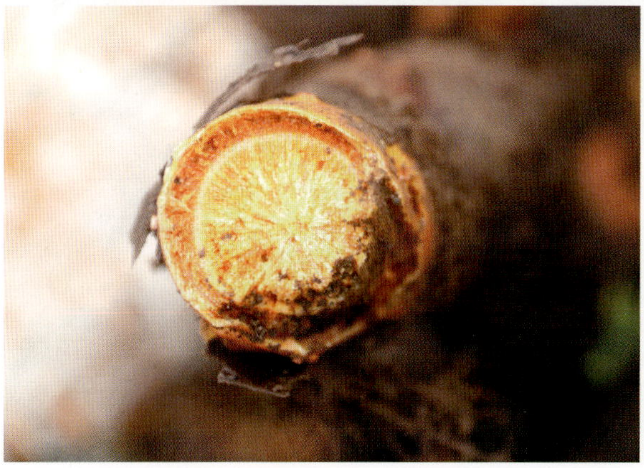

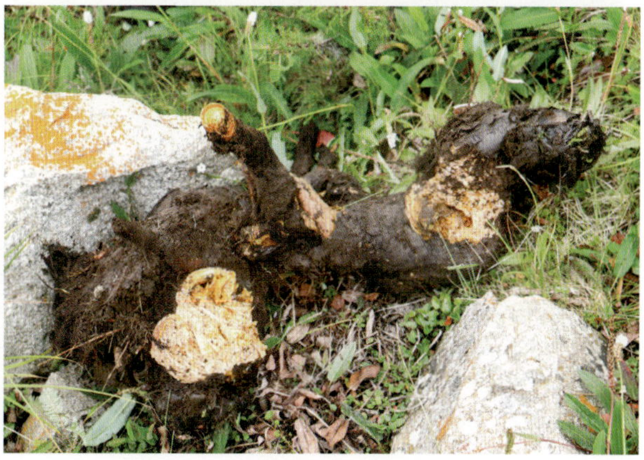

【形态特征】高大草本，高 1.5~2 m。根及根状茎粗壮，黄色；茎粗，中空，具细棱线。茎生叶大型，叶片近圆形或宽卵形，长 30~60 cm，顶端窄长急尖，基部略呈心形，通常掌状 5 深裂，最基部 1 对裂片简单，中间 3 个裂片多为三回羽状深裂；茎生叶叶柄较短；托叶鞘大型，以后多破裂。大型圆锥花序，花小，紫红色，稀淡红色；雄蕊多为 9，不外露；子房宽卵形，花柱较短，平伸，柱头头状。果实矩圆状卵形至矩圆形，长 8~9.5 mm，宽 7~7.5 mm，翅宽 2~2.5 mm。种子卵形，黑褐色。花期 6 月，果期 7~8 月。

【适宜生境】生于海拔 2300~4200 m 的林缘、林下沟谷或灌丛。

【资源状况】分布于互助。少见。

【药 材 名】大黄（根及根茎）。

【采收加工】秋末茎叶枯萎或次春发芽前采挖，除去细根，刮去外皮，切瓣或段，绳穿成串干燥或直接干燥。

【功能主治】泻下攻积，清热泻火，凉血解毒，逐瘀通经，利湿退黄。用于实热积滞便秘，血热吐衄，目赤咽肿，痈肿疔疮，肠痈腹痛，血瘀经闭，产后瘀阻，跌打损伤，湿热痢疾，黄疸尿赤，淋证，水肿；外用治烧烫伤。

【藏医应用】《藏药志》记载本种的根入药。苦，寒。泻热攻下，行瘀化积。用于中毒性发热，脏器发热，胆热病，“培根”病，实热便秘，湿热黄疸，血瘀经闭，痈肿疮毒。

酸 模

遏蓝菜、酸溜溜、山羊蹄

Rumex acetosa Linn.

【藏药名】ཆུ་ཤོག（音译名：曲肖）

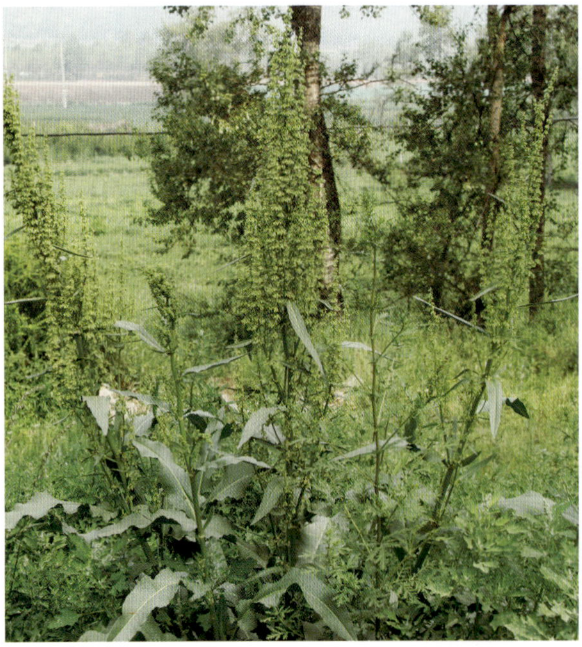

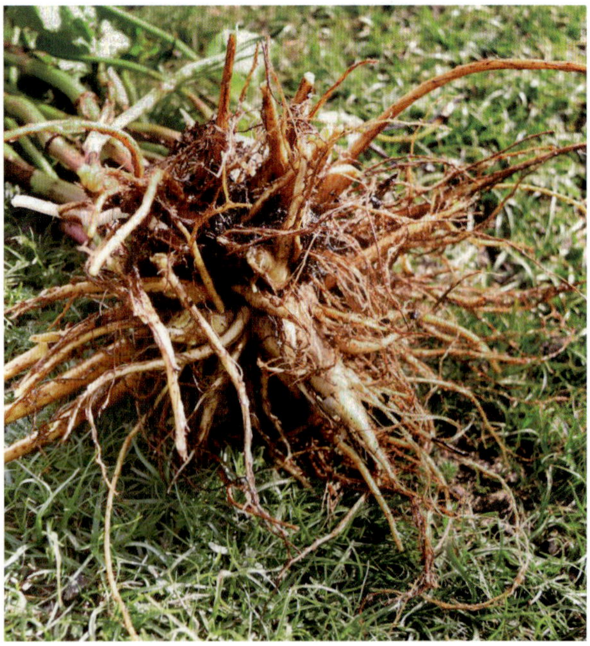

【形态特征】多年生草本，高可达 100 cm。茎具深沟槽，通常不分枝。基生叶和茎下部叶箭形，顶端急尖或圆钝，基部裂片急尖，全缘或微波状；茎上部叶较小，具短叶柄或无柄；托叶鞘膜质，易破裂。花序狭圆锥状，顶生，分枝稀疏；花单性，雌雄异株；花梗中部具关节；雄花内花被片椭圆形，外花被片较小；雌花内花被片果时增大，近圆形。瘦果椭圆形，黑褐色，有光泽。5~7 月开花，果期 6~8 月。

【适宜生境】生于海拔 2300~4300 m 的山坡、林缘、沟边、路旁。

【资源状况】分布于大通。常见。

【药 材 名】酸模（根）。

【采收加工】夏季采收，洗净，晒干或鲜用。

【功能主治】凉血止血，泄热通便，利尿，杀虫。用于吐血，便血，月经过多，热痢，目赤，便秘，小便不通，淋浊，恶疮，疥癣，湿疹。

【藏医应用】《中华藏本草》记载本种的根及根茎入药。清热，消肿，祛湿，愈疮。用于乳蛾，白喉，腹水，异常子宫出血，肺结核咳嗽，肝炎；外用治外伤出血，疮疖肿毒，湿疹，腮腺炎，神经性皮炎，疥疮。

皱叶酸模

土大黄、四季菜根、牛耳大黄根、羊蹄根

Rumex crispus Linn.

【藏药名】རྒྱ་ཤོག（音译名：甲肖）

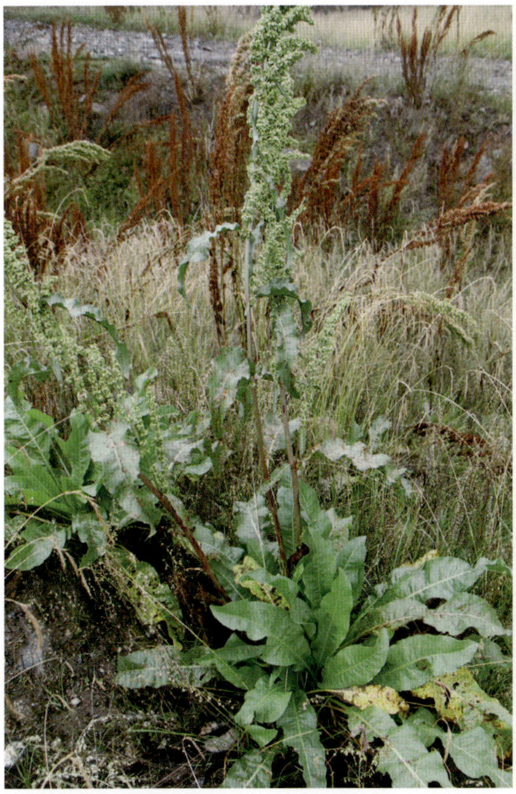

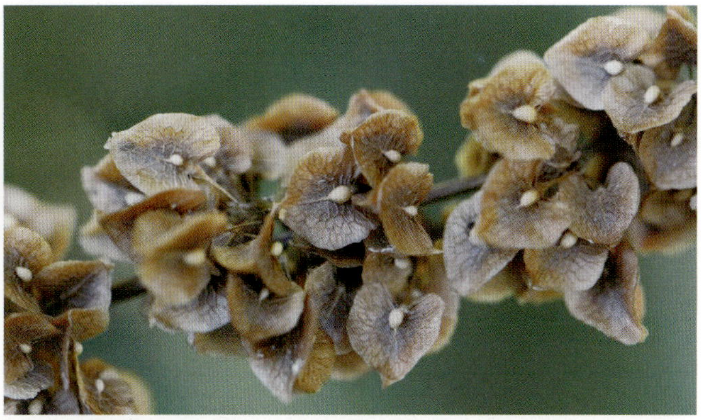

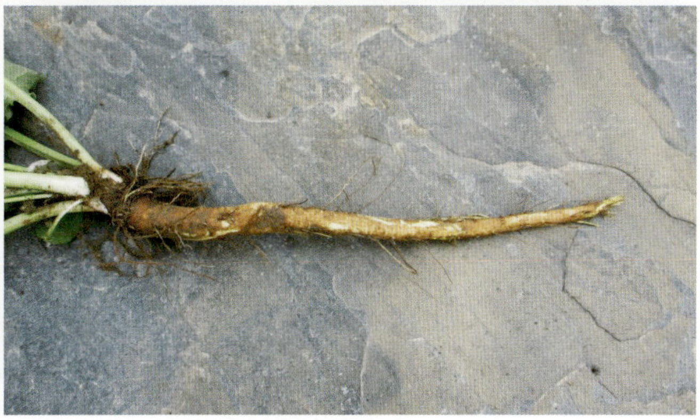

【形态特征】多年生草本，高可达 100 cm。根粗壮。茎直立。基生叶片披针形或长圆状披针形，两面无毛，顶端急尖，基部楔形，边缘皱波状；茎生叶较小狭披针形；花序由数个腋生的总状花序组成圆锥状，顶生狭长，花两性，瘦果椭圆形，暗褐色，有光泽。花期 6~7 月，果期 7~8 月。

【适宜生境】生于海拔 2000~3000 m 的河滩、沟边湿地。

【资源状况】分布于互助、湟中、湟源、大通、门源、祁连、海晏、刚察。常见。

【药 材 名】牛耳大黄（根）、牛耳大黄叶（叶）。

【采收加工】牛耳大黄：4~5 月挖根，洗净，晒干或鲜用。牛耳大黄叶：4~5 月采叶，晒干或鲜用。

【功能主治】牛耳大黄：清热解毒，凉血止血，通便杀虫。用于急慢性肝炎，肠炎，痢疾，慢性支气管炎，吐血，衄血，便血，崩漏，热结便秘，痈疽肿毒，疥癣，秃疮。牛耳大黄叶：清热通便，止咳。用于热结便秘，咳嗽，痈肿疮毒。

【藏医应用】《中华藏本草》记载本种的根及根茎入药。清热解毒，凉血，止血，消肿，祛湿，愈疮。用于“培根”病，结膜炎，胆热病，咽喉病，中毒症，慢性肠炎，异常子宫出血，血小板减少等；外用治湿疹，皮癣，疮疖痈肿，外伤出血，跌打损伤。

尼泊尔酸模

尼泊尔羊蹄

Rumex nepalensis Spreng.

【藏药名】ལུང་ཤོ（音译名：龙肖）

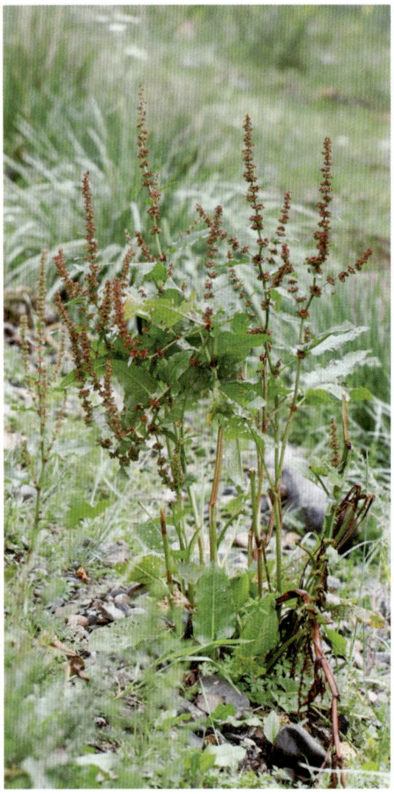

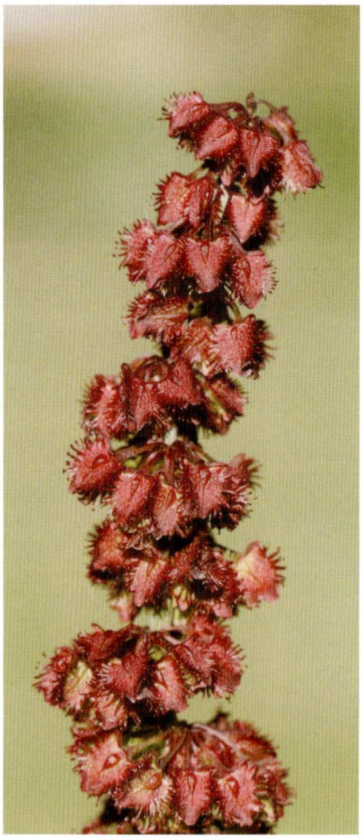

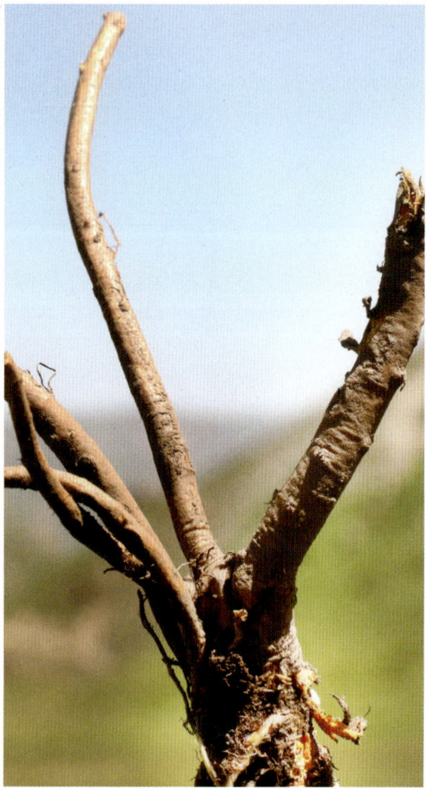

【形态特征】多年生草本。根粗壮。茎直立，高 50~100 cm，具沟槽，无毛，上部分枝。基生叶长圆状卵形，长 10~15 cm，宽 4~8 cm。花序圆锥状，花两性，花梗中下部具关节。瘦果卵形，具 3 锐棱，顶端急尖，长约 3 mm，褐色，有光泽。花期 4~5 月，果期 6~7 月。

【适宜生境】生于海拔 2700~4000 m 的山坡路旁、山谷草地。

【资源状况】分布于互助。少见。

【药 材 名】羊蹄（根）。

【采收加工】栽种两年后，秋季当地上叶变黄时，挖出根部，洗净鲜用或切片晒干。

【功能主治】清热通便，凉血止血，杀虫止痒。用于大便秘结，吐血衄血，肠风便血，痔血，崩漏，疥癣，白秃，疮痈肿毒，跌打损伤。

【藏医应用】《中华藏本草》记载本种的根及根茎入药。清热，消肿，祛湿，愈疮。用于乳蛾，白喉，腹水，异常子宫出血，肺结核咳嗽，肝炎；外用治外伤出血，疮疖肿毒，湿疹，腮腺炎，神经性皮炎，疥疮。

巴天酸模

牛耳酸模、羊铁酸模

Rumex patientia Linn.

【藏药名】ཆུ་ཤོ（音译名：曲肖）

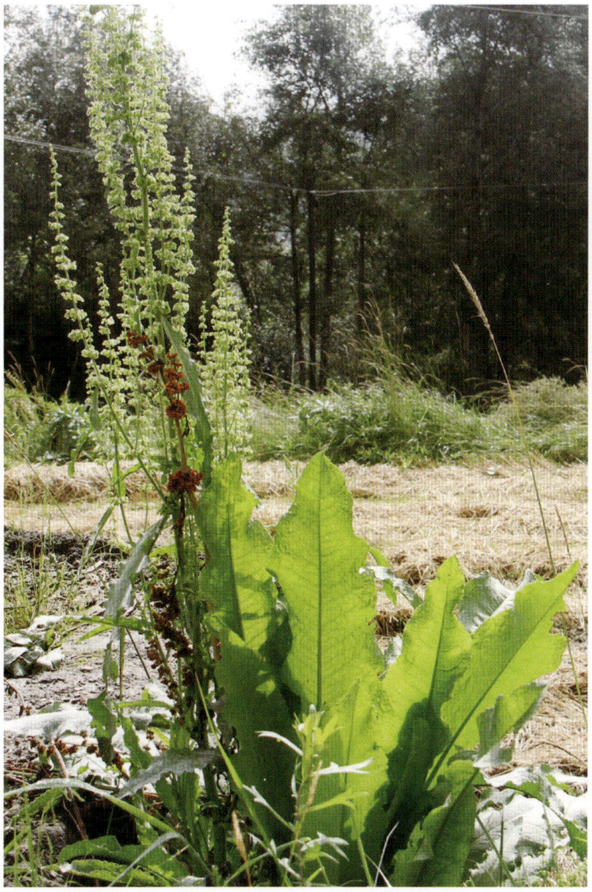

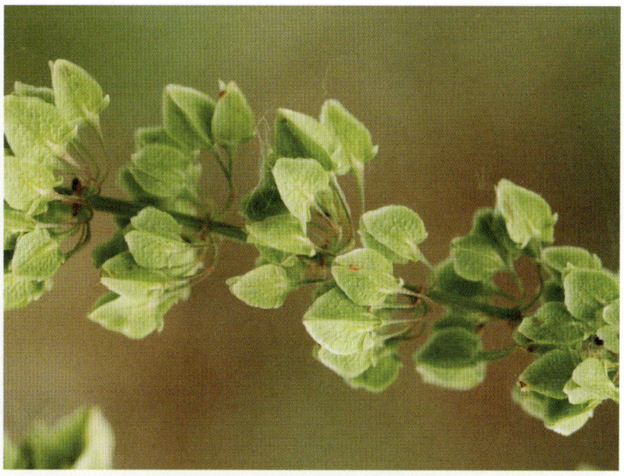

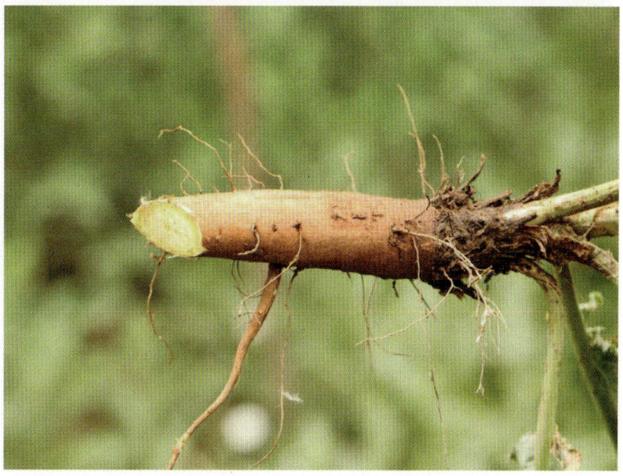

【形态特征】多年生草本，高 1~1.5 m。根粗壮，黄褐色。茎直立粗壮，单一或分枝，基生叶具长柄，长椭圆形，基部圆形或微心形，长 15~30 cm，全缘或波状，茎生叶较小，长圆状披针形，近无柄；托叶鞘膜质，管状。大型圆锥花序顶生与腋生，花多数，密生；花被片 6，淡绿色，2 层，宿存，内层 3 片结果时增大，基部有瘤状突起；雄蕊 6；子房 1，花柱 3。瘦果卵状三棱形，褐色，包于花被内。花期 5~6 月。果期 8~9 月。

【适宜生境】生于海拔 2200~3600 m 的沟边湿地、水边。

【资源状况】分布于大通。常见。

【药 材 名】牛西西（根）、牛西西叶（叶）。

【采收加工】牛西西：全年可采挖，洗净，切片，生用（晒干或鲜用）或酒制后用。牛西西叶：植物生长茂盛时采收，鲜用或晒干。

【功能主治】牛西西：清热解毒，止血消肿，通便，杀虫。用于吐血，衄血，便血，崩漏，赤白带下，紫癜，痢疾，肝炎，大便秘结，小便不利，疮痈肿毒，疥癣，跌打损伤，烫火伤。牛西西叶：祛风止痒，敛疮，清热解毒。用于皮肤瘙痒，烫火伤，咽痛。

【藏医应用】《中华藏本草》记载本种的根及根茎入药。清热解毒，凉血，止血，消肿，祛湿，愈疮。用于“培根”病，结膜炎，胆热病，咽喉病，中毒症，慢性肠炎，异常子宫出血，血小板减少等；外用治湿疹，皮癣，疮疖痈肿，外伤出血，跌打损伤。

藜　科

沙　蓬　东廧子

Agriophyllum squarrosum (L.) Moq.

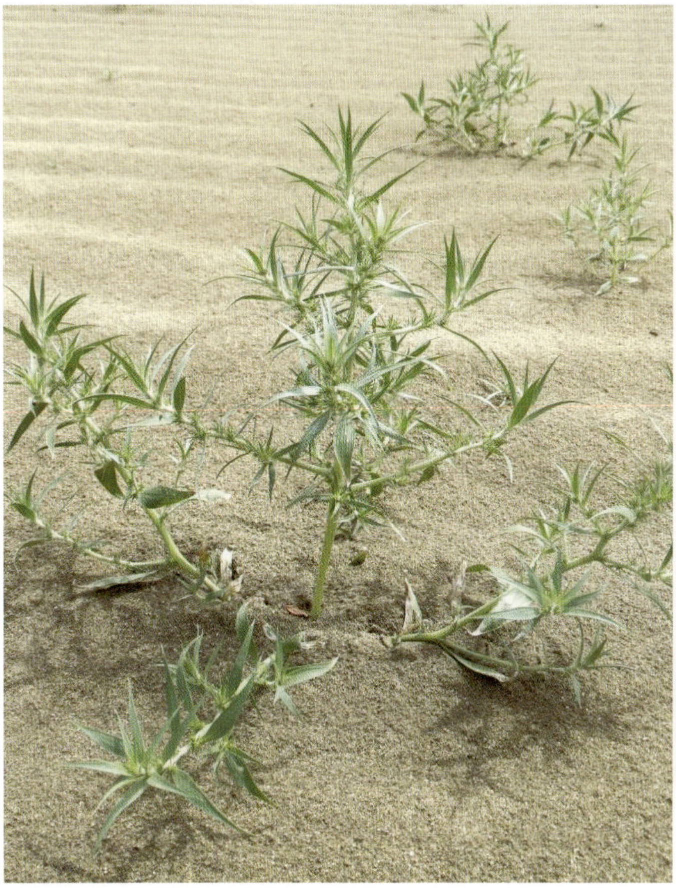

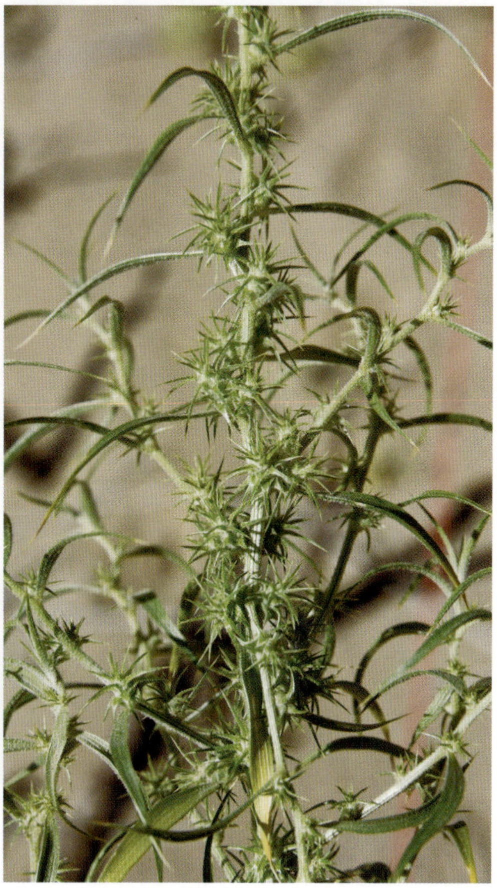

【形态特征】一年生草本。茎直立，坚硬，浅绿色，具不明显的条棱，基部分枝。叶无柄，披针形、披针状条形或条形。穗状花序紧密，卵圆状或椭圆状；无梗；花被片膜质；雄蕊花丝锥形，膜质，花药卵圆形。果实卵圆形或椭圆形，两面扁平或背部稍凸。种子近圆形，光滑，有时具浅褐色的斑点。花、果期 8~10 月。

【适宜生境】生于海拔 2900~3200 m 的固定沙丘、荒漠沙坡、河岸沙滩中。

【资源状况】分布于共和。常见。

【药 材 名】东廧子（种子）。

【采收加工】秋季果实成熟后打下种子，除去杂质，晒干。

【功能主治】健脾消食，发表解热，利水。用于饮食积滞，噎嗝反胃，感冒发热，肾炎。

中亚滨藜

软蒺藜、白蒺藜

Atriplex centralasiatica Iljin

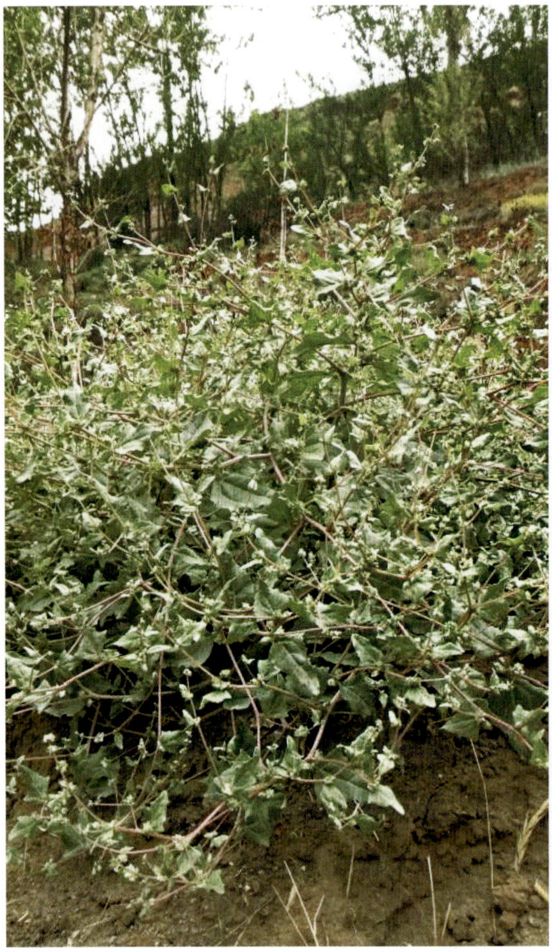

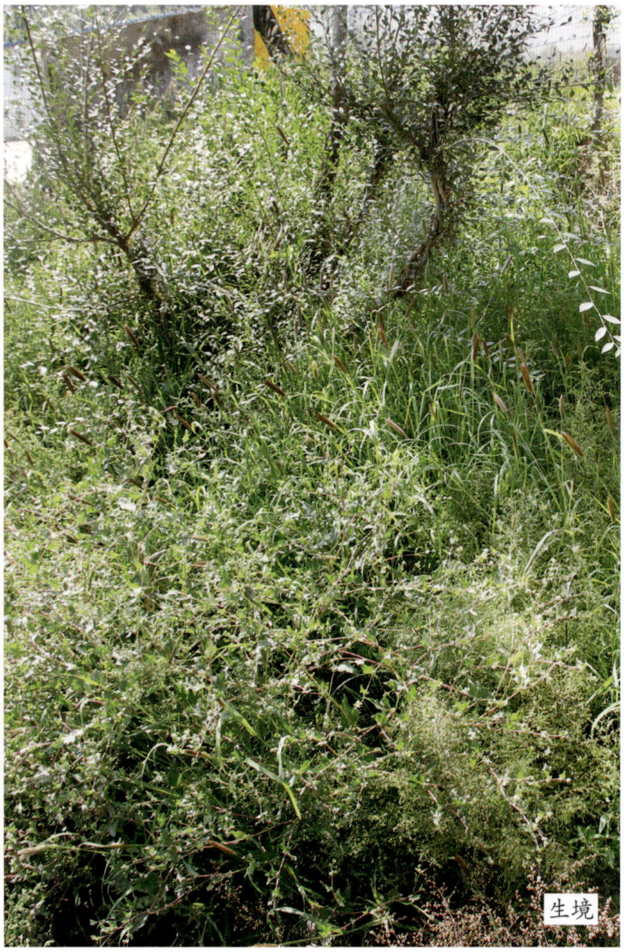

【形态特征】一年生草本，高可达 30 cm。茎通常自基部分枝，枝钝四棱形，黄绿色。叶有短柄，枝上部的叶近无柄；叶片卵状三角形至菱状卵形。花集成腋生团伞花序，雄花花丝扁平，基部联合，花药宽卵形至短矩圆形；雌花的苞片近半圆形至平面钟形，边缘近基部以下合生。胞果扁平，宽卵形或圆形，果皮膜质，白色，与种子贴伏。种子直立，红褐色或黄褐色。花期 7~8 月，果期 8~9 月。

【适宜生境】生于海拔 3000~4000 m 的干旱河滩、山麓、湖滨和盐碱化荒漠砾地。

【资源状况】分布于共和、湟中。常见。

【药 材 名】软蒺藜（果实）。

【采收加工】秋季果实成熟后割取地上部分，晒干，打下果实，去净杂质。

【功能主治】清肝明目，祛风止痒，活血消肿，通乳。用于目赤肿痛，头痛，头晕，咳逆，喉痹，风疹，皮肤瘙痒，肿毒，乳汁不畅。

西伯利亚滨藜

软蒺藜

Atriplex sibirica Linn.

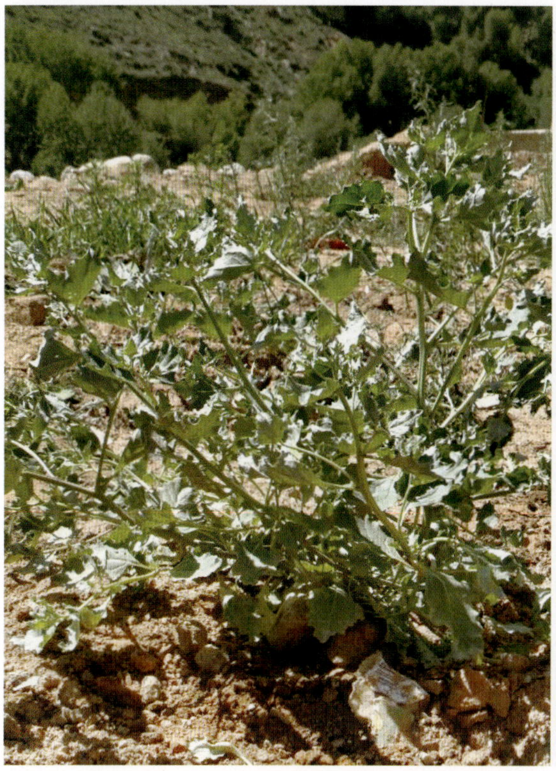

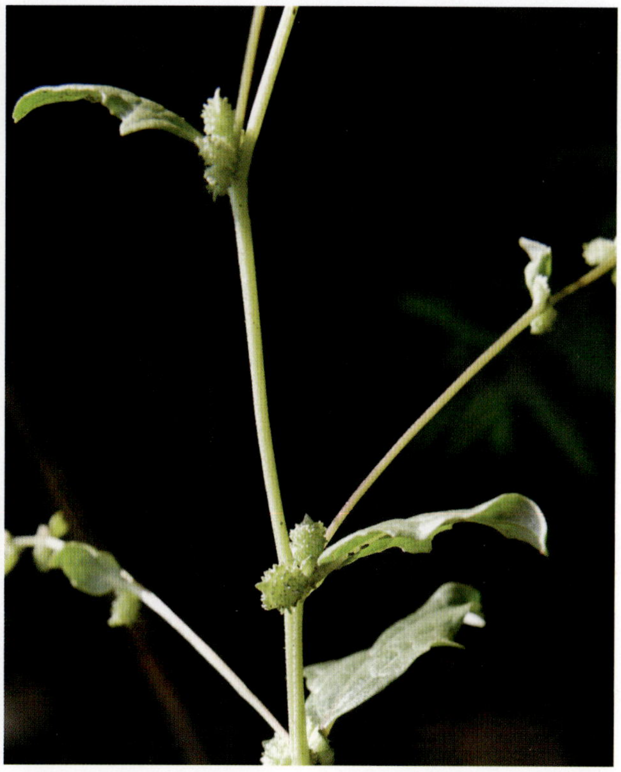

【形态特征】 一年生草本，高 20~50 cm。茎直立，钝四棱形，通常自基部分枝，有白粉粒。叶互生，菱状卵形，先端微钝，基部宽楔形，边缘通常有波状钝锯齿，中部的 1 对齿较大，呈裂片状，下面密生粉粒，灰白色；叶柄短。团伞花序，几遍布叶腋；花单性；雄花花被片 5，雄蕊 3~5。胞果卵形或近圆形。果期 8~9 月。

【适宜生境】 生于海拔 1900~3100 m 的田边渠间、宅旁荒地、干旱盐碱地中。

【资源状况】 分布于共和。常见。

【药 材 名】 软蒺藜（果实）。

【采收加工】 秋季果实成熟后割取地上部分，晒干，打下果实，去净杂质。

【功能主治】 清肝明目，祛风止痒，活血消肿，通乳。用于目赤肿痛，头痛，头晕，咳逆，喉痹，风疹，皮肤瘙痒，肿毒，乳汁不畅。

雾冰藜

雾冰草

Bassia dasyphylla (Fisch. et Mey.) O. Kuntze

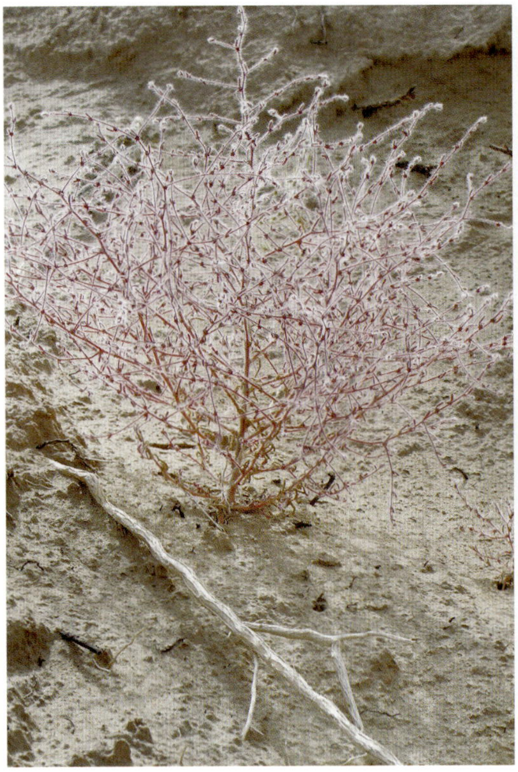

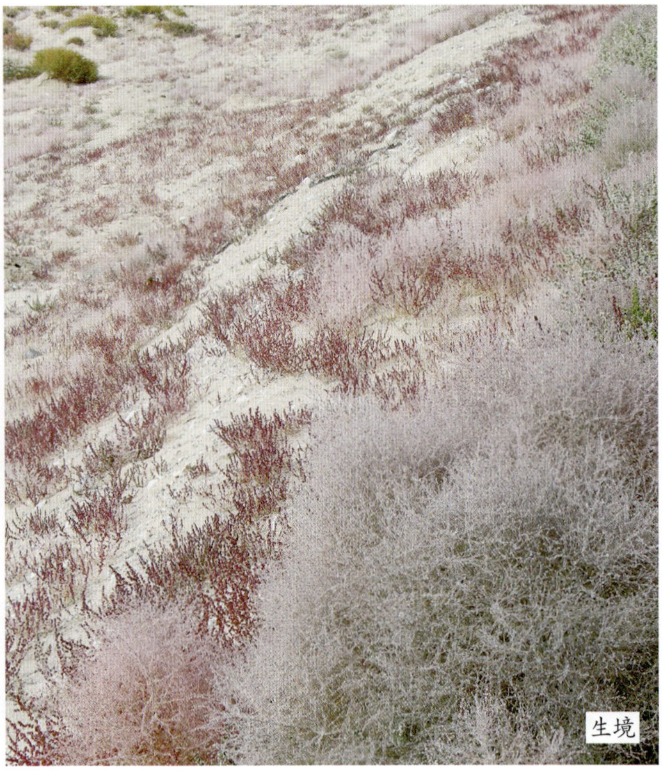

生境

【形态特征】一年生草本，高 20~50 cm。茎直立，分枝，开展，全株密被平展的白色长柔毛。叶互生，叶片圆柱状或半圆柱状线形，密被长柔毛。花两性，单生或 2 朵簇生，通常仅 1 朵发育，花被筒球状壶形，密被长柔毛，裂齿不内弯，果成熟时花被背部具 5 个钻状附属物，三棱状，平直，坚硬，形成一平展的五角星状；雄蕊 5。胞果卵圆形。种子近圆形，光滑。花、果期 9 月。

【适宜生境】生于海拔 2700~3200 m 的戈壁、盐碱地、沙丘、草地、河滩、阶地及洪积扇上。

【资源状况】分布于共和。常见。

【药 材 名】五星蒿（全草）。

【采收加工】夏季割取全草，除去杂质，晒干。

【功能主治】祛风，清湿热。用于头皮屑。

藜

灰条菜、灰藿、落藜

Chenopodium album Linn.

【藏药名】སྙེའུ།（音译名：奈吾）

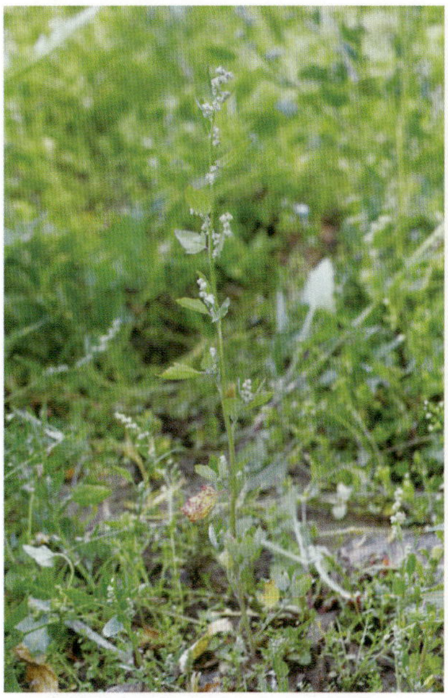
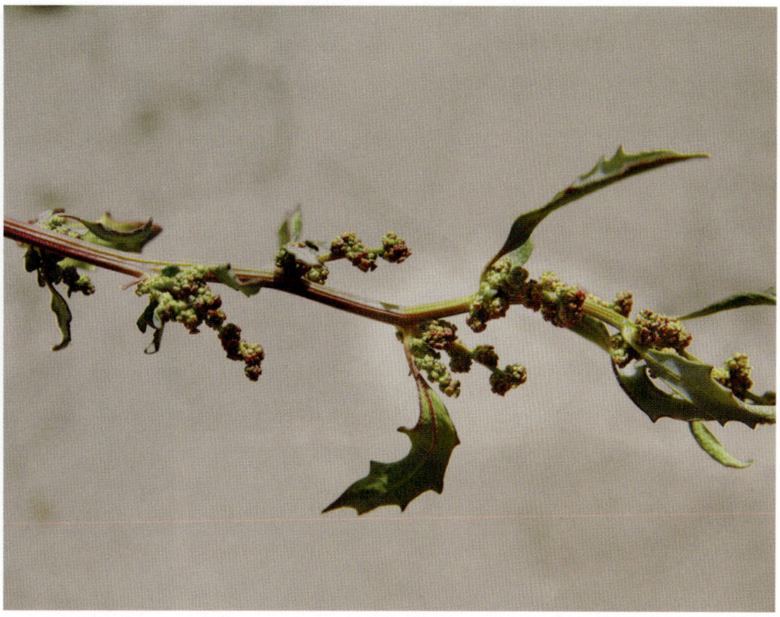

【形态特征】一年生草本，高 0.4~2 m。茎直立，具棱和绿色条纹。叶互生，下部叶片菱状卵形或卵状三角形，先端钝，边缘有牙齿或作不规则浅裂，基部楔形；上部叶片披针形，下面常被白粉。花小型，两性，黄绿色，每 8~15 朵聚成一花簇，许多花簇集成大的圆锥花序。胞果稍扁，近圆形，包于花被内。花期 8~9 月。果期 9~10 月。

【适宜生境】生于海拔 1700~4200 m 的路旁、荒地及田间。

【资源状况】分布于共和、海晏、刚察、天峻、湟源、祁连、门源、大通、互助、湟中。常见。

【药 材 名】藜（幼嫩全草）。

【采收加工】春、夏季割取全草，除去杂质，鲜用或晒干。

【功能主治】清热祛湿，解毒消肿，杀虫止痒。用于发热，咳嗽，痢疾，腹泻，腹痛，疝气，龋齿痛，湿疹，疥癣，白癜风，疮疡肿痛，毒虫咬伤。

【藏医应用】《中华本草》（藏药卷）记载本种的地上部分入药。甘、辛，消化后味甘，性温，效润。祛风，清热。用于风热外感，疮伤，结石。

灰绿藜 大叶藜

Chenopodium glaucum Linn.

【藏药名】ཨོད་སྙི།（音译名：喔奈）

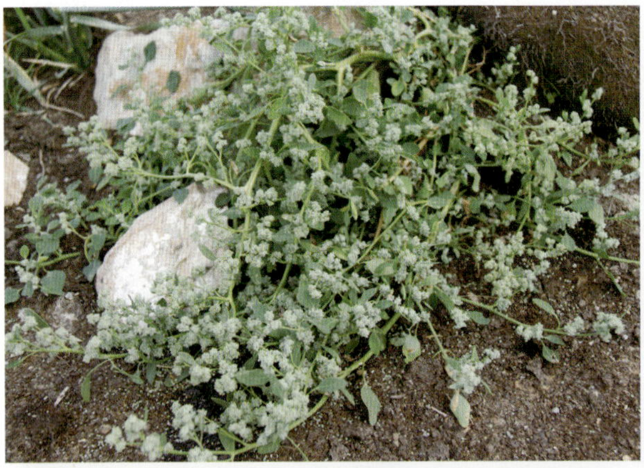

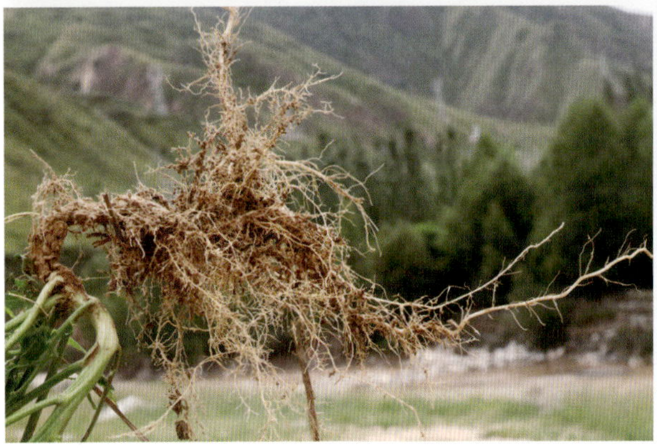

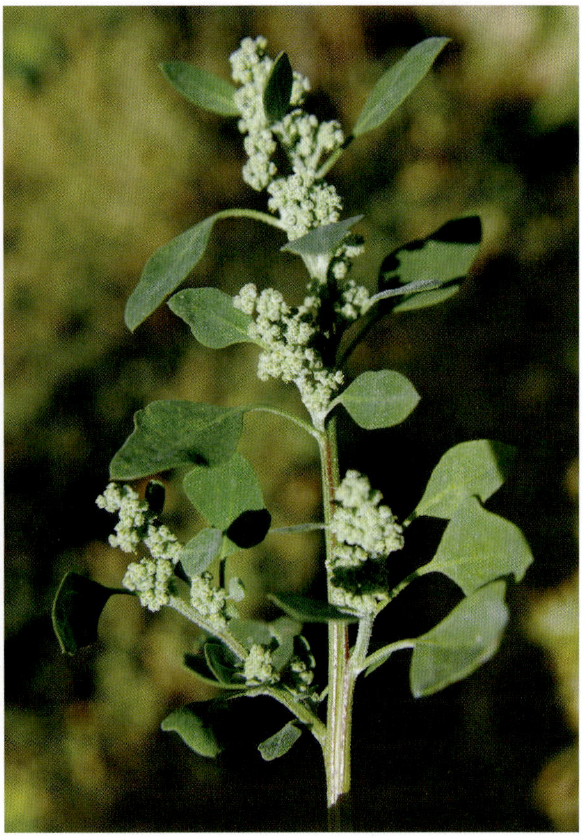

【形态特征】一年生草本，高可达 40 cm。茎平卧或外倾，具条棱及绿色或紫红色色条。叶片矩圆状卵形至披针形，肥厚，先端急尖或钝，基部渐狭，边缘具缺刻状牙齿，上面无粉，平滑，下面有粉而呈灰白色，有稍带紫红色。花两性兼有雌性，通常数花聚成团伞花序，再于分枝上排列成有间断而通常短于叶的穗状或圆锥状花序。果皮膜质，黄白色。种子扁球形。花、果期 6~10 月。

【适宜生境】生于海拔 1800~3700 m 的农田、菜园、村房、水边等有轻度盐碱的土壤上。

【资源状况】分布于共和、湟源、湟中、大通、互助。常见。

【藏医应用】《中国藏药》记载本种的全草入药。甘、微辛，温。用于疮伤。与磁石配伍内服、外敷，可退入骨镞头。

杂配藜

大叶藜、大叶灰菜

Chenopodium hybridum Linn.

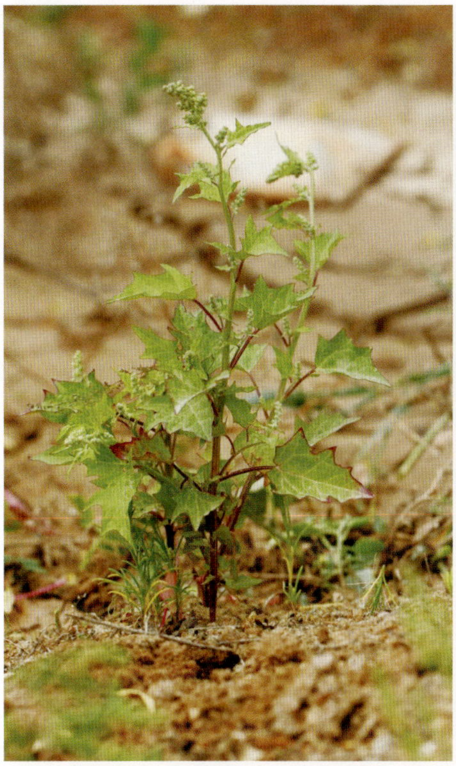

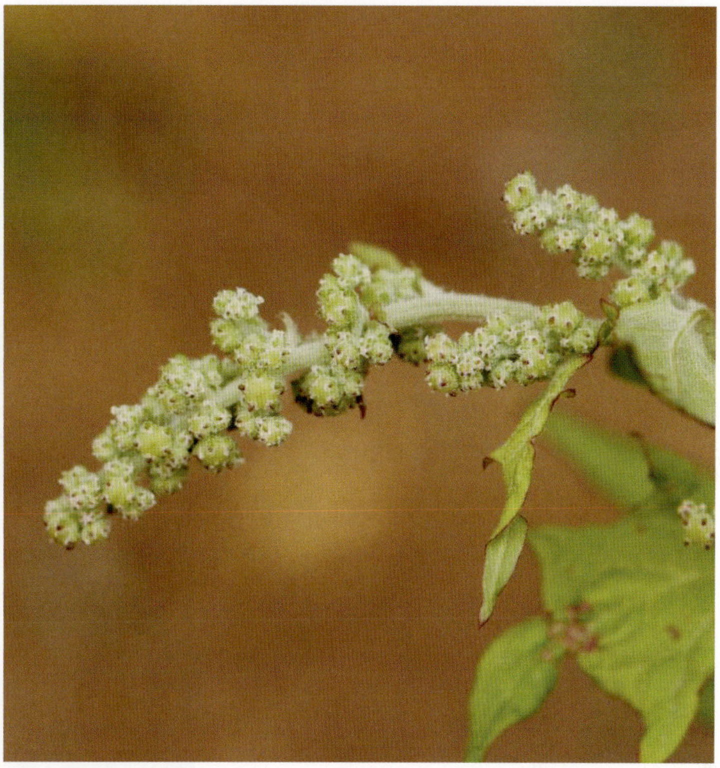

【形态特征】一年生草本，高 30~120 cm。茎直立。单叶互生；叶柄长 2~7 cm；叶片卵形、宽卵形或三角状卵形。疏散的大圆锥花序顶生或腋生，花两性或兼有雌性；花被 5 裂，裂片卵形，先端钝圆，边缘膜质，背部有纵隆脊；雄蕊 5。胞果薄膜质，双凸镜形，具蜂窝状的四角至六角形网脉。种子扁圆形，黑色。花期 7~8 月，果期 8~9 月。

【适宜生境】生于海拔 2300~3500 m 的林缘、山坡灌丛间、沟沿等处。

【资源状况】分布于大通、互助、门源、祁连。少见。

【药 材 名】大叶藜（全草）。

【采收加工】6~8 月割取带花、果全草，鲜用或切碎晒干。

【功能主治】调经止血，解毒消肿。用于月经不调，崩漏，吐血，衄血，咯血，尿血，血痢，便血，疮疡肿毒。

地　肤

扫帚苗

Kochia scoparia (L.) Schrad.

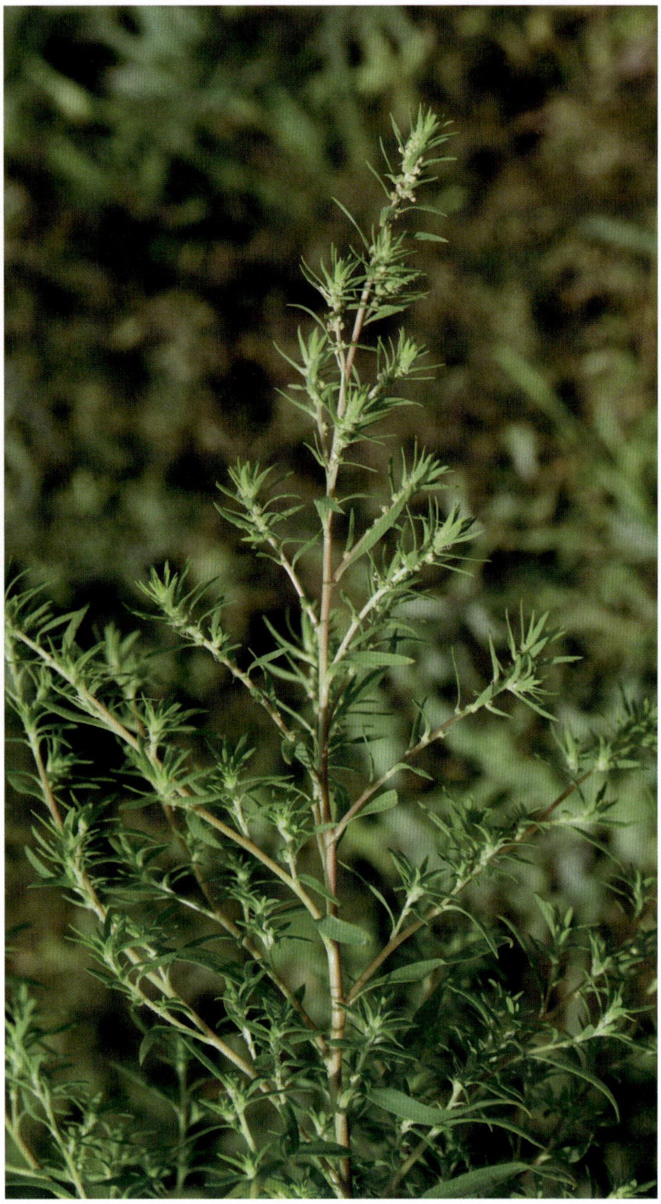

【形态特征】一年生草本，高 50~150 cm。茎直立，多分枝，淡绿色或浅红色，具短柔毛。叶互生，叶片狭披针形或线状披针形。花单个或 2 个生于叶腋，集成稀疏的穗状花序，花下有时有锈色长柔毛；花小，两性或雌性，黄绿色；花被近球形，基部合生，果期背部生三角状横突起或翅，有时近扇形。胞果扁球形。花期 6~9 月，果期 8~10 月。

【适宜生境】生于海拔 2300~3300 m 的村舍田边、庭院花园、路边荒地等。

【资源状况】分布于共和。常见。

【药 材 名】地肤子（果实）。

【采收加工】秋季割取全草，晒干，打下果实，除去杂质，备用。

【功能主治】清热利湿，祛风止痒。用于小便涩痛，阴痒带下，风疹，湿疹，皮肤瘙痒。

小果滨藜 *Microgynoecium tibeticum* Hook. f.

【藏药名】སྙེ་ལྡུམ།（音译名：奈吾）

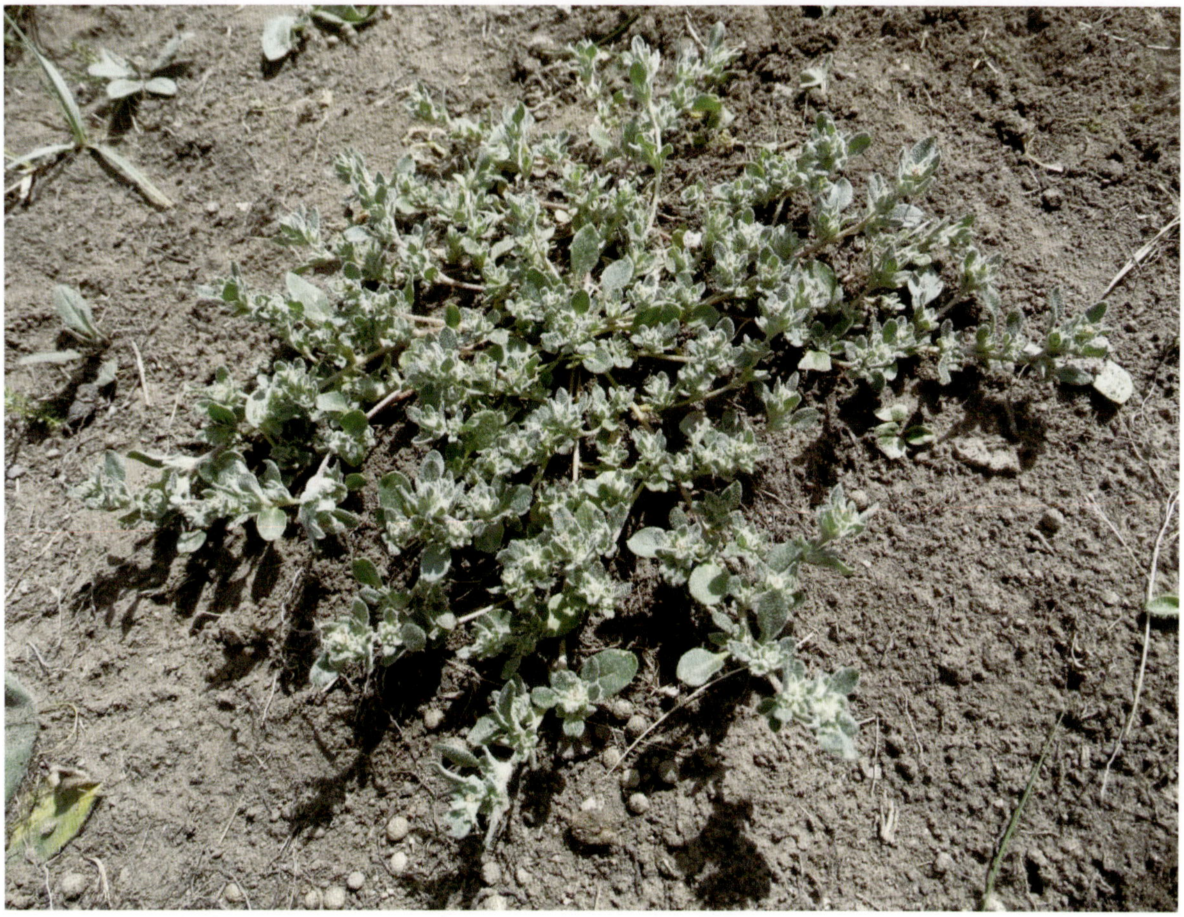

【形态特征】小型草本，高 8~25 cm。茎自基部分枝，多条。叶宽卵形、卵形或菱状卵形。雄花隐于枝端叶腋，雄蕊着生于花被基部；雌花 1~7 个簇生于叶状苞片的腋部。种子有光泽，胚淡绿色或带褐色。花、果期 7~9 月。

【适宜生境】生于海拔 3600~4400 m 的山坡、草滩被破坏处或灌丛下。

【资源状况】分布于祁连。常见。

【藏医应用】《藏药志》记载本种的地上部分入药。甘、微辛。用于疮伤；外敷治疮毒，退入骨镞头。

猪毛菜

刺蓬、猪毛缨

Salsola collina Pall.

【藏药名】སྔོ་སྡག་ཚེར།（音译名：莪达才尔）

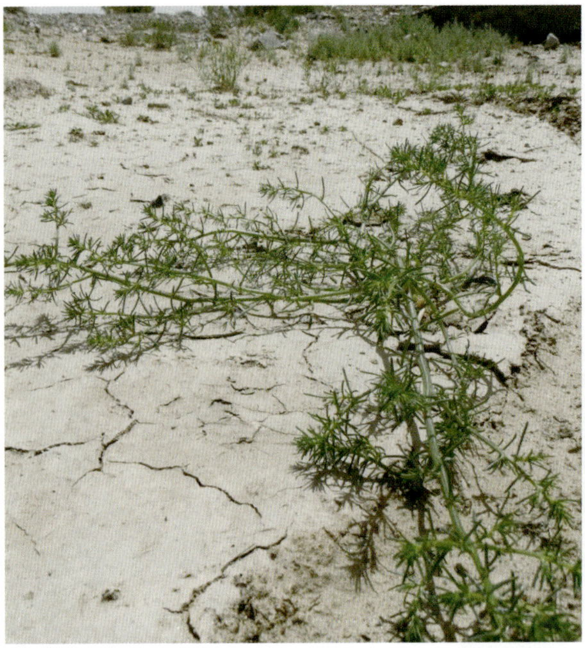

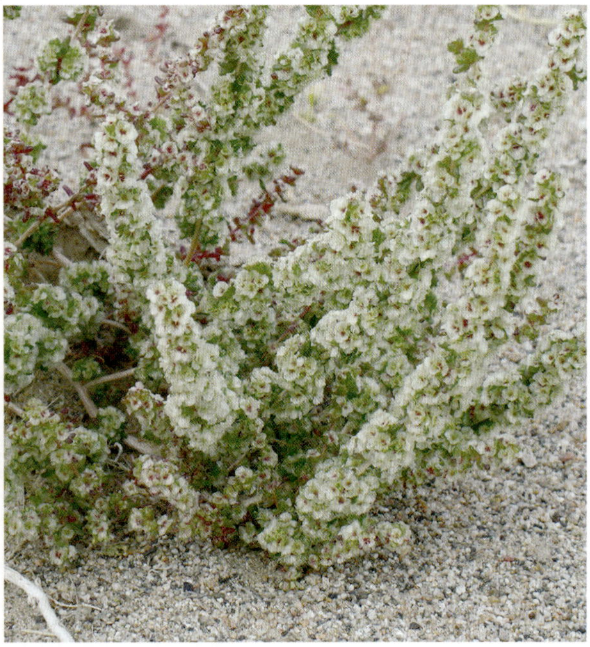

【形态特征】一年生草本，高 30~100 cm。枝淡绿色，被稀疏的短糙硬毛或无毛。叶丝状圆柱形，肉质，生短糙硬毛，先端有硬针刺。花序穗状，生枝条上部；苞片宽卵形，先端有硬针刺；小苞片 2，狭披针形；花被片 5，膜质，披针形，结果后背部生短翅或革质突起；花药矩圆形，顶部无附属物；柱头丝形，长为花柱的 1.5~2 倍。胞果倒卵形，果皮膜质。种子横生或斜生。花期 5~9 月。

【适宜生境】生于海拔 1700~4600 m 的田边荒地、宅旁路边、半干旱山坡中、河滩沙地、河谷阶地等。

【资源状况】分布于大通、互助、湟中、湟源、门源、祁连、海晏、刚察、共和、天峻。常见。

【药 材 名】猪毛菜（全草）。

【采收加工】夏、秋二季开花时割取全草，晒干，除去泥沙，打成捆。

【功能主治】平肝潜阳，润肠通便。用于高血压，头痛，眩晕，失眠，肠燥便秘。

【藏医应用】《藏药志》记载本种的去皮茎或枝及果熬成的膏入药。酸、苦，寒，无毒。用于头痛，咳嗽，发热，各种炎症，高血压等。

苋 科

反枝苋

野苋菜

Amaranthus retroflexus Linn.

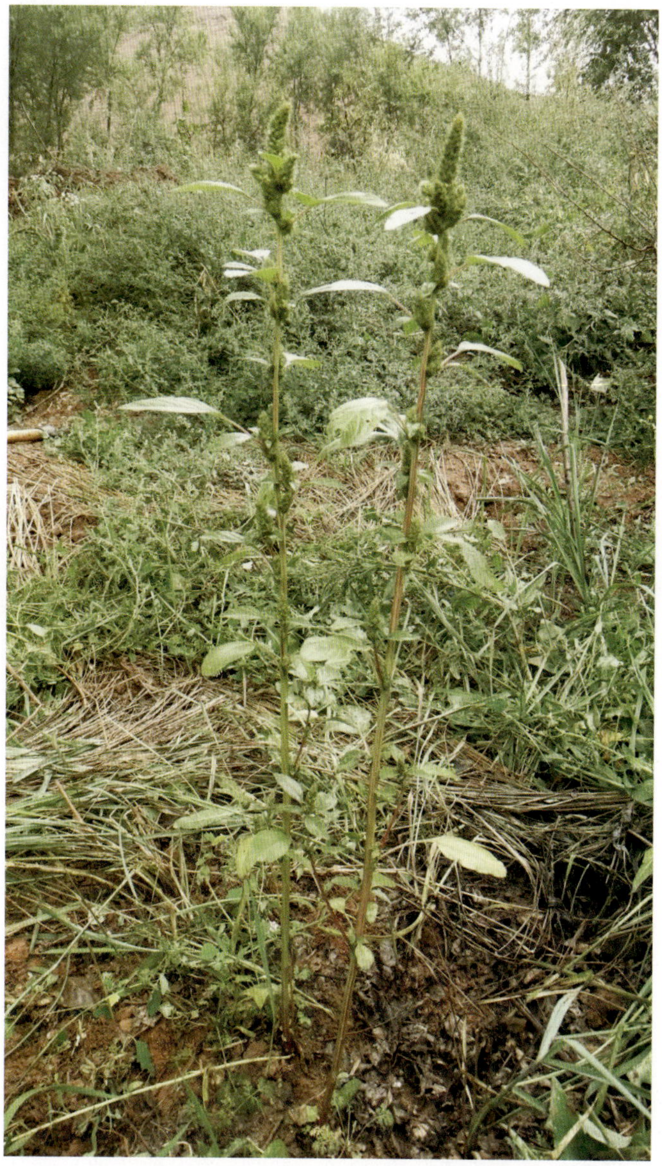

【形态特征】一年生草本，高 20~80 cm。茎直立，粗壮，单一或分枝，稍具钝棱，密生短柔毛。叶片菱状卵形或椭圆状卵形，先端微凸，具小芒尖，基部楔形，两面和边缘有柔毛。花单性或杂性，集成顶生和腋生的圆锥花序。胞果扁球形，包裹在宿存花被片内。种子近球形。花期 7~8 月，果期 8~9 月。

【适宜生境】生于海拔 2300 m 左右的田园内、农地旁。

【资源状况】分布于湟中。少见。

【药 材 名】野苋菜（全草或根）。

【采收加工】春、夏、秋三季采收，洗净，鲜用。

【功能主治】清热解毒，利尿。用于痢疾，腹泻，疔疮肿毒，毒蛇咬伤，蜂蜇伤，小便不利，水肿。

石竹科

瞿 麦

山瞿麦、巨句麦

Dianthus superbus Linn.

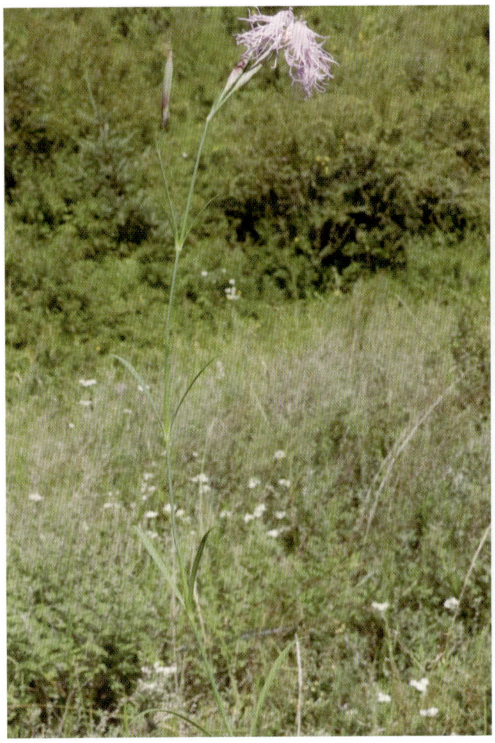

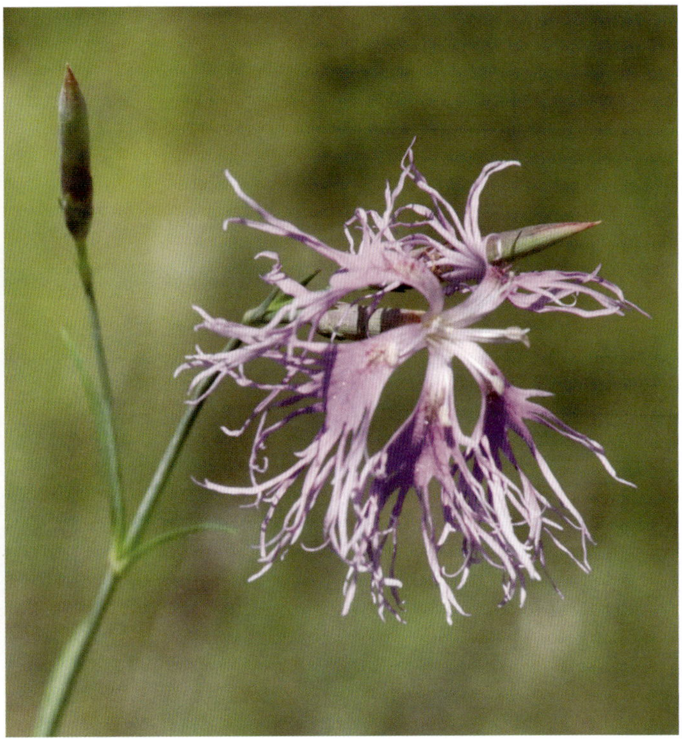

【形态特征】多年生草本，高 50~60 cm，有时更高。茎丛生，直立，绿色，无毛，上部分枝。叶片线状披针形，长 5~10 cm，宽 3~5 mm，顶端锐尖，中脉特显，基部合生成鞘状，绿色，有时带粉绿色。花的苞片 2~3 对，倒卵形，长 6~10 mm，约为花萼 1/4，宽 4~5 mm，顶端长尖；花萼圆筒形，常染紫红色晕，萼齿披针形，长 4~5 mm；花瓣长 4~5 cm，爪长 1.5~3 cm，包于萼筒内，瓣片宽倒卵形，边缘缝裂至中部或中部以上，通常淡红色或带紫色，稀白色，喉部具丝毛状鳞片。蒴果圆筒形。花期 6~9 月，果期 8~10 月。

【适宜生境】生于海拔 3000~3500 m 的山坡草地、灌丛中。

【资源状况】分布于湟源、大通、互助、湟中。常见。

【药 材 名】瞿麦（地上部分）。

【采收加工】夏、秋二季花、果期割取全草，除去杂草和泥土，切段或不切段，晒干。

【功能主治】利尿通淋，活血通经。用于热淋，血淋，石淋，小便不通，淋沥涩痛，经闭瘀阻。

繁 缕

鹅肠菜、鸡儿肠

Stellaria media (L.) Cyr.

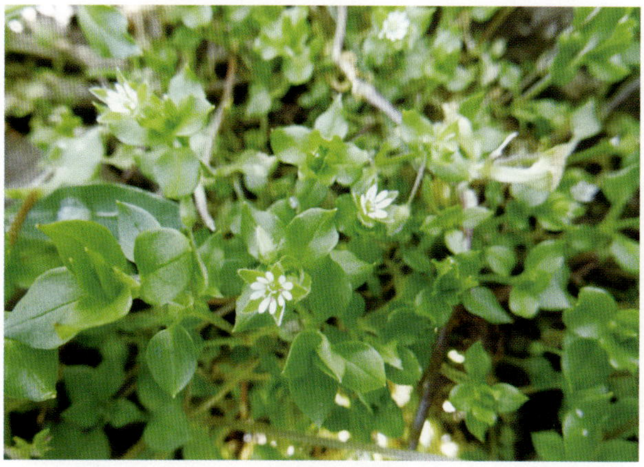

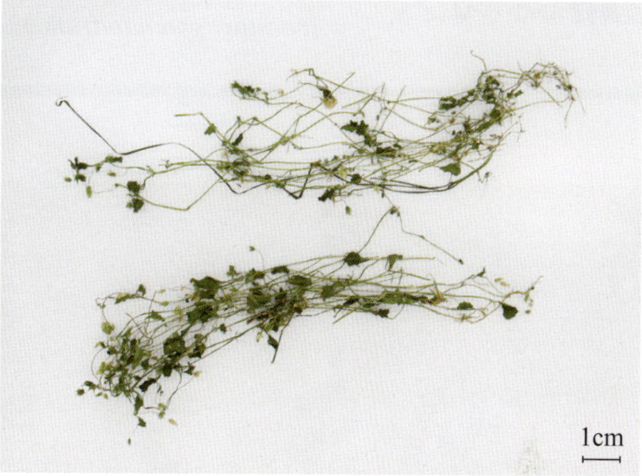

【形态特征】一年生草本，长 15~60 cm。茎质柔软，绿色，圆柱形。叶对生，卵形、椭圆形或披针形，顶端锐尖，全缘。聚伞花序腋生或顶生，上开多数小花；花柄纤弱，一侧有毛，花后渐次向下，至果实开裂时复直立；萼 5 片，卵状长椭圆形，稍钝头，绿色，有腺毛；花瓣 5 片，白色，短于萼或等长，2 深裂，直达底部之边缘。蒴果卵形，成熟时先端 5 瓣裂。花期由春季到秋季。

【适宜生境】生于海拔 2300~3850 m 的山顶潮湿处、河岸沟边、河滩沙地、山坡草地、沟谷林缘等。

【资源状况】分布于大通。常见。

【药 材 名】繁缕（全草）。

【采收加工】春、夏、秋三季花开时采集，去净泥土，晒干。

【功能主治】清热解毒，凉血消痈，活血止痛，下乳。用于痢疾，肠痈，肺痈，乳痈，疔疮肿毒，痔疮肿痛，出血，跌打伤痛，产后瘀滞腹痛，乳汁不下。

毛茛科

露蕊乌头

泽兰

Aconitum gymnandrum Maxim.

【藏药名】འཛིན་པ་ཟླ་བྲལ།（音译名：曾巴达斋）

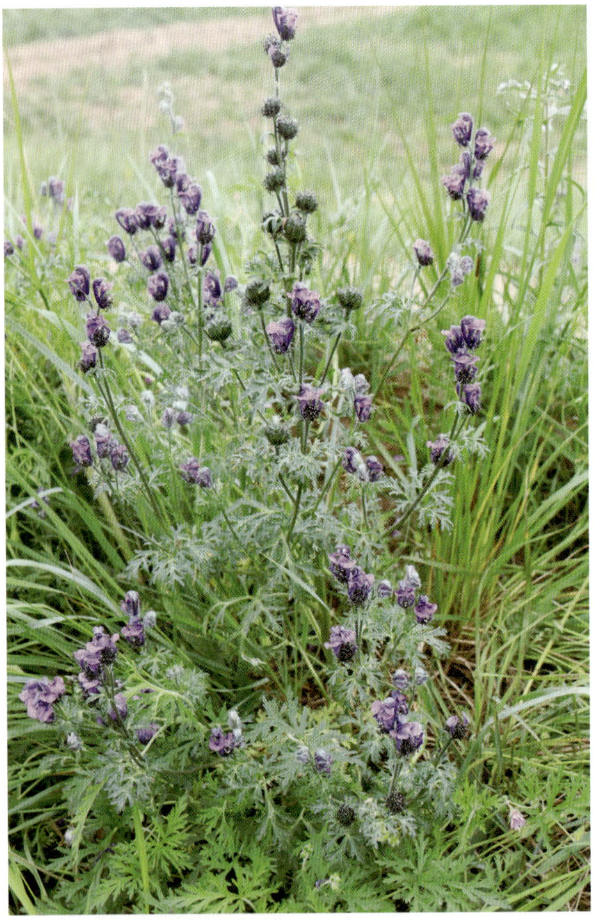

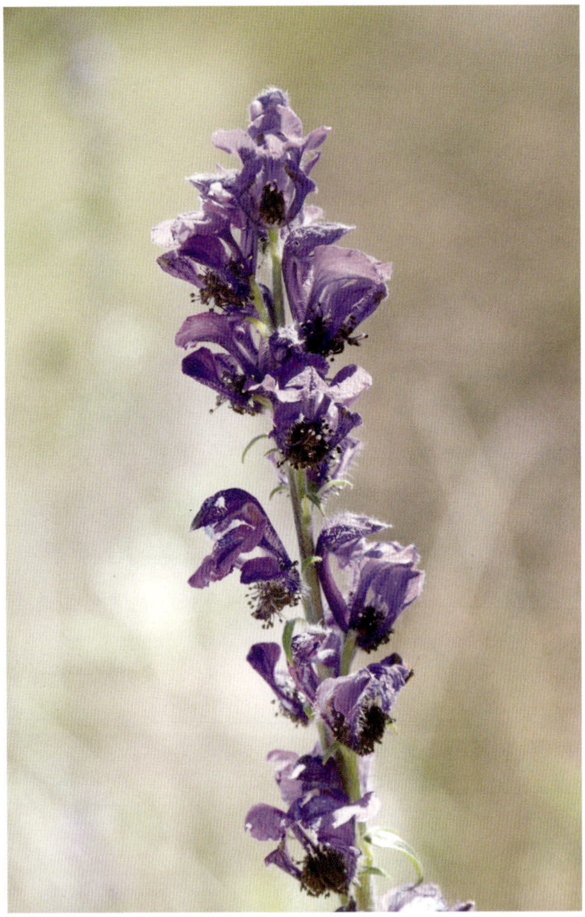

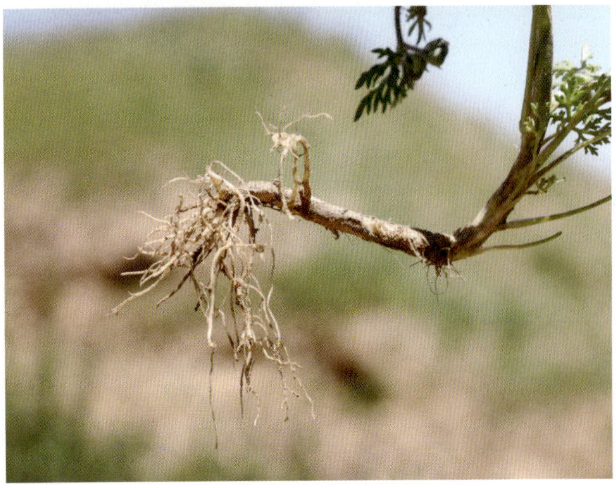

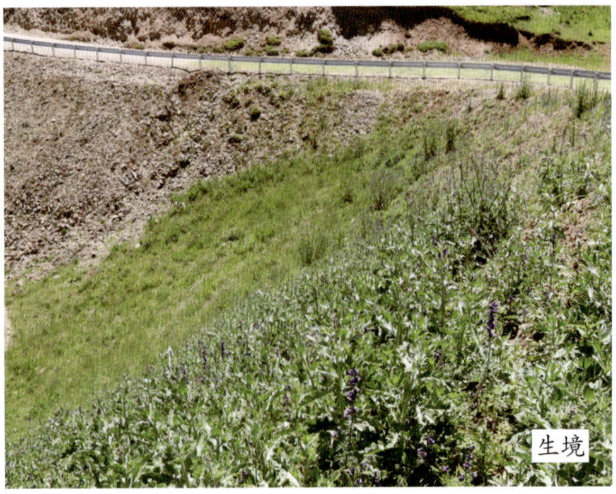

生境

【形态特征】直立草本。根圆柱形，外皮褐色。茎上部被短柔毛，下部疏被柔毛或无毛，有分枝。叶片宽卵形，3 全裂，表面被短柔毛，背面沿脉被白色长柔毛或无毛；上部的叶柄逐渐变短。总状花序；基部的苞片似叶，下部的苞片 3 裂；萼片蓝紫色，外面疏被长柔毛，具爪，上萼片船形；雄蕊外露，被短毛；心皮 6~13，子房有毛。花期 7~8 月。

【适宜生境】生于海拔 2100~3800 m 的山地草坡、田边草地或河边沙地。

【资源状况】分布于大通、共和、门源、湟中、湟源、互助、祁连。常见。

【药 材 名】露蕊乌头（全草）。

【采收加工】花期采花和叶，秋季挖根。6~8 月花盛开期采挖全草，去净泥土、枯叶，切段，晒干。

【功能主治】有毒。祛风湿，温中祛寒，止痛，杀虫。用于风湿麻木，关节痛，麻风，胃痛及感冒，流行性感冒发热，肠道寄生虫。

【藏医应用】《中华藏本草》记载本种的全草入药。清热解毒，利肝，通淋。用于“赤巴”病，肝病，淋病，胃病，感冒，流行性感冒发热，风湿麻木；全草碾粉外用治疥癣。叶驱虫。花用于麻风。种子用于肝病，淋病，胃病等。

铁棒锤

草乌、铁牛七、雪上一枝蒿

Aconitum pendulum Busch

【藏药名】བོང་ང་ནག་པོ།（音译名：榜阿那保）

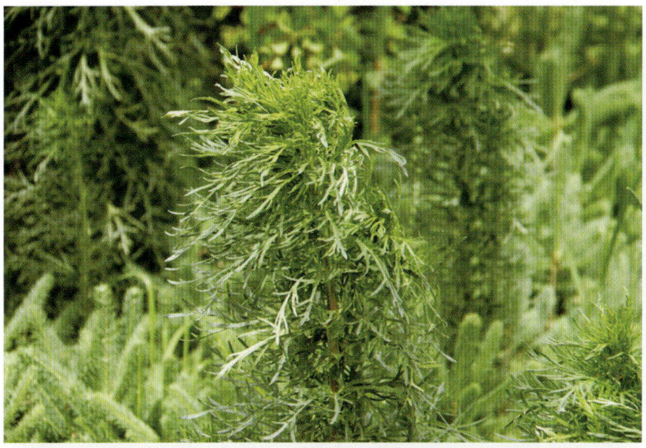

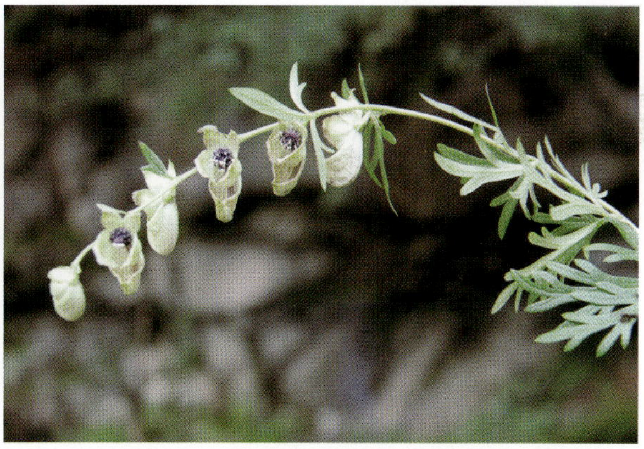

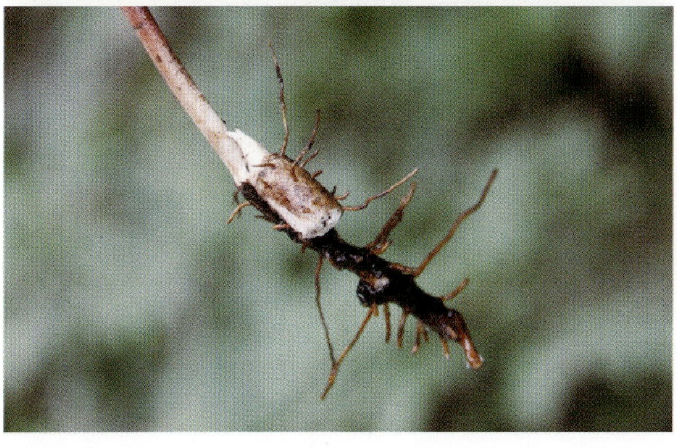

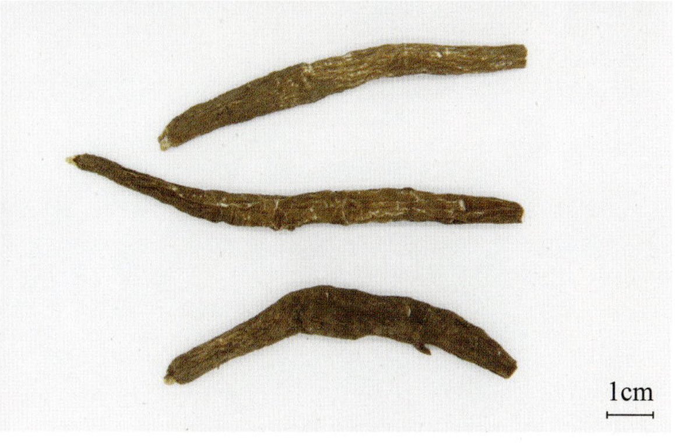

【形态特征】多年生草本。块根倒圆锥形，褐色。茎下部无毛，上部疏被短柔毛。叶宽卵形或近扇形，无毛。顶生总状花序，轴和花梗密被伸展的黄色短柔毛；下部的苞片叶状或3裂，最上部的苞片线形，小苞片披针状线形，疏被短柔毛；萼黄绿色，外面被伸展的短柔毛，上萼片船状镰刀形，具爪，侧萼片圆倒卵形，下萼片斜长圆形；花瓣无毛或有疏毛，花丝全缘；心皮5，无毛或子房被伸展的短柔毛。花期7~9月。

【适宜生境】生于海拔2600~4700 m的山坡、河滩、水边沙砾地。

【资源状况】分布于互助、祁连、门源。常见。

【药 材 名】铁棒锤（块根）。

【采收加工】秋末叶枯黄时采挖，除去须根，洗净，晒干。

【功能主治】有大毒。活血祛瘀，祛风除湿，消肿止痛。用于跌打损伤，骨折瘀肿疼痛，风湿腰痛，痈肿恶疮，无名肿毒，瘰疬未溃，毒蛇咬伤，冻疮。

【藏医应用】《中华藏本草》记载本种的根及幼苗入药。有大毒。清热，退热，止痛，祛风，散瘀止血。用于风湿性关节炎，关节疼痛，跌打瘀痛，流行性感冒，瘟病时疫，毒热痈疖肿毒。幼苗与根的功效相同，毒性稍小，疗效稍次。

高乌头

麻布七、口袋七、麻布口袋

Aconitum sinomontanum Nakai

【藏药名】བོང་ང་དམར་པོ།（音译名：榜阿玛保）

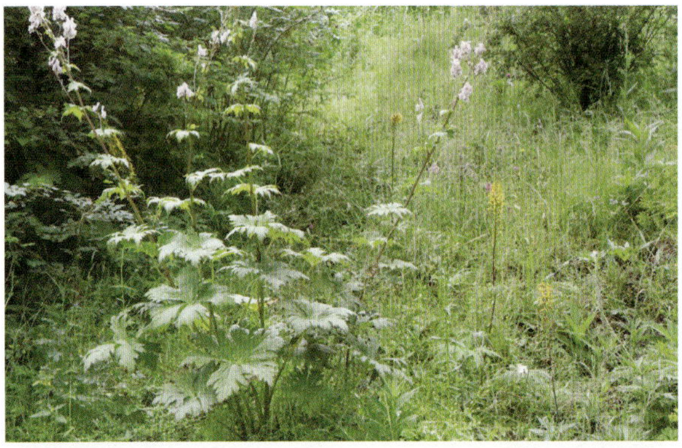

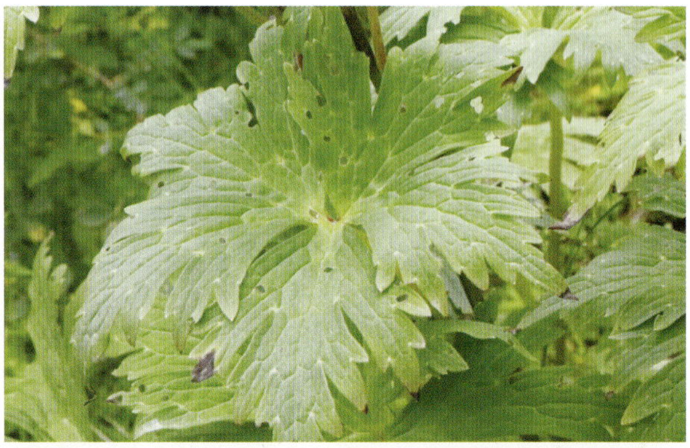

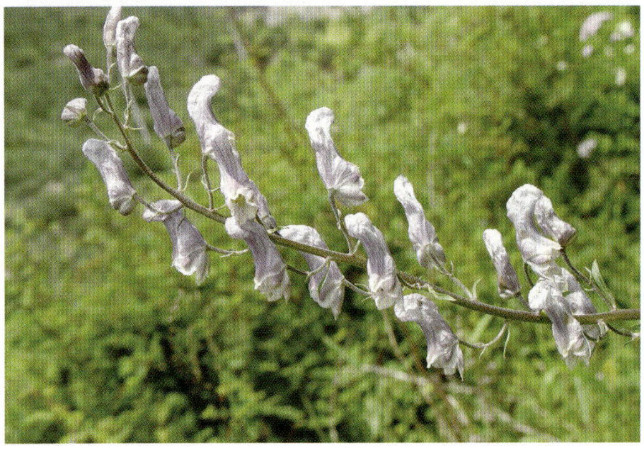

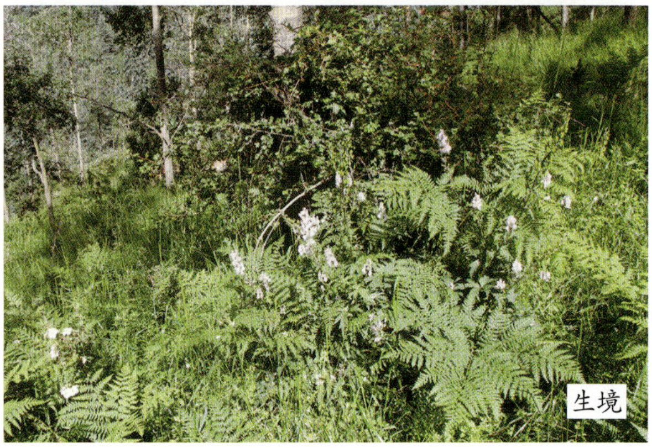

生境

【形态特征】直立草本。茎疏被柔毛。茎生叶 1 枚，与茎下部的叶具长柄，叶片肾形或圆肾形，基部心形，3 深裂至近基部，沿脉疏被短柔毛。总状花序具多花；轴及花梗被紧贴的短柔毛；萼片蓝紫色或淡紫色，外面密被短曲柔毛；花瓣近舌形，距向后蜷缩；花丝常具 1~2 小齿；心皮 3，无毛。蓇葖果具宿存花柱。种子卵圆形，褐色，密生膜质横翅。花、果期 7~9 月。

【适宜生境】生于海拔 2300~3200 m 的林下、林缘、灌丛中、山坡草地及河边。

【资源状况】分布于大通、互助、门源。常见。

【药 材 名】麻布七（根）。

【采收加工】夏、秋二季采挖，鲜用或去残茎、须根，洗净泥土，或将根撕开，除去内附黑皮，晒干。

【功能主治】有毒。祛风除湿，理气止痛，活血消肿。用于风湿痹痛，关节肿痛，跌打损伤，胃痛，胸腹胀满，急慢性细菌性痢疾，急慢性肠炎，瘰疬，疮疖。

【藏医应用】榜玛（音译）的代用品。清喉热，解毒。用于咽喉痛，咽喉炎，劳损发热，肉食中毒，乌头中毒。

草玉梅

虎掌草、白花舌头草

Anemone rivularis Buch.-Ham. ex DC.

【藏药名】སུག་ཀ（音译名：苏嘎）

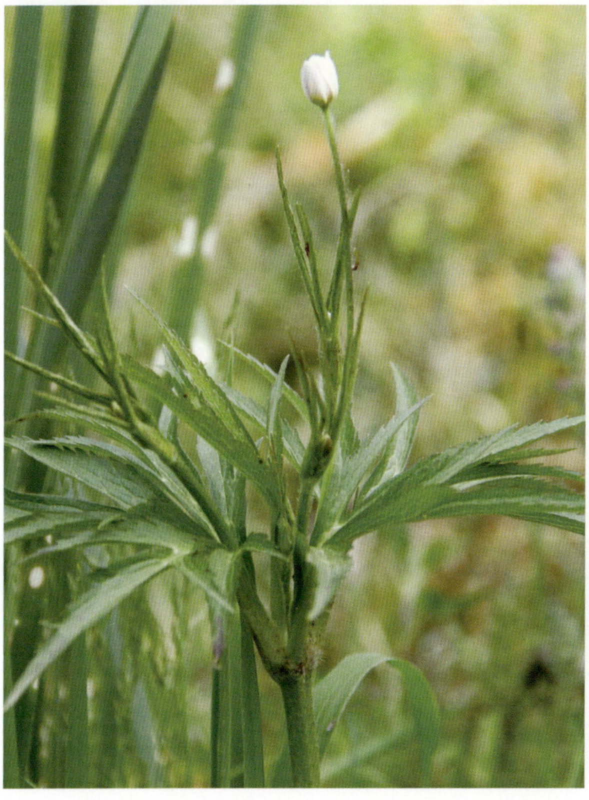

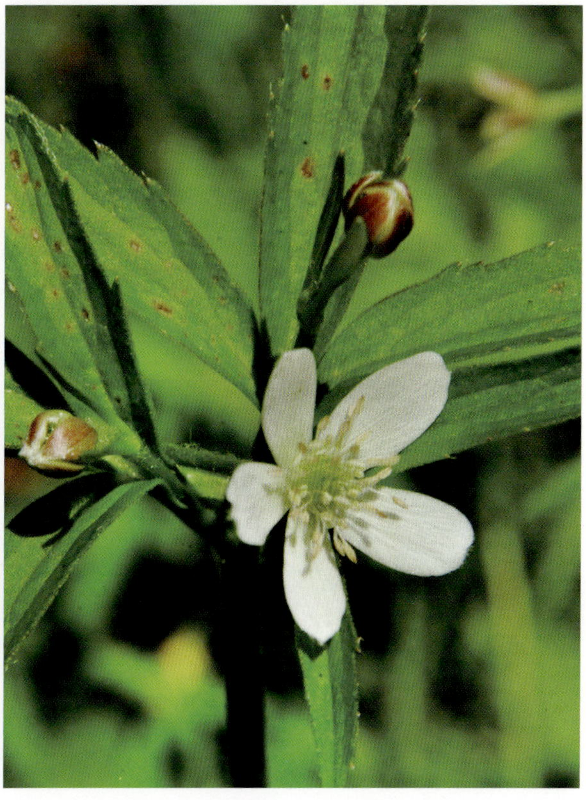

【形态特征】多年生草本。根状茎木质。基生叶具长柄，叶片心形或心状五角形，3 全裂，两面被糙状毛；叶柄被白色长柔毛。花 1~3，直立；聚伞花序，二至三回分歧；苞片 3，菱形，3 裂至近基部；萼片白色，倒卵形；雄蕊长不足萼片的 1/2，花丝丝状，花药椭圆形，黄色；心皮多数，无毛，子房狭长圆形，花柱拳卷。瘦果狭卵球形，稍扁，花柱宿存。花、果期 6~8 月。

【适宜生境】生于海拔 2300~3650 m 的河谷林下、河滩、河谷阶地、山麓、山坡草地。

【资源状况】分布于大通。常见。

【药 材 名】虎掌草（根）。

【采收加工】全年均可采收，晒干或鲜用。

【功能主治】清热解毒，活血舒筋，消肿，止痛。用于咽喉肿痛，痄腮，瘰疬结核，痈疽肿毒，疟疾，咳嗽，湿热黄疸，风湿疼痛，胃痛，牙痛，跌打损伤。

【藏医应用】《中国藏药》记载本种的种子入药。辛、苦，温。去腐，提升胃温，引流黄水。用于消化不良，胃虫引起的刺痛，寒性痞瘤，关节积黄水，蛇毒。

升　麻

绿升麻

Cimicifuga foetida Linn.

【藏药名】རྒྱ་ཙི།（音译名：贾孜）

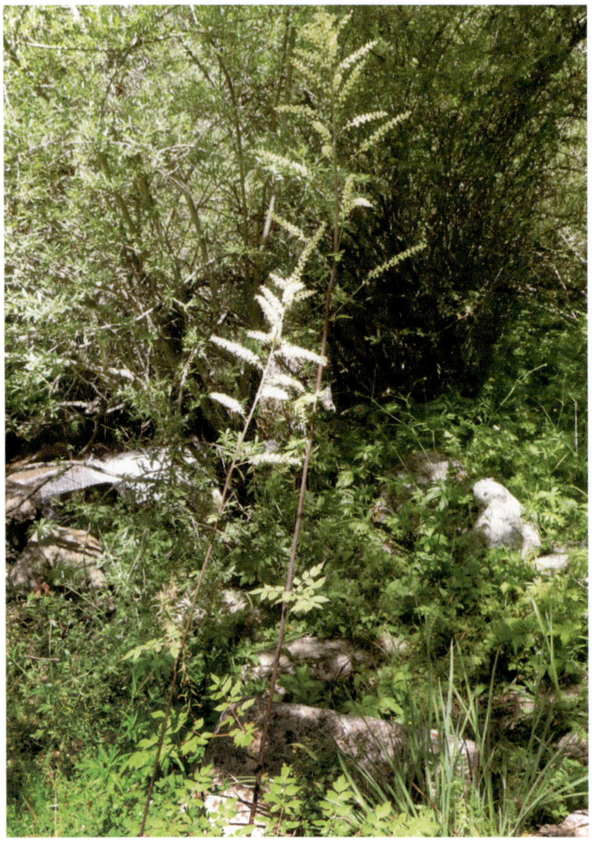

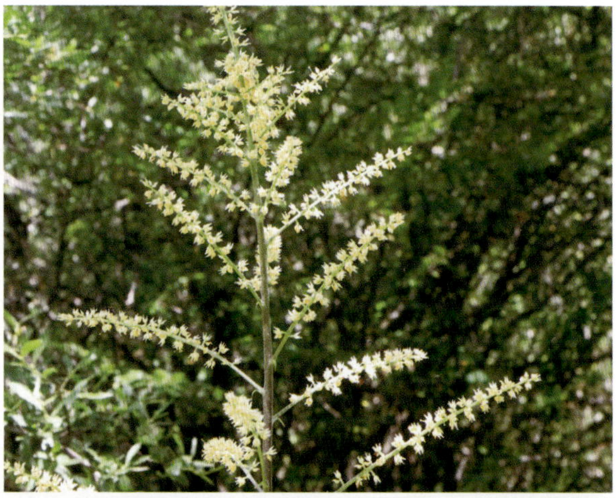

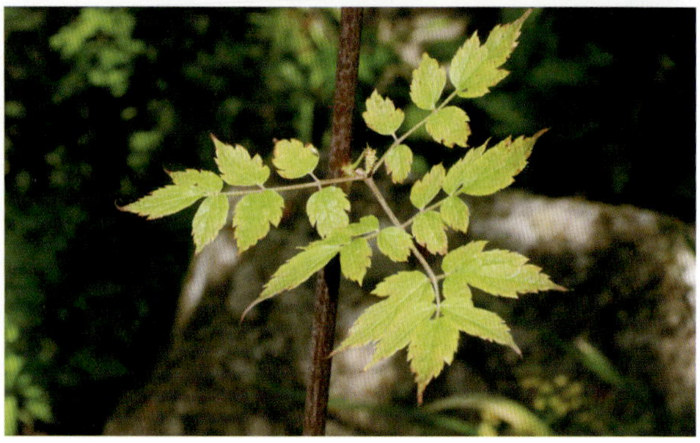

【形态特征】多年生草本。根状茎粗壮，坚实，表面黑色，有许多内陷的圆洞状老茎残迹；茎高1~2 m，基部直径达 1.4 cm，微具槽，分枝，被短柔毛。叶为二至三回三出状羽状复叶；茎下部叶的叶片三角形；顶生小叶具长柄，菱形，常浅裂，边缘有锯齿；侧生小叶具短柄或无柄。花序具分枝 3~20 条，长达 45 cm，下部的分枝长达 15 cm。蓇葖果长圆形。花期 7~9 月，果期 8~10 月。

【适宜生境】生于海拔 2700~3650 m 的山地林缘、林中或路旁草丛中。

【资源状况】分布于大通、湟中、门源、互助。常见。

【药 材 名】升麻（根茎）。

【采收加工】秋季采挖，除去泥沙，晒至须根干时，燎去或除去须根，晒干。

【功能主治】发表透疹，清热解毒，升举阳气。用于风热头痛，齿痛，口疮，咽喉肿痛，麻疹不透，阳毒发斑，脱肛，子宫脱垂。

【藏医应用】《中华藏本草》记载本种的全草入药。清热解毒，强心愈伤。用于流行性感冒，皮肤瘙痒，皮肤病，热病发斑，创伤伤口久溃不愈，肉瘤。

粉绿铁线莲

铁线莲、透骨草

Clematis glauca Willd.

【藏药名】ངེ་མོང་ནག་པོ།（音译名：依芒那保）

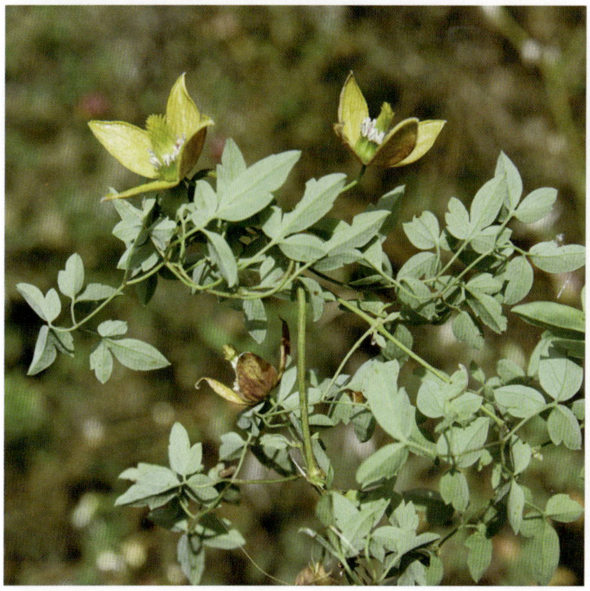

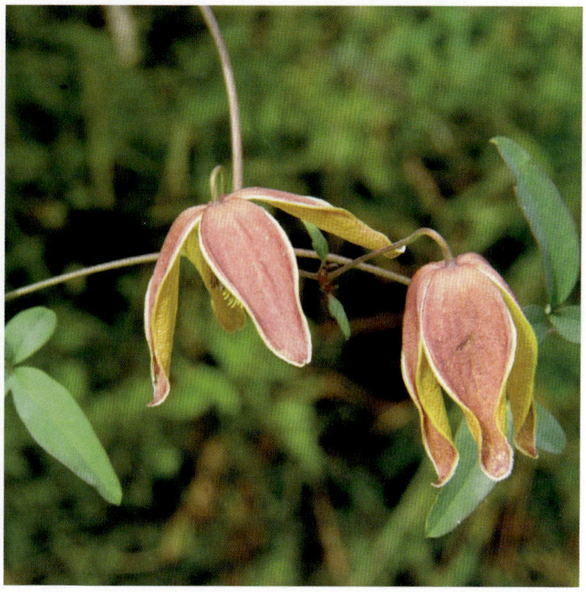

【形态特征】草质藤本。茎纤细，具细棱。叶灰绿色，一至二回羽状复叶，小叶具柄，2 至 3 全裂或深裂、浅裂至不裂，全缘或有少数不规则齿裂。聚伞花序，具 3 花；苞片全缘或2~3 裂；萼片 4，外面基部带紫色，长椭圆状卵形或卵形，顶端尖；花药长椭圆形黄色；心皮多数，子房倒卵形，花柱较子房长约 1 倍，均被白色柔毛。花期 6~7 月。

【适宜生境】生于海拔 2230~2750 m 的山坡草地、田埂、沟边。

【资源状况】分布于湟源、祁连、门源。常见。

【药 材 名】苒苒草（全草）。

【采收加工】夏、秋二季采收，洗净，切段晒干。

【功能主治】祛风除湿，解毒散结，疏风止痒。用于风湿关节痛，肠炎，痢疾，痈肿疮疖，皮肤瘙痒，蛇虫咬伤。

【藏医应用】《中华藏本草》记载本种的地上部分入药。温胃，散寒，消食，散痞块，敛黄水，渗湿利水。用于“培根”病，胃部寒性痞块，寒性水肿，慢性胃病，腹部痞块，消化不良，呕吐，肠痈，炭疽，包囊虫病；外用治疮疡久溃不敛。

三裂碱毛茛

毛柄水毛茛、三裂叶葫芦苗、三裂叶水葫芦苗

Halerpestes tricuspis (Maxim.) Hand.-Mazz.

【藏药名】སྐྱ་ཚ།（音译名：嘎擦）

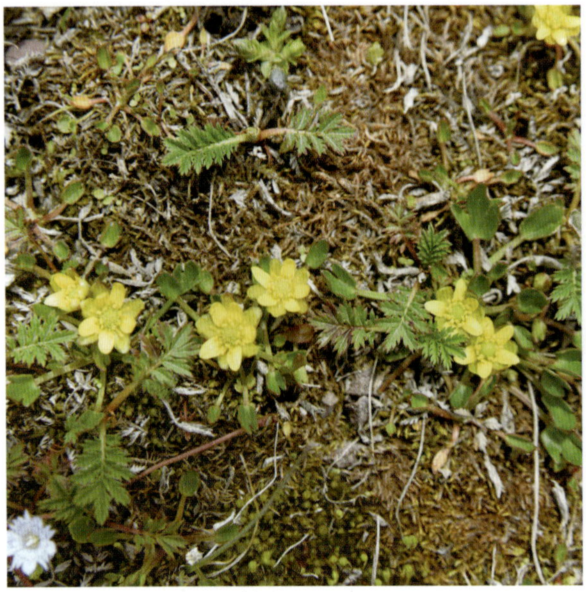

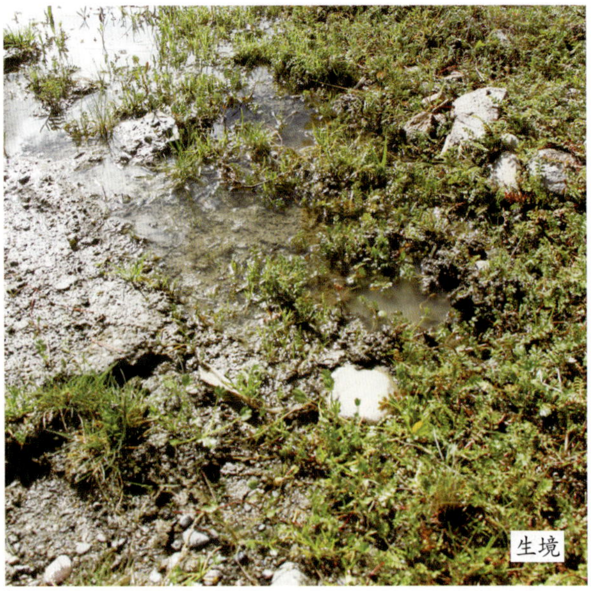

生境

【形态特征】多年生草本。匍匐茎纤细，横走。叶全部基生；叶片质较厚，形状多变异，宽卵形或菱状楔形。花莛无毛或疏被毛；花单生；苞片线形，疏被短柔毛；萼片 5，卵状长圆形；花瓣 5，黄色或表面乳白色，窄卵形或窄倒卵形；花丝线形，花托有短毛。聚合果近球形；瘦果多数，斜倒卵形，常带紫红色，两面微鼓起，有纵肋 3~7 条，无毛，喙极短。花、果期 5~8 月。

【适宜生境】生于海拔 2230~4200 m 的水渠边、河漫滩、河边、沼泽草甸、阴坡的潮湿地。

【资源状况】分布于共和、大通、互助、门源。常见。

【藏医应用】《藏药志》记载本种的全草入药。淡，寒。清热解毒。用于烧伤，烫伤。

芍 药

将离、离草、没骨花

Paeonia lactiflora Pall.

【藏药名】ཙ་ར་དུག（音译名：杂拉斗）

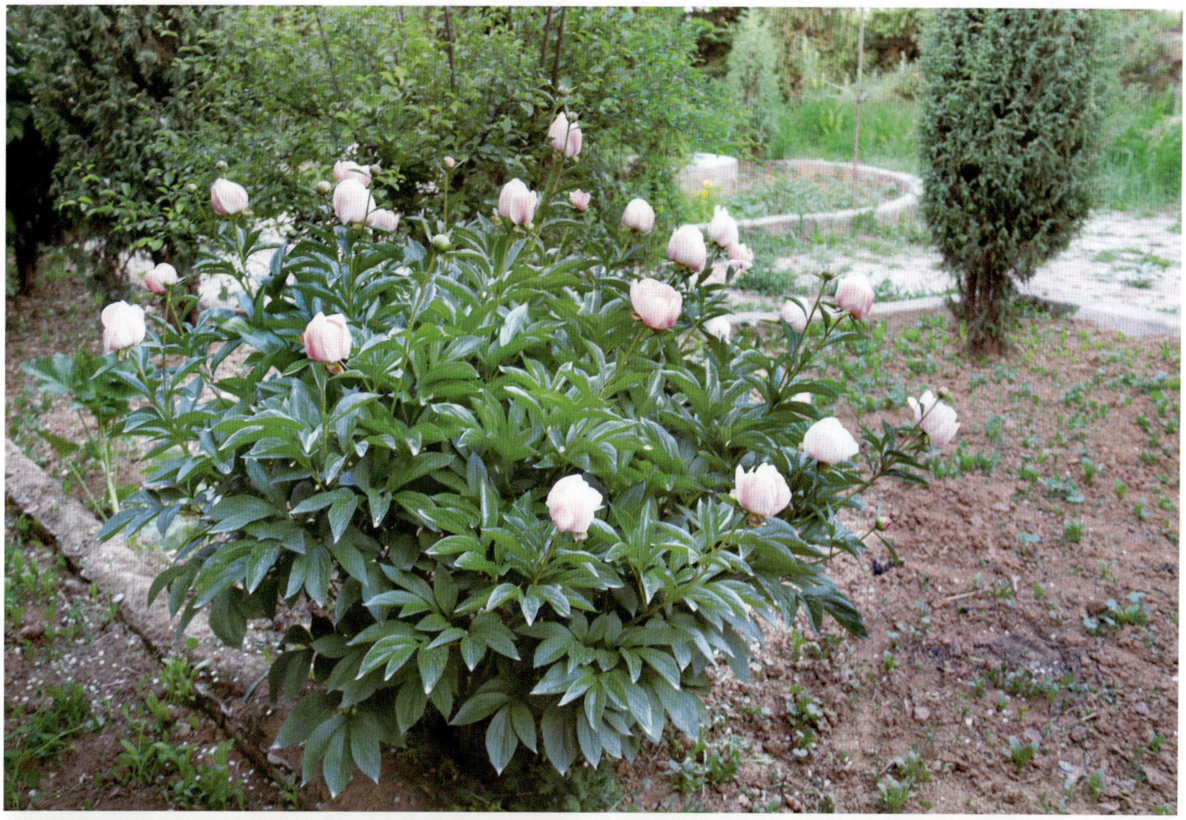

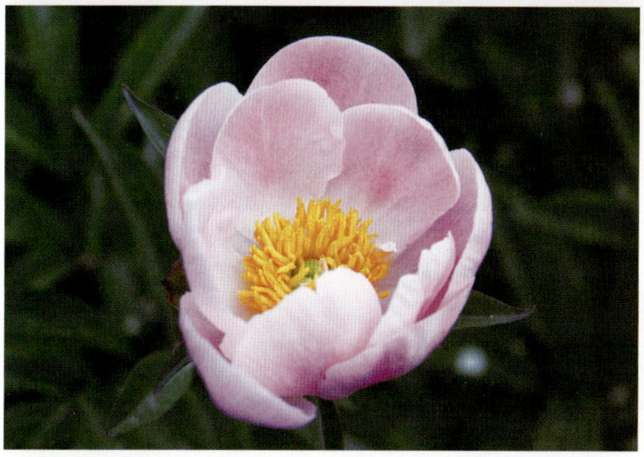

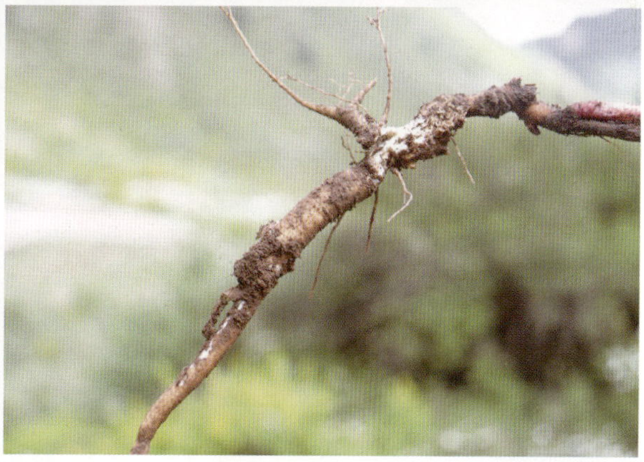

【形态特征】多年生草本。根粗壮，分枝黑褐色。茎无毛。下部茎生叶为二回三出复叶，上部茎生叶为三出复叶，小叶狭卵形、椭圆形或披针形，两面无毛，下面沿叶脉疏生短柔毛。花数朵，生茎顶和叶腋；苞片 4~5，披针形；萼片 4，宽卵形或近圆形；花瓣 9~13，倒卵形，白色；花丝黄色，心皮（2~）4~5，无毛。蓇葖果顶端具喙。花、果期 5~8 月。

【适宜生境】生于海拔 2500~3700 m 的林下、林缘、灌丛中。

【资源状况】分布于大通、湟中、互助，多种植。少见。

【药 材 名】赤芍、白芍（根）。

【采收加工】赤芍：春、秋二季采挖，除去根茎、须根，刮去粗皮，晒干。白芍：夏、秋二季采挖，洗净，除去头尾和细根，置沸水中煮后除去外皮或去皮后再煮，晒干。

【功能主治】赤芍：清热凉血，散瘀止痛。用于热入营血，温毒发斑，吐血衄血，目赤肿痛，肝郁胁痛，经闭痛经，癥瘕腹痛，跌扑损伤，痈肿疮疡。白芍：养血调经，敛阴止汗，柔肝止痛，平抑肝阳。用于血虚萎黄，月经不调，自汗，盗汗，胁痛，腹痛，四肢挛痛，头痛眩晕。

【藏医应用】《中华藏本草》记载本种的根和花入药。根：消炎，杀虫，解毒。用于炭疽，发热，乌头中毒。花：消炎，解毒。用于皮肤病，炎症。

牡　丹

木芍药、洛阳花、富贵花

Paeonia suffruticosa Andr.

【藏药名】ར་དུག་དམར་པོ།（音译名：拉斗玛保）

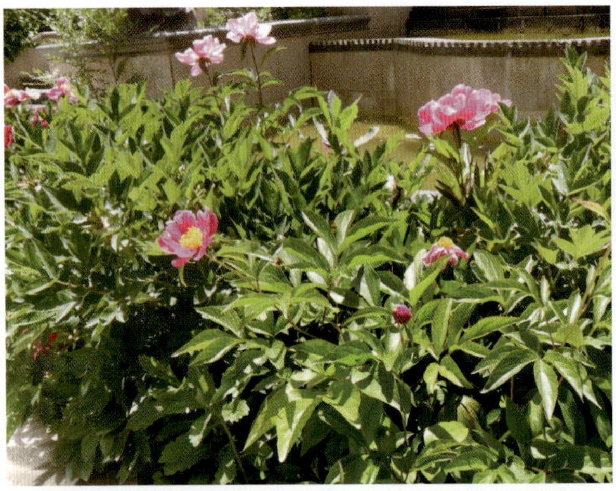

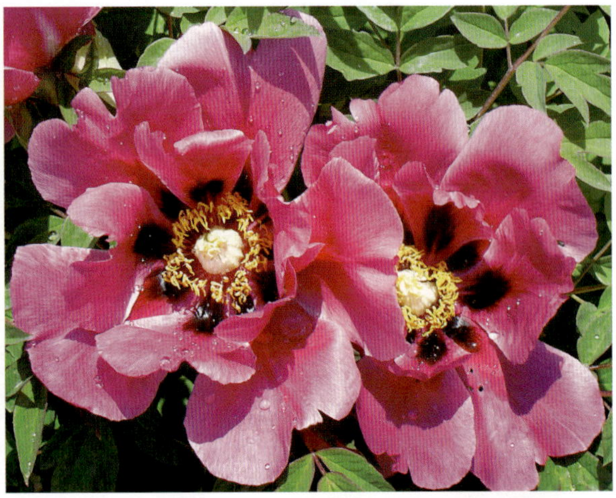

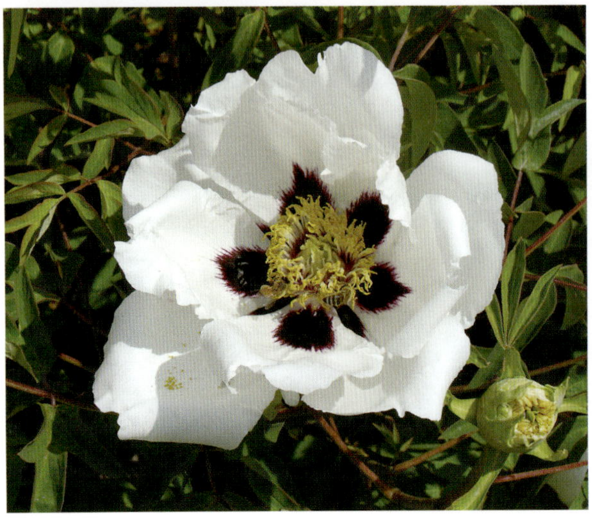

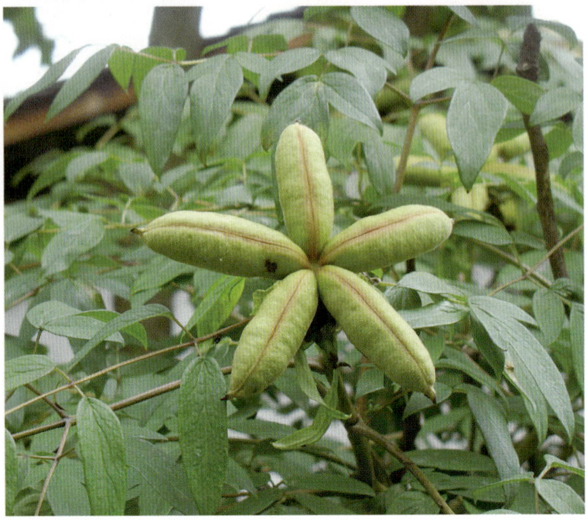

【形态特征】落叶灌木。分枝短而粗，具细棱。叶通常为二回三出羽状复叶，顶生小叶卵形，无毛，沿叶脉疏生短柔毛或近无毛，小叶柄长；侧生小叶狭卵形或长圆状卵形，近无柄，叶柄和叶轴均无毛。花单生枝顶；苞片 5，长椭圆形；萼片 5，宽卵形；花瓣 5，倒卵形；花盘革质，杯状，紫红色；心皮 5，密生柔毛。蓇葖果长圆形，密生黄褐色硬毛。花、果期 6~8 月。

【适宜生境】生于海拔约 2500 m 的庭院、路边。

【资源状况】分布于大通、互助、门源，多种植。常见。

【药 材 名】牡丹皮（根皮）。

【采收加工】秋季采挖根部，除去细根和泥沙，剥取根皮，晒干或刮去粗皮，除去木心，晒干。前者习称“连丹皮”，后者习称“刮丹皮”。

【功能主治】清热凉血，活血化瘀。用于热入营血，温毒发斑，吐血衄血，夜热早凉，无汗骨蒸，经闭痛经，跌扑伤痛，痈肿疮毒。

【藏医应用】《中华藏本草》记载本种的根、根皮、叶、花及种子入药。根、根皮清热解毒。用于炎症，急性高热，梅毒性鼻炎，炭疽，乌头中毒。叶用于皮肤病。花润肤色，消皮炎。用于皮肤病，皮炎，顽癣。种子退热，解毒。用于炭疽，高热。

川赤芍

赤芍、山芍药、红芍

Paeonia veitchii Lynch

【藏药名】ར་དུག་དམར་པོ།（音译名：拉斗玛保）

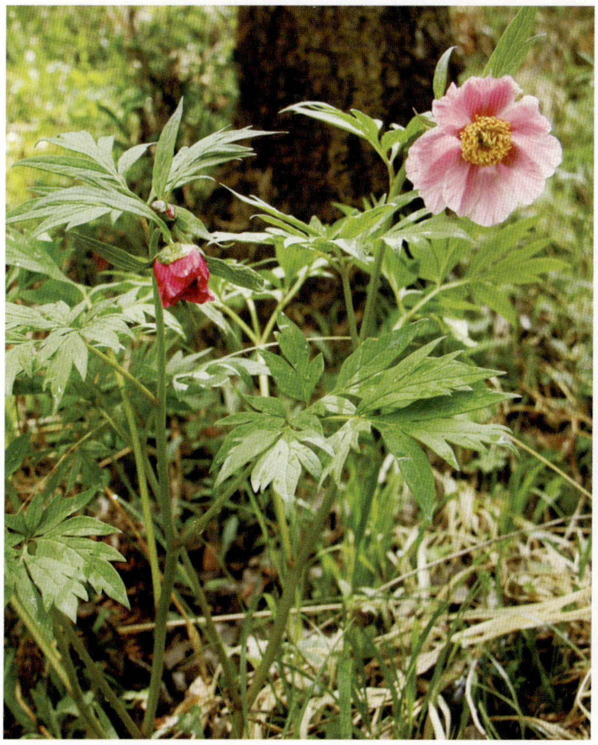

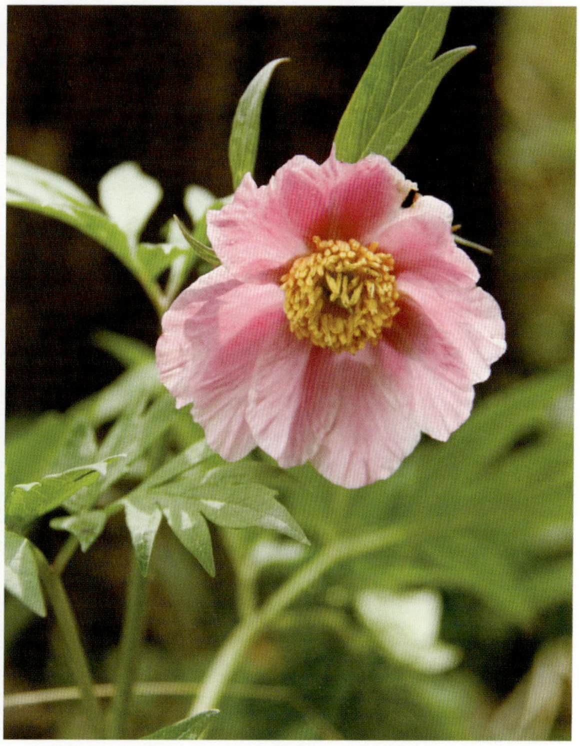

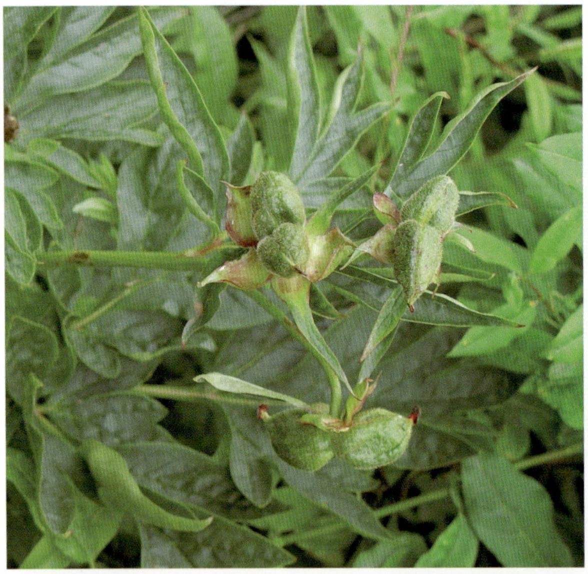

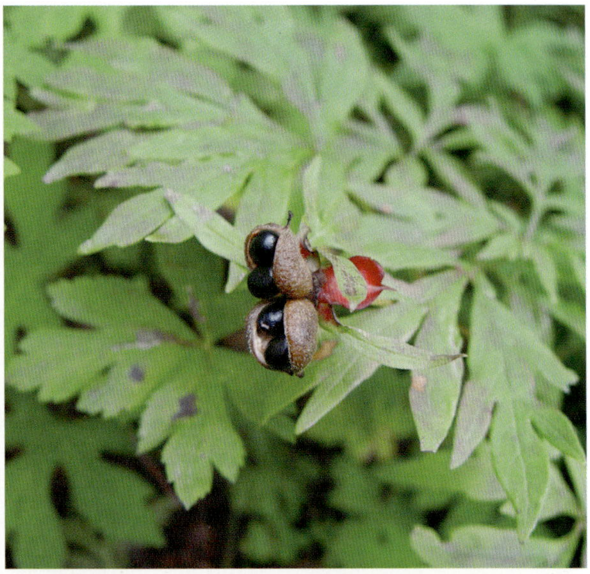

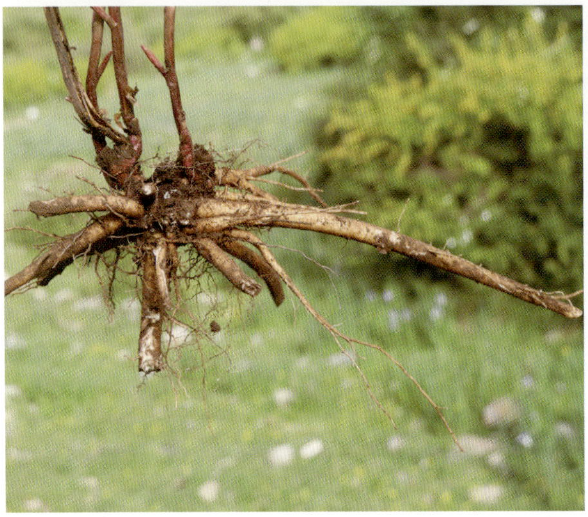

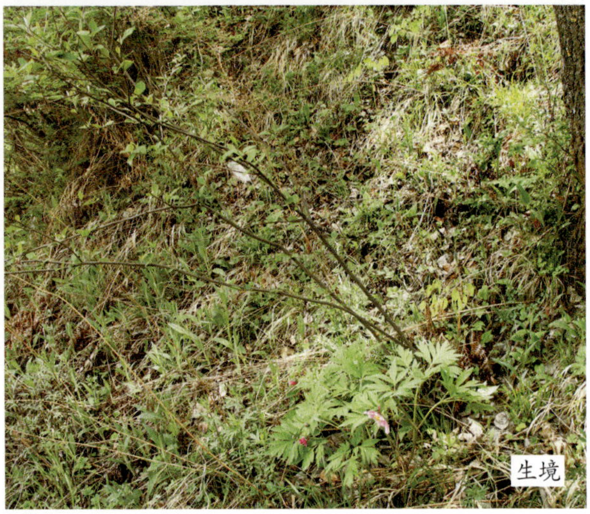

【形态特征】多年生草本。根圆柱形，外皮深褐色。茎粗壮，具棱。叶为二回三出复叶；小叶羽状分裂，裂片窄披针形至披针形，沿脉疏生短柔毛或无毛，下面无毛。花 2~4 朵；苞片 2~3；萼片宽卵形；花瓣 6~9，倒卵形，紫红色或粉红色；花药黄色；花盘肉质，包于心皮基部，心皮 2~3，密被黄色绒毛。蓇葖果，密被黄色绒毛。花、果期 6~9 月。

【适宜生境】生于海拔 2500~3700 m 的林下、林缘、灌丛中。

【资源状况】分布于大通、湟中、互助。常见。

【药 材 名】赤芍（根）。

【采收加工】春、秋二季采挖，除去根茎、须根及泥沙，晒干。

【功能主治】清热凉血，散瘀止痛。用于热入营血，温毒发斑，吐血衄血，目赤肿痛，肝郁胁痛，经闭痛经，癥瘕腹痛，跌扑损伤，痈肿疮疡。

【藏医应用】《中国藏药》记载本种的根入药。清热解毒。用于虫病，疫病等。

茴茴蒜

水胡椒、蝎虎草、黄花草、鹅巴掌

Ranunculus chinensis Bunge

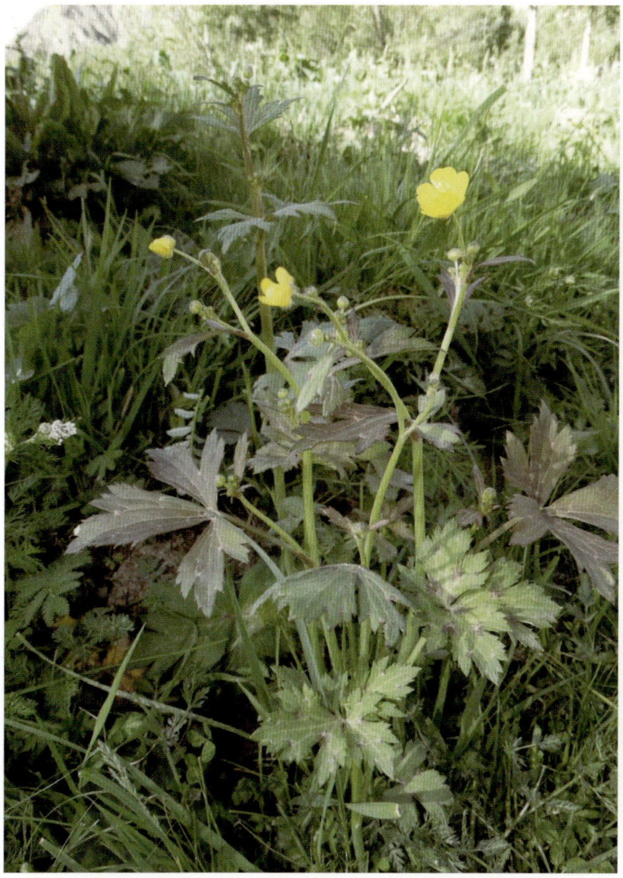
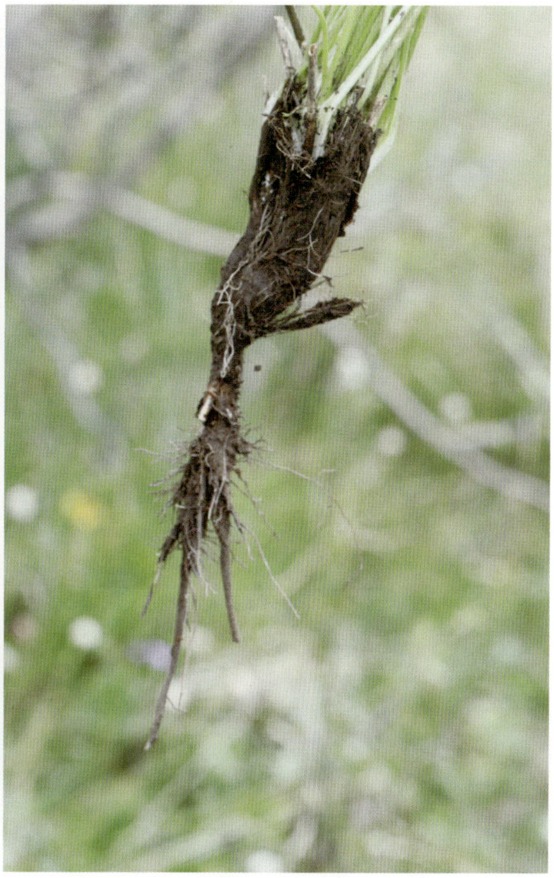

【形态特征】一年生草本。须根多数，簇生。茎粗壮，多分枝，密被开展的淡黄色糙毛。叶为三出复叶，叶片宽卵形至三角形，被开展的毛；茎上部的叶较小，叶片 3 全裂。聚伞花序具数花至多花；萼片 5，窄卵形，外面被柔毛；花瓣 5，宽卵形，黄色，蜜槽有卵形小鳞片；花柱密生白色短柔毛。聚合果长圆形；瘦果卵圆形，扁平，边缘具棱，喙极短。花、果期 6~8 月。

【适宜生境】生于海拔 2200~3800 m 的山坡、潮湿地及水渠边。

【资源状况】分布于大通、互助。常见。

【药 材 名】回回蒜（全草）。

【采收加工】夏、秋二季采收，洗净，切段，晒干或鲜用。

【功能主治】解毒退黄，截疟，定喘，镇痛。用于肝炎，黄疸，痈肿，肝硬化腹水，疮癞，牛皮癣，疟疾，哮喘，牙痛，胃痛，风湿痛。

毛茛

五虎草、野芹菜、毛建草

Ranunculus japonicus Thunb.

【藏药名】སྐྱ་རྩ།（音译名：嘎擦）

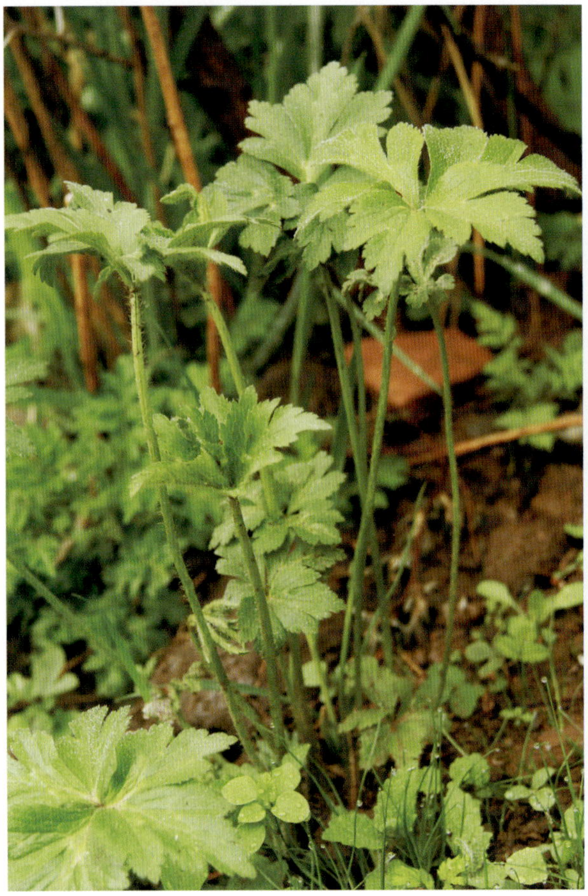

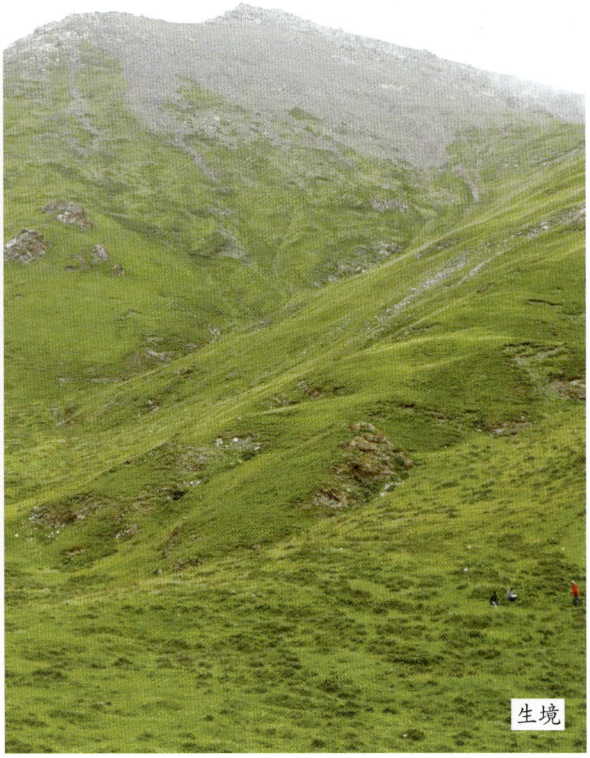

生境

【形态特征】多年生草本。须根多数，簇生。茎直立，中空，有槽，具分枝，开展或贴伏的柔毛。基生叶多数；叶片圆心形或五角形，两面贴生柔毛；叶柄被开展柔毛。聚伞花序有多数花；花梗被贴生柔毛；萼片 5，椭圆形，被白色柔毛；花瓣 5，倒卵状圆形，基部有长约 0.5mm 的爪；花托短小，无毛。聚合果近球形；瘦果扁平，无毛，喙短直或外弯。花、果期 6~9 月。

【适宜生境】生于海拔 2500~2800 m 的路边、田边荒地。

【资源状况】分布于互助。常见。

【药 材 名】毛茛（全草、根）。

【采收加工】夏末秋初采收全草及根，洗净，阴干。鲜用可随采随用。

【功能主治】退黄，定喘，截疟，镇痛，消翳。用于黄疸，哮喘，疟疾，偏头痛，牙痛，鹤膝风，风湿关节痛，目生翳膜，瘰疬，疮痈肿毒。

【藏医应用】嘎擦（音译名）的代用品。

棉毛茛 *Ranunculus membranaceus* Royle

【藏药名】སྐྱ་ཚ།（音译名：嘎擦）

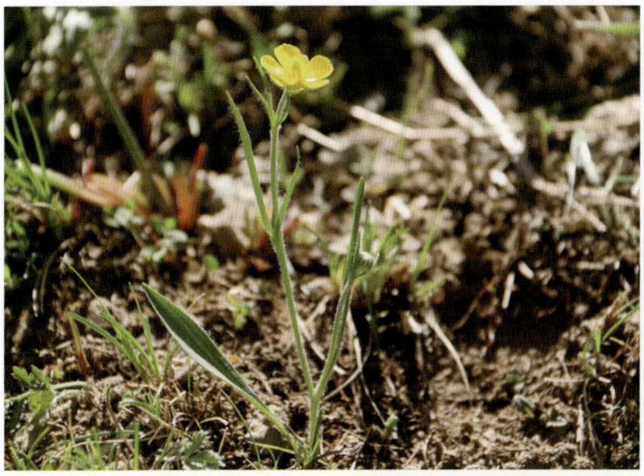

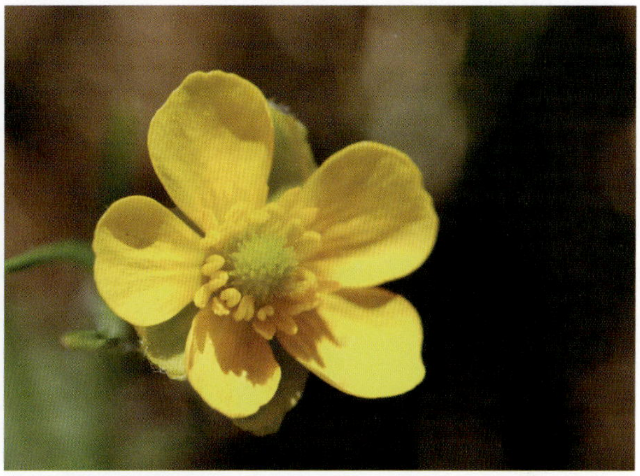

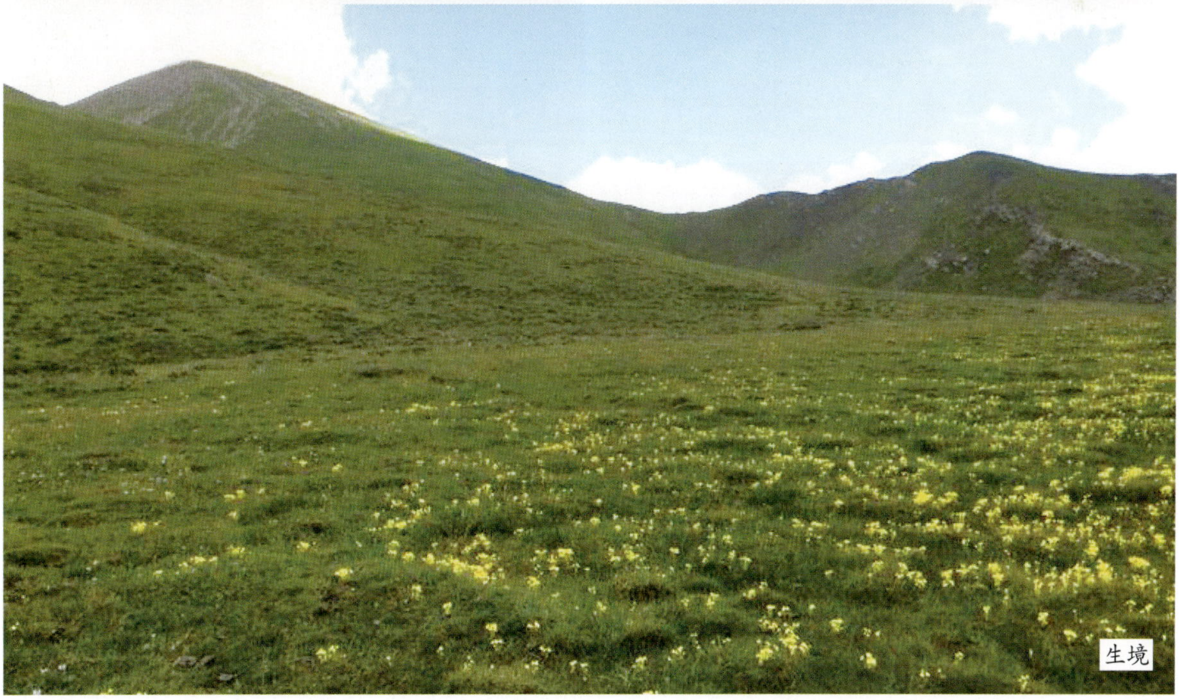

生境

【形态特征】多年生矮小草本。须根多数，簇生，稍肉质。茎直立，有分枝，全株被棉毛状柔毛，多呈银白色。基生叶多数，叶片线状披针形或线形，全缘。花单生于茎顶或分枝顶端，花梗密被白绢毛；萼片 5，椭圆形，外面密被绢柔毛；花瓣 5，橙黄色，倒卵形，基部具爪，蜜槽呈棱状袋穴；花托肥厚。聚合果长圆形；瘦果卵球形，稍扁，喙直伸或稍弯。花、果期 6~9 月。

【适宜生境】生于海拔 3180~4590 m 的流石滩坡地和砾石草甸中。

【资源状况】分布于互助、门源。常见。

【藏医应用】《中华藏本草》记载本种的花或全草入药。提升胃温，引流黄水，消痞块，干腹水。用于寒性消化不良，喉炎，痞块，“黄水”病，腹积水。

高原毛茛 *Ranunculus tanguticus* (Maxim.) Ovcz.

【藏药名】སྒ་ཚ།（音译名：嘎擦）

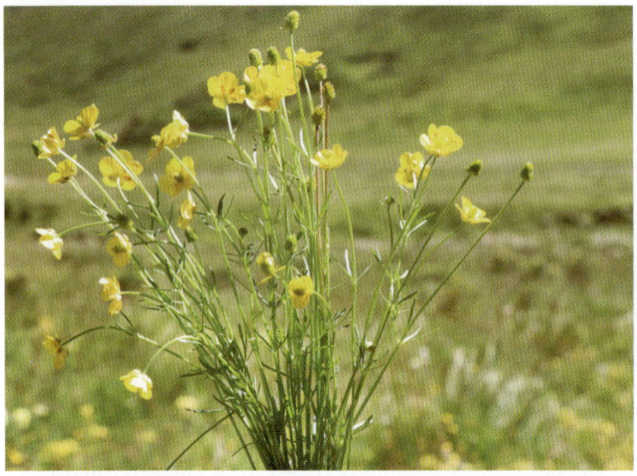

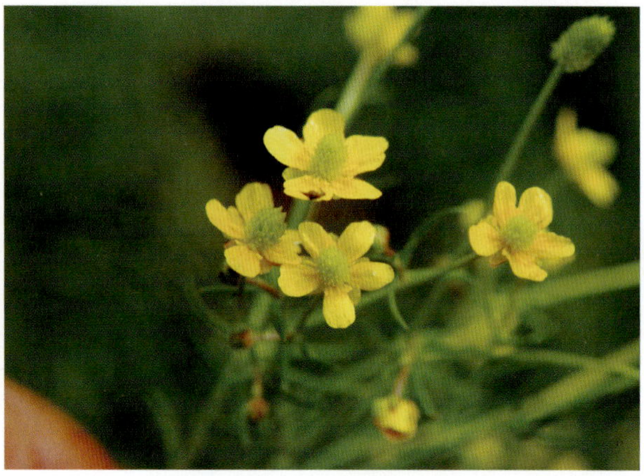

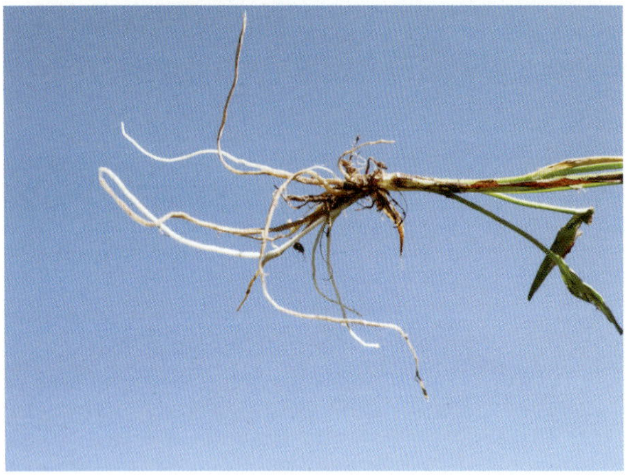

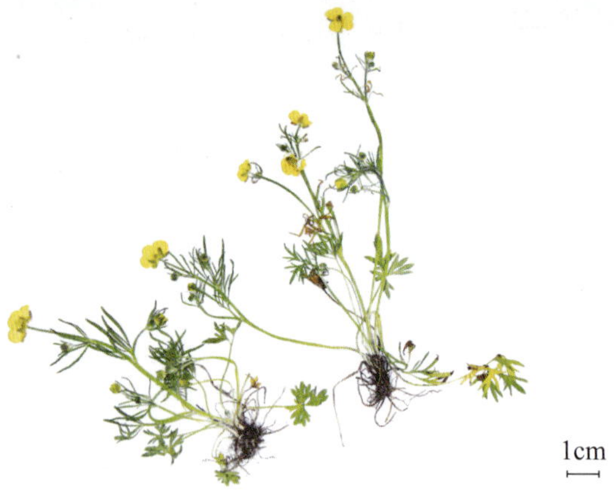

【形态特征】多年生草本。须根基部增厚，呈纺锤形。茎多分枝，被白色柔毛。基生叶和茎下部的叶具长柄，被长柔毛，叶片圆肾形或倒卵形，三出复叶，两面或下面贴生白色柔毛。花单生于茎顶或分枝顶端，花梗被白色柔毛；萼片5，椭圆形，被柔毛；花瓣5，倒卵状圆形，蜜槽点状；花托圆柱形，常生细毛。聚合果长圆形；瘦果卵球形，喙直伸或稍弯。花、果期5~8月。

【适宜生境】生于海拔2280~4400 m的河边、河漫滩、沼泽草甸、草甸和山地阴坡、灌丛草甸。

【资源状况】分布于大通、互助、门源、海晏、天峻。常见。

【藏医应用】《中华藏本草》记载本种的花或全草入药。提升胃温，引流黄水，消痞块，干腹水。用于寒性消化不良，喉炎，痞块，“黄水”病，腹积水。

贝加尔唐松草

马尾黄连

Thalictrum baicalense Turcz.

【藏药名】ལྕགས་ཀྱུ（音译名：加合吉）

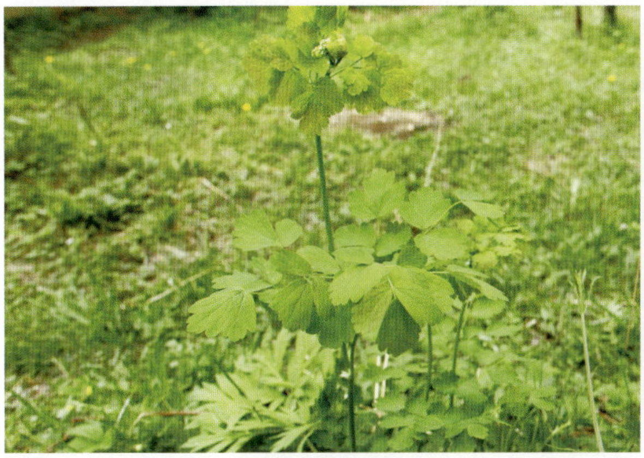

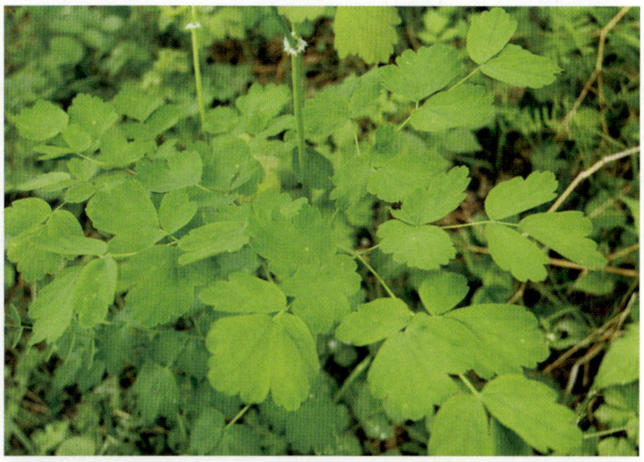

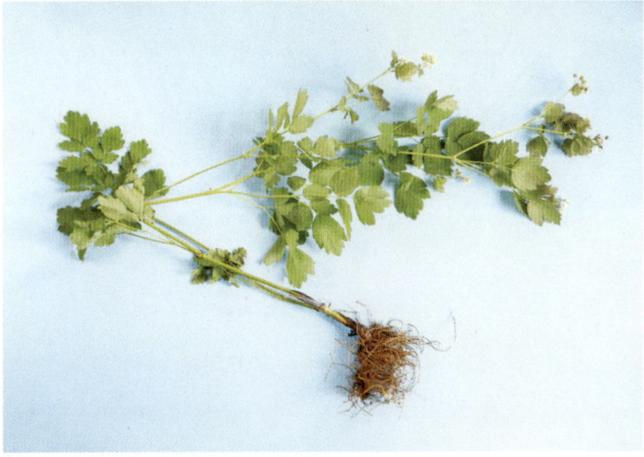

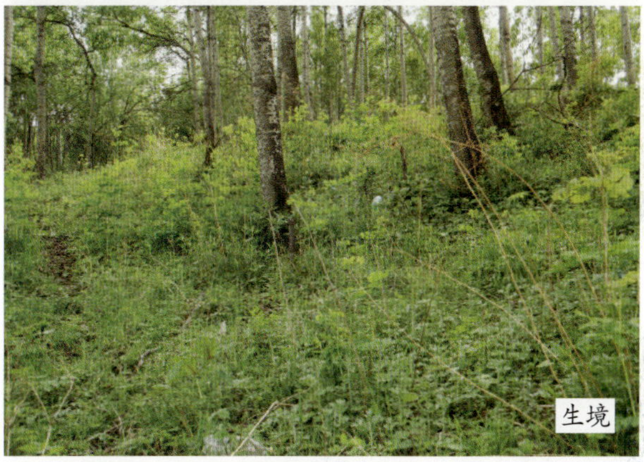

【形态特征】 多年生草本，全株无毛。根状茎横走，外皮褐色。茎黄绿色，具细棱。叶具柄，三回三出复叶，叶片顶生；托叶窄，膜质。花序圆锥状；花梗细；萼片 4，卵形或椭圆形，边缘宽膜质，背部具褐色细脉纹；花丝上部倒披针形，下部丝状，花药长圆形；心皮 3~7，卵形，黑褐色，花柱直，柱头生花柱顶端腹面，椭圆形。瘦果卵球形或宽椭圆形。花、果期 6~7 月。

【适宜生境】 生于海拔 2800 m 左右的山地阴坡林下和林缘。

【资源状况】 分布于大通、互助。常见。

【药 材 名】 马尾连（根及根茎）。

【采收加工】 9~11 月至翌年 1~2 月采挖；挖出后抖去泥沙，剪除茎苗，晒至八成干，搓去外层棕色栓皮，再晒干。

【功能主治】 清热燥湿，泻火解毒。用于湿热泻痢，黄疸，疮疡肿毒，目赤肿痛，感冒发热，癌肿。

【藏医应用】 《中华藏本草》记载本种的根及根茎入药。清热燥湿，泻火解毒。用于瘟病时疫，血热，肠热，黄疸，肠炎，痢疾。

小檗科

秦岭小檗

刺黄檗、老鼠刺

Berberis circumesrrata (Schneid.) Schneid.

【藏药名】སྐྱེར་པ།（音译名：吉尔哇）

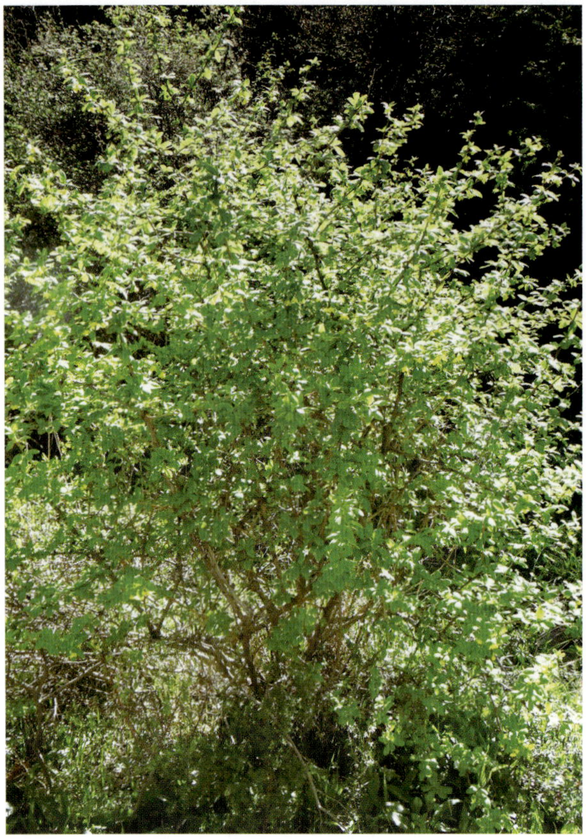

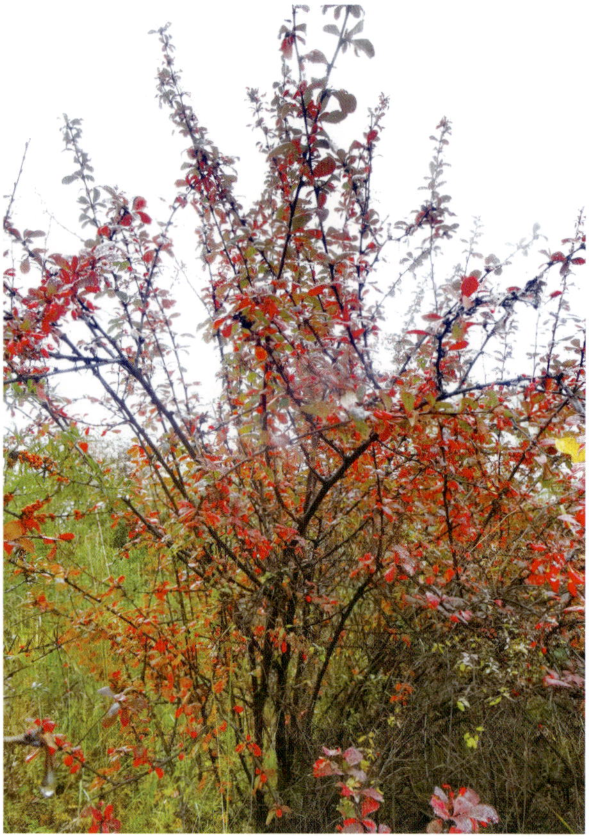

【形态特征】落叶灌木。枝繁密；小枝具细棱，黄色或黄褐色，刺 3 叉。叶倒卵形或倒卵长圆形，顶端圆形，基部楔形或近圆形，上面绿色，下面白色，网状脉突出；叶柄短。花 2~5 朵簇生，黄色；外轮萼片长圆状椭圆形，内轮萼片宽倒卵形；花瓣倒卵形，比内轮萼片短；胚珠一般 6~7，稀 3 或 8。浆果椭圆形或长圆形，红色；宿存花柱显著。花、果期 6~9 月。

【适宜生境】生于海拔 3200~3600 m 的山坡、阶地。

【资源状况】分布于互助。常见。

【药 材 名】三颗针（根、茎、树皮）。

【采收加工】春、秋二季采收根，除去须根，洗净，切片，烤干或弱太阳下晒干，不宜曝晒；茎枝全年可采。

【功能主治】清热燥湿，泻火解毒。用于湿热痢疾，腹泻，黄疸，湿疹，疮疡，口疮，目赤，咽痛。

【藏医应用】吉尔哇（音译名）的代用品。

直穗小檗

密穗小檗、刺黄檗

Berberis dasystachya Maxim.

【藏药名】སྐྱེར་པ།（音译名：吉尔哇）

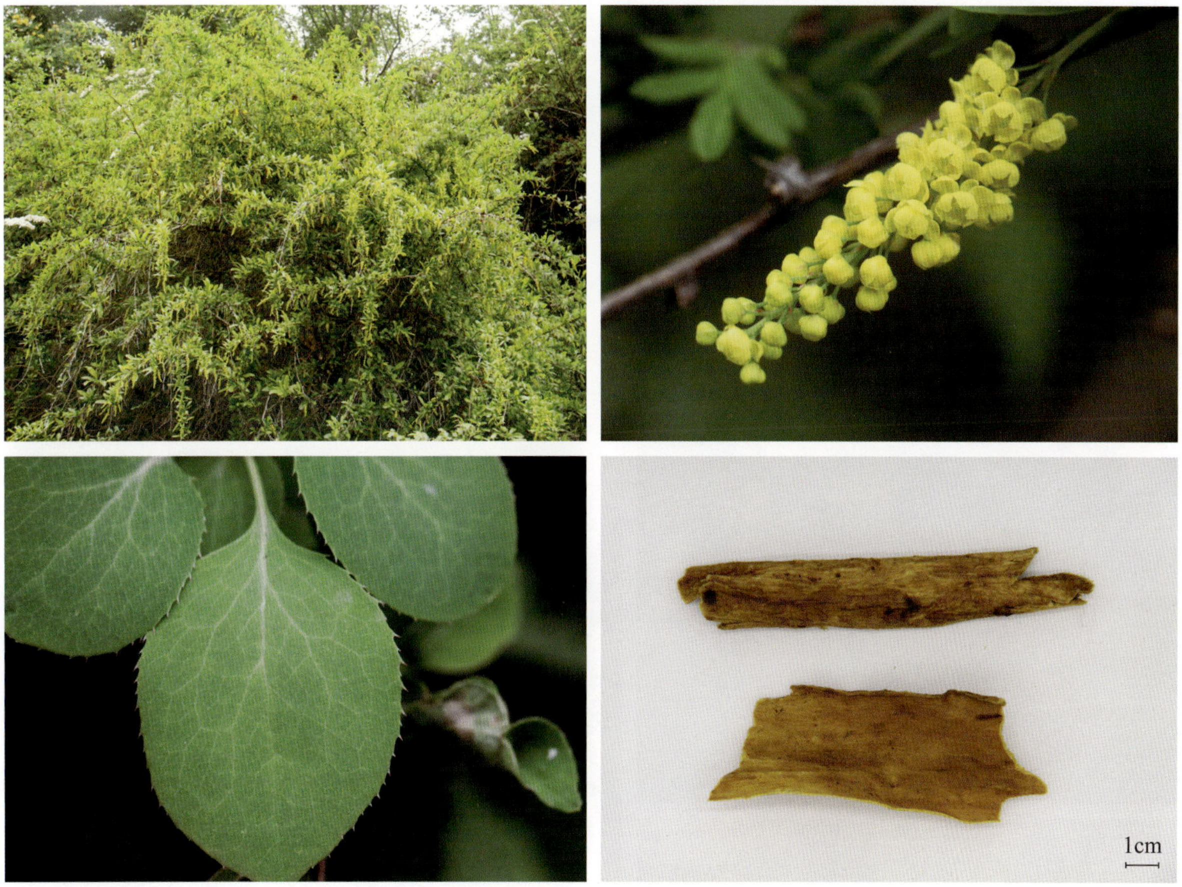

【形态特征】落叶灌木。幼枝紫色，老枝灰黄色。叶簇生，宽椭圆形或卵圆形，基部较宽，顶端钝圆，边缘具 25~50 个刺状细锯齿。总状花序；苞片卵状披针形；萼片 6，2 轮，卵形或宽椭圆形；花瓣 6，2 轮，黄色，椭圆状卵形，基部楔形，具 2 枚密腺，顶端钝或微凹；雄蕊 6，花丝紫色，花药黄色；子房椭圆形，具胚珠 1~2 枚。浆果红色。花、果期 6~9 月。

【适宜生境】生于海拔 2500~3800 m 的山坡、山麓、河谷。

【资源状况】分布于大通、湟源、湟中、互助、门源。常见。

【药 材 名】黄刺皮（根和枝内皮）。

【采收加工】根秋季采挖，去须根及泥土，取皮，切片，晒干；4至5月间出芽时，砍取较粗的茎，刮去粗皮，去掉木心，取黄色皮层及韧皮层，晒干。

【功能主治】清湿热，解热毒。用于湿热痢疾，黄疸，带下，热毒痈肿。

【藏医应用】《中华藏本草》记载本种的茎皮、茎干、枝、花、果、膏入药。茎皮（刮去栓皮层）燥湿，解毒，排黄水。用于消化不良，腹痛，腹泻，淋浊，遗精，带下，陈旧热病，黄水病，眼疾，全身疼痛，关节痛。茎干、枝收敛疮疡，调和身心，烧灰用于鼻疸。花利湿，止泻，止血，消炎。用于腹泻，血症。鲜花汁滴耳、眼，用于中耳炎，眼疾。果实用于腹痛，消化不良，腹胀，痢疾。膏（枝、干、果熬膏）用于消化不良，腹泻，痢疾，结膜炎。

鲜黄小檗

黄刺、黄花刺

Berberis diaphana Maxim.

【藏药名】སྐྱེར་པ།（音译名：吉尔哇）

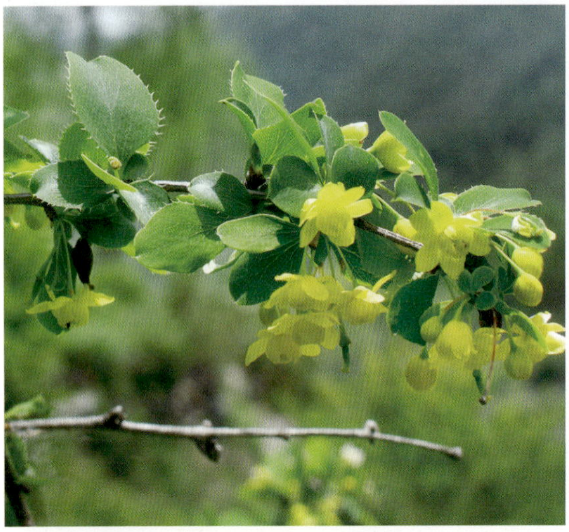

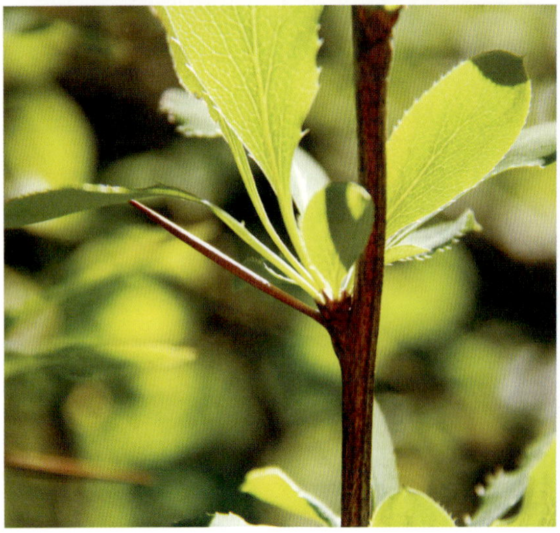

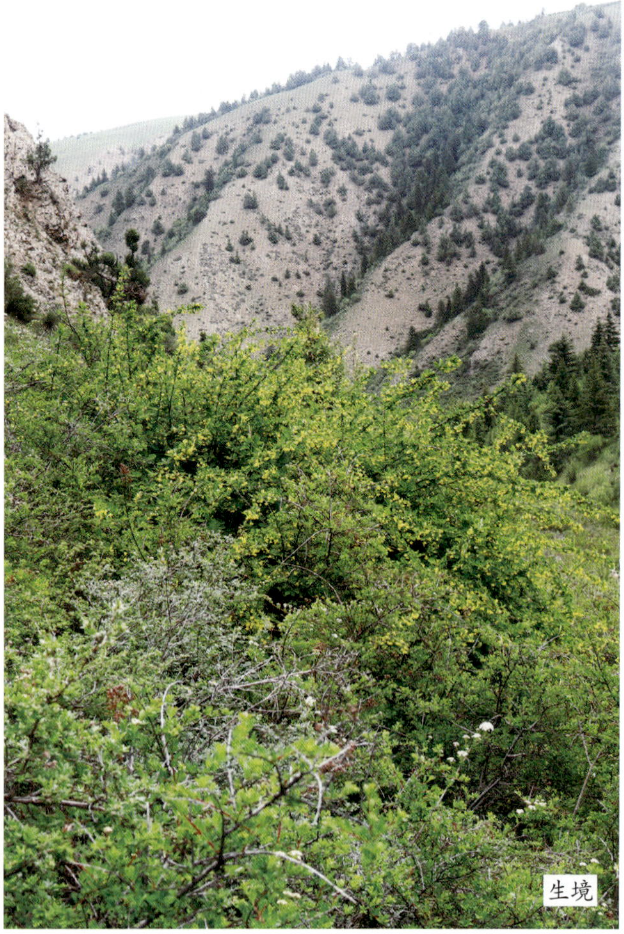

生境

【形态特征】落叶灌木。幼枝较粗，老枝灰黄色，具棱；茎刺 3 分叉，较粗，与枝同色。叶椭圆状倒卵形或倒卵形，基部楔形，全缘，被白粉。花单生或 2~5 朵生于叶丛的总花梗；萼片 6，2 轮，椭圆状披针形，基部较宽，顶端钝；花瓣 6，鲜黄色，卵状椭圆形；雄蕊 6，短于花瓣；子房椭圆状卵形，具胚珠 6~10 枚。浆果朱红色，花柱宿存。花、果期 6~9 月。

【适宜生境】生于海拔 2395~3850 m 的山坡、林下、河谷。

【资源状况】分布于大通、湟源、湟中、互助。常见。

【药 材 名】黄刺皮（根和枝内皮）。

【采收加工】秋季采挖根，去须根及泥土，取皮，切片，晒干；4 至 5 月间出芽时，砍取较粗的茎，刮去粗皮，去掉木心，取黄色皮层及韧皮层，晒干。

【功能主治】清湿热，解热毒。用于湿热痢疾，黄疸，带下，热毒痈肿。

【藏医应用】同“直穗小檗”。

刺红珠 *Berberis dictyophylla* Franch.

【藏药名】སྐྱེར་པ།（音译名：吉尔哇）

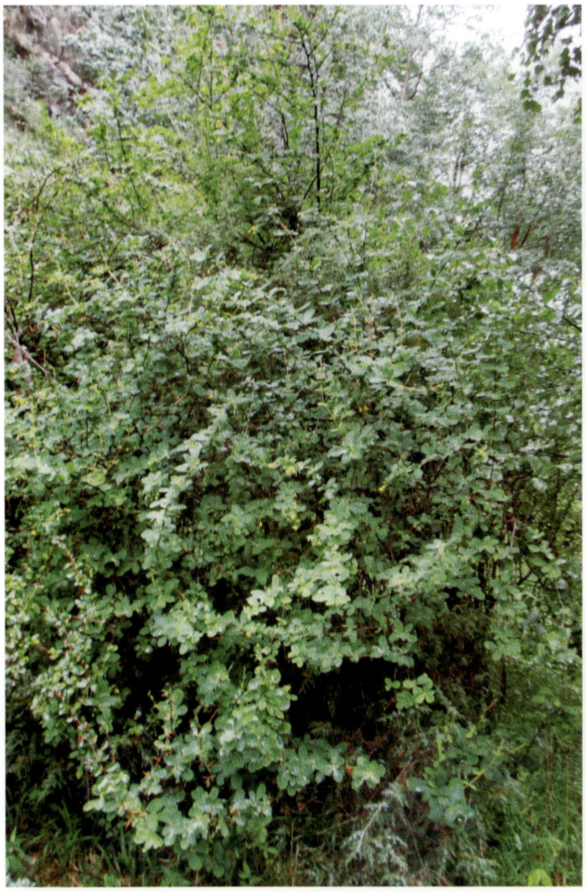

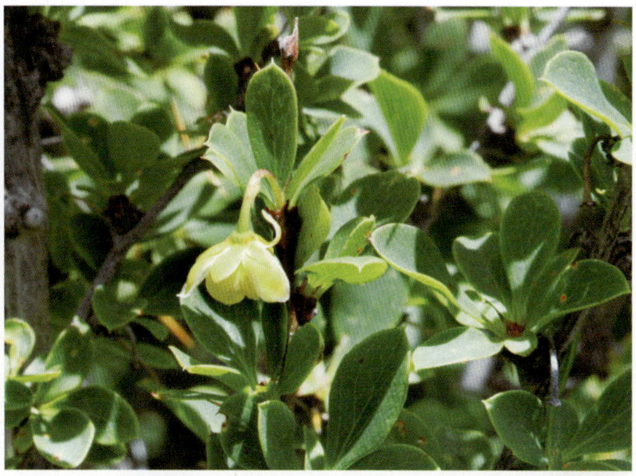

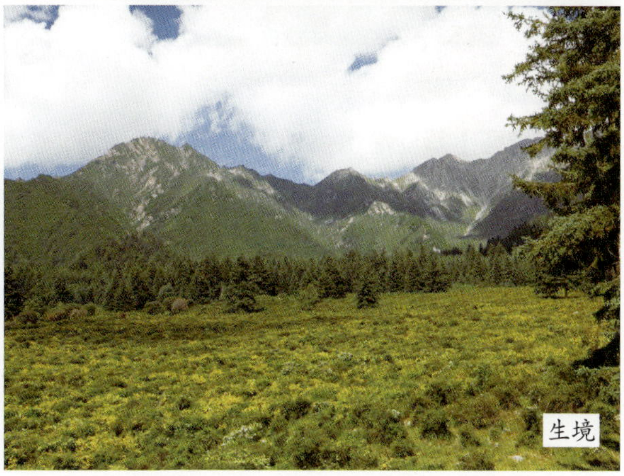

【形态特征】落叶灌木。幼枝具棱，被白粉，茎刺3分叉或单生。叶倒卵形或长椭圆形，上面暗绿色，下面灰白色，有白粉，两面具隆起的网状脉，无柄或近无柄。花单生，黄色或淡黄色；萼片6，2轮；花瓣6，2轮，窄倒卵形，顶端全缘或浅凹；雄蕊6；子房卵形，具胚珠3~4枚，柱头盘状。浆果卵圆形，红色，被白粉，具极短的宿存花柱。花、果期6~9月。

【适宜生境】生于海拔3500~3920 m的阳坡、半阳坡。

【资源状况】分布于互助。少见。

【药 材 名】三颗针（根、茎、树皮）。

【采收加工】春、秋二季采收根，除去须根，洗净，切片，烤干或弱太阳下晒干，不宜曝晒；茎枝全年可采；树皮一般在春末夏初采收。

【功能主治】清热燥湿，泻火解毒。用于湿热痢疾，腹泻，黄疸，湿疹，疮疡，口疮，目赤，咽痛。

【藏医应用】同“直穗小檗”。

细叶小檗

针雀、狗奶子、刺溜溜

Berberis poiretii Schneid.

【藏药名】སྐྱེར་པ།（音译名：吉尔哇）

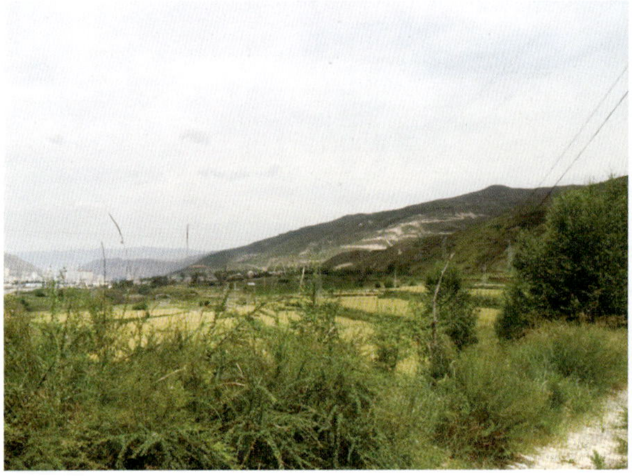

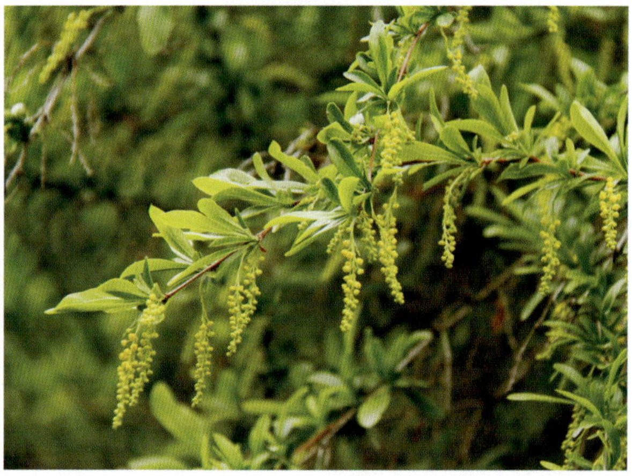

【形态特征】落叶灌木。幼枝细瘦；紫红色，老枝灰褐色或灰色；刺单生或3叉。叶簇生，倒披针形或狭倒披针形，全缘，上面鲜绿色，下面淡绿色，网状脉显著。亚伞形花序具多花，较密；苞片条形，小苞片披针形，基部较宽，顶端具细长尖；萼片6，花瓣状，排列成2轮，长圆形或倒卵形；花瓣倒卵形，稍短于萼片；雄蕊6；子房椭圆形，内生胚珠1枚。花期6~7月。

【适宜生境】生于海拔1700~2300 m的山坡、河岸、林下。

【资源状况】分布于互助。常见。

【药 材 名】三颗针（根、茎、树皮）。

【采收加工】春、秋二季采收根，除去须根，洗净，切片，烤干或弱太阳下晒干，不宜曝晒；茎枝全年可采；树皮一般在春末夏初采收。

【功能主治】清热燥湿，泻火解毒。用于湿热痢疾，腹泻，黄疸，湿疹，疮疡，口疮，目赤，咽痛。

【藏医应用】吉尔哇（音译名）的代用品。

匙叶小檗

黄檗、西北小檗

Berberis vernae Schneid.

【藏药名】སྐྱེར་པ།（音译名：吉尔哇）

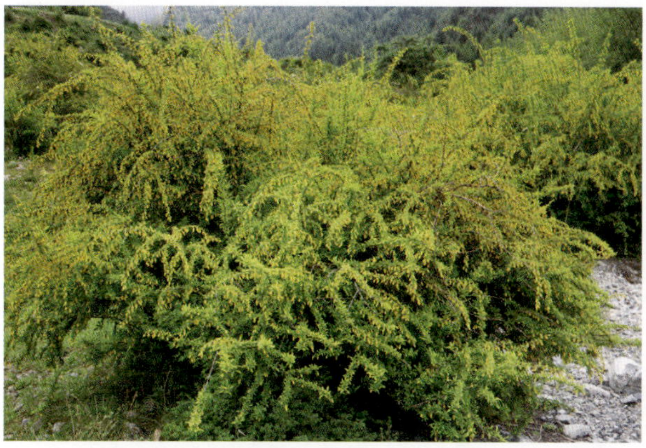

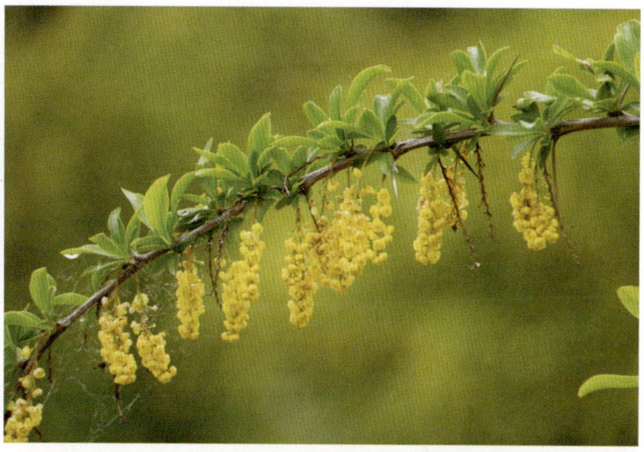

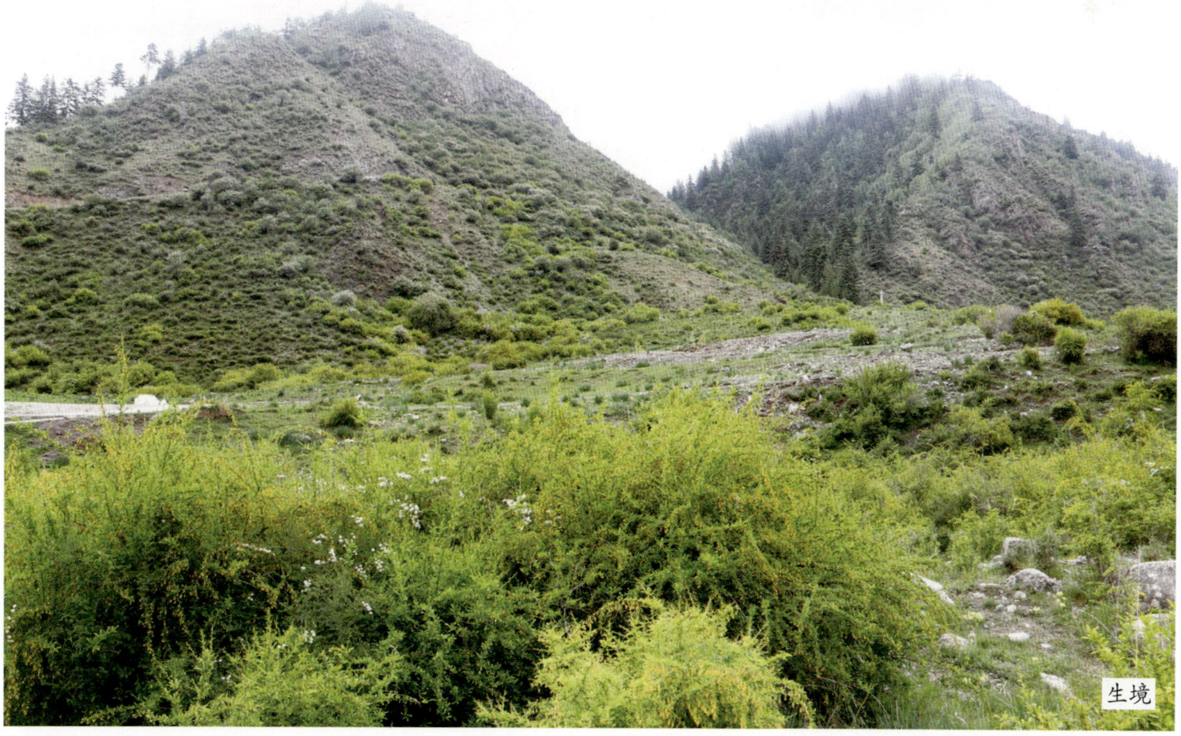

生境

【形态特征】落叶灌木。幼枝紫色，具槽；刺单生，有时 3 分叉。叶簇生，叶片匙形、椭圆形或倒披针形，全缘。总状花序，花多数，密集；小苞片黄色，卵形，基部较宽，顶端锐尖；萼片 6，黄色，椭圆形，顶端钝；花瓣 6，黄色，椭圆形，基部具 2 个腺点；雄蕊 6，花丝褐色，短于花瓣；子房椭圆形，柱头盘状，胚珠 1~2 枚。浆果红色，椭圆形。花、果期 6~9 月。

【适宜生境】生于海拔 2700~3850 m 的山麓、河谷和河漫滩。

【资源状况】分布于大通、湟中、互助、门源。常见。

【药 材 名】三颗针（根、茎、树皮）。

【采收加工】春、秋二季采收根，除去须根，洗净，切片，烤干或弱太阳下晒干，不宜曝晒；茎枝全年可采。

【功能主治】清热燥湿，泻火解毒。用于湿热痢疾，腹泻，黄疸，湿疹，疮疡，口疮，目赤，咽痛。

【藏医应用】吉尔哇（音译名）的代用品。

桃儿七

桃耳七、鸡素苔、小叶莲

Sinopodophyllum hexandrum (Royle) Ying

【藏药名】འོལ་མོ་སེ།（音译名：奥毛塞）

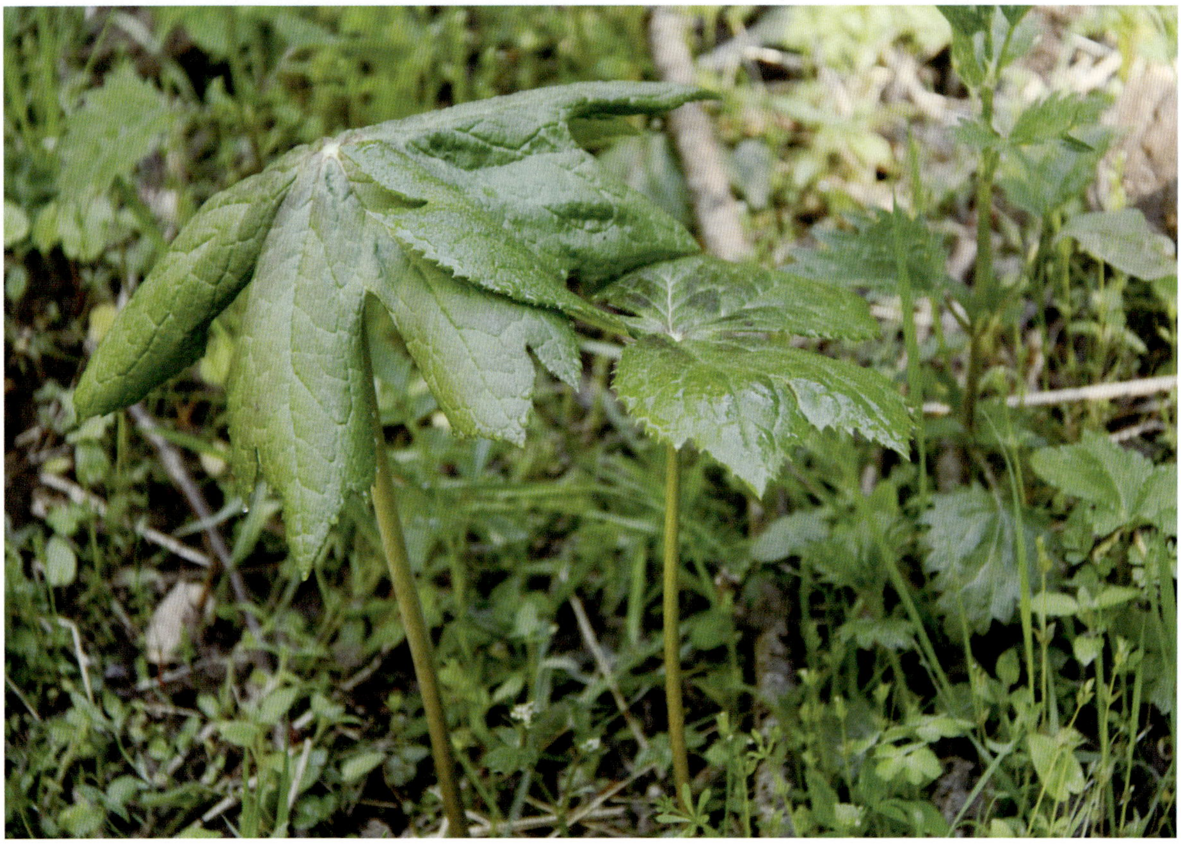

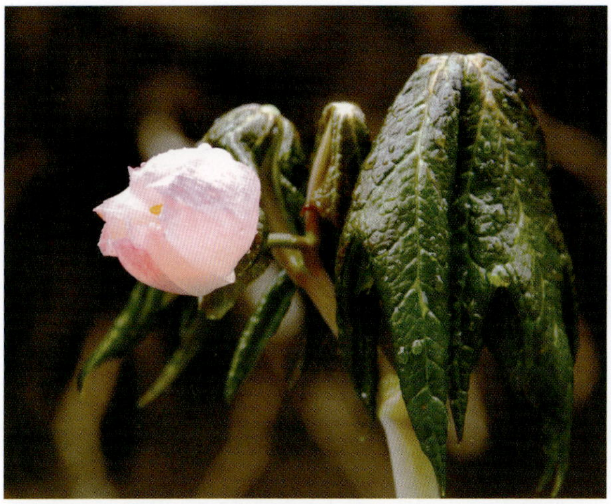
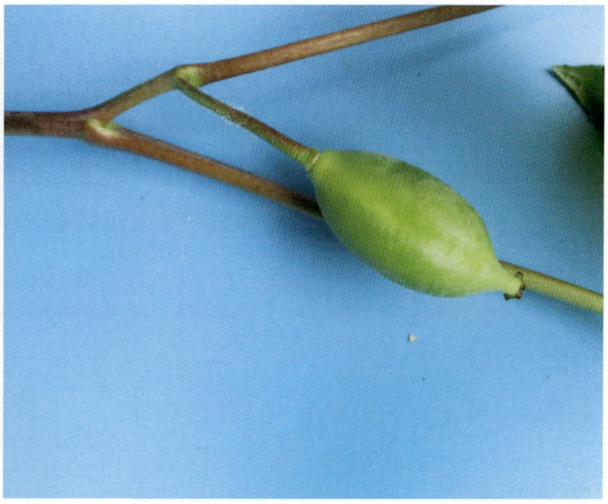

【形态特征】 多年生草本。根状茎粗壮，横走；茎直立，具纵棱，无毛，上部具 2~3 叶。叶心形，3~5 深裂，裂片又 2~3 中裂，小裂片顶端尖或渐尖，下面被毛；叶柄具纵棱，无毛。花单生，先叶开放；萼片早落；花瓣 6，倒卵形，粉红色，顶端波状；雄蕊 6，花丝内弯；子房具短花柱，内含胚珠多数。浆果卵圆形，红色。花、果期 6~8 月。

【适宜生境】 生于海拔 2300~3800 m 的山谷、阴坡林下、灌丛中、河滩林缘湿地。

【资源状况】 分布于大通、互助、门源。罕见。

【药 材 名】 桃儿七（根及根茎）。

【采收加工】 春、秋二季采挖，阴干。

【功能主治】 有毒。祛风除湿，活血止痛，祛痰止咳。用于风湿痹痛，跌打损伤，月经不调，痛经，脘腹疼痛，咳嗽。

【藏医应用】《中华藏本草》记载本种的根及根茎、果实入药。根及根茎有毒。清热解毒，活血散瘀。外用治皮肤病，跌打损伤，黄水疮；熬膏外用治宫颈糜烂，宫颈癌。果实有小毒。调经，活血，止痛，利产。用于血分病，妇科病，脉病，死胎不下，胎衣不下，肾脏病。

罂粟科

白屈菜

土黄连、小野人血草、断肠草
Chelidonium majus Linn.

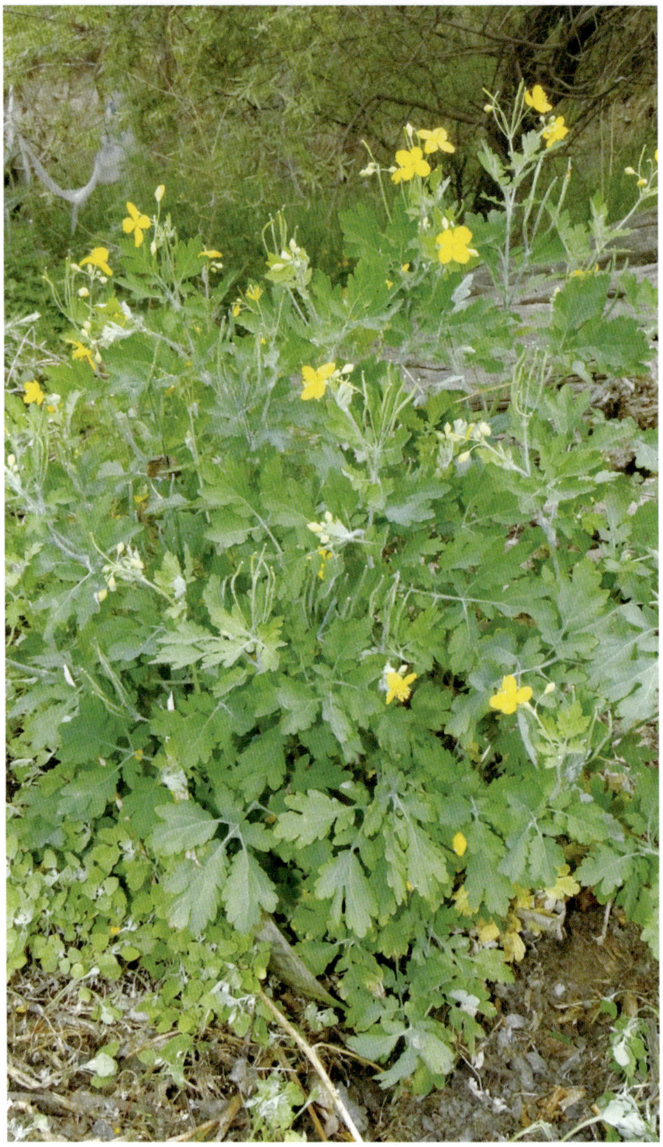

【形态特征】多年生草本，具黄色汁液。根圆锥形，灰黄色或褐色；须根较多。茎直立，多分枝，疏被白色柔毛，老时无毛。叶互生，奇数羽状复叶，疏生短柔毛。伞形花序；苞片卵形；花梗细；萼片 2，椭圆形，疏被柔毛；花瓣 4，黄色，倒卵形；雄蕊多数，花丝黄色；子房狭长椭圆形，绿色，无毛，花柱短，柱头头状。蒴果线状长圆形。种子多数。花、果期 7~9 月。

【适宜生境】生于海拔 2230~2700 m 的林下或林缘。

【资源状况】分布于互助、大通。常见。

【药 材 名】白屈菜（全草）、白屈菜根（根）。

【采收加工】白屈菜：夏、秋二季采挖，除去泥沙，阴干或晒干，亦可鲜用。白屈菜根：夏季采挖，洗净泥沙，阴干。

【功能主治】白屈菜：有毒。镇痛，止咳，利尿，解毒。用于胃痛腹痛，肠炎，痢疾，慢性支气管炎，百日咳，咳嗽，黄疸，水肿，腹水，疥癣疮肿，蛇虫咬伤。白屈菜根：散瘀，止血，止痛，解蛇毒。用于劳伤血瘀，脘痛，月经不调，痛经，蛇咬伤。

灰绿黄堇

旱生紫堇

Corydalis adunca Maxim.

【藏药名】ལུག་ངལ།（音译名：陆额）

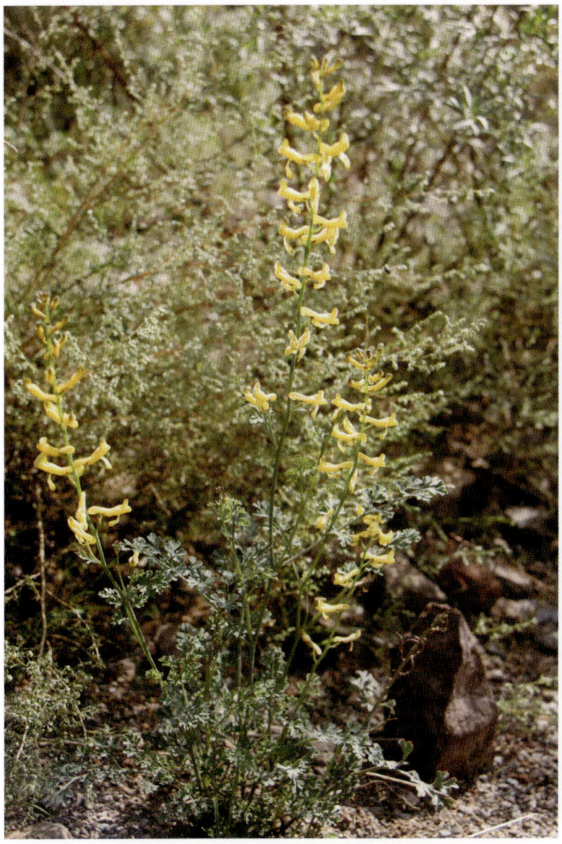

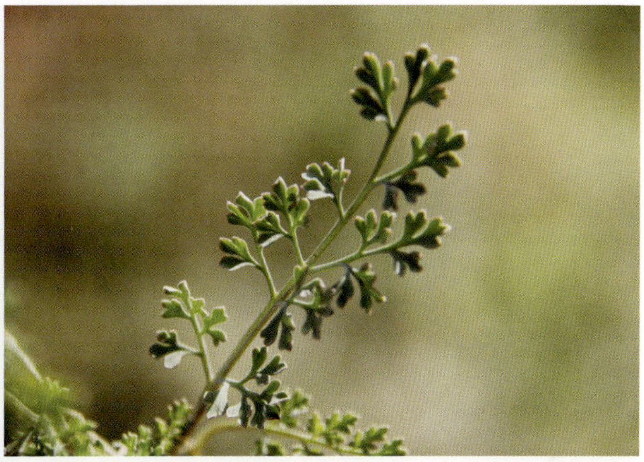

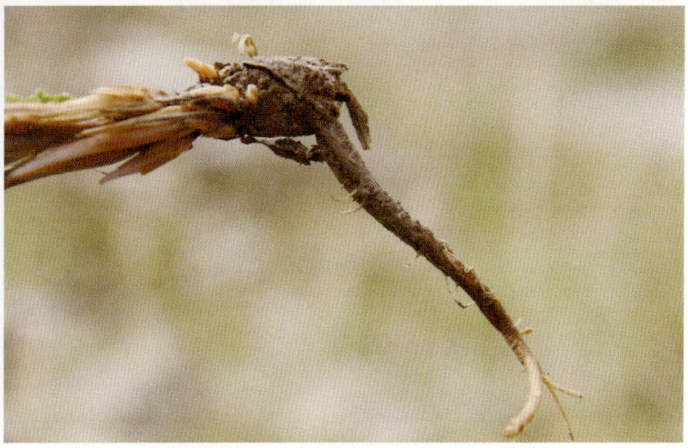

【形态特征】多年生草本，全株灰绿色。根粗壮，稍木质化，褐色。茎坚硬，木质化。基生叶多数，具短柄，三回羽状全裂。总状花序，稀疏；苞片披针形或钻形；花梗短于苞片；萼片卵形或卵圆形，边缘齿裂；花黄色，花瓣 4，2 轮；雄蕊 6，花丝联合成 2 束；子房狭倒披针形，花柱细长，柱头扁圆形，具 4 圆裂。蒴果长柱状。种子圆珠形。花、果期 6~8 月。

【适宜生境】生于海拔 2200~4300 m 的阴坡灌丛中、林下、阴坡潮湿处、山前洪积扇和河滩。

【资源状况】分布于大通、互助。常见。

【药 材 名】黄草花（全草）。

【采收加工】夏季花期采收，切段，阴干。

【功能主治】清肺止咳，清肝利胆，止痛。用于肺热咳嗽，发热胸痛，肝胆湿热，胁痛，发热，厌食油腻，黄疸，湿热泄泻等。

【藏医应用】《中华藏本草》记载本种的全草入药。清热解毒，疏肝利胆，止痛止泻。用于头痛，发热，背心痛，血病引起的背痛，肝脏热病，胆病，腹泻。

曲花紫堇

弯花紫堇

Corydalis curviflora Maxim. ex Hemsl.

【藏药名】གཡུ་འབྲུག་ཟིལ་པ།（音译名：益舟斯哇）

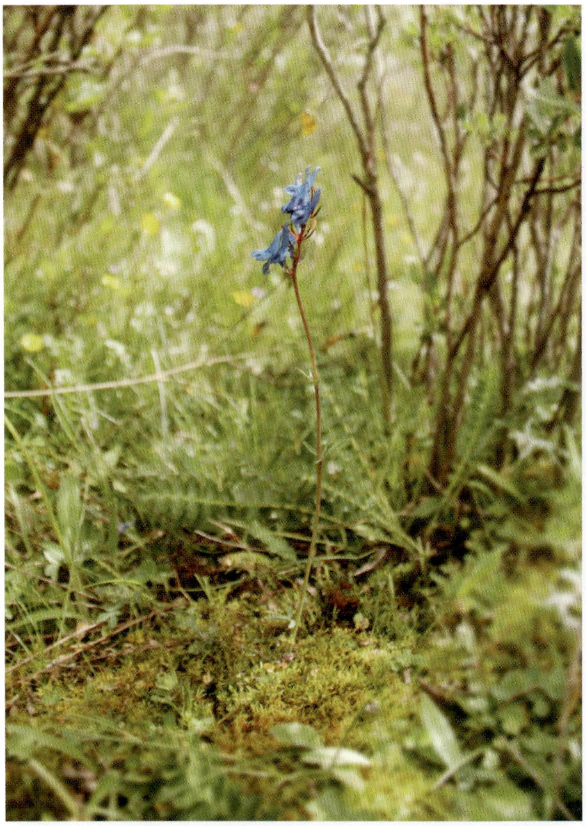

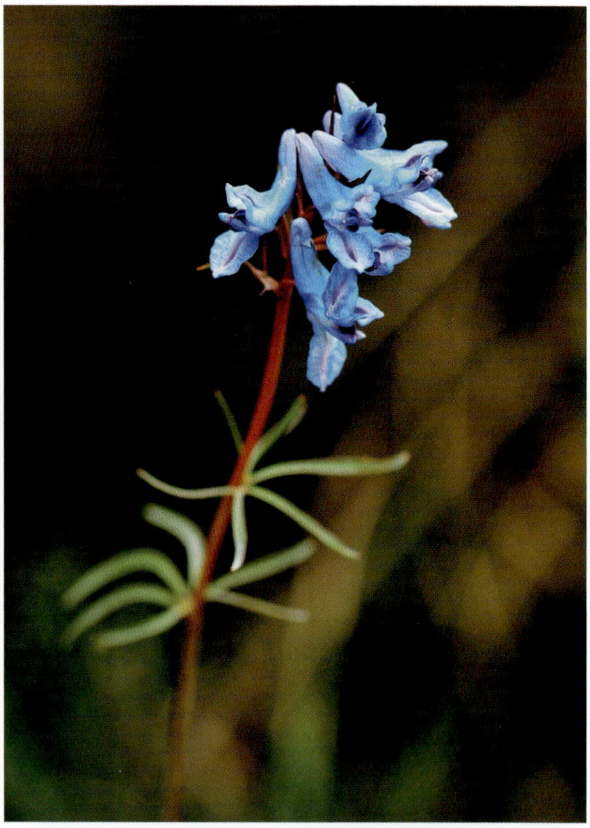

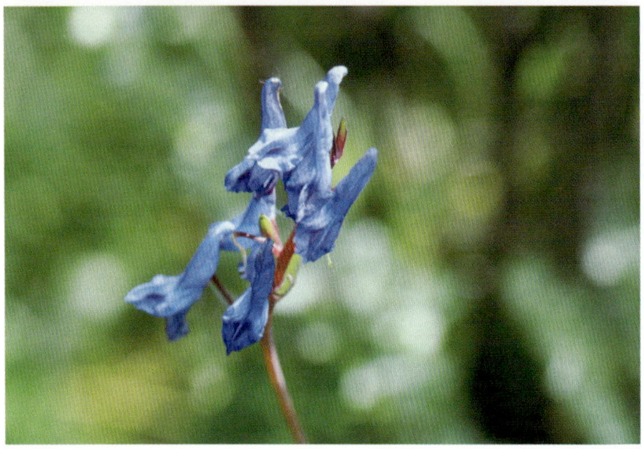

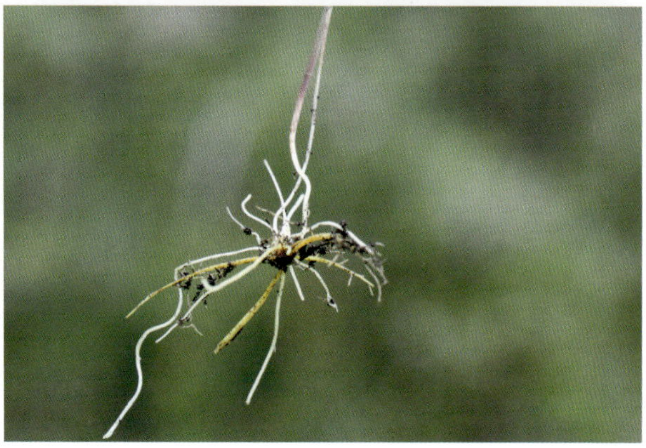

【形态特征】 多年生草本。块根纺锤形或棒状。茎不分枝。基生叶具长柄，叶片圆五角形，3 全裂；茎生叶无柄。总状花序；苞片披针形或窄披针形；萼片 2，宽卵形，指状分裂，白色膜质，早落；花瓣 4，蓝色，2 轮，外轮 2 瓣大，呈唇形，距向斜上方伸展，内轮 2 瓣较小，顶端愈合，爪与外轮花瓣合生；雄蕊 6，花丝联合成束；子房长椭圆形。花期 6~8 月。

【适宜生境】生于海拔 2600~4000 m 的高山草甸、灌丛中林下。

【资源状况】分布于大通、湟中、海晏。常见。

【药 材 名】曲花紫堇（全草）。

【采收加工】7~8 月采集全草，洗净泥土，晾干或阴干。

【功能主治】清热毒，利肝胆，凉血止血。用于热病高热，湿热黄疸，衄血，月经过多。

【藏医应用】《中国藏药》记载本种的全草入药。苦，寒。清“赤巴”热。用于瘟病时疫，火烧伤，“赤巴”病之热证。

叠裂黄堇

迭裂黄堇、厚翅紫堇

Corydalis dasysptera Maxim.

【藏药名】སེར་པོ་ཀྱུ་དྲུས།（音译名：赛保格志）

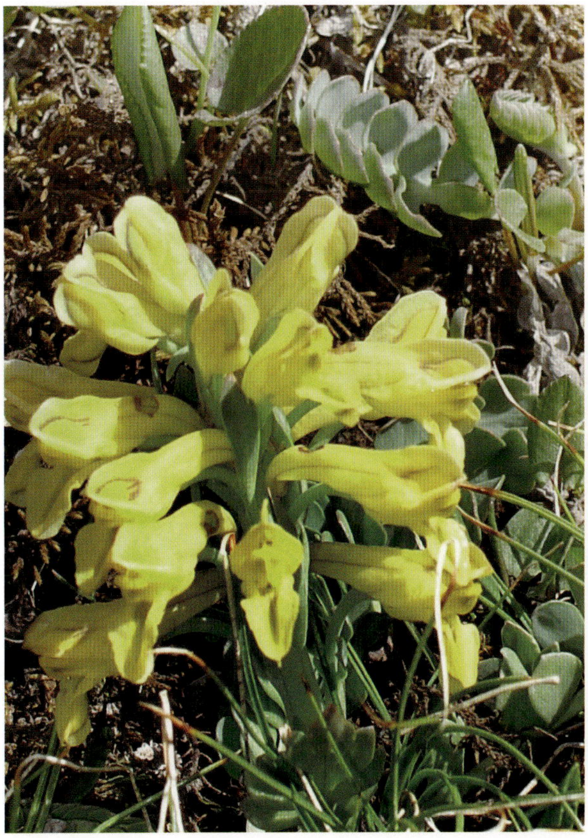

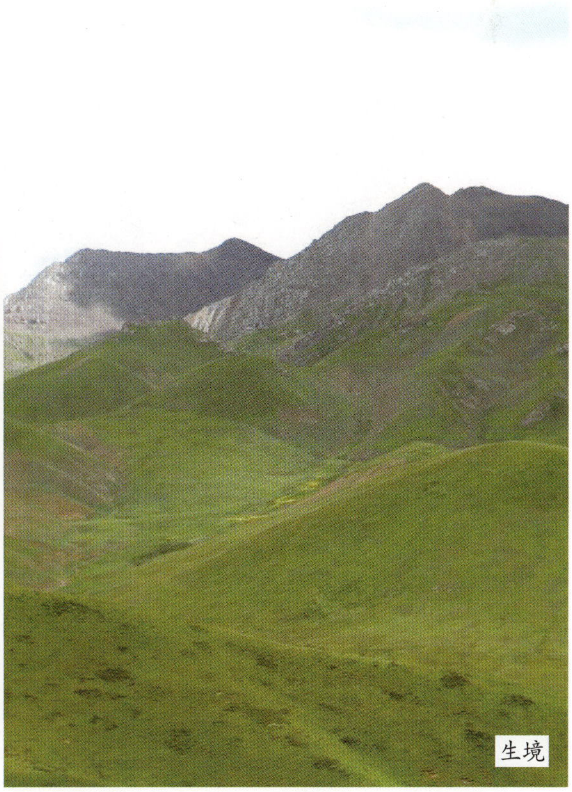

生境

【形态特征】多年生草本。根圆锥状，粗壮，外皮褐色。茎具细棱。基生叶柄长 2~8 cm，叶片窄卵形或矩圆形，肉质，蓝绿色；茎生叶小，叶柄短，裂片卵形或线形。总状花序密集成近头状，花黄色或深黄色，顶端淡褐色；萼片 2，半圆形，顶端呈不规则齿裂，白色，膜质，早落；花瓣 4，2 轮；雄蕊 6，花丝联合成 2 束；子房椭圆形。蒴果长椭圆形，褐色。花、果期 7~9 月。

【适宜生境】生于海拔 2700~4800 m 的高山砾石带、流石坡、阴坡灌丛中。

【资源状况】分布于共和、大通、湟中、互助、刚察、祁连、门源、天峻、海晏。常见。

【药 材 名】叠裂黄堇（全草）。

【采收加工】夏、秋二季连根采挖，洗净，阴干或晒干。

【功能主治】有毒。清热解毒，止血敛疮。用于热病高热，黄疸性肝炎，肠炎，外伤出血，疮疡溃后久不收口。

【藏医应用】《中华藏本草》记载本种的全草入药。清腑热，解毒，愈疮，续脉，镇痛，消炎。用于胃肠炎，胃痛，感冒，肉食中毒；外用治疮疡久溃不愈。

条裂黄堇

铜锤紫堇

Corydalis linarioides Maxim.

【藏药名】རྒྱ་སྟག་ཟིལ་པ།（音译名：贾达斯哇）

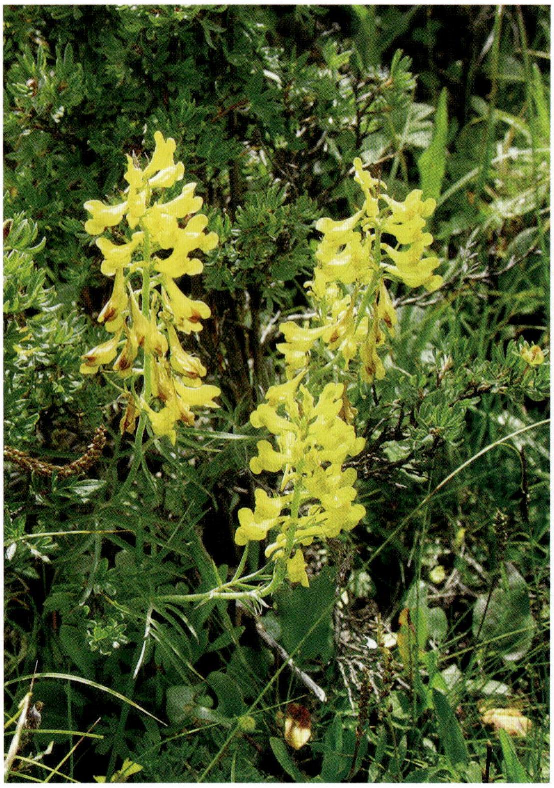

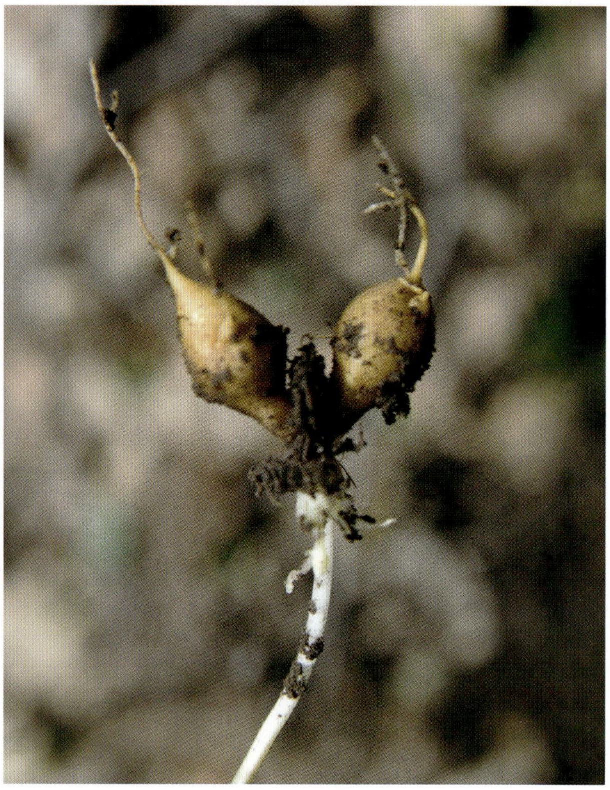

【形态特征】多年生草本，全株无毛。块根纺锤形，褐色。茎直立，不分枝，在中部以上生叶。叶片羽状全裂，叶具短柄或近无柄。总状花序，具数花；苞片窄披针形或条形；萼片2，极小，早落；花黄色，花瓣4，2轮，外轮2瓣较大，呈唇状，内轮2瓣较小，爪与外轮合生；雄蕊6，花丝联合成2束；子房披针状椭圆形，花柱细。蒴果椭圆形。花、果期6~9月。

【适宜生境】生于海拔 2100~4000 m 的林下、林缘、灌丛下、草坡或石缝中。
【资源状况】分布于祁连、大通、门源、互助、共和、湟中、海晏。常见。
【药 材 名】铜棒锤（全草或块根）。
【采收加工】夏季采全草，秋季采块根，除去泥土杂质，洗净，晒干。
【功能主治】有毒。祛风除湿，活血止痛。用于风湿痹痛，皮肤瘙痒，跌打损伤。
【藏医应用】《中国藏药》记载本种的全草入药。清“赤巴”热。用于瘟病时疫，火烧伤，“赤巴”病之热证。

暗绿紫堇 *Corydalis melanochlora* Maxim.

【藏药名】སྨུག་ཆུང་ཟིལ་པ།（音译名：木琼斯哇）

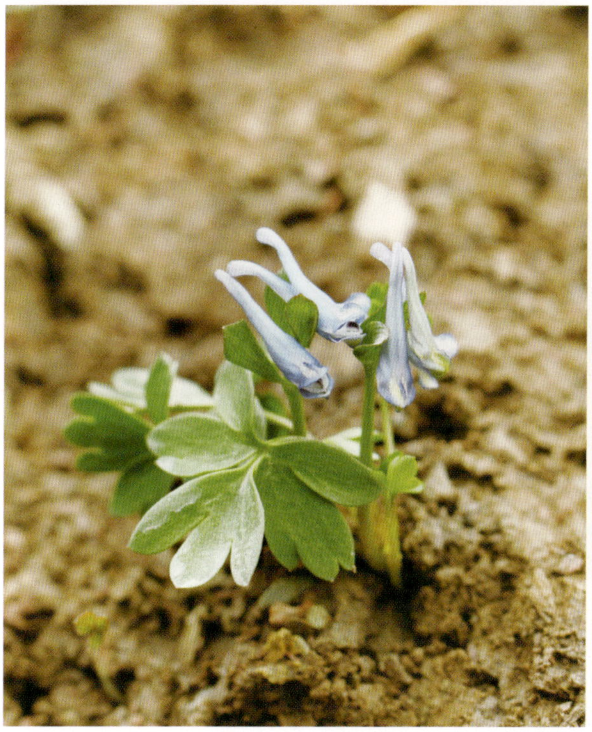

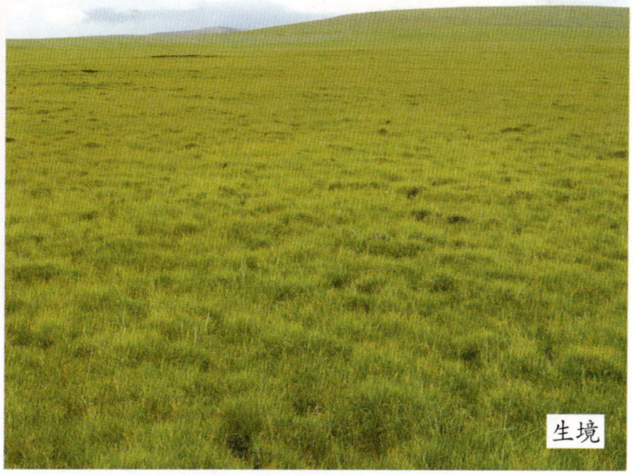

生境

【形态特征】多年生草本。根棒状增粗；根颈短，椭圆形，覆瓦状排列，肉质。茎 1~5，不分枝。基生叶 2~4，具长柄，叶片轮廓卵形或狭卵形，三回羽状全裂；茎生叶 2，生于茎上部。总状花序具花 4~8 朵；苞片指状全裂；花梗短于苞片；花天蓝色，外轮花瓣具鸡冠状突起，距圆筒形，长为外轮花瓣的 3/5，内轮花瓣顶端深紫色；子房线形。花期 7~8 月。
【适宜生境】生于海拔 3200~5000 m 的流石坡、砾石带。

【资源状况】分布于共和、互助、祁连、门源。常见。

【藏医应用】《中华藏本草》记载本种的全草入药。清“赤巴”热、隐热、血热。用于“赤巴”热病，隐热，败血症，流行性感冒，伤寒，创伤感染。

草黄堇

草黄花紫堇

Corydalis straminea Maxim. ex Hemsl.

【藏药名】གཡུ་སྡོང་གསེར་མགོ（音译名：玉东赛果）

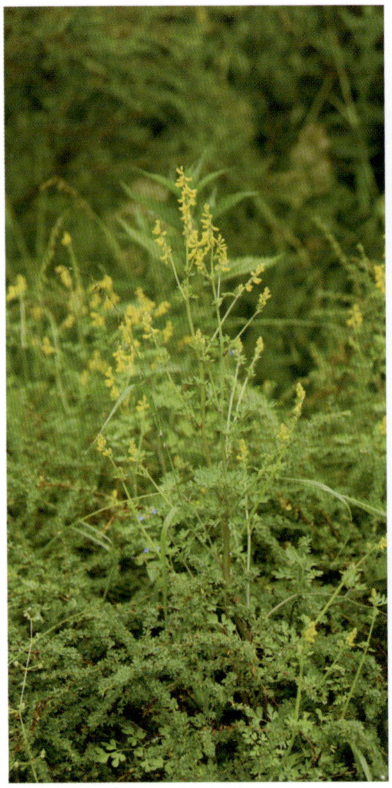
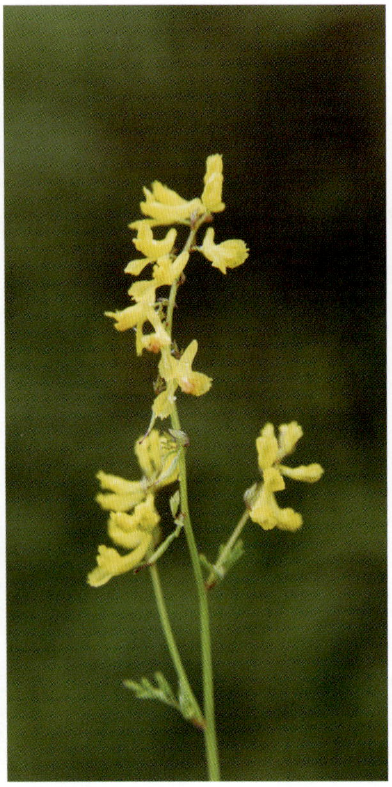
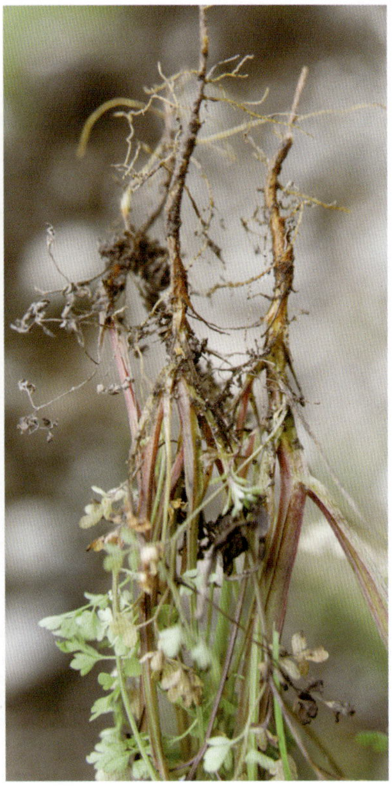

【形态特征】多年生草本，全株无毛。主根较粗，褐色。茎丛生。基生叶具柄，叶二回羽状深裂；茎生叶具短柄或无柄，二回羽状深裂。总状花序；苞片椭圆形、倒卵形或披针形；花梗纤细；花通常平展，草黄色；萼片 2，卵圆形或三角状卵形；花瓣 4，2 轮；雄蕊 6，花丝联合成 2 束；子房线形，花柱极短，柱头 2 裂，两边各具 4 个圆齿裂。花期 6~7 月。

【适宜生境】生于海拔 2400~3600 m 的阴坡灌丛草甸、林下。

【资源状况】分布于大通、互助。常见。

【藏医应用】《中华藏本草》记载本种的全草入药。清“赤巴”热、隐热。用于流行性感冒，伤寒，传染性热病，潜伏热症。

糙果紫堇 *Corydalis trachycarpa* Maxim.

【藏药名】སྟོང་རི་ཟིལ་བ།（音译名：东日斯哇）

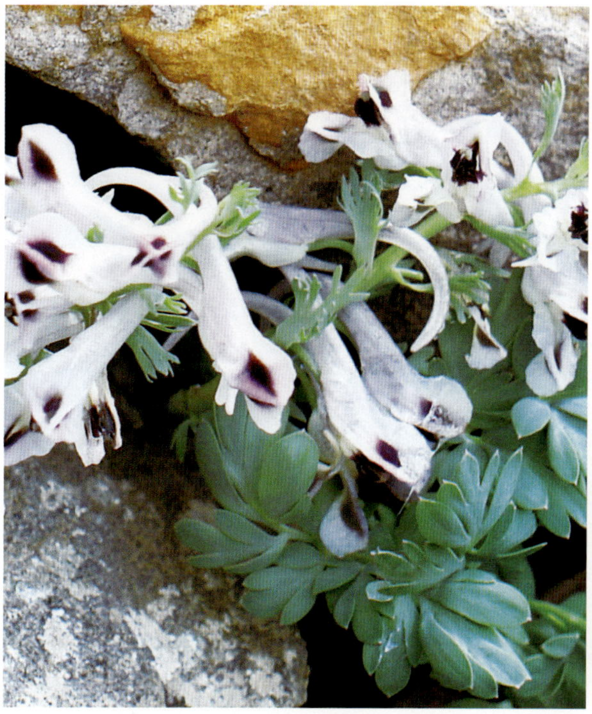

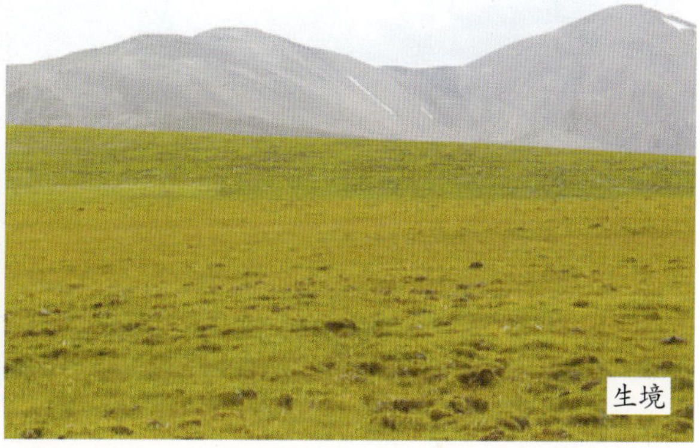
生境

【形态特征】多年生草本，全株无毛。块茎棒状长条形；茎具细棱。叶多生于茎的中上部，具柄；叶片椭圆形或卵形，二回羽状深裂。总状花序具多花，较密；苞片扇形或半圆形，羽状深裂；花梗长为苞片的 1/2；花乳白色或灰白色，顶端紫褐色；萼片 2，半圆形；花瓣 4，2 轮；雄蕊 6；子房长椭圆形，花柱细长，柱头双卵形，上端具 2 个乳突。蒴果狭倒卵形。花期 7~8 月。

【适宜生境】生于海拔 3100~4500 m 的流石坡、高山草甸、灌丛草地、岩石缝隙。

【资源状况】分布于共和、大通、湟中、互助、祁连、门源、天峻。常见。

【藏医应用】《藏药志》记载本种的全草入药。解热止痛，活血散瘀，利气止痛，祛风明目，退翳。用于胃病，肠炎，溃疡，痢疾，肺痨咳喘，伤寒，跌打损伤，筋骨痛，流行性感冒，坐骨神经痛，烧伤及各种传染病引起的热证。

细果角茴香

节裂角茴香、咽喉草、秦根花

Hypecoum leptocarpum Hook. f. et Thoms.

【藏药名】པར་པ་ད།（音译名：巴尔巴达）

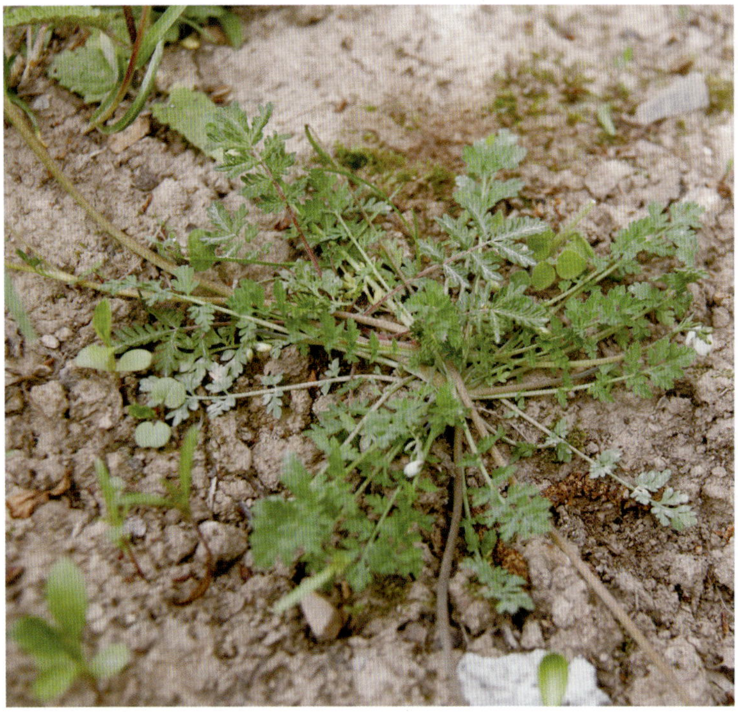

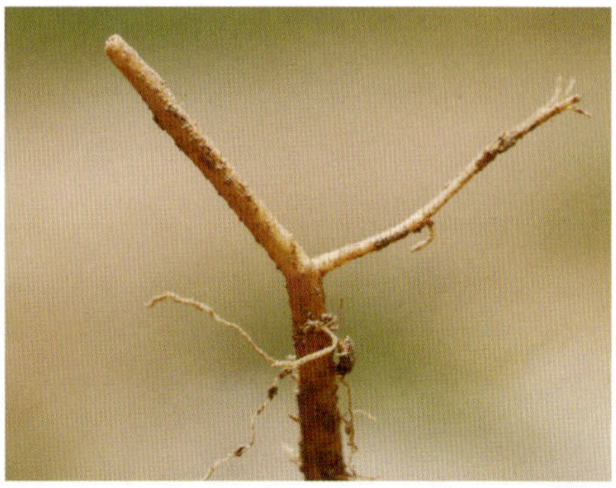

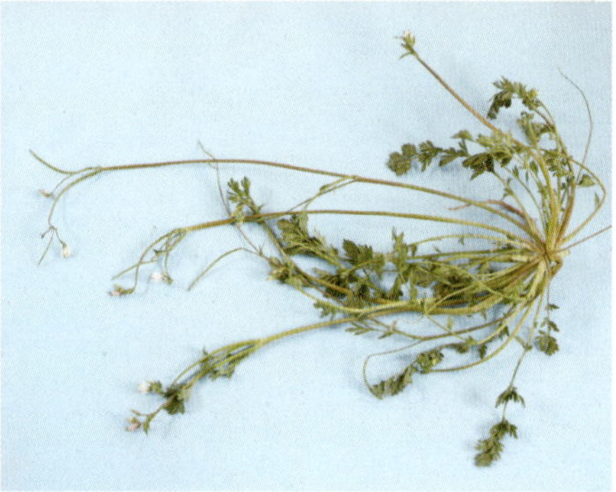

【形态特征】一年生草本。根圆锥状，多分枝。茎丛生，无毛。基生叶多数，铺散；奇数羽状复叶，叶片蓝绿色，无毛，羽状分裂，全缘或齿裂。二歧聚伞花序，花淡蓝紫色或白色；萼片2，无毛，绿色；花瓣4，外面微带紫色，内面白色，宽倒卵形；雄蕊4，分离，花丝黄褐色，花药黄色，无毛；子房1室，具胚珠多数，生于侧膜胎座上，柱头2裂。蒴果内具横隔，常节裂。种子扁平，宽卵形。花、果期6~8月。

【适宜生境】生于海拔2250~4800 m的山地阳坡、阴坡灌丛中、河谷滩地。

【资源状况】分布于共和、互助、祁连、刚察、门源、湟中、湟源、大通、海晏、天峻。常见。

【药 材 名】细果角茴香（全草）。

【采收加工】夏、秋二季采集，洗净，晒干。

【功能主治】有小毒。清热解毒，凉血。用于感冒发热，头痛，咽喉疼痛，目赤肿痛，关节疼痛，肺炎，肝炎，胆囊炎，痢疾，吐血，衄血，便血。

【藏医应用】《藏药志》记载本种的全草入药。苦，寒。有小毒。清热，解毒，消炎，镇痛。用于流行性感冒，肺炎咳嗽，关节疼痛，咽喉肿痛，食物中毒，并适应于各种传染病引起的热证。

多刺绿绒蒿

喜马拉雅蓝罂粟

Meconopsis horridula Hook. f. et Thoms.

【藏药名】ཨ་བྱག་ཚེར་སྔོན། （音译名：阿恰才温）

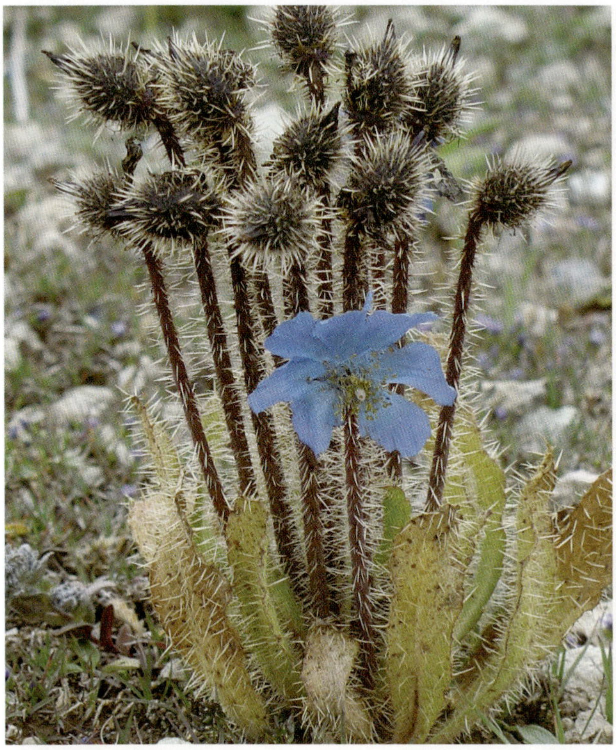

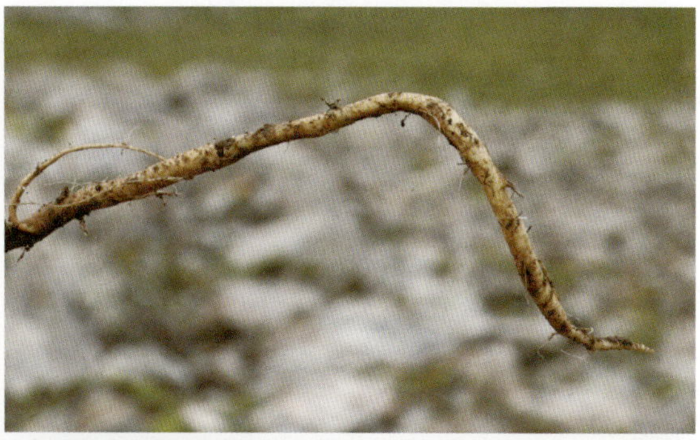

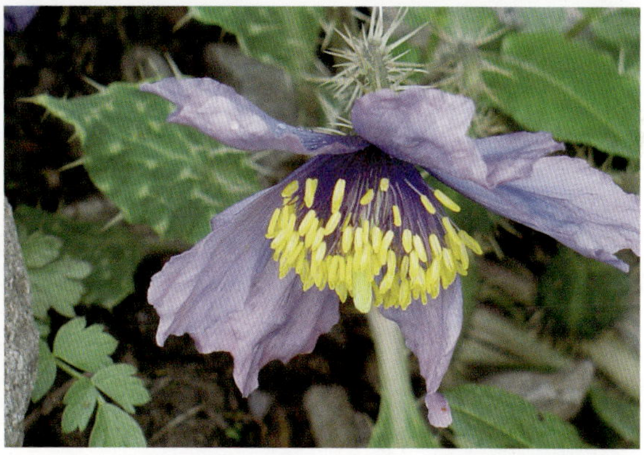

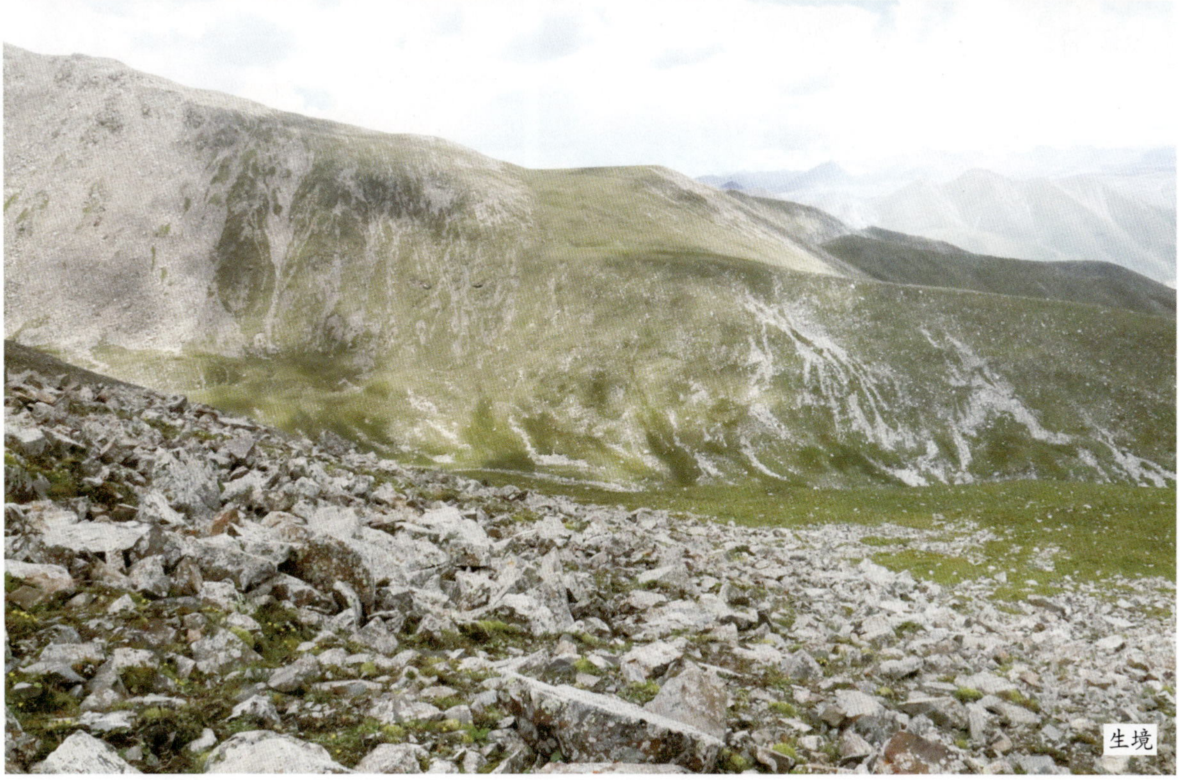

生境

【形态特征】多年生草本。根圆锥形，肉质。基生叶莲座状，具长柄，叶片椭圆状披针形或倒披针形，两面被淡黄色的毛状刺。花葶数个至10余个簇生，被淡黄色毛状刺；花单生于花葶顶端，蓝色；萼片2，被淡黄色毛状刺，早落；花瓣6~8，倒卵形；雄蕊多数，花丝丝状，花药黄色；子房倒卵形，密被淡黄色硬刺。蒴果椭圆形，密被淡黄色硬刺。花、果期7~9月。

【适宜生境】生于海拔3700~4800 m的高山砾石带、高山倒石堆、山坡、河滩。

【资源状况】分布于共和、大通、祁连、门源。少见。

【藏医应用】《中华本草》（藏药卷）记载本种的花或全草入药。苦，寒味淡，苦，消化后味苦，微寒。有小毒。解清热，止痛，接骨，活血化瘀。用于头伤，骨折，骨蒸，跌打损伤，胸背疼痛等。

全缘叶绿绒蒿

黄芙蓉、鹿耳菜、全缘绿绒蒿

Meconopsis integrifolia (Maxim.) Franch.

【藏药名】ཨུཏྤལ་སེར་པོ།（音译名：欧贝赛保）

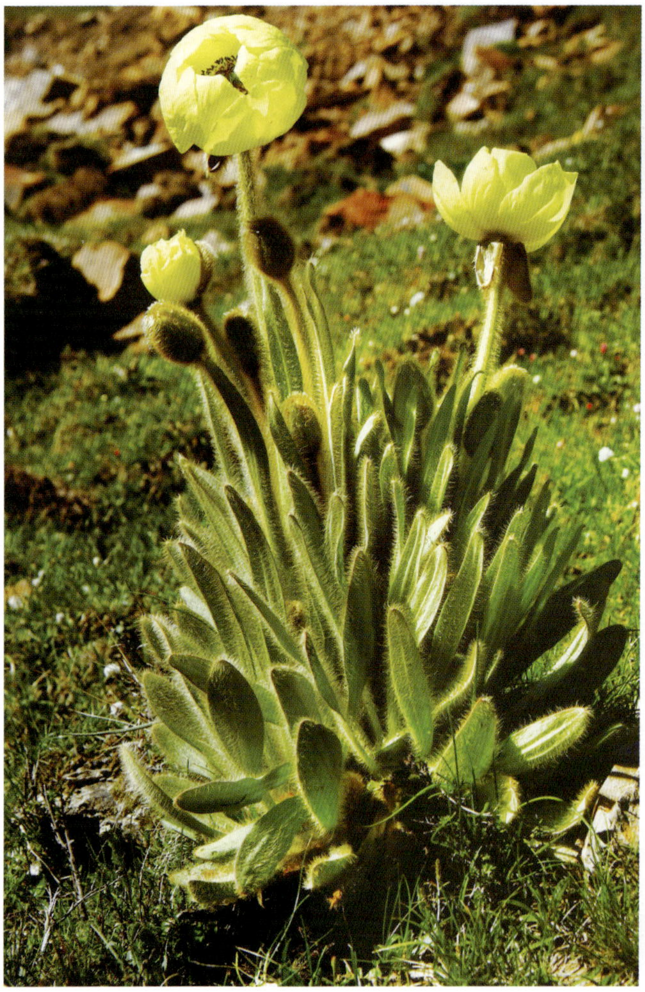

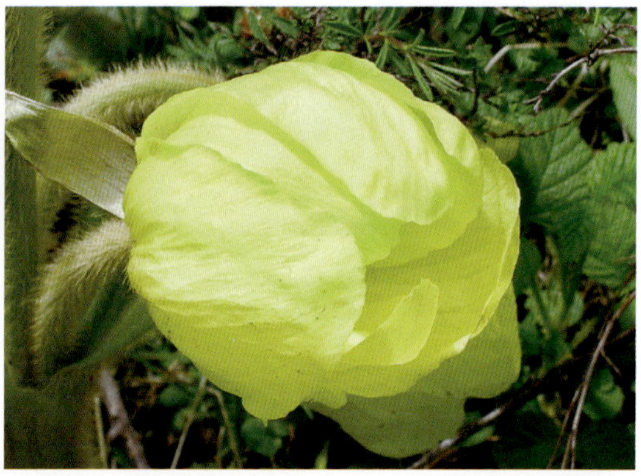

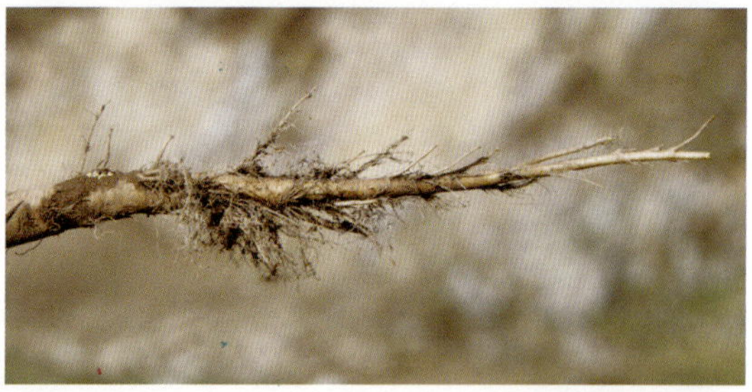

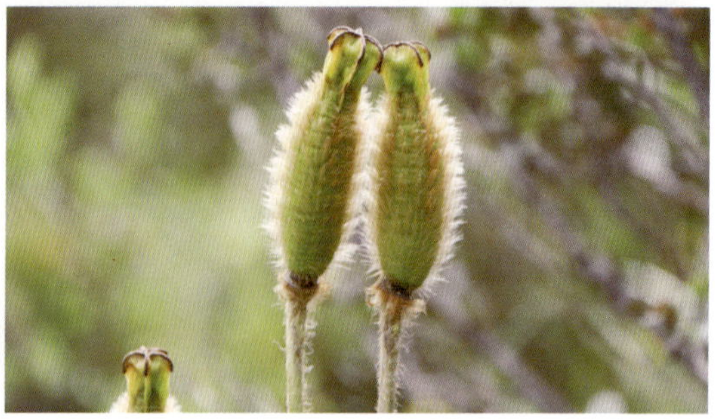

【形态特征】多年生草本，全株被红褐色或金黄色软毛。根圆锥形，肉质。基生叶密丛生或呈莲座状，叶片倒披针形，基部楔形，全缘；上部叶无柄。花 2~7 朵，顶生或腋生；萼片 2，早落；花瓣 6~9，倒卵形或近圆形，鲜黄色或淡黄色；雄蕊多数，淡黄色，花药椭圆形，黄色；子房宽椭圆形，密被金黄色毛，柱头头状。蒴果宽椭圆形或椭圆形。花、果期 6~9 月。

【适宜生境】生于海拔 3200~4700 m 的高山草甸、山坡草地。

【资源状况】分布于大通、互助、祁连、门源。常见。

【药 材 名】绿绒蒿（全草或根）。

【采收加工】7~8 月采收，洗净泥土，阴干。

【功能主治】清热利湿，止咳。用于肺热咳嗽，湿热黄疸，水肿，创伤久不愈合。

【藏医应用】《中华本草》（藏药卷）记载本种的全草入药。甘、涩，凉。清热，利尿，消炎，止痛。用于肺炎，肝炎，肺与肝的热证，水肿等。

五脉绿绒蒿

毛叶兔耳风、毛果七

Meconopsis quintuplinervia Regel

【藏药名】ཨུཏྤལ་སྔོན་པོ།（音译名：欧贝翁保）

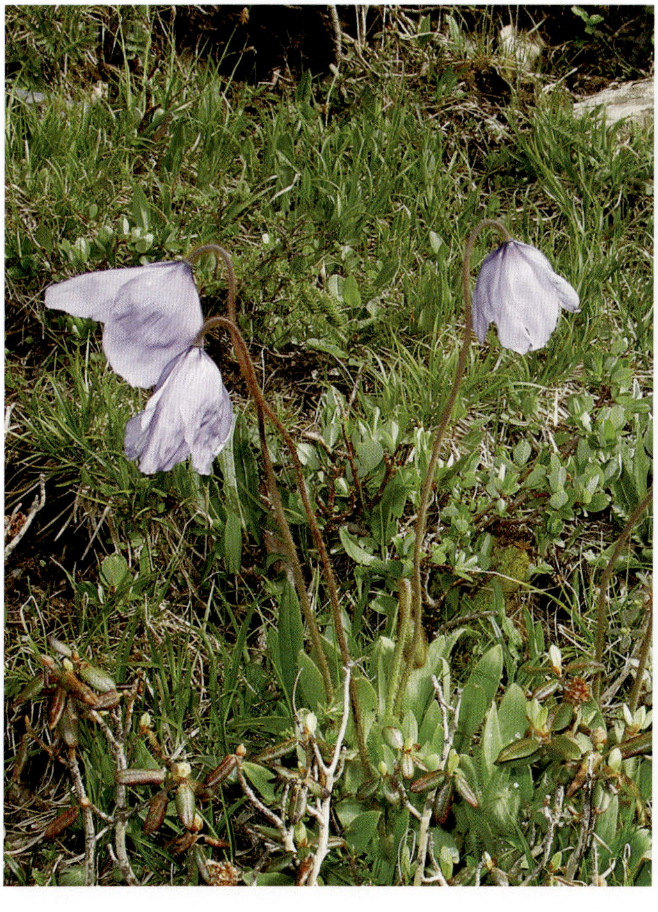

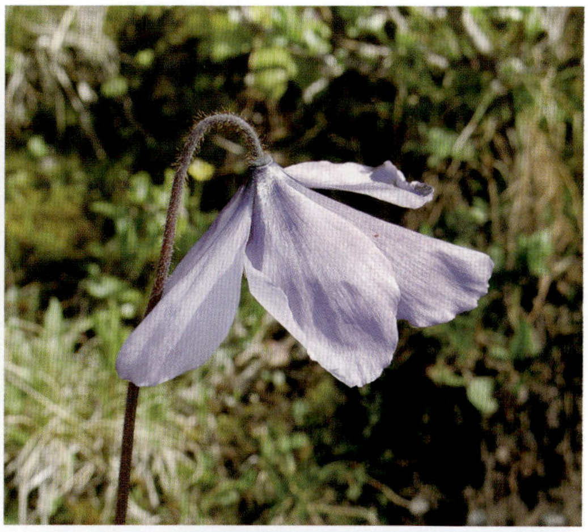

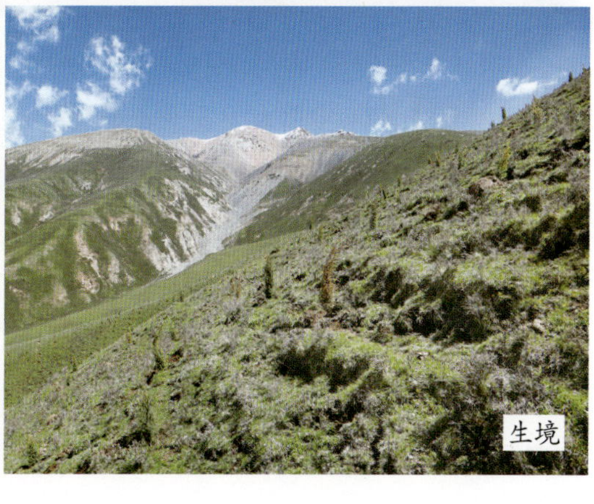

生境

【形态特征】多年生草本。根须状，密集。叶基生，莲座状；叶柄密生黄褐色毛状刺；叶片匙形、长椭圆形或倒卵形，全缘。花葶单生，伸长，密生羽状硬毛，近花处尤密；花单一，顶生；萼片2，早落；花瓣4，倒卵形至近圆形，浅蓝色或淡紫色；雄蕊多数，花丝扁线形，花药黄色；子房密生淡黄色羽状硬毛，花柱硬，柱头头状。蒴果椭圆形或矩圆形。花、果期6~9月。

【适宜生境】生于海拔2400~4000 m的高山草甸、灌丛草甸。

【资源状况】分布于共和、大通、湟中、互助、祁连、门源。常见。

【药 材 名】野毛金莲（全草）。

【采收加工】夏、秋二季花盛开时采收，晒干。

【功能主治】清热利湿，止咳定喘，止痛。用于湿热黄疸，水肿，肺热咳喘，咽喉热痛，胃痛，小儿惊风。

【藏医应用】《中华藏本草》记载本种的花入药。清热，利尿。用于“赤巴”病，肝热，肺热，咽喉灼痛，淋病。

野罂粟

山大烟、山米壳、野大烟

Papaver nudicaule Linn.

【藏药名】རྒྱ་མེན།（音译名：贾曼）

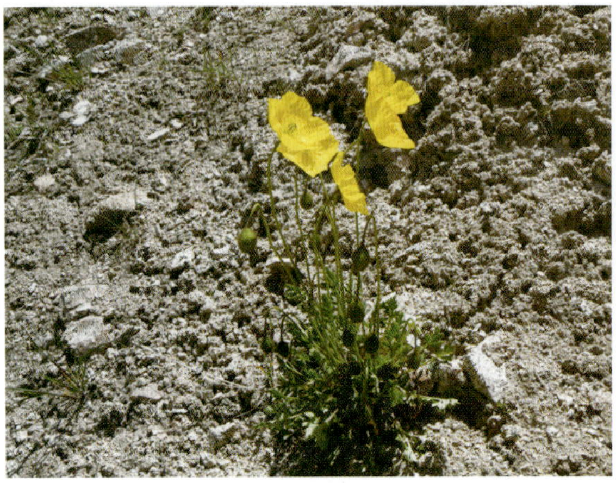

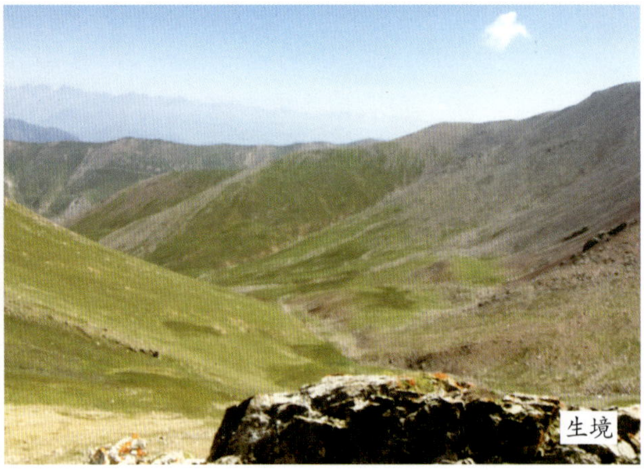

生境

【形态特征】多年生草本。主根圆柱形。根茎短，增粗；茎极缩短。叶全部基生，叶片轮廓卵形至披针形；叶柄基部扩大成鞘，被斜展的刚毛。花葶1至数枚，圆柱形。花单生于花葶先端；萼片2，舟状椭圆形；花瓣4，宽楔形或倒卵形；雄蕊多数，花药长圆形；子房倒卵形至狭倒卵形，密被紧贴的刚毛，柱头4~8，辐射状。蒴果狭倒卵形。种子多数。花、果期5~9月。

【适宜生境】生于海拔2800~3000 m的林下、林缘、山坡草地。

【资源状况】分布于湟中、互助、大通。常见。

【药 材 名】野罂粟（果实、果壳、带花的全草）。

【采收加工】夏、秋二季采收，除去须根、泥土，晒干。

【功能主治】有毒。敛肺止咳，涩肠止泻，镇痛。用于久咳喘息，泻痢，便血，脱肛，遗精，带下，头痛，胃痛，痛经。

【藏医应用】《中华本草》（藏药卷）记载本种的地上部分入药。味苦，消化后味苦，性凉，效轻。解热，愈伤，养筋脉。用于头伤，筋络损伤，水肿。

罂粟

大烟、鸦片、罂子粟

Papaver somniferum Linn.

【藏药名】ཀྲུ་མེན།（音译名：贾曼）

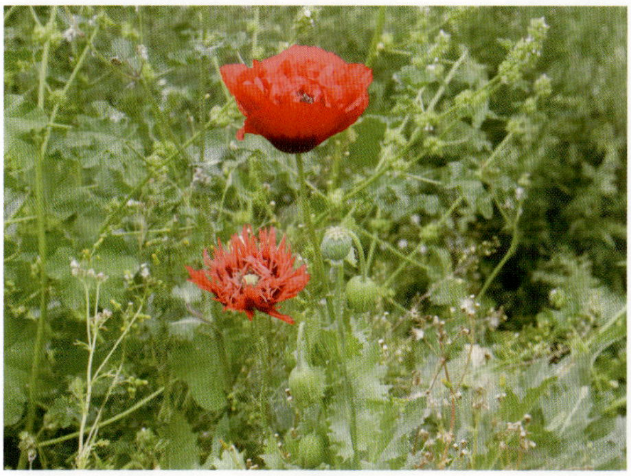

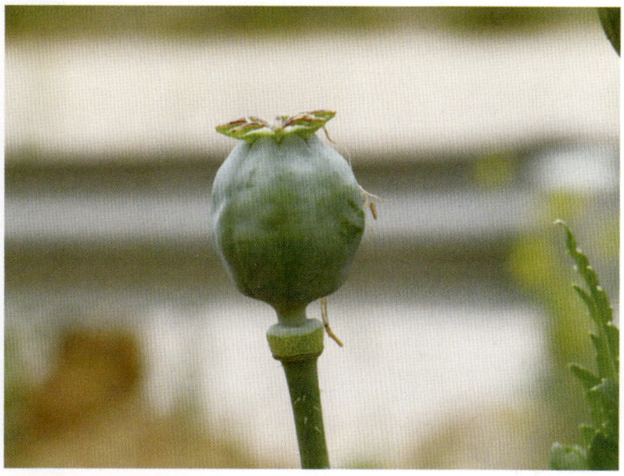

【形态特征】一年生草本，无毛或稀在植株下部或总花梗上被极少的刚毛。主根近圆锥状，垂直。茎直立。叶互生；叶片卵形或长卵形，两面无毛，具白粉。花单生，无毛或稀散生刚毛；花蕾卵圆状长圆形或宽卵形；萼片 2，绿色，边缘膜质；花瓣 4，近圆形或近扇形；雄蕊多数，花丝线形，花药长圆形；子房球形，绿色，无毛，辐射状。蒴果成熟时褐色。种子多数。花、果期 3~11 月。

【适宜生境】生于海拔约 2000 m 处的庭院周围。

【资源状况】分布于共和、大通。罕见。

【药 材 名】罂粟（种子）、罂粟嫩苗（初生茎叶）、罂粟壳（果壳）。

【采收加工】罂粟：6~8 月果实焦黄时，采摘果实，剖取种子，晒干。罂粟嫩苗：2~3 月采摘，洗净。罂粟壳：秋季将成熟果实或已割取浆汁后的成熟果实摘下，破开，除去种子和枝梗，干燥。

【功能主治】罂粟：健脾开胃，清热利水。用于泄泻，痢疾，反胃。罂粟嫩苗：除热润燥，开胃厚肠。用于泻痢。罂粟壳：有毒。敛肺，涩肠，止痛。用于久咳，久泻，脱肛，脘腹疼痛。

【藏医应用】同“野罂粟”。

十字花科

垂果南芥

大蒜芥、野白菜
Arabis pendula L.

【藏药名】སྒོང་ཐོག་པ།（音译名：岗托巴）

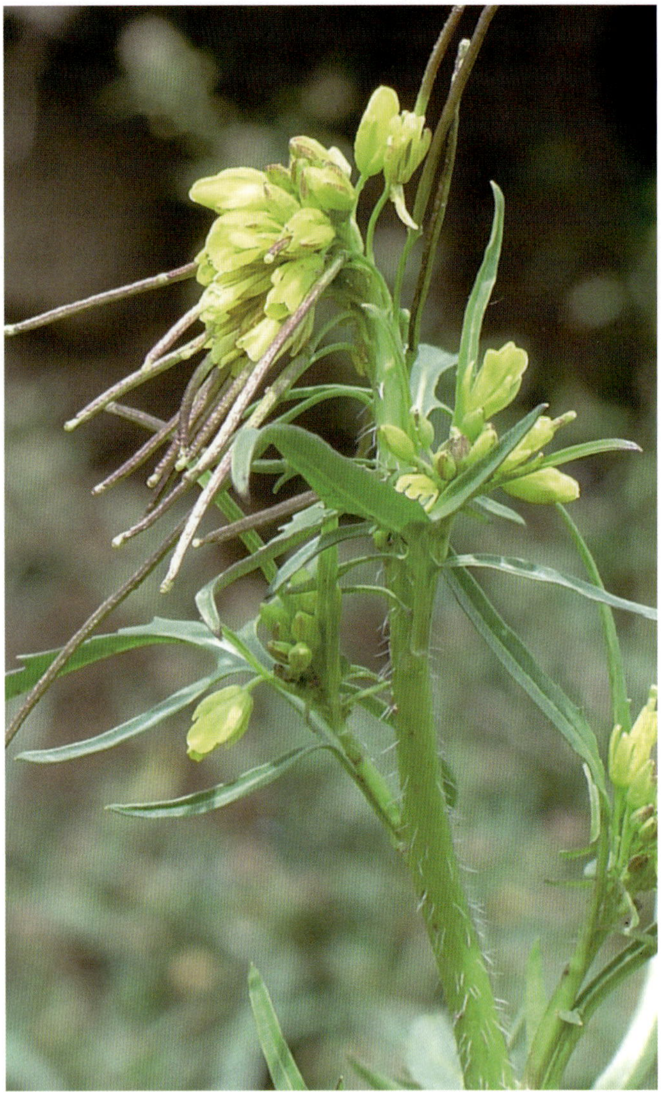

【形态特征】二年生草本。主根圆锥状，淡黄褐色。茎直立，单一或具分枝。茎下部叶椭圆形、卵状椭圆形或倒卵形，茎上部叶椭圆形至披针形，较小，基部心形或箭形，抱茎。总状花序顶生或腋生，果期疏散开展。长角果线形。种子每室 1 行，椭圆形，褐色，长 1.5~2 mm，有翅。花期 6~7 月，果期 7~9 月。

【适宜生境】生于海拔 1800~3900 m 的林缘草地、山坡、河滩及农田边。

【资源状况】分布于大通、互助。常见。

【药 材 名】扁担蒿（果实）。

【采收加工】秋季采收，晒干。

【功能主治】清热，解毒，消肿。用于疮痈肿毒，滴虫阴道炎。

【藏医应用】《中华藏本草》记载本种的地上部分、种子入药。愈骨伤，坚固软骨。用于头骨破裂。

欧洲油菜

油菜籽

Brassica napus L.

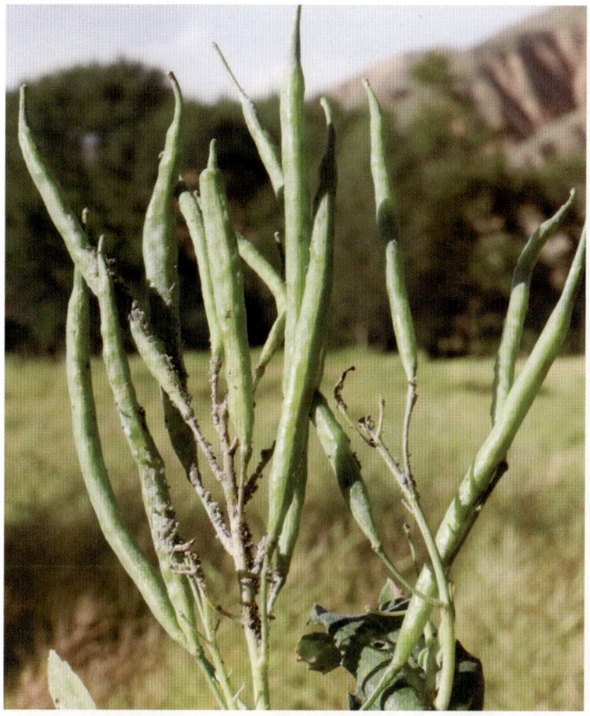

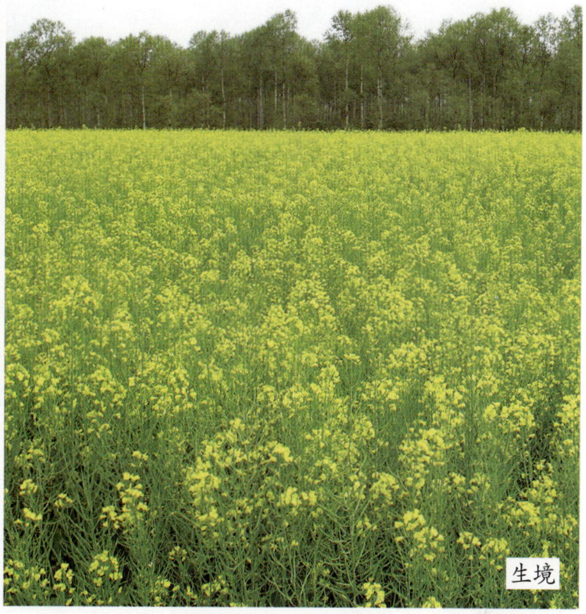

生境

【形态特征】一年生或二年生草本，高 50~100 cm，具粉霜。茎直立，有分枝。下部叶大头羽状或宽倒卵状楔形，幼时有少数散生刚毛；中部及上部茎生叶由长圆状椭圆形渐变成披针形，基部心形抱茎，全缘或有牙齿；叶柄长 2.5~6 cm。总状花序伞房状；萼片长圆卵形，长约 10 mm；花瓣浅黄色，长 15~17 mm。长角果。种子球形。花期 6~8 月，果期 9~10 月。

【适宜生境】生于海拔 3400~4700 m 的高山草甸、灌丛草甸。

【资源状况】分布于大通、互助、祁连、门源，种植。常见。

【药 材 名】芸薹（根、茎、叶）、芸薹子（种子）。

【采收加工】芸薹：盛花期采收，多鲜用。芸薹子：种子成熟时割取地上部分，晒干，打落种子，除去杂质，晒干。

【功能主治】芸薹：凉血散瘀，解毒消肿。用于血痢，丹毒，热毒疮肿，乳痈，风疹，吐血。芸薹子：活血化瘀，散结消肿，润肠通便。用于产后恶露不净，瘀滞腹痛，痛经，肠风下血，血痢，风湿关节肿痛，痈肿丹毒，乳痈，便秘，粘连性肠梗阻。

蚓果芥

大花蚓果芥

Braya humilis (C. A. Mey.) B. L. Rob.

【藏药名】བྱི་ཙ་ལ་ཕུག（音译名：希吾拉普）

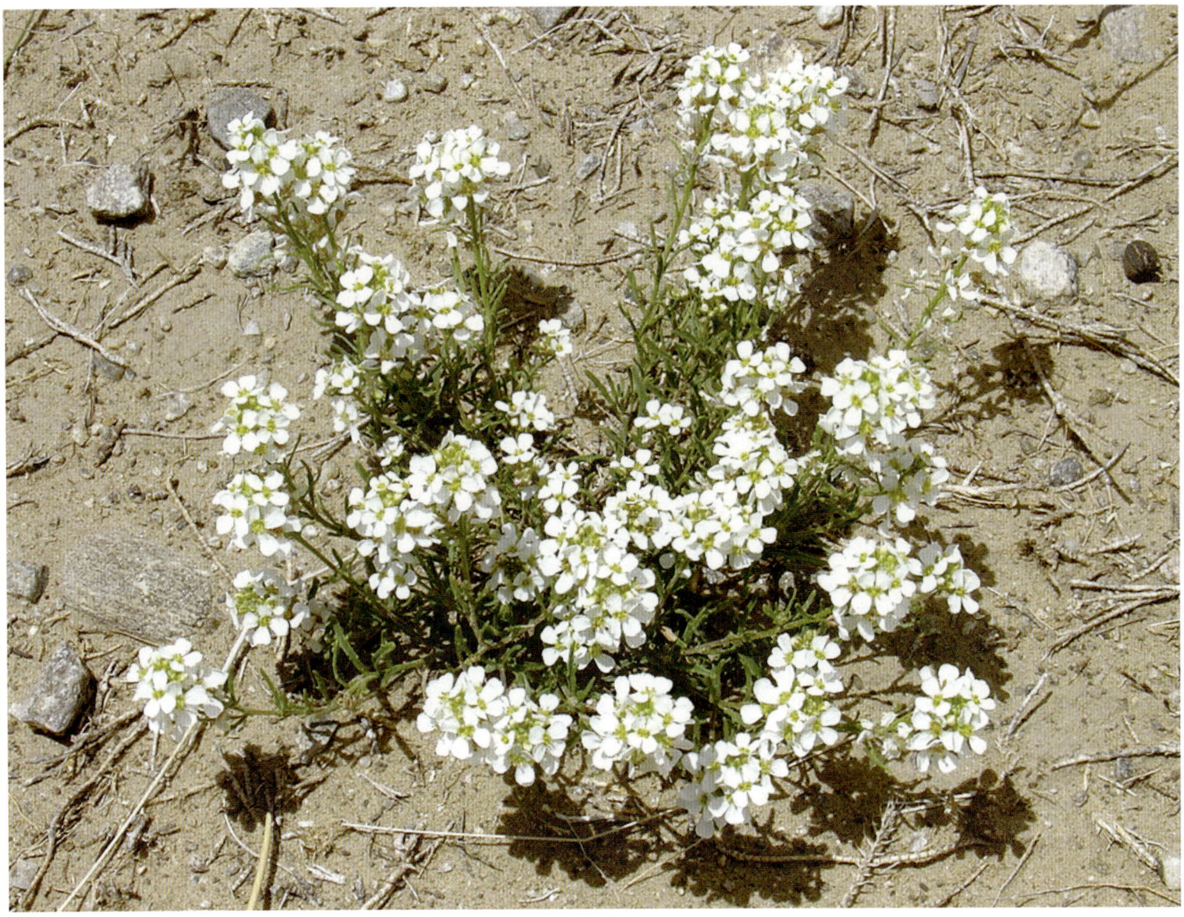

【形态特征】多年生草本。茎自基部分枝，直立或斜升，有时下部有残存叶柄。茎生叶在下部变化较多，匙形、窄长卵形至倒披针形或长圆形，顶端圆钝，基部渐窄成短柄，近全缘或具2~3对不明显至明显钝齿，有时呈波状浅羽裂。总状花序密集呈伞房状；萼片长圆形；花瓣倒卵形或宽楔形，白色、粉红色或紫色。长角果线状圆柱形。花、果期6~8月。

【适宜生境】生于海拔1700~4200 m的干草原、荒漠化草原、河漫滩、山坡、山沟、林下林缘、灌丛、田边荒地。

【资源状况】分布于互助、湟中、湟源、大通、门源、祁连、海晏、刚察、共和、天峻。常见。

【藏医应用】《藏药志》记载本种的全草入药。辛、苦，温。解毒，健脾。用于食物中毒，消化不良。

荠 菜

茾、菱角菜

Capsella bursa-pastoris (L.) Medic.

【藏药名】སོག་ཀ།（音译名：苏嘎）

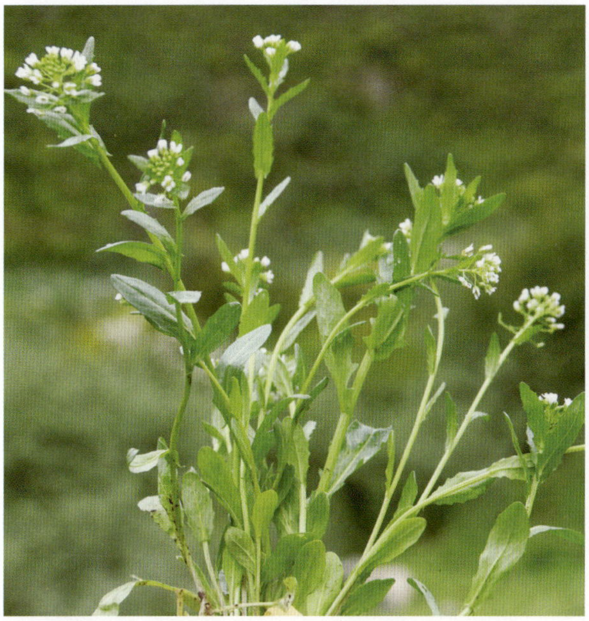

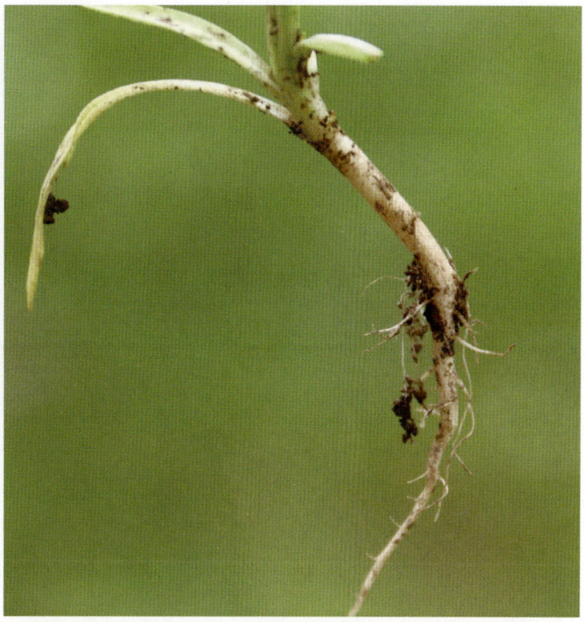

【形态特征】一年生草本。茎高 10~40 cm，常以基部或下部分枝，被单毛或叉状毛，有时无毛。基部叶莲座状丛生，椭圆形或长圆状倒披针形，茎生叶披针形。总状花序幼时密集，果期显著伸长；萼片长卵形，长 1~2 mm；花瓣白色，卵形，长 2~3 mm，具短爪。短角果倒三角状心形或倒三角形。花、果期 5~8 月。

【适宜生境】生于海拔 1700~4000 m 的农田、地边、沟边、河滩、坡地、灌木间及路边荒地。

【资源状况】分布于共和、海晏、刚察、天峻、湟源、祁连、门源、大通、互助、湟中。常见。

【药 材 名】荠菜（全草）、荠菜花（花序）、荠菜子（种子）。

【采收加工】荠菜：3~5 月，花序基部有部分果实时，拔取全草，抖净泥土，晒干。荠菜花：4~5 月采收，晒干。荠菜子：6 月间果实成熟时，采摘果枝，筛净杂质，晒干，揉出种子。

【功能主治】荠菜：凉肝止血，平肝明目，清热利湿。用于吐血，衄血，咯血，尿血，崩漏，目赤肿痛，眼底出血，高血压，赤白痢疾，肾炎水肿，乳糜尿。荠菜花：凉血止血，清热利湿。用于痢疾，崩漏，尿血，吐血，咯血，衄血，小儿乳积，赤白带下。荠菜子：祛风明目。用于目痛，青盲翳障。

【藏医应用】《中国藏药》记载本种的果实、种子入药。甘、微辛，平。止吐。用于胃病，脉病。

紫花碎米荠

龙骨七、石格菜

Cardamine tangutorum O. E. Schulz

【藏药名】ཆུ་རུག（音译名：曲如）

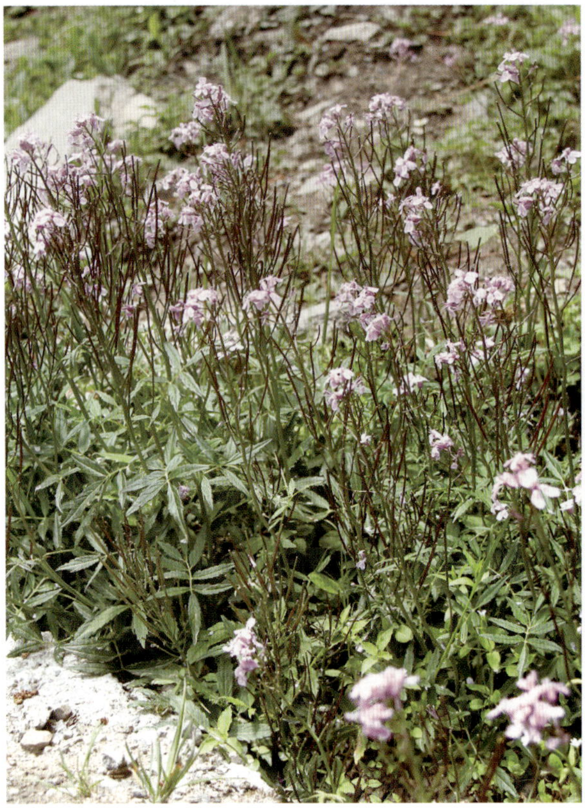

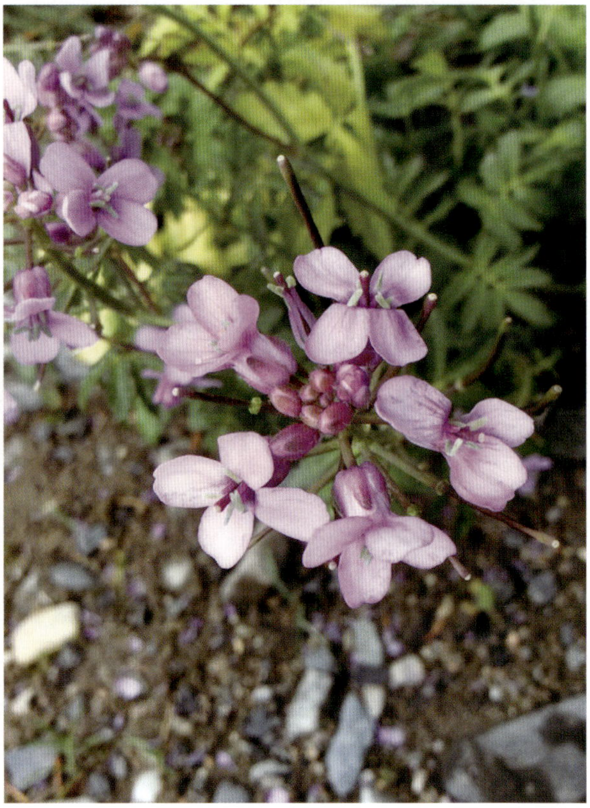

【形态特征】多年生草本。地下具鞭状、短节、匍匐根状茎。茎单一，不分枝，基部弯斜，上部直立，下部常无毛，上部有贴覆或开展疏柔毛。基生叶有长柄；小叶 3~5 对，长椭圆形；茎生叶通常 3 枚，着生于茎中上部。总状花序顶生，伞房状；花瓣紫红色或淡紫红色，倒卵状楔形或匙形；花丝扁宽；雌蕊柱状。长角果线形。花期 6 月，果期 7~9 月。

【适宜生境】生于海拔 2400~4600 m 的河滩、山坡、林缘、林下灌丛及草甸。

【资源状况】分布于互助、湟中、湟源、大通、门源、祁连、海晏、刚察、共和、天峻。常见。

【药 材 名】石芥菜（全草）。

【采收加工】春、夏二季采挖，洗净，晒干或鲜用。

【功能主治】散瘀通络，祛湿，止血。用于跌打损伤，风湿痹痛，黄水疮，外伤出血。

【藏医应用】《中华藏本草》记载本种的全草或花入药。清热利湿，健胃止泻。用于筋热痛，消化不良，腹泻；外用治筋断。

红紫桂竹香

红紫糖芥

Cheiranthus roseus Maxim.

【藏药名】ཀྱི་ཐིག (音译名：贾贝)

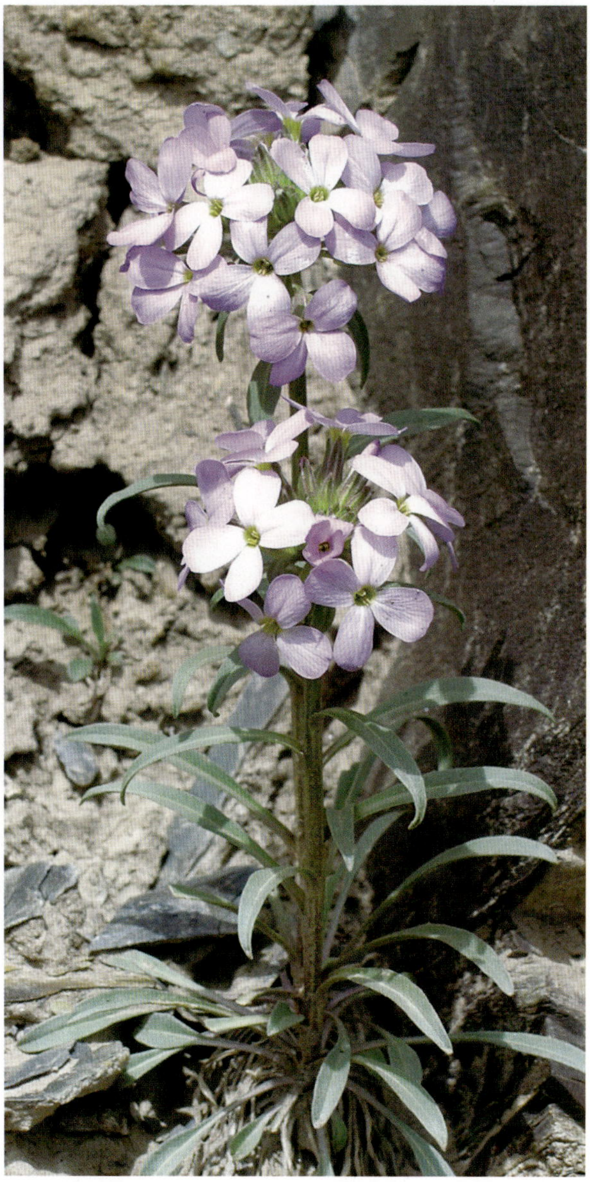

【形态特征】多年生草本。茎直立、单一或有时从基部分枝，基部具残存叶柄。基生叶倒披针形至线形；叶柄长 0.8~4 cm，基部扩展；茎生叶较小，具短柄；上部叶无柄。总状花序伞房状或短总状，果期不太延长；花粉红色或紫红色；萼片直立，披针形、长圆形或卵状长圆形，具贴伏“丁”字毛；花瓣倒披针形或匙形。长角果线形或线状披针形。花期 6~7 月，果期 8~9 月。

【适宜生境】生于海拔 2800~5200 m 的高山草甸、灌丛、高山岩屑碎石坡及湖滨、河滩湿润沙砾地。

【资源状况】分布于祁连、门源、互助、大通。常见。

【藏医应用】《中国藏药材大全》记载本种的根及根茎入药。辛，温。祛风，镇痛。用于头痛，关节痛，时疫，肺脓肿，杨梅疮，急腹症（发痧），心悸，失眠，腰腿痛，月经不调，漏经及其引起的体虚，食物中毒引起的发热，扁桃体肿大，疮疖，溃疡，久治不愈的感冒。地上部分苦、寒，无毒，对四肢脓水最有效，用于疠病、脾脏剧痛、白喉。

播娘蒿

眉毛蒿、米米蒿、野芥菜

Descurainia sophia (L.) Webb. ex Prantl

【藏药名】ཤང་ཚེ།（音译名：相采）

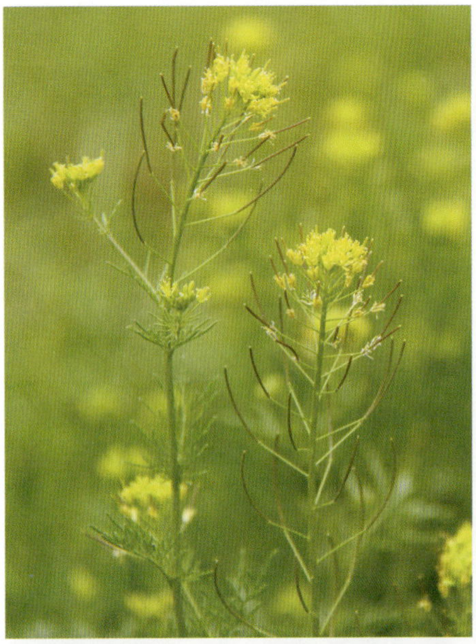

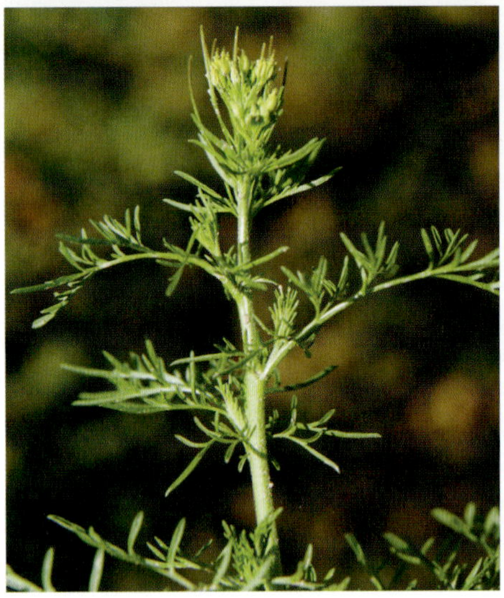

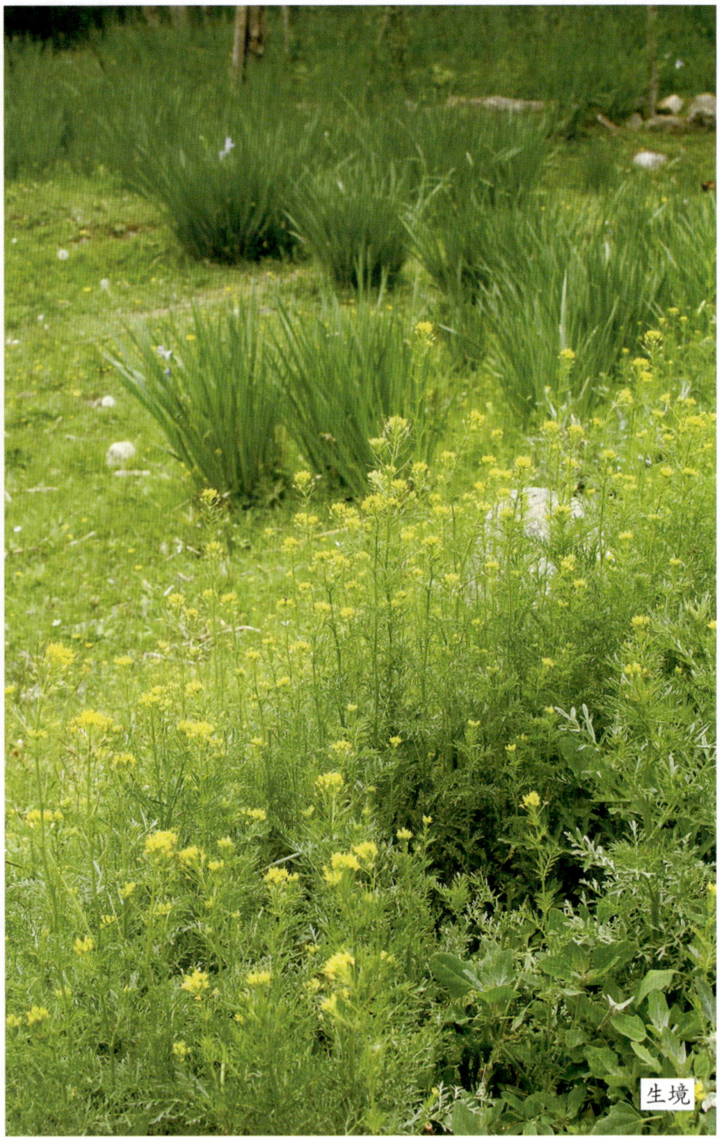

生境

【形态特征】一年生草本，全株被叉状星状毛，下部茎生叶毛较多。茎直立。叶窄卵形，二至三回羽状全裂。总状花序伞房状，组成大型圆锥状复花序；花小，多数，初期密集，后疏离；花瓣黄色，长圆状倒卵形，与萼片近等长，基部具爪。长角果线形。花期 4~6 月，果期 5~6 月。

【适宜生境】生于海拔 2100~4600 m 的田边、路旁、河滩及山坡沙质草地。

【资源状况】分布于互助、湟中、湟源、大通、门源、祁连、海晏、刚察、共和、天峻。常见。

【药 材 名】葶苈子（成熟种子）。

【采收加工】夏季果实成熟时采割植株，晒干，搓出种子，除去杂质。

【功能主治】泻肺平喘，行水消肿。用于痰涎壅肺，咳喘痰多，胸胁胀满，不得平卧，胸腹水肿，小便不利。

【藏医应用】《中国藏药》记载本种的成熟种子入药。辛，平。用于疫疽，镇刺痛。

芝麻菜

臭芥子、瓢儿菜、芝麻黄、芸芥

Eruca sativa Mill.

【藏药名】སྐྱེ་ཚལ།（音译名：给采）

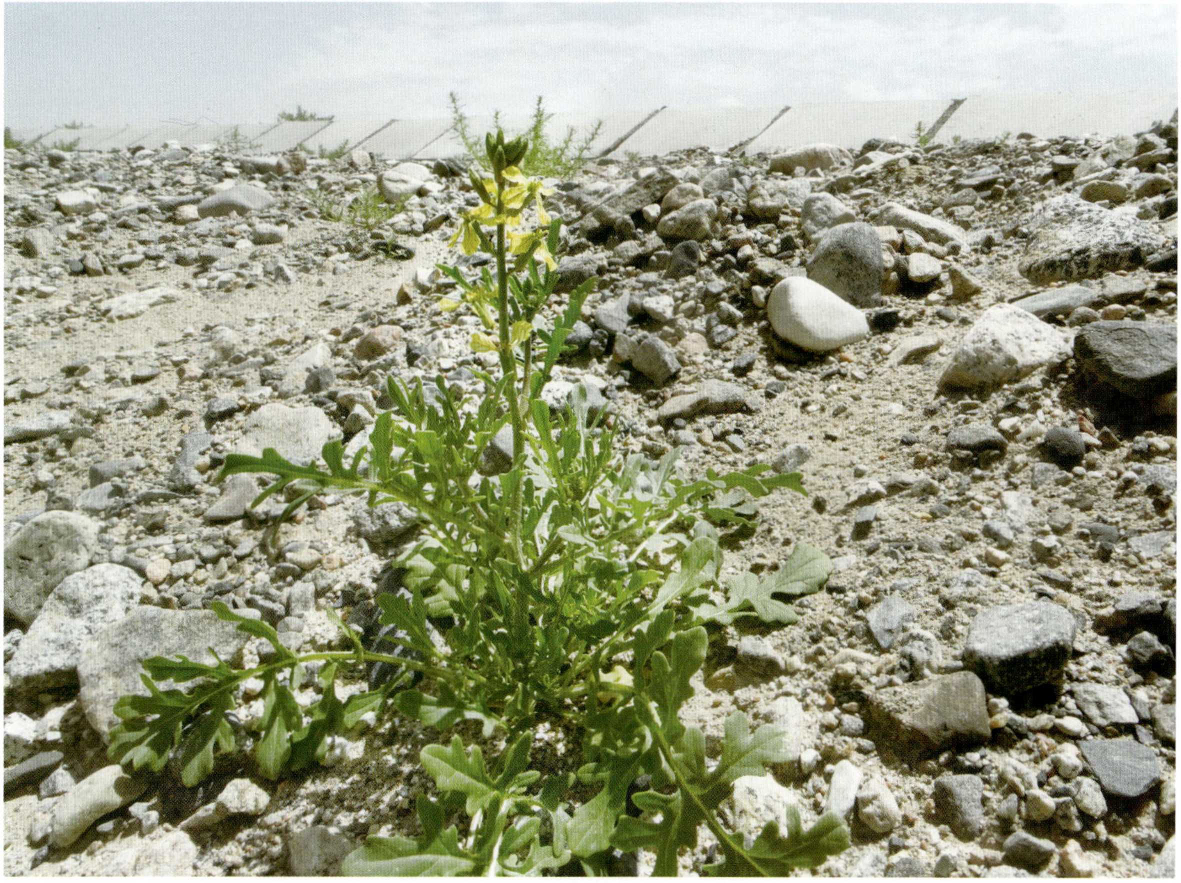

【形态特征】一年生草本。茎直立，上部常分枝，疏生硬长毛，下部毛较密。基生叶及下部叶大头羽状分裂或浅裂至不裂，顶裂片宽卵形或卵圆形，具疏浅齿，侧裂片卵状三角形至长圆形。总状花序多花，疏生；花瓣黄色，后变白色，有紫色或棕色脉纹，倒卵形，具细长爪。长角果圆柱形。花期 6 月，果期 7 月。

【适宜生境】生于海拔 3400~4700 m 的高山草甸、灌丛草甸。

【资源状况】分布于门源、湟中。常见。

【药 材 名】芝麻菜（种子）。

【采收加工】4~6 月种子成熟时，割取全株，晒干，打下种子，扬净果壳、灰渣。

【功能主治】下气行水，祛痰定喘。用于痰壅喘咳，水肿，腹水。

【藏医应用】《藏药志》记载本种的地上部分或种子入药。辛，糙。用于淋巴结炎，脂肪瘤。

菘　蓝

大青叶

Isatis indigotica Fort.

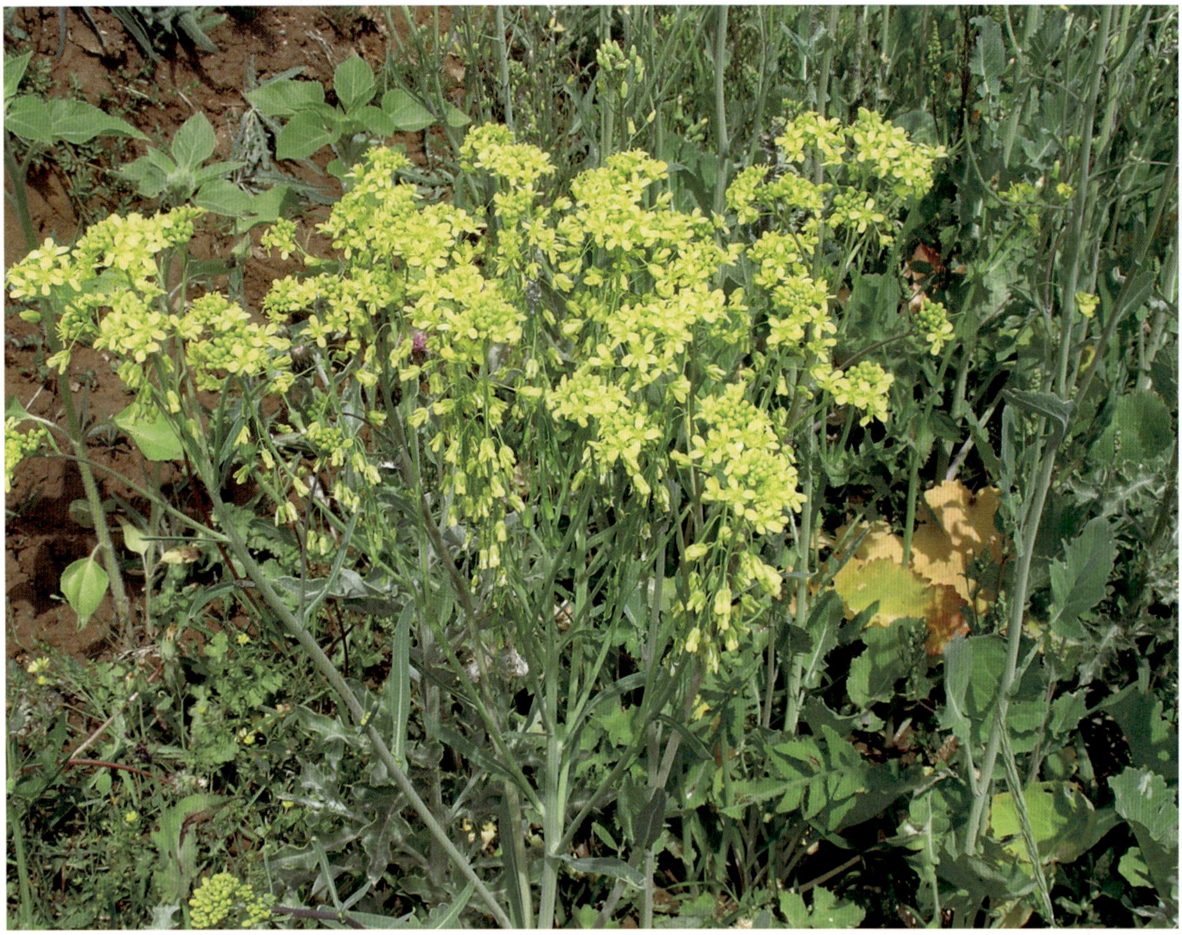

【形态特征】二年生草本。植株光滑无毛，带白粉霜。茎直立，绿色，顶部多分枝。基生叶莲座状，长椭圆形至长圆状倒披针形，全缘或稍具波状齿，具柄，蓝绿色，基部叶耳不明显或为圆形。萼片宽卵形或宽披针形；花瓣黄白色，宽楔形，具短爪。短角果近长圆形，扁平，无毛，边缘有翅；果梗细长，微下垂。种子长圆形，淡褐色。花、果期 4~6 月。

【适宜生境】生于海拔 2000~2800 m 的田野、路边及荒地。

【资源状况】分布于大通、互助，种植。少见。

【药 材 名】板蓝根（根）。

【采收加工】秋季采挖，除去泥沙，晒干。

【功能主治】清热解毒，凉血利咽。用于瘟疫时毒，发热咽痛，温毒发斑，痄腮，烂喉丹痧，大头瘟疫，丹毒，痈肿。

宽叶独行菜

大辣辣、痢疾草、羊辣辣

Lepidium latifolium L.

【藏药名】ཁབ་ཁྲོག་པ།（音译名：查绰巴）

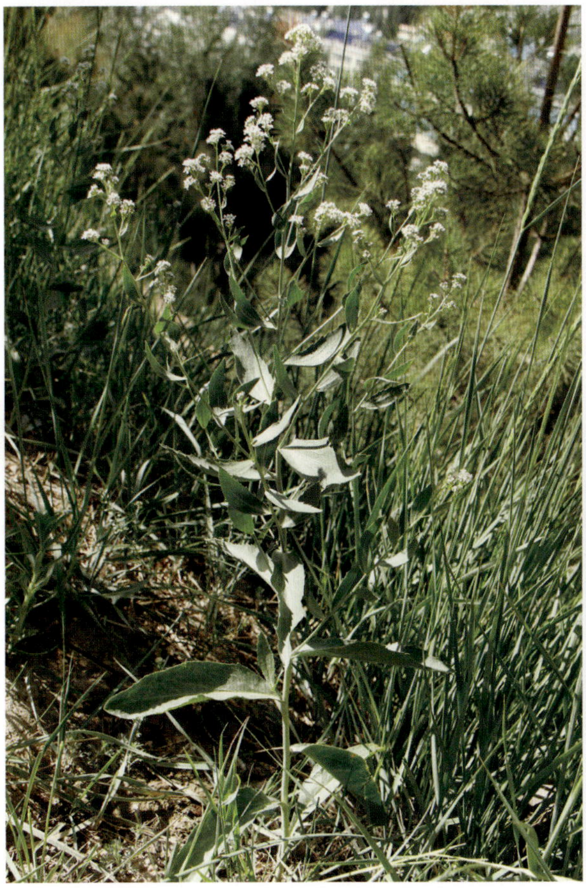

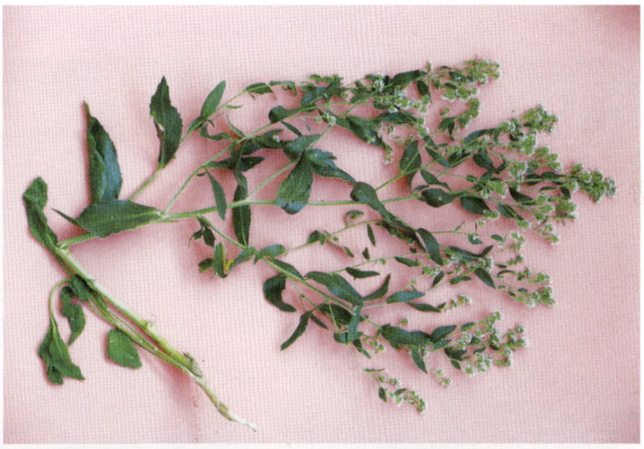

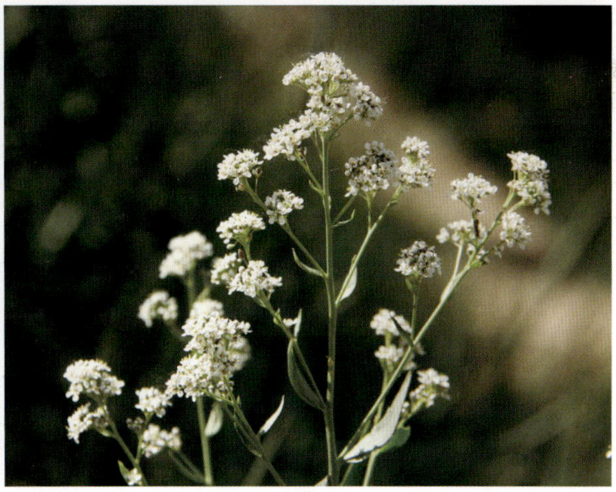

【形态特征】多年生草本。茎直立，上部多分枝，基部稍木质化，无毛或疏生单毛。基生叶和茎下部叶有柄，长圆状披针形或卵状披针形至卵形；茎上部叶长圆状椭圆形或披针形，无柄。总状花序于茎顶和分枝上端构成大型圆锥花序；小花密集；萼片倒卵形；花瓣白色，倒卵形；雄蕊 6。短角果卵形、宽卵形或宽椭圆形。种子宽椭圆形。花期 5~7 月，果期 7~9 月。

【适宜生境】生于海拔 1700~3100 m 的农田边、田埂、水渠旁及荒地。

【资源状况】分布于共和。常见。

【药 材 名】辣芥（全草）。
【采收加工】夏季采收，洗净，晒干或鲜用。
【功能主治】清热燥湿。用于湿热痢疾，腹泻。
【藏医应用】《中国藏药材大全》记载本种的根或全草（幼苗）入药。辛、涩，温。利尿，止咳化痰。用于内脏瘀血，骨症，风湿性关节炎及其引起的水肿，高血压。

涩　荠

离蕊芥、大麦荠菜、麦拉拉、千果草
Malcolmia africana (L.) R. Br.

【藏药名】བྱི་ཙ་ལ་ཕུག（音译名：希吾拉普）

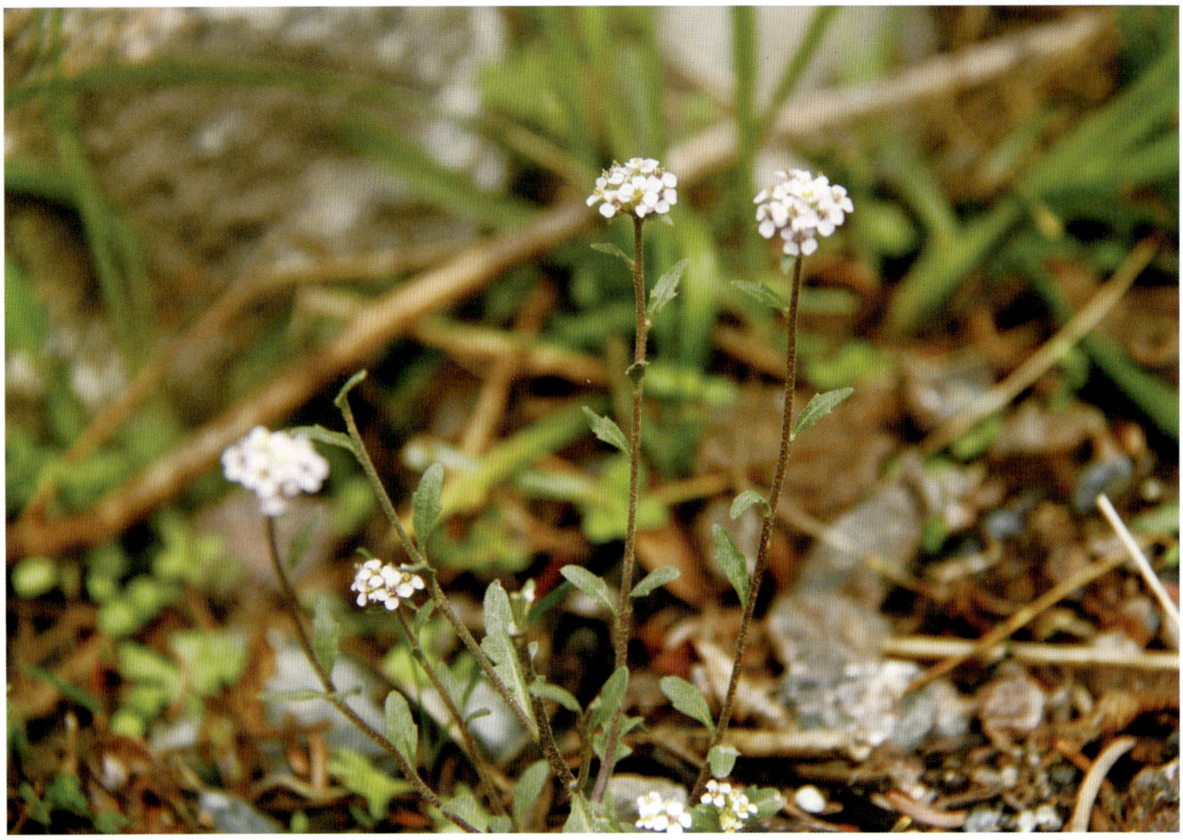

【形态特征】一年生草本，全株密被分叉毛或单毛。茎直立，多分枝或由茎部分枝，有纵棱。叶长圆形、椭圆形或倒披针形。总状花序多花，疏松排列，果期延长；萼片长圆形，长4~5 mm；花瓣紫红色或粉红色，狭卵状倒披针形。长角果线状圆柱形。种子长圆形，褐色。花期5~6月，果期6~8月。
【适宜生境】生于海拔2100~3700 m的田边、沟边、山坡及河滩。
【资源状况】分布于祁连、互助。常见。
【药 材 名】紫花芥子（种子）。

【采收加工】7~9 月果实成熟时，割取全草，晒干，打下种子，除去杂质，生用。

【功能主治】祛痰定喘，泻肺行水。用于咳逆痰多，胸腹积水，胸胁胀满，肺痈。

【藏医应用】《藏药志》记载本种的全草入药。辛、苦，温。解毒，健胃。用于食物中毒，消化不良。

萝 卜

莱菔、菜头

Raphanus sativus L.

【藏药名】ལ་ཕུག（音译名：拉普）

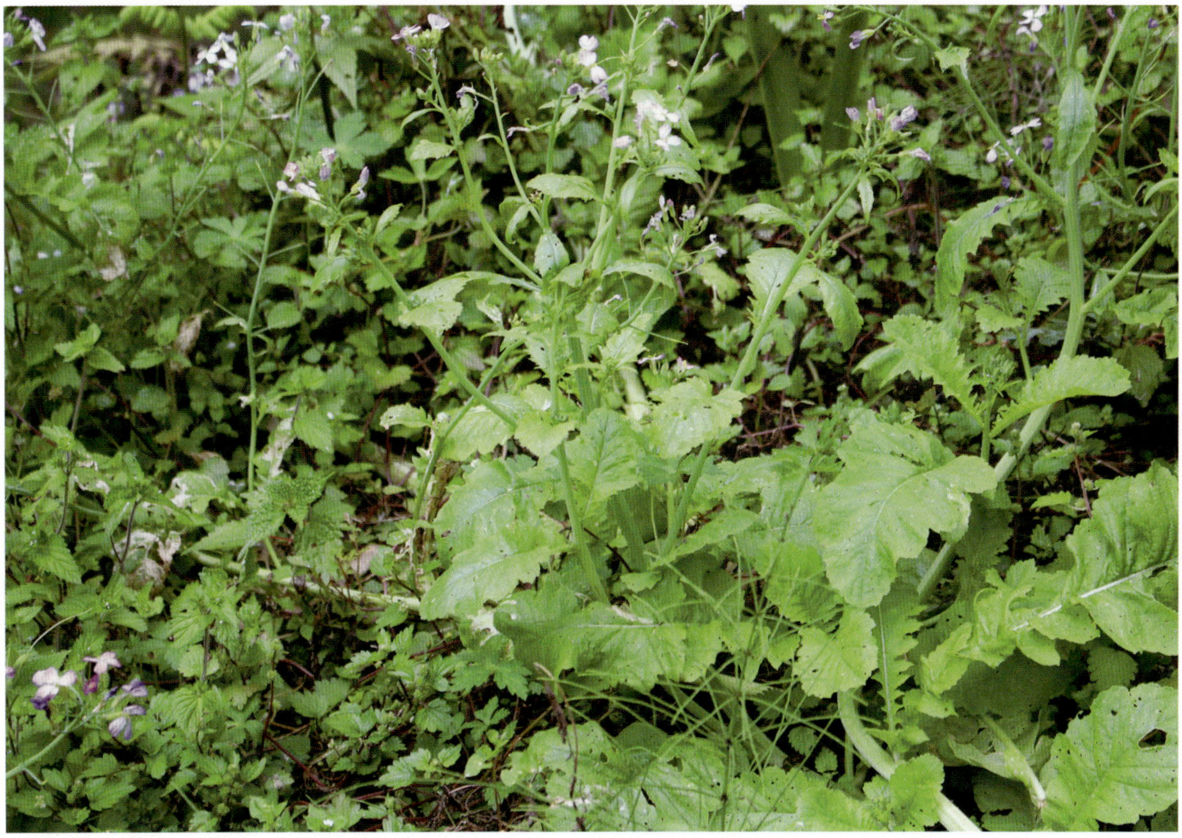

【形态特征】一年生或二年生草本。直根肉质，长圆形、圆锥形或圆球形，外皮绿色、红色、白色或紫色带白色。茎具分枝，无毛。基生叶和茎下部叶大头羽状半裂。总状花序顶生和腋生；花白色或粉红色；花瓣倒卵形，具紫纹。长角果圆柱形。种子卵形。花期 4~5 月，果期 5~6 月。

【适宜生境】生于海拔约 2200 m 的庭院、田野及路边。

【资源状况】分布于海晏、刚察、天峻、湟源、祁连、门源、大通、互助、湟中、共和，种植。常见。

【药 材 名】莱菔子（种子）。

【采收加工】夏季果实成熟时采割植株，晒干，搓出种子，除去杂质，再晒干。

【功能主治】消食除胀，降气化痰。用于饮食停滞，脘腹胀痛，大便秘结，积滞泻痢，痰壅喘咳。

【藏医应用】《中华本草》（藏药卷）记载本种的种子、根入药。味辛、微苦，消化后味苦，性温。温胃，消食，生“培根”，消肿，敛疮。用于胃痛，“隆”病，“培根”病。鲜嫩萝卜消百病。用于胃寒，痞瘤，便秘。萝卜干脓血、黄水。用于消化不良，胆液过盛。萝卜汁用于耳病，“八母”病。

沼生蔊菜

水萝卜、蔊菜、叶香

Rorippa islandica (Oed.) Borb.

【藏药名】སྣེ་ཚལ།（音译名：给采）

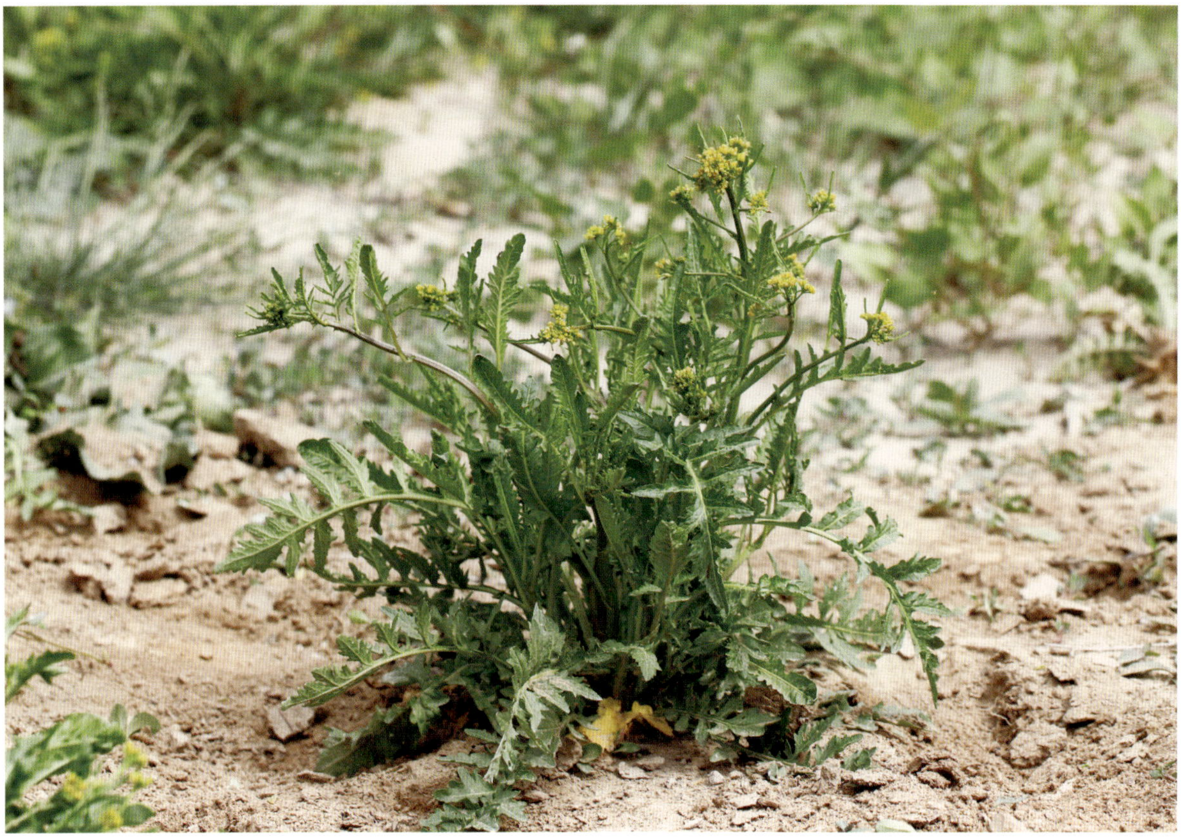

【形态特征】一年生或二年生草本，光滑无毛或微具疏短单毛。茎直立，单一或有分枝，下部常带紫色，具棱槽。叶大头羽裂或羽状深裂，基部叶较大，基部耳状抱茎，叶片长圆形至狭长圆形。总状花序顶生或腋生，果期伸长，花小，多数，具短细梗；萼片长圆形，稍带紫色；花瓣长倒卵形至楔形，淡黄色。短角果。花期 6 月，果期 7~8 月。

【适宜生境】生于海拔 1800~2600 m 的田边、河滩及山坡荒地。

【资源状况】分布于大通。常见。

【药 材 名】水前草（全草）。

【采收加工】7~8 月采收，洗净，切段，晒干。

【功能主治】清热解毒，利水消肿。用于风热感冒，咽喉肿痛，黄疸，淋病，水肿，关节炎，痈肿，烫火伤。

【藏医应用】《中国藏药材大全》记载本种的地上部分、种子入药。辛，糙。消肿。用于淋巴结炎，脂肪瘤。

垂果大蒜芥

弯果蒜芥

Sisymbrium heteromallum C. A. Mey.

【藏药名】སྒོང་ཐོག་པ།（音译名：岗托巴）

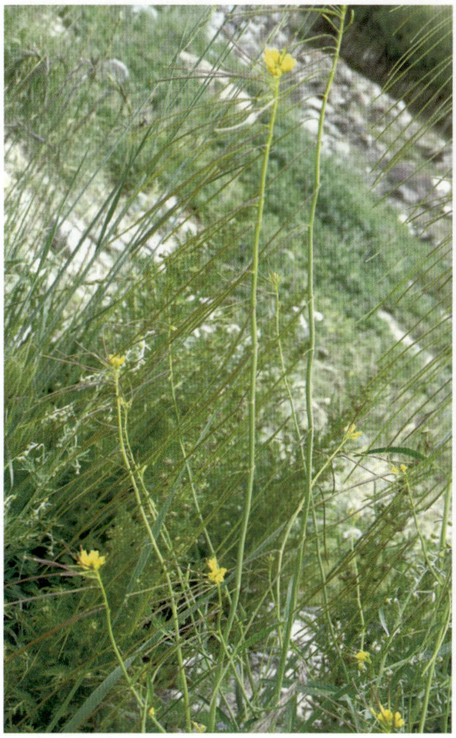

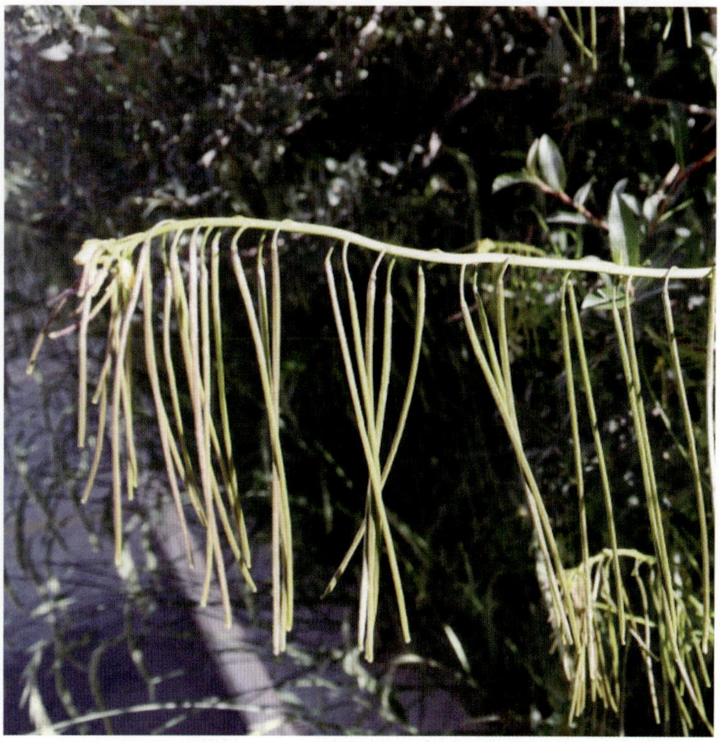

【形态特征】一年生或二年生草本。茎直立，单一或具分枝，有疏毛。基生叶和茎中、下部叶羽状深裂或全裂，常呈大头羽状，顶裂片大，长圆状披针形或长圆状三角形，渐尖，边缘具不整齐锯齿或牙齿，基部常与侧裂片汇合。总状花序密集呈伞房状，果期伸长；萼片浅黄色；花瓣黄色。长角果线形。花期 6 月，果期 7~8 月。

【适宜生境】生于海拔 2500~4300 m 的林下、林缘、灌丛、沟谷河滩。

【资源状况】分布于共和、刚察、祁连、门源、天峻。常见。

【药 材 名】垂果大蒜芥（全草或种子）。

【采收加工】5~6 月果实成熟时采收，晒干。

【功能主治】止咳化痰，清热解毒。用于急慢性支气管炎，百日咳，淋巴结结核，肉瘤。

【藏医应用】《中国藏药》记载本种的种子入药。辛、苦，平。用于肉毒症，血病，肺病。

菥 蓂

败酱草、遏蓝菜

Thlaspi arvense L.

【藏药名】ཐེ་ཀ（音译名：寨卡）

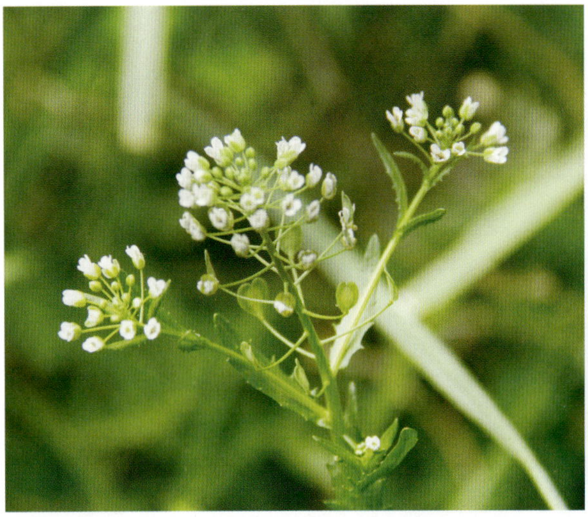

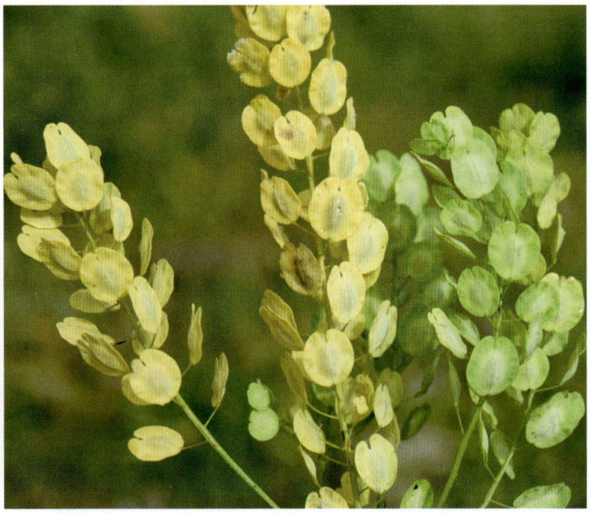

【形态特征】一年生草本，全体无毛。茎直立，不分枝或分枝，具棱。基生叶倒卵状长圆形；茎生叶椭圆形，向上渐小。总状花序顶生和腋生；花小，白色；萼片直立，长圆状倒卵形，淡黄绿色，顶钝；花瓣长圆状倒卵形，顶钝或截形，基部渐窄呈爪；雄蕊 6；子房椭圆形，花柱短，柱头扁头状。短角果倒卵形或近圆形。种子每室 2~8 个，扁平。花、果期 5~8 月。

【适宜生境】生于海拔 2000~4200 m 田边、路边、宅旁、沟边及山坡荒地。

【资源状况】分布于共和、海晏、刚察、天峻、湟源、祁连、门源、大通、互助、湟中。常见。

【药 材 名】菥蓂（地上部分）。

【采收加工】夏季果实成熟时采收，除去杂质，晒干。

【功能主治】清肝明目，和中利湿，解毒消肿。用于目赤肿痛，脘腹胀痛，胁痛，肠痈，水肿，带下，疮疖痈肿。

【藏医应用】《中华本草》（藏药卷）记载本种的种子入药。辛，平。清肾热，肺热，健胃，燥黄水。用于肾热，淋浊，肝病，肺热，咳嗽，消化不良，呕吐等。

景天科

瓦 松

狗指甲

Orostachys fimbriatus (Turcz.) Berger

【藏药名】ཀྲེ་ཤུག་པ།（音译名：克秀巴）

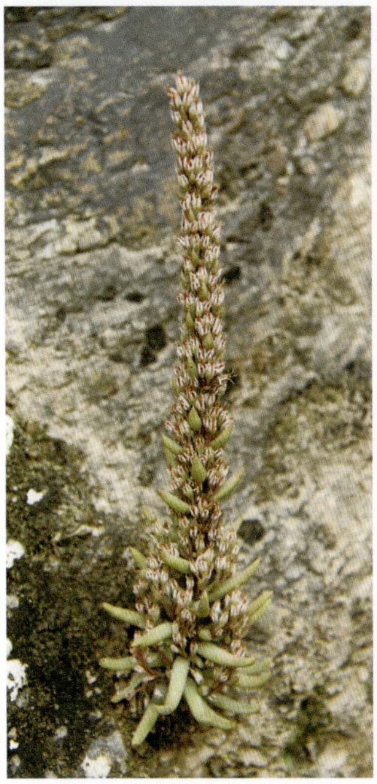
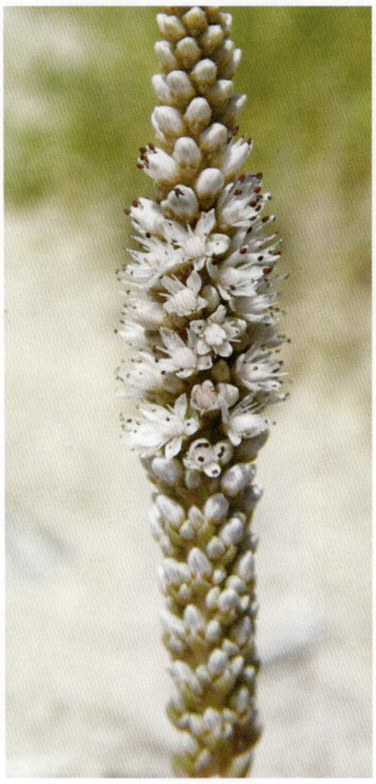
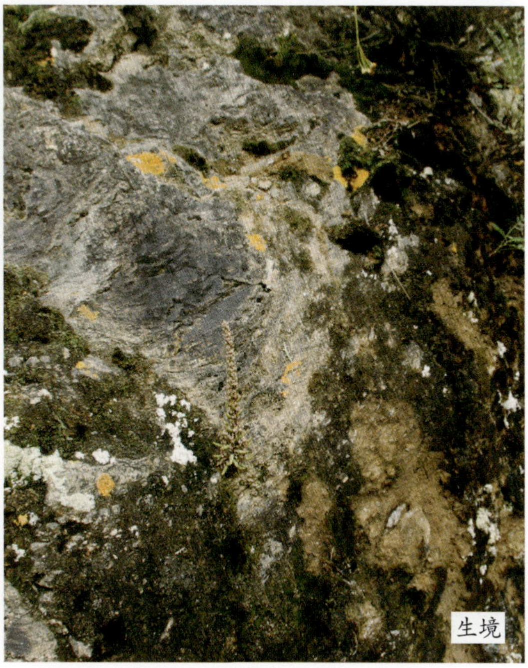

【形态特征】二年生或多年生草本，全株粉绿色，无毛，密生紫红色斑点。根多分枝，须根状。茎直立，不分枝。基生叶莲座状，肉质，匙状线形至倒披针形；茎生叶互生，无柄，线形至披针形。总状花序，紧密，下部有分枝组成尖塔形；花小，两性；苞片线状渐尖，叶片状；花瓣 5，淡红色，披针状椭圆形。蓇葖果。花期 8~9 月，果期 9~11 月。

【适宜生境】生于海拔 1700~3200 m 的干山坡及屋顶瓦隙中。

【资源状况】分布于互助、湟中、大通、门源。常见。

【药 材 名】瓦松（全草）。

【采收加工】夏、秋二季采收，开水浸泡后晒干，或鲜用。

【功能主治】凉血止血，清热解毒，收湿敛疮。用于吐血，鼻衄，便血，血痢，热淋，月经不调，疔疮痈肿，痔疮，湿疹，烫伤，肺炎，肝炎，宫颈糜烂，乳糜尿。

【藏医应用】《藏药志》记载本种的地上部分入药。酸，平。通脉，利尿，排结石。用于石淋。花与“三甘”药配伍，有滋补功效。

费　菜

土三七、三七景天

Phedimus aizoon (L.)' t Hart

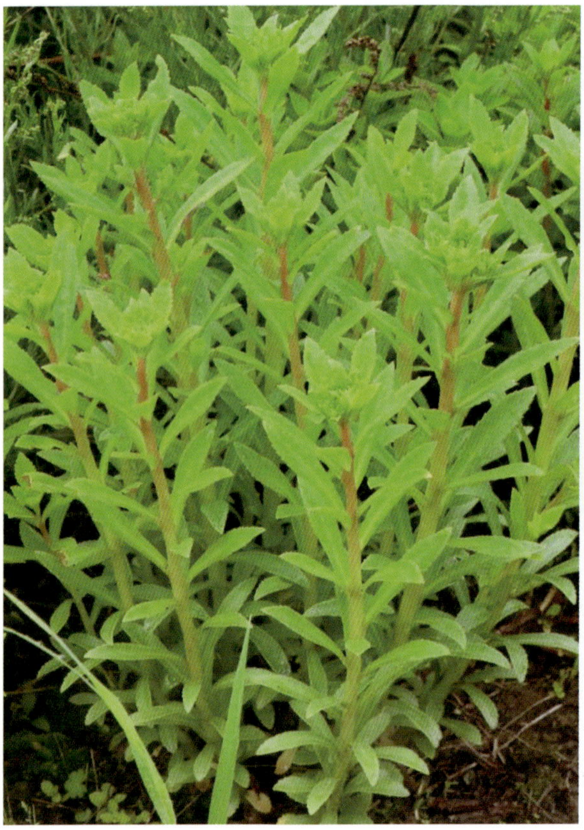

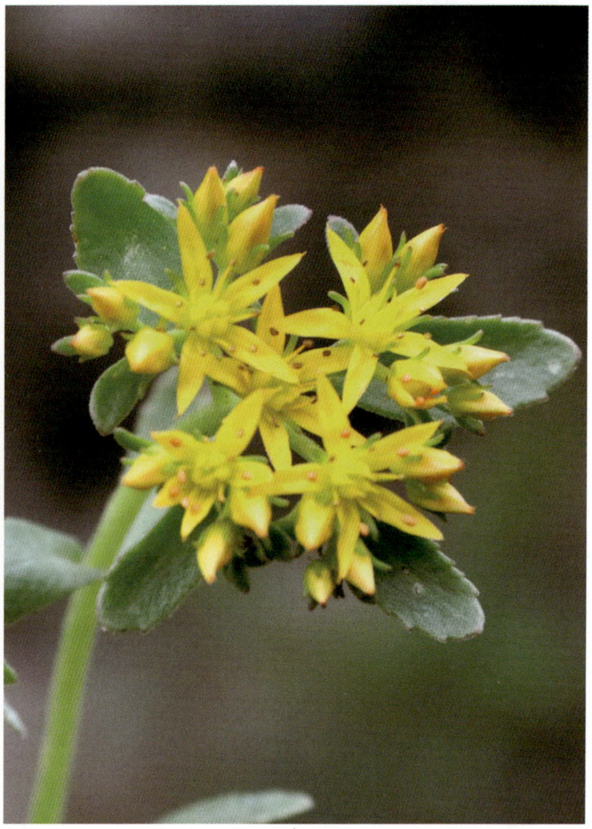

【形态特征】多年生草本。茎直立，圆柱形，粗壮，不分枝。叶互生或近对生。聚伞花序顶生；花瓣 5，黄色，长圆形至椭圆状披针形，先端有短尖；鳞片 5，正方形或半圆形；心皮 5，稍开展，卵状长圆形，先端突狭成花柱，基部稍合生，腹面凸起。蓇葖果，黄色或红棕色，呈星芒状排列。种子细小，褐色，平滑，椭圆形，边缘有狭翅。花期 6~7 月，果期 8~9 月。

【适宜生境】生于海拔 2200~2700 m 的山谷林下。

【资源状况】分布于互助。常见。

【药 材 名】景天三七（根或全草）。

【采收加工】春、秋二季采挖根部，洗净，晒干；全草随用随采，于秋季后晒干。

【功能主治】散瘀止血，宁心安神，解毒。用于吐血，衄血，便血，尿血，崩漏，紫斑，外伤出血，跌打损伤，心悸，失眠，疮疖痈肿，烫火伤，毒虫蜇伤。

唐古红景天

红景天

Rhodiola algida (Ledeb.) Fisch. et Mey. var. *tangutica* (Maxim.) S. H. Fu

【藏药名】ཙན་ཚང་པ།（音译名：参琼巴）

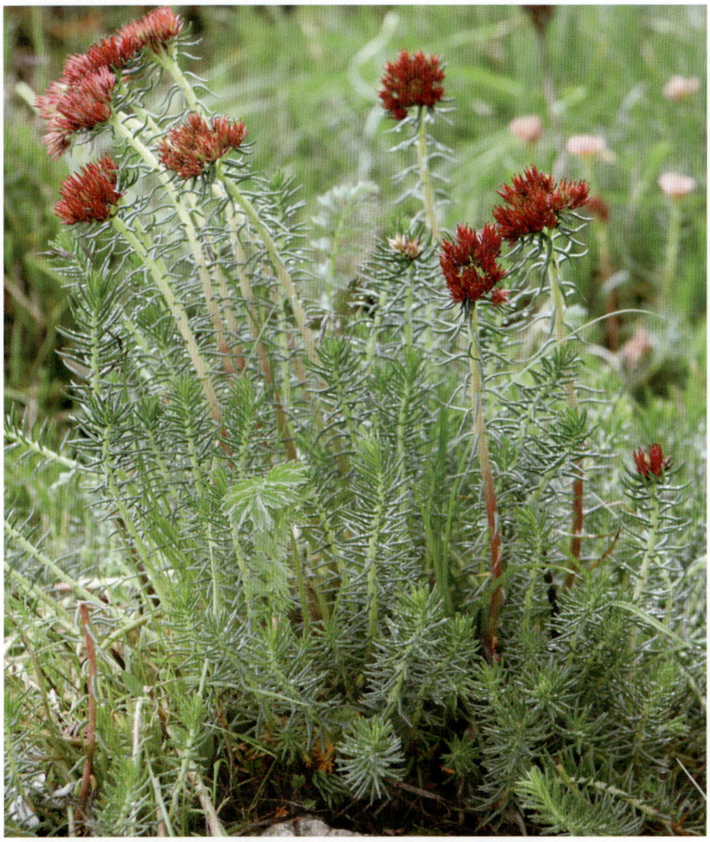

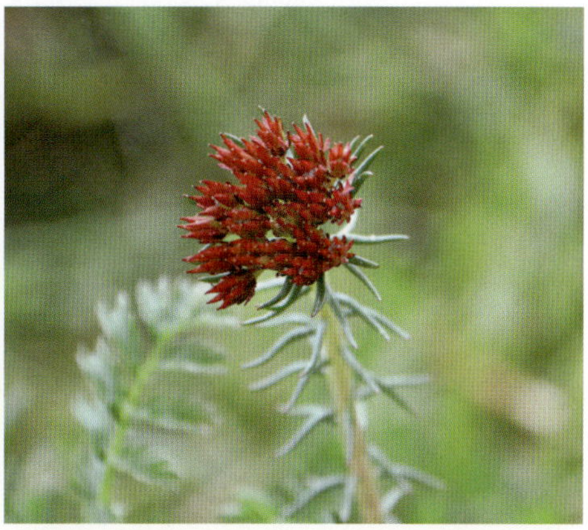

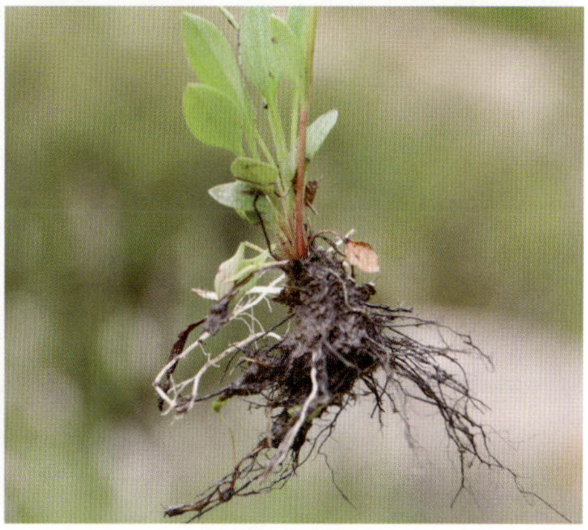

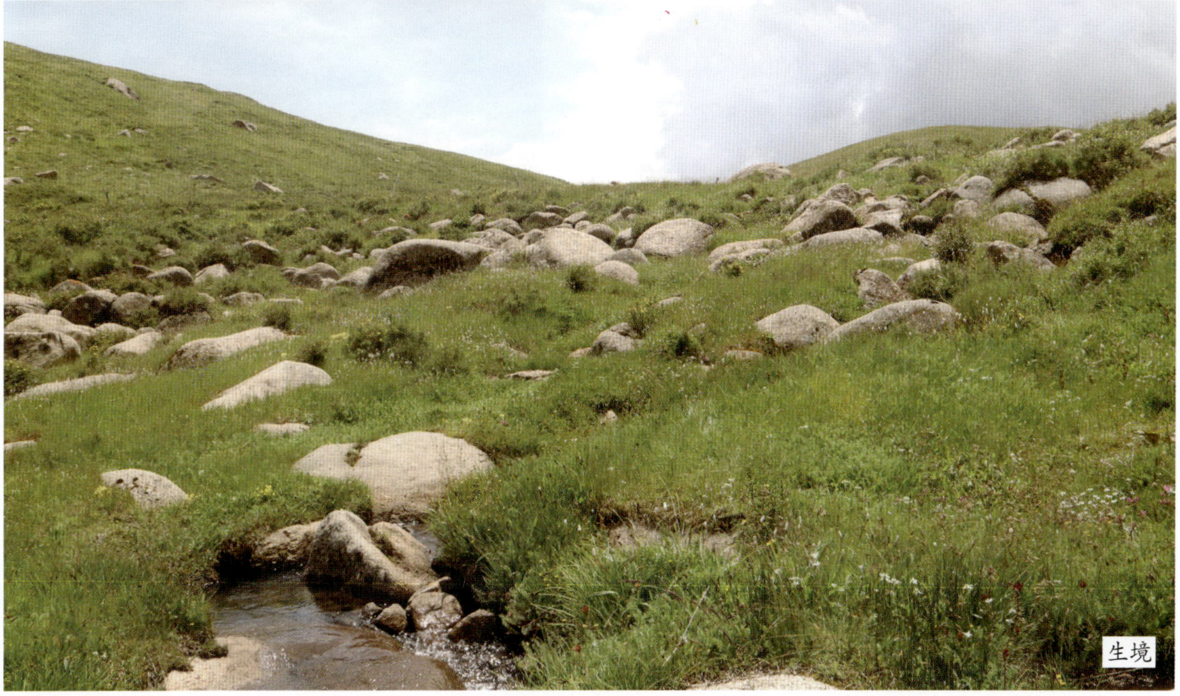

生境

【形态特征】多年生草本。主根粗长，有分枝；根颈无残留的老枝，先端被三角形鳞片。花茎上的叶互生，无柄；叶片线形。花茎多数，丛生；花序紧密，伞房状；雌雄异株；花瓣5，粉红色，长圆状披针形；鳞片5，四方形，先端微缺；心皮5，狭披针形，不育；花萼、花瓣、鳞片与雄花基本相同。心皮发育成5枚蓇葖果，紫红色，直立或稍外弯。花期5~8月，果期8月。

【适宜生境】生于海拔3200~4700 m的阴坡岩石缝隙、高山砾石带。

【资源状况】分布于共和、大通、湟源、湟中、互助、天峻。少见。

【药 材 名】红景天（全草）。

【采收加工】春、秋二季采收，以秋季为佳，除去枯萎茎叶，大的根茎作种用，除去泥土，晒干或在70℃以下烘干。

【功能主治】补气清肺，益智养心，收涩止血，散瘀消肿。用于气虚体弱，病后畏寒，气短乏力，肺热咳嗽，咯血，带下，腹泻，跌打损伤，烫火伤，神经症，高原反应。

【藏医应用】《中华本草》（藏药卷）记载本种的根、根茎入药。甘、苦、涩，微寒。活血消肿，清肺止咳，解热止痛，益气安神。用于水土不服所致的恶心、呕吐，嘴唇、手心发紫，全身无力，胸闷不透气，体虚无力，失眠多梦，肺热，肺痨等。

小丛红景天

凤尾草、凤凰草、香景天、雾灵景天

Rhodiola dumulosa (Franch.) S. H. Fu

【藏药名】གངས་ཚན་པ།（音译名：岗参巴）

【形态特征】多年生草本。根颈粗壮，有分枝，半木质化。茎直立，多丛生，基部常有残存的老枝和褐色鳞片状叶。叶互生，密集，线形至宽线形。聚伞状花序，顶生，有4~7花；萼片5，线状披针形；花瓣5，白色或淡红色，披针状长圆形。蓇葖果，直立或上部稍开展。种子少数，长圆形或狭倒卵形，褐色，有微乳头状突起，具狭翅。花期6~7月，果期8~9月。

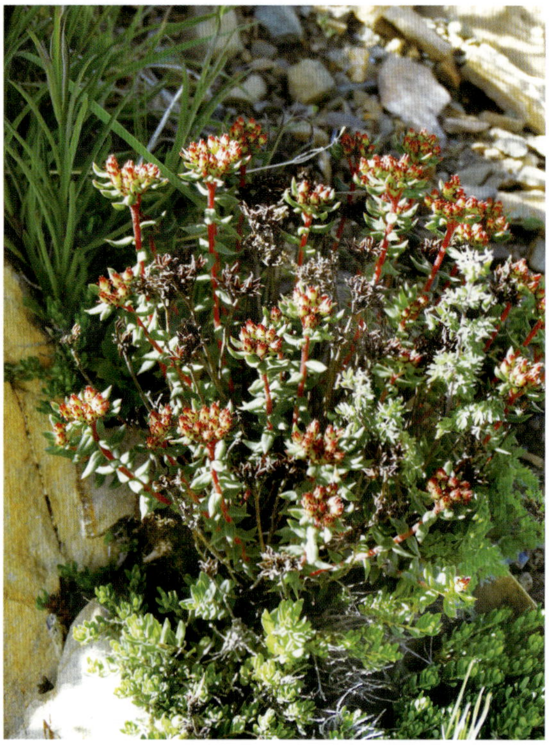

【适宜生境】生于海拔3000~3800 m的阳坡或岩石上。

【资源状况】分布于互助、湟中、湟源、大通、门源。少见。

【药 材 名】凤尾七（全草或根）。

【采收加工】秋季采收，除去残茎叶及须根，洗净，晒干或阴干。

【功能主治】益肾养肝，调经活血。用于劳热骨蒸，干血痨，头晕目眩，月经不调。

【藏医应用】《中国藏药材大全》记载本种的根茎入药。涩、苦、微甘，凉。清肺热，滋补强身，养肺，除口臭。用于肺热症，呼吸不畅，流行性感冒，口臭，神经麻痹症。

狭叶红景天

狮子草、九头狮子七

Rhodiola kirilowii (Regel) Maxim.

【藏药名】སྤང་ཚན་པ།（音译名：邦参巴）

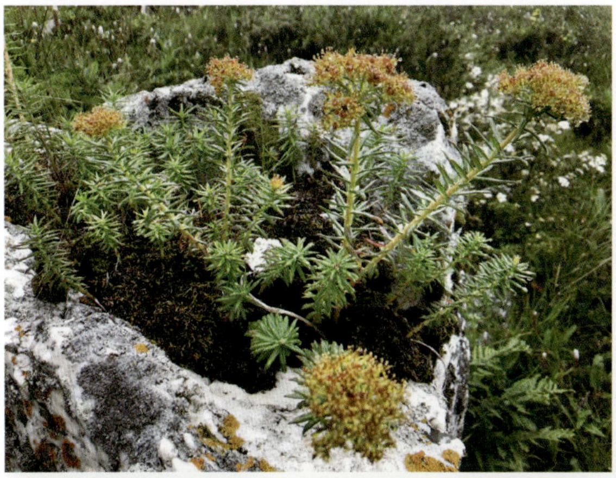

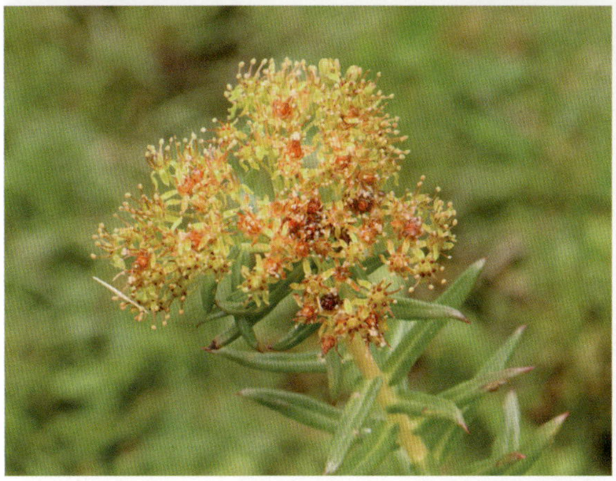

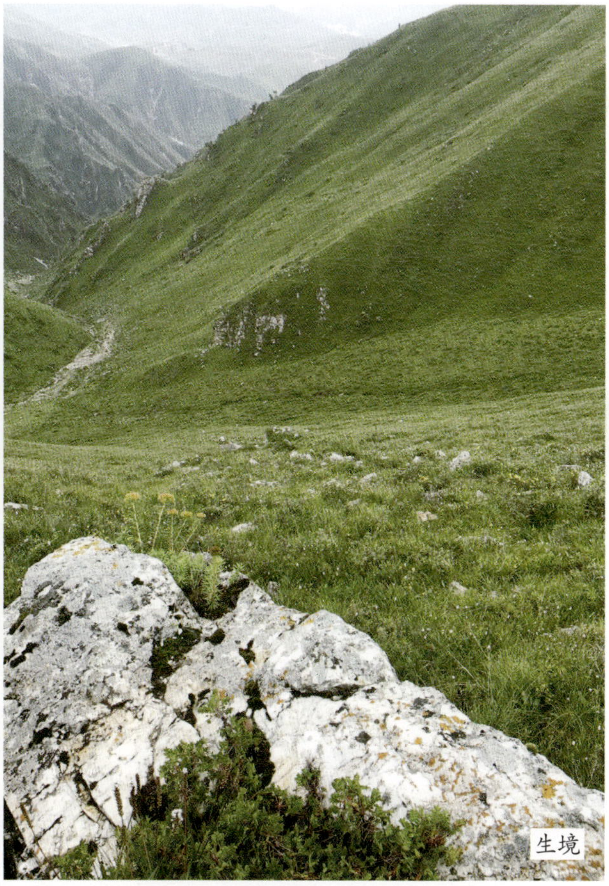

生境

【形态特征】多年生草本。根粗壮，直立；根颈肥厚，块状多歧，褐色，先端被三角形鳞片。茎直立。叶互生，无柄，叶片条形至条状披针形。聚伞花序伞房状，有多花；雌雄异株；花萼 5 或 4；花瓣 5 或 4，绿黄色，条状披针形至倒披针形。蓇葖果。种子长圆状披针形，褐色，具翅。花期 6~8 月，果期 8~10 月。

【适宜生境】生于海拔 2500~3500 m 的林缘、灌丛中。

【资源状况】分布于大通、互助、祁连、门源、湟中、湟源。少见。

【药 材 名】狮子七（根及根茎）。

【采收加工】秋季采挖，除去残叶、须根，洗净，晒干。

【功能主治】养心安神，活血化瘀，止血，清热解毒。用于气虚体弱，短气乏力，心悸失眠，头昏眩晕，胸闷疼痛，跌打损伤，月经不调，崩漏，吐血，痢疾，腹泻。

【藏医应用】《中华藏本草》记载本种的根、根茎或全草入药。清热退热。用于肺炎，发热，腹泻。

四裂红景天

四裂景天

Rhodiola quadrifida (Pall.) Fisch. et Mey.

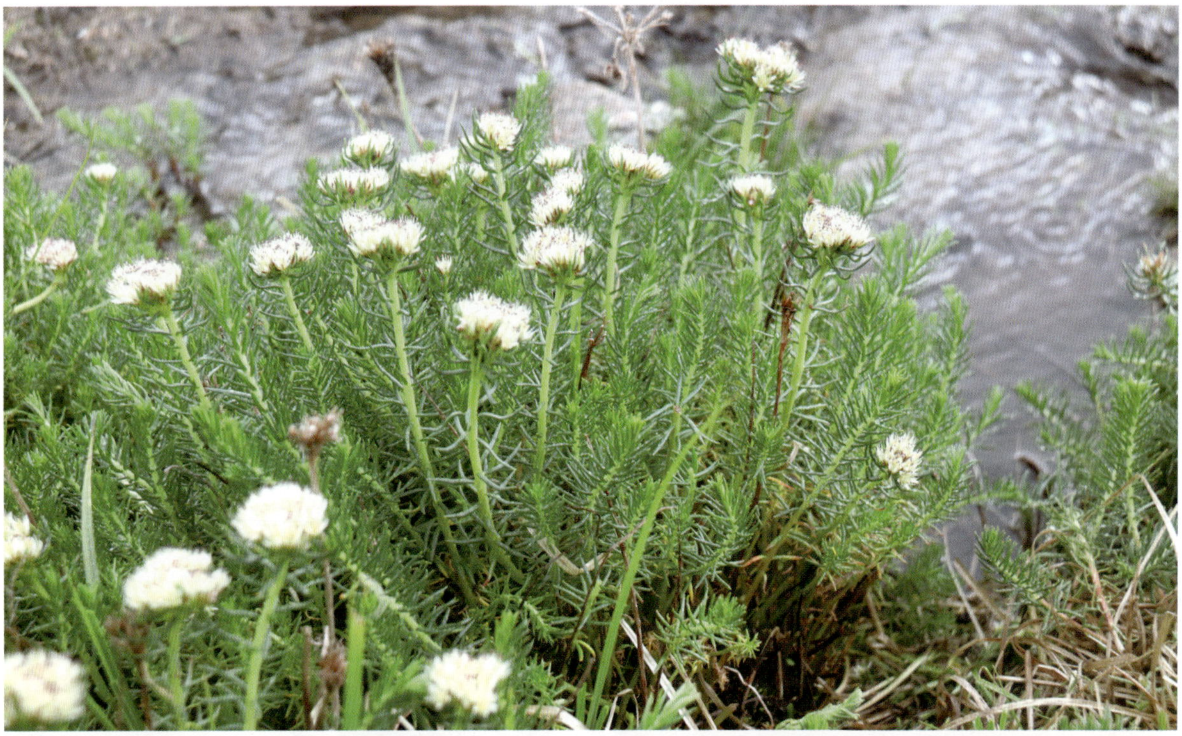

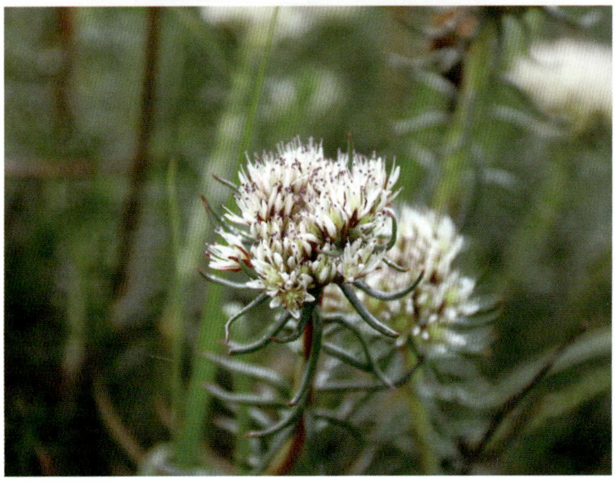

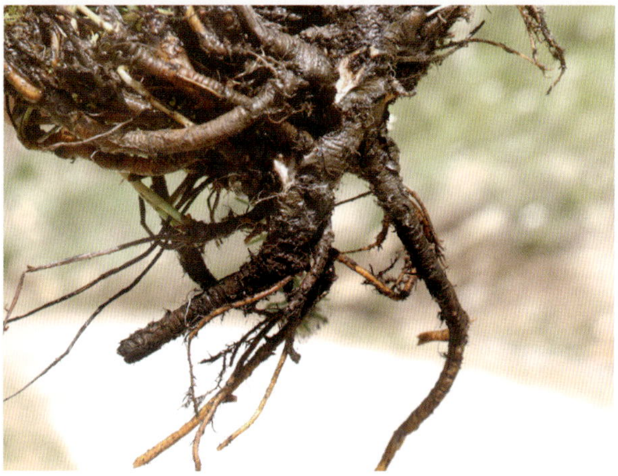

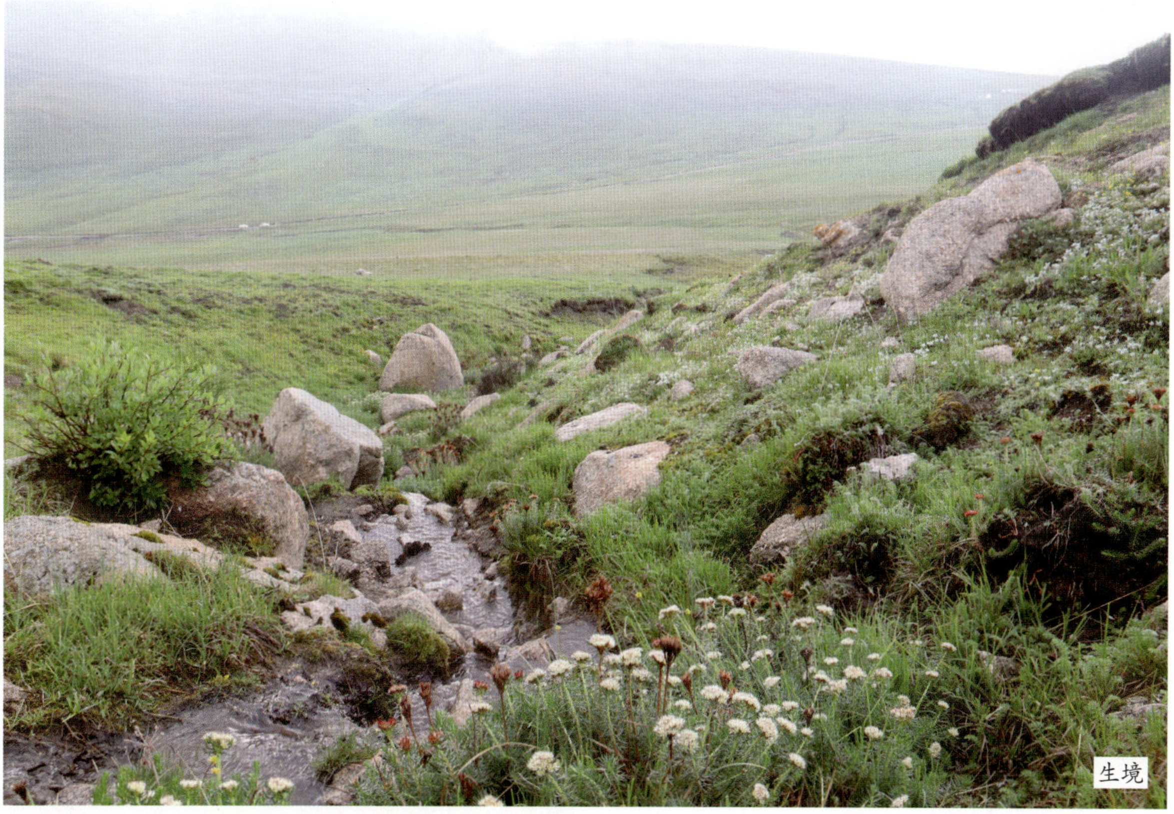

生境

【形态特征】多年生草本。主根长达 18 cm；根颈直径 1~3 cm，分枝，黑褐色，先端被鳞片。花茎细，直径 0.5~1 mm，高 3~10（~15）cm，稻秆色，直立。叶互生，无柄，线形，长 5~8（~12）mm，宽 1 mm，先端急尖，全缘。伞房花序，花少数，宽 1.2~1.5 cm；萼片 4，线状披针形；花瓣 4，紫红色，长圆状倒卵形；雄蕊 8，与花瓣同长或稍长，花丝与花药黄色。蓇葖 4，披针形。花期 5~6 月，果期 7~8 月。

【适宜生境】生于海拔 2000~4700 m 的高山岩石缝隙、高山砾石带或近水边。

【资源状况】分布于互助、湟中、门源、祁连、共和、天峻。少见。

【药 材 名】凤尾七（全草及根）。

【采收加工】秋季采挖，除去残茎叶及须根，洗净，晒干或阴干。

【功能主治】益肾养肝，调经活血。用于劳热骨蒸，干血痨，头晕目眩，月经不调。

■ 附　　注　本种常作为凤尾七的代用品。

虎耳草科

裸茎金腰

金腰草
Chrysosplenium nudicaule Bunge

【藏药名】གཡའ་ཀྱི་མ།（音译名：亚吉玛）

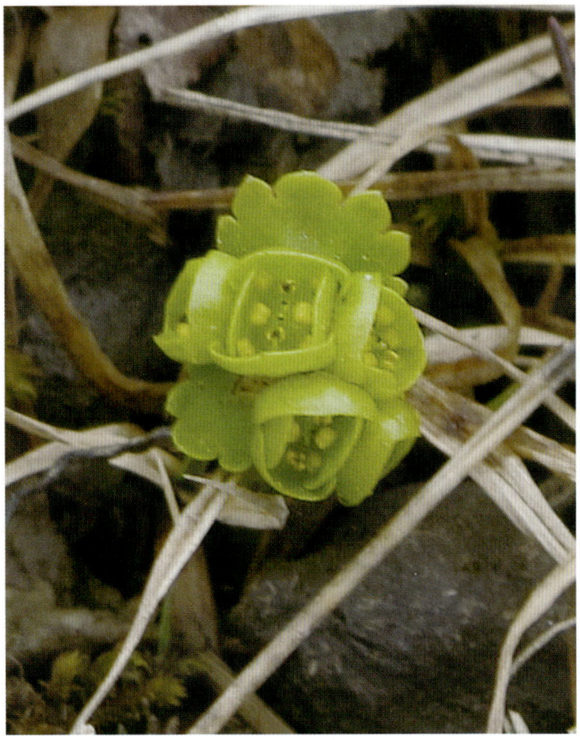

【形态特征】多年生草本。根细瘦，黄色或黄褐色；根状茎短，黄色，节间长约 1 cm，节上被褐色膜质鳞片。茎疏生褐色柔毛或乳头突起，通常无叶。茎生叶具长柄，叶 4~6 片，肥厚，近肉质，深绿色，肾形。花葶从叶丛中抽出，直立。聚伞花序密集呈半球形，顶生；苞片 3~4 枚，匙形或椭圆形。蒴果顶裂，2 果瓣近等大，具极短的喙。种子多数，椭圆形，黑褐色。花期 7 月，果期 8 月。

【适宜生境】生于海拔 2500~4800 m 的石隙。

【资源状况】分布于大通、互助、祁连。少见。

【药 材 名】裸茎金腰子（全草）。

【采收加工】夏季花期采收，晒干。

【功能主治】清热除湿，疏肝利胆。用于黄疸，胁痛，癥瘕，胆囊炎，胆结石。

【藏医应用】《中华藏本草》记载本种的全草入药。清热，利胆，疏肝。用于肝胆疾病引起的发热，头痛，急性黄疸性肝炎，肝硬化，胆囊炎，胆结石。

长刺茶藨子

刺茶藨子、高山醋栗、大刺茶藨

Ribes alpestre Wall. ex Decne.

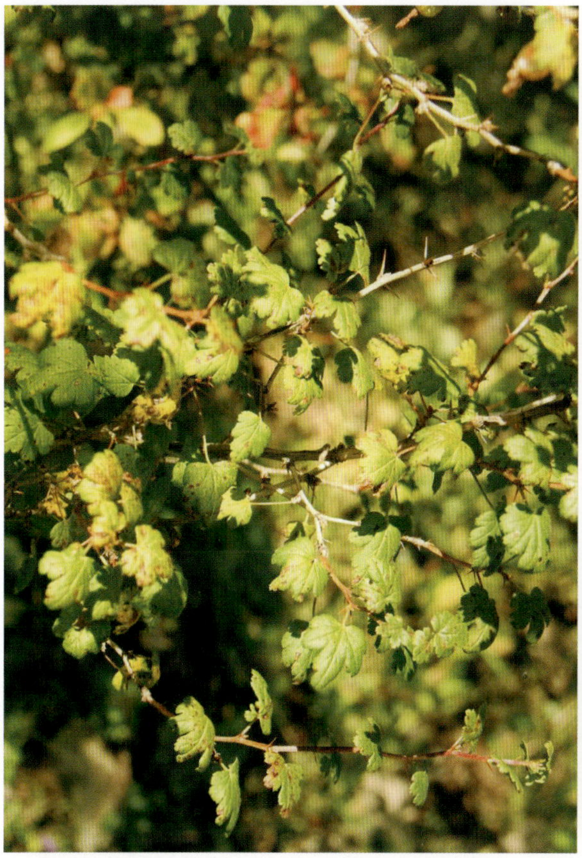

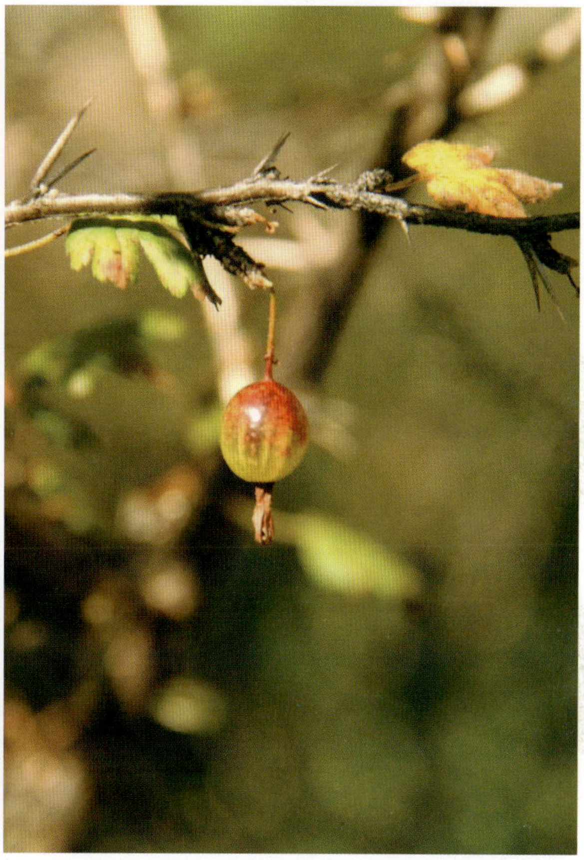

【形态特征】落叶灌木。枝节上有 3 枚针刺，刺长达 2 cm，呈三叉状，粗大，节间密生长刺毛或无刺毛。叶簇生，疏被柔毛或腺毛，叶片阔卵形至近圆形，基部平截或稍心形。花 1~2 朵，通常腋生，绿色或带红色；萼片长圆形，萼片及萼筒外面有腺柔毛，萼裂片反曲；花瓣白色，椭圆形。浆果紫红色。花期 4~5 月，果期 6~9 月。

【适宜生境】生于海拔 2700~4000 m 的林缘、山谷。

【资源状况】分布于互助。常见。

【药 材 名】刺李（果实）。

【采收加工】8~9 月采收成熟果实，鲜用，或制成果脯。

【功能主治】健胃。用于萎缩性胃炎，胆汁缺乏症。

糖茶藨子

埃牟茶藨子

Ribes himalense Royle ex Decne.

【藏药名】སེ་རྒོད།（音译名：塞高）

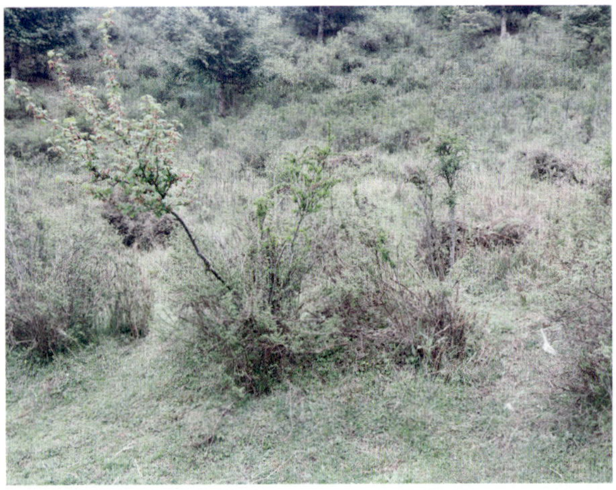

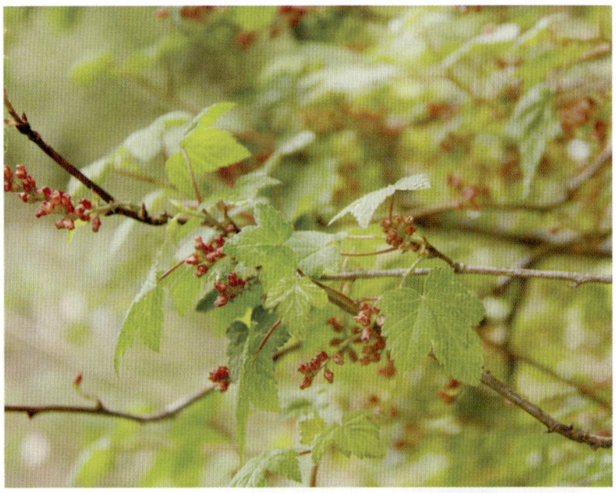

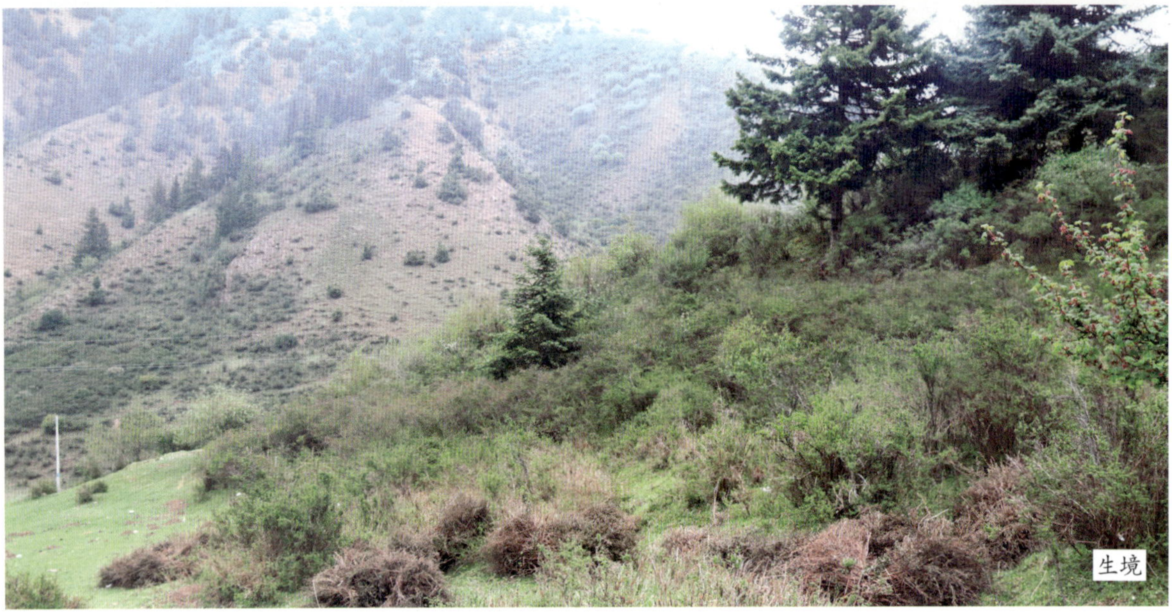

生境

【形态特征】落叶灌木。小枝暗红褐色，光滑。叶互生，叶片掌状分裂，通常 5 裂，边缘有大小不整齐的锯齿，基部心形，上面深绿色，被白色小刺毛，叶脉掌状，上面被腺伏毛，下面灰绿色，通常有腺毛，沿脉常有小瘤状突起。总状花序于叶腋横出，有小花 10 余朵。花期 6~7 月，果期 9~10 月。

【适宜生境】生于海拔 2300~4100 m 的灌丛、林下、海滩。

【资源状况】分布于大通、湟源、湟中、互助、祁连、门源、海晏。常见。

【药 材 名】糖茶藨（茎枝内层皮或果实）。

【采收加工】5~6 月割取茎枝，刮去外层皮，剥取内层皮，晒干；9~10 月采收成熟果实，晒干。

【功能主治】清热解毒。用于肝炎。

【藏医应用】《藏药志》记载本种的茎枝内层皮、果实入药。甘，微寒。解毒退热，滋补止泻。用于中毒性发热，肝炎，肾病，关节积黄水，腹泻等。

长果茶藨子

长果醋栗

Ribes stenocarpum Maxim.

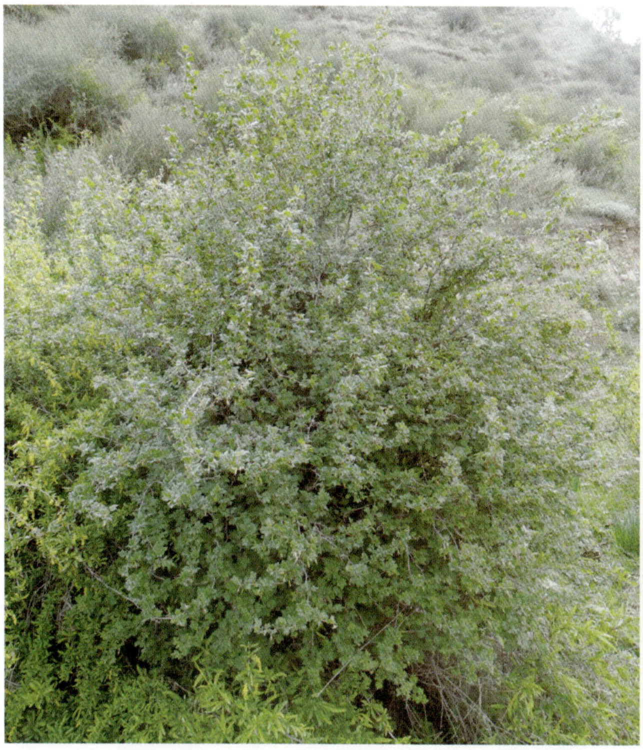

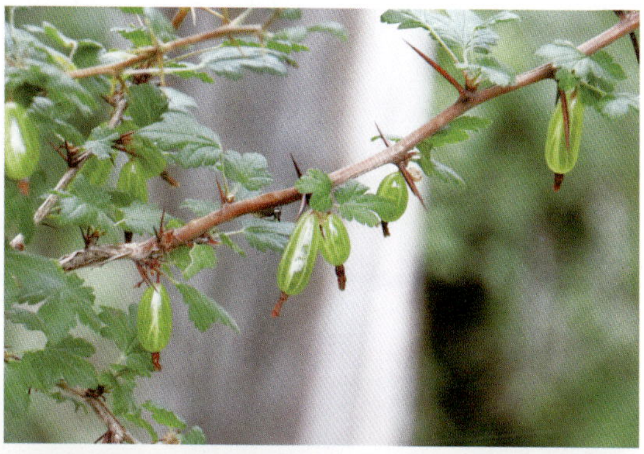

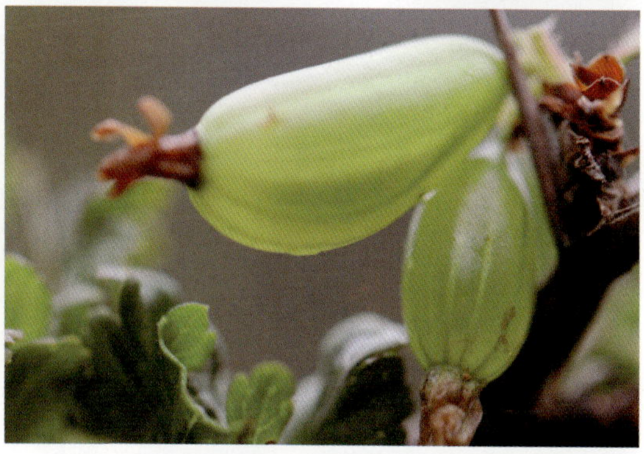

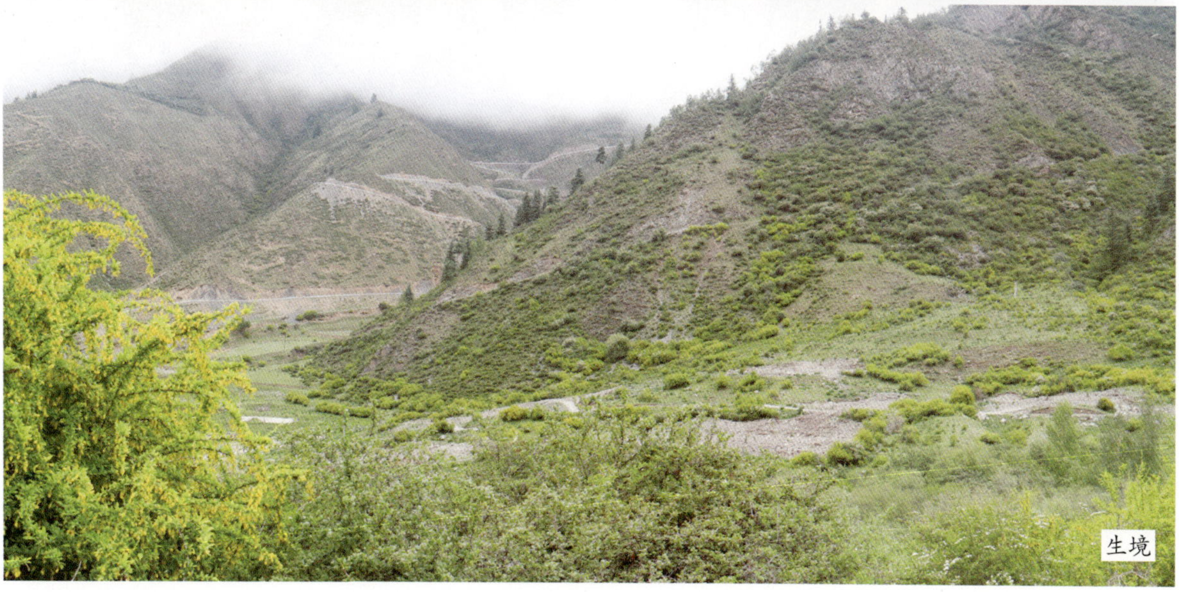

生境

【形态特征】落叶灌木，高约 1 m。老枝灰色至灰褐色，剥裂；小枝灰黄色，具刺。叶对生，叶片圆五角形或圆卵形，掌状 3 裂，基部心形或楔形，裂片先端锐尖，边缘具圆状齿，两面和边缘均有疏短柔毛。花蔷薇色，两性，1~3 朵簇生叶腋；花瓣 5，菱形；雄蕊 5，长于花瓣，与花瓣互生。浆果。花期 5~6 月，果期 7~8 月。

【适宜生境】生于海拔 2300~4100 m 的灌丛、林下、海滩。

【资源状况】分布于大通、湟源、湟中、互助、祁连、门源。常见。

【药 材 名】狭果茶藨（茎、根）。

【采收加工】夏季采收，洗净，切段，晒干。

【功能主治】清热解毒。用于疮疖肿毒，湿疹瘙痒，黄疸性肝炎。

山地虎耳草 *Saxifraga montana* H. Smith

【藏药名】སུམ་ཏིག་ཆུང་བ།（音译名：松蒂琼瓦）

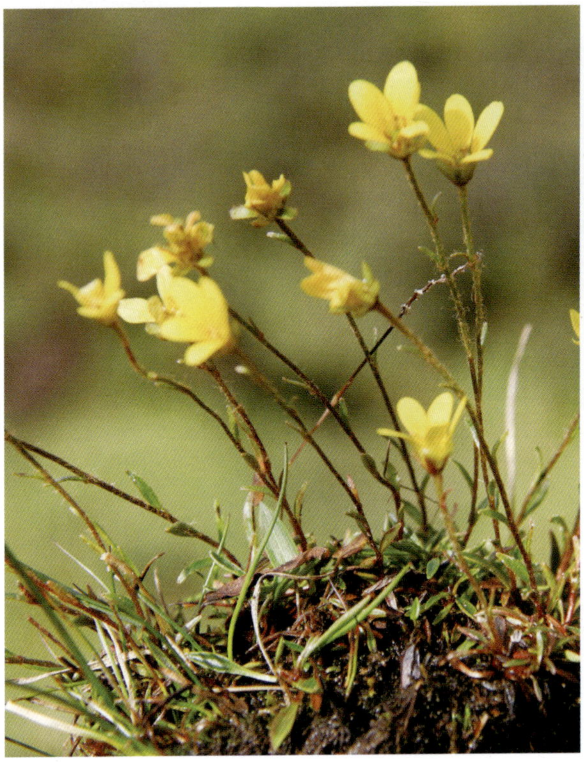

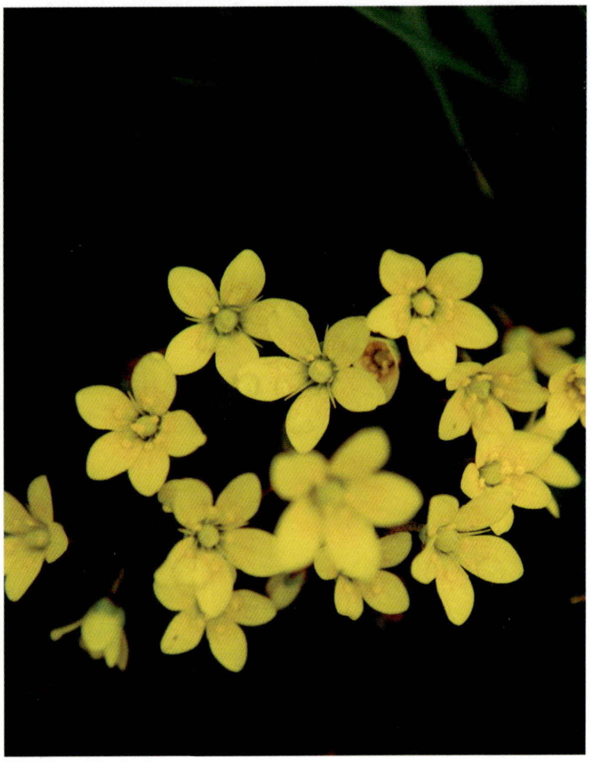

【形态特征】多年生草本。茎疏被褐色卷曲柔毛。基生叶发达，具柄，叶片椭圆形、长圆形至线状长圆形，先端钝或急尖，无毛，基部扩大，边缘具褐色卷曲长柔毛；茎生叶披针形至线形。聚伞花序；花瓣黄色，倒卵形、椭圆形、长圆形、提琴形至狭倒卵形，先端钝圆或急尖，基部具长 0.2~0.9 mm 之爪，5~15 脉，基部侧脉旁具 2 个痂体。花、果期 5~10 月。

【适宜生境】生于海拔 3200~4800 m 的灌丛、高山草甸。

【资源状况】分布于共和、大通、湟源、互助、祁连、门源、海晏、刚察。常见。

【藏医应用】《中华藏本草》记载本种的花或全草入药。清肝胆之热，健胃补脾。用于肝炎，胆囊炎，流行性感冒，发热等。

爪瓣虎耳草

爪虎耳草

Saxifraga unguiculata Engl.

【藏药名】གསེར་ཏིག（音译名：塞尔滴）

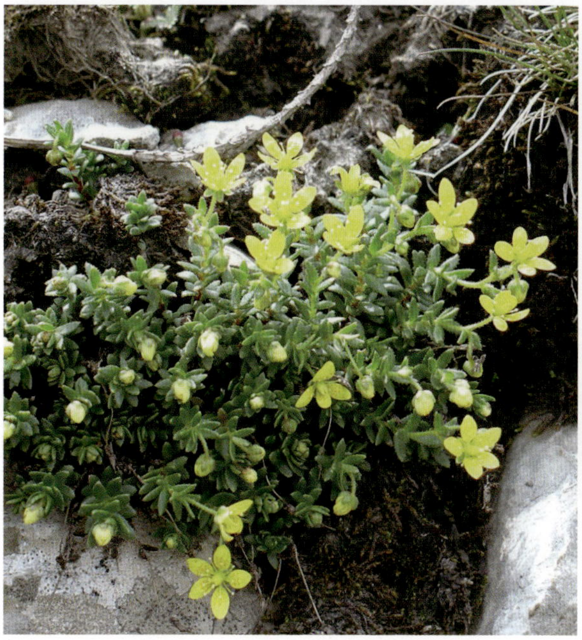

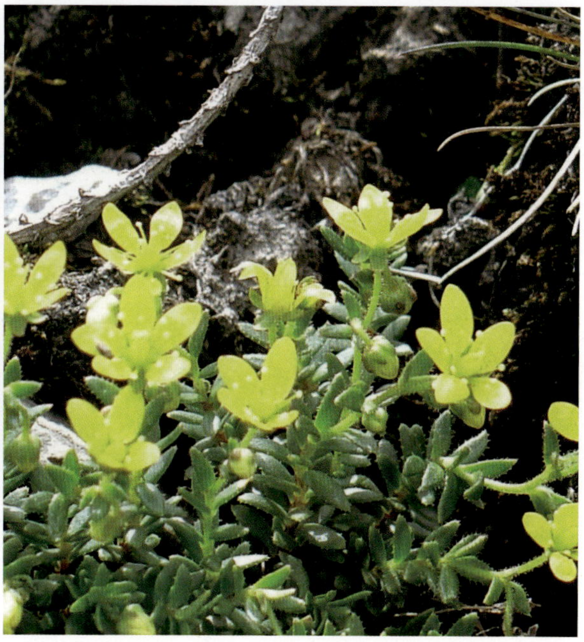

【形态特征】多年生草本。茎基部分枝，呈丛生状，中下部无毛，上部与花梗均被褐色短腺毛。基生叶莲座状，无柄，叶片匙形至狭倒卵形，先端微钝，全缘，两面无毛，边缘具短睫毛；茎生叶线状披针形，边缘常具短腺毛。单歧聚伞花序，有花 1~8 朵；花梗被褐色腺毛；萼片 5，初直立，后变开展至反曲，狭卵形；花瓣 5，黄色，狭卵形或长圆形，有爪。蒴果。花、果期 7~9 月。

【适宜生境】生于海拔 3000~3810 m 的高山草甸或石隙。

【资源状况】分布于大通、互助、祁连。少见。

【药 材 名】爪虎耳草（全草）。

【采收加工】7~8 月采收全草，洗净，晒干。

【功能主治】清热解毒。用于胆囊炎，肝炎，发热，痈毒。

【藏医应用】《中华本草》（藏药卷）记载本种的全草入药。苦，凉、糙。清疫热、腑热。用于“培根”病，“赤巴”病，时疫感冒等。

蔷薇科

龙芽草

狼牙、犬牙、狼牙草根牙

Agrimonia pilosa Ldb.

【藏药名】ལྷམ་བུ་ཁྲག་གཅོད། （音译名：东布查决）

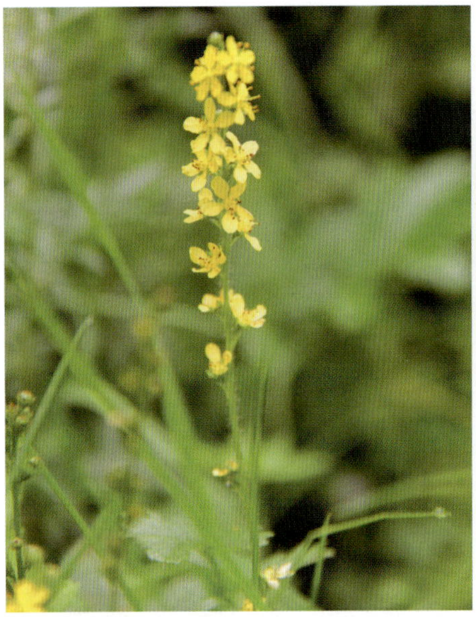

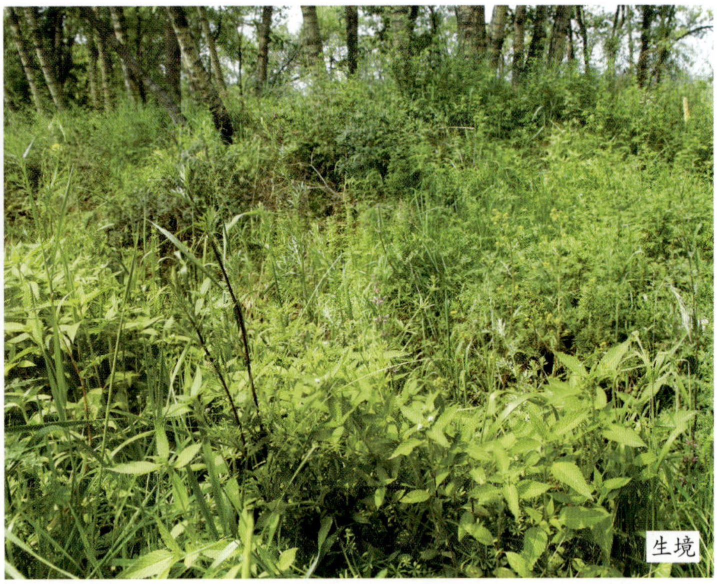

生境

【形态特征】多年生草本。根状茎短，基部常有 1 个或数个地下芽；茎被疏柔毛及短柔毛，稀下部被疏长硬毛。奇数羽状复叶互生。总状花序单一或 2~3 个生于茎顶；花序轴被柔毛；苞片通常 3 深裂，裂片带形，小苞片对生，卵形，全缘或边缘分裂；花直径 6~9 mm；萼片 5，三角卵形；花瓣 5，长圆形，黄色；雄蕊 5~15；花柱 2，丝状，柱头头状。瘦果倒卵圆锥形。花、果期 5~12 月。

【适宜生境】生于海拔 2200~3000 m 的路边、林缘及河滩上。

【资源状况】分布于大通、湟中、互助、门源。常见。

【药 材 名】仙鹤草（地上部分）。

【采收加工】夏、秋二季茎叶茂盛时采割，除去杂质，干燥。

【功能主治】收敛止血，截疟，止痢，解毒，补虚。用于咯血，吐血，崩漏下血，疟疾，血痢，痈肿疮毒，阴痒带下，脱力劳伤。

【藏医应用】《中华藏本草》记载本种的根或全草入药。收敛止血，消炎止痢。用于呕血、咳血等各种出血证，胃肠炎，痢疾等。

山 桃

山毛桃、野桃

Amygdalus davidiana (Carr.) C. de Vos ex Henry

【藏药名】ཁམ་བུ།（音译名：坎布）

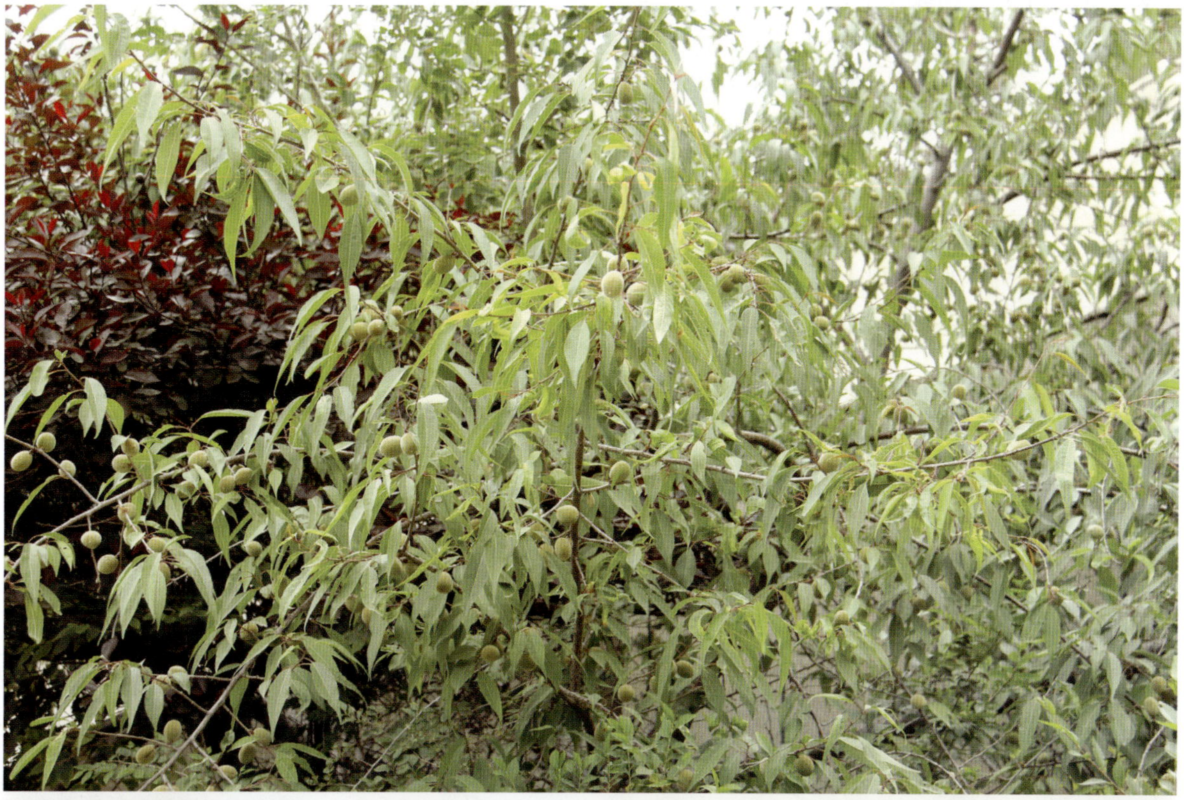

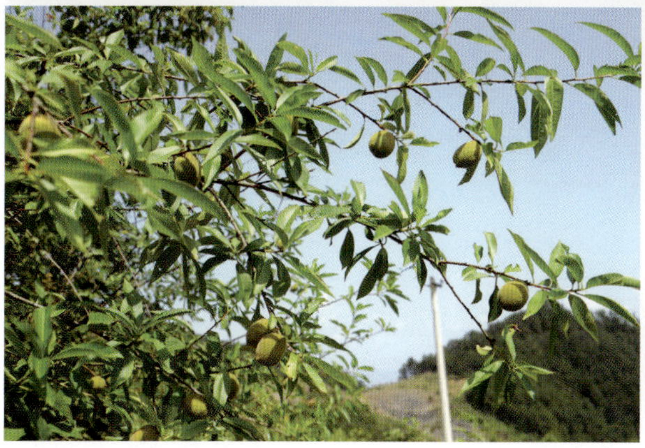

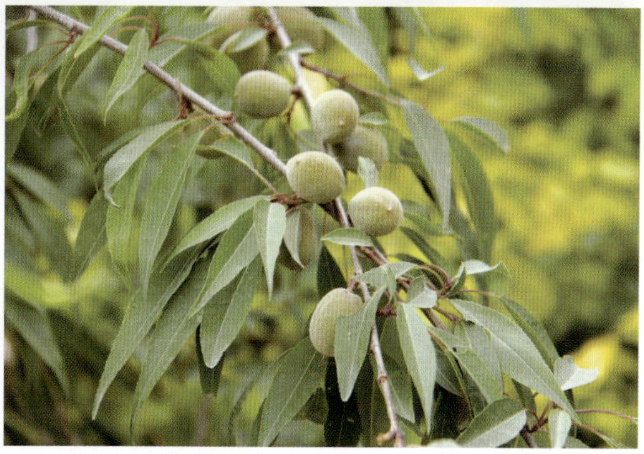

【形态特征】乔木。树冠开展，树皮暗紫色，光滑；小枝细长。叶片卵状披针形，先端渐尖，基部楔形，两面无毛，叶边具细锐锯齿。花单生，先于叶开放；花萼无毛，萼筒钟形，萼片卵形至卵状长圆形，紫色，先端圆钝；花瓣倒卵形或近圆形，粉红色，先端圆钝，稀微凹；雄蕊多数，几与花瓣等长或稍短。果实近球形。花期 3~4 月，果期 7~8 月。

【适宜生境】生于海拔 2200~2300 m 的干山坡，或庭园栽培。

【资源状况】分布于互助。常见。

【药 材 名】桃仁（种子）。

【采收加工】果实成熟后采收，除去果肉及核壳，取出种子，晒干。

【功能主治】活血祛瘀，润肠通便，止咳平喘。用于闭经，痛经，癥瘕痞块，肺痈，肠痈，跌扑损伤，肠燥便秘，咳嗽气喘。

【藏医应用】《中国藏药》记载本种的花、幼果、种仁入药。苦、甘，平。愈疮，生发，干黄水。用于疮痈，黄水病，“赤巴”病。桃仁油外用治秃发。

桃

毛桃

Amygdalus persica L.

【藏药名】ཁམ་བུ།（音译名：坎布）

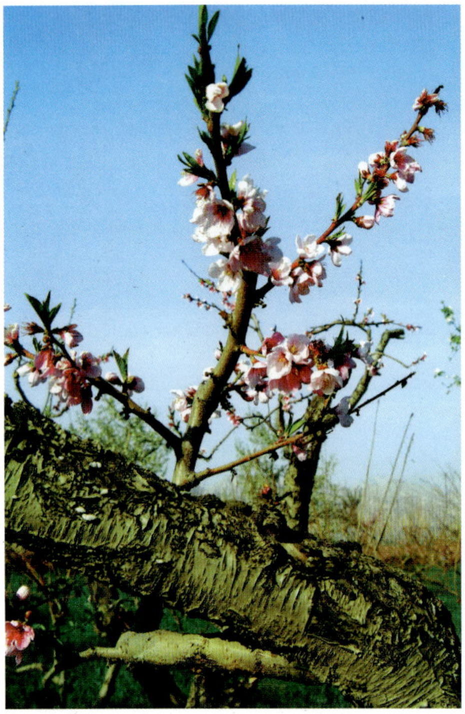

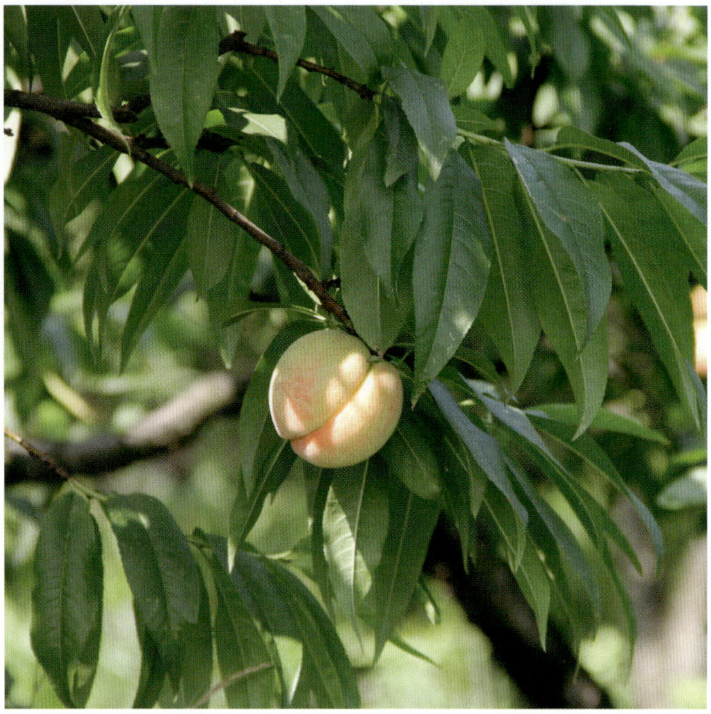

【形态特征】落叶小乔木。小枝绿色或半边红褐色，无毛。叶互生，在短枝上呈簇生状；叶片椭圆状披针形至倒卵状披针形，边缘具细锯齿，两面无毛。花通常单生，先于叶开放；萼片 5；花瓣 5，倒卵形，粉红色，罕为白色；雄蕊多数；子房 1 室，花柱细长，柱头小，圆头状。核果近球形。花期 3~4 月，果期 6~7 月。

【适宜生境】生于海拔约 2000 m 的庭园、路边。

【资源状况】分布于大通、互助，种植。常见。

【药 材 名】桃仁（种子）、桃枝（枝条）。

【采收加工】桃仁：果实成熟后采摘，除去果肉及核壳，取出种子，晒干。桃枝：夏季采收，切段，晒干。

【功能主治】桃仁：活血祛瘀，润肠通便，止咳平喘。用于闭经，痛经，癥瘕痞块，肺痈，肠痈，跌扑损伤，肠燥便秘，咳嗽气喘。桃枝：活血通络，解毒杀虫。用于心腹刺痛，风湿痹痛，跌打损伤，疮癣。

【藏医应用】《中国藏药》记载本种的花、幼果、种仁入药。苦、甘，平。愈疮，生发，干黄水。用于疮痈，黄水病，"赤巴"病。桃仁油外用治秃发。

榆叶梅

小桃红

Amygdalus triloba (Lindl.) Ricker

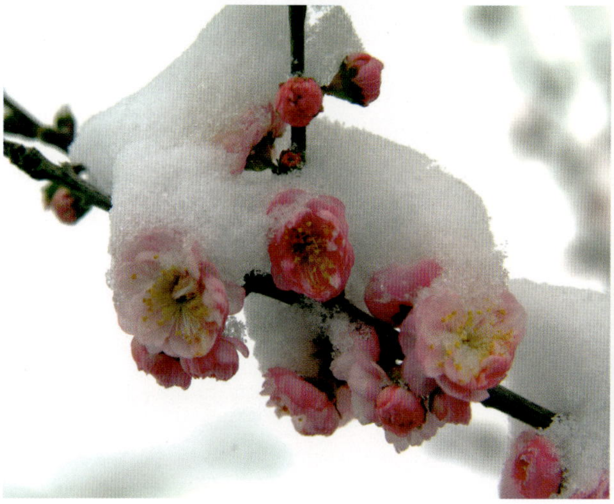

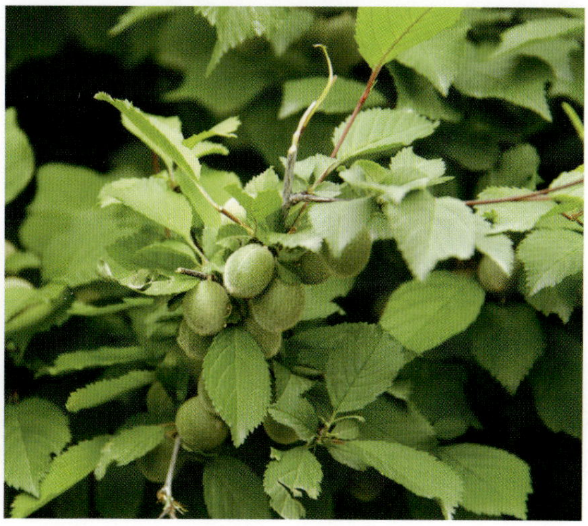

【形态特征】短枝上的叶常簇生，一年生枝上的叶互生，叶片宽椭圆形至倒卵形。花 1~2 朵，先于叶开放；萼筒宽钟形，萼片卵形或卵状披针形，无毛，近先端疏生小锯齿；花瓣近圆形或宽倒卵形，粉红色。果实近球形。花期 4~5 月，果期 5~7 月。

【适宜生境】生于海拔约 2000 m 的公园、庭院。

【资源状况】分布于大通、互助、湟中、湟源，种植。常见。

【药 材 名】郁李仁（种仁）。

【采收加工】夏、秋二季采摘成熟果实，除去果肉、核壳，取出种子，晒干。

【功能主治】润燥滑肠，下气利水。用于大肠气滞，肠燥便秘，水肿腹满，脚气病，小便不利。

■ 附　　注　本种常作为郁李仁的代用品。

山　杏

西伯利亚杏
Armeniaca sibirica (L.) Lam.

【藏药名】ཨར་ཁམ།（音译名：艾尔坎）

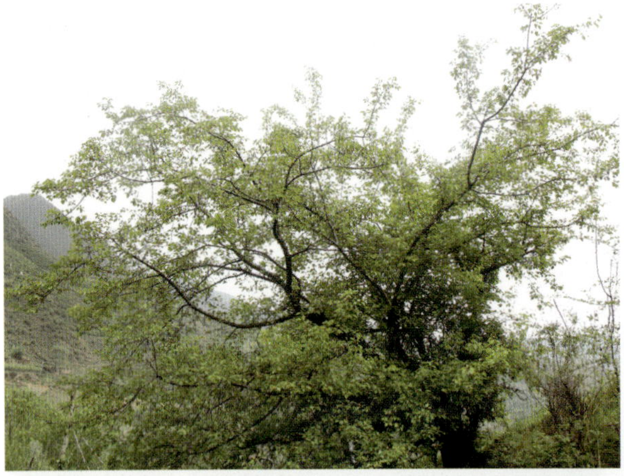

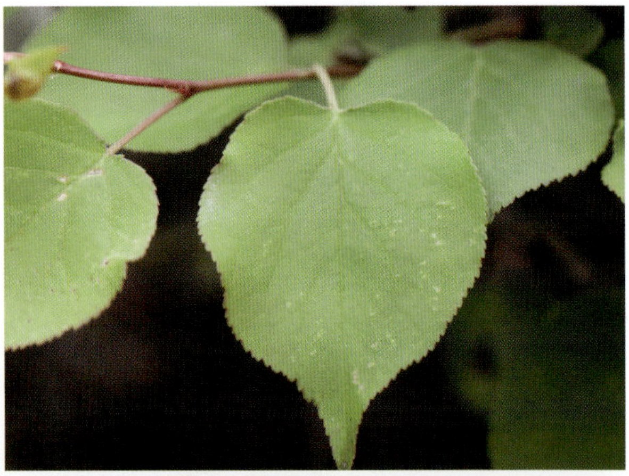

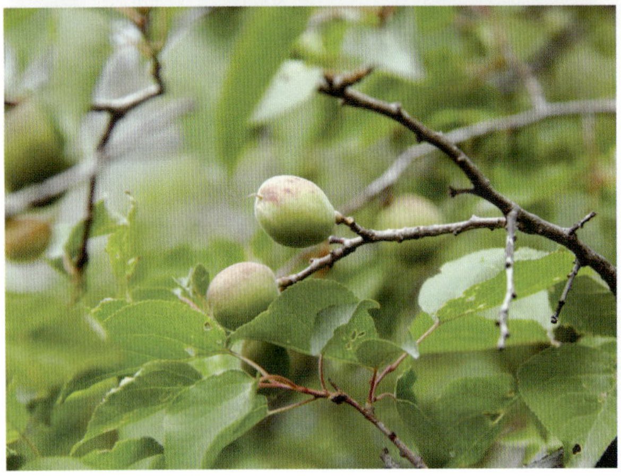

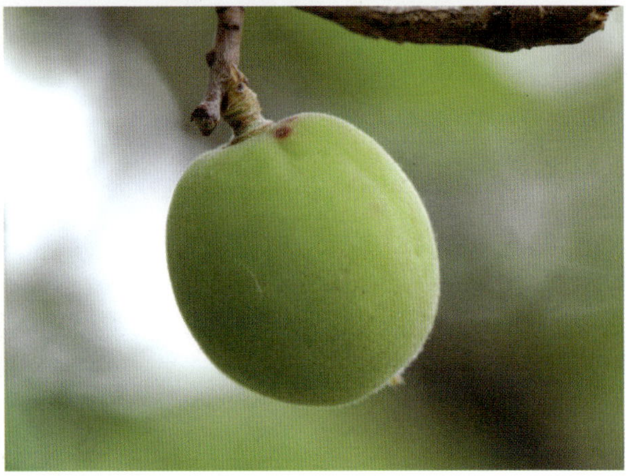

【形态特征】灌木或小乔木，高 2~5 m。叶卵形或近圆形。花单生，直径 1.5~2 cm；萼片长圆状椭圆形，先端尖；花瓣近圆形或倒卵形，白色或粉红色。果实扁球形，直径 1.5~2.5 cm，两侧扁；果肉薄而干燥，成熟时开裂，味酸涩，不能吃；核易与果肉分离，基部一侧不对称，平滑。花期 3~4 月，果期 6~7 月。

【适宜生境】生于海拔 2200~2800 m 的山沟林下。

【资源状况】分布于互助。常见。

【药 材 名】苦杏仁（种子）。

【采收加工】夏季果实成熟时采摘，除去果肉及核壳，取出种子，晾干。

【功能主治】有小毒。降气止咳平喘，润肠通便。用于咳嗽气喘，胸满痰多，肠燥便秘。

【藏医应用】《中国藏药》记载本种的种子入药。苦，平。愈疮，生发，干黄水。用于疮痈，黄水病，“赤巴”病。杏仁油用于脱发。

杏

杏树

Armeniaca vulgaris Lam.

【藏药名】ཨར་ཁམ།（音译名：艾尔坎）

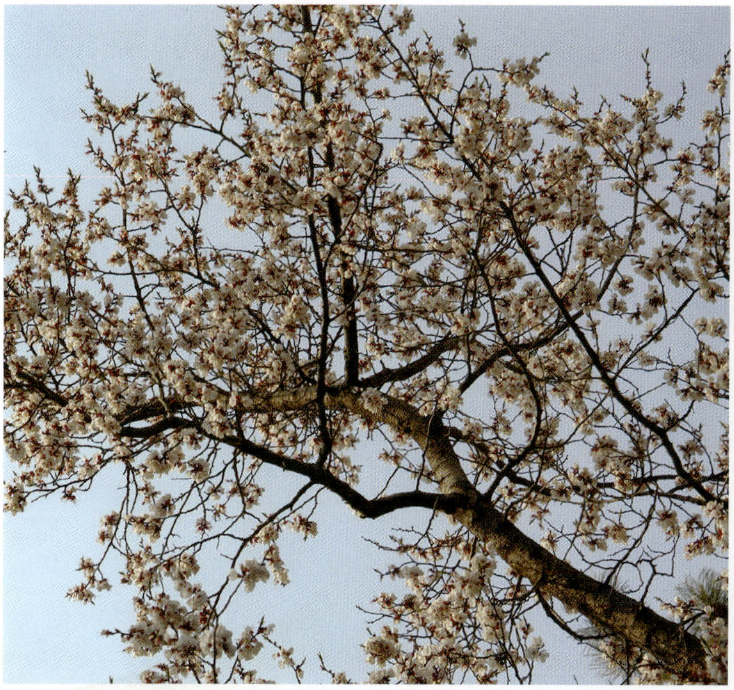

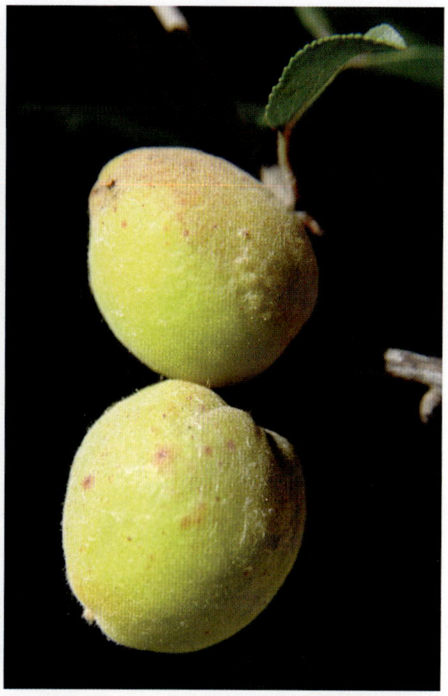

【形态特征】落叶乔木。植株无毛。叶互生，阔卵形或圆卵形，边缘有钝锯齿，近叶柄顶端有 2 腺体。花淡红色，单生或 2~3 个同生，白色或微红色。核果圆形、长圆形或扁圆形；果皮多为白色、黄色至黄红色，向阳部常具红晕和斑点；果肉暗黄色，味甜多汁，核面平滑没有斑孔，核缘厚而有沟纹。种仁味苦或甜。花期 3~4 月，果期 6~7 月。

【适宜生境】生于海拔 2200~4000 m 的山坡疏林中。

【资源状况】分布于互助、湟中、湟源、大通，种植。常见。

【药 材 名】苦杏仁（种子）。

【采收加工】夏季果实成熟时采摘，除去果肉及核壳，取出种子，晒干。

【功能主治】有小毒。降气止咳平喘，润肠通便。用于咳嗽气喘，胸满痰多，肠燥便秘。

【藏医应用】同“山杏”。

无尾果 *Coluria longifolia* Maxim.

【藏药名】ཚེར་འབྲུམ། (音译名：察尔珍)

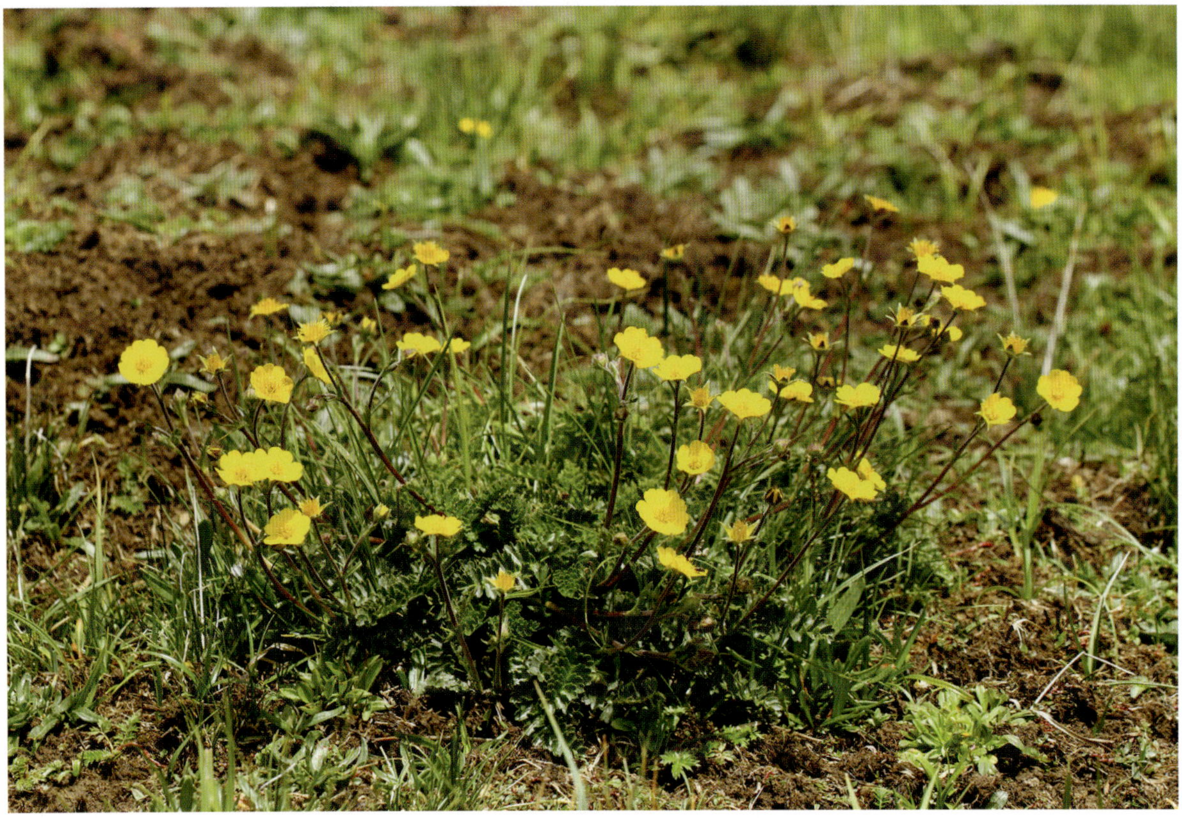

【形态特征】多年生草本。基生叶为间断羽状复叶；叶轴具沟，有长柔毛；托叶卵形，全缘或具1~2锯齿，两面被柔毛及缘毛；茎生叶1~4，宽条形，长1~1.5 cm，羽裂或3裂。花茎直立，上部分枝，有短柔毛。花两性，聚伞花序有2~4花，稀具1花；花瓣5，倒卵形或倒心形，黄色；雄蕊40~60。花期6~7月，果期8~10月。

【适宜生境】生于海拔2700~4200 m的高山草原、沟底沼泽湿地。

【资源状况】分布于门源、祁连、共和、大通、湟中、互助。常见。

【药 材 名】长叶无尾果（全草）。

【采收加工】花期采收全草，洗净，切段，晒干。

【功能主治】清热平肝，活血止血。用于高血压，肝炎，头痛，发热，月经不调，异常子宫出血，疝气，关节炎。

【藏医应用】《藏药志》记载本种的根、地上部分入药。苦，寒。清热解毒。用于各种血证，热病，察龙病。

灰栒子

栒子
Cotoneaster acutifolius Turcz.

【藏药名】ཚེར་འབྲུམ། (音译名：察尔朱母)

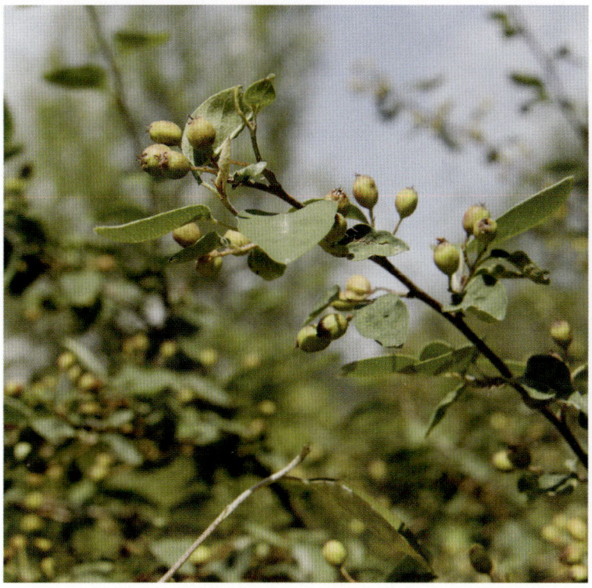
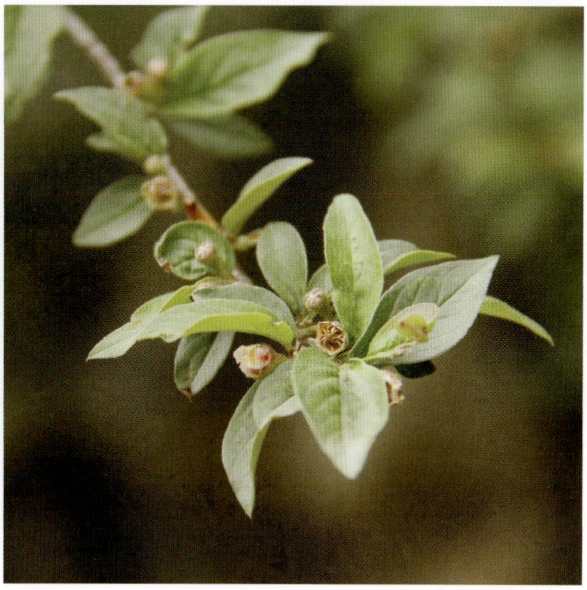

【形态特征】 落叶灌木。枝条开展，圆柱形，棕褐色或红褐色，幼时被长柔毛。单叶互生；托叶线状披针形，脱落；叶片椭圆卵形至长圆卵形，先端急尖，基部宽楔形，全缘，幼时两面均被长柔毛，下面较密，老时逐渐脱落。花两性，2~5朵组成聚伞花序；总花梗和花梗被长柔毛；苞片线状披针形。果实椭圆形，稀倒卵形，黑色。花期5~6月，果期9~10月。

【适宜生境】 生于海拔2300~3800 m的山坡、河谷、河滩的云杉和桦木林中。

【资源状况】 分布于大通、湟中、互助、湟源、门源。常见。

【药 材 名】 灰栒子（枝叶、果实）。

【采收加工】 6~8月采收枝叶，切段，晒干；9~10月采摘果实，晒干。

【功能主治】 凉血止血，解毒敛疮。用于鼻衄，牙龈出血，月经过多，烧烫伤。

【藏医应用】《中国藏药》记载本种的果实入药。甘、涩，凉。收敛黄水。用于四肢关节黄水病。

山 楂

山里红、酸查

Crataegus pinnatifida Bge.

【藏药名】ཨ་ཉག（音译名：阿尼合）

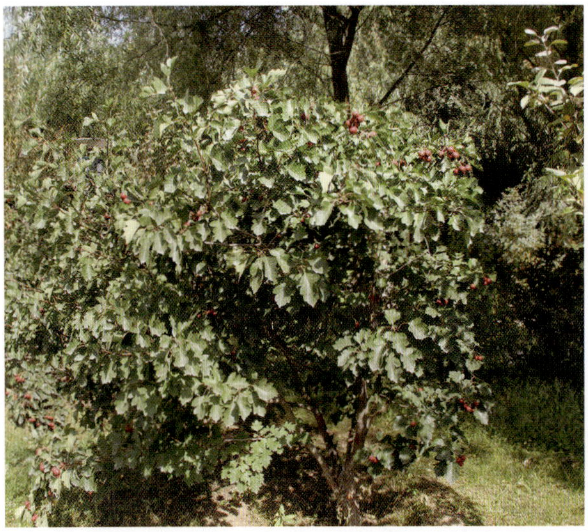

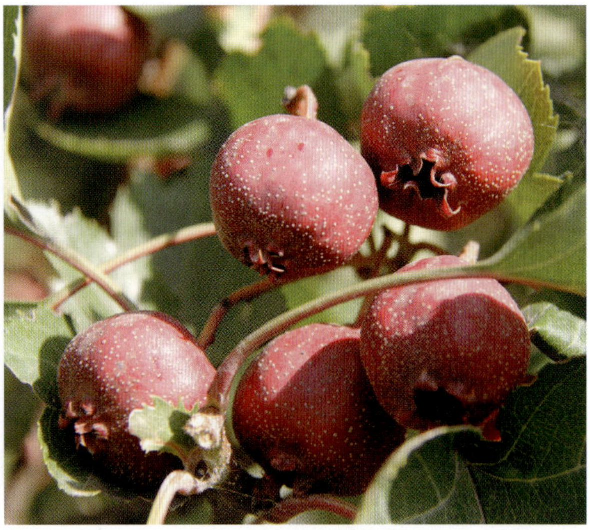

【形态特征】落叶乔木。枝刺长 1~2 cm，或无刺。单叶互生；叶片宽卵形或三角状卵形，稀菱状卵形，有 2~4 对羽状裂片，且分裂较深，先端渐尖，基部宽楔形，上面有光泽，下面沿叶脉被短柔毛，边缘有不规则重锯齿。伞房花序；萼筒钟状，5 齿裂；花冠白色，花瓣 5，倒卵形或近圆形；雄蕊约 20，花药粉红色；雌蕊 1，子房下位。梨果近球形。花期 5~6 月，果期 8~10 月。

【适宜生境】生于海拔约 2200 m 溪边、山谷、林缘或灌木丛中。

【资源状况】分布于大通、互助，种植。常见。

【药 材 名】山楂（果实）、山楂叶（叶）。

【采收加工】山楂：秋季果实成熟时采摘，切片，干燥。山楂叶：夏、秋二季采收，晾干。

【功能主治】山楂：消食健脾，行气散瘀，化浊降脂。用于肉食积滞，胃脘胀满，泻痢腹痛，血瘀经闭，产后瘀阻，心腹刺痛，胸痹心痛，疝气痛，高脂血症。山楂叶：活血化瘀，理气通脉，化浊降脂。用于气滞血瘀，胸痹心痛，胸闷憋气，心悸健忘，眩晕耳鸣，高脂血症。

【藏医应用】《中国藏药》记载本种的果实入药。酸、甘，温。消食，散瘀。用于肉食积滞，产后瘀滞腹痛。

东方草莓

野草莓

Fragaria orientalis Lozinsk.

【藏药名】ཙི་ཙི་ས་འཛིན།（音译名：孜孜萨曾）

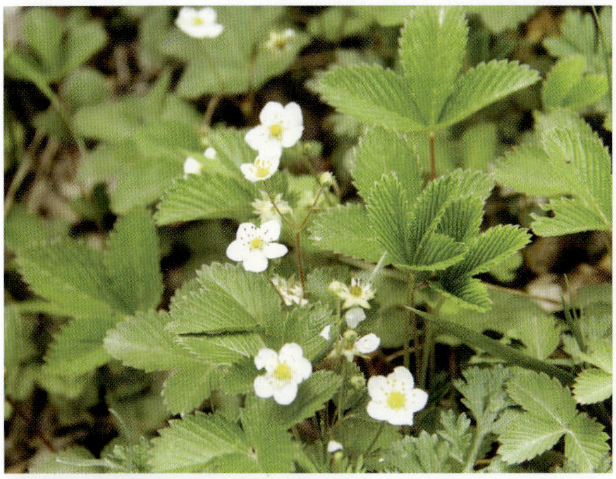

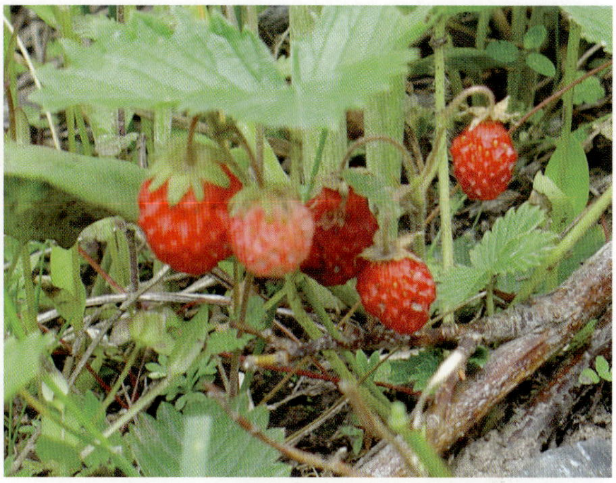

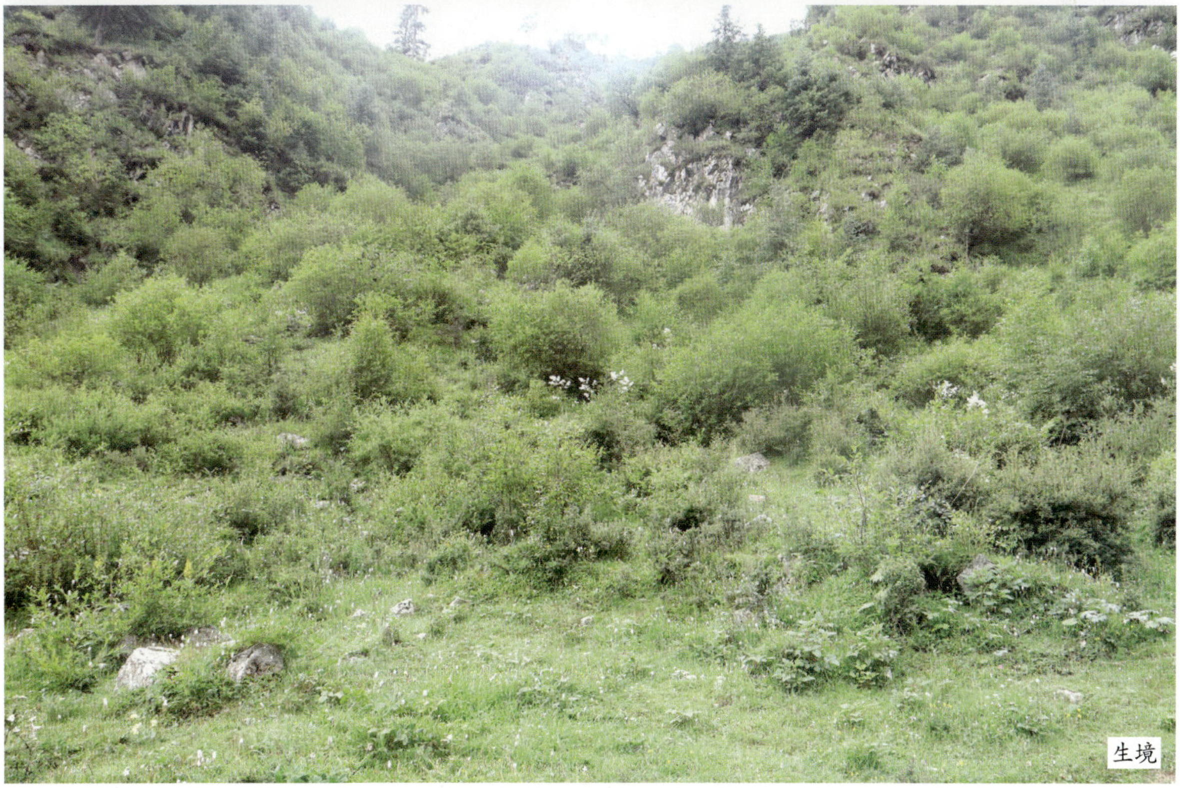

生境

【形态特征】多年生草本。茎被开展柔毛，上部较密，下部有时脱落。三出复叶；小叶几无柄，倒卵形或菱状卵形。花序聚伞状；花两性，稀单性；花瓣白色，几圆形，基部具短爪；雄蕊 18~22，近等长；雌蕊多数。聚合果半圆形。花期 5~7 月，果期 7~9 月。

【适宜生境】生于海拔 2300~3800 m 的山坡草丛、林缘灌丛、林下及河滩草甸上。

【资源状况】分布于湟中、大通、互助、门源、祁连。常见。

【药 材 名】东方草莓（果实）。

【采收加工】7~9 月采摘未成熟果实，鲜用。

【功能主治】生津止渴，排石祛湿。用于口渴，肾结石，湿疹。

【藏医应用】《中国藏药》记载本种的全草入药。散瘀，排脓。用于大肠“隆”病，黄水病，血热性化脓症，肺胃瘀血。

路边青

水杨梅

Geum aleppicum Jacq.

【藏药名】གསེར་མ།（音译名：色尔玛）

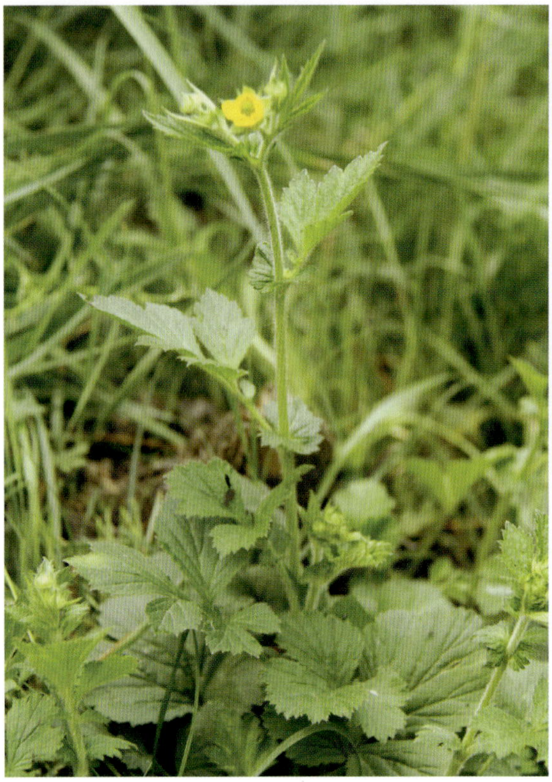

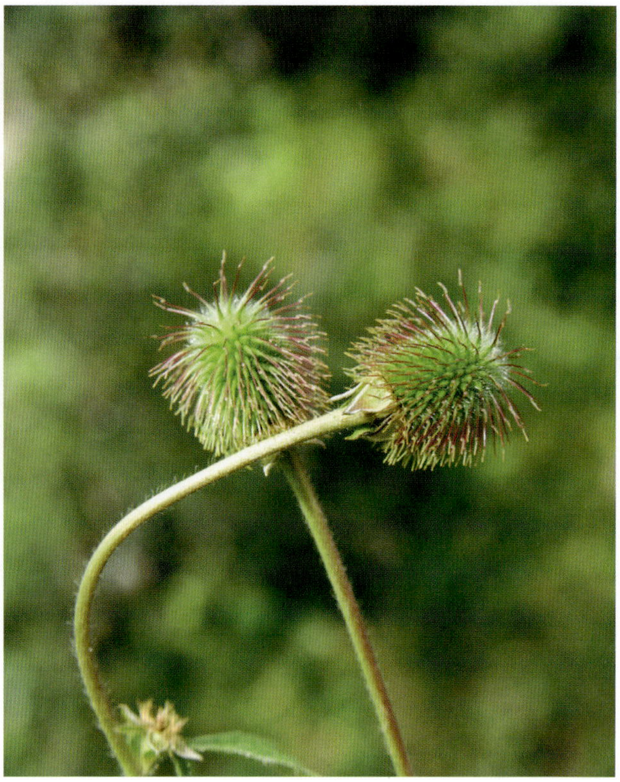

【形态特征】多年生草本。须根簇生。茎直立，被开展粗硬毛，稀几无毛。基生叶为大头羽状复叶，通常有小叶 2~6 对；茎生叶羽状复叶。花序顶生，疏散排列；花梗被短柔毛或微硬毛；花瓣黄色，几圆形，比萼片长，萼片卵状三角形；花柱顶生，在上部 1/4 处扭曲，成熟后自扭曲处脱落，脱落部分下部被疏柔毛。聚合果倒卵球形，瘦果被长硬毛。花、果期 7~10 月。

【适宜生境】生于海拔 1850~3800 m 的山坡林下、林缘、河滩、灌丛、草甸、农田边。

【资源状况】分布于大通、湟中、互助、门源。常见。

【药 材 名】五气朝阳草（全草或根）。

【采收加工】夏季采收，生用，或切段晒干。

【功能主治】清热解毒，活血止痛，调经止带。用于痔疮肿痛，口疮，咽痛，跌打损伤，风湿痹痛，泻痢腹痛，月经不调，崩漏，带下，脚气病，水肿，小儿惊风。

【藏医应用】《中国藏药》记载本种的全草入药。辛，温。补血，养阴，补脾健胃，润肺化痰。用于脾胃虚弱，虚痨咳嗽，肺痿声嘶，热极惊风。

西府海棠

赤棠、海棠、海棠梨

Malus micromalus Makino

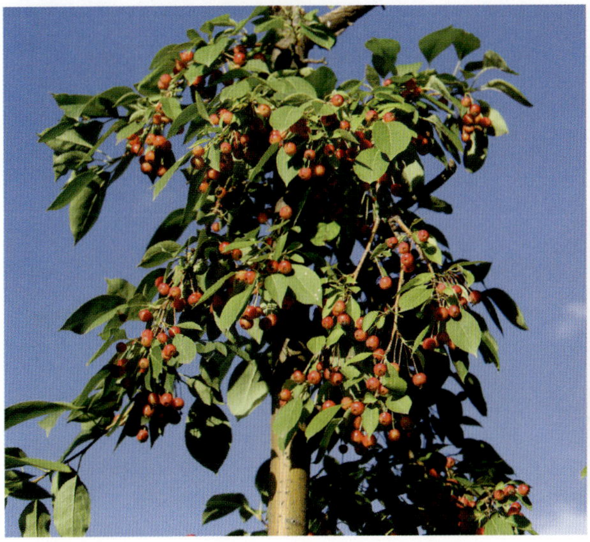

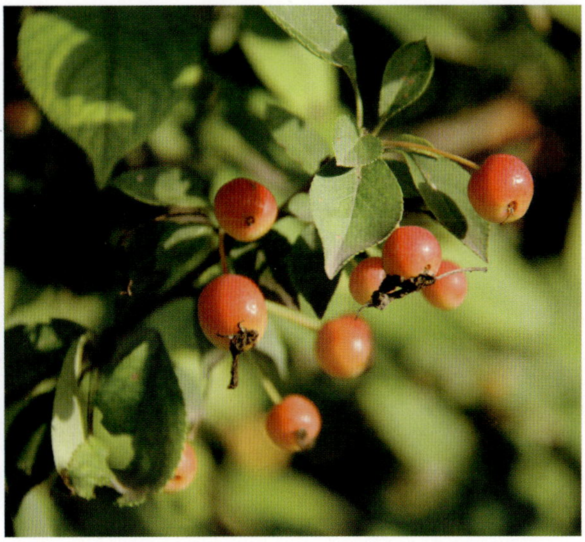

【形态特征】小乔木。树枝直立性强，小枝嫩时被短柔毛，老时脱落，紫红色或暗褐色，具稀疏皮孔。叶片长椭圆形或椭圆形；托叶膜质，线状披针形，早落。伞形总状花序，着花 4~7 朵，集生于小枝顶端；萼片三角卵形、三角披针形至长卵形，全缘，被白色绒毛；花粉红色。梨果近球形。花期 4~5 月，果期 8~9 月。

【适宜生境】生于海拔 2000~3000 m 的山坡、河岸、农舍周围。

【资源状况】分布于互助、大通、祁连。常见。

【药 材 名】海红（果实）。

【采收加工】8~9 月果实成熟时采摘，鲜用，或切成纵、横切片，晒干。

【功能主治】涩肠止痢。用于泄泻，痢疾。

楸　子

海棠果
Malus prunifolia (Willd.) Borkh.

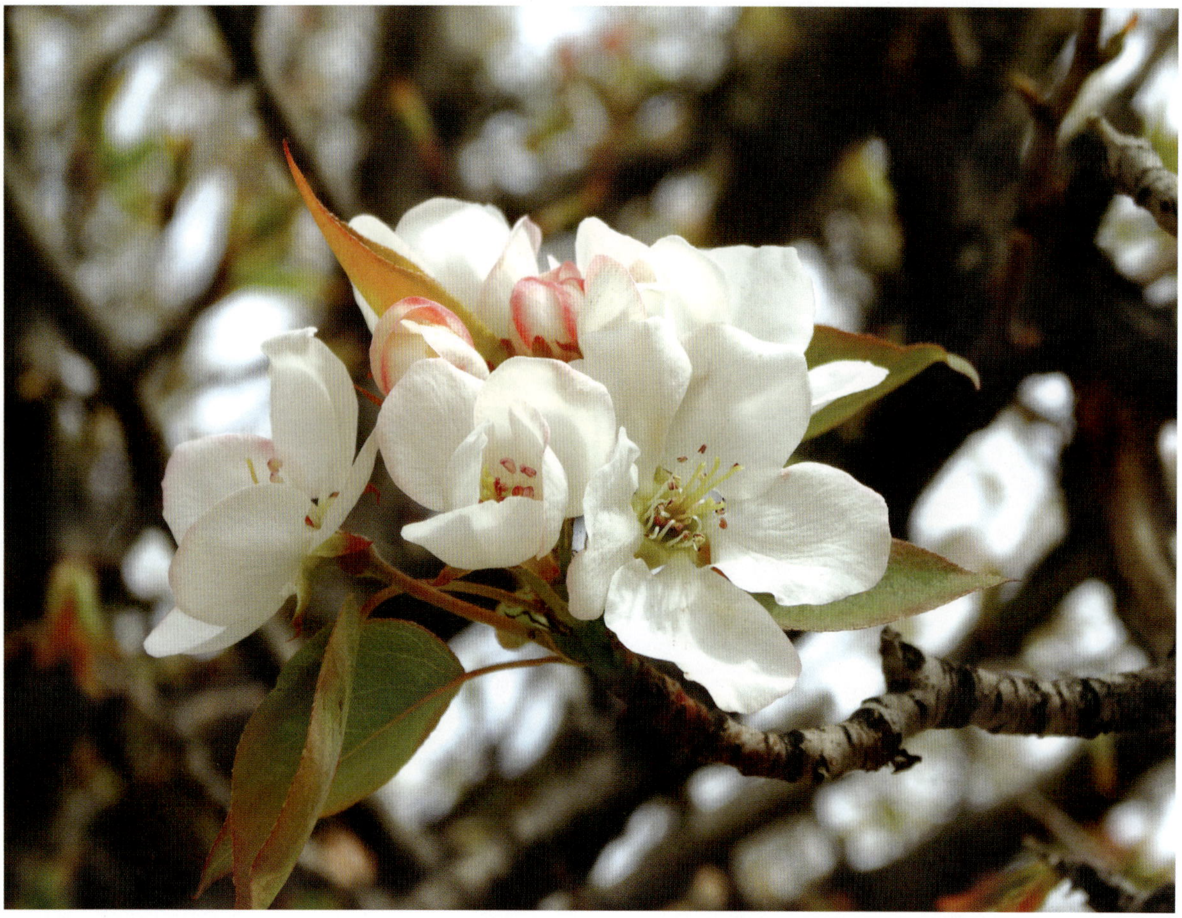

【形态特征】小乔木，高达 3~8 m。小枝粗壮，圆柱形，嫩时密被短柔毛；老枝灰紫色或灰褐色，无毛。叶片卵形或椭圆形。花 4~10 朵，近伞形花序；苞片膜质，线状披针形，先端渐尖，微被柔毛，早落；萼片披针形或三角披针形；花瓣倒卵形或椭圆形，基部有短爪，白色，含苞未放时呈粉红色。果实卵形；果梗细长。花期 4~5 月，果期 8~9 月。

【适宜生境】生于海拔约 2000 m 的山坡、平地。

【资源状况】分布于互助、湟中、湟源。常见。

【药 材 名】楸子（果实）。

【采收加工】8~9 月果实成熟时采摘，鲜用。

【功能主治】生津，消食。用于口渴，食积。

苹　果

杢、西洋苹果

Malus pumila Mill.

【藏药名】ཀུ་ཤུ（音译名：格秀）

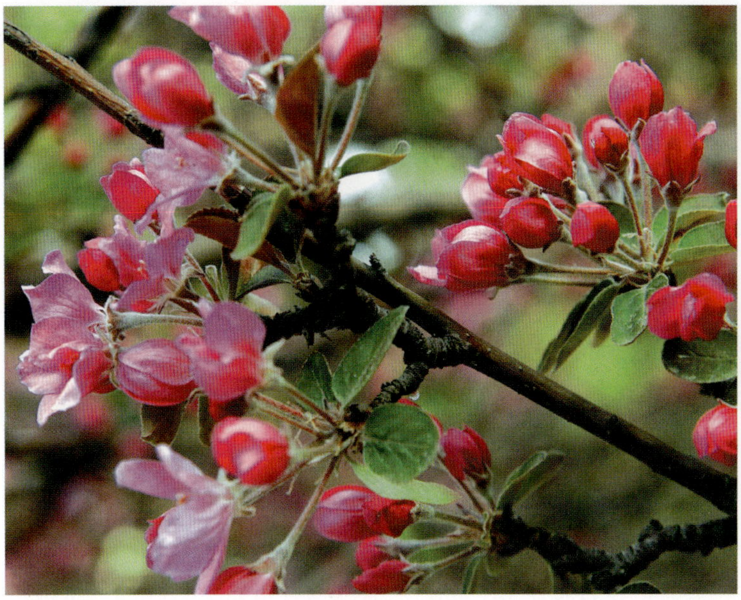

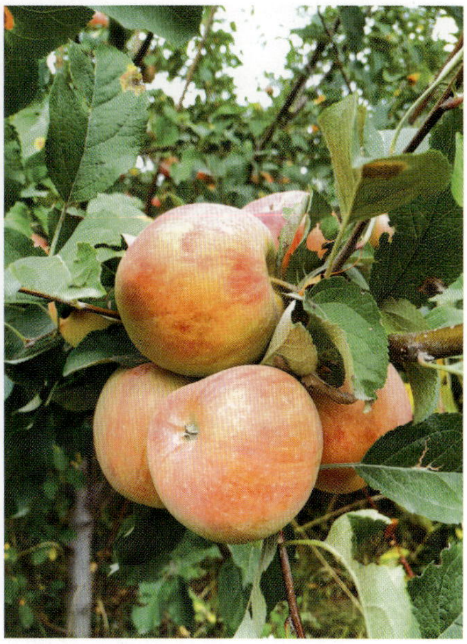

【形态特征】乔木，高可达 15 m，多具有圆形树冠和短主干。小枝短而粗，圆柱形，幼嫩时密被绒毛；老枝紫褐色，无毛。叶片椭圆形、卵形至宽椭圆形。伞房花序，具花 3~7 朵，集生于小枝顶端；苞片膜质，线状披针形，先端渐尖，全缘，被绒毛；花直径 3~4 cm；萼筒外面密被绒毛；花瓣倒卵形，基部具短爪，白色，含苞未放时带粉红色。果实扁球形。花期 5 月，果期 7~10 月。

【适宜生境】生于海拔 1700~2700 m 的山坡梯田及黄土丘陵地带。

【资源状况】分布于大通、互助、湟中、共和，种植。常见。

【药 材 名】苹果（果实）、苹果皮（果皮）、苹果叶（叶）。

【采收加工】早熟品种 7~8 月采收，晚熟品种 9~10 月采收，保鲜，包装贮藏，及时调运。

【功能主治】苹果：生津，润肺，除烦，解暑，益胃，醒酒。用于津少口渴，脾虚泄泻，食后腹胀，饮酒过度。苹果皮：降逆和胃。用于反胃。苹果叶：凉血解毒。用于产后血晕，月经不调，发热，热毒疮疡，烫伤。

【藏医应用】《中华藏本草》记载本种的果实入药。用于肠鸣，泄泻，腰痛。

蕨　麻

鹅绒委陵菜、人参果

Potentilla anserina L.

【藏药名】གྲོ་མ།（音译名：蕨麻）

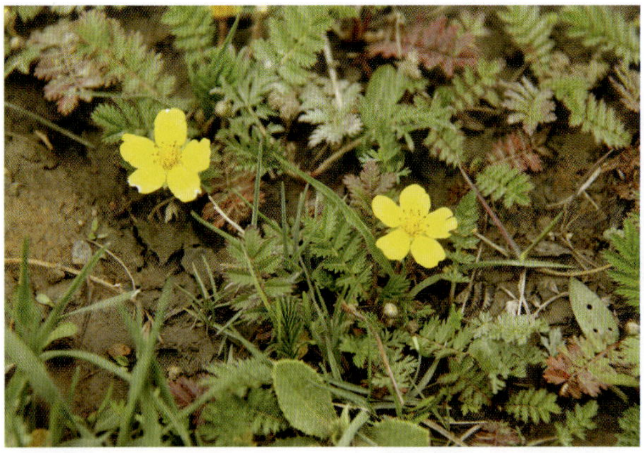

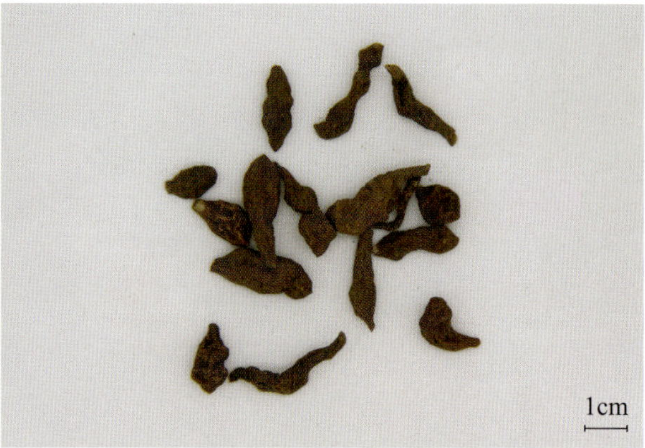

【形态特征】多年生草本。根向下延长，根下部膨大成纺锤形或椭圆形块根。茎匍匐，节处生根，常着地长出新植株，外被伏生或半开展疏柔毛，或脱落近无毛。基生叶为间断羽状复叶。单花腋生；花梗被疏柔毛；花直径 1.5~2 cm；萼片 5，三角卵形，先端急尖或渐尖，副萼片 5；花瓣 5，倒卵形，先端圆形，比萼片长 1 倍，黄色；花枝侧生。瘦果卵形。花期 5~7 月。

【适宜生境】生于海拔 1700~4300 m 的草甸、河漫滩、水沟边、路旁和畜圈附近。

【资源状况】分布于共和、海晏、刚察、天峻、湟源、祁连、门源、大通、互助、湟中。常见。

【药 材 名】蕨麻（块根）、蕨麻草（全草）。

【采收加工】蕨麻：6~9 月采挖，除去杂质，洗净，晒干。蕨麻草：夏、秋二季采收，除去杂质，扎成把，晒干。

【功能主治】蕨麻：补气血，健脾胃，生津止渴。用于脾虚泄泻，病后贫血，营养不良，水肿，风湿痹痛。蕨麻草：凉血止血，解毒利湿。用于各种出血性痢疾，泄泻，疮疡疖肿。

【藏医应用】《中华藏本草》记载本种的全草入药。收敛止血，止咳利痰，滋补。用于各种出血证，下痢。

二裂委陵菜

二裂翻白草、二裂叶委陵菜、痔疮草、地红花

Potentilla bifurca L.

【形态特征】多年生草本或亚灌木。根圆柱形，纤细，木质。花茎直立或上升，密被疏柔毛或微硬毛。羽状复叶；小叶 5~8 对，常对生，稀互生，最上面 2~3 对小叶基部下延与叶轴汇

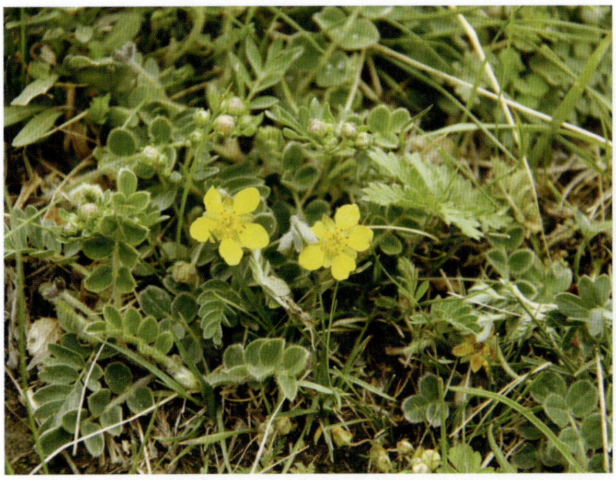

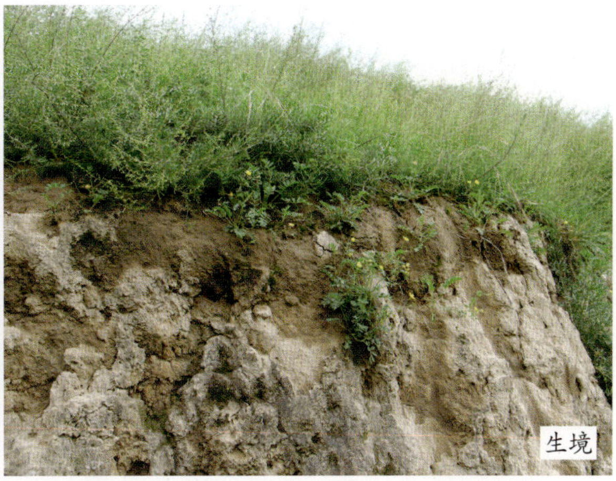

生境

合。花两性；聚伞花序近伞房状，顶生；萼片 5，卵圆形，先端急尖，副萼片 5，椭圆形，外被疏柔毛；花瓣 5，黄色。瘦果表面光滑。花、果期 5~9 月。

【适宜生境】生于海拔 2000~4600 m 的干旱草地、撂荒地、路边或河滩上。

【资源状况】分布于共和、海晏、刚察、天峻、湟源、祁连、门源、大通、互助、湟中。常见。

【药 材 名】鸡冠草（全草）。

【采收加工】夏、秋二季采收病态枝叶，扎成把，晒干。

【功能主治】凉血，止血，解毒。用于崩漏，产后出血，痔疮，痢疾。

金露梅

金腊梅、金老梅

Potentilla fruticosa L.

【藏药名】སྤེན་ནག（音译名：班纳合）

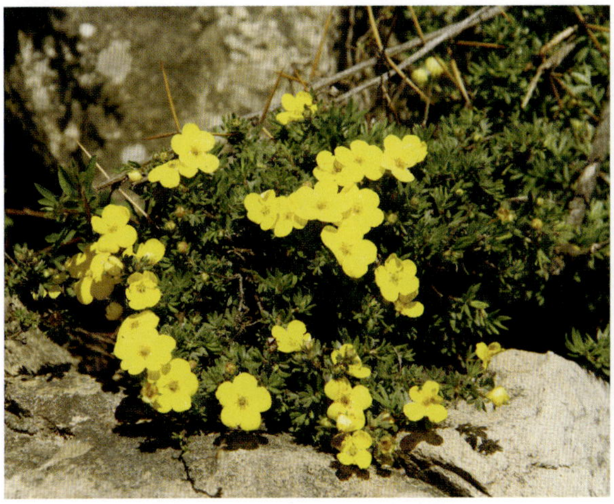

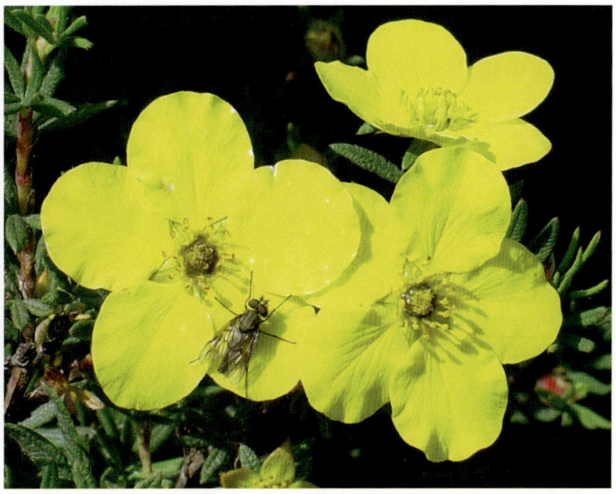

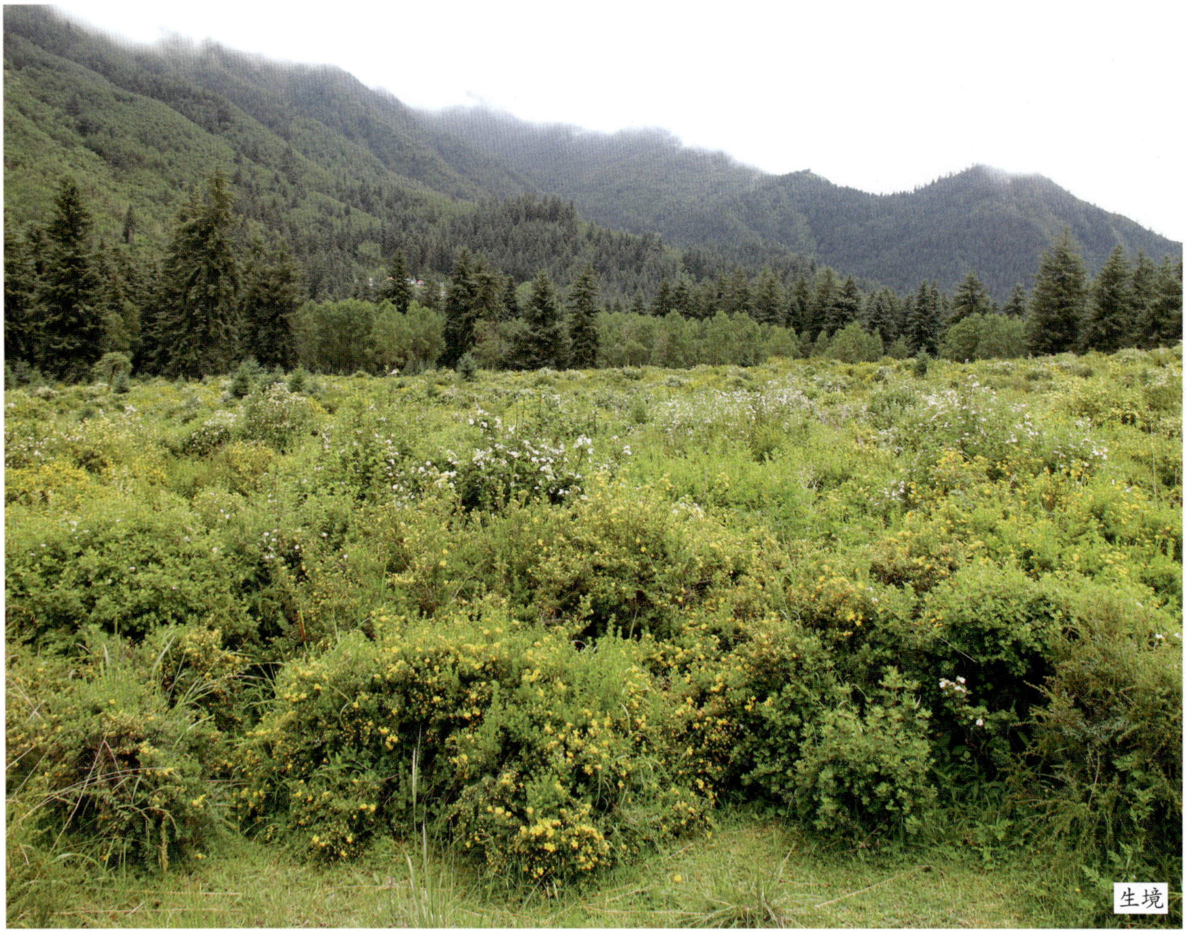

【形态特征】灌木。多分枝，树皮纵向剥落。小枝红褐色，幼时被长柔毛。羽状复叶；小叶 2 对，稀 3 小叶，上面 1 对小叶基部下延，与叶轴汇合；叶柄被绢毛或疏柔毛。花两性，单花或数朵生于枝顶；花梗密被长柔毛或绢毛；萼片 5；花瓣 5，黄色。瘦果近卵形。花、果期 6~9 月。

【适宜生境】生于海拔 2500~4200 m 的阴坡至半阳坡灌丛中、林缘及河滩上。

【资源状况】分布于互助、大通、门源、祁连、海晏、刚察、天峻、湟源、共和。常见。

【药 材 名】金老梅叶（叶）、金老梅花（花）、金老梅枝（枝条）、金老梅根（根）。

【采收加工】金老梅叶：夏季采收，晒干。金老梅花：花盛开时采摘，晾干。金老梅枝：夏季采收，切段，晒干。金老梅根：夏季采挖，洗净，切段，晒干。

【功能主治】金老梅叶：清泄暑热，健胃消食，调经。用于暑热眩晕，两目不清，胃气不和，食滞纳呆，月经不调。金老梅花：化湿健脾。用于湿阻脾胃，食欲不振，身面浮肿，赤白带下，乳腺炎。金老梅枝：涩肠止泻。用于腹泻，痢疾。金老梅根：止血，解毒，利咽。用于崩漏，口疮，咽喉肿痛。

【藏医应用】《中华本草》（藏药卷）记载本种的带叶小枝、花入药。甘、涩，平。理气，敛黄水。用于妇女乳房肿痛，肺病，消化不良等。

银露梅

白花棍儿茶

Potentilla glabra Lodd.

【藏药名】སྤེན་དཀར། （音译名：班嘎尔）

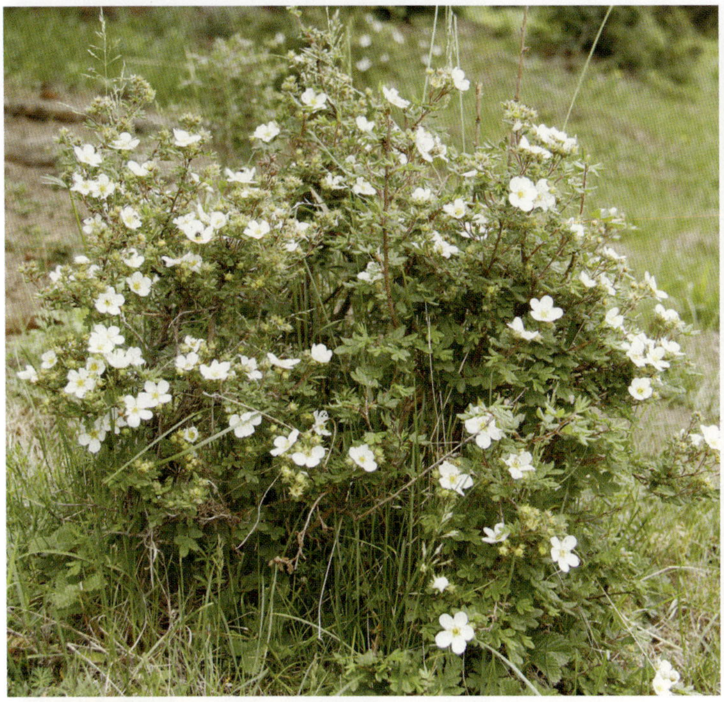

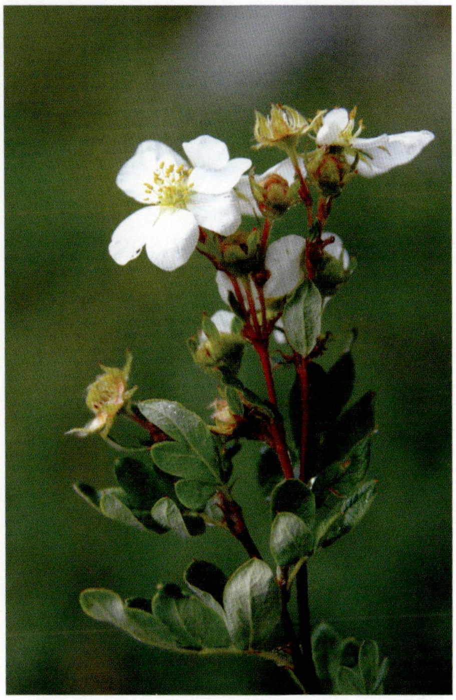

【形态特征】灌木。茎皮纵向剥落。小枝灰褐色或紫褐色，被疏柔毛。叶为羽状复叶；托叶薄膜质，几无毛。花两性，顶生单花或数朵；花梗细长；萼片 5，卵形，副萼片披针形、倒卵状披针形，外面被疏柔毛；花瓣 5，白色，倒卵形，先端圆钝；花柱近基生，棒状，柱头扩大。瘦果表面被毛。花、果期 6~11 月。

【适宜生境】生于海拔 2400~4200 m 的山坡、河漫滩、林区路边、草坡、林缘灌木林地。

【资源状况】分布于湟中、大通、互助、门源、祁连。常见。

【药 材 名】银老梅（茎叶、花）。

【采收加工】秋季采收，切段，晒干。

【功能主治】行气止痛，利水消胀。用于风热牙痛，牙齿松动，胸腹胀满，水液停聚。

【藏医应用】《中华本草》（藏药卷）记载本种的叶、花入药。涩，平。固齿，理气，敛黄水。用于牙病，肺病，胸胁胀满，黄水病。

多裂委陵菜

细叶委陵菜、白马肉

Potentilla multifida Linn.

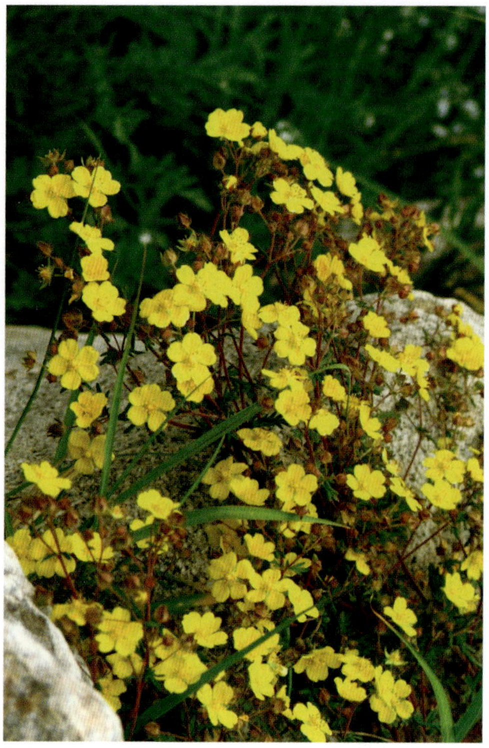

【形态特征】多年生草本。花茎上升，稀直立，高12~40 cm。基生叶羽状复叶，有小叶3~5对，连叶柄长5~17 cm；小叶片对生，稀互生，羽状深裂几达中脉，长椭圆形或宽卵形，长1~5 cm，宽0.8~2 cm；茎生叶2~3，与基生叶形状相似。伞房状聚伞花序；萼片三角状卵形，副萼片披针形或椭圆状披针形；花瓣黄色，倒卵形，顶端微凹；花柱圆锥形，近顶生，柱头稍扩大。瘦果。花、果期5~9月。

【适宜生境】生于海拔2300~4800 m的树林下、林缘、向阳山坡、河滩、田边及路旁。

【资源状况】分布于共和、大通、湟中、互助、刚察、门源。常见。

【药 材 名】多裂委陵菜（全草）。

【采收加工】夏、秋二季采收，洗净，切段，晒干。

【功能主治】止血，杀虫，祛湿热。用于外伤出血，崩漏，肝炎，蛲虫病。

小叶金露梅

小叶金老梅

Potentilla parvifolia Fisch. ex Lehm.

【藏药名】སྤེན་ནག（音译名：班纳合）

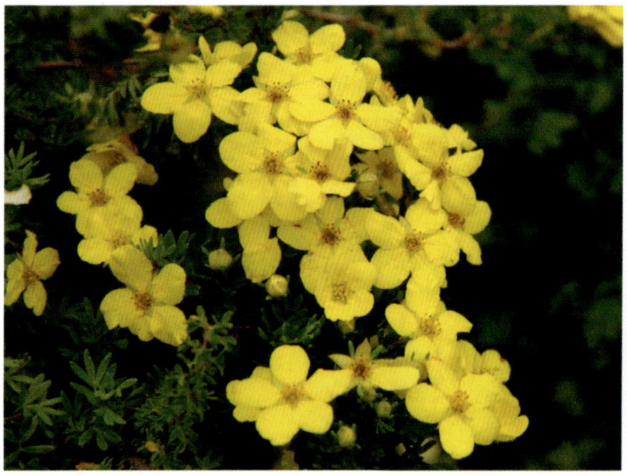

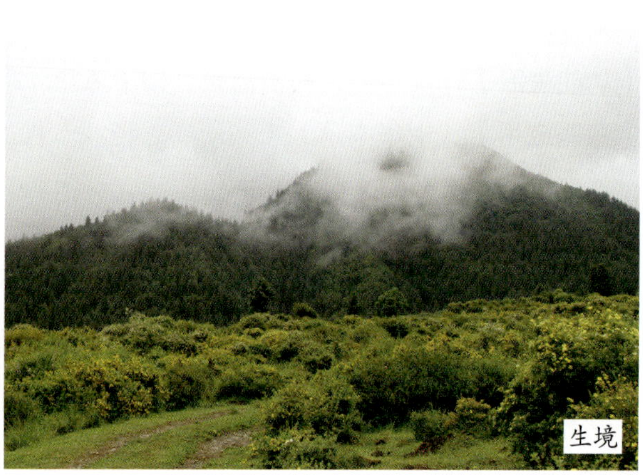

生境

【形态特征】灌木。分枝多，树皮纵向剥落；小枝灰色或灰褐色，幼时被灰白色柔毛或绢毛。叶为羽状复叶，倒卵形或椭圆形，先端急尖，基部楔形，边缘向下反卷，全缘，上面深绿色，有稀疏柔毛，下面密生灰白色丝状柔毛；小叶近无柄；叶轴有长柔毛；托叶膜质，鞘状。花单生或数朵排列成伞房状，花黄色，花萼5片，有副萼，花冠5瓣。花、果期6~8月。

【适宜生境】生于海拔2200~5000 m的干旱山坡地、河漫滩、灌丛、草甸、山坡沟谷林缘或林中干旱山坡地。

【资源状况】分布于共和、海晏、刚察、天峻、湟源、祁连、门源、大通、互助、湟中。常见。

【药 材 名】小叶金老梅（叶、花）。

【采收加工】6~7月采摘花，7~9月采收叶，晒干或鲜用。

【功能主治】利湿，止痒，解毒。用于寒湿脚气病，痒疹，乳腺炎。

【藏医应用】《中国藏药》记载本种的花、叶入药。甘、涩，平。解毒，消肿，干黄水，托脓愈疮。用于乳痈，黄水病，疮疡溃烂。

玫 瑰

刺玫、刺玫花

Rosa rugosa Thunb.

【藏药名】སེ་ཡབ།（音译名：贾赛）

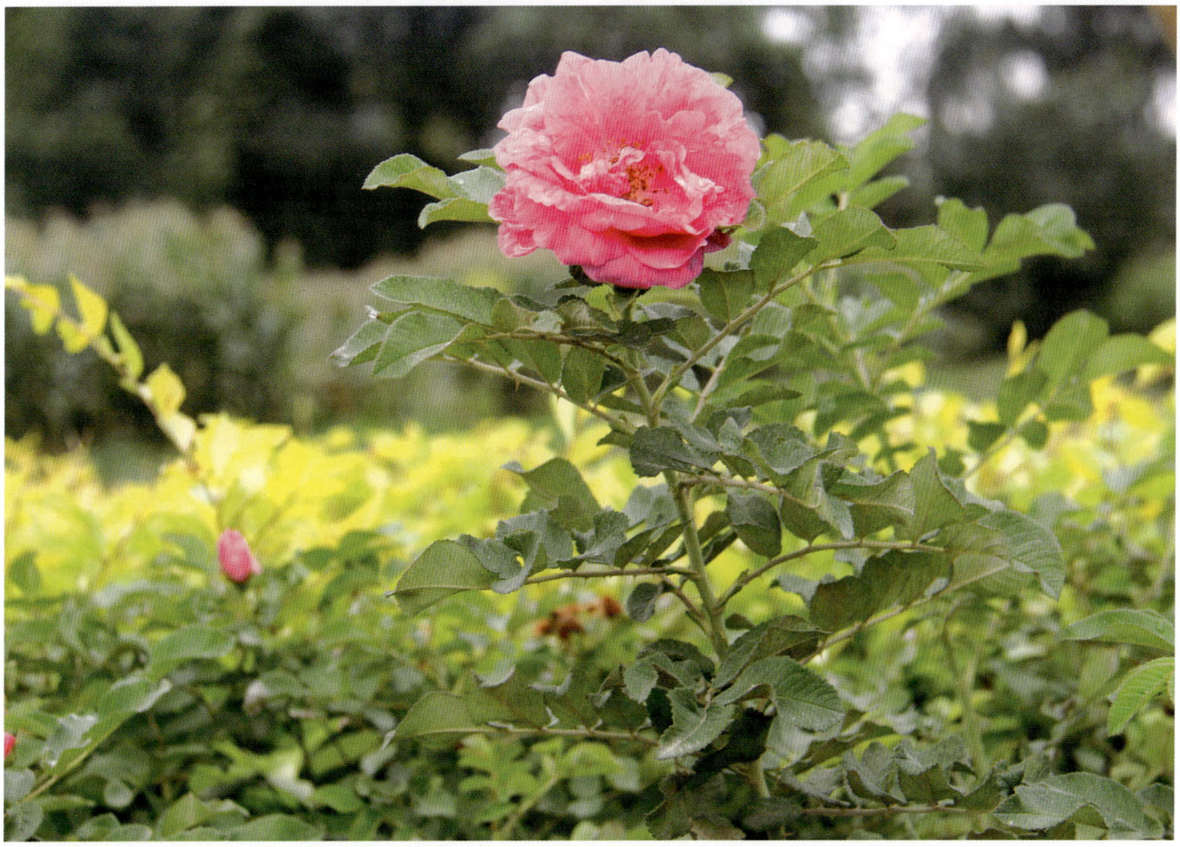

【形态特征】直立灌木。枝干粗壮，有皮刺和刺毛，小枝密生绒毛。羽状复叶；叶柄及叶轴上有绒毛，以及疏生小皮刺和刺毛；托叶大部附着于叶柄上；小叶 5~9 片，椭圆形或椭圆状倒卵形。花单生或 3~6 朵聚生；花梗有绒毛和刺毛；花瓣 5 或多数，紫红色或白色，芳香。花期 5~6 月，果期 8~9 月。

【适宜生境】生于海拔约 2500 m 的庭院、路边。

【资源状况】分布于大通、互助、湟中、湟源、门源、祁连、海晏、刚察、共和、天峻，种植。常见。

【药 材 名】玫瑰花（花蕾）。

【采收加工】春末夏初花将开放时分批采摘，及时低温干燥。

【功能主治】行气解郁，和血，止痛。用于肝胃气痛，食少呕恶，月经不调，跌扑损伤。

【藏医应用】《中华藏本草》记载本种的花、根皮入药。花补虚，用于胆囊炎；根皮理气活血，敛疮，用于胸闷气滞，瘀血作痛，疮疡。

扁刺蔷薇

油瓶子、野刺玫
Rosa sweginzowii Koehne

【藏药名】སེ་བ།（音译名：赛瓦）

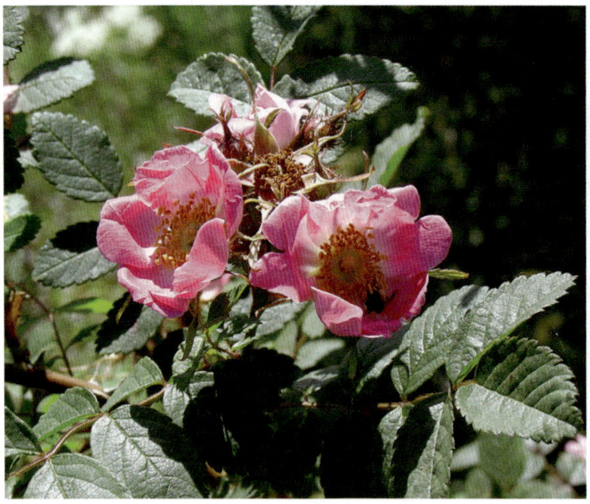

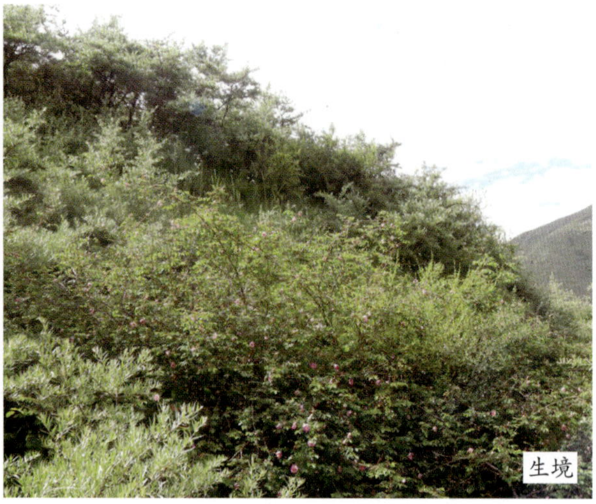

生境

【形态特征】灌木，高 3~5 m。茎灰黑色。小枝圆柱形，紫红色，常无毛，平皮刺；老枝常混有针刺。小叶 7~11，椭圆形至卵状长圆形。花单生，或 2~3 朵簇生；花瓣粉红色。果实长圆形或倒卵状长圆形，先端有短颈，紫红色，外面常有腺毛。花期 6~7 月，果期 8~9 月。

【适宜生境】生于海拔 1800~3200 m 的阴坡沟谷、灌丛、林下及林缘。

【资源状况】分布于湟中、湟源、互助、门源、大通。常见。

【药 材 名】野刺玫（果实）。

【采收加工】秋季果实近成熟时采摘，干燥。

【功能主治】清热解毒，利湿止泻。用于发热，肝炎，肾病，腹泻，关节炎，关节积液。

【藏医应用】《中国藏药》记载本种的果实、茎皮入药。苦，凉。解毒，敛黄水。用于中毒症，黄水病。

紫色悬钩子 *Rubus irritans* Focke

【藏药名】ཀ་ཟ།（音译名：嘎札）

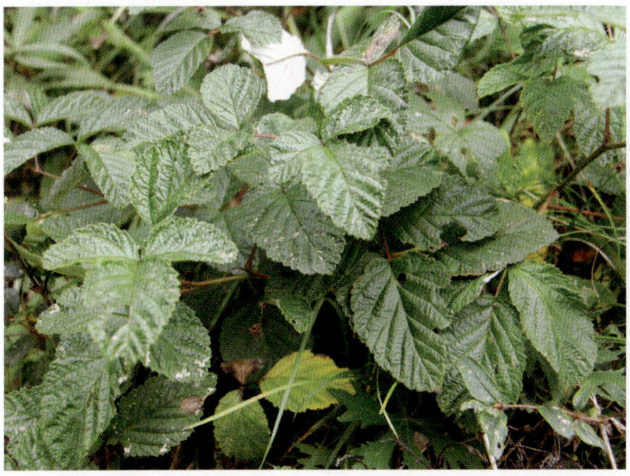

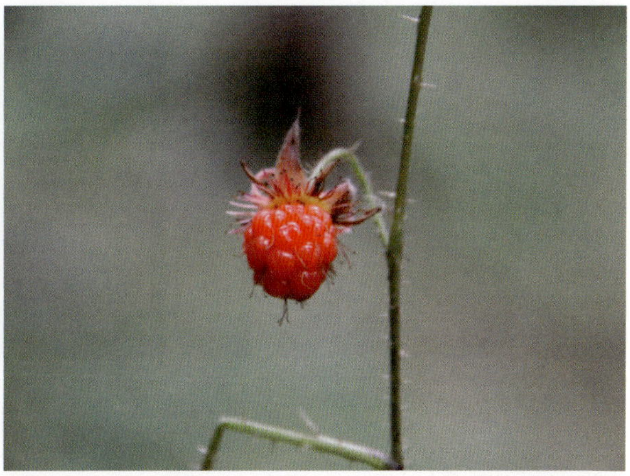

【形态特征】矮小半灌木或近草本状。枝被紫红色针刺、柔毛和腺毛。小叶 3 枚，卵形或椭圆形，边缘具不规则粗锯齿或重锯齿。花下垂，常单生或 2~3 朵生于枝顶；花萼带紫红色，外面被紫红色针刺、柔毛和腺毛；花瓣宽椭圆形或匙形，白色，具柔毛，基部有短爪，短于萼片。果实近球形，直径 1~1.5 cm，红色。花期 5~6 月，果期 7~8 月。

【适宜生境】生于海拔 2700~3800 m 的高山灌丛、林下、草甸及山沟湿润处。

【资源状况】分布于大通、互助、湟中、门源、祁连。常见。

【藏医应用】《藏药志》记载本种涩、苦，寒，无毒。用于感冒（有特效），发热，肺热咳嗽。

地　榆 黄爪香、玉札、山枣子

Sanguisorba officinalis L.

【形态特征】多年生草本。茎直立，有棱，无毛或基部有稀疏腺毛。基生叶为羽状复生；小叶 4~6 对，小叶片卵形或长圆形。穗状花序椭圆形、圆柱形或卵球形，紫色至暗紫色，从花序顶端向下开放；苞片 2，膜质，披针形，先端渐尖至骤尖，比萼片短或近等长，背

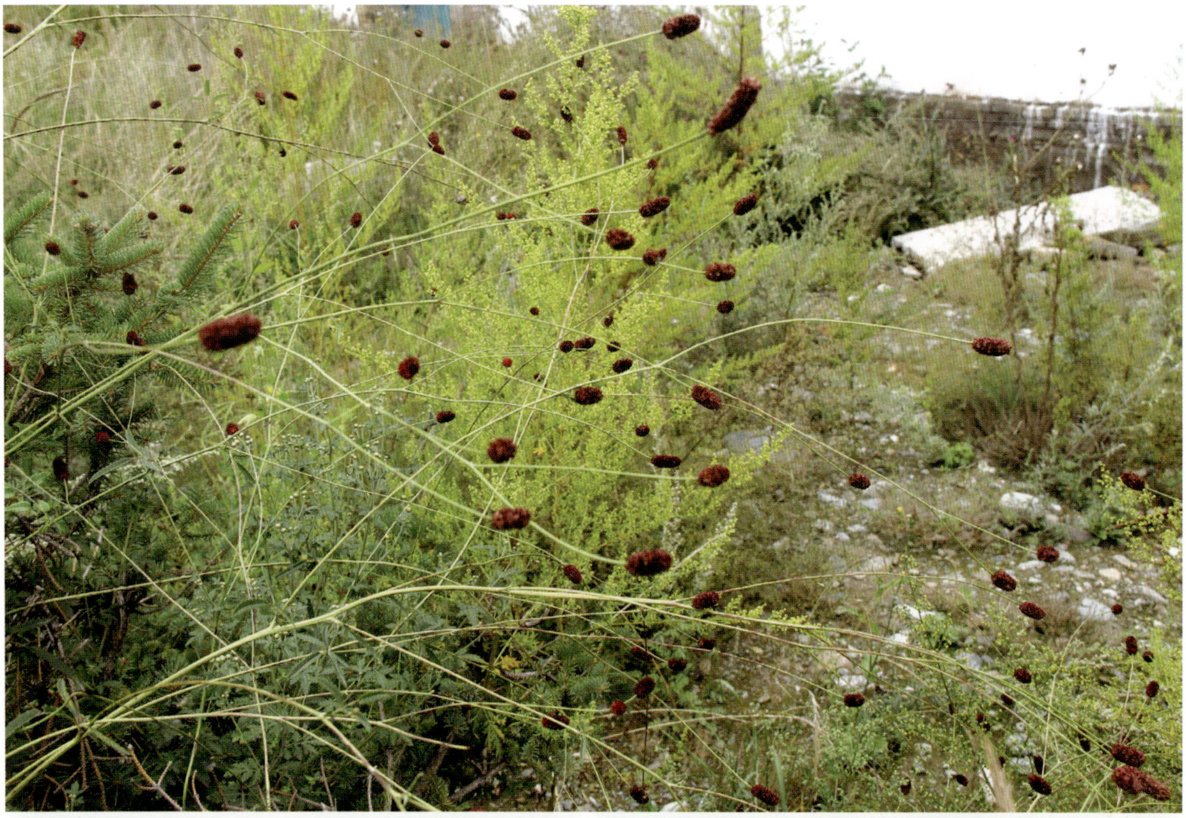

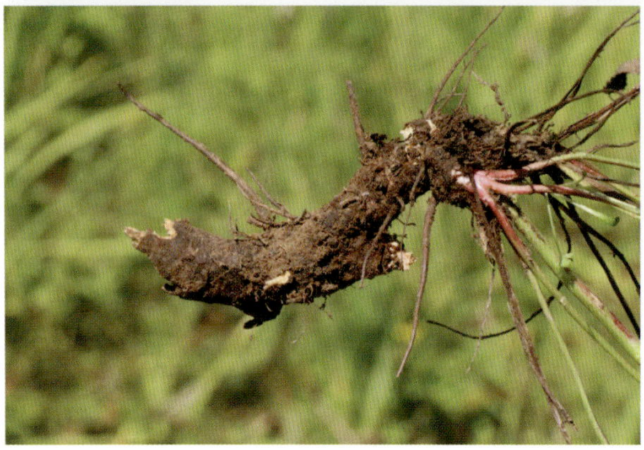

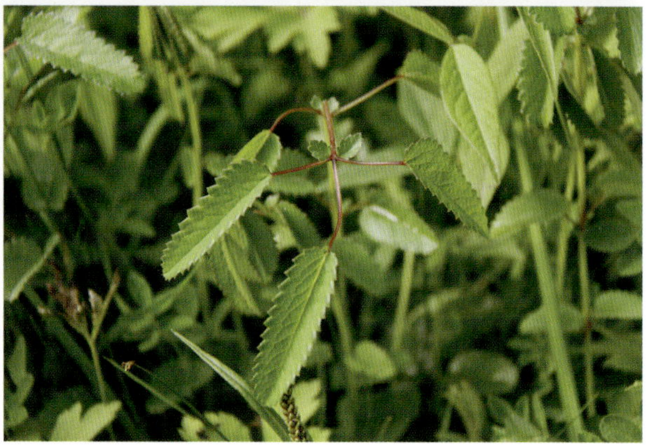

面及边缘有柔毛；萼片 4，椭圆形至宽卵形，先端常具短尖头，紫红色；雄蕊 4。瘦果。花期 7~10 月，果期 9~11 月。

【适宜生境】生于海拔 2500~3000 m 的田边、路旁、水沟草丛及潮湿处。

【资源状况】分布于互助、湟中、大通、门源。少见。

【药 材 名】地榆（根）。

【采收加工】春季植株将发芽时或秋季枯萎后采挖，除去须根，洗净，干燥，或趁鲜切片，干燥。

【功能主治】凉血止血，解毒敛疮。用于便血，痔血，血痢，崩漏，水火烫伤，痈肿疮毒。

鲜卑花 *Sibiraea laevigata* (L.) Maxim.

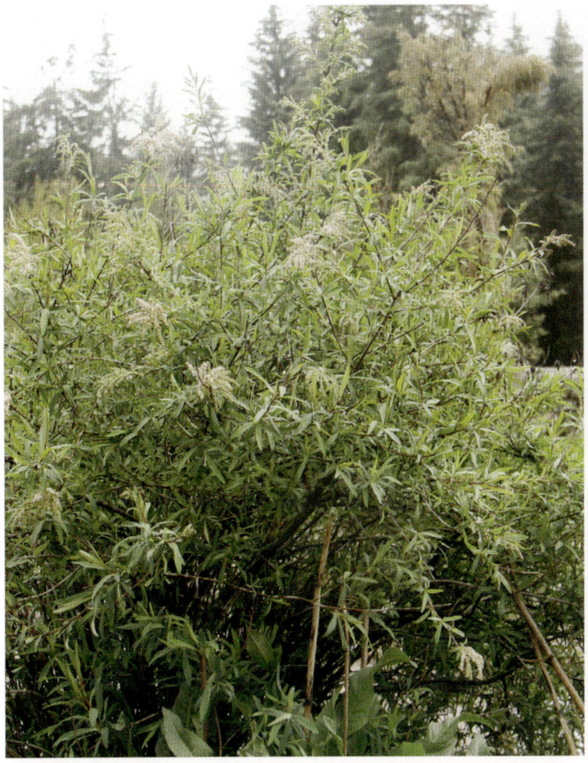

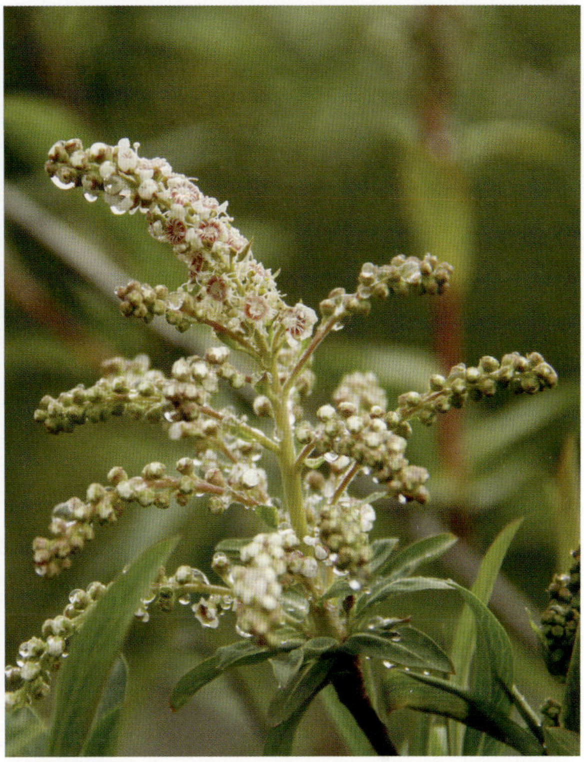

【形态特征】灌木，高约 1.5 m。叶在当年生枝条上多互生，在老枝上丛生，叶片线状披针形、宽披针形或长圆状倒披针形，长 4~6.5 cm，宽 1~2.3 cm，先端急尖或突尖。顶生穗状圆锥花序，长 5~8 cm，直径 4~6 cm；苞片披针形，长约 3 mm；萼筒浅钟状，萼片三角卵形，先端急尖，全缘；花白色；雄花具雄蕊 20~25，着生在萼筒边缘；雌花具退化雄蕊，花丝极短；花盘环状，肥厚，具 10 裂片；子房光滑无毛。蓇葖果。花期 7 月，果期 8~9 月。

【适宜生境】生于海拔 2300~4000 m 的山坡及灌丛中。

【资源状况】分布于大通、湟中、互助、共和、祁连、海宴。常见。

【药 材 名】鲜卑花（花序）。

【采收加工】6~7 月采摘，晒干。

【功能主治】消食，理气。用于食积作胀，胃脘疼痛。

高山绣线菊

虎耳草、绒线菊

Spiraea alpina Pall.

【藏药名】སྨག་ཤད།（音译名：玛协）

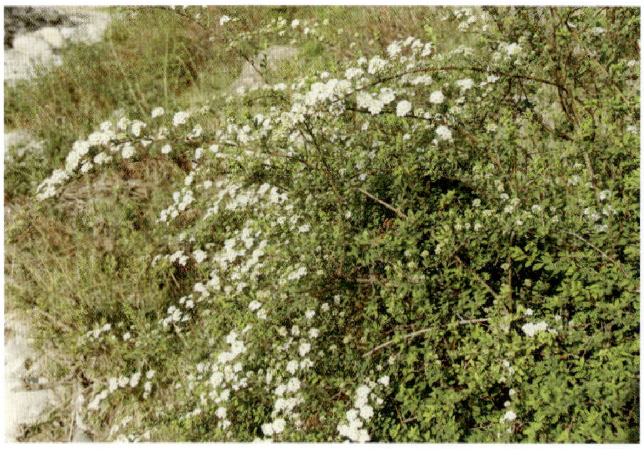
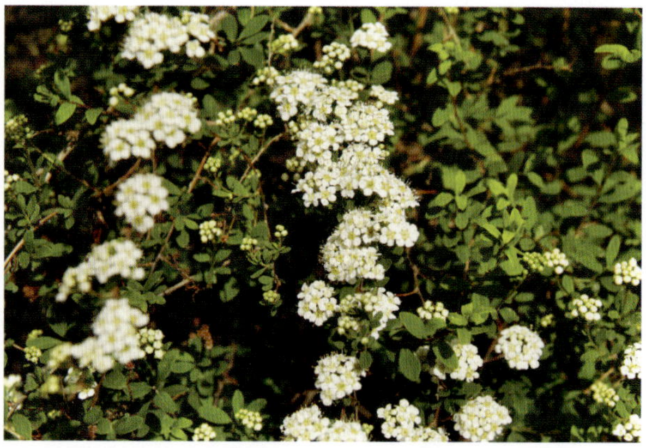

【形态特征】灌木。枝条直立或开张，小枝有明显棱角，幼时被短柔毛，红褐色，老时灰褐色，无毛。冬芽小，卵形，通常无毛，有数枚外露鳞片。叶片多数簇生，线状披针形至长圆状倒卵形。伞形总状花序具短总梗，有花 3~15 朵；苞片小，线形；萼筒钟状，萼片三角形；花瓣倒卵形或近圆形。蓇葖果。花期 6~7 月，果期 8~9 月。

【适宜生境】生于海拔 2600~4600 m 的阴坡灌丛草甸或河漫滩上。

【资源状况】分布于大通、互助、共和、门源、湟中、祁连、海晏。常见。

【藏医应用】《中国藏药材大全》记载本种的花、叶入药。苦，凉。清骨热，敛黄水。用于疮疡，黄水病。

蒙古绣线菊

乌拉绣线菊

Spiraea mongolica Maxim.

【藏药名】སྨག་ཤད།（音译名：玛协）

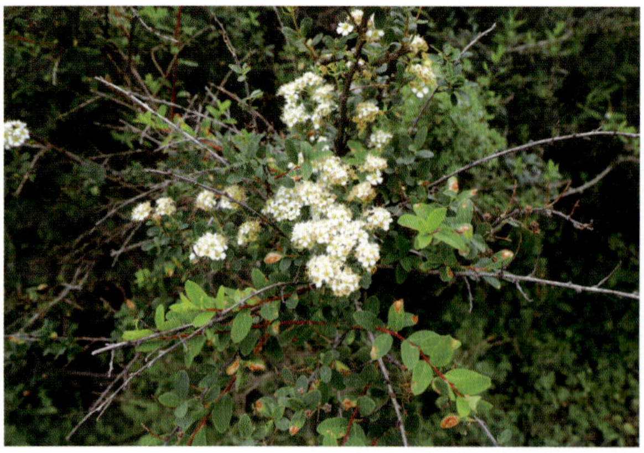
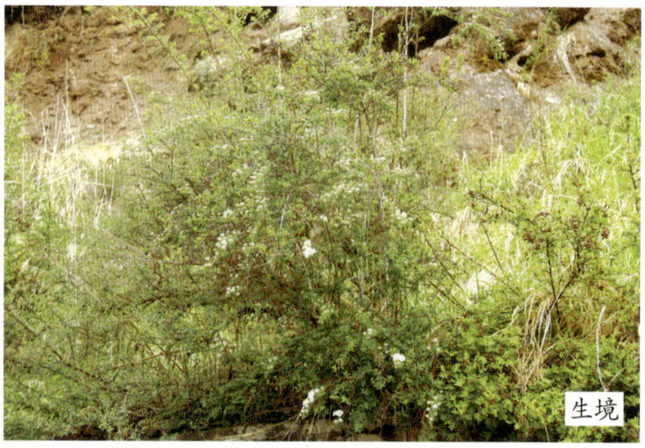

生境

【形态特征】灌木。小枝细瘦，有棱角，幼时无毛，红褐色，老时灰褐色。冬芽长卵形，先端长渐尖，较叶柄稍长，外被 2 枚棕褐色鳞片，无毛。叶片长圆形或椭圆形；叶柄极短。伞形总状花序具总梗，有花 8~15 朵。蓇葖果，沿腹缝线稍有短柔毛或无毛，花柱位于背部顶端，倾斜开张，沿腹缝线稍有短柔毛或无毛，具直立或反折萼片。花期 5~7 月，果期 7~9 月。

【适宜生境】生于海拔 2000~4100 m 的半阳坡灌丛、林缘及河漫滩上。

【资源状况】分布于大通、互助、湟中、湟源、门源。常见。

【藏医应用】同“高山绣线菊”。

豆 科

金翼黄耆 *Astragalus chrysopterus* Bunge

【藏药名】སྲད་སེར།（音译名：赛色）

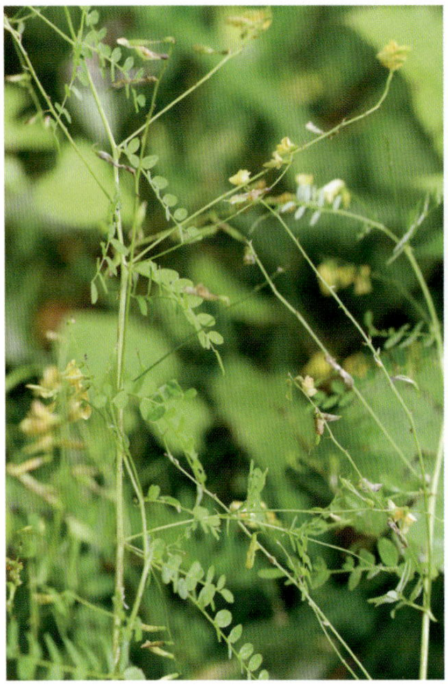

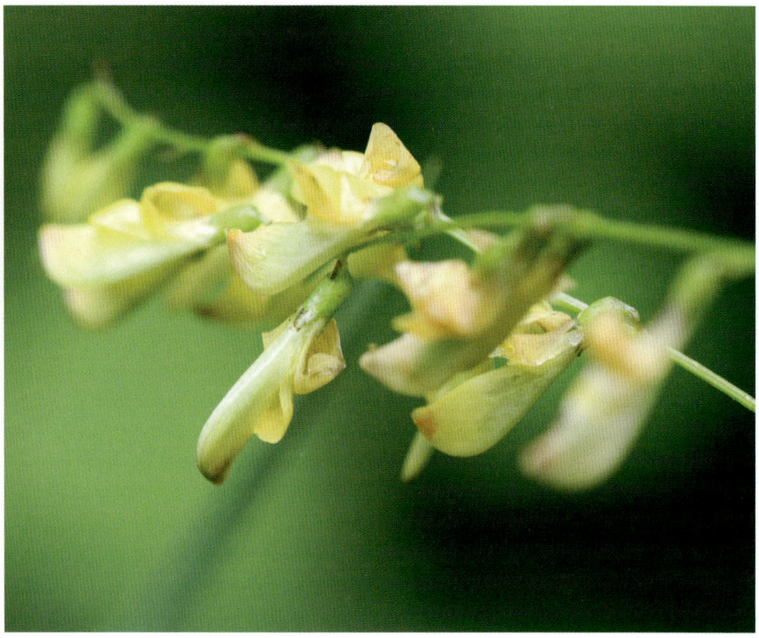

【形态特征】多年生草本，高 30~70 cm。根状茎粗壮；茎细弱，具条棱。羽状复叶有 12~19 小叶，长 4~8.5 cm；叶柄长 1~2 cm，向上逐渐变短；托叶离生，狭披针形；小叶宽卵形或长圆形。总状花序腋生，3~13 花；总花梗通常较叶长；苞片小，披针形，背面被白色柔毛；花萼钟状，被稀疏白色柔毛，萼齿狭披针形，长约为萼筒的 1/2；花冠黄色，旗瓣倒卵形，翼瓣与旗瓣近等长，龙骨瓣明显较旗瓣、翼瓣长。荚果倒卵形。花、果期 6~8 月。

【适宜生境】生于海拔 2300~3750 m 的山坡草地、沟谷林下、林缘灌丛中。

【资源状况】分布于互助、湟中、湟源、大通、门源、祁连。少见。

【藏医应用】《中国藏药材大全》记载本种的根入药。甘，凉。强壮补气，排脓生肌，利尿止汗。用于久病衰弱，慢性肾炎水肿，消化不良，贫血，自汗，盗汗，糖尿病，痈肿疮疖，痢疾，月经不调，带下等。

乳白黄耆

白花黄芪

Astragalus galactites Pall.

【藏药名】སྲད་མ་དཀར་པོ།（音译名：赛玛嘎布）

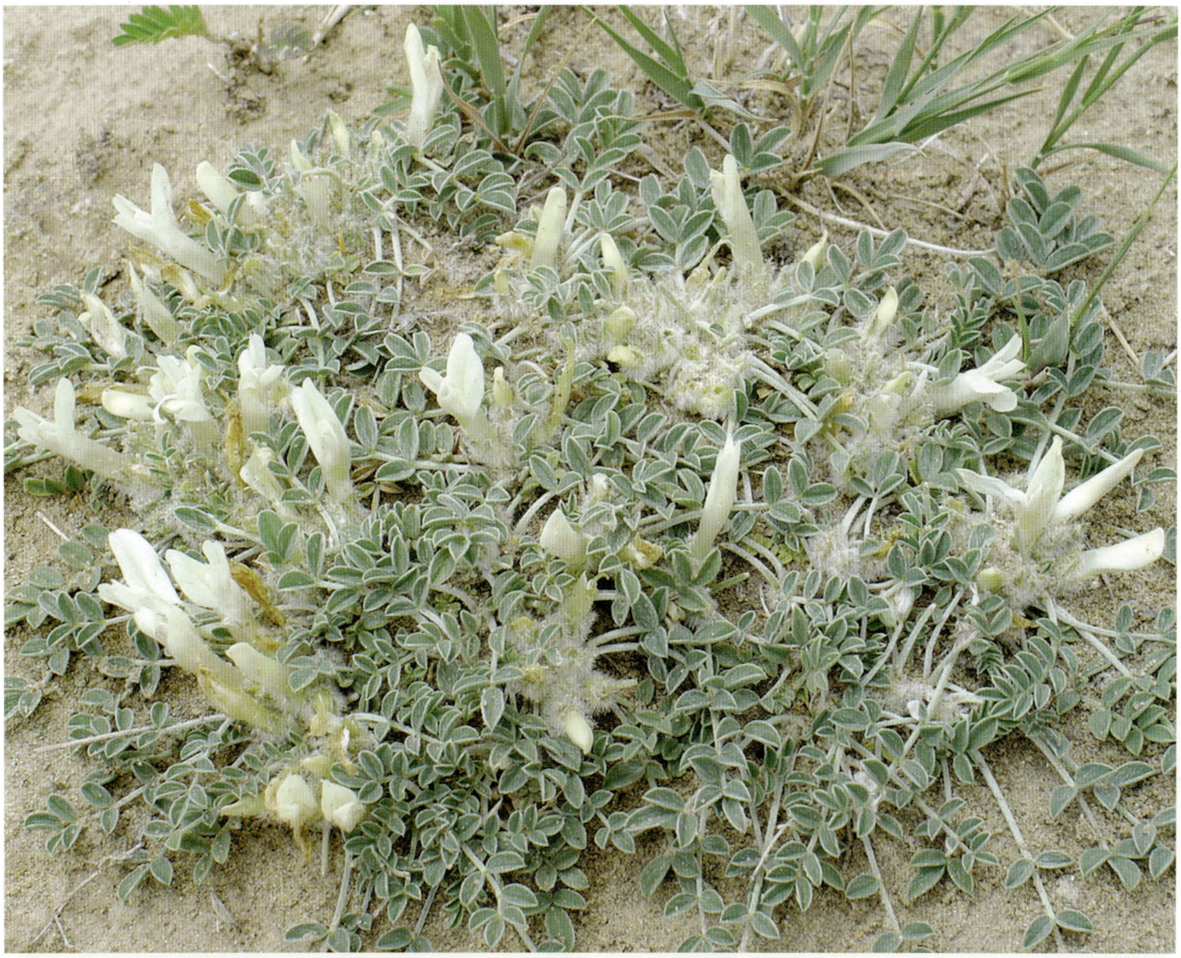

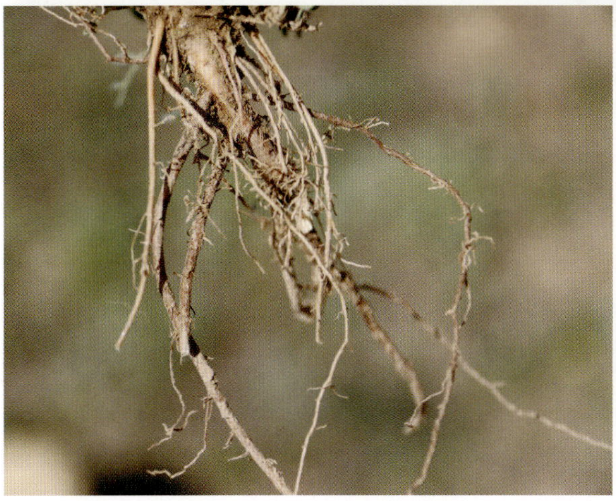

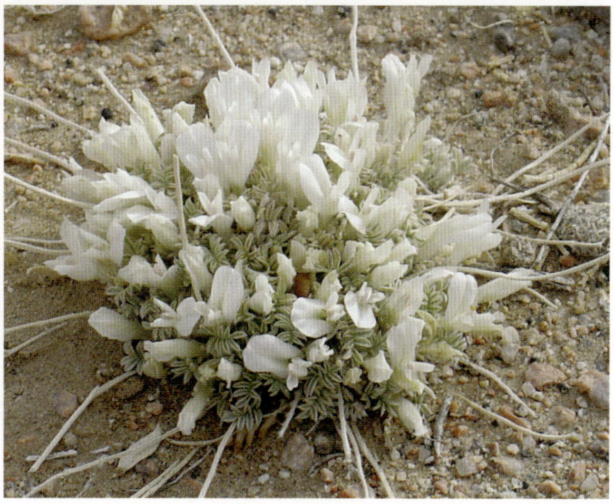

【形态特征】多年生草本，具短缩而分枝的地下茎。地上部分无茎或具极短的茎。奇数羽状复叶；托叶下部与叶柄合生，离生部分卵状三角形，膜质，密被长毛；小叶长圆形至线状披针形，先端具小尖突，背面密被白色“丁”字毛。花白色或稍带黄色；苞片披针形至线状披针形，被白色长毛；花萼筒状钟形；子房有毛，花柱细长。荚果。花期 5~6 月，果期 6~8 月。

【适宜生境】生于海拔 2000~3400 m 的草原、沙地中。

【资源状况】分布于刚察、天峻、共和。常见。

【藏医应用】《藏药志》记载本种的全草或根入药。全草甘、微苦，温。利水，泻水肿，清脾、肺热。用于腹水，肠绞痛。根甘，温。强壮补气，排脓生肌，利水止汗。用于久病衰弱，肾炎水肿，痈肿疮疖，贫血等。

青海黄耆

唐古特黄芪、甘青黄耆、黄萼雪地黄耆

Astragalus kukunoricus N. Ulziykh.

【藏药名】སད་སྔོན།（音译名：塞盎）

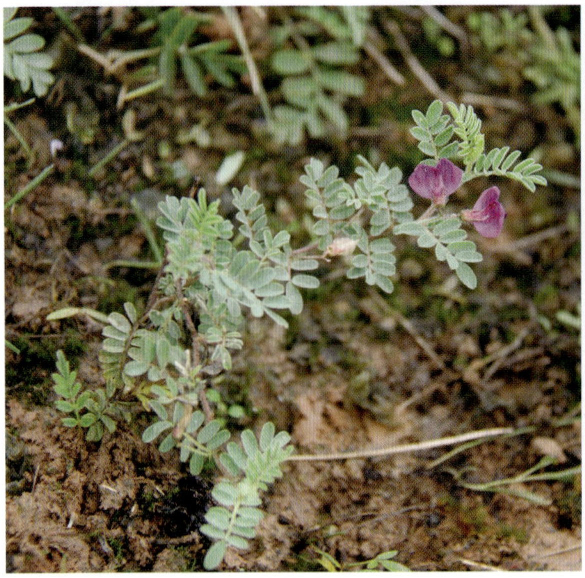

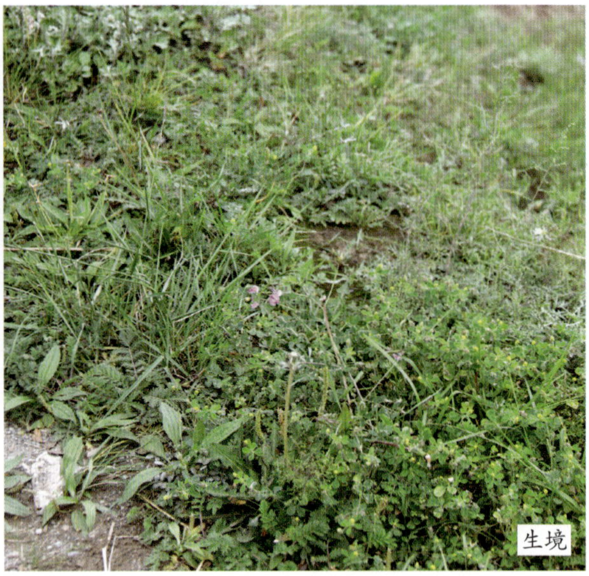

生境

【形态特征】多年生草本。根粗大，木质。单数羽状复叶，小叶卵状椭圆形或椭圆形，先端圆或锐尖，基部圆形，上面无毛，下面初时被毛，后即脱落，仅中脉被毛；托叶膜质，连合，上端稍分离，被白色长柔毛。总状花序，腋生，具 12~20 朵花；苞片条形，有毛；花萼近果期时通常被金黄色短毛和白色毛；花冠蝶形，淡蓝色或淡红色，旗瓣、翼瓣或近等长，龙骨瓣远较旗瓣长，龙骨瓣深蓝色；子房有毛。荚果。花期 7~8 月，果期 8 月。

【适宜生境】生于海拔 3000~5000 m 的亚高山草甸、高山草甸中。

【资源状况】分布于互助、湟源、大通、门源、祁连、海晏、刚察、共和。常见。

【藏医应用】《中华藏本草》记载本种的全草入药。镇痛，催吐，利尿，愈疮。用于溃疡病，胃痉挛，水肿，诸疮；外用治创伤。

马衔山黄耆

马河山黄芪

Astragalus mahoschanicus Hand.-Mazz.

【藏药名】སྲད་མ་སེར་པོ།（音译名：赛玛赛保）

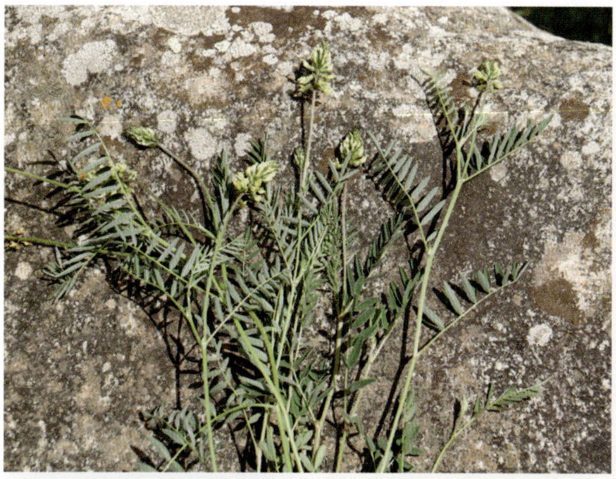

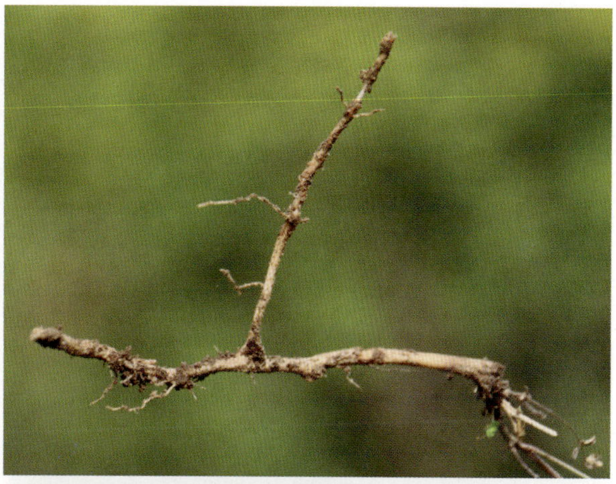

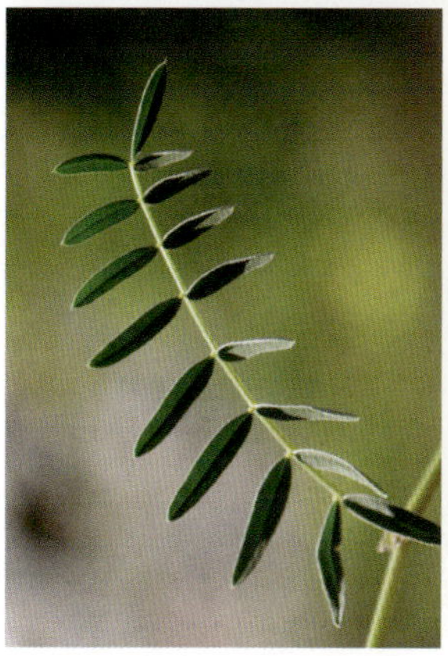

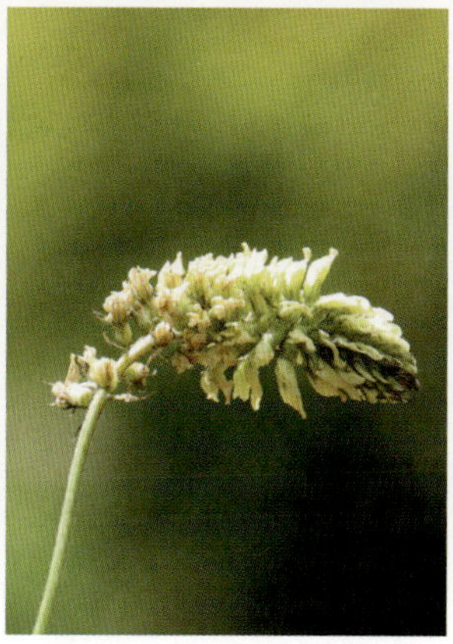

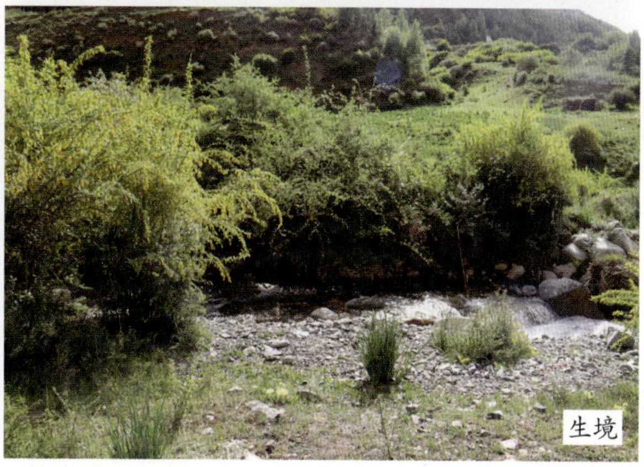

生境

【形态特征】多年生草本。根粗壮，直伸，灰白色。根状茎短缩，具分叉；茎细弱，高 15~40 cm，具条棱，被白色和黑色伏贴柔毛。羽状复叶有 9~19 片小叶。总状花序生 15~40 花，密集呈圆柱状；花冠黄色，旗瓣长圆形，先端微凹，基部渐狭成瓣柄，翼瓣较旗瓣稍短，瓣片长圆形，先端有不等的 2 裂，基部具细瓣柄及短耳，龙骨瓣最短，瓣片半卵形，瓣柄细，与瓣片近等长。荚果球状。花期 6~7 月，果期 7~8 月。

【适宜生境】生于海拔 2000~4250 m 的林缘灌丛、高山草甸及阳坡、河滩草地、沙土地。

【资源状况】分布于大通、祁连、门源、互助、湟中、湟源、海晏、刚察、共和。常见。

【药 材 名】马河山黄芪（全草）。

【采收加工】秋季采收，除净泥土，晒干。

【功能主治】利尿，安胎，生肌。用于水肿，胎动不安，创伤不愈合。

【藏医应用】《藏药志》记载本种的全草入药。苦，寒。利尿，愈合血管。用于脉热，疮热，失血等，有很好的疗效；外用于创伤。将带根全草捣碎榨取汁液，涂疮，效果极佳。

草木樨状黄耆

草木樨状紫云英

Astragalus melilotoides Pall.

【藏药名】སུག་པ་དག་ཞེད།（音译名：苏巴达息）

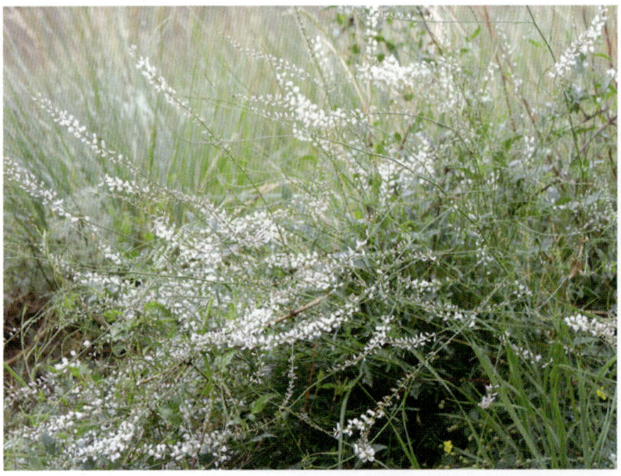

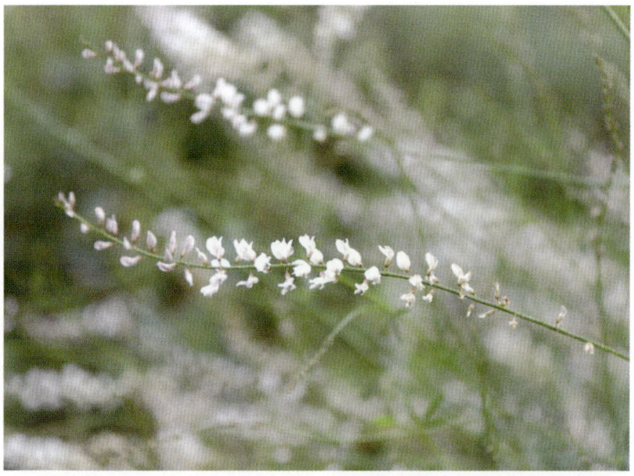

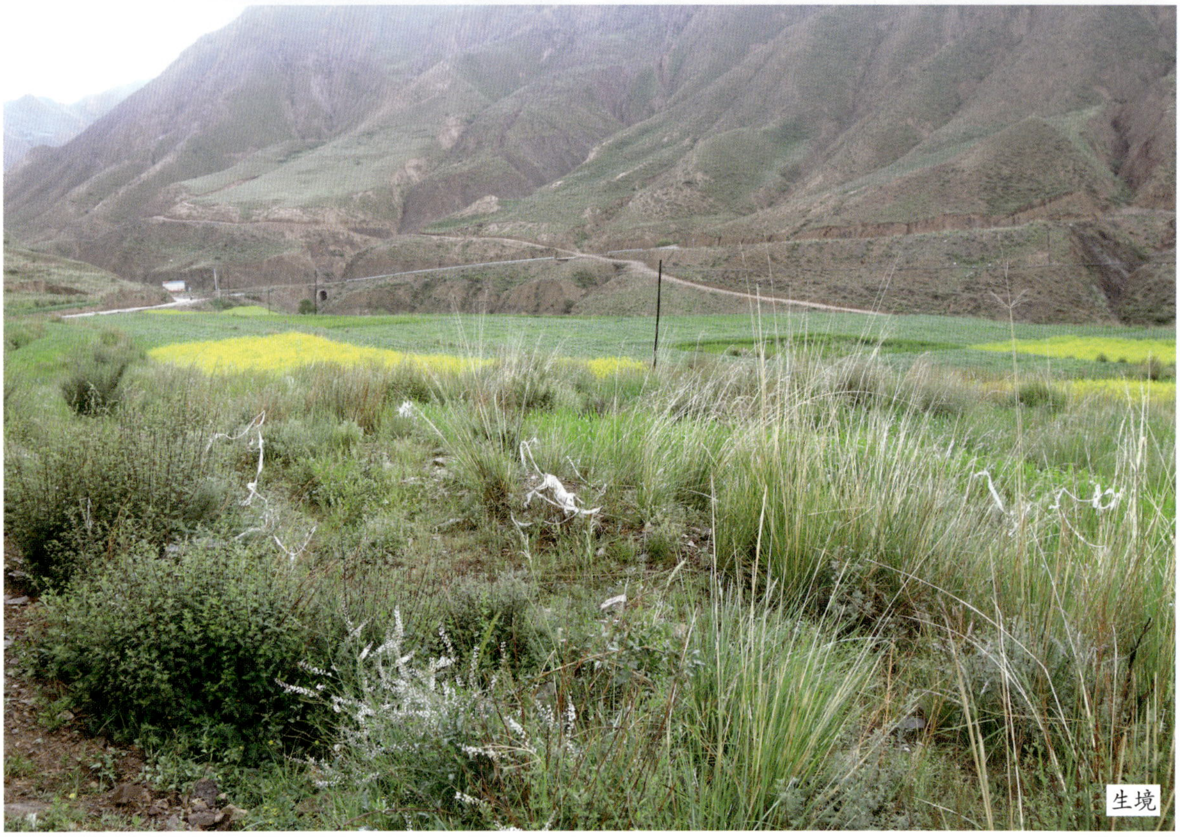

生境

【形态特征】多年生草本。主根粗壮。茎直立或斜生，高 30~50 cm，多分枝，具条棱。羽状复叶有 5~7 片小叶，长 1~3 cm，小叶长圆状楔形或线状长圆形。总状花序生多数花，稀疏，花小；苞片小，披针形，长约 1 mm；花萼短钟状；花冠白色或带粉红色，旗瓣近圆形或宽椭圆形，翼瓣较旗瓣稍短，龙骨瓣较翼瓣短，瓣片半月形，先端带紫色。荚果。花期 7~8 月，果期 8~9 月。

【适宜生境】生于海拔 1800~2900 m 的阳坡草地、沟谷、河滩、田边及沟边。

【资源状况】分布于大通、互助、湟中。常见。

【药 材 名】秦头（全草）。

【采收加工】夏、秋二季采收，洗净，晒干。

【功能主治】祛风除湿，止咳。用于风湿性关节炎，四肢麻木，咳嗽。

【藏医应用】《中华藏本草》记载本种的全草入药。止咳，化痰。用于咳嗽，耳聋等。

蒙古黄耆

黄芪、膜荚黄芪、一人挺

Astragalus membranaceus (Fisch.) Bunge var. *mongholicus* (Bunge) P. K. Hsiao

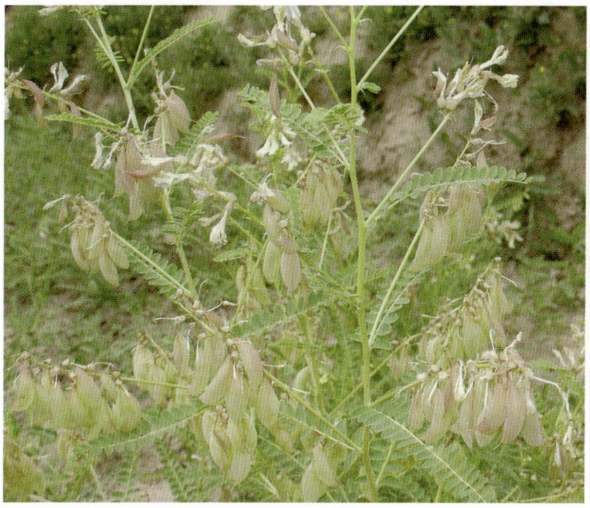

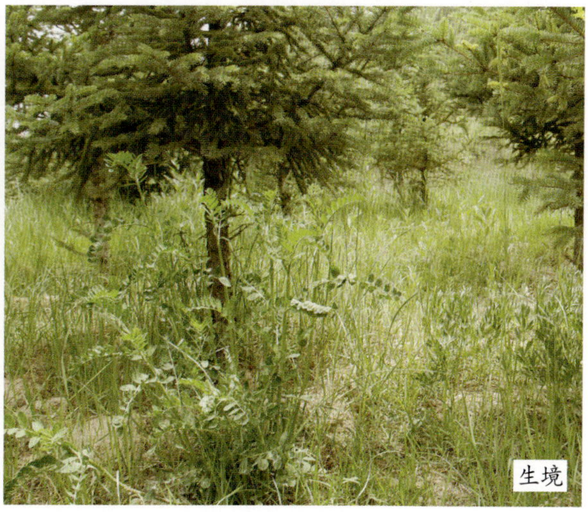

【形态特征】多年生草本。茎直立，上部有分枝。奇数羽状复叶互生；小叶 12~18 对，小叶片广椭圆形或椭圆形，下面被柔毛；托叶披针形。总状花序腋生；花萼钟状，密被短柔毛，具 5 萼齿；花冠黄色，旗瓣长圆状倒卵形，翼瓣及龙骨瓣均有长爪；雄蕊 10，二体；子房有长柄。荚果膜质，半卵圆形，无毛。花期 6~7 月，果期 7~9 月。

【适宜生境】生于海拔 2900~4300 m 的山坡、沟谷林下、林缘草甸及阴坡高寒灌丛中。

【资源状况】分布于门源、大通。少见。

【药 材 名】黄芪（根）。

【采收加工】春、秋二季采挖，除去须根和根头，晒干。

【功能主治】补气升阳，固表止汗，利水消肿，生津养血，行滞通痹，托毒排脓，敛疮生肌。用于气虚乏力，食少便溏，中气下陷，久泻脱肛，便血崩漏，表虚自汗，气虚水肿，内热消渴，血虚萎黄，半身不遂，痹痛麻木，痈疽难溃，久溃不敛。

多枝黄耆 *Astragalus polycladus* Bur. et Franch.

【藏药名】སྲད་མ་སྨུག་པོ།（音译名：赛玛木保）

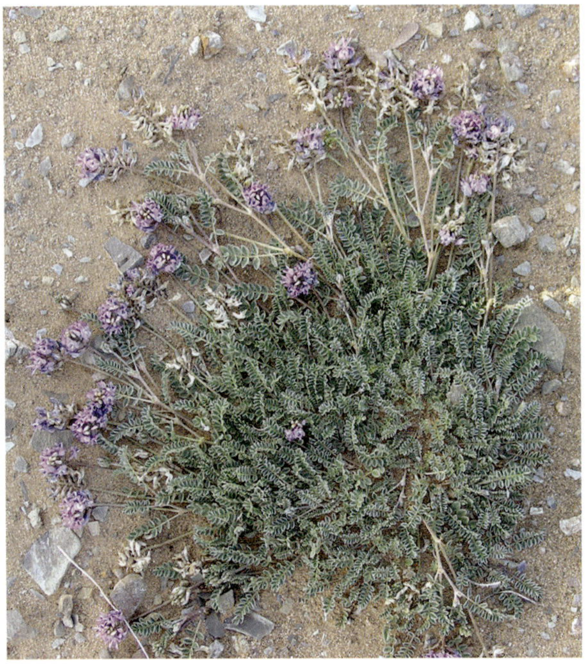

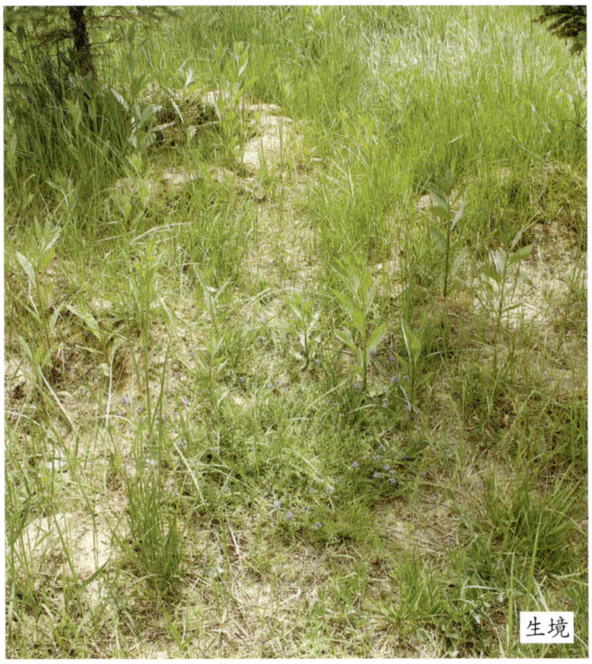

【形态特征】多年生草本。根状茎粗壮，横走，木质化；茎丛生，较细，被伏贴短柔毛。奇数羽状复叶；小叶宽椭圆形或卵状披针形；托叶披针形，分离。总状花序腋生；花萼钟状，外面被伏贴黑色短柔毛，萼齿线形，与萼筒近等长；旗瓣宽倒卵形，先端微凹，基部具短爪，翼瓣较窄，耳三角形，爪较宽；子房被毛，具短柄，花柱无毛。荚果。花期6~7月，果期8~9月。

【适宜生境】生于海拔 2000~4000 m 的河滩、阳坡或半阳坡。

【资源状况】分布于大通、互助、湟中、湟源、门源、祁连、海晏、刚察、共和、天峻。常见。

【藏医应用】《中华藏本草》记载本种的花入药。清热，消炎，利尿，开郁；外用消炎。用于热病，各种水肿，烦闷，疮热。

小叶锦鸡儿

柠鸡儿果

Caragana microphylla Lam.

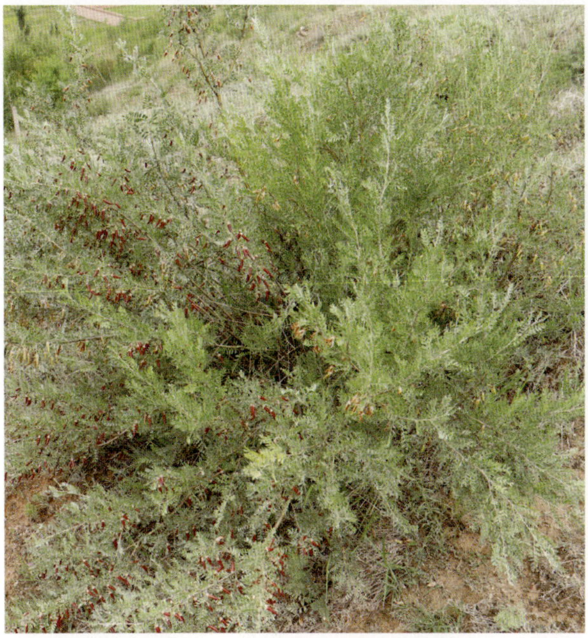
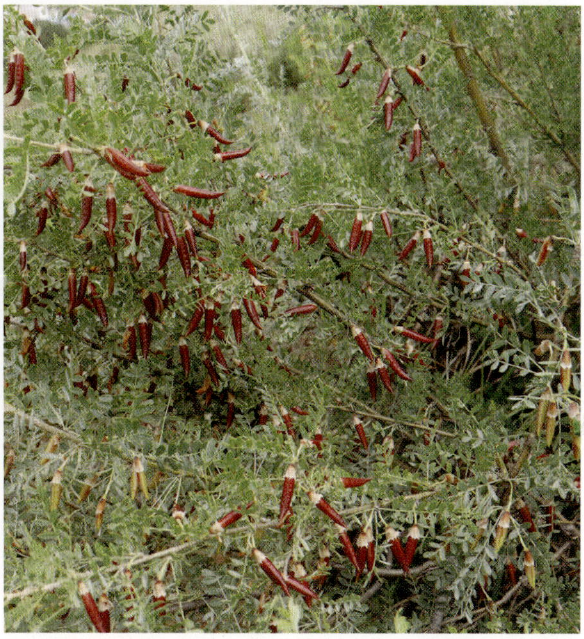

【形态特征】灌木。老枝深灰色或黑绿色，嫩枝被毛，直立或弯曲。羽状复叶有 5~10 对小叶，小叶倒卵形或倒卵状长圆形，先端圆或钝，很少凹入，具短刺尖，幼时被短柔毛。花萼管状钟形；花冠黄色，旗瓣宽倒卵形，先端微凹，基部具短瓣柄，翼瓣的瓣柄长为瓣片的 1/2，耳短，齿状，龙骨瓣的瓣柄与瓣片近等长，耳不明显，基部截平；子房无毛。荚果圆筒形。花期 5~6 月，果期 7~8 月。

【适宜生境】生于海拔约 2000 m 的干旱山坡、荒地及河边。

【资源状况】分布于互助、湟中、共和。常见。

【药 材 名】小叶锦鸡儿（果实、根）。

【采收加工】秋季采收果实，晒干，或挖取根部，洗净，切片，晒干。

【功能主治】清热利咽。用于咽喉肿痛。

甘　草

国老、甜草

Glycyrrhiza uralensis Fisch.

【藏药名】ཤིང་མངར།（音译名：相艾尔）

【形态特征】多年生草本。根状茎圆柱形，多横走，主根甚长，粗大，外皮红棕色至暗棕色或暗褐色；茎直立，稍带木质，被白色短毛及腺鳞或腺状毛。奇数羽状复叶；托叶披针形，

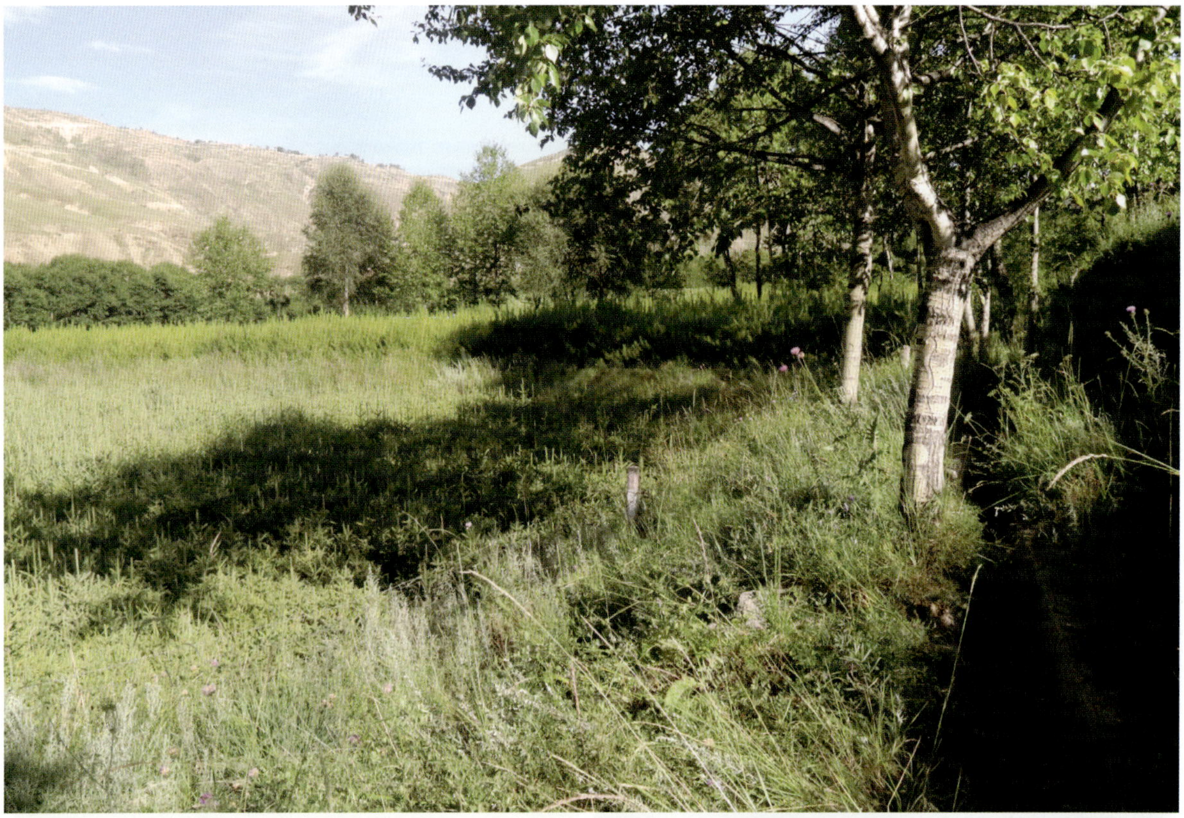

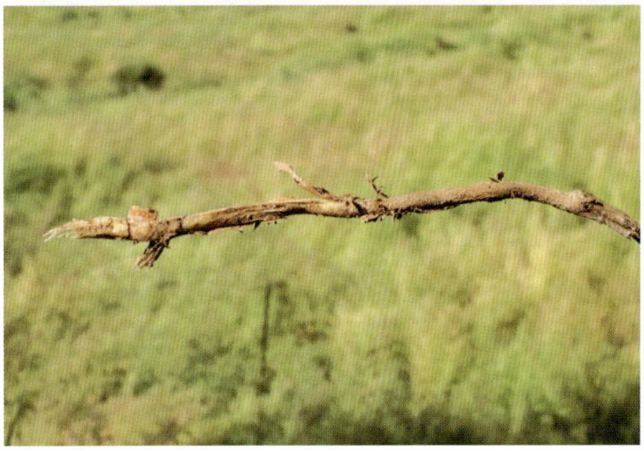

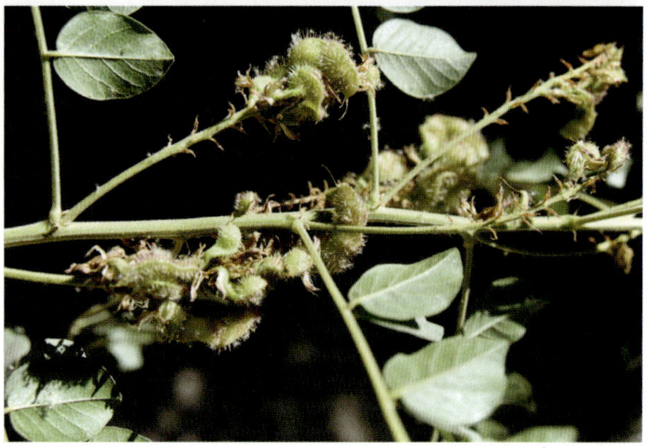

早落。总状花序腋生，较叶短；花密集；花萼钟状；花冠淡紫红色；雄蕊 10，9 枚基部联合，花丝长短不一。荚果。花期 6~8 月，果期 7~10 月。

【适宜生境】生于海拔 2100~2950 m 的碱化沙地、沙质草原、田埂、路边、山麓。

【资源状况】分布于互助、湟中、湟源、大通、共和。常见。

【药 材 名】甘草（根、根茎）。

【采收加工】春、秋二季采挖，除去须根，晒干。

【功能主治】补脾益气，清热解毒，祛痰止咳，缓急止痛，调和诸药。用于脾胃虚弱，倦怠乏力，心悸气短，咳嗽痰多，脘腹、四肢挛急疼痛，痈肿疮毒，缓解药物毒性、烈性。

【藏医应用】《中国藏药》记载本种的根、根茎入药。甘，平。清肺热。用于肺病，脉病。

块茎岩黄耆

美丽岩黄芪

Hedysarum algidum L. Z. Shue

【藏药名】སྲད་མ་སྔོན་པོ།（音译名：赛玛翁保）

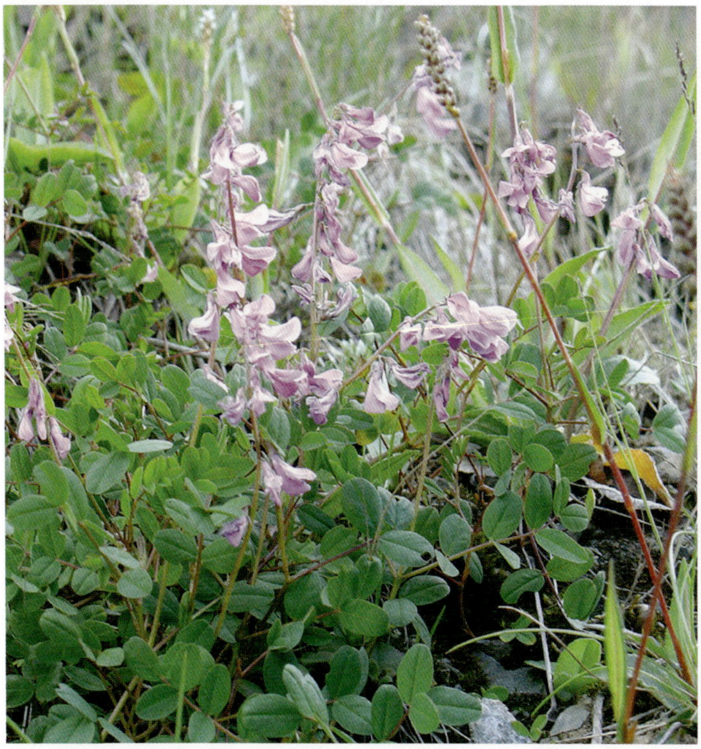

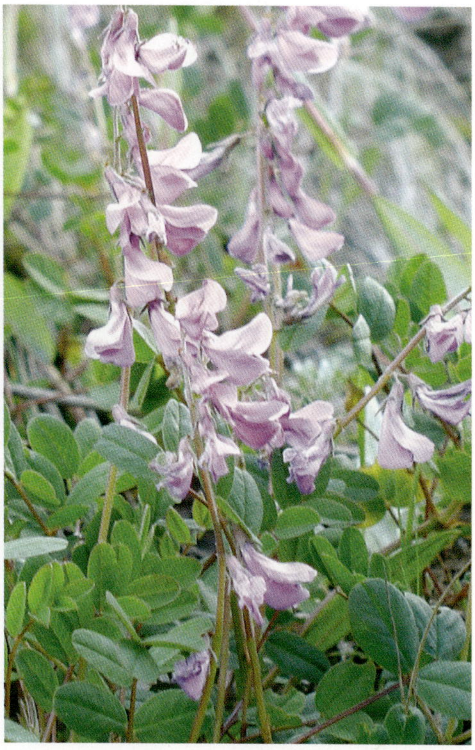

【形态特征】多年生草本。块茎球型，茎较细，被柔毛。奇数羽状复叶；小叶椭圆形或卵状椭圆形，先端钝，具短尖，基部圆形或宽楔形，上面无毛，下面疏被柔毛；托叶披针形，褐色，外被短柔毛。总状花序腋生；花 6~12 朵，外展，疏散排列；苞片披针形，褐色，疏生白色柔毛；花淡紫色；花萼钟形，外面被白色柔毛，萼齿 5，狭披针形，短于萼筒或与萼筒近等长，基部具 2 小苞片；花冠淡紫色，旗瓣倒卵形。花、果期 7~9 月。

【适宜生境】生于海拔 2800~4200 m 的田坡草地、灌丛中。

【资源状况】分布于共和、刚察、互助、湟中、湟源、大通。常见。

【药 材 名】块茎岩黄芪（全草）。

【采收加工】6~7 月采收，除去枯叶、残叶及须根，洗净，以棒略砸，用纸遮蔽，晒干。

【功能主治】活血止痛，利尿。用于外伤肿痛，胃脘痛，水肿。

【藏医应用】《中国藏药》记载本种的全草入药。甘，温。退热，镇痛，催吐，利尿。用于胃痉挛，溃疡病，水肿等；外用治创伤。

红花岩黄耆

红花山竹子

Hedysarum multijugum Maxim.

【藏药名】སྲད་མ་དམར་པོ།（音译名：赛玛玛保）

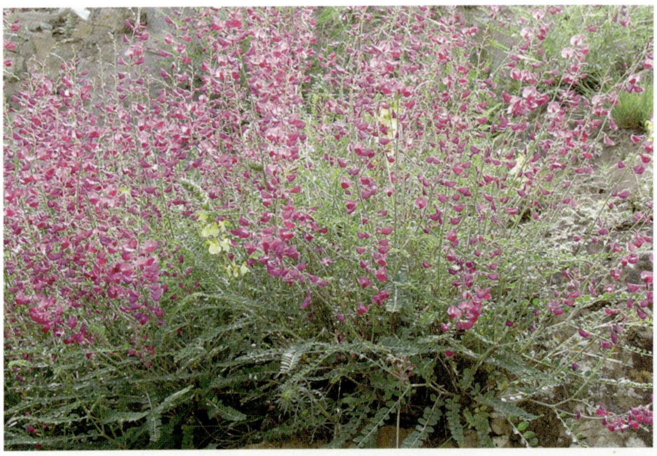

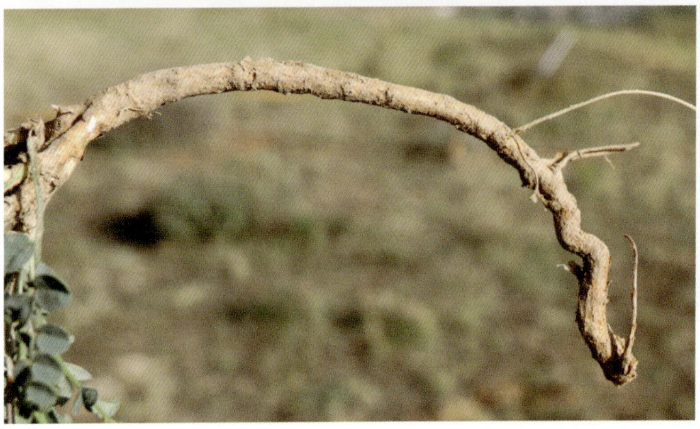

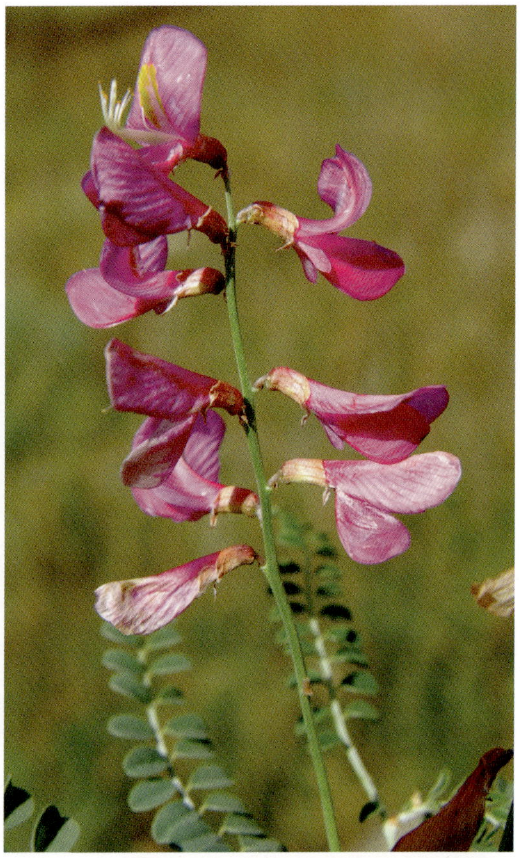

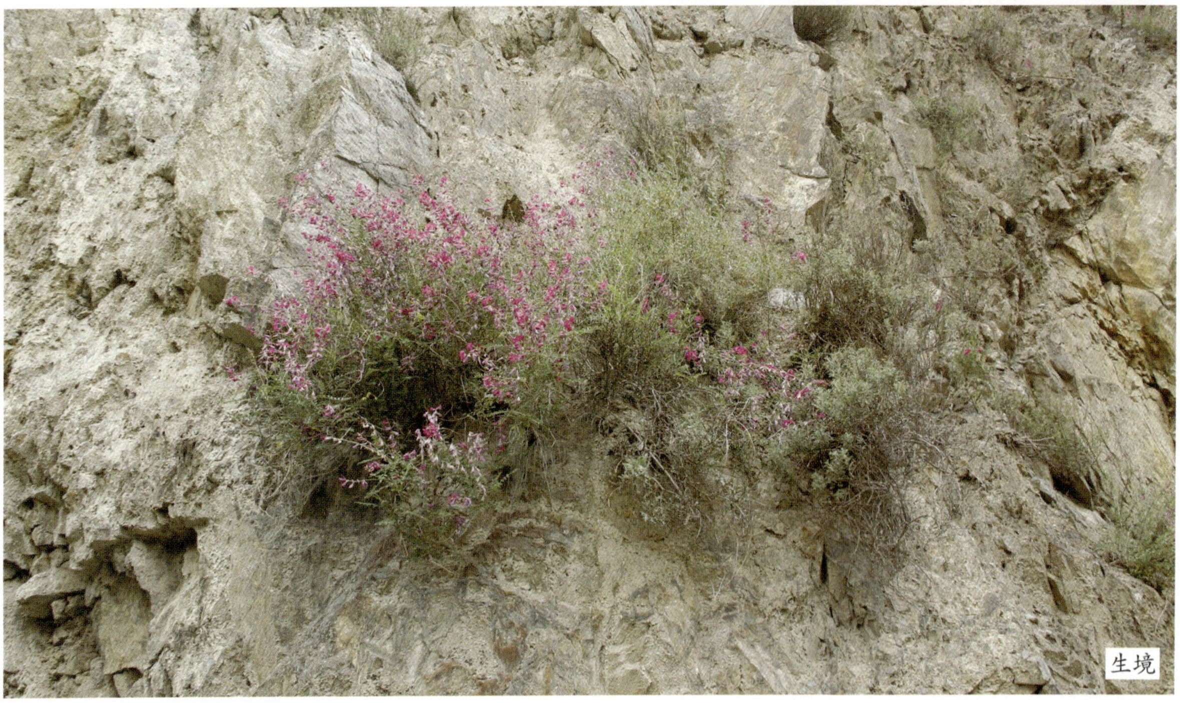

【形态特征】多年生草本。主根粗而长，下部分枝。茎直立，基部木质化，被白色短柔毛。奇数羽状复叶，具小叶 11~35，小叶宽卵圆形、卵圆形或倒卵形；托叶三角形。总状花序腋生，疏生多花；花萼钟形，被白色短柔毛，萼齿 5，极短；花冠紫红色，旗瓣宽倒卵形，先端微凹，长状披针形；花柱弯曲。荚果。花期 6~8 月，果期 8~9 月。

【适宜生境】生于海拔 2000~3000 m 的河滩、草原地区的砾石质山坡，以及落叶阔叶林地区的干燥山坡和砾石河滩。

【资源状况】分布于互助。常见。

【药 材 名】红花岩黄芪（根）。

【采收加工】秋末采挖，除去根头部及支根，晒干。

【功能主治】补气固表，利尿，托毒排脓，生肌敛疮。用于气短心悸，倦怠乏力，自汗，盗汗，久泻，脱肛，子宫脱垂，体虚浮肿，慢性肾炎，痈疽难溃或溃久不敛。

【藏医应用】《中国藏药》记载本种的根入药。甘、苦，温。止痛，止血。用于“培根”病，“木保”病。

天蓝苜蓿

接筋草、小黄花草、三三光

Medicago lupulina Linn.

【藏药名】འབུ་སུ་ཧང་།（音译名：布斯杭）

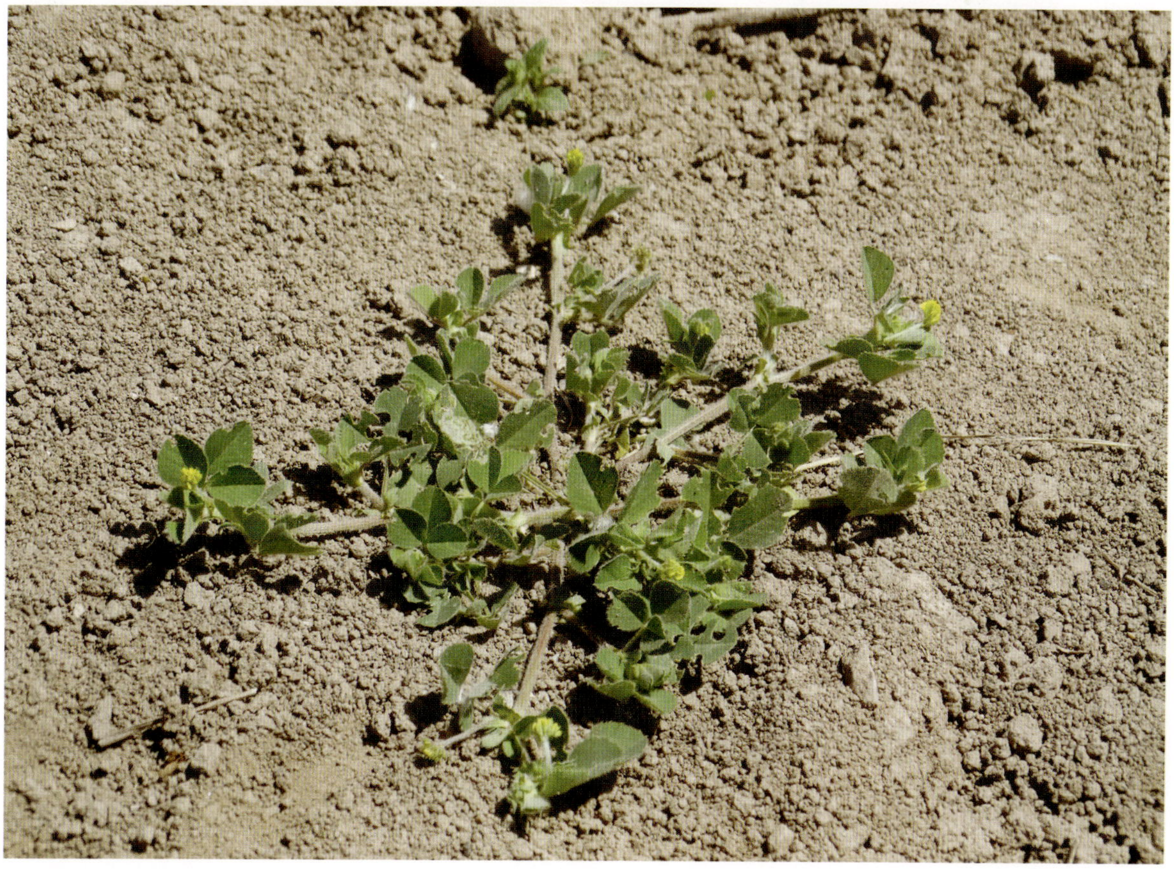

【形态特征】多年生草本，铺散或斜上伸。主根较粗，淡黄褐色。茎枝近四棱形，疏被白色短毛。三出复叶；托叶披针形；小叶 3，倒卵形或宽椭圆形。总状花序，腋生，通常具 3~5 花；萼筒钟形，被白色短柔毛，萼齿 5，披针形，与萼筒等长或稍短；花冠黄色，具紫色纹。果实扁平。花期 6~7 月，果期 7~8 月。

【适宜生境】生于海拔 2000~3500 m 的湿草地及稍湿草地，常见于河岸及路旁。

【资源状况】分布于互助、湟中、湟源、大通、门源、海晏、刚察、共和、祁连。常见。

【药 材 名】老蜗生（全草）。

【采收加工】夏季采收，鲜用或切碎晒干。

【功能主治】有小毒。清热利湿，舒筋活络，止咳平喘，凉血解毒。用于湿热黄疸，热淋，石淋，风湿痹痛，咳喘，痔血，指头疔，毒蛇咬伤。

【藏医应用】《藏药志》记载本种的全草入药。苦，寒。愈创伤，清肺热，解毒；外用止血。用于肺热咳嗽，赤痢。

紫花苜蓿 *Medicago sativa* Linn.

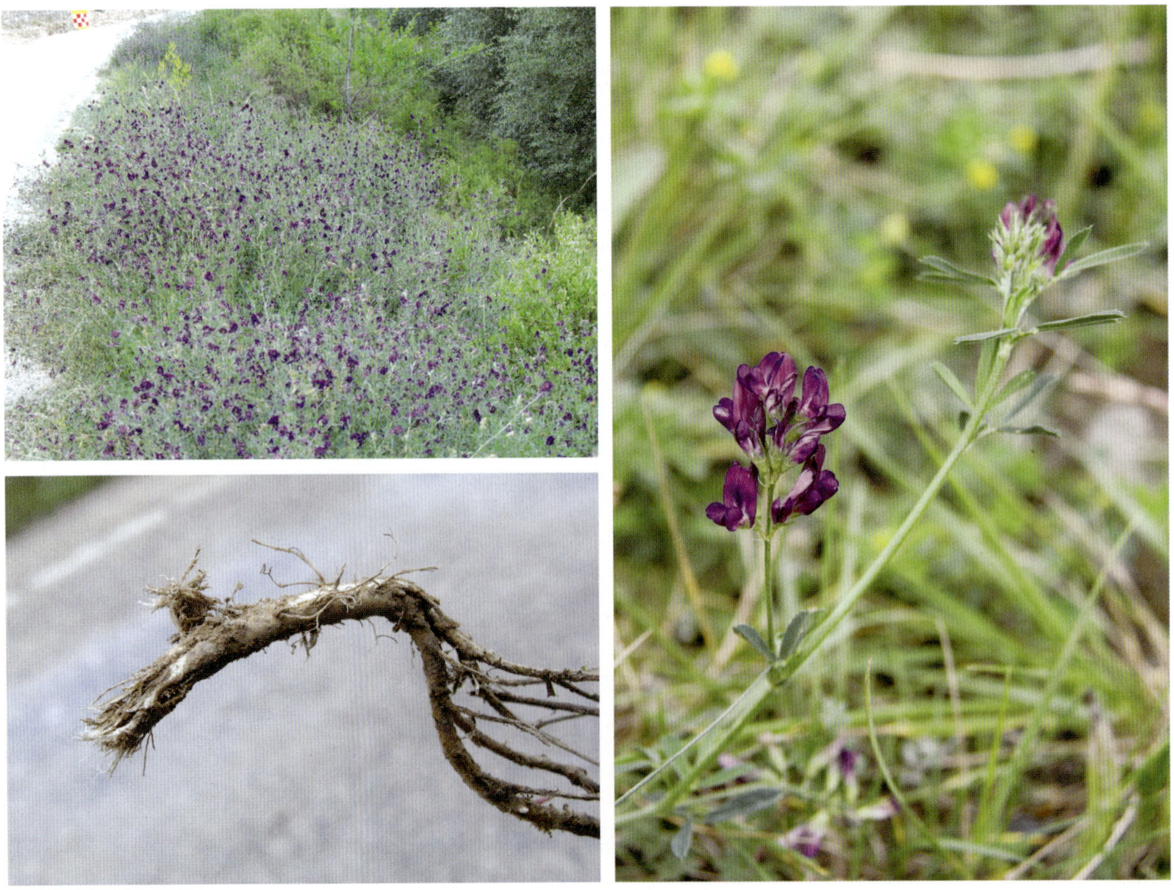

【形态特征】多年生宿根草本。主根长达 2~5 m。根状茎发达，有蔓茎或无，直立或匍匐，光滑，多分枝，15~25 枝不等。三出复叶；小叶片倒卵状长圆形，长 2~2.5 cm，仅上部尖端有锯齿，小叶顶端有中肋突出；叶柄长而平滑；托叶大。花梗由叶腋抽出；花有短柄，8~25 朵形成簇状的总状花序；萼钟状，有 5 齿；花冠紫色。荚果螺旋形，紧卷 2~6 圈，稍有毛，黑褐色，不开裂。种子 1~8 粒，肾形，黄褐色，很小。花期 5~6 月，果期 7~8 月。

【适宜生境】生于海拔 2500~4000 m 的高原坡地、谷地和草原。

【资源状况】分布于互助、湟中、湟源、大通、门源、共和。常见。

【药 材 名】苜蓿（全草）、苜蓿根（根）。

【采收加工】夏、秋二季采收，洗净，除去残叶、须根，晒干或鲜用。

【功能主治】苜蓿：清热凉血，利湿退黄，通淋排石。用于热病烦满，黄疸，肠炎，痢疾，浮肿，尿路结石，痔疮出血。苜蓿根：清热利湿，通淋排石。用于热病烦满，黄疸，尿路结石。

白花草木樨

金花草、白甜车轴

Melilotus albus Medic. ex Desr.

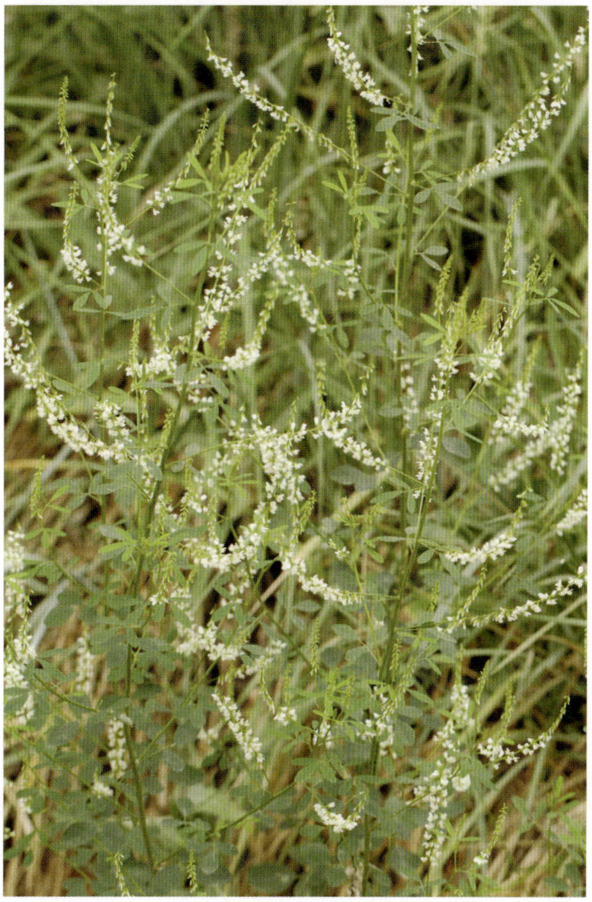

【形态特征】二年生草本，全草有香气。根粗而长，具许多根瘤。茎直立，中空。叶具 3 小叶，小叶狭椭圆形或披针状椭圆形，先端圆形或截形，基部圆形，边缘具细齿；托叶小，窄三角形，先端长渐尖，基部较宽。总状花序，腋生，密生多数花；花萼钟形；旗瓣宽卵形，先端微凹，翼瓣、龙骨瓣均短于旗瓣，具长爪和耳；子房窄倒卵形，花柱弓形。荚果卵球形。花、果期 6~8 月。

【适宜生境】生于海拔 2000~2550 m 的河滩、沟谷、湖盆及林缘水边等低湿或轻度盐化的草甸中。

【资源状况】分布于互助、大通、门源、湟中、湟源。常见。

【药 材 名】白花辟汗草（全草）。

【采收加工】花期采收，洗净，切段，阴干。

【功能主治】清热解毒，和胃化湿。用于暑热胸闷，头痛，口臭，疟疾，痢疾，淋病，皮肤疮疡。

草木樨

野苜蓿、散血草、鸡头花草、臭苜蓿

Melilotus suaveolens Ledeb.

【藏药名】འབྲུ་སུ་ཧང་།（音译名：布斯杭）

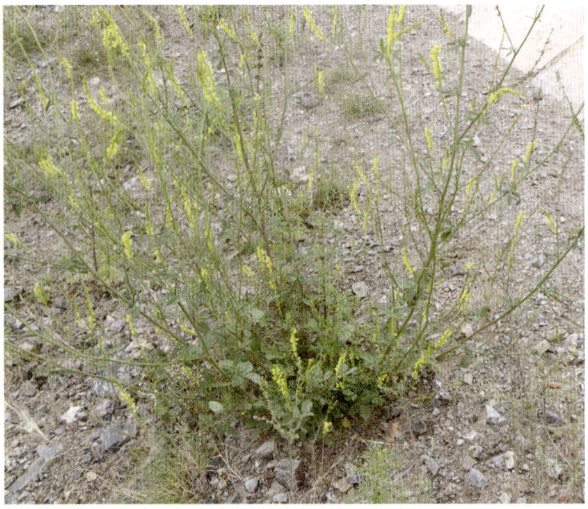

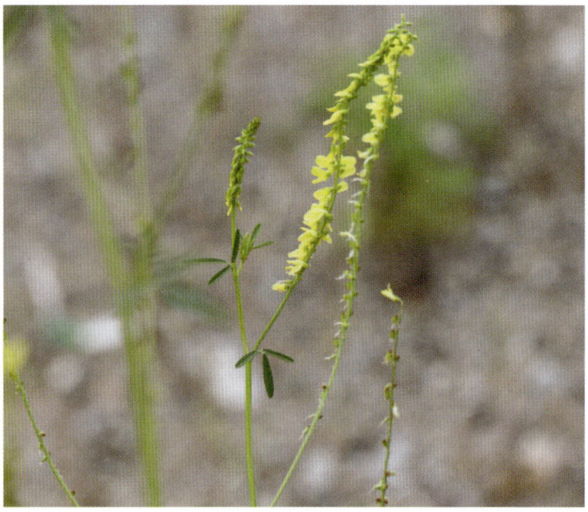

【形态特征】一年生或二年生草本。茎直立，多分枝，无毛。叶具 3 小叶，小叶长椭圆形至披针形，先端钝圆或截形，具短尖头，基部宽楔形，边缘具细锯齿；托叶线形，长约 5 mm。总状花序腋生，密生多数花，花黄色；花萼钟形，萼齿 5，披针形；旗瓣倒卵形，翼瓣、龙骨瓣皆短于旗瓣，均具长爪与耳。荚果卵球形。种子卵球形，褐色。花期 6~8 月。

【适宜生境】生于海拔 2000~2550 m 的河滩、沟谷、湖盆及林缘水边等低湿或轻度盐化的草甸中。

【资源状况】分布于互助、门源、大通、天峻、湟中。常见。

【药 材 名】辟汗草（全草）。

【采收加工】6~8 月开花期割取地上部分，鲜用或晒干，切段。

【功能主治】有小毒。清暑化湿，健胃和中。用于暑湿胸闷，头昏脑涨，痢疾，疟疾，淋证，带下，口疮，口臭，疮疡，湿疮，疥癣，淋巴结结核。

【藏医应用】《藏药志》记载本种的根或带根全草入药。根和根茎辛，温。祛风镇痛。用于头痛，关节痛，时疫，肺痨，肺脓肿，杨梅疮，急腹症（发痧），心悸，失眠，腰腿痛，月经不调，漏经及其引起的体虚，食物中毒引起的发热，扁桃体肿大，疮疖，溃疡，久治不愈的感冒。地上部分苦，寒，无毒，对四肢脓水最有效。用于痨病，脾脏剧痛，白喉等。

镰荚棘豆

镰形棘豆

Oxytropis falcata Bunge

【藏药名】སྔོ་སྟག་ཤ（音译名：莪达夏）

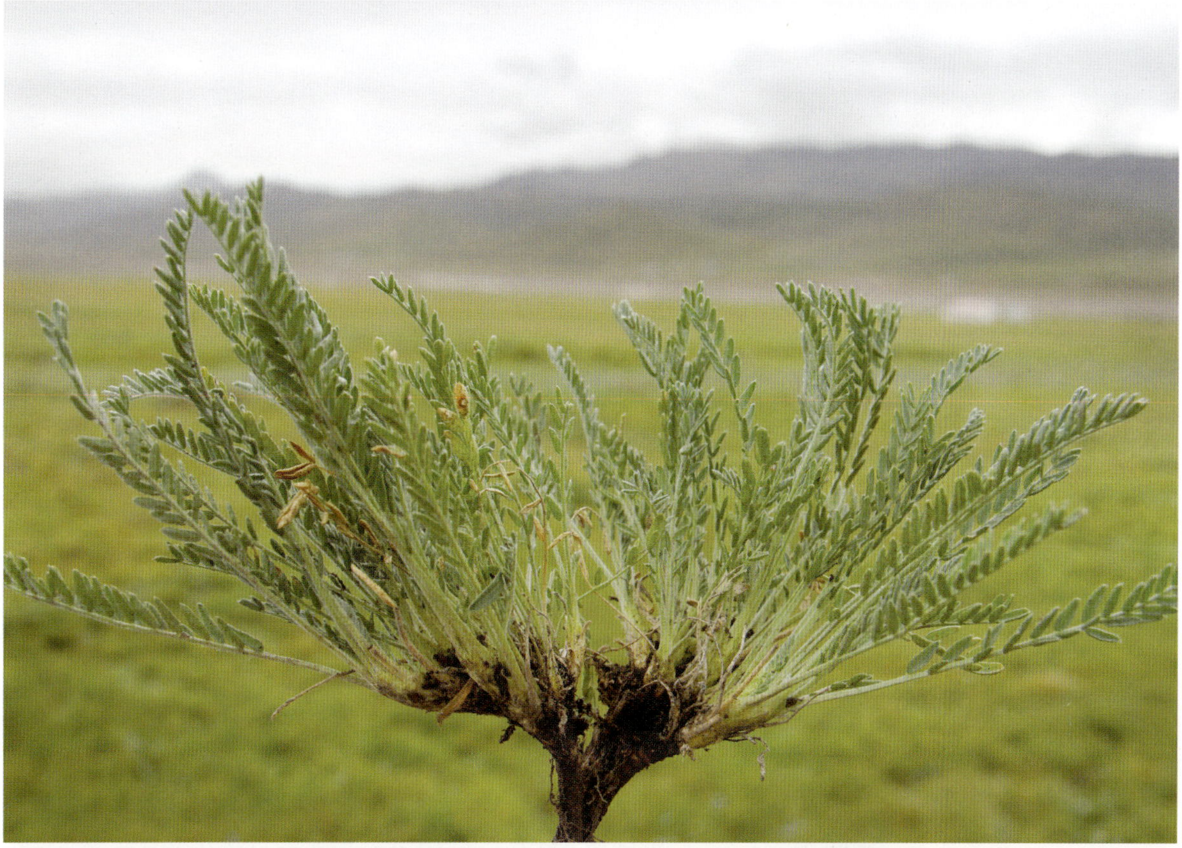

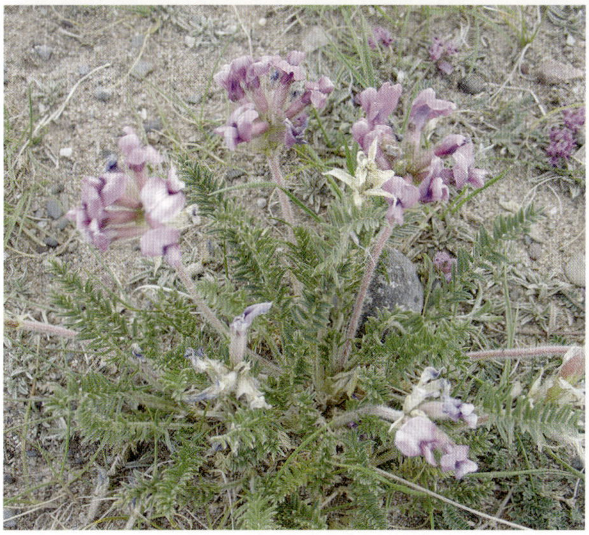

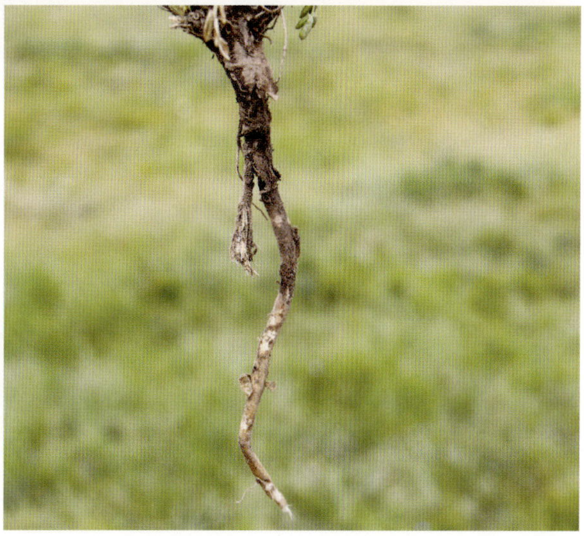

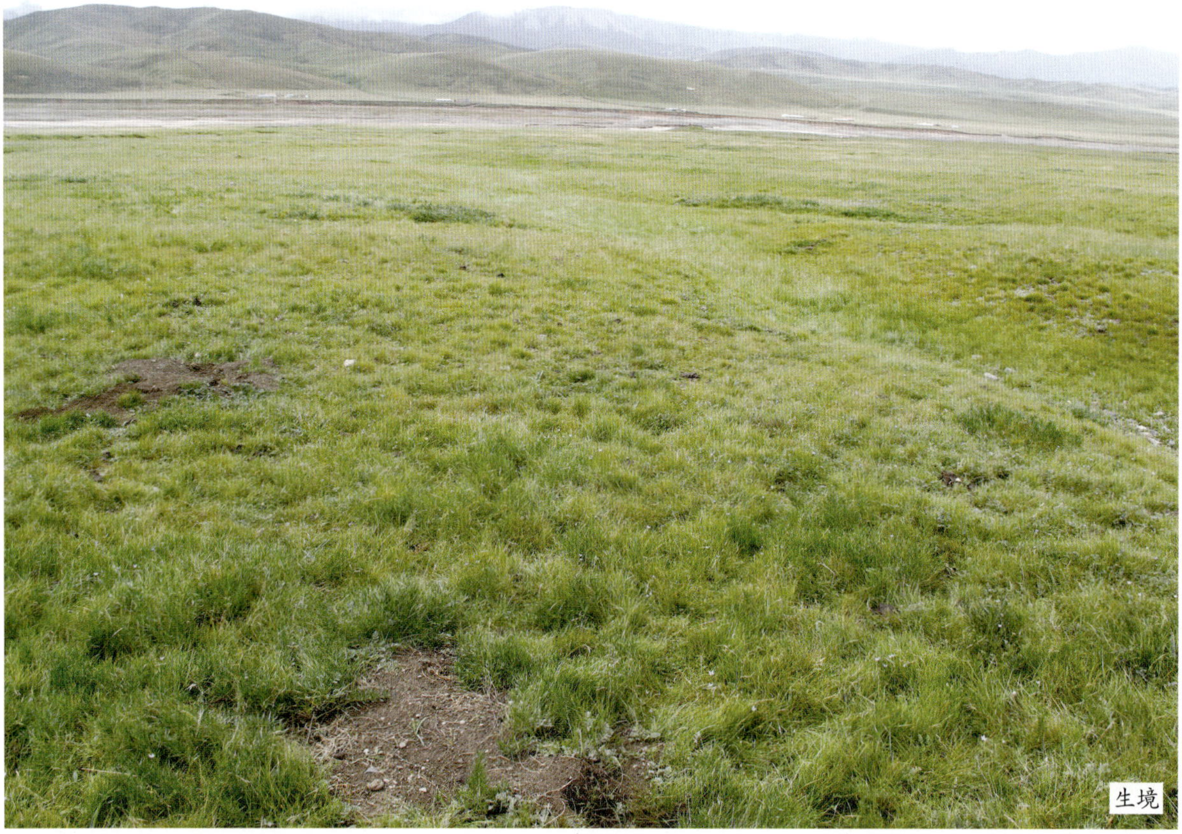

【形态特征】多年生草本，具粘性和特异气味。羽状复叶；托叶膜质，长卵形，彼此合生，上部分离，分离部分披针形，先端尖，密被长柔毛和腺点；叶柄与叶轴上面有细沟，密被白色长柔毛；小叶 25~45，线状披针形、线形。6~10 花组成头形总状花序；花冠蓝紫色或紫红色。荚果革质，宽线形，微蓝紫色，稍膨胀，略成镰刀状弯曲。花期 5~8 月，果期 7~9 月。

【适宜生境】生于海拔 2700~4300 m 的河滩、湖滨沙地、宽谷、山坡及灌丛草甸。

【资源状况】分布于门源、祁连、海晏、刚察、天峻、共和。常见。

【药 材 名】莪大夏（全草）。

【采收加工】7~8 月采收，洗净，切段，晒干。

【功能主治】有毒。清热解毒，生肌止痛。用于发热，流行性感冒，扁桃体炎，咽喉炎，急慢性支气管炎，便血，痢疾，痈疽疮毒，刀伤。

【藏医应用】《中国藏药》记载本种的全草入药。微苦，寒。清热解毒，生肌愈疮。用于疫疠病，脉热病，肺热咳喘；外用治黄水病，痈疽肿毒，疮疡久溃不愈。

甘肃棘豆

施巴草

Oxytropis kansuensis Bunge

【藏药名】གཡུ་ཐོག་སྲད་དཀར（音译名：赛嘎尔）

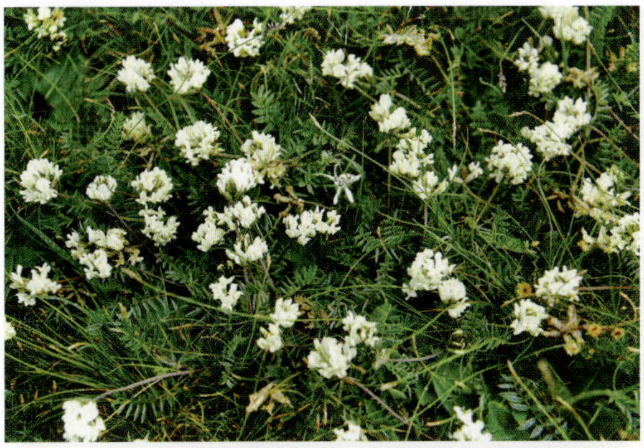
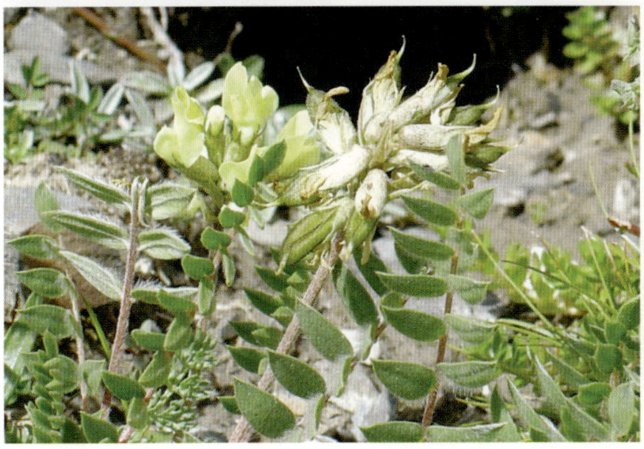
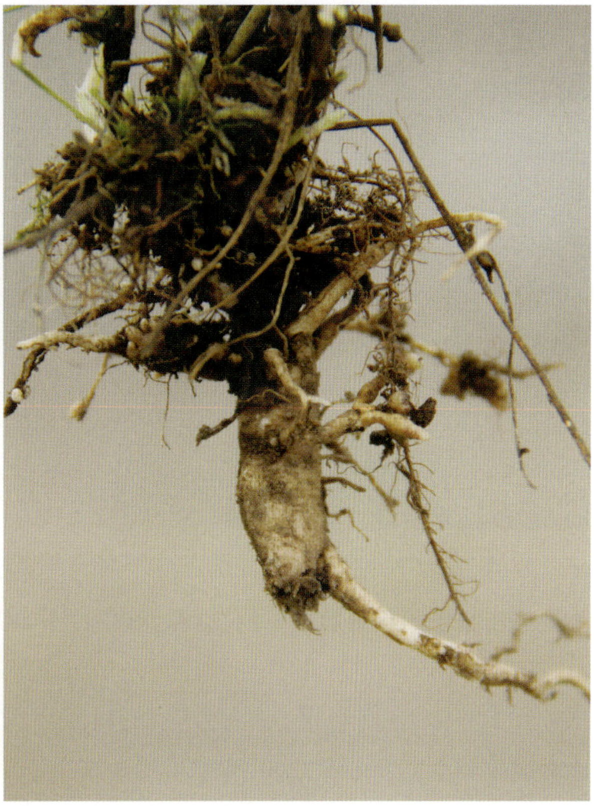

【形态特征】多年生草本。基部有分枝，疏生白色长柔毛，间有黑色短柔毛。奇数羽状复叶，卵状矩圆形至披针形。总状花序近头状，腋生；花萼钟状，密生黑色间有白色长柔毛，萼齿条形，与筒部近等长；花冠黄色。荚果长椭圆形或矩圆状卵形，膨胀，密生黑色长柔毛。花期 6~8 月，果期 8~9 月。

【适宜生境】生于海拔 3300~5300 m 的干燥草原及山坡草地。

【资源状况】分布于共和、海晏、刚察、天峻、湟源、祁连、门源、大通、互助、湟中。常见。

【药 材 名】甘肃棘豆（全草）。

【采收加工】7~8 月采收，切段，晒干。

【功能主治】止血，利尿，解毒疗疮。用于各种内出血，水肿，疮疡。

【藏医应用】《中国藏药》记载本种的全草入药。微甘、微涩，温。清肺热，清脾热，泻腹水，消肿。用于“培根”所致诸病，肺热咳嗽，痰饮腹水，体虚水肿，脾虚泄泻。

豌　豆

回鹘豆

Pisum sativum Linn.

【藏药名】སྲན་མ།（音译名：伞玛）

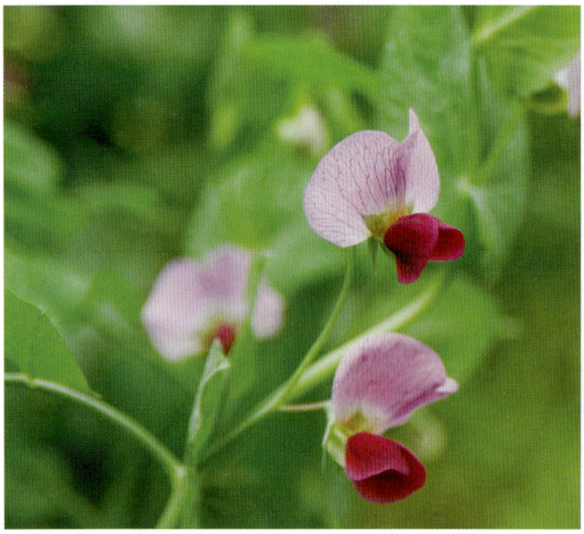

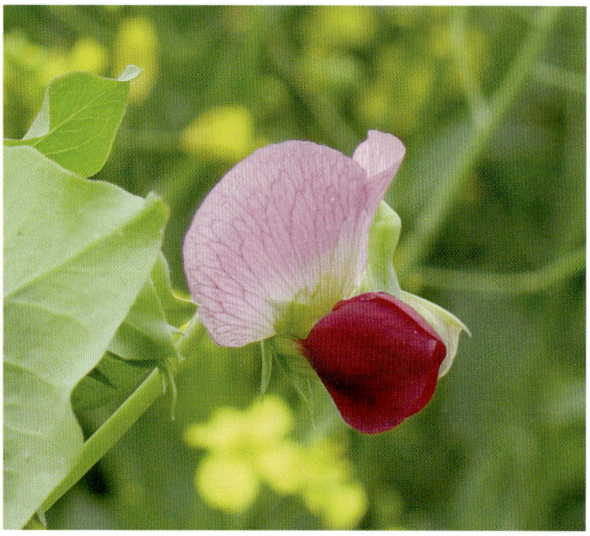

【形态特征】一年生攀缘草本，全株绿色，光滑无毛，被粉霜。小叶卵圆形。花于叶腋单生或数朵排列为总状花序；花萼钟状，深5裂，裂片披针形；花冠颜色多样，随品种而异，多为白色和紫色；子房无毛，花柱扁，内面有髯毛。荚果肿胀。花期6~7月，果期7~9月。

【适宜生境】生于海拔2200~3200 m的沙地。

【资源状况】分布于大通、互助，种植。常见。

【药 材 名】豌豆（种子）、豌豆荚（荚果）、豌豆花（花）、豌豆苗（嫩茎叶）。

【采收加工】豌豆：夏、秋二季果实成熟时采摘荚果，晒干，打下种子。豌豆荚：7~9月采摘荚果，晒干。豌豆花：6~7月开花时采收，鲜用或晒干。豌豆苗：春季采收，鲜用。

【功能主治】豌豆：和中下气，通乳利水，解毒。用于消渴，吐逆，泻痢腹胀，霍乱转筋，乳少，脚气病，水肿，疮疡。豌豆荚：解毒敛疮。用于耳后糜烂。豌豆花：清热，凉血。用于咳血，鼻衄，月经过多。豌豆苗：清热解毒，凉血平肝。用于暑热，消渴，高血压，疔毒，疥疮。

【藏医应用】《中华本草》（藏药卷）记载本种的花、种子入药。甘，凉而轻。活血调经，益肾，止血。用于肾病，月经过多。

刺　槐

洋槐

Robinia pseudoacacia Linn.

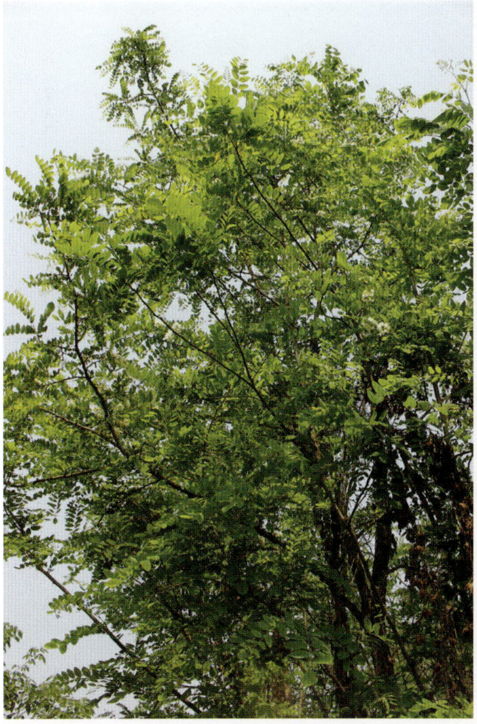

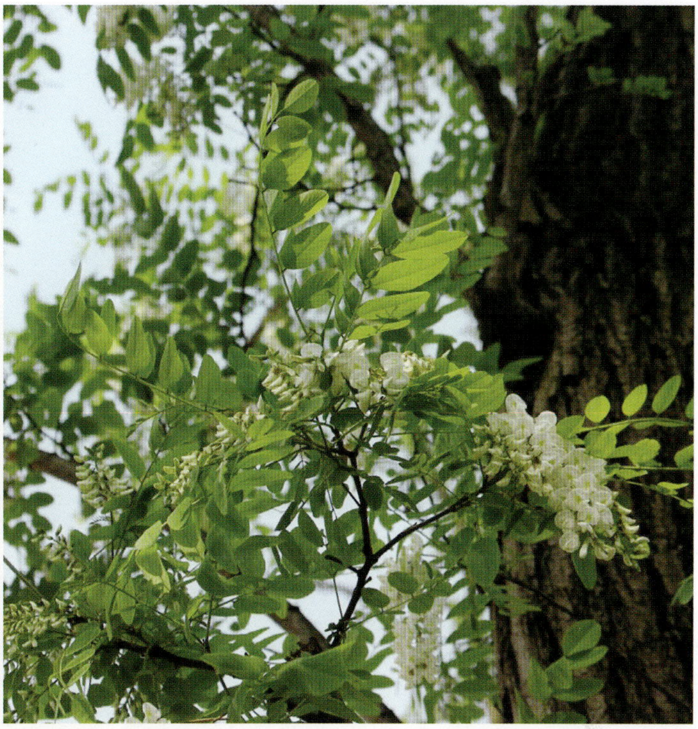

【形态特征】 落叶乔木。树皮灰褐色，深纵裂；小枝暗褐色，具刺针，无毛；冬芽小，在落叶前藏于叶柄基部内。奇数羽状复叶；叶轴具浅沟，基部膨大；小叶 7~19，椭圆形、长圆形或卵圆形。总状花序腋生，下垂；花冠白色，芳香，旗瓣近圆形，有爪，基部有 2 黄色斑点，翼瓣弯曲，龙骨瓣向内弯，下部联合。荚果条状长椭圆形。花期 4~6 月，果期 7~8 月。

【适宜生境】 生于海拔约 2000 m 的庭院、公园及道路旁。

【资源状况】 分布于大通、互助、湟中、湟源，种植。常见。

【药 材 名】 刺槐花（花）、刺槐根（根）。

【采收加工】 刺槐花：6~7 月花盛开时采收，晾干。刺槐根：秋季采挖，洗净，切片，晒干。

【功能主治】 刺槐花：止血。用于大肠下血，咯血，吐血，血崩。刺槐根：凉血止血，舒筋活络。用于便血，咯血，吐血，崩漏，劳伤乏力，风湿骨痛，跌打损伤。

披针叶野决明

披针叶黄华

Thermopsis lanceolata R. Br.

【藏药名】ར་དུག（音译名：拉豆）

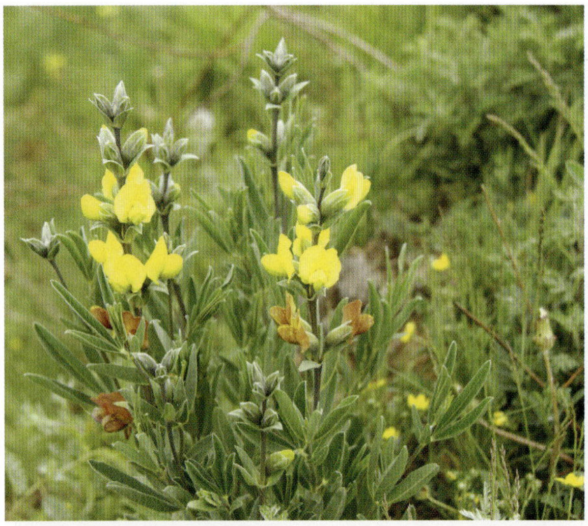

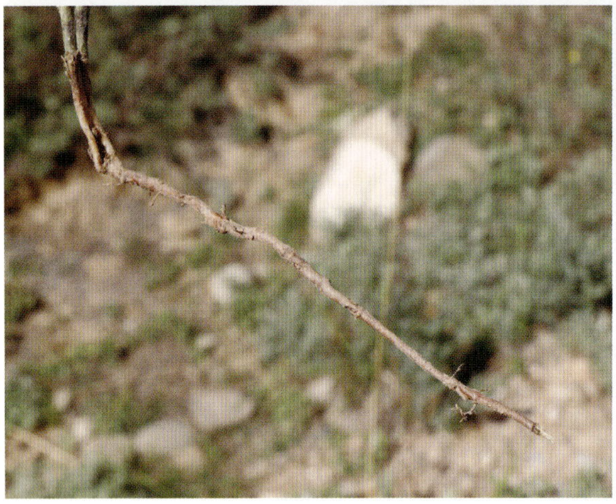

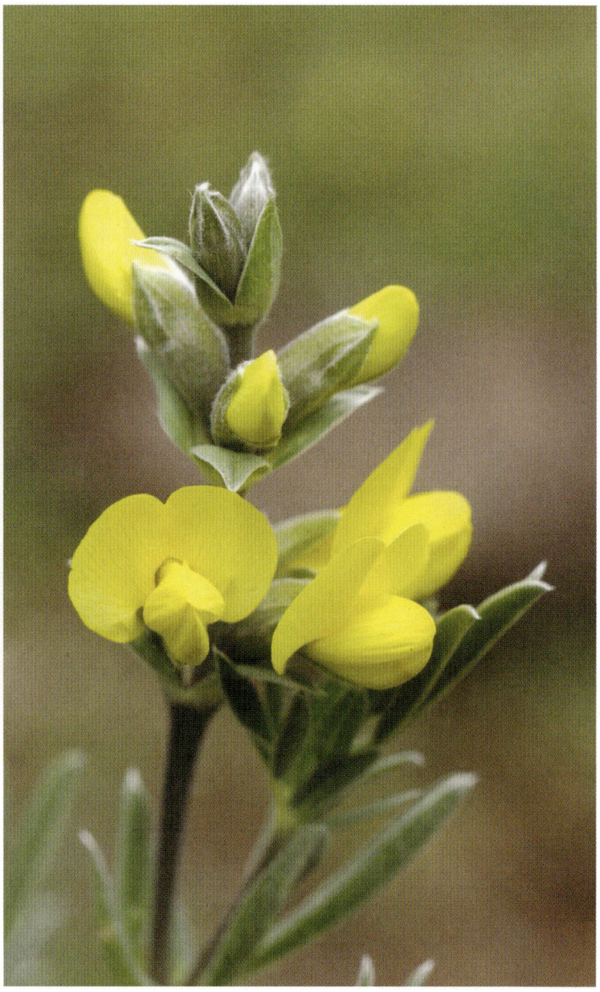

【形态特征】多年生草本，全株密被白色长柔毛。根直，淡黄棕色。茎直立，稍有分枝。小叶常为3，互生，叶片长圆状倒卵形至倒披针形，背面密生紧贴的短柔毛，全缘；托叶2，披针形，基部联合。总状花序顶生；花冠蝶形，黄色，旗瓣近圆形，先端微凹，基部有爪，翼瓣稍短，龙骨瓣半圆形，短于翼瓣；雄蕊10。荚果扁，条形。花期6~7月，果期8~9月。

【适宜生境】生于海拔3500~4700 m的山坡草地、河边及沙砾地。

【资源状况】分布于大通、互助、湟中、湟源、门源、海晏、刚察、共和、天峻。常见。

【药 材 名】牧马豆（全草）、牧马豆根（根、根茎）。

【采收加工】牧马豆：7~9月结果时采收，晒干或风干。牧马豆根：9~10月采挖，洗净泥土，除去须根，晾干。

【功能主治】有毒。牧马豆：祛痰止咳，润肠通便。用于咳嗽痰喘，大便干结。牧马豆根：清热解毒，利咽。用于感冒，肺热咳嗽，咽痛。

【藏医应用】《中国藏药》记载本种的根、根茎入药。苦，寒。解毒，杀虫。用于虫病。

胡卢巴

香草、香豆、芸香

Trigonella foenum-graecum Linn.

【藏药名】ཤུ་མོ་ཟ།（音译名：西毛萨）

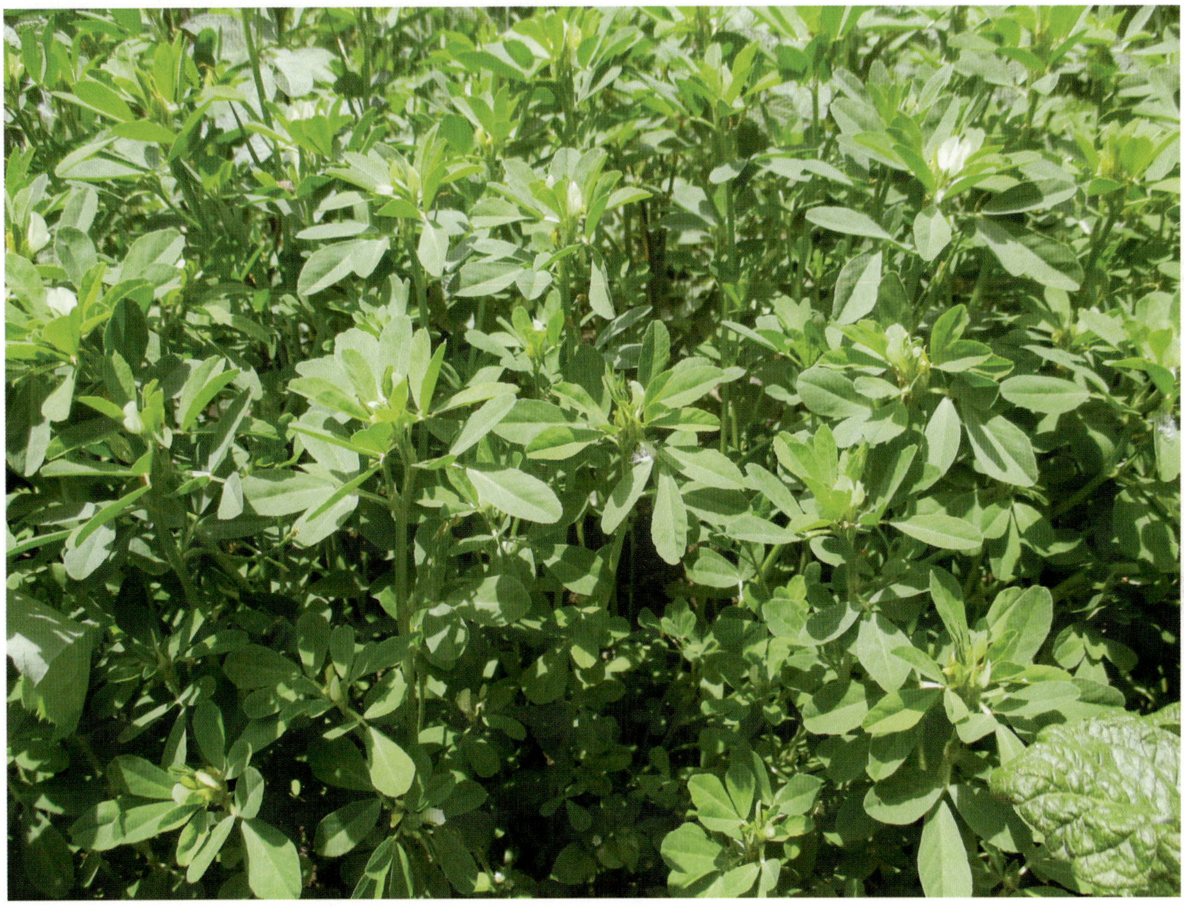

【形态特征】一年生草本，全株有香气。茎、枝被疏毛。三出复叶，互生；叶柄长 1~4 cm；小叶 3，顶生小叶倒卵形或倒披针形；萼筒状，萼齿披针形，与萼筒近等长；花冠蝶形，黄白色或淡黄色，基部稍带紫堇色，旗瓣长圆形，顶端波状凹陷，翼瓣狭长圆形，龙骨瓣长方状倒卵形。花期 4~7 月，果期 7~9 月。

【适宜生境】生于海拔约 2000 m 的田间、路旁。

【资源状况】分布于大通、互助、门源、祁连、湟源、海晏。常见。

【药 材 名】胡芦巴（成熟种子）。

【采收加工】夏季果实成熟时采割植株，晒干，打下种子，除去杂质。

【功能主治】温肾助阳，祛寒止痛。用于肾阳不足，下元虚冷，小腹冷痛，寒疝腹痛，寒湿脚气。

【藏医应用】《中国藏药》记载本种的种子入药。苦，重、腻、温。温中燥湿。用于“培根”病，寒症，冷气癥瘕，腹胁胀满，寒性腹泻，寒湿脚气。

山野豌豆

山豌豆、山黑豆、野豌豆、豆豆苗

Vicia amoena Fisch. ex DC.

【藏药名】ཉ་དྲུག་པ།（音译名：涅斗巴）

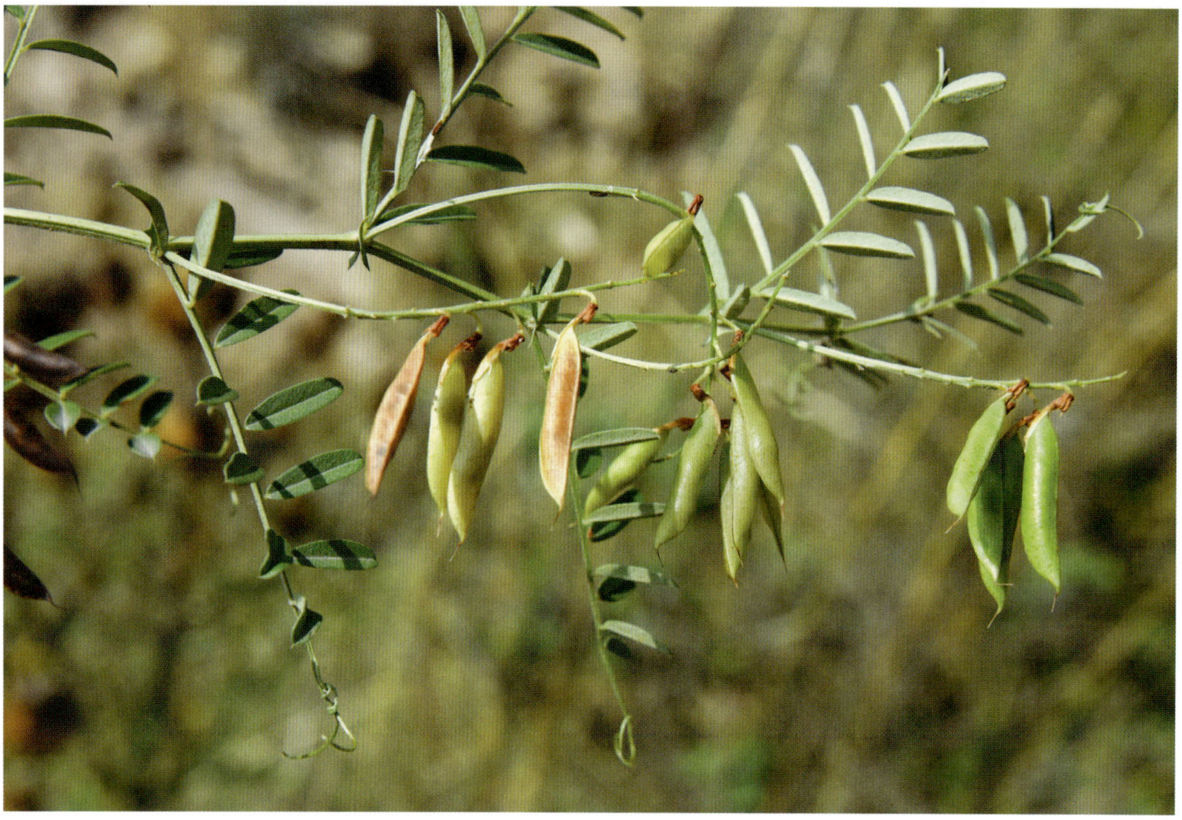

【形态特征】多年生草本，高 30~100 cm。茎具棱，多分枝，细软。偶数羽状复叶，长 5~12 cm；托叶半箭头形，边缘有 3~4 裂齿；小叶 4~7 对，互生或近对生，椭圆形至卵披针形。总状花序；花 10~30 朵着生于花序轴上部；花冠红紫色、蓝紫色或蓝色，花期颜色多变；花萼斜钟状，萼齿近三角形；旗瓣倒卵圆形，长 1~1.6 cm，宽 0.5~0.6 cm，翼瓣与旗瓣近等长，龙骨瓣短于翼瓣；子房无毛，胚珠 6。荚果长圆形。花期 4~6 月，果期 7~10 月。

【适宜生境】生于海拔 1800~3800 m 的林缘灌丛、草地、沟谷、河边、田埂。

【资源状况】分布于大通、互助、门源、湟源、湟中。常见。

【药 材 名】山野豌豆（嫩茎叶）。
【采收加工】7~9 月采收植株上部的嫩茎叶，晒干。
【功能主治】祛风除湿，活血止痛。用于风湿疼痛，筋脉拘挛，阴囊湿疹，跌打损伤，无名肿痛，鼻衄，崩漏。
【藏医应用】《中华藏本草》记载本种的全草入药。清热解毒。用于风湿性关节炎。

歪头菜

草豆、两叶豆苗
Vicia unijuga A. Br.

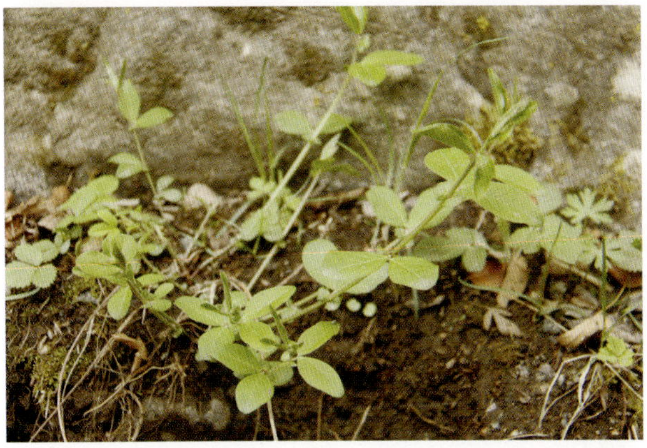

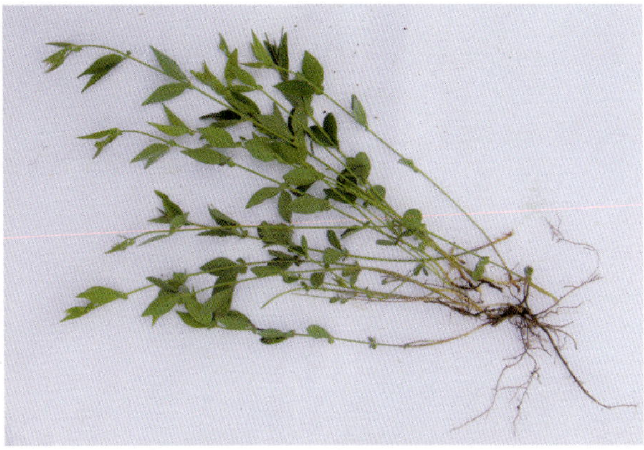

【形态特征】多年生草本，高 40~100 cm。茎丛生，具棱，疏被柔毛。托叶戟形或近披针形；小叶 1 对，卵状披针形或近菱形，长 3~7 cm，宽 1.5~4 cm。总状花序单一，稀有分枝组成圆锥状复总状花序；花 8~20 朵一面向密集于花序轴上部；花萼紫色，斜钟状或钟状，长约 0.4 cm；花冠蓝紫色、紫红色或淡蓝色，长 1~1.6 cm；旗瓣倒提琴形，翼瓣先端钝圆，龙骨瓣短于翼瓣；子房线形，无毛。荚果扁，长圆形。花期 6~7 月，果期 8~9 月。
【适宜生境】生于海拔 2000~4000 m 的山地、林缘、草地、沟边及灌丛。
【资源状况】分布于湟源、湟中、大通、门源、祁连、互助、海晏、刚察。常见。
【药 材 名】歪头菜（全草）。
【采收加工】夏、秋二季采收，洗净，切段，晒干。
【功能主治】补虚调肝，理气止痛，清热利尿。用于头晕，体虚浮肿，胃痛，疔疖。

牻牛儿苗科

熏倒牛

尾巴蒿

Biebersteinia heterostemon Maxim.

【藏药名】མིང་ཅན་ནག་པོ།（音译名：芒坚那保）

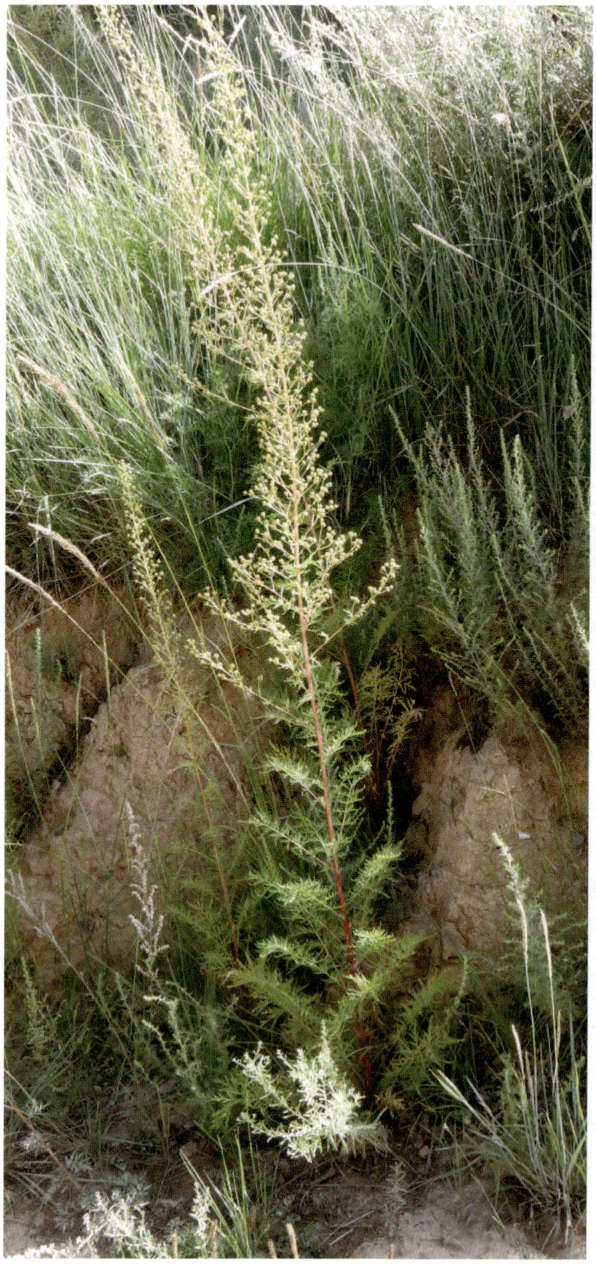

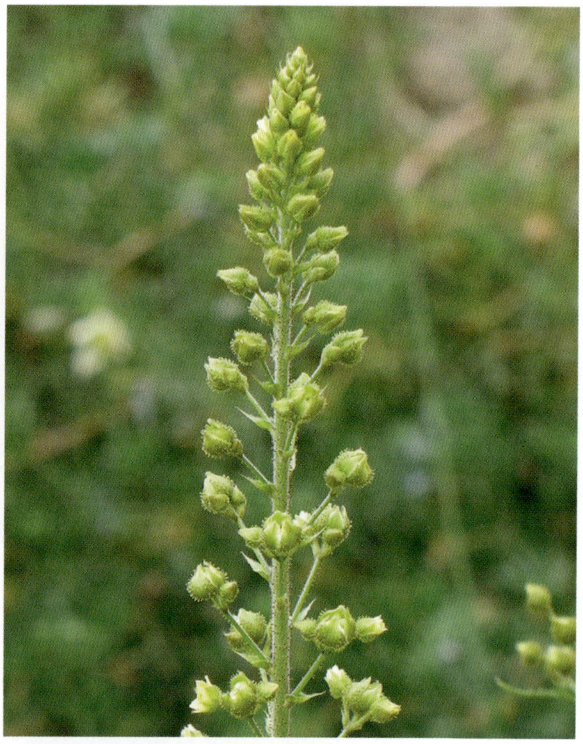

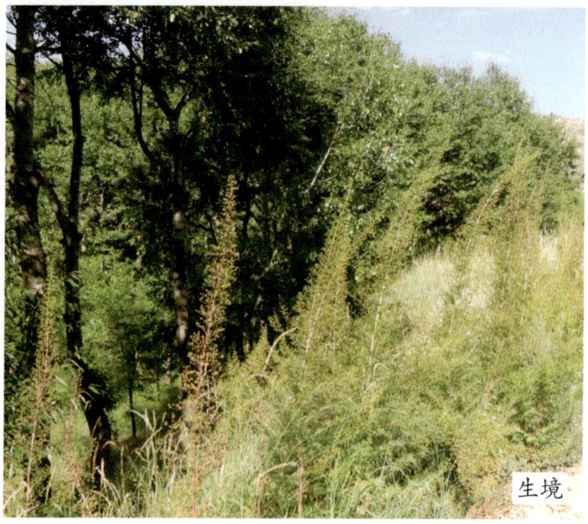

生境

【形态特征】一年生直立草本，全株被黑色腺毛和白色长柔毛，具浓厚的特异臭气。茎有明显的纵棱，圆柱状，中空，基部稍木质，具多数残存的膜质叶鞘，下部微红色，上部绿色。叶互生，长 12~30 cm，宽 4~16 cm，叶片轮廓矩圆状倒披针形。圆锥花序顶生，大型，长达 40 cm 左右；花黄色，多数；雄蕊 10；子房深 5 裂，5 室，花柱离生。蒴果。花期 6~8 月，果期 8~9 月。

【适宜生境】生于海拔 1900~3600 m 的荒坡、路旁、河滩。

【资源状况】分布于祁连、互助、湟中。常见。

【药 材 名】熏倒牛（果实或全草）。

【采收加工】夏、秋二季采收地上部分，8~9 月采摘成熟果实，晒干。

【功能主治】清热镇惊，行气止痛。用于温病发热，感冒发热，小儿高热惊风，腹胀腹痛，痔疮。

【藏医应用】《中国藏药》记载本种的花序、果序入药。苦，寒。清热解毒，散肿止痛。用于炭疽，痈疽疔疮。

牻牛儿苗

长嘴老鹳草、绵绵牛、车车路

Erodium stephanianum Willd.

【藏药名】སྦོར།（音译名：勃尔）

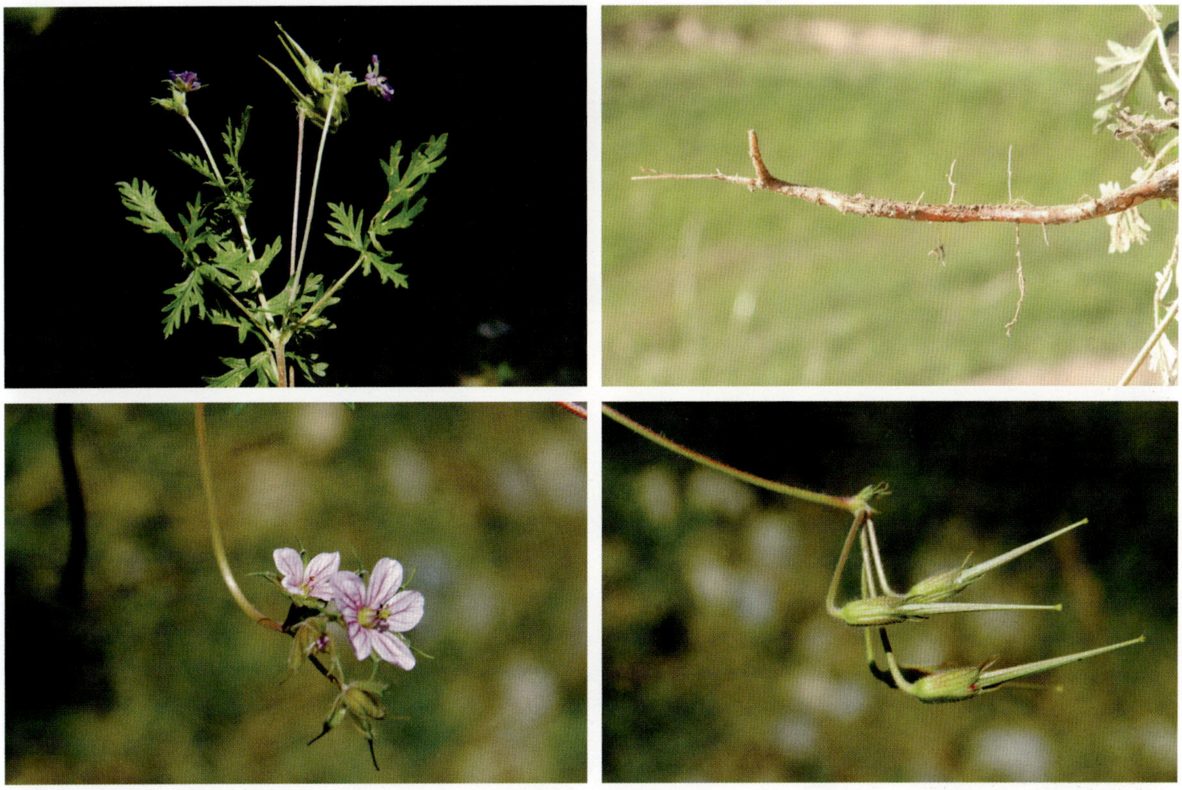

【形态特征】一年生或二年生草本。根为直根，较粗壮，少分枝。茎多数，仰卧或蔓生，具节，被柔毛。叶对生；托叶三角状披针形，分离，被疏柔毛，边缘具缘毛；叶片轮廓卵形或三角状卵形。伞形花序腋生，明显长于叶；总花梗被开展长柔毛和倒向短柔毛，每梗具花 2~5 朵；苞片狭披针形，分离。蒴果。花期 6~8 月，果期 8~9 月。

【适宜生境】生于海拔 2300~3800 m 的干山坡、农田边、沙质河滩地和草原凹地等。

【资源状况】分布于互助。常见。

【药 材 名】老鹳草（地上部分）。

【采收加工】夏、秋二季果实成熟时采收，除去杂质，洗净泥土，晒干，切段。

【功能主治】祛风湿，通经络，止泻痢。用于风湿痹痛，麻木拘挛，筋骨酸痛，泄泻痢疾。

【藏医应用】《藏药志》记载本种的花、叶入药。消炎，利尿。用于目生翳障，沙眼，结膜炎，遗尿症。

毛蕊老鹳草

高山老鹳草、短嘴老鹳草

Geranium platyanthum Duthie

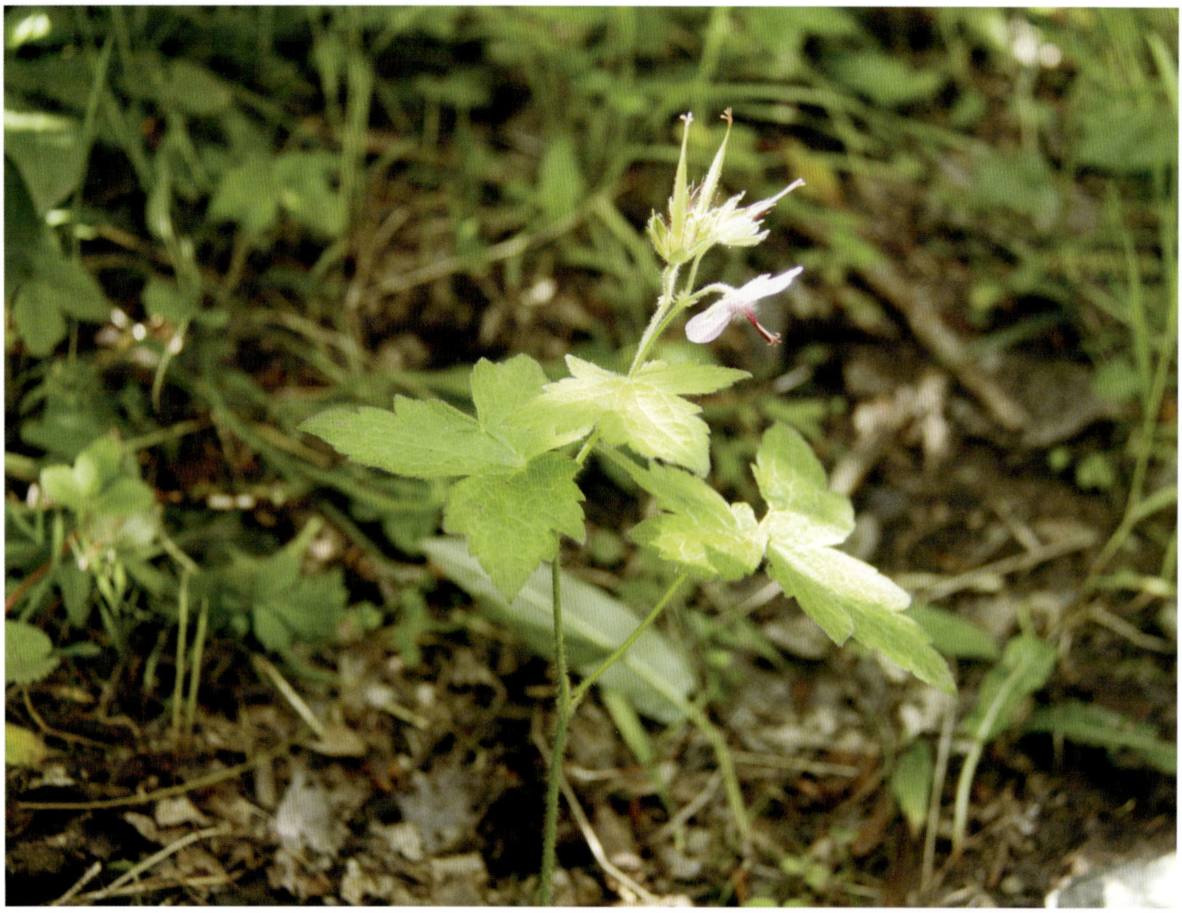

【形态特征】多年生草本，高 30~80 cm。根状茎短粗，直生或斜生，下部具束生纤维状肥厚块根或肉质细长块根。叶基生和茎上互生；托叶三角状披针形，叶片五角状肾圆形，长 5~8 cm，宽 8~15 cm，掌状 5 裂达叶片中部或稍过之。伞形聚伞花序，顶生或腋生；总花梗具 2~4 花；花瓣淡紫红色，宽倒卵形或近圆形，经常向上反折；雄蕊长约为萼片的 1.5 倍，花丝淡紫色。蒴果。种子肾圆形。花期 6~7 月，果期 8~9 月。

【适宜生境】生于海拔 2200~2900 m 的路边、河滩、灌丛等处。

【资源状况】分布于大通、湟源、湟中、互助、门源。常见。

【药 材 名】老鹳草（带果实的全草）。

【采收加工】夏、秋二季果实成熟时采收，除去杂质，洗净泥土，晒干，切段。

【功能主治】祛风湿，通经络，止泻痢。用于风湿痹痛，麻木拘挛，筋骨酸痛，泄泻痢疾，跌打损伤，疮毒。

■ 附　注　本种常作为老鹳草的代用品。

草原老鹳草

草地老鹳草

Geranium pratense L.

【藏药名】ཀྲེ་ལ།（音译名：勃尔）

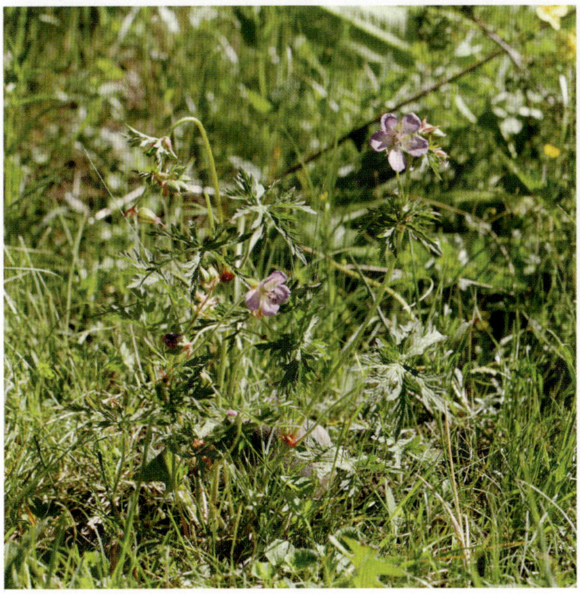

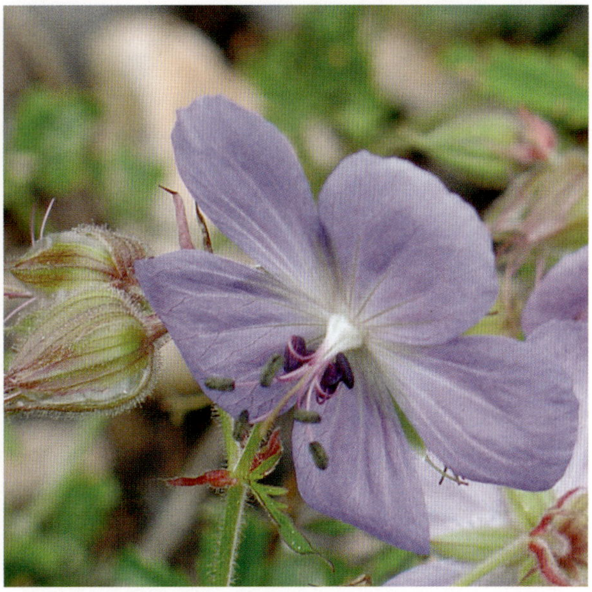

【形态特征】多年生草本。根肉质，多数簇生。根状茎粗短；茎直立，被白柔毛，上部分枝较多，枝上密被开展的黑腺毛。基生叶肾圆形，基生叶和茎下部叶柄较长；托叶披针形，褐色或黄绿色。聚伞花序生于小枝顶端；花瓣蓝紫色。蒴果长约 3 cm，具鸟嘴状长喙，被短柔毛并混有开展腺毛，成熟后裂开成弓状且向上卷曲。花、果期 6~8 月。

【适宜生境】生于海拔 2600~4000 m 的山坡草甸、灌丛、林下或河边草地。

【资源状况】分布于共和、大通、祁连、门源。常见。

【药 材 名】老鹳草（带果实的全草）。

【采收加工】夏、秋二季果实成熟时采收，除去杂质，洗净泥土，晒干，切段。

【功能主治】祛风湿，通经络，止泻痢。用于风湿痹痛，麻木拘挛，筋骨酸痛，泄泻痢疾，跌打损伤，疮毒。

【藏医应用】《中国藏药》记载本种的根入药。涩，寒、锐。清热解毒，消肿。用于瘟病时疫，肺热病，脉热病，中毒病，水肿病。

■ 附　注　本种常作为老鹳草的代用品。

鼠掌老鹳草

西伯利亚老鹳草

Geranium sibiricum L.

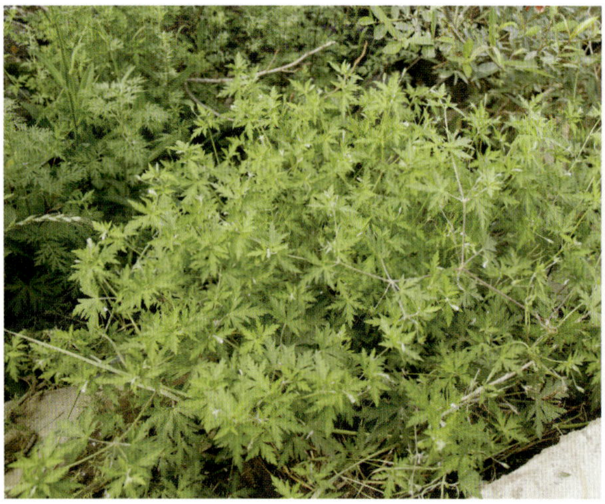

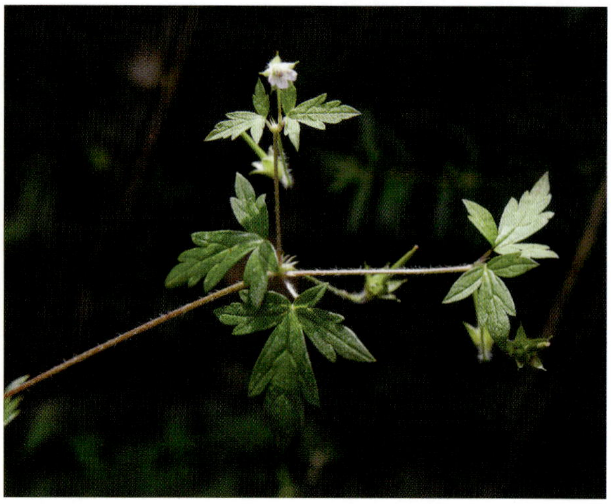

【形态特征】多年生草本。茎细长，伏地，略斜升。叶对生，宽肾状五角形，基部宽心形，掌状 5 深裂，裂片卵状披针形，羽状分裂或齿状深缺刻，两面有疏状伏毛；基生叶和下部茎生叶有长柄。花单生于叶腋；花梗细长，近中部有 2 披针形苞片；萼片矩圆状披针形，边缘膜质；花瓣淡红色，长于萼片。蒴果。花期 6~7 月，果期 7~9 月。

【适宜生境】生于海拔 2200~3500 m 的田边、路边、林下、灌丛、河滩。

【资源状况】分布于互助、湟源、大通、门源、祁连。常见。

【药 材 名】老鹳草（带果实的全草）。

【采收加工】夏、秋二季果实成熟时采收，除去杂质，洗净泥土，晒干，切段。

【功能主治】祛风湿，通经络，止泻痢。用于风湿痹痛，麻木拘挛，筋骨酸痛，泄泻痢疾，跌打损伤，疮毒。

旱金莲

旱莲花、荷叶七

Tropaeolum majus L.

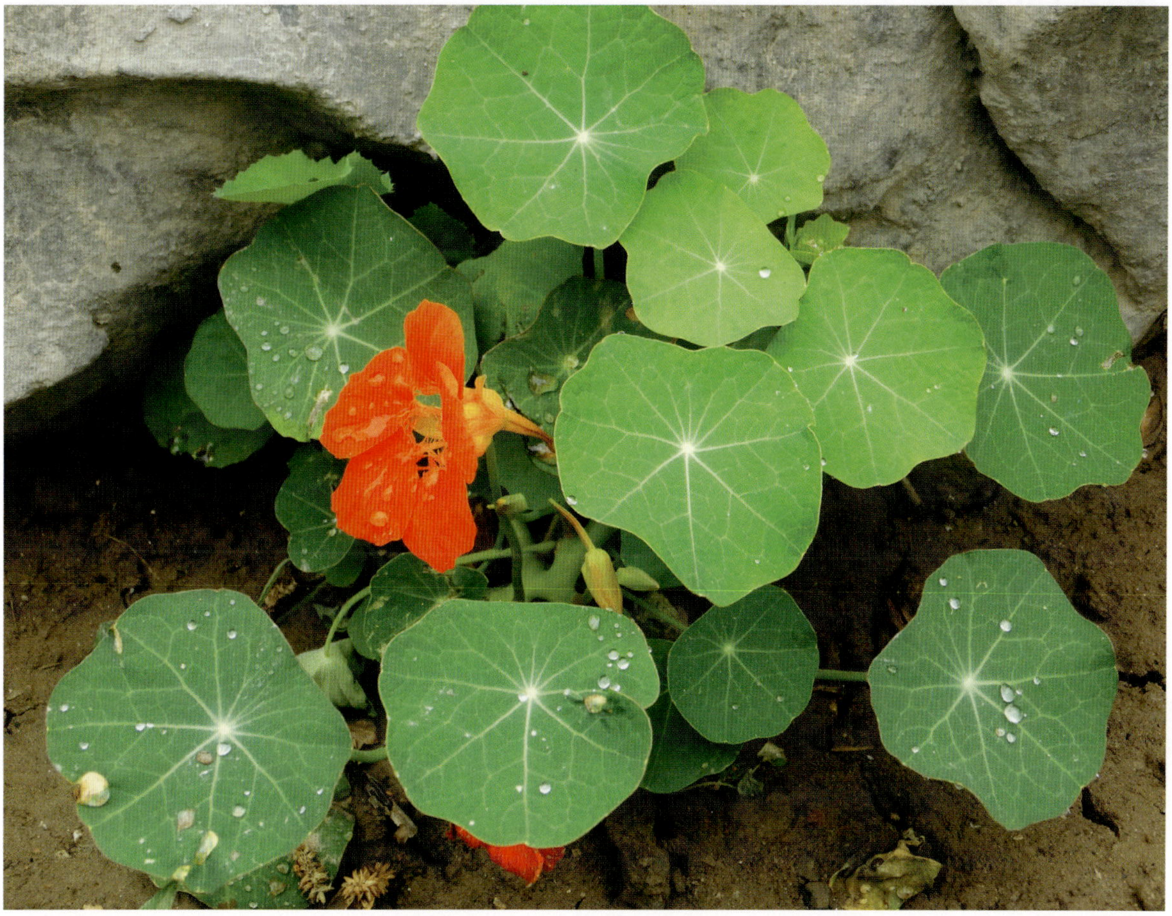

【形态特征】一年生或多年生攀缘状肉质草本，全株光滑无毛。根有时块状。叶互生，盾状近圆形，有主脉 9 条，由叶柄着生处向四方发出，边缘有波状钝角，下面通常被毛或有乳凸点。花单生于叶腋，有长梗，窄成爪状，近爪处边缘有毛状裂；雄蕊 8；子房 3 室，花柱 1，柱头 3 裂，线形。果实成熟时分裂成 3 个小核果。花期 6~10 月，果期 7~11 月。

【适宜生境】生于海拔约 2200 m 的庭院、公园及道路旁。

【资源状况】分布于互助、湟中、湟源、大通、门源、祁连、海晏、刚察、共和、天峻，种植。常见。

【药 材 名】旱莲花（全草）。

【采收加工】生长盛期，割取全草，鲜用或晒干。

【功能主治】清热解毒，凉血止血。用于目赤肿痛，疮疖，吐血，咯血。

亚麻科

宿根亚麻

多年生亚麻、豆麻

Linum perenne L.

【藏药名】རི་སྐྱེས་ཟར་མ།（音译名：日吉萨尔玛）

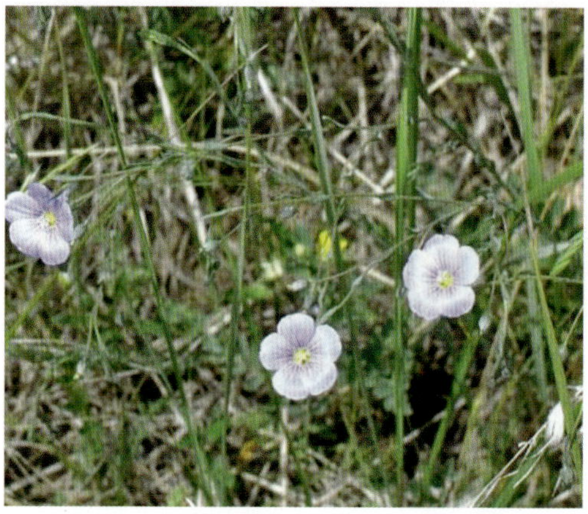

【形态特征】多年生草本。根为直根，粗壮，根颈头木质化。茎多数，直立或仰卧，中部以上多分枝，基部木质化，具密集狭条形叶的不育枝。叶互生，叶片狭条形或条状披针形。花多数，组成聚伞花序，蓝色、蓝紫色、淡蓝色；萼片 5，卵形；花瓣 5，倒卵形，顶端圆形，基部楔形；雄蕊 5，长于或短于雌蕊，或与雌蕊近等长，花丝中部以下稍宽，基部合生。蒴果近球形。花期 6~7 月，果期 8~9 月。

【适宜生境】生于海拔约 4100 m 的干旱草原、沙砾质干河滩和干旱的山地阳坡疏灌丛或草地。

【资源状况】分布于共和、海晏、门源、湟源。常见。

【药 材 名】宿根亚麻（花、果实）。

【采收加工】6~7 月采收花序，7~8 月采摘果实，以纸遮蔽，晒干。

【功能主治】通经活血。用于血瘀经闭。

【藏医应用】《中华藏本草》记载本种的花、果实入药。通经活血，止痛。用于子宫瘀血，闭经，痛经，体虚，神经性头痛；外用治皮肤瘙痒，湿疹，伤口红肿。

亚 麻

鸦麻、胡麻、山脂麻

Linum usitatissimum L.

【藏药名】ཟར་མ།（音译名：萨尔玛）

【形态特征】一年生草本。茎直立，多在上部分枝，有时自茎基部亦有分枝，但密植则不分枝，基部木质化，无毛，韧皮部纤维强韧弹性，构造如棉。叶互生，叶片线形、线状披针形或披针形，先端锐尖，基部渐狭，无柄，内卷。花单生于枝顶或枝的上部叶腋，组成疏散的聚伞花序；花瓣 5，倒卵形，蓝色或紫蓝色，稀白色或红色，先端啮蚀状。蒴果球形。花期 6~8 月，果期 8~9 月。

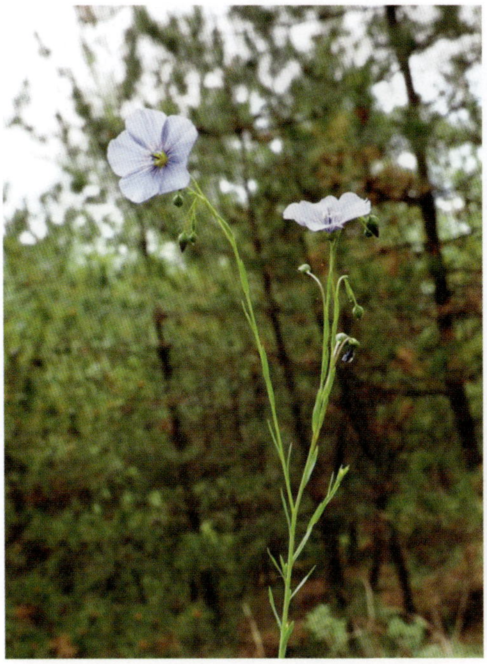

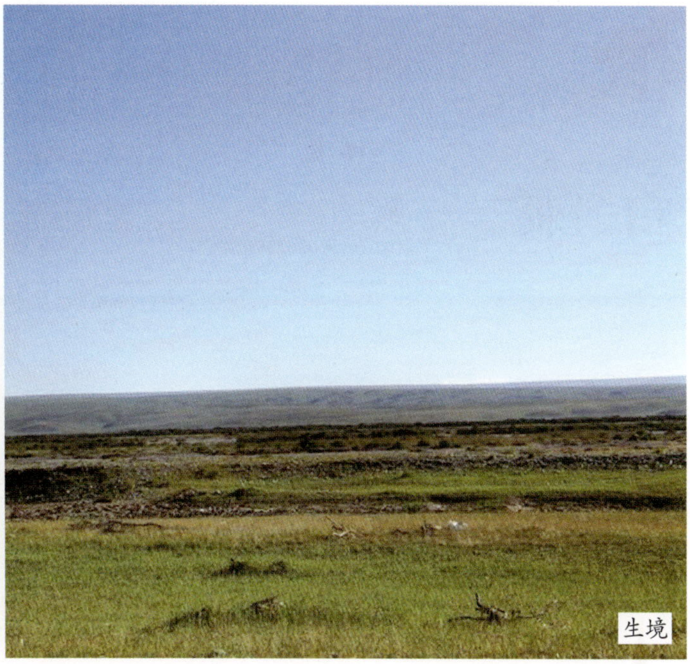

生境

【适宜生境】 生于海拔约 2100 m 的干旱草原、沙砾质干河滩和干旱的山地阳坡疏灌丛或草地。

【资源状况】 分布于大通、湟源、湟中、互助、刚察、门源、共和、海晏。常见。

【药 材 名】 亚麻子（种子）。

【采收加工】 秋季果实成熟时采收植株，晒干，打下种子，除去杂质，再晒干。

【功能主治】 润燥通便，养血祛风。用于肠燥便秘，皮肤干燥，瘙痒，脱发。

【藏医应用】 《藏药志》记载本种的种子入药。涩、苦，温。用于神经性头痛；外用治伤口红肿。

蒺藜科

白　刺

唐古特白刺、酸胖、甘青白刺

Nitraria tangutorum Bobr.

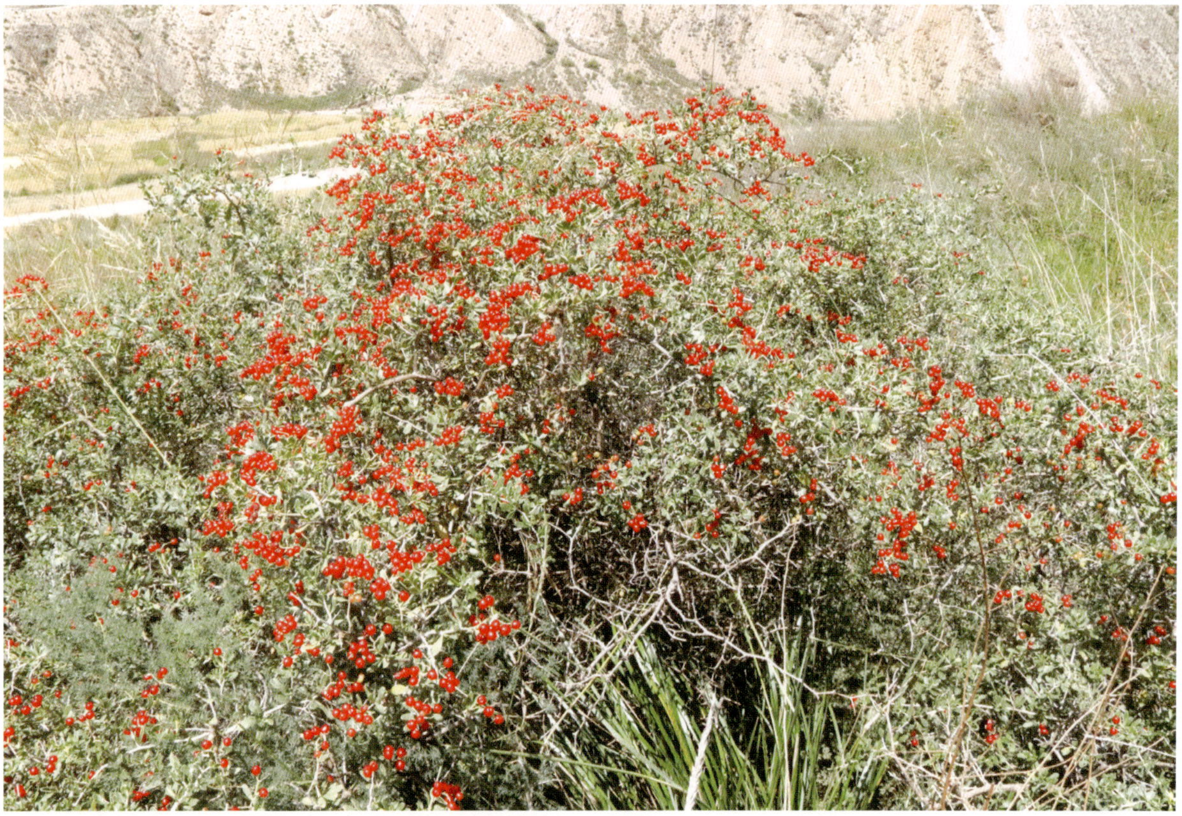

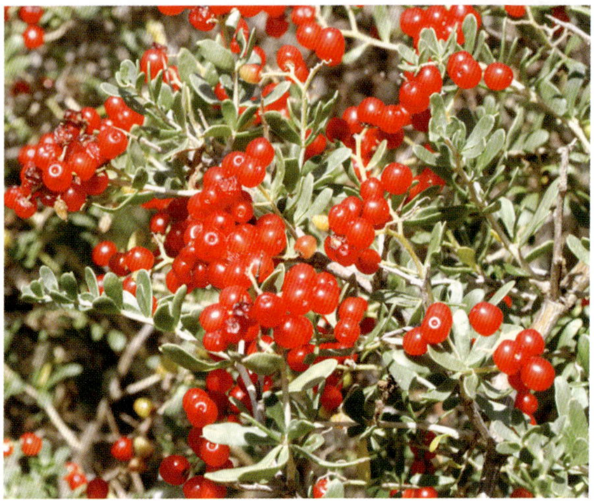

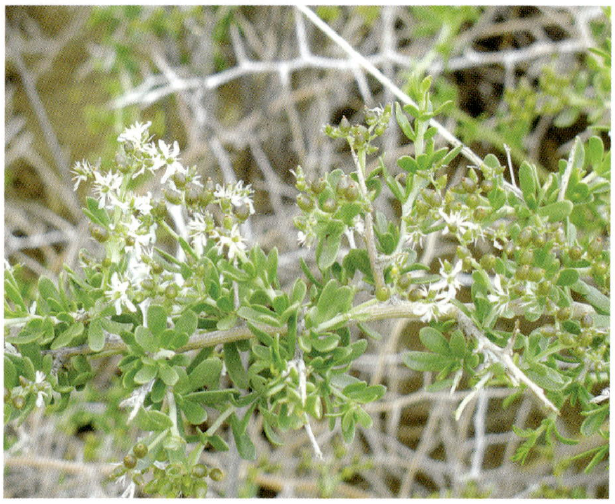

【形态特征】灌木，弯，多分枝。枝铺散，少直立；小枝灰白色，不孕枝先端刺针状。叶近无柄，在嫩枝上 4~6 片簇生，倒披针形，先端锐尖或钝，基部渐窄成楔形，无毛或幼时被柔毛。聚伞花序长 1~3 cm，被疏柔毛；萼片 5，绿色；花瓣黄绿色或近白色。果实椭圆形或近球形，果核卵形。花期 5~6 月，果期 7~8 月。

【适宜生境】生于海拔 1900~3500 m 的干山坡、河谷、河滩、戈壁滩、冲积扇前沿。

【资源状况】分布于共和。常见。

【药 材 名】白刺（果实）。

【采收加工】秋季果实成熟时采摘，晒干。

【功能主治】健脾助运，下乳，安神。用于脾虚食少，消化不良，产后乳少，神经衰弱。

多裂骆驼蓬

苦苦菜、臭草、臭牡丹、臭古都

Peganum multisectum (Maxim.) Bobr.

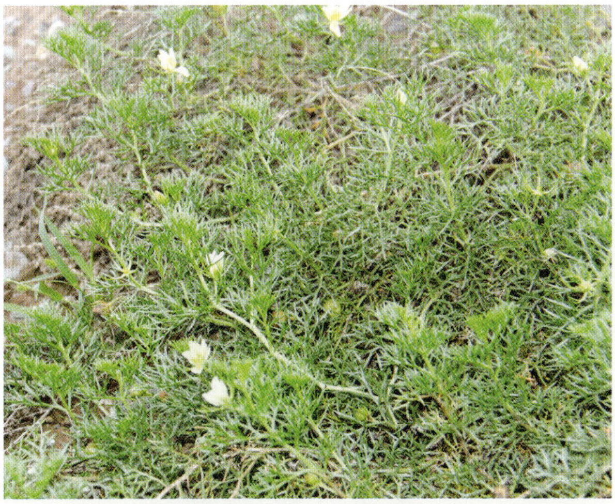
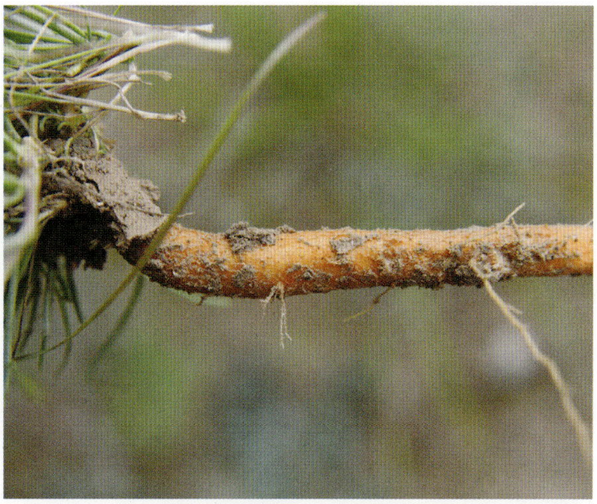
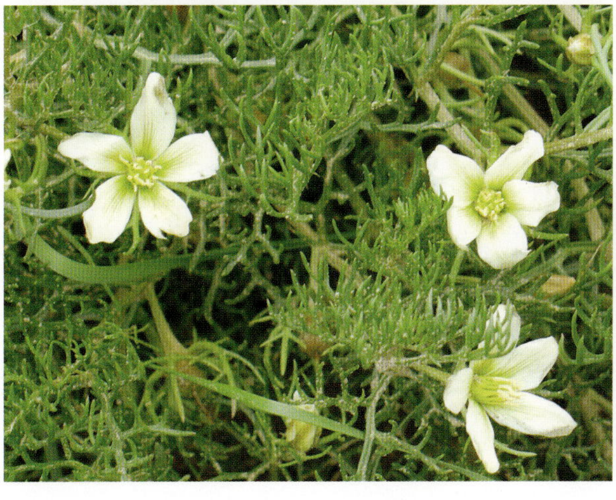
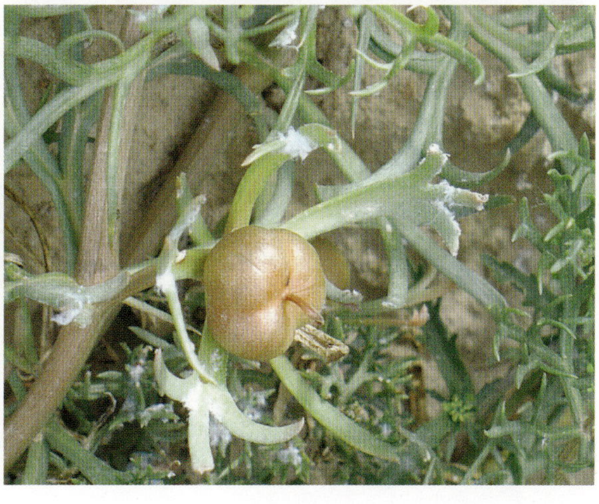

【形态特征】多年生草本，嫩时被毛。茎平卧，长 30~80 cm。叶二至三回深裂，基部裂片与叶轴近垂直，裂片长 6~12 mm，宽 1~1.5 mm。萼片 3~5 深裂；花瓣淡黄色，倒卵状矩圆形，长 10~15 mm，宽 5~6 mm；雄蕊 15，短于花瓣，基部宽展。蒴果近球形，顶部稍平扁。种子多数，略成三角形，长 2~3 mm，稍弯，黑褐色，表面有小瘤状突起。花期 5~7 月，果期 6~9 月。

【适宜生境】生于海拔 1700~3900 m 的干山坡、草地、沙丘及路旁。

【资源状况】分布于共和、湟中、大通。常见。

【药 材 名】骆驼蓬（全草）、骆驼蓬子（种子）。

【采收加工】骆驼蓬：夏、秋二季采收全草，鲜用或切段，晒干。骆驼蓬子：秋季果实成熟时采摘，搓下种子，去净杂质，晒干。

【功能主治】有毒。骆驼蓬：止咳平喘，祛风湿，消肿毒。用于咳嗽气喘，风湿痹痛，无名肿毒，皮肤瘙痒。骆驼蓬子：止咳平喘，祛风湿，解郁。用于咳嗽气喘，小便不利，关节酸痛，四肢麻木，精神郁闷，癔病。

蒺 藜

白蒺藜、八角刺、陀罗刺、菱角刺

Tribulus terrestris L.

【藏药名】གཟེ་མ།（音译名：塞玛）

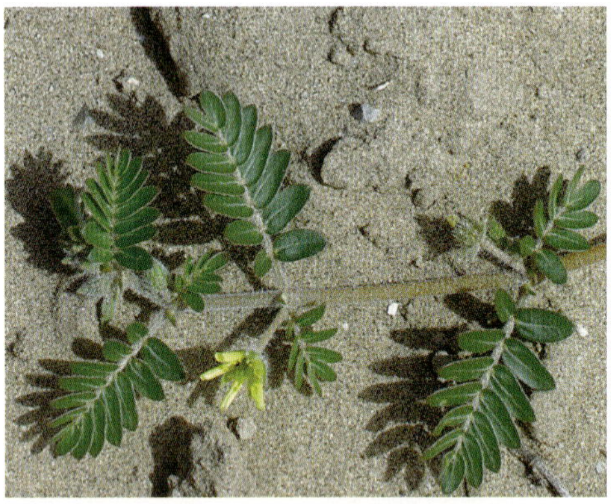

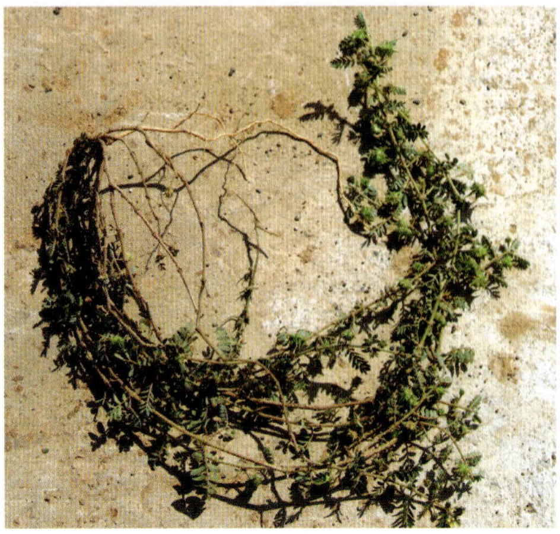

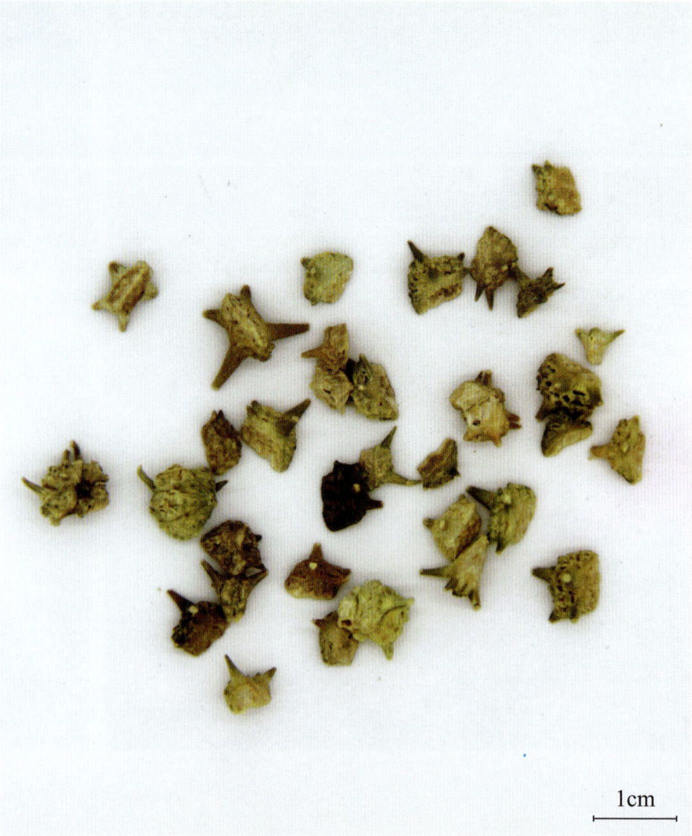

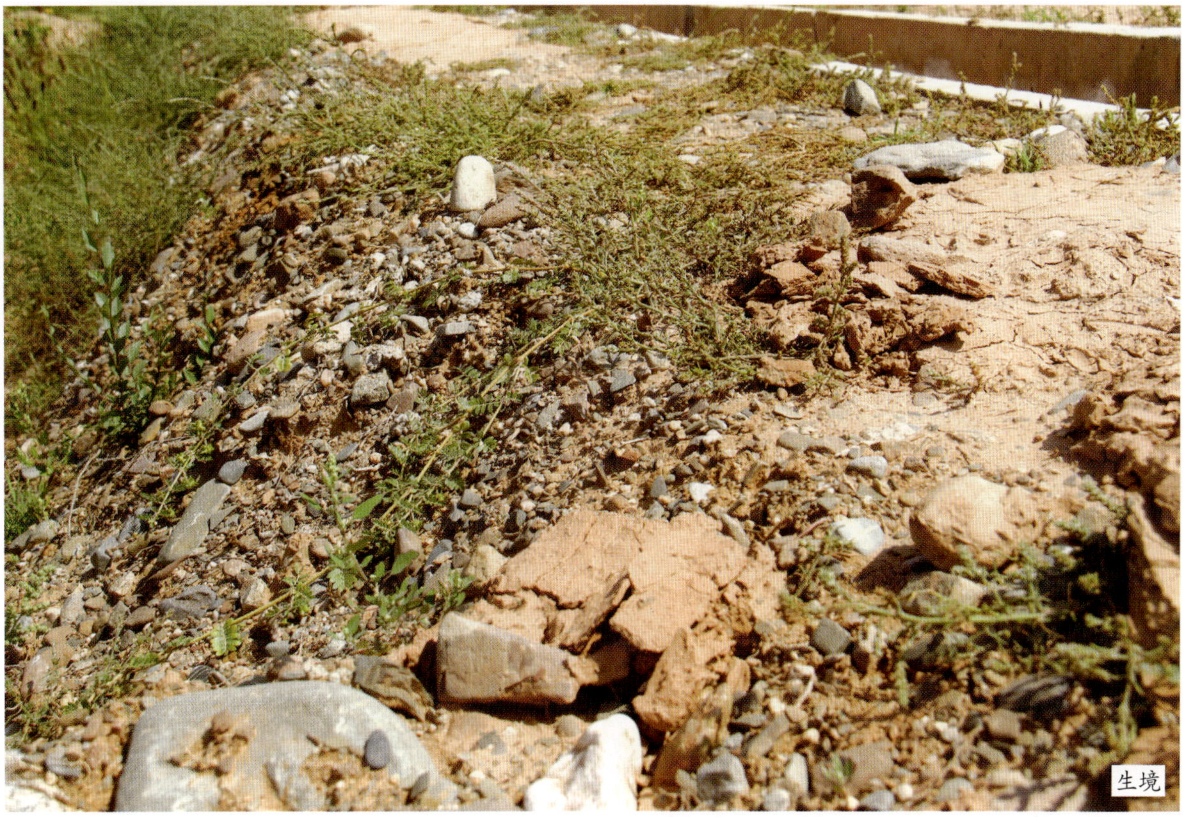

【形态特征】一年生草本，全株被丝状毛。分枝细长。茎由基部分枝，平卧地面，淡褐色。偶数羽状复叶，叶对生或互生，具小叶6~14，近等长，矩圆形；托叶披针形。花单生于叶腋，黄色；花梗短；萼片5，披针形；花瓣5，长圆形；雄蕊10，2轮，着生在环状花盘基部，基部有鳞片状腺体，与花瓣对生的5枚较长；子房5棱，有毛。果实球形。花期5~8月，果期6~9月。

【适宜生境】生于海拔2000~3800 m的干旱河谷、沙丘、田边、路旁或田边杂草地。

【资源状况】分布于大通。常见。

【药 材 名】蒺藜（成熟果实）。

【采收加工】秋季果实成熟时采割植株，晒干，打下果实，除去杂质。

【功能主治】平肝解郁，活血祛风。用于头痛眩晕，胸胁胀痛，乳痈，目赤翳障，风疹瘙痒。

【藏医应用】《中华藏本草》记载本种的果实入药。祛风除湿，益肾，通淋，利水。用于肾寒腰痛，风湿关节痛，尿涩，小便淋沥，营养不良性水肿，荨麻疹，头痛。

芸香科

花 椒

大椒

Zanthoxylum bungeanum Maxim.

【藏药名】གཡེར་མ།（音译名：叶玛）

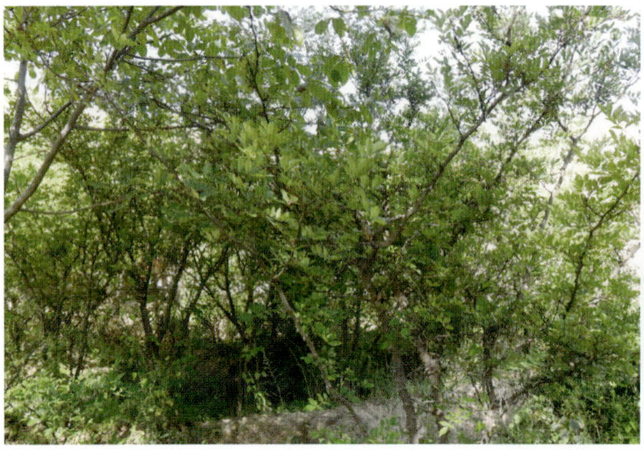

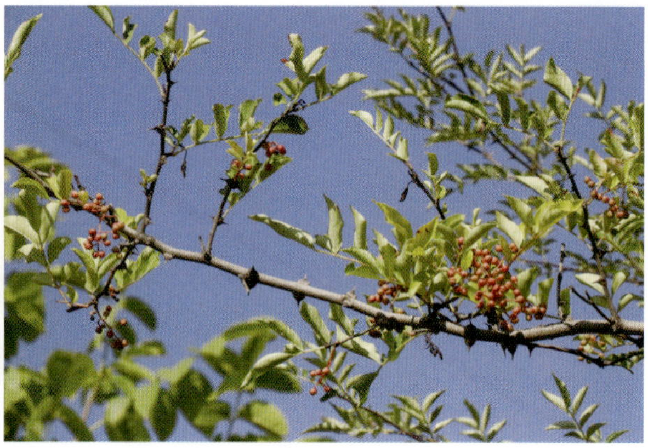

【形态特征】落叶灌木或小乔木。茎干常有增大的皮刺和细小的皮孔。奇数羽状复叶；小叶5~11，对生，近无柄，纸质，卵形、椭圆形至广卵圆形，边缘有细圆锯齿，齿缝处着生粗大而透明的腺点。聚伞状圆锥花序，花小；花被4~8，呈三角披针形；雄花雄蕊5~7；雌花心皮4~6，仅2~3个或1个心皮成熟。蓇葖果红色至紫红色。花期5~6月，果期7~9月。

【资源状况】分布于互助、湟源、大通，种植。常见。

【适宜生境】生于海拔2000~2400 m的山坡、山沟林缘、河边或庭院。

【药 材 名】花椒（成熟果皮）。

【采收加工】秋季采收成熟果实，晒干，除去种子和杂质。

【功能主治】温中止痛，杀虫止痒。用于脘腹冷痛，呕吐泄泻，虫积腹痛；外用治湿疹，阴痒。

【藏医应用】《中国藏药》记载本种的果皮入药。辛、辣，温、糙。开脉道，杀虫，化食，止痒，醒酒。用于胃病，虫病，酒病。

苦木科

臭　椿

山椿、臭椿皮、苦椿皮

Ailanthus altissima (Mill.) Swingle

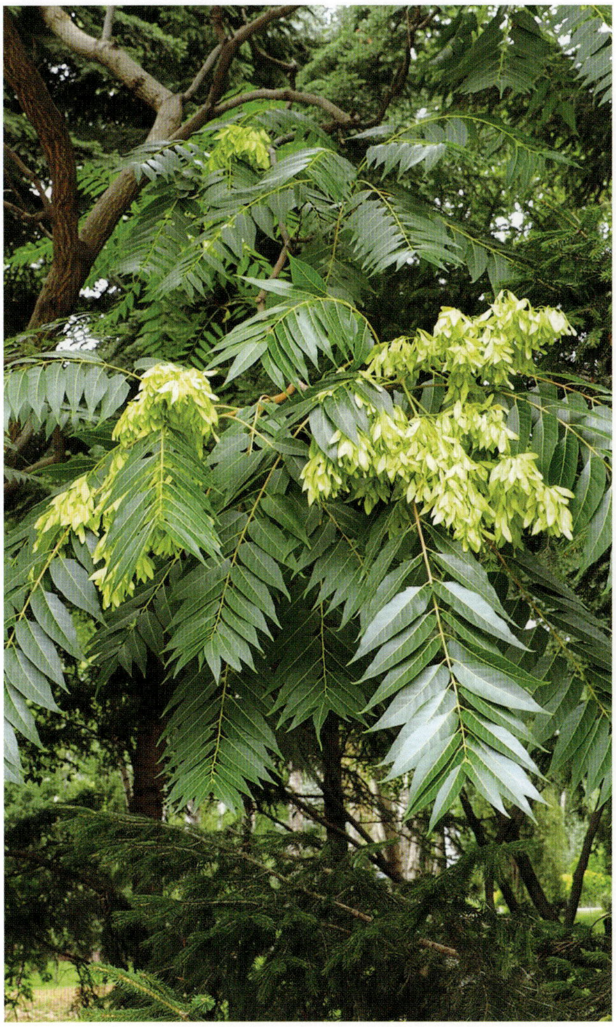
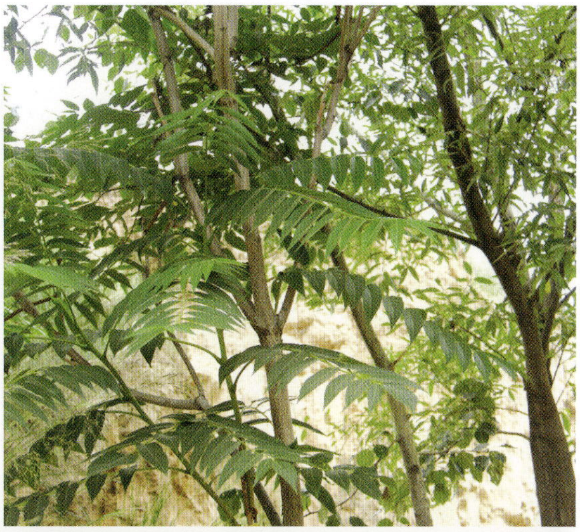
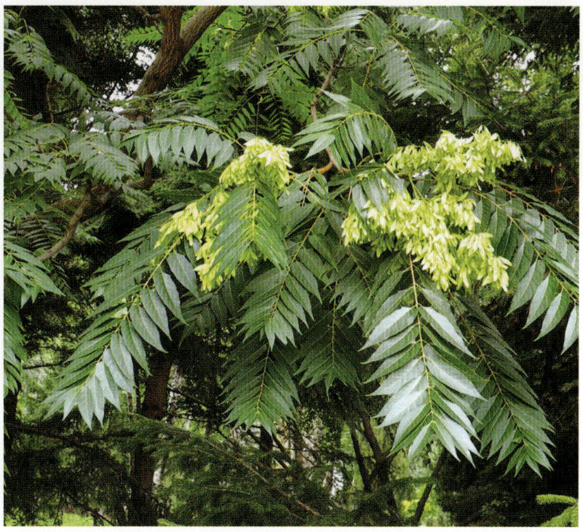

【形态特征】落叶乔木。树皮光滑；嫩枝赤褐色，被疏柔毛。叶为奇数羽状复叶；小叶对生或近对生，纸质，卵状披针形，先端长渐尖，基部偏斜，截形或稍圆，两侧各具 1 或 2 个粗锯齿，齿背有腺体 1 个，上面深绿色，下面灰绿色，揉碎后具臭味。圆锥花序；花淡绿色；萼片 5；雄蕊 10。翅果长椭圆形。花期 4~5 月，果期 8~10 月。

【适宜生境】生于海拔 1800~2400 m 的庭园及宅边。

【资源状况】分布于大通，种植。少见。

【药 材 名】樗白皮（根皮或树干皮）、凤眼草（果实）、樗叶（叶）。

【采收加工】樗白皮：春、夏二季剥取根皮或树干皮，刮去或不刮去粗皮，切片或切丝，晒干。凤眼草：8~9 月果实成熟时采收，除去果柄，晒干。樗叶：春、夏二季采收，鲜用或晒干。

【功能主治】樗白皮：清热燥湿，涩肠，止血，止带，杀虫。用于泄泻，痢疾，便血，崩漏，痔血，带下，蛔虫病，疮癣。凤眼草：清热燥湿，止痢，止血。用于痢疾，白浊，带下，便血，尿血，崩漏。樗叶：清热燥湿，杀虫。用于湿热带下，泄泻，痢疾，湿疹，疥疮，疖肿。

远志科

西伯利亚远志

宽叶远志、卵叶远志

Polygala sibirica Linn.

【藏药名】ཞི་ཐུར་སེར་མ།（音译名：希吾赛玛）

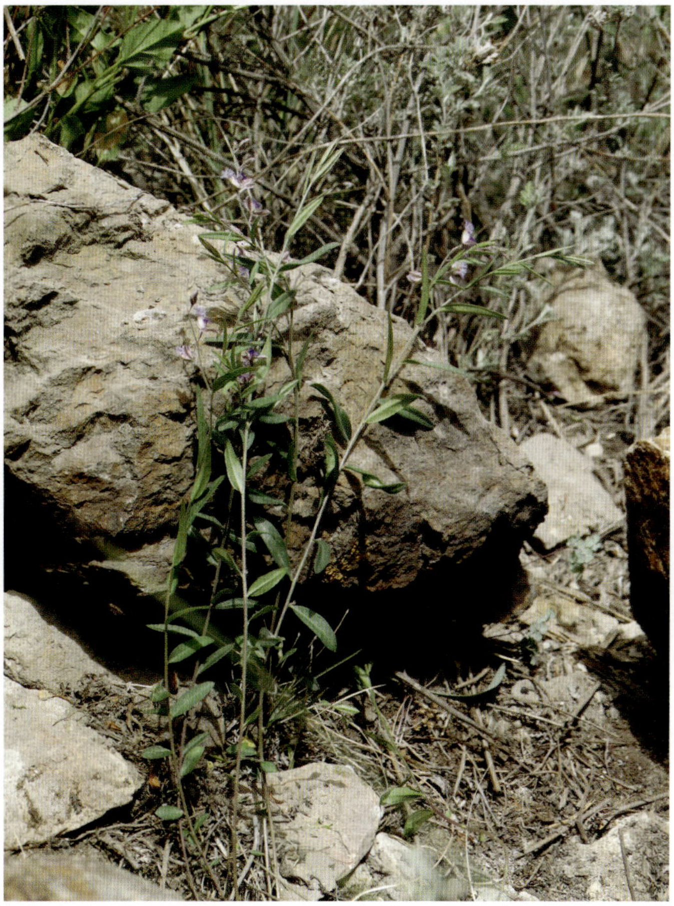

【形态特征】多年生草本。根圆柱形。茎多分枝，被短柔毛。单叶互生，具短柄；叶纸质至近革质，下部叶小，卵形。总状花序腋外生或假顶生，通常高出茎顶，具少数花，被短柔毛；萼片5，宿存，外面3枚小，披针形；花瓣3，蓝紫色，侧生花瓣倒卵形；雄蕊8，花丝长5~6 mm，2/3以下合生成鞘，鞘具缘毛，花药卵形，顶孔开裂。蒴果近倒心形。花期4~7月，果期5~8月。

【适宜生境】生于海拔2200~3300 m的沙质土、石砾、石灰岩山地灌丛、林缘、草地、向阳山坡或路旁。

【资源状况】分布于互助、大通、门源、湟源、湟中、祁连。常见。

【药 材 名】小草（全草）。

【采收加工】春、夏二季采收，鲜用或晒干。

【功能主治】祛痰，安神，消痈。用于咳嗽痰多，虚烦，惊恐，梦遗失精，胸痹心痛，痈肿疮疡。

【藏医应用】《藏药志》记载本种的根、花入药。甘，凉。用于小便不利，疮伤，狂犬病。

大戟科

青藏大戟 *Euphorbia altotibetica* O. Paula.

【藏药名】བར་རུ།（音译名：塔尔奴）

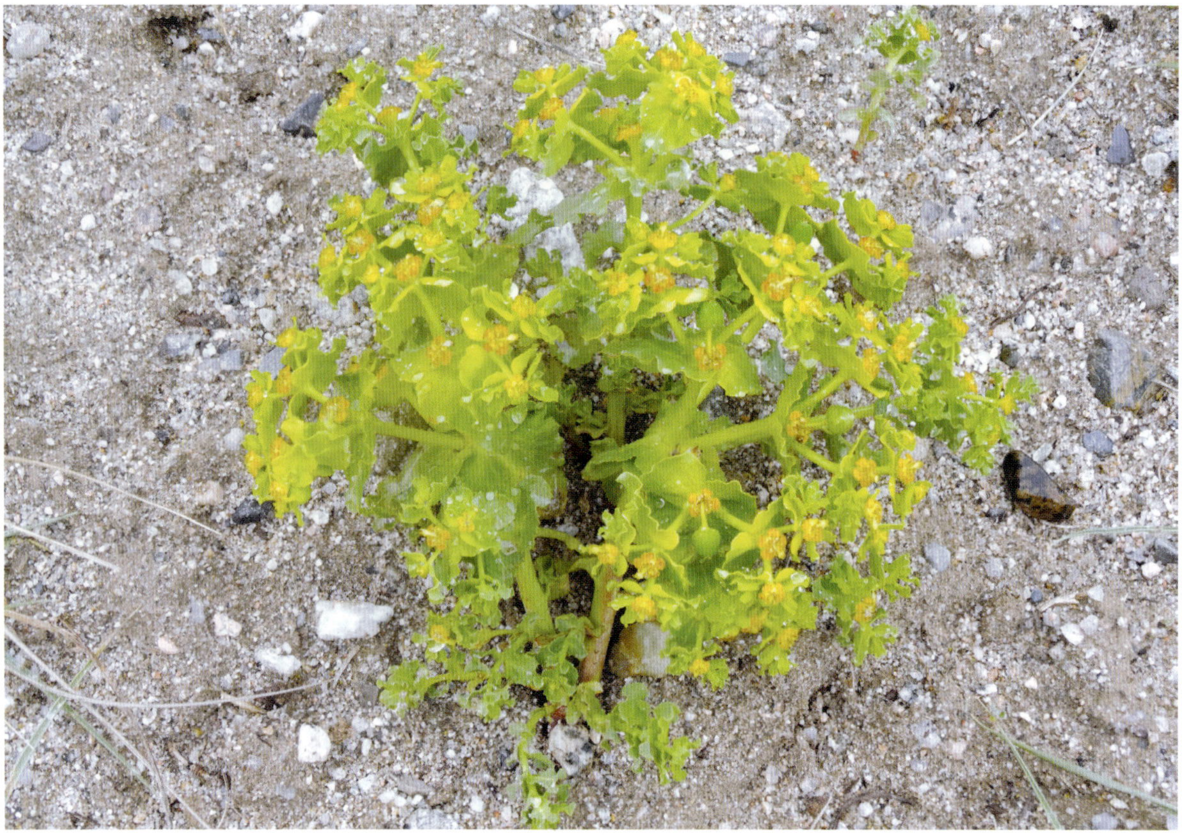

【形态特征】多年生草本，含乳汁。块根肉质肥大。茎单生，具棱槽，带紫红色，被白色细长柔毛，老时渐脱落。茎基部叶鳞片状，淡褐色或紫红色；茎中上部叶互生。花单性，均无花被，同生于杯状总苞中，总苞顶端 4 裂，向内弯卷，有 4 枚腺体，与裂片互生；雄花多数，每花 1 雄蕊；雌花 1，仅 1 雌蕊。蒴果三角状扁球形，光滑。花、果期 5~8 月。

【适宜生境】生于海拔 3300~3500 m 的河谷阶地、山坡、林下。

【资源状况】分布于共和、刚察、祁连。常见。

【藏医应用】《藏药志》记载本种的块根或全株入药。辛，温、糙。用于疮，癣疹，炭疽，时疫。

泽　漆

五朵云、五灯草、五风草

Euphorbia helioscopia Linn.

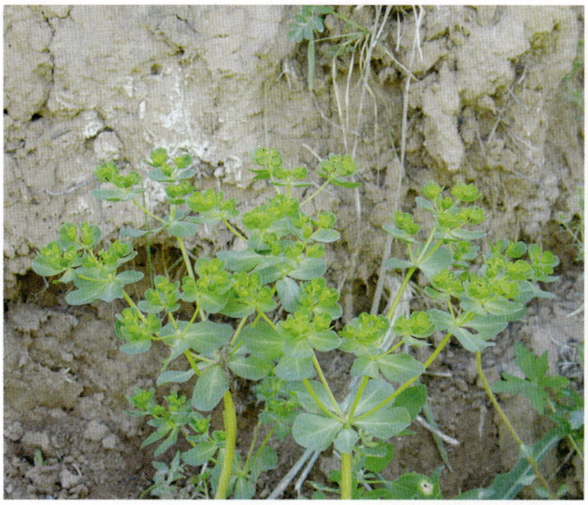

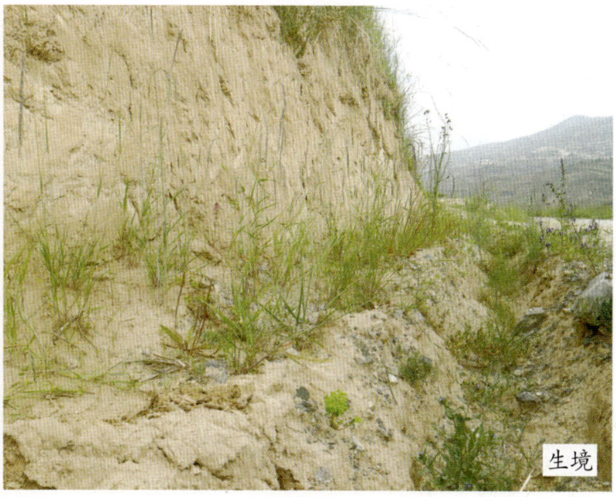

生境

【形态特征】 一年生或二年生草本，全株含白色乳汁。茎丛生，基部斜升，无毛或仅分枝略具疏毛，基部紫红色，上部淡绿色。叶互生，无柄或因突然狭窄而具短柄，叶片倒卵形或匙形。杯状聚伞花序顶生；总苞杯状；雄花10余朵，雌花1朵。种子褐色，卵形，长约2 mm，有明显凸起网纹，具白色半圆形种阜。蒴果球形。花期4~5月，果期5~8月。

【适宜生境】 生于海拔1800~3300 m的沟边、路旁、田野。

【资源状况】 分布于共和、祁连、互助、大通、门源、湟中、湟源。常见。

【药 材 名】 泽漆（全草）。

【采收加工】 4~5月开花时采收，除去根及泥沙，晒干。

【功能主治】 有毒。行水消肿，化痰止咳，解毒杀虫。用于水气肿满，痰饮喘咳，疟疾，细菌性痢疾，瘰疬，结核性瘘管，骨髓炎。

卫矛科

栓翅卫矛

鬼箭羽、木栓翅、水银木

Euonymus phellomanus Loes.

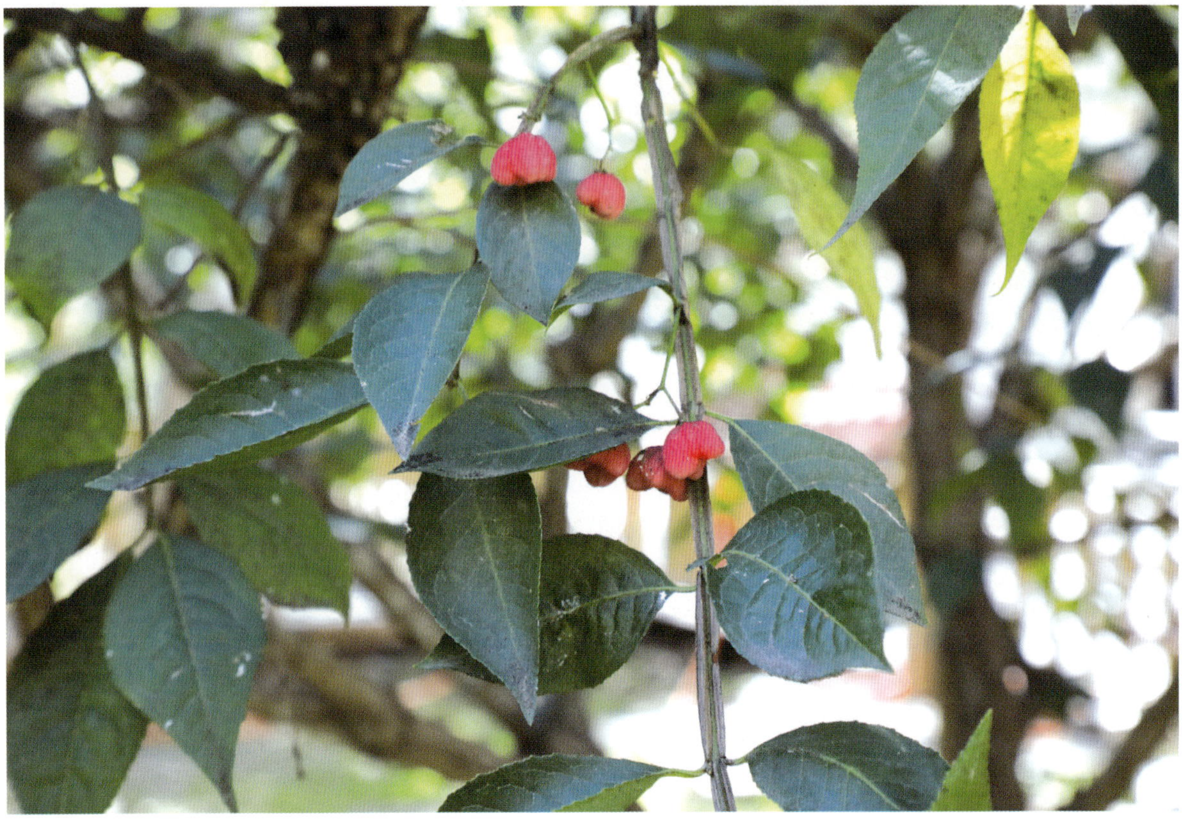

【形态特征】灌木，高 3~4 m。枝条硬直，常具 4 纵列木栓厚翅。叶长椭圆形或略呈椭圆状倒披针形，长 6~11 cm，宽 2~4 cm，先端窄长渐尖，边缘具细密锯齿。聚伞花序 2~3 次分枝，有花 7~15 朵；花白绿色，直径约 8 mm，4 数；雄蕊花丝长 2~3 mm；花柱短，长 1~1.5 mm，柱头圆钝，不膨大。蒴果 4 棱，倒圆心状，长 7~9 mm，直径约 1 cm，粉红色。种子椭圆状，长 5~6 mm，直径 3~4 mm。花期 7 月，果期 9~10 月。

【适宜生境】生于海拔约 2300 m 的山坡林中及路旁。

【资源状况】分布于互助。少见。

【药 材 名】翅卫矛（枝皮）。

【采收加工】7~8 月采收枝条，刮取外皮，洗净，切段，晒干。

【功能主治】活血调经，散瘀止痛。用于月经不调，产后腹痛，崩中下血，风湿疼痛，跌打损伤。

八宝茶

甘青卫矛

Euonymus przwalskii Maxim.

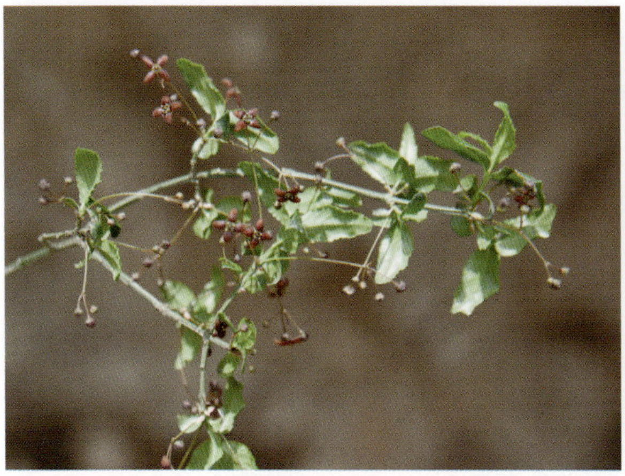

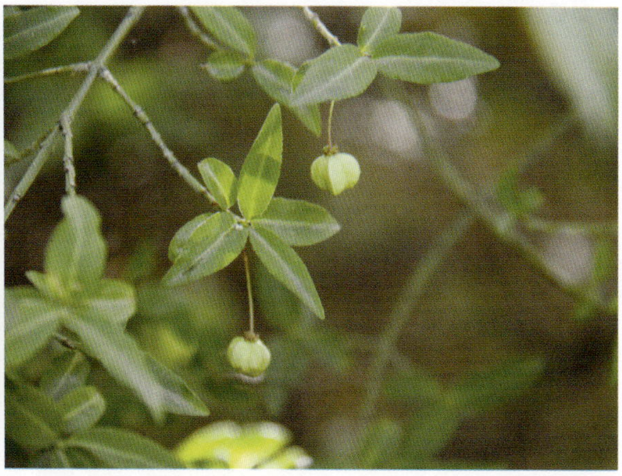

【形态特征】小灌木，高达 2~5 m。枝常具 4 条木栓棱或窄翅。叶对生，叶片长倒卵形或卵状披针形，先端常渐窄；叶柄长 1~1.5 mm。聚伞花序有 3~7 花；总花梗细长如丝，长 1.5~2.5 cm；花深紫色，直径 5~8 mm，4 数；雄蕊无花丝；子房每室有 2~6 颗胚珠。蒴果紫色，扁倒圆锥形，4 浅裂。种子 1 至数颗，黑紫色，橙红色假种皮包围种子基部。

【适宜生境】生于海拔 2300~3600 m 的山坡林下、路旁。

【资源状况】分布于大通、互助、门源、湟中、湟源。常见。

【药 材 名】八宝茶（带翅枝）。

【采收加工】夏、秋二季采收，切段，晒干。

【功能主治】祛瘀调经，通络止痛。用于月经不调，产后瘀滞腹痛，跌打肿痛，半身不遂。

锦葵科

蜀　葵

侧金盏、蜀季花

Althaea rosea (Linn.) Cavan.

【藏药名】རྒྱ་སྲེ་མ།（音译名：贾坚）

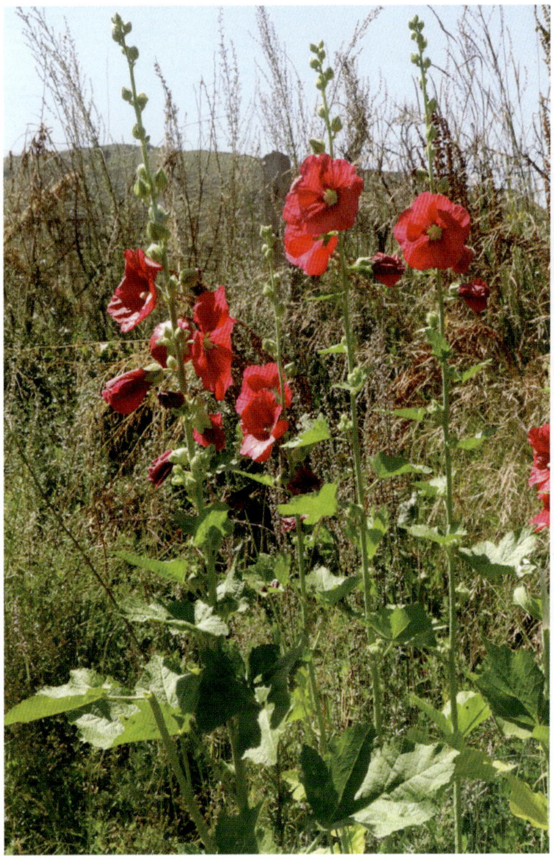

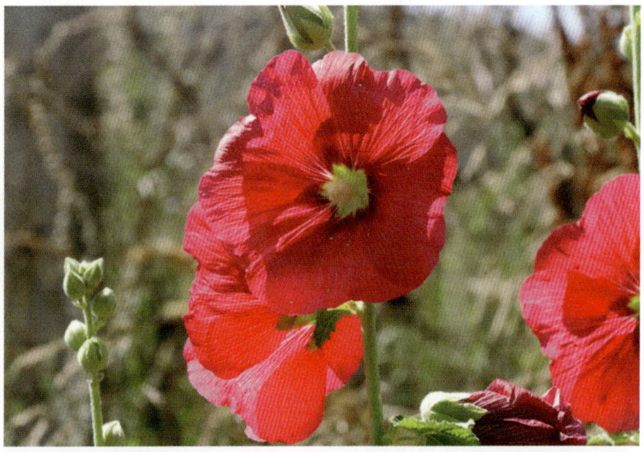

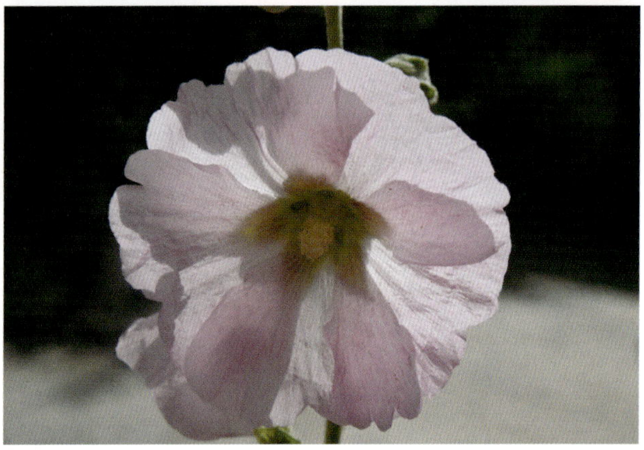

【形态特征】 二年生直立草本，高达 2 m。茎枝密被刺毛。叶近圆心形，直径 6~16 cm，掌状 5~7 浅裂或波状棱角；叶柄长 5~15 cm，被星状长硬毛；托叶卵形，长约 8 mm，先端具 3 尖。花腋生，单生或近簇生，排列成总状花序；小苞片杯状，常 6~7 裂，裂片卵状披针形，长 10 mm；萼钟状，直径 2~3 cm，5 齿裂；花大，直径 6~10 cm，有红色、紫色、白色、粉红色等，单瓣或重瓣；花瓣倒卵状三角形，长约 4 cm；花药黄色。果实盘状，直径约 2 cm。花、果期 5~10 月。

【适宜生境】 生于海拔 2200~2900 m 的庭院、路边。

【资源状况】 分布于海晏、刚察、湟源、祁连、门源、大通、互助。常见。

【药 材 名】 蜀葵花（花）、蜀葵苗（茎叶）、蜀葵子（种子）、蜀葵根（根）。

【采收加工】蜀葵花：夏、秋二季采收，晒干。蜀葵苗：夏、秋二季采收，鲜用或晒干。蜀葵子：秋季果实成熟后采摘，晒干，打下种子，筛去杂质，再晒干。蜀葵根：冬季采挖，刮去栓皮，洗净，切片，晒干。

【功能主治】蜀葵花：和血止血，解毒散结。用于吐血，月经过多，赤白带下，二便不通，风疹，疟疾，烫伤，火伤。蜀葵苗：清热利湿，解毒。用于热毒下痢，淋证，无名肿毒，水火烫伤，金疮。蜀葵子：利尿通淋，解毒排脓，润肠。用于水肿，淋证，带下，乳汁不通，疥疮，无名肿毒。蜀葵根：清热利湿，凉血止血，解毒排脓。用于淋证，带下，痢疾，吐血，血崩，外伤出血，疮疡肿毒，烧烫伤。

【藏医应用】《中国藏药》记载本种的花、种子、根入药。微甘、微咸，微寒。止泻，利尿，补肾。用于肾衰竭，遗精，热性尿闭。

野　葵

葵菜、冬寒

Malva verticillata Linn.

【藏药名】ལྗམ་པ།（音译名：坚巴）

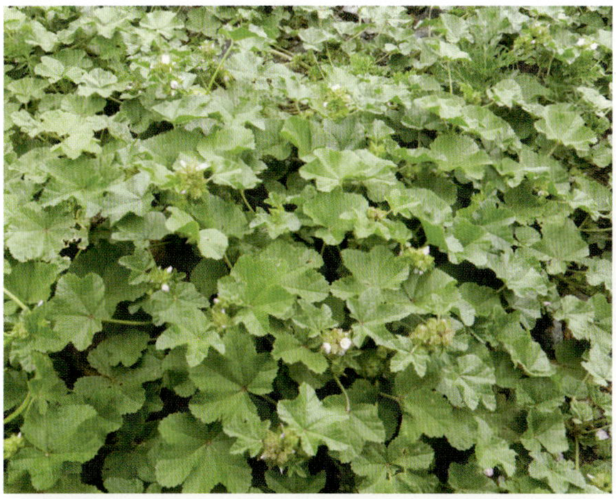

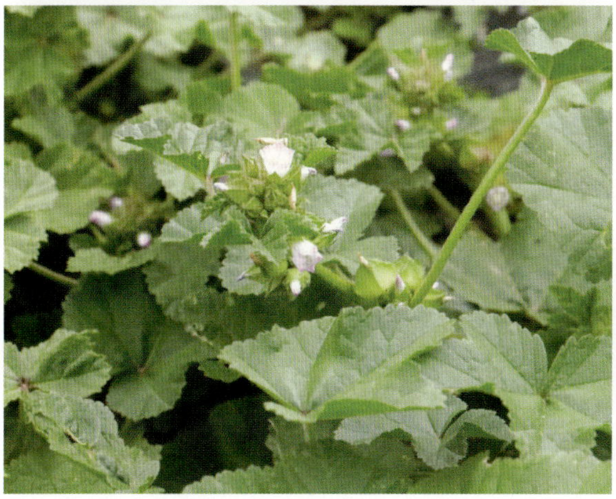

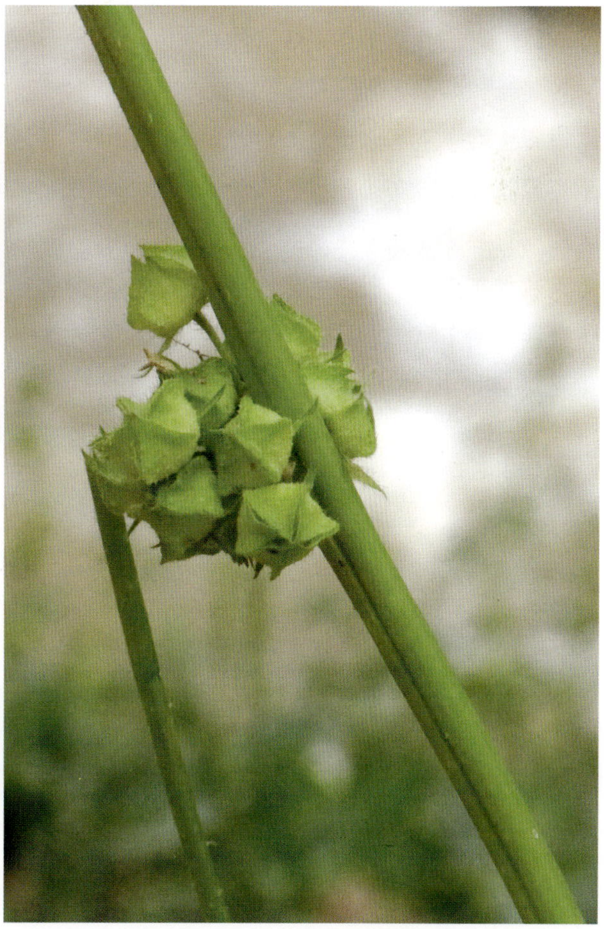

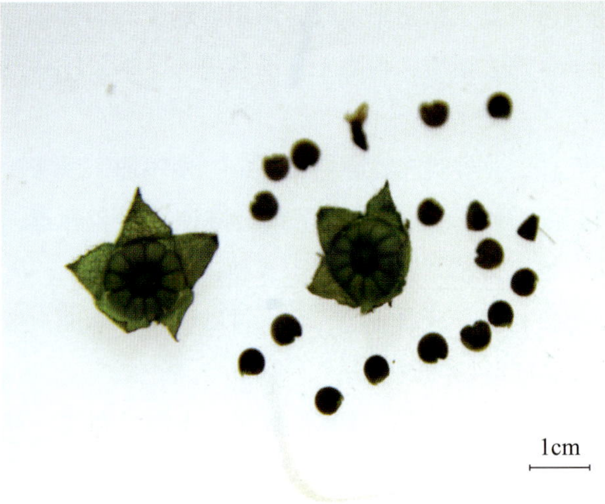

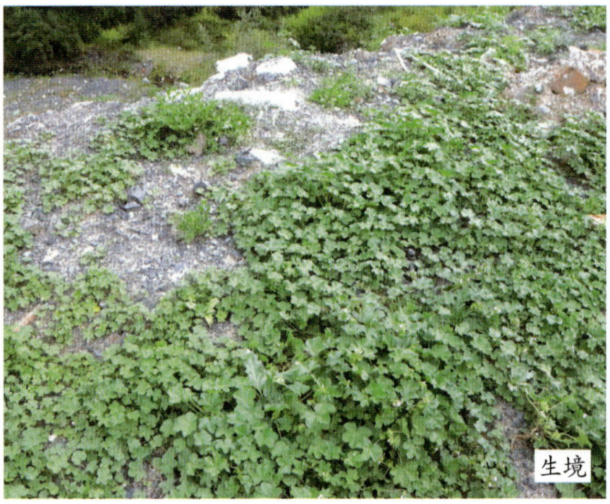

【形态特征】二年生草本，高 10~70 cm。茎直立，被星状毛。叶片肾形至圆形，长 4~11 cm，基部心形，掌状 5~7 浅裂，裂片三角形，先端钝圆，边缘钝锯齿，两面均被疏糙伏毛或腹面近无毛；叶柄长 2~8 cm，上面沟槽内密被长硬毛。花簇生于叶腋；花梗极短；苞片 3，线状披针形，被长硬毛；花瓣淡红色，倒卵形，长为花萼的 2 倍，先端微凹，爪无毛；雄蕊筒长约 4 mm，被毛或无毛；花柱分枝 10~11。分果扁圆形，直径 5~7 mm，分果瓣 10~11，背面平滑，两侧具网纹。种子微小，紫褐色，肾形，无毛。花、果期 6~9 月。

【适宜生境】生于海拔 2300~4200 m 的林下、荒地、村旁路边。

【资源状况】分布于互助、大通、门源、湟中、共和、湟源。常见。

【药 材 名】冬葵果（果实）。

【采收加工】夏、秋二季果实成熟时采摘，除去杂质，阴干。

【功能主治】清热利尿，消肿。用于尿闭，水肿，口渴，尿路感染。

【藏医应用】《中国藏药》记载本种的花、果实入药。微苦、涩，寒。花调经活血。用于月经过多，衄血。果实止消渴，利尿止泻。用于小便不利，水肿，口渴，腹泻。

金丝桃科

突脉金丝桃

王不留行、大花金丝桃、大叶刘寄奴

Hypericum przewalskii Maxim.

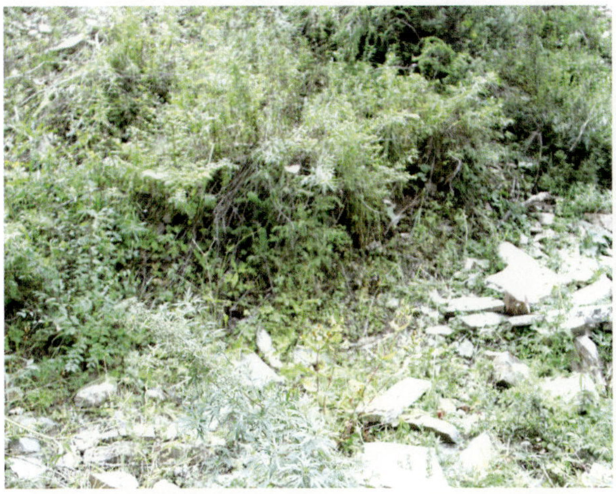

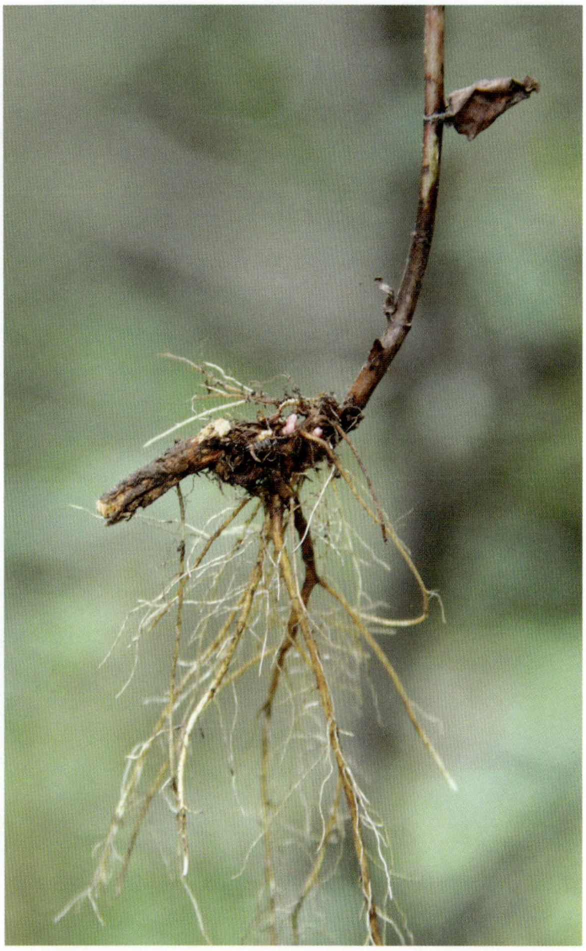

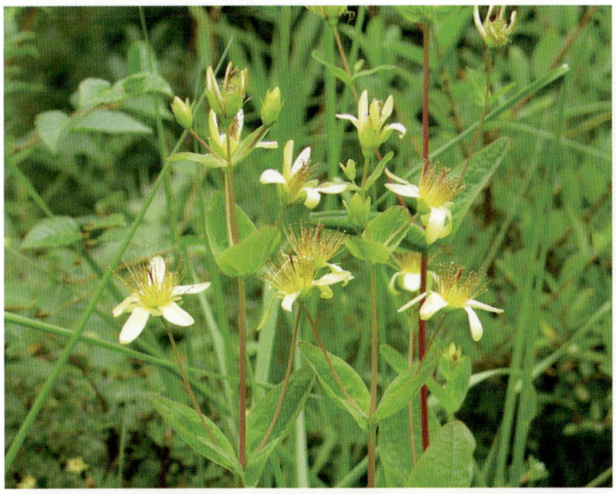

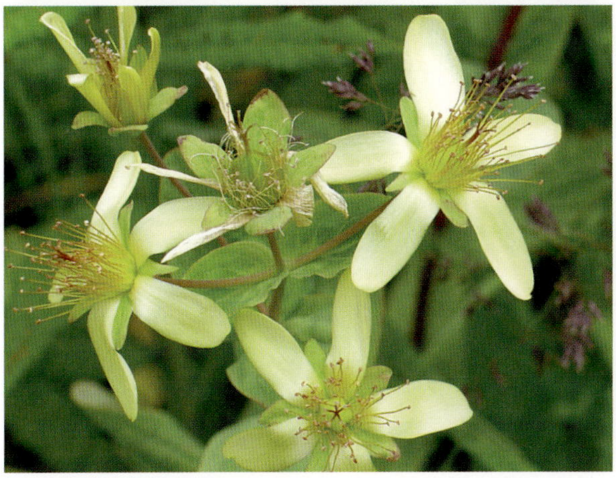

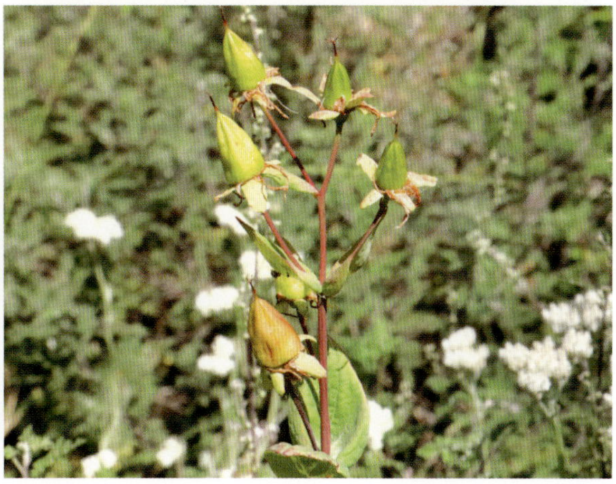

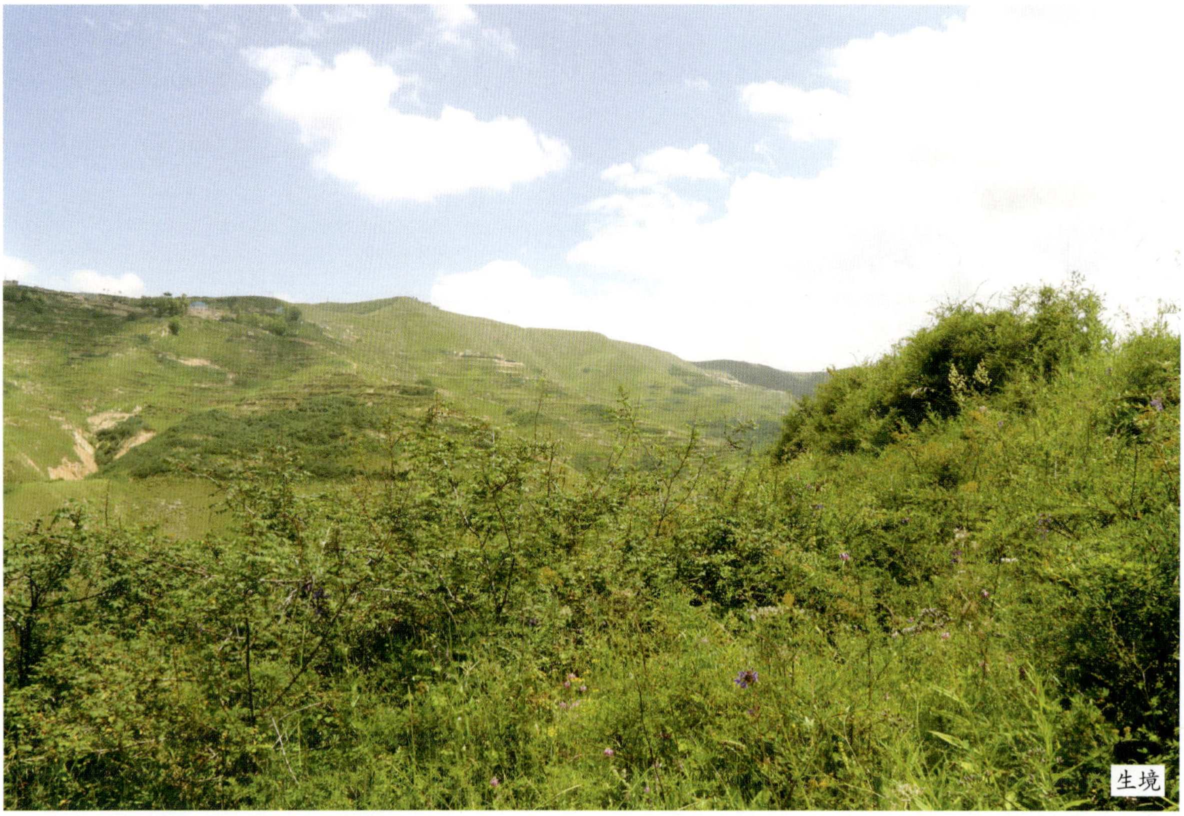

生境

【形态特征】多年生草本。茎直立，分枝少，枝皆腋生，茎和枝两侧各有 1 条凸起的纵脉。单叶对生，叶无柄，叶片较密，椭圆形至条形，先端钝，基部微抱茎，全缘，密被透明腺点。聚伞花序顶生，花直径约 2 cm，开展；萼片边缘全缘但常呈波状，无腺点；花瓣 5，长圆形，稍弯曲，长约 14 mm，宽约为长的 1/2；雄蕊 5 束，每束有雄蕊约 15 枚，与花瓣等长或略超出花瓣，花药近球形，无腺点。蒴果卵珠形。花期 6~7 月，果期 8~9 月。

【适宜生境】生于海拔 2300~2900 m 的沟谷灌丛中或林缘林下。

【资源状况】分布于大通、互助、门源。常见。

【药 材 名】大对经草（全草）。

【采收加工】夏季采收，洗净，切碎，晒干。

【功能主治】活血调经，止血止痛，祛风湿，利水消肿。用于月经不调，跌打损伤，外伤出血，骨折，风湿疼痛，水肿，小便不利，夏令伤暑。

堇菜科

双花堇菜

孪生堇菜

Viola biflora L.

【藏药名】ཏ་ཞིམ།（音译名：达姆）

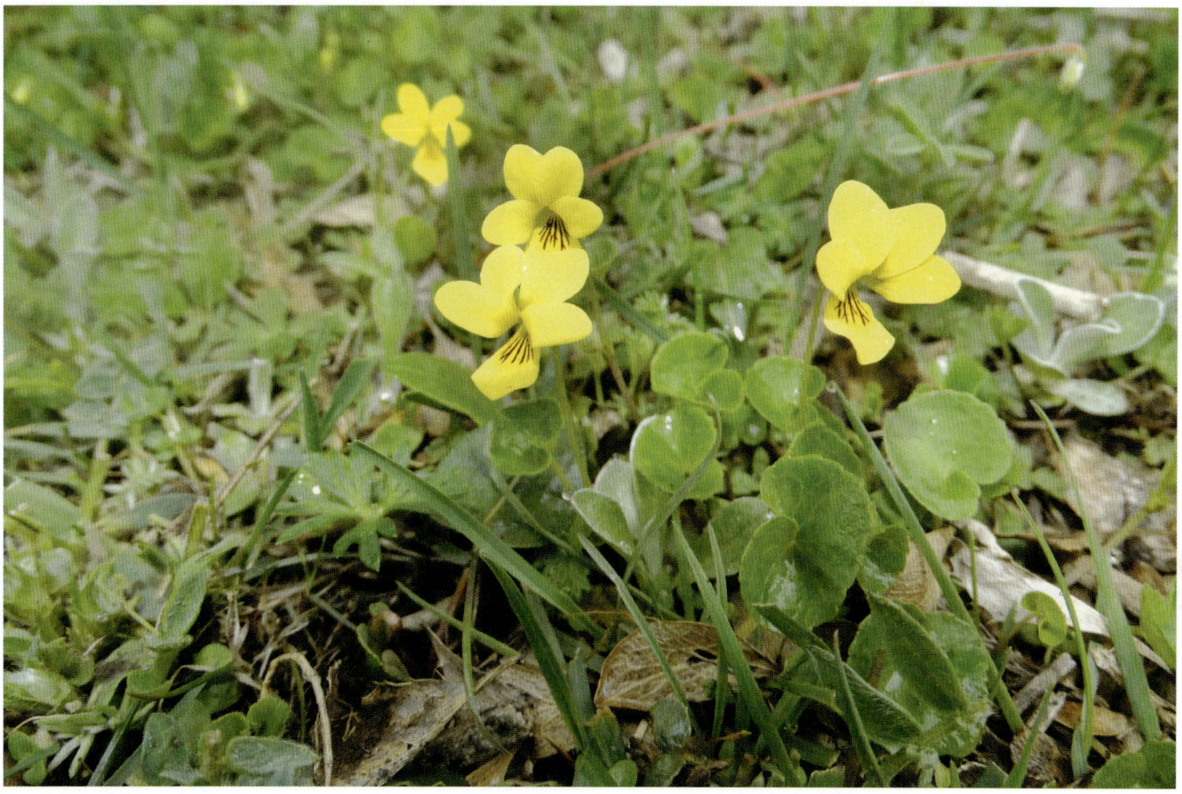

【形态特征】多年生草本。根状茎纤细，常平卧或歪斜，具结节，生细根；茎纤细，光滑，常具 3 节。叶通常肾形，少有近圆形或宽卵形，先端圆，具浅齿或圆齿，基部通常心形，有毛或无毛。花瓣淡黄色至黄色，长圆状倒卵形，具明显的褐色脉纹；子房无毛，花柱直立，上部深 2 裂。蒴果长圆状卵形，无毛。花、果期 5~9 月。

【适宜生境】生于海拔 2500~4000 m 的高山及亚高山地带草甸、灌丛或林缘、岩石缝隙间。

【资源状况】分布于互助、祁连、门源、湟源。常见。

【药 材 名】双花堇菜（全草）。

【采收加工】夏季采收，洗净，鲜用或晒干。

【功能主治】活血散瘀，止血。用于跌打损伤，吐血，急性肺炎，肺出血。

【藏医应用】《中华本草》（藏药卷）记载本种的全草入药。甘、涩，平。益疮，止血，接骨，愈合脉管。用于骨折，创伤。

瑞香科

唐古特瑞香

陕甘瑞香

Daphne tangutica Maxim.

【藏药名】སྲིན་ཤིང་སྣ་མ།（音译名：森相那玛）

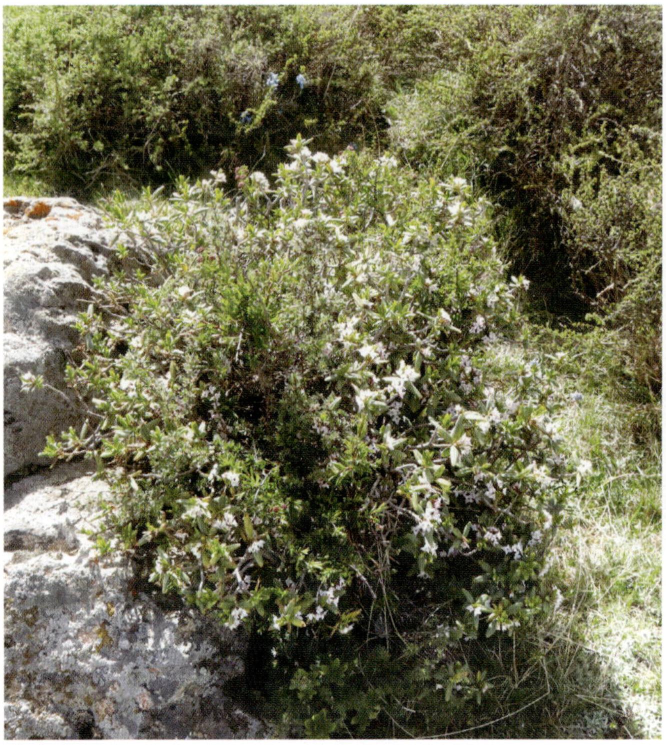

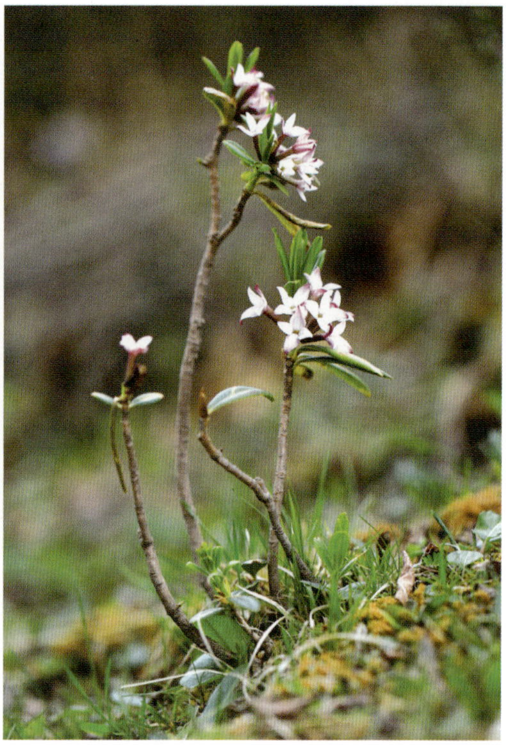

【形态特征】直立落叶小灌木，高达 0.5 m 或更高，通体光滑无毛。根红黄色。小枝绿色或紫褐色。叶互生，常集生于小枝梢端，倒披针形，先端尖或钝，全缘，基部长楔形，下延成极短的柄，上面绿色，下面被粉白色霜。顶生头状花序，有花 3~8 朵；花被黄色，裂片 4，尖形，长约为筒长的 1/2；雄蕊 8，2 轮，着生于花被管的近顶部。花期 6 月，果期 7~10 月。

【适宜生境】生于海拔 2700~3800 m 的山坡、灌丛、林下、林缘或岩石缝中。

【资源状况】分布于湟源、祁连、门源、大通、互助、湟中。常见。

【药 材 名】祖师麻（茎皮、根皮）。

【采收加工】秋季采挖，洗净，剥取茎皮和根皮，切碎，晒干。

【功能主治】有小毒。祛风除湿，散瘀止痛。用于风湿痹痛，四肢麻木，头痛，胃痛，跌打损伤。

【藏医应用】《中国藏药材大全》记载本种的叶、茎皮、果实、花入药。甘、苦，温。提升胃阳，杀虫。用于虫病，胃寒。

狼 毒

馒头花、断肠草、拔萝卜、瑞香狼毒

Stellera chamaejasme Linn.

【藏药名】རེ་ལྕག་པ། (音译名：热加巴)

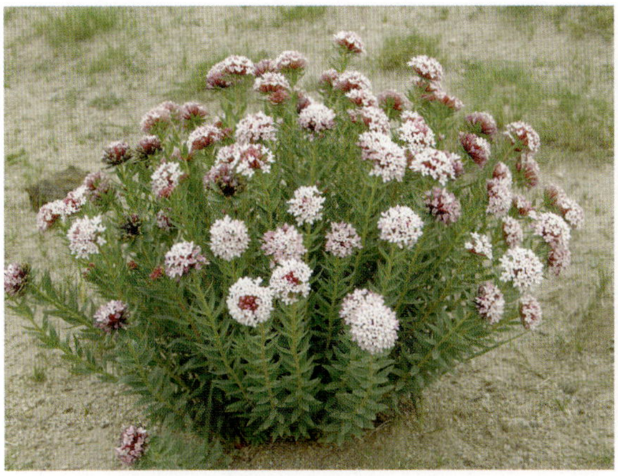

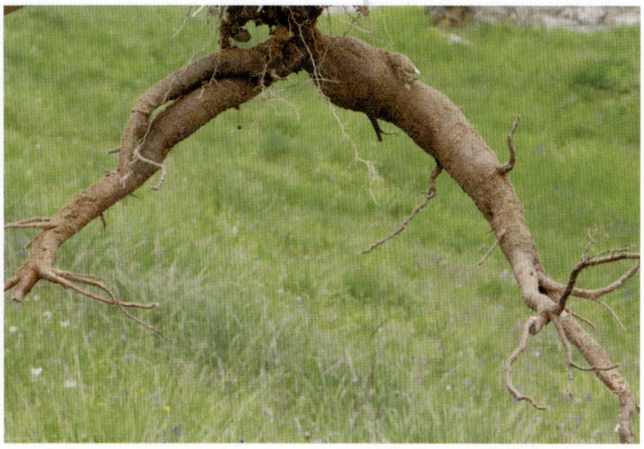

【形态特征】多年生草本。根粗壮，圆柱形，或膨大而呈不规则的块状，单一或下部有分枝，外表黄棕色或红棕色。茎直立，丛生，细柱状，光滑，淡紫色，不分枝，茎部木质化。单叶互生，较密，茎部叶较小，向上渐大，长圆状披针形至椭圆状披针形。头状花序顶生；花冠管筒状，顶端 5 裂，裂齿椭圆形，外面紫红色，内面白色，带紫红色网纹。果实圆锥形。花期 4~6 月，果期 7~9 月。

【适宜生境】生于海拔 2200~3900 m 的田边、河滩、山坡。

【资源状况】分布于共和、海晏、刚察、祁连、门源、互助、大通。常见。

【药 材 名】狼毒（根）。

【采收加工】秋季采挖，洗净，鲜用，或切片，晒干。

【功能主治】有毒。泻水逐饮，破积杀虫。用于水肿腹胀，痰食虫积，心腹疼痛，癥瘕积聚，结核，疥癣。

【藏医应用】《中国藏药》记载本种的根入药。辛，锐。清热解毒，消肿，愈溃疡。用于瘟疫；外用治疖疮，各种顽癣。

柳叶菜科

柳 兰

糯芋、铁筷子

Epilobium angustifolium L.

【藏药名】ཤར་པན་ཆུ་སྐྱེ།（音译名：夏班曲孜）

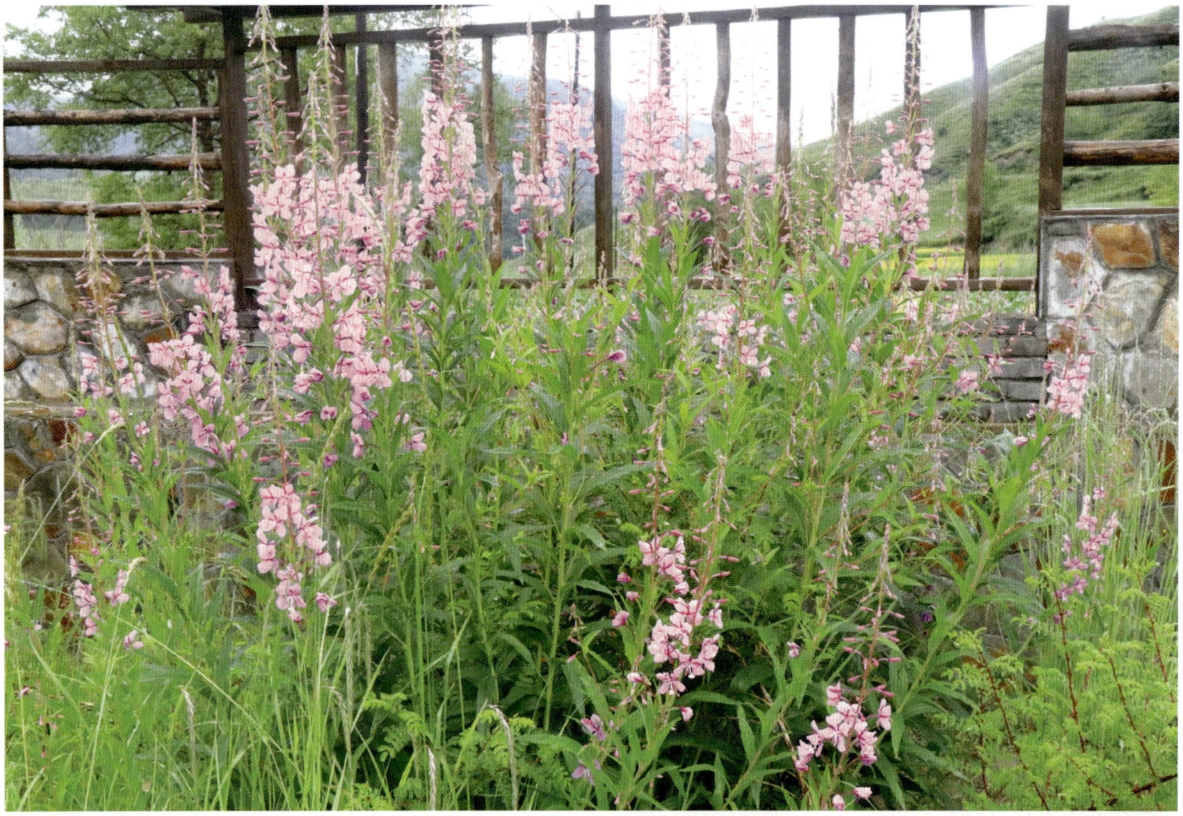

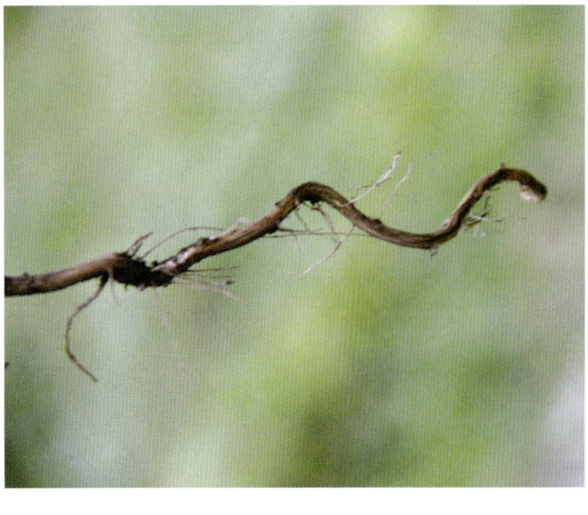

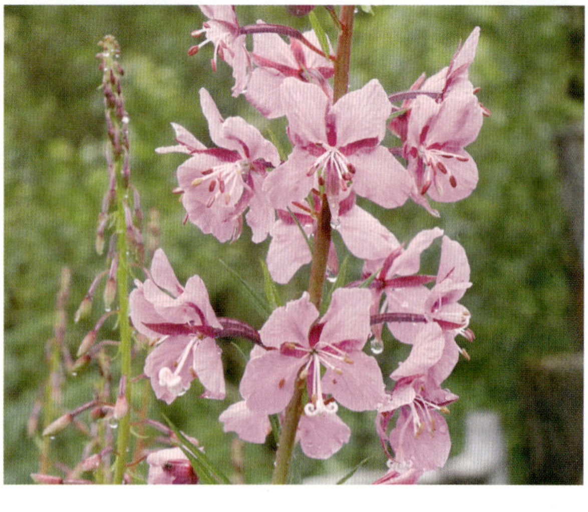

【形态特征】多年生粗壮草本，直立，丛生。根状茎广泛匍匐于表土层，长达 2 m，直径达 2 cm，木质化，自茎基部生出强壮的越冬根出条；茎不分枝或上部分枝，圆柱状，无毛，下部多少木质化，表皮撕裂状脱落。叶螺旋状互生，稀近基部对生，无柄，茎下部的叶近膜质，披针状长圆形至倒卵形。种子狭倒卵状，先端短渐尖，具短喙，褐色，表面近光滑但具不规则的细网纹，灰白色，不易脱落。花期 6~9 月，果期 8~10 月。

【适宜生境】生于海拔 2700~4100 m 的河边、山坡。

【资源状况】分布于大通、门源、祁连、湟中、互助。常见。

【药 材 名】红筷子（全草）。

【采收加工】夏、秋二季采收，晒干或鲜用。

【功能主治】利水渗湿，理气消胀，活血调经。用于水肿，泄泻，食积胀满，月经不调，乳汁不通，阴囊肿大，疮疹痒痛。

【藏医应用】《中华藏本草》记载本种的全草入药。清热解毒，祛风除湿，止痒。用于风寒湿热，疮疖疹毒，皮肤瘙痒。

沼生柳叶菜

水湿生柳叶菜

Epilobium palustre L.

【藏药名】བྱ་རང་པན་ཚ་རྩི།（音译名：夏班曲孜）

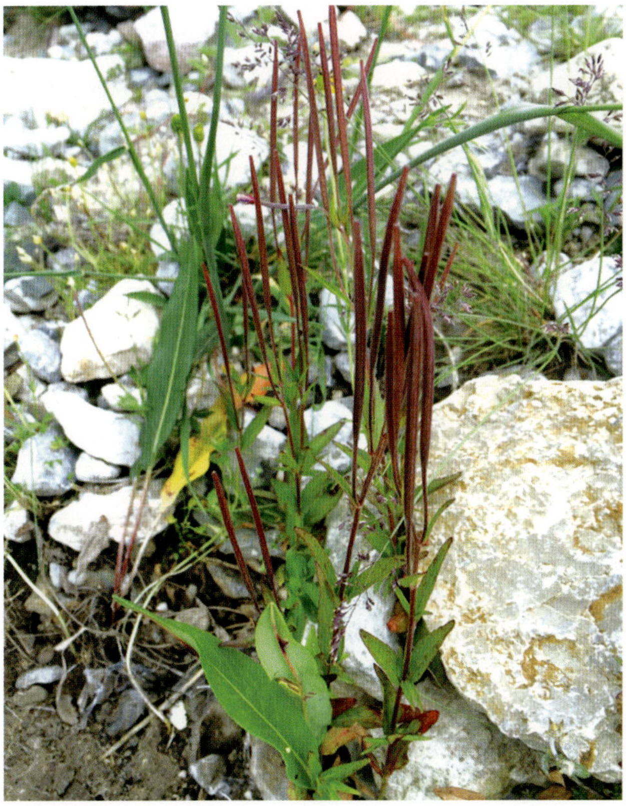

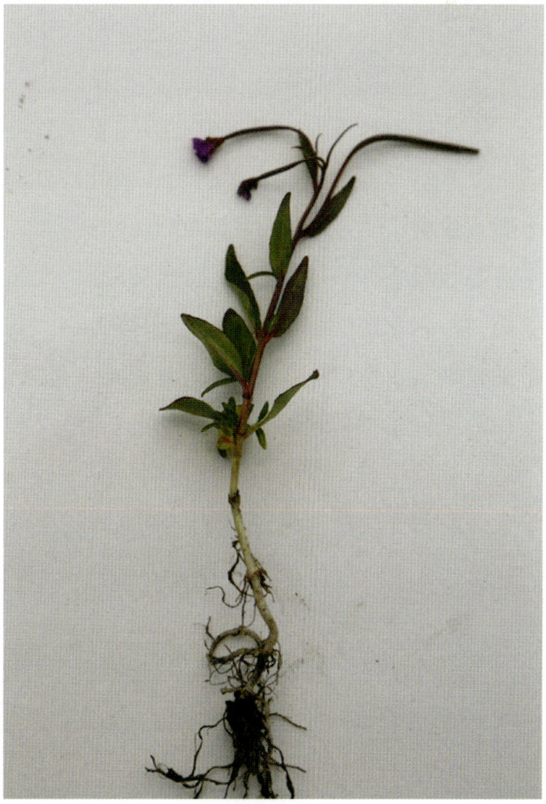

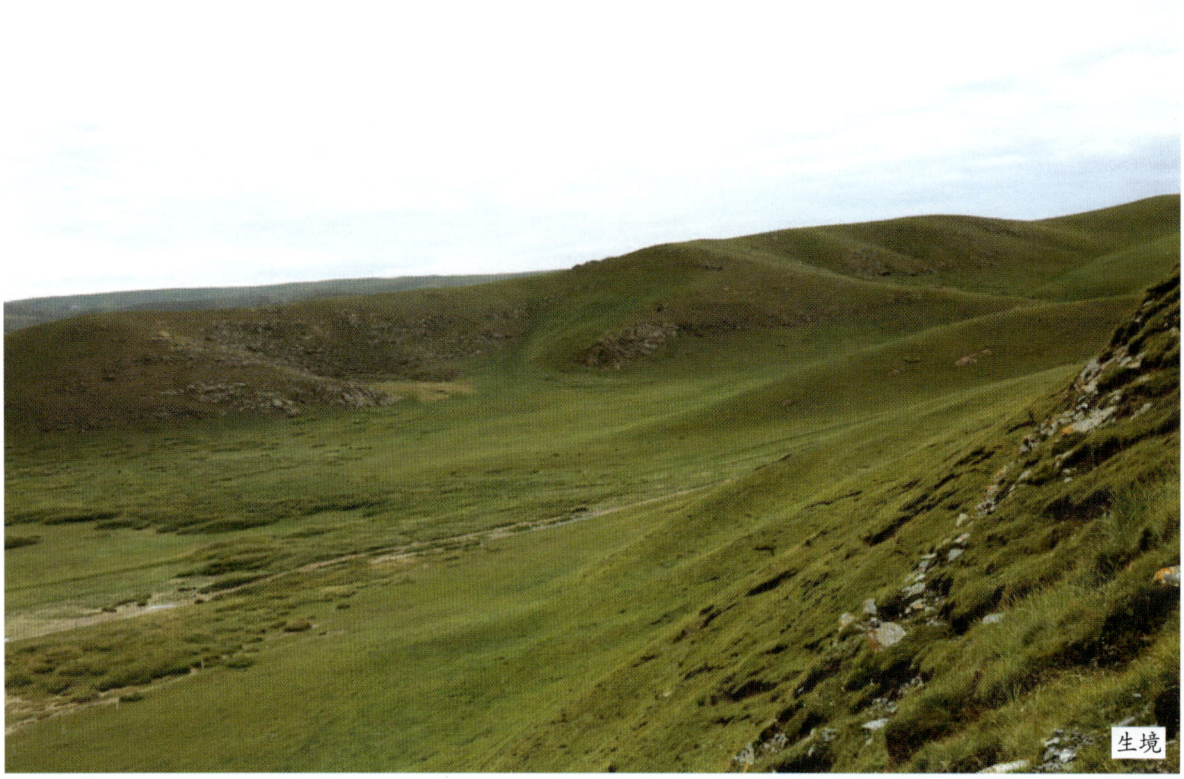

【形态特征】多年生直立草本。自茎基部底下或地上生出纤细的越冬匍匐枝。叶对生，花序上的叶互生，近线形至狭披针形，先端锐尖或渐尖，有时稍钝，基部近圆形或楔形，侧脉每侧 3~5 条，不明显，下面脉上与边缘疏生曲柔毛或近无毛。花序花前直立或稍下垂，密被曲柔毛，有时混生腺毛；萼片长圆状披针形；花瓣白色至粉红色或玫瑰紫色，倒心形。蒴果。花期 6~8 月，果期 8~9 月。

【适宜生境】生于海拔 3500~4000 m 的河岸、水沟边及潮湿草地。

【资源状况】分布于祁连、湟中、湟源、大通、海晏、共和。常见。

【药 材 名】水湿柳叶菜（全草）。

【采收加工】8~9 月采收，洗净，晒干。

【功能主治】疏风清热，解毒利咽，止咳，利湿。用于风热感冒，音哑，咽喉肿痛，肺热咳嗽，水肿，淋痛，湿热泻痢，风湿热痹，疮痈，毒虫螫伤。

【藏医应用】《中华藏本草》记载本种的全草入药。利水消炎。用于炎症引起的水肿。

胡颓子科

沙　枣

香柳、刺柳、银柳胡颓子

Elaeagnus angustifolia Linn.

【藏药名】འབར་སྟར།（音译名：沃尔达）

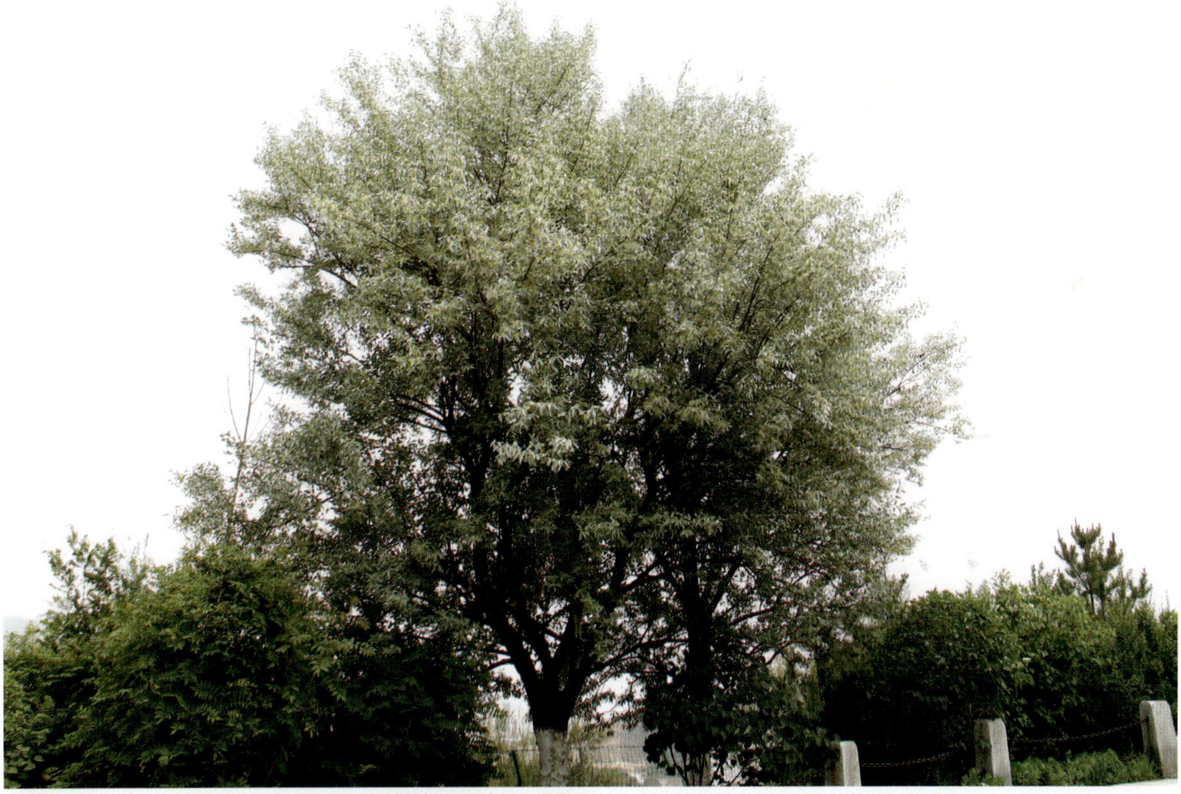

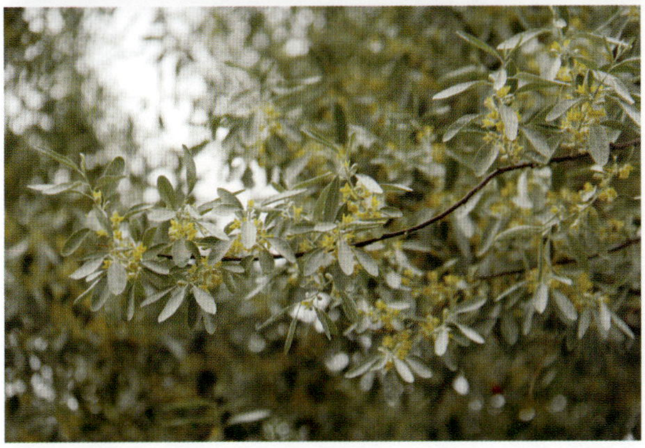

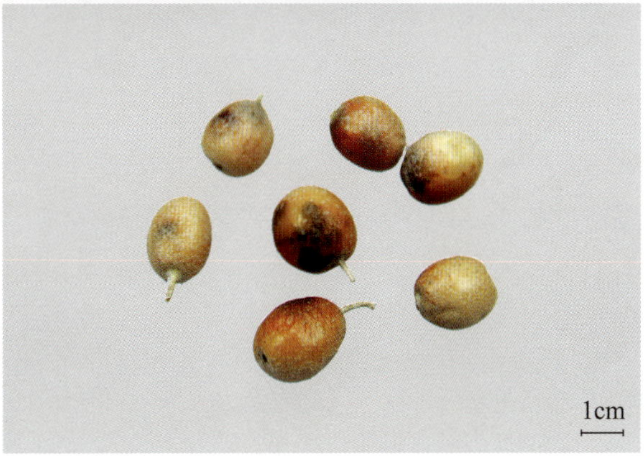

【形态特征】落叶乔木或小乔木，无刺或具刺，棕红色，发亮。叶薄纸质，矩圆状披针形至线状披针形，顶端钝尖或钝形，基部楔形，全缘，上面幼时被银白色圆形鳞片，成熟后部分脱落，带绿色，下面灰白色，密被白色鳞片，有光泽，侧脉不甚明显；叶柄纤细，银白色。花银白色，直立或近直立，密被银白色鳞片，芳香。果实椭圆形，粉红色，密被银白色鳞片。花期 5~6 月，果期 9 月。

【适宜生境】生于海拔 2080~2900 m 的田边、路旁、河岸阶地。

【资源状况】分布于互助。常见。

【药 材 名】沙枣（成熟果实）、沙枣花（花）、沙枣胶（茎枝渗出的胶汁）、沙枣树皮（树皮、根皮）。

【采收加工】沙枣：果实成熟时分批采摘，鲜用或烘干。沙枣花：5~6 月采收，晒干。沙枣胶：取茎枝渗出的汁液，晒干。沙枣树皮：夏、秋二季采剥内层皮，根皮全年均可采剥，晒干。

【功能主治】沙枣：养肝益肾，健脾调经。用于肝虚目眩，肾虚腰痛，脾虚腹泻，消化不良，带下，月经不调。沙枣花：止咳，平喘。用于气喘，久咳。沙枣胶：接骨续筋，活血止痛。用于骨折。沙枣树皮：清热止咳，利湿止痛，解毒，止血。用于慢性支气管炎，胃痛，肠炎，急性肾炎，黄疸性肝炎，带下，烧烫伤。

【藏医应用】《中华藏本草》记载本种的果实入药。涩肠止带。用于风寒咳嗽，寒湿带下，痢疾，腹泻，月经过多，遗精等。

中国沙棘

黄酸刺、酸刺柳

Hippophae rhamnoides Linn. subsp. *Sinensis* Rousi

【藏药名】སྟར་བུ（音译名：达日布）

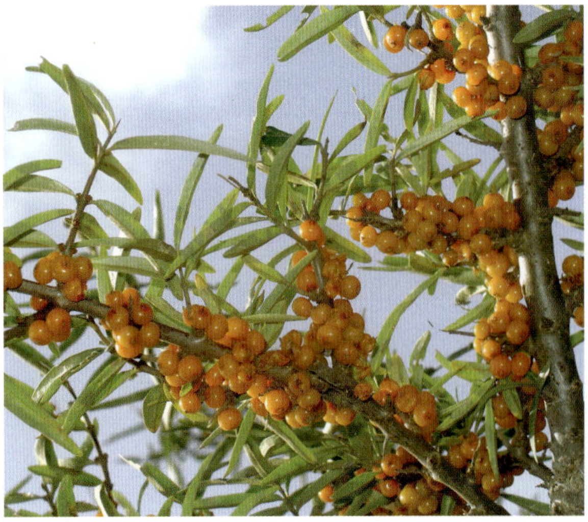

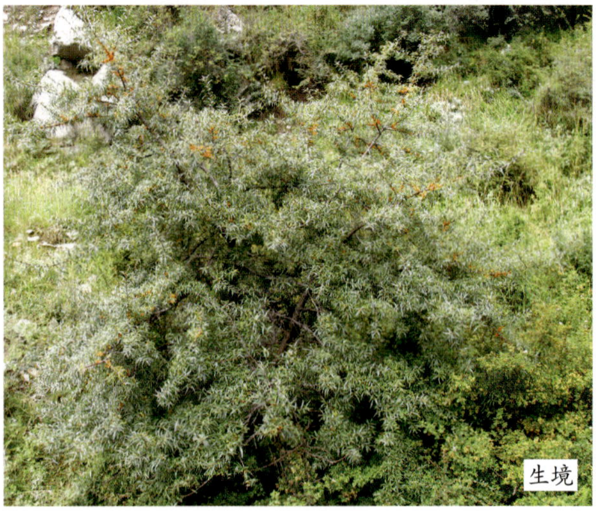

生境

【形态特征】落叶灌木或乔木。棘刺较多，粗壮，顶生或侧生；嫩枝褐绿色，密被银白色而带褐色的鳞片或有时具白色星状毛；老枝灰黑色，粗糙；芽大，金黄色或锈色。单叶通常近对生，叶片纸质，狭披针形或长圆状披针形，两端钝形或基部近圆形，上面绿色，初被白色盾形毛或星状毛，下面银白色或淡白色，被鳞片；叶柄极短。果实圆球形。花期 4~5 月，果期 9~10 月。

【适宜生境】生于海拔 1800~3800 m 的阳坡、沙漠地区河谷阶地、平坦沙地、砾石质山坡。

【资源状况】分布于共和、海晏、刚察、天峻、湟源、祁连、门源、大通、互助、湟中。常见。

【药 材 名】沙棘（成熟果实）。

【采收加工】秋、冬二季果实成熟或冻硬时采摘，除去杂质，干燥或蒸后干燥。

【功能主治】健胃消食，止咳化痰，活血散瘀。用于脾虚食少，食积腹痛，咳嗽痰多，胸痹心痛，血瘀经闭，跌扑瘀肿。

【藏医应用】《中国藏药》记载本种的果实入药。酸，凉、锐、轻。利痰，消食活血。用于肺病，咽喉病，“培根”病，肺癌，肠癌，消化不良等。

西藏沙棘

黑刺、萨达

Hippophae thibetana Schlechtend.

【藏药名】ས་སྟར།（音译名：萨尔达）

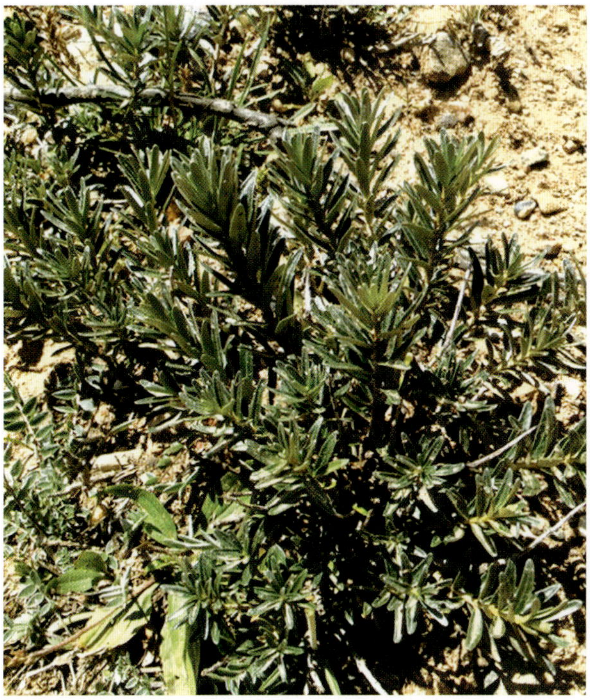

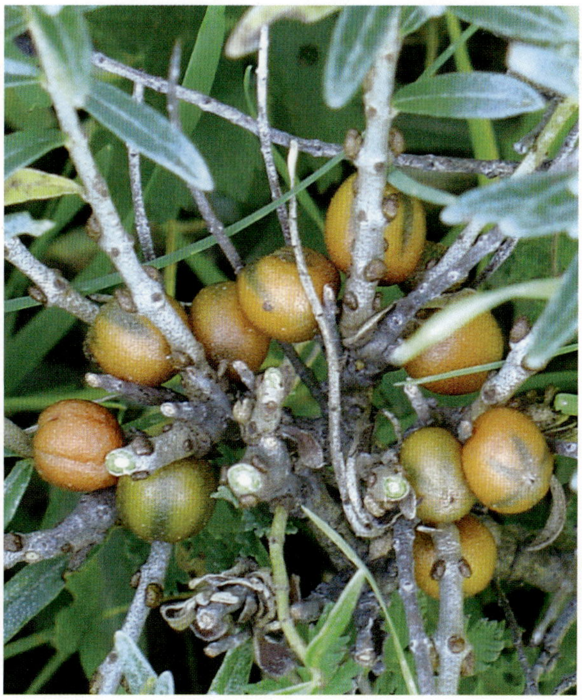

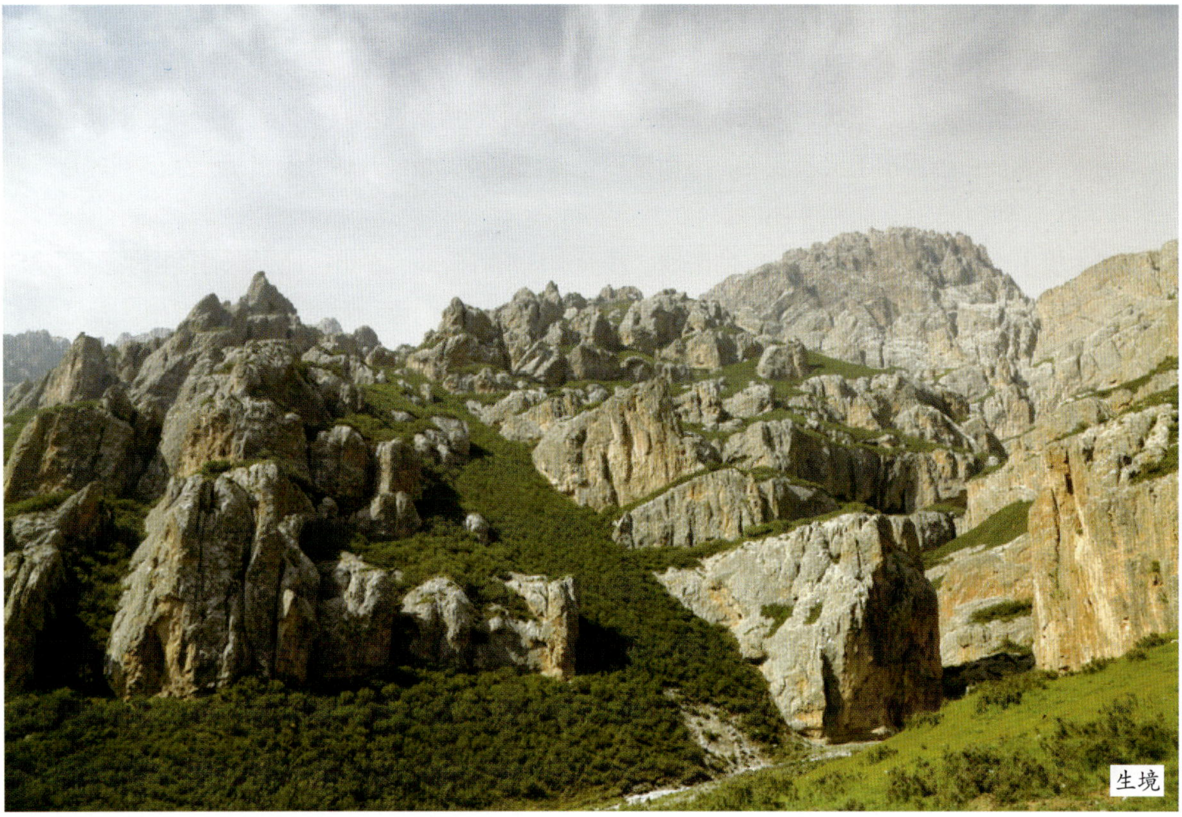

【形态特征】灌木或小乔木。小枝灰色，通常有针刺。叶互生，线形或线状披针形，先端渐尖，全缘，无柄或近于无柄，两面均被银白色鳞片。雌雄异株，花先于叶开放；雄花小，花萼具极短的筒及2枚镊合状萼片，膜质，卵圆形，长与宽近相等，雄蕊4，花丝短，包于萼片内，花药长卵形，中央有紫色带，两侧黄色；雌花具短柄，黄色。核果卵形或卵圆形。花期5~6月，果期9月。

【适宜生境】生于海拔2800~3200 m的河漫滩、河谷低阶地、山坡。

【资源状况】分布于天峻、祁连、大通、互助、门源。常见。

【藏医应用】《藏药志》记载本种的果实入药。酸，温。补肺，活血。用于月经不调，子宫疾病，胃病，肺结核，胃酸过多，胃溃疡。

杉叶藻科

杉叶藻

螺旋杉叶藻、分枝杉叶藻

Hippuris vulgaris L.

【藏药名】འདམ་བུ་ཀ་ར།（音译名：丹布嘎拉）

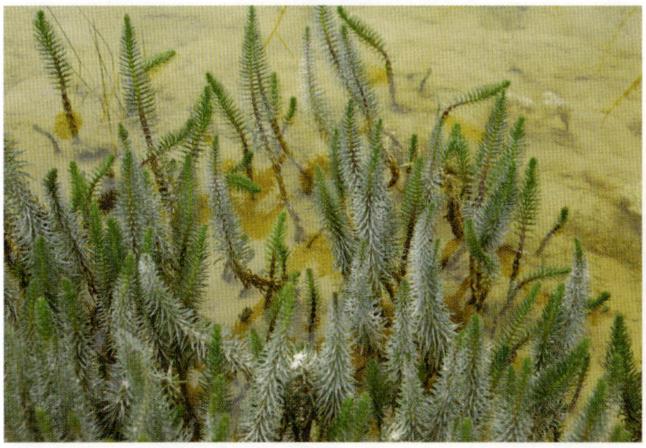

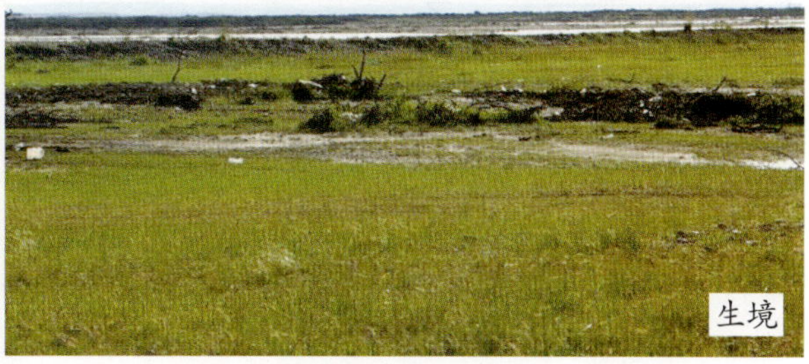

生境

【形态特征】多年生水生草本，植株上部常露出水面。根状茎匍匐状；茎直立，不分枝，绿色或带紫色，有细条纹，多关节。叶轮生，4~6 片轮生于茎关节上，越近顶部越密集，条形，不分裂，略弯曲或伸直，沉水者质薄，柔软，出水者肉质。花小，绿色；萼筒圆筒形；雄蕊 1，花丝甚短，花药大型；柱头细长，具多数乳头状突起。核果椭圆形。花期 4~9 月，果期 5~10 月。

【适宜生境】生于海拔 2900~4400 m 的浅水、沼泽、溪流等。

【资源状况】分布于天峻、大通、祁连、门源、互助。常见。

【藏医应用】《中国藏药》记载本种的叶或带嫩枝的全草入药。甘，平。清肺热，清肝热，清脉热，清血热，止血，生肌，疏肝利肺。用于“培根”病，“木保”病，肺痨咳嗽，小儿肺炎，肝痛，心痛，骨蒸劳热。

锁阳科

锁　阳

准噶尔锁阳
Cynomorium songaricum Rupr.

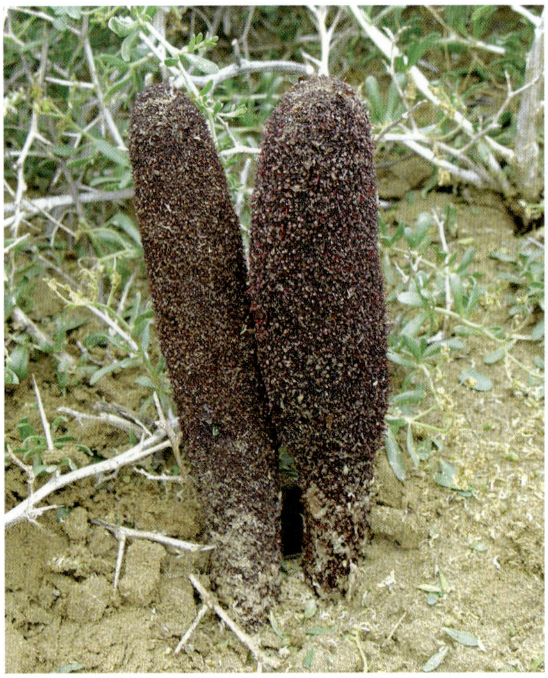

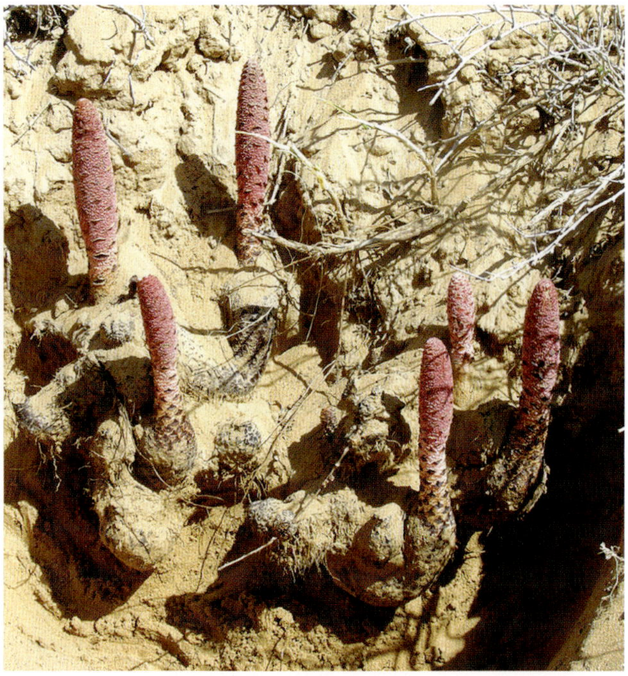

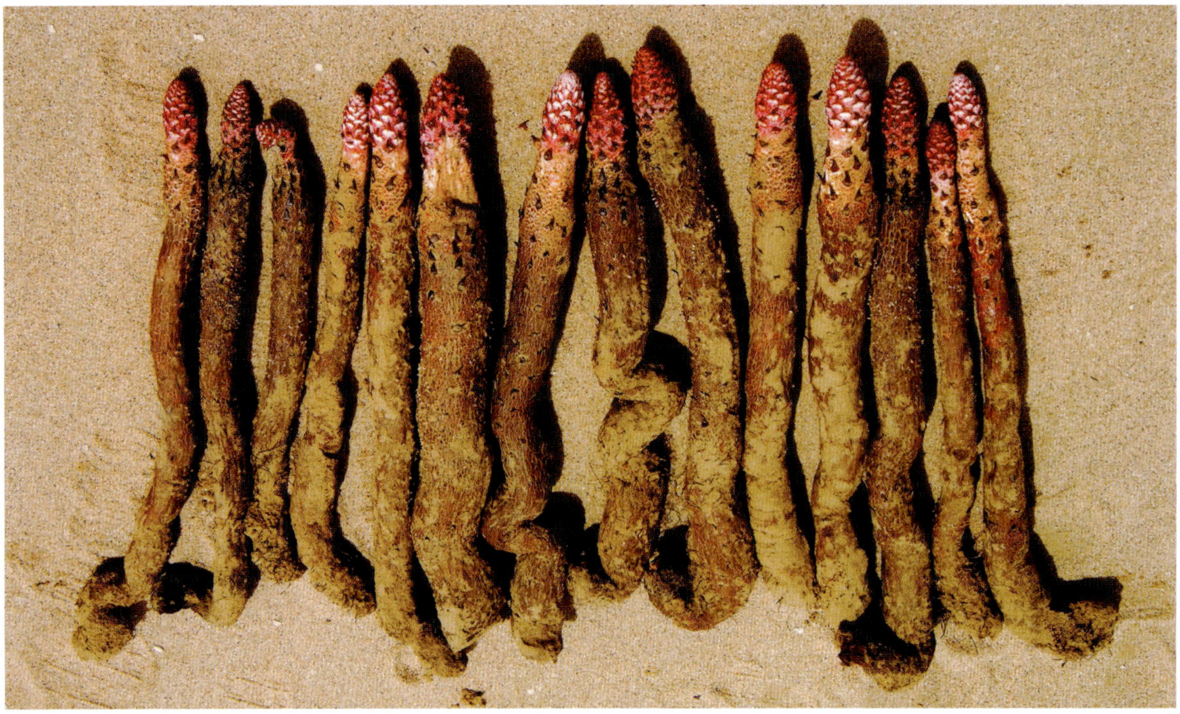

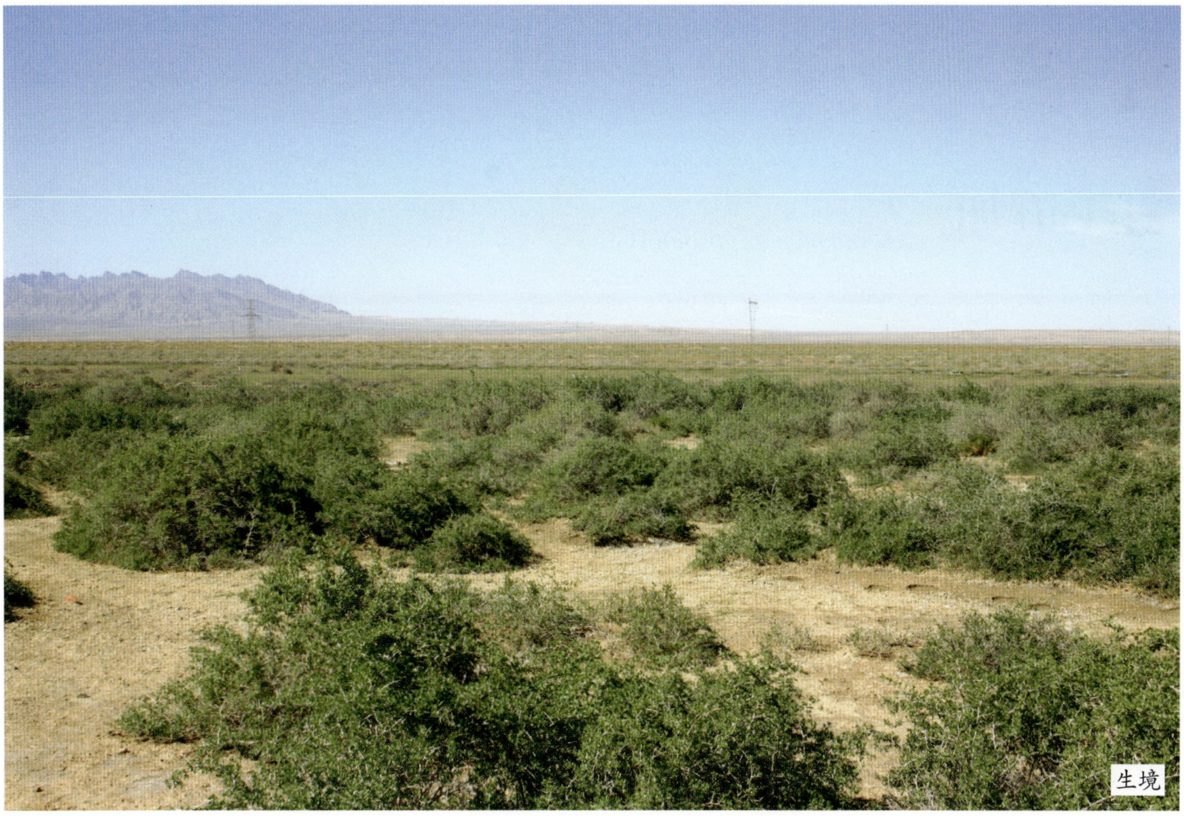

【形态特征】多年生肉质寄生草本，全体呈暗紫红色或红色。地下茎短粗，具多数瘤突状吸收根。茎肉质，圆柱形，下位埋于土中，通常仅顶端露于地上，基部稍膨大，茎基部密布覆瓦状吸收根。穗状花序顶生，肉质，棒状；小花密集，花暗紫色；子房下位或半下位，花柱棒状；两性花多在雄花开前即开，具雄蕊、雌蕊各 1。坚果很小。花期 5~6 月，果期 8~9 月。

【适宜生境】生于海拔 2700~2900 m 的荒漠沙地，常寄生于白刺的根部。

【资源状况】分布于共和。常见。

【药 材 名】锁阳（肉质茎）。

【采收加工】春季采收，除去花序，切段，晒干。

【功能主治】补肾阳，益精血，润肠通便。用于肾阳不足，精血亏虚，腰膝痿软，气虚便秘。

五加科

红毛五加

陕甘五加

Acanthopanax giraldii Harms

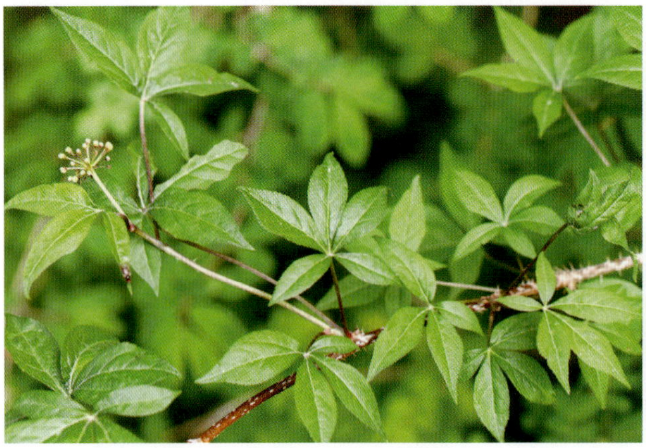

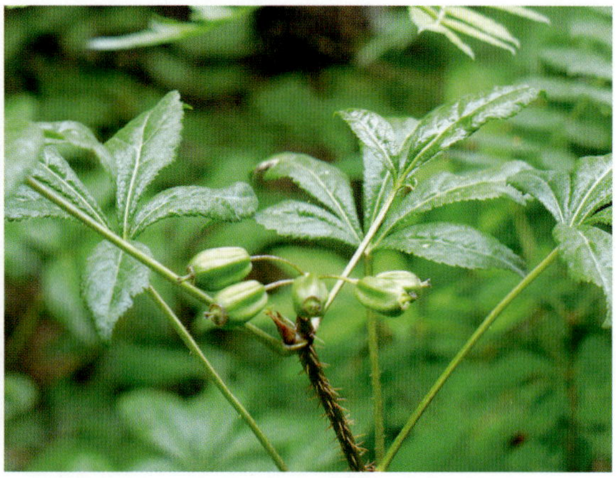

【形态特征】 灌木，高 1~2 m。茎直立。老枝灰褐色，无刺；小枝紫褐色，密被刚毛状刺。掌状复叶；小叶通常 5，椭圆形至倒披针形，基部楔形，边缘有重锯齿，两面均被黄褐色短柔毛；小叶柄极短或无柄。伞形花序常单生；花白色；萼钟形，萼齿 5；花瓣 5；雄蕊 5；花柱 2~5，中部以下合生，上部分离。核果黑色，长约 8 mm。花期 6~7 月，果期 8~10 月。

【适宜生境】 生于海拔 2000 m 以上的林下或灌木丛中。

【资源状况】 分布于互助、大通、门源。少见。

【药 材 名】 红毛五加皮（茎皮或根皮）。

【采收加工】 6~7 月间，砍下茎枝，用木棒敲打，使木部与皮部分离，剥取茎皮，晒干；根全年均可采收，洗净，剥取根皮，晒干。

【功能主治】 祛风湿，强筋骨，活血利水。用于风寒湿痹，拘挛疼痛，筋骨痿软，足膝无力，心腹疼痛，疝气，跌打损伤，骨折，体虚浮肿。

伞形科

青海当归

独活、白芷

Angelica nitida Wolff

【藏药名】ཏང་ཀུན།（音译名：当根）

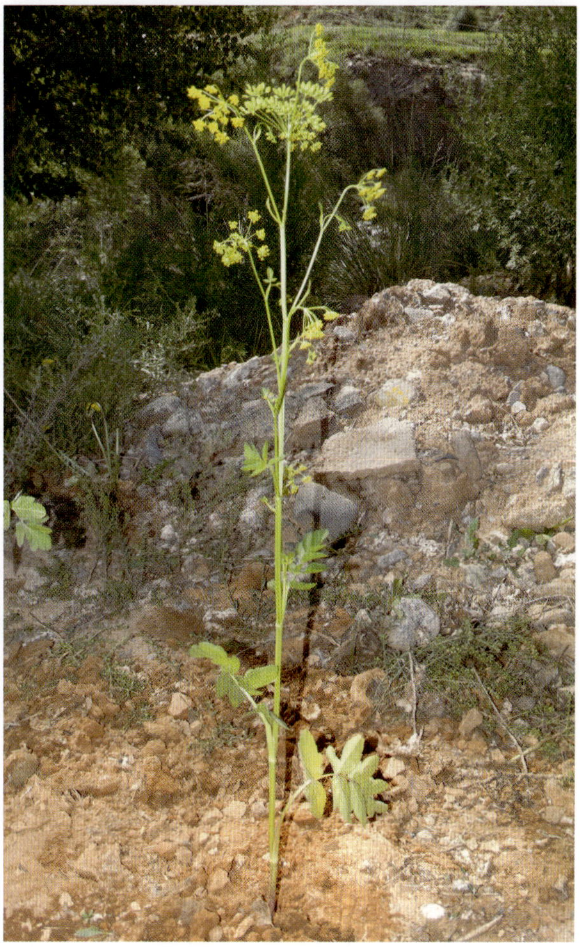

【形态特征】多年生草本，高 30~90 cm。根圆锥形，多不分枝，黄棕色。茎绿色或带紫色，有细槽纹，光滑无毛。复伞形花序，直径 6~10 cm，伞幅 9~19；小伞花序密集或近球形；花无萼齿；花瓣白色或黄白色；花柱基扁平，紫黑色。果实长圆形至卵圆形，侧棱翅状，比果体狭，背棱线状，隆起，背棱槽内有油管 1，侧棱槽内有油管 2，长短不等，合生面油管 2。花期 7~8 月，果期 8~9 月。

【适宜生境】生于海拔 2600~4000 m 的高山灌丛、草甸、山谷及山坡草地。

【资源状况】分布于大通、互助、门源。常见。

【药 材 名】麻母（根）。

【采收加工】未开花前采挖，去除花、叶及杂质，晒干。

【功能主治】补血，活血，润肠。用于血虚证，月经不调，瘀滞作痛，肠燥便秘。

当　归

薜、山蕲

Angelica sinensis (Oliv.) Diels

【藏药名】ཏང་ཀུན།（音译名：当根）

【形态特征】多年生草本，高 0.4~1 m。根圆柱状，分枝，有多数肉质须根，黄棕色，有浓郁香气。茎直立，绿白色或带紫色，有纵深沟纹，光滑无毛。复伞形花序；小伞形花序有花

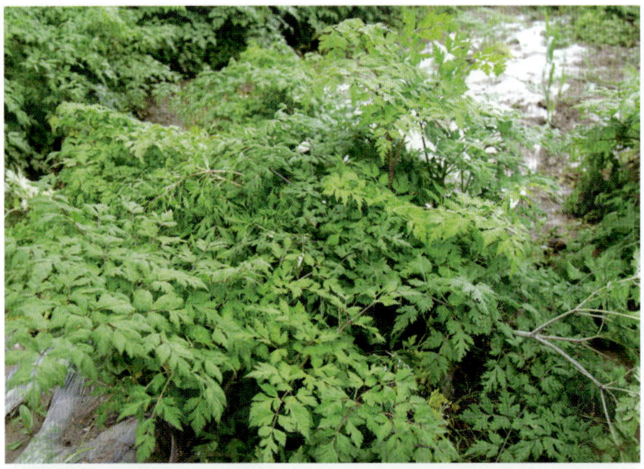
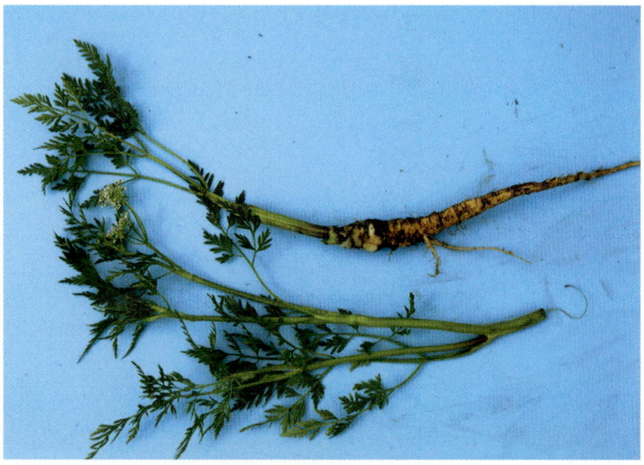
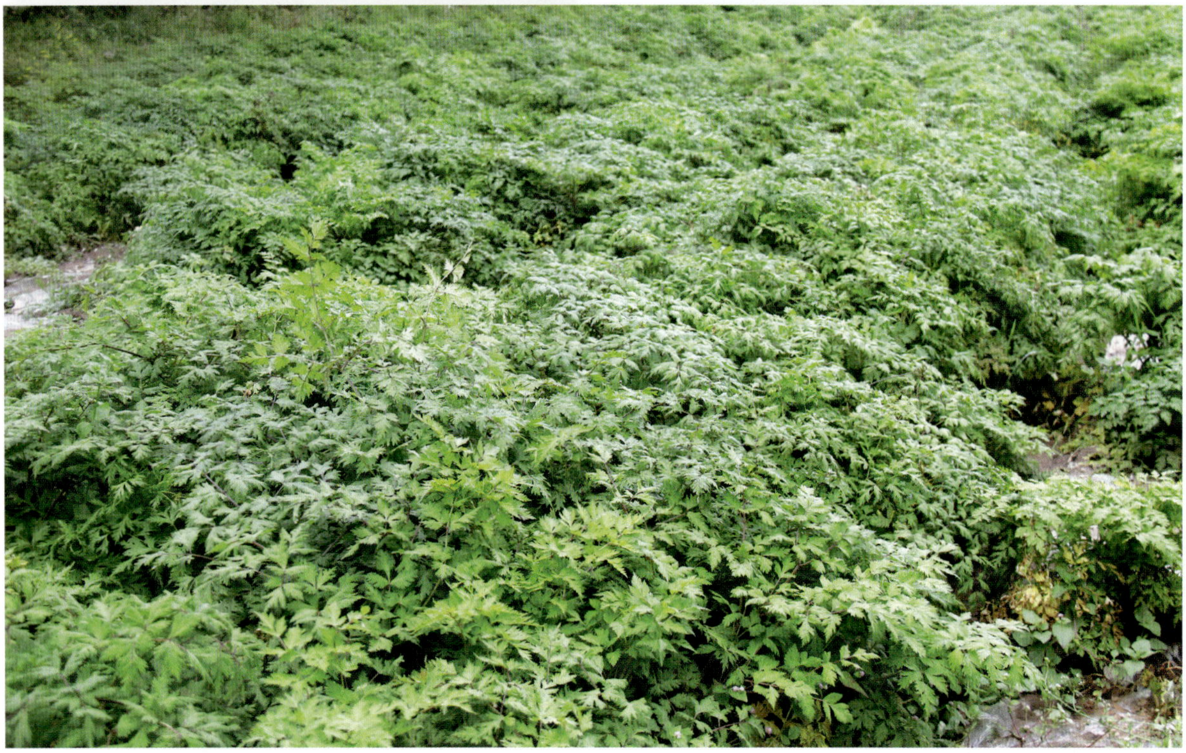

13~36；小总苞片 2~4，线形；花白色，花柄密被细柔毛；萼齿 5；花瓣长卵形，顶端狭尖；花柱短，花柱基圆锥形。果实椭圆形至卵形，棱槽内有油管 1，合生面油管 2。花期 6~7 月，果期 7~9 月。

【适宜生境】 生于海拔 2600~4000 m 的高山灌丛、草甸、山谷及山坡草地。

【资源状况】 分布于大通、互助，种植。常见。

【药 材 名】 当归（根）。

【采收加工】 秋末采挖，除去须根和泥沙，待水分稍蒸发后，捆成小把，上棚，用烟火慢慢熏干。

【功能主治】 补血活血，调经止痛，润肠通便。用于血虚萎黄，眩晕心悸，月经不调，闭经，痛经，虚寒腹痛，风湿痹痛，跌扑损伤，痈疽疮疡，肠燥便秘。

【藏医应用】 《中国藏药》记载本种的根入药。辛，凉。清心热，解毒。用于陈热病，心热病，中毒症，“培根”和“隆”的合并病。

簇生柴胡

小茴香

Bupleurum condensatum Shan et Y. Li

【藏药名】ཟེ་ར་སེར་པོ།（音译名：色拉塞保）

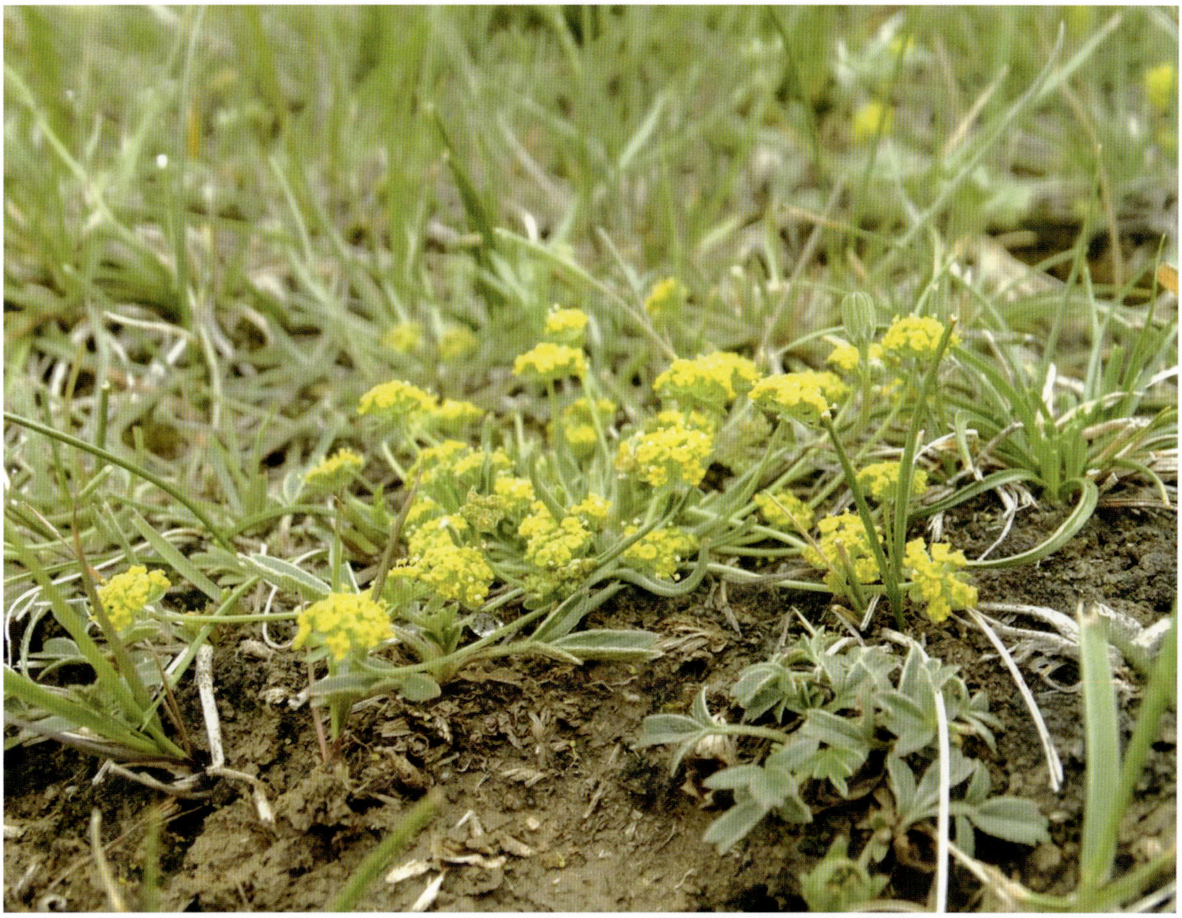

【形态特征】多年生矮小丛生草本，全体常带红色。主根发达，纺锤形，淡棕色，顶端有少数短支根。基生叶多而密集，鞘部无柄，重叠抱茎生长，披针形或线形。顶生复伞形花序直径 4~6 cm，伞幅 4~7，不等长，长 3~6 cm；小伞形花序有花 14~20；花瓣黄色，卵状披针形，顶端反折成小尖帽状。果实很小，红棕色，卵圆形。花期 7~8 月，果期 8~9 月。

【适宜生境】生于海拔 3000~3700 m 的高山向阳山坡、荒地或河滩。

【资源状况】分布于共和、互助、刚察、祁连。常见。

【藏医应用】《中国藏药材大全》记载本种的全草或根入药。苦，凉。升胃温，健胃，理气。用于胃寒，食滞，消化不良，“隆”病。

小叶黑柴胡 *Bupleurum smithii* Wolff var. *parvifolium* Shan et Y. Li

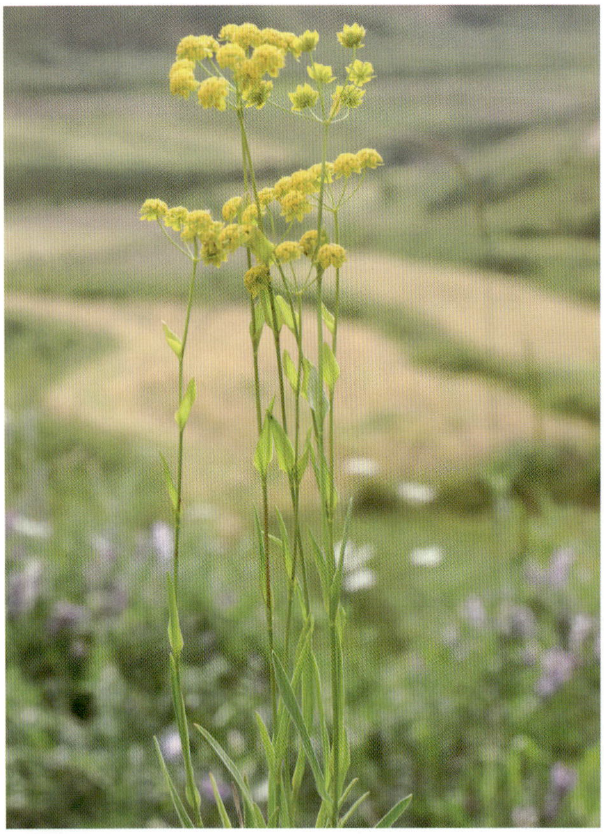

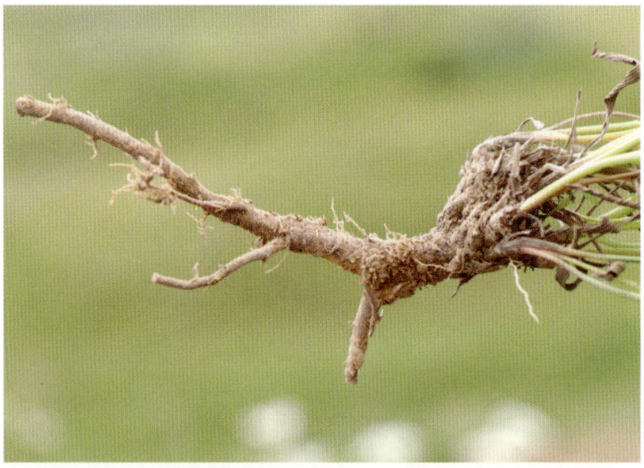

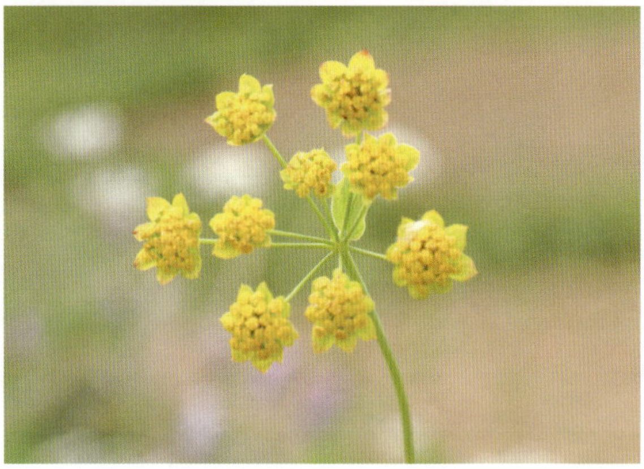

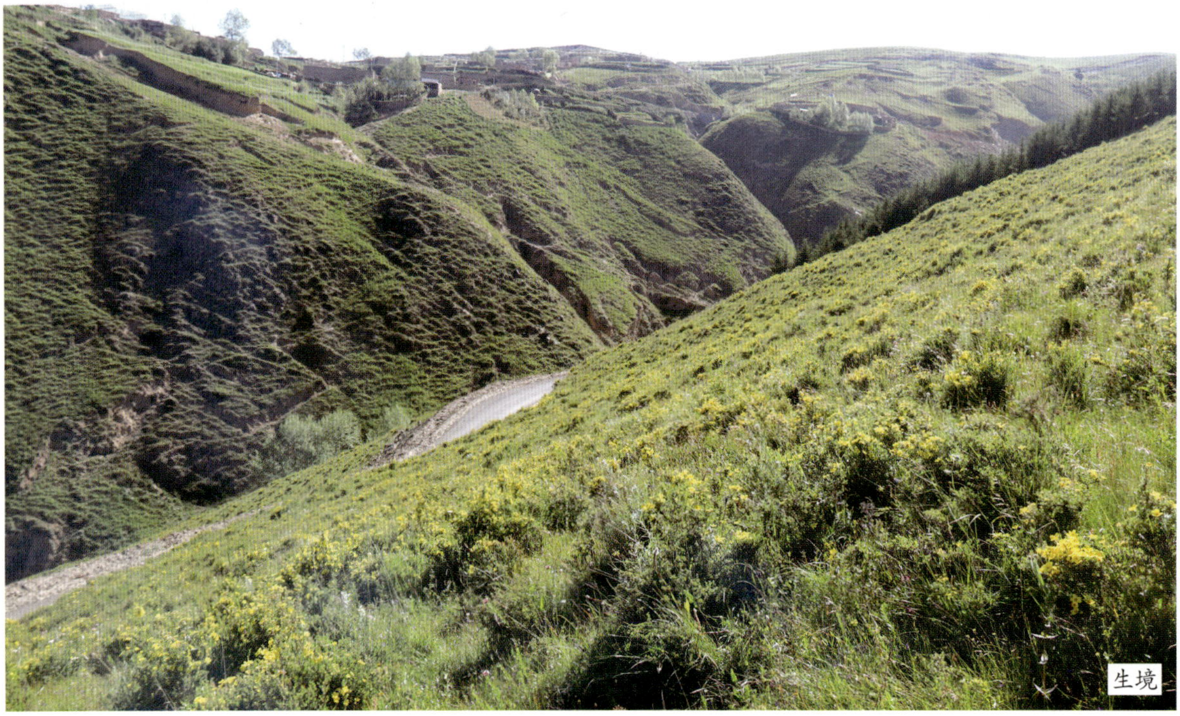

【形态特征】多年生草本，常丛生。根黑褐色，质较松。茎直立或斜生，上部有时有短分枝。基生叶较多，披针形，顶端钝或急尖，有小突尖，叶脉 7~9，叶缘白色，膜质；茎生叶顶端渐尖，基部抱茎。复伞形花序顶生或侧生，长过小伞形花序；花瓣黄色，有时背面带淡紫红色。果实卵形，棕色。花期 7~8 月，果期 8~9 月。

【适宜生境】生于海拔 2300~4100 m 的高山草甸、灌丛下、林缘、山坡、沙丘及田边。

【资源状况】分布于互助、门源、共和、大通、刚察、祁连。常见。

【药 材 名】柴胡（根）。

【采收加工】春、秋二季采挖，抖净泥土，晒干。

【功能主治】解表退热，疏肝解郁，升举阳气。用于外感发热，寒热往来，疟疾，肝郁胁痛乳胀，头痛头眩，月经不调，气虚下陷之脱肛、子宫脱垂、胃下垂。

■ 附　注　本种常作为柴胡的代用品。

田葛缕子

丝叶葛缕子

Carum buriaticum Turcz.

【藏药名】ཀོ་སྙོད།（音译名：果扭）

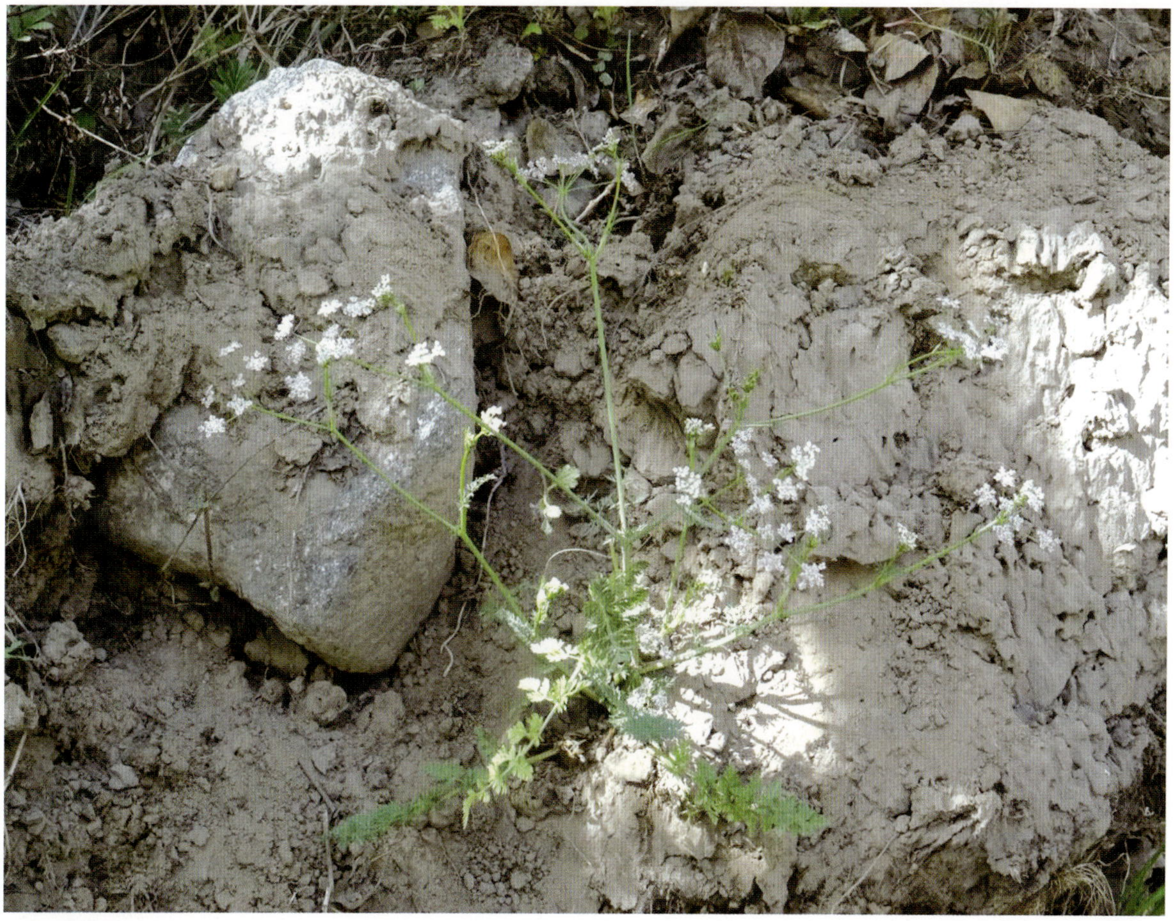

【形态特征】多年生草本。茎下部叶三回羽状分裂，基生叶三至四回羽状分裂，末回裂片较细，茎基部有叶鞘残留纤维。小伞形花序有花约 20 朵。果实长卵形，棱槽内油管单生。花、果期 5~10 月。

【适宜生境】生于海拔 2000~4000 m 的田边、林下、路旁、河岸、山地草丛中。

【资源状况】分布于共和、大通、祁连、门源。常见。

【药 材 名】狗缨子（根）。

【采收加工】9~10 月果实成熟时采挖根，除去杂质，洗净泥土，晒干，切段。

【功能主治】散风清热，降气化痰。用于感冒头痛，肺热咳嗽，痰多色黄。

【藏医应用】《中国藏药》记载本种的果实入药。甘、辛，温、轻。清热解毒，消肿利湿，健脾开胃。用于“隆”热病，中毒症，眼病，“培根”病，食积不化。

葛缕子

马缨子

Carum carvi L.

【藏药名】ཀོ་སྙོད།（音译名：果扭）

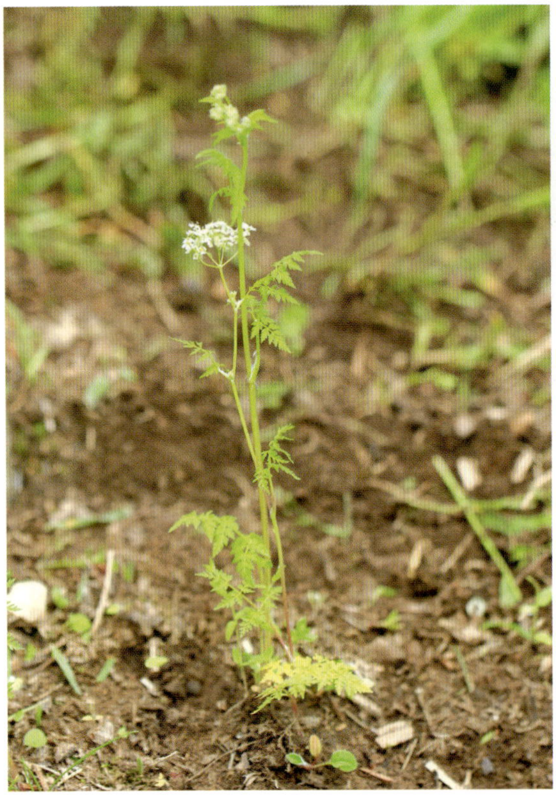

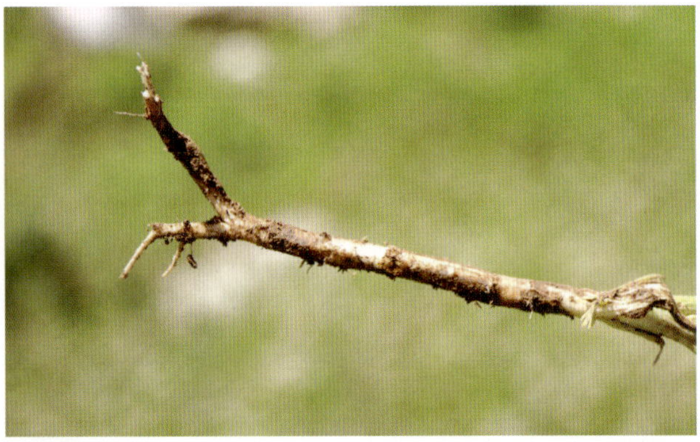

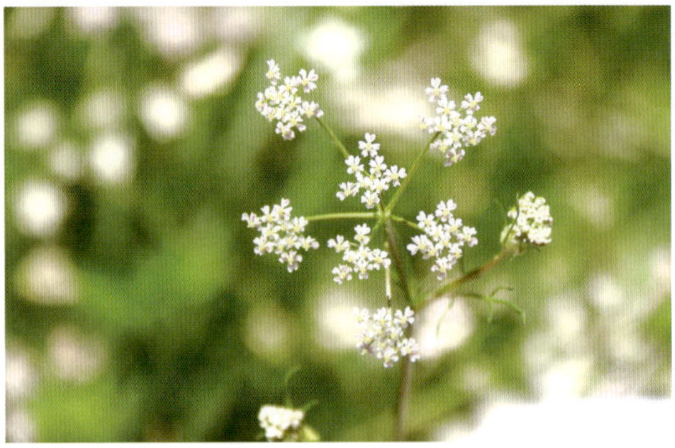

【形态特征】多年生草本，高 30~70 cm。根圆柱形。茎通常单生。叶片长圆状披针形。伞幅 5~10；小伞形花序有花 5~15；花杂性，无萼齿；花瓣白色，或带淡红色；花柱长约为花柱基的 2 倍。果实长卵形，成熟后黄褐色，果棱明显，每棱槽内油管 1，合生面油管 2。花、果期 5~8 月。

【适宜生境】生于海拔 2000~4000 m 的河滩草丛中、林下或高山草甸。

【资源状况】分布于共和、海晏、刚察、天峻、湟源、祁连、门源、大通、互助、湟中。常见。

【药 材 名】藏茴香（果实）。

【采收加工】7~8 月果实成熟时割取全株，打下种子，除去杂质，阴干。

【功能主治】理脾开胃，散寒止痛。用于脘腹冷痛，呕逆，消化不良，疝气痛，寒湿腰痛。

【藏医应用】《中国藏药》记载本种的果实入药。甘、辛，温，轻。清热解毒，消肿利湿，健脾开胃。用于“隆”热病，中毒症，眼病，“培根”病，食积不化。

芫 荽

香菜

Coriandrum sativum Linn.

【藏药名】ཨུ་སུ།（音译名：乌索）

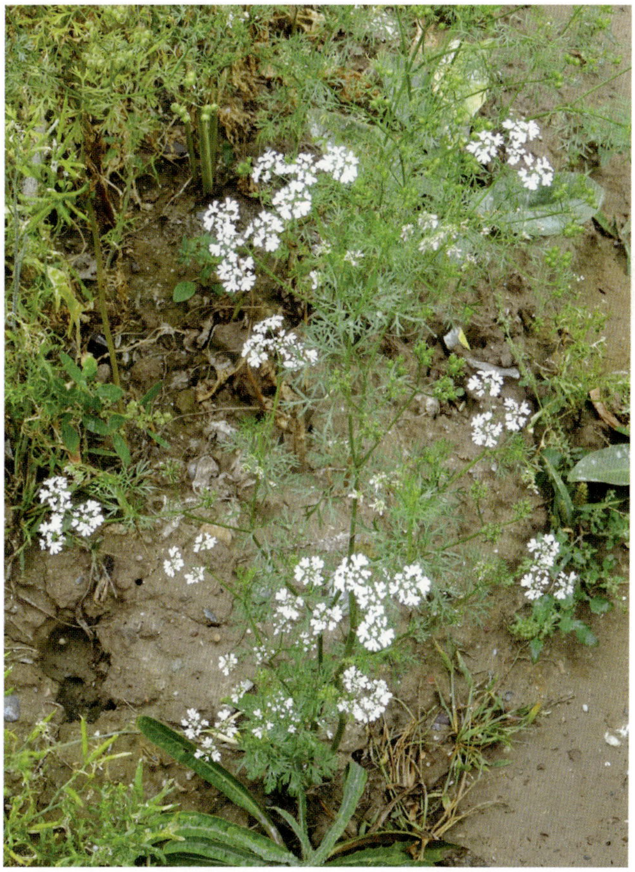

【形态特征】一年生或二年生草本，高 20~60 cm，光滑无毛。根细长，纺锤形，具多数侧根。茎圆柱形，直立，中空，多分枝，具细纵棱。叶片一至二回羽状全裂。复伞形花序顶生或与叶对生；小伞形花序具花 10 余朵，白色或淡紫色；花瓣倒卵形。花、果期 4~11 月。

【适宜生境】生于海拔 2000~3000 m 的庭院、路边。

【资源状况】分布于大通、互助、湟中、湟源、门源、祁连、海晏、刚察、共和、天峻。常见。

【药 材 名】胡荽（带根全草）、芫荽茎（茎梗）、胡荽子（果实）。

【采收加工】胡荽：全年均可采收，洗净，晒干。芫荽茎：春季采收，洗净，晒干。胡荽子：8~9 月果实成熟时采收，晒干。

【功能主治】胡荽：清热止痛，发表透疹，消食开胃，止痛解毒。用于风寒感冒，麻疹，痘疹透发不畅，食积，脘腹胀痛，呕恶，头痛，牙痛，脱肛，丹毒，疮肿初起，蛇咬伤。芫荽茎：宽中健胃，透疹。用于胸脘胀闷，消化不良，麻疹不透。胡荽子：健胃消积，理气止痛，透疹解毒。用于食积，食欲不振，胸膈满闷，脘腹胀痛，呕恶反胃，泻痢，肠风便血，脱肛，疝气，麻疹，痘疹透发不畅，秃疮，头痛，牙痛，耳痛。

【藏医应用】《中国藏药》记载本种的成熟果实或全草入药。甘、咸，锐。清热，止痛。用于“培根”病，“木保”病。

茴　香

蘹香

Foeniculum vulgare Mill.

【藏药名】ཟི་ར་དཀར་པོ།（音译名：斯拉嘎保）

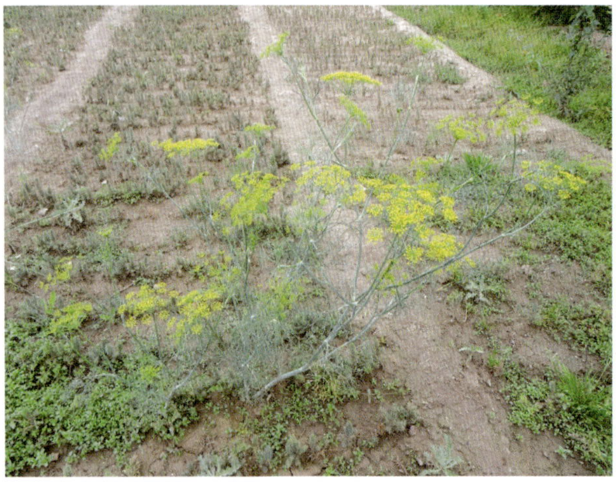

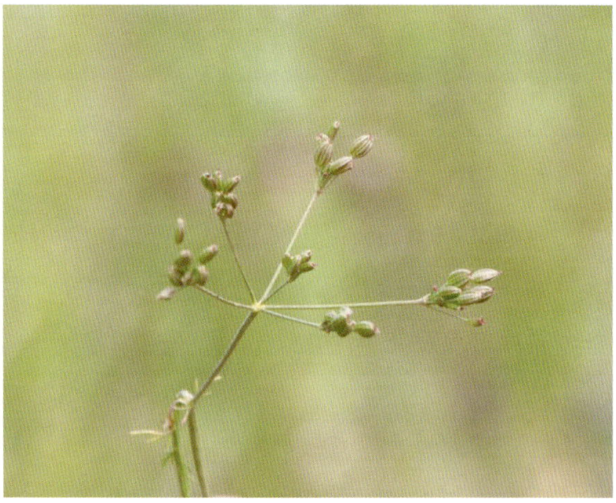

【形态特征】多年生草本，高 0.4~2 m，全株表面被粉霜，无毛，具强烈香气。茎直立，光滑，灰绿色或苍白色，基部成鞘状抱茎。复伞形花序顶生；总苞和小苞片均缺；伞幅 8~20 个，不等长；花小，黄色，无萼齿；花瓣黄色，倒卵形，上部向内卷曲，微凹；雄蕊 5 枚，长于花瓣；子房下位，2 室，花柱 2 个。双悬果长圆形，有 5 条隆起的棱。花期 6~7 月，果期 9~10 月。

【适宜生境】生于海拔 1800~3500 m 的河岸、山地草丛中。

【资源状况】分布于大通、互助、湟中、湟源、门源、海晏、刚察、共和，多种植。常见。

【药 材 名】小茴香（果实）、茴香茎叶（茎叶）、茴香根（根）。

【采收加工】小茴香：8~10 月果实呈黄绿色，并有淡黑色纵线时，选晴天割取地上部分，脱粒，扬净；亦可采摘成熟果实，晒干。茴香茎叶：春、夏二季割取地上部分，晒干或鲜用。茴香根：7 月间采挖，去除茎叶，留根洗净，鲜用或晒干。

【功能主治】小茴香：温肾暖肝，行气止痛，和胃。用于寒疝腹痛，睾丸偏坠，脘腹冷痛，食少吐泻，胁痛，肾虚腰痛。茴香茎叶：理气和胃，散寒止痛。用于恶心呕吐，疝气，腰痛，痈肿。茴香根：温肾和中，行气止痛，杀虫。用于寒疝，耳鸣，胃寒呕逆，腹痛，风寒湿痹，鼻疳，蛔虫病。

【藏医应用】《藏药志》记载本种的果实或全草入药。辛、甘，微寒。清解肺热，消食开胃。用于“培根”病，肺炎等。

裂叶独活

裂叶大瓣芹

Heracleum millefolium Diels

【藏药名】སྲུ་སེར།（音译名：朱赛）

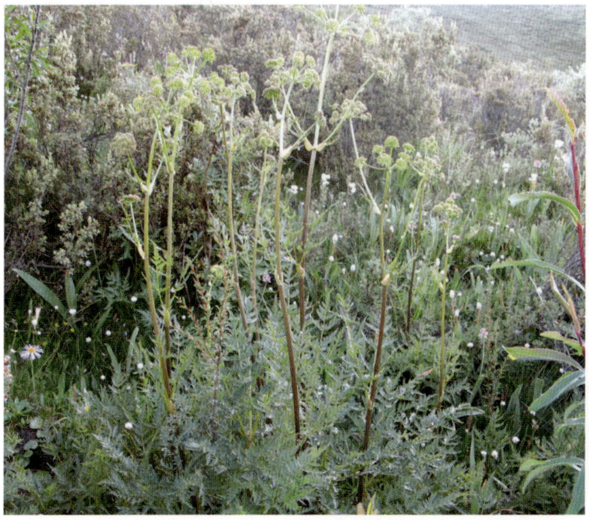

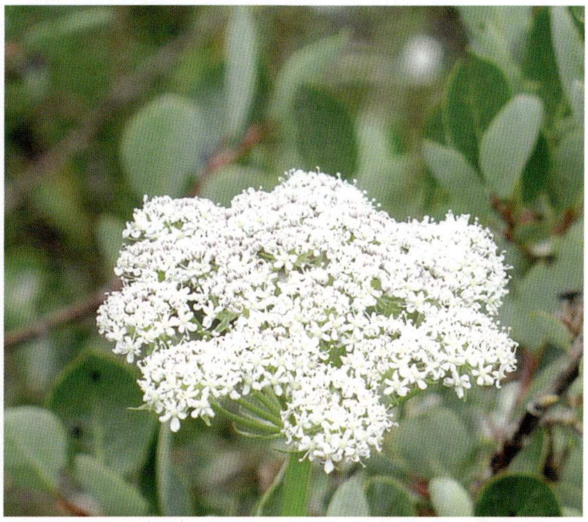

【形态特征】多年生草本，有柔毛。根状茎长约 20 cm，棕褐色，颈部被褐色叶鞘纤维；茎直立，分枝。叶片披针形，三至四回羽状分裂，茎生叶逐渐短缩。复伞形花序顶生和侧生；总苞片 4~5；伞幅 7~8；小总苞片线形，有毛；花白色；萼齿细小。果实椭圆形，有柔毛；分生果的背部极扁，棱较细。花、果期 7~9 月。

【适宜生境】生于海拔 3800~5000 m 的山坡草地、山顶或沙砾沟谷草甸。

【资源状况】分布于共和、湟源、大通、祁连、刚察、天峻。常见。

【药 材 名】千叶独活（全草）、千叶独活根（根）。

【采收加工】千叶独活：7~8 月开花时采收，洗净，晒干。千叶独活根：4~10 月采挖，去茎叶，洗净，晒干。

【功能主治】千叶独活：凉血止血，祛风解毒。用于外伤出血，鼻衄，牙龈出血，皮肤瘀斑，尿血，麻风。千叶独活根：祛风湿，通经络。用于风湿痹痛，筋脉拘挛，跌打肿痛。

【藏医应用】《中国藏药》记载本种的全草入药。苦、辛，平。消散肿胀。用于瘿结痞块。

欧当归 *Levisticum officinale* Koch

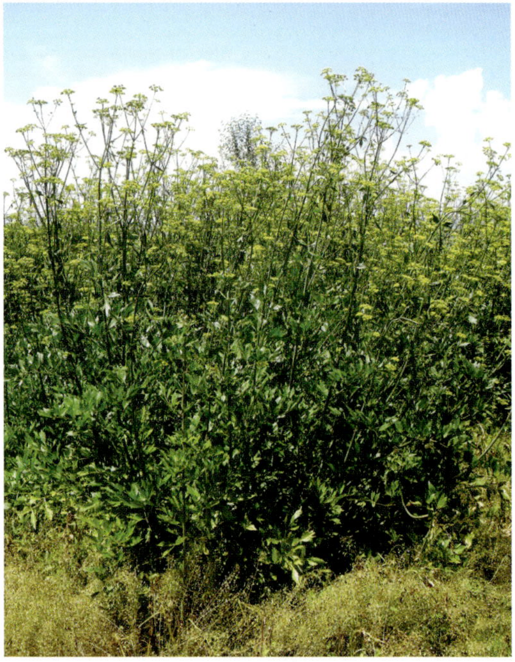

【形态特征】多年生草本，全株有香气，高 1~2.5 m。根状茎肥大，有支根；茎光滑无毛，中空。叶柄基部膨大成长圆形、带紫红色的叶鞘，基部楔形。复伞形花序；总苞片 7~11，宽披针形至线状披针形，先端反曲，边缘白色，膜质；小伞形花序近圆球形；萼齿不明显；花黄绿色。分生果椭圆形，侧棱和背棱阔翅状，每棱槽内有油管 1，合生面油管 2。花期 6~8 月，果期 8~9 月。

【适宜生境】生于海拔约 2500 m 的田地。

【资源状况】分布于祁连，种植。少见。

【药 材 名】欧当归（根）。

【采收加工】春、秋二季采挖，去除茎叶，洗净，晒干或烘干。

【功能主治】活血调经，利尿。用于闭经，痛经，头晕，头痛，肢体麻木，水肿。

宽叶羌活 福氏羌活 *Notopterygium forbesii* de Boiss.

【藏药名】སྒྲ་ནག（音译名：朱那）

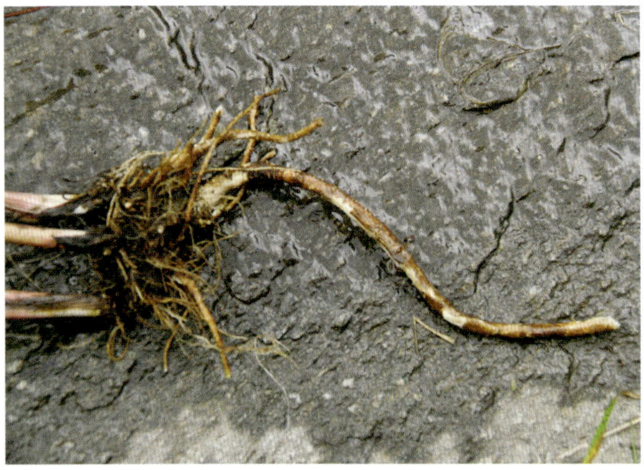

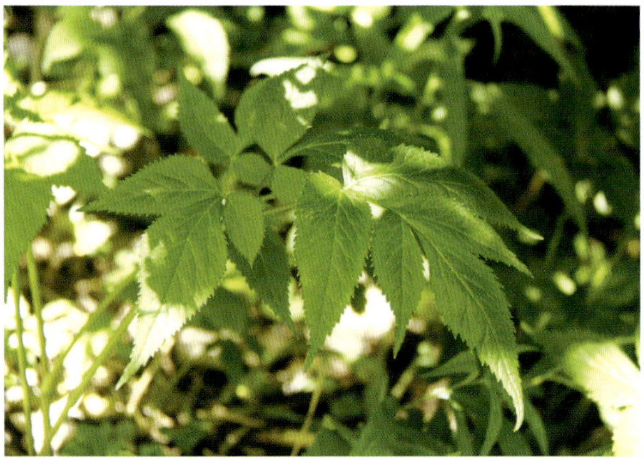

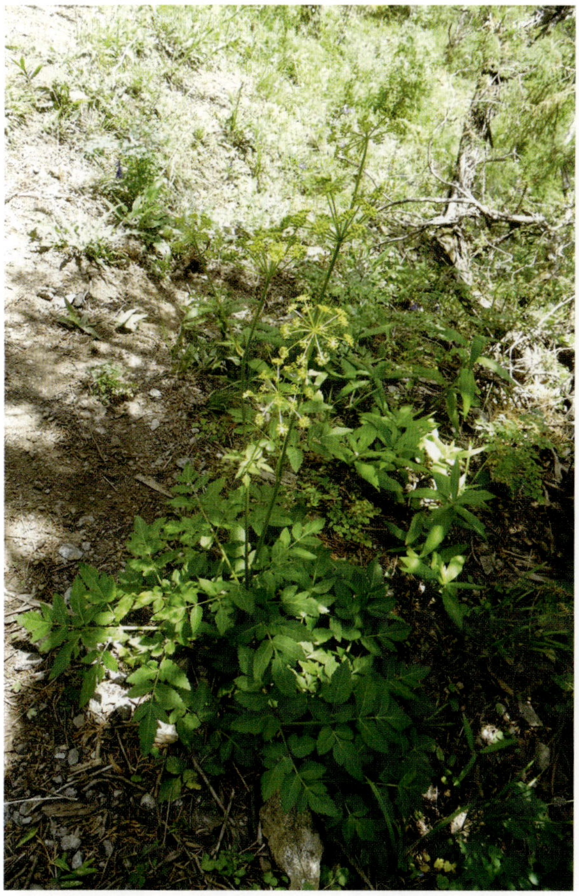

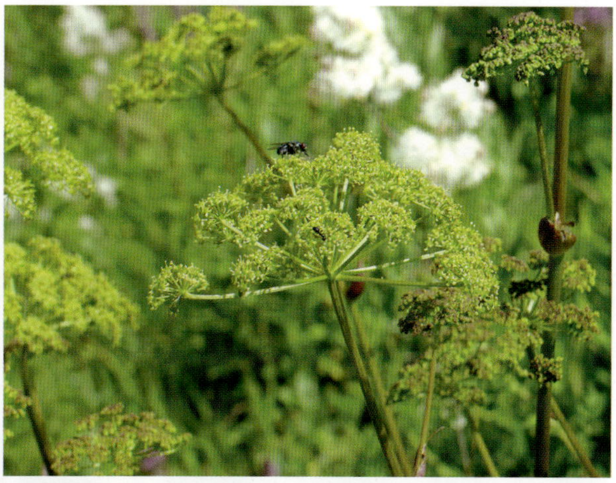

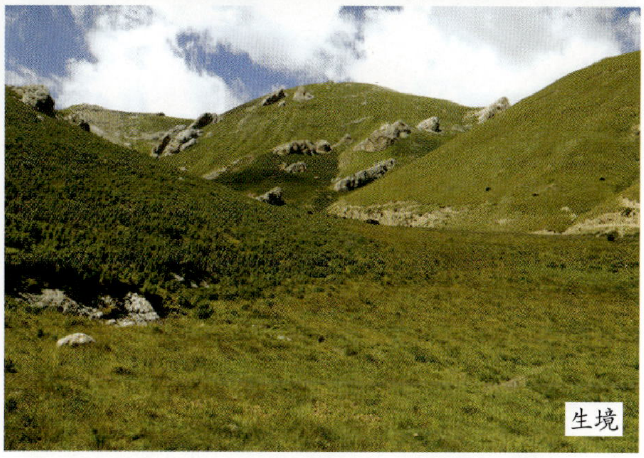

【形态特征】多年生草本。植株高达 1.8 m。根状茎呈不规则块状，多枝根和须根；茎带紫色。基生叶及茎下部叶叶柄长 1~22 cm，叶鞘抱茎；二出二回羽状复叶，一回羽片 2~3 对，小裂片长圆状卵形或卵状披针形，长 3~8 cm，基部稍楔形，具粗锯齿。复伞形花序直径 5~14 cm；总苞片无或 1~3，早落；小总苞片 4~5，线形，长 3~4 mm；萼齿卵状三角形；花瓣淡黄色，倒卵形，顶端内折；花柱基短圆锥形，花柱短。果实近球形。花期 7 月，果期 8~9 月。

【适宜生境】生于海拔 2300~3900 m 的林缘、林下、灌丛及沟谷草丛中。

【资源状况】分布于大通、湟源、湟中、互助、门源、祁连。常见。

【药 材 名】羌活（根或根茎）。

【采收加工】春、秋二季采挖，除去须根及泥沙，晒干。

【功能主治】解表散寒，祛风除湿，止痛。用于风寒感冒，头痛项强，风湿痹痛，肩背酸痛。

【藏医应用】《中国藏药》记载本种的根及根茎入药。苦、辛，平。杀虫，止血，愈疮疡。用于麻风，头痛，喉病，痹症，疫疠，霍乱。

羌　活

裂叶羌活、竹节羌活

Notopterygium incisum Ting ex H. T. Chang

【藏药名】སྙུ་ནག（音译名：朱那）

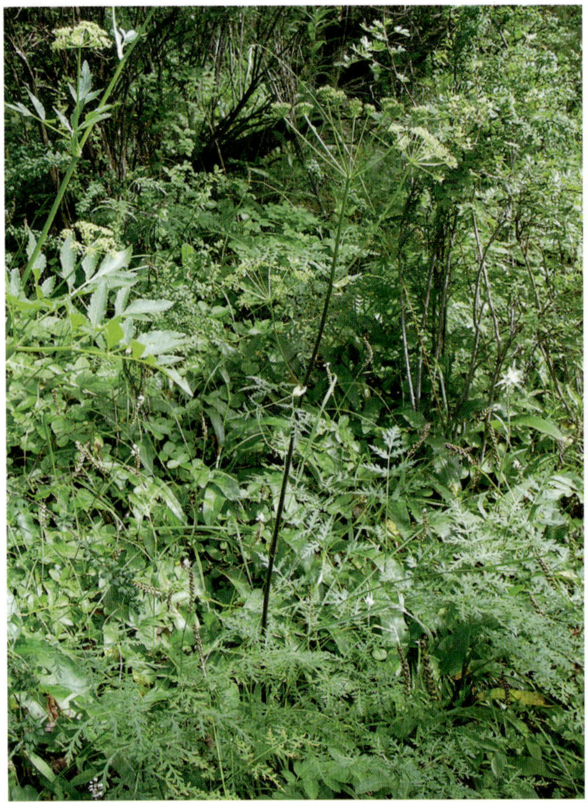

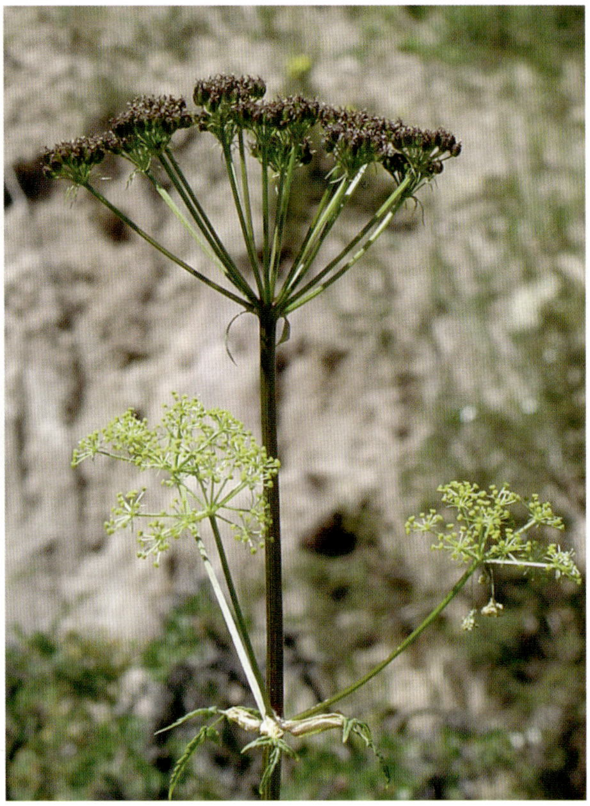

【形态特征】多年生草本，全株有特殊香气。根状茎粗壮，圆柱形或不规则块状，暗棕色至棕红色，顶部有枯萎的叶鞘；茎直立，中空，表面淡紫色。叶片为三出式三回羽状复叶。复伞形花序顶生或腋生；总苞片 3~6，线形，早落；伞幅 7~18；小伞形花序有小苞片 6~10，线形；花小，白色；萼齿 5，卵状三角形；花瓣 5。分生果长圆状。花期 7 月，果期 8~9 月。

【适宜生境】生于海拔 1700~4500 m 的林缘、林下、灌丛及沟谷草丛中。

【资源状况】分布于共和、湟中、祁连、门源、互助。常见。

【药 材 名】羌活（根或根茎）。

【采收加工】春、秋二季采挖，除去须根及泥沙，晒干。

【功能主治】解表散寒，祛风除湿，止痛。用于风寒感冒，头痛项强，风湿痹痛，肩背酸痛。

【藏医应用】同“宽叶羌活”。

青海棱子芹

青海滇藁本

Pleurospermum szechenyii Kanitz

【藏药名】ཙད།（音译名：哉）

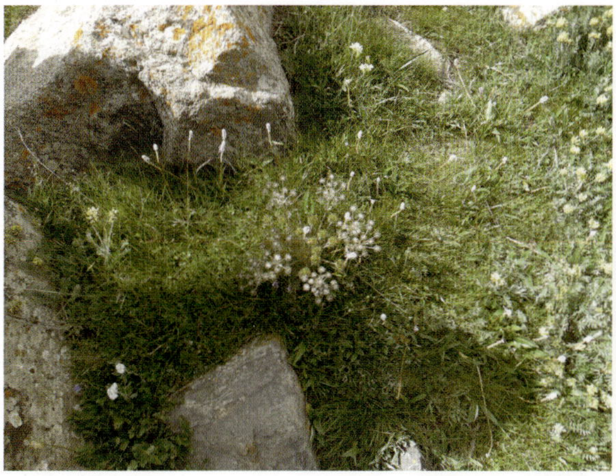

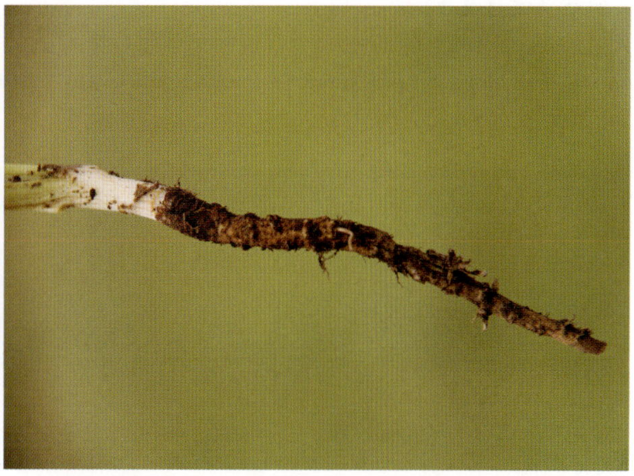

【形态特征】多年生草本。根直伸，圆锥状，暗褐色，直径约 1 cm。茎粗壮，不分枝或上部有分枝，叶片卵形或卵状披针形，长 5~8 cm，宽 2~4 cm，一至二回羽状分裂，一回羽片 6~9 对，无柄或近于无柄，末回裂片披针形，有突尖。顶生的复伞形花序直径 10~15 cm；总苞片 7~11；伞幅 15~25；花淡红色，花瓣倒卵形。果实长圆形。花期 7 月，果期 8 月。

【适宜生境】生于海拔 3700~4200 m 的山坡草地、沟谷山崖、砾石河岸。

【资源状况】分布于互助、共和。常见。

【藏医应用】《中国藏药材大全》记载本种的全草或根入药。解毒，止痛，祛寒，干黄水。用于黄水病，肾痛，腰痛，肿痛，"培根"病，"隆"病，感冒，胃病，消化不良，腹寒。

杜鹃花科

烈香杜鹃

黄花杜鹃、头花杜鹃

Rhododendron anthopogonoides Maxim.

【藏药名】དྭ་ལི།（音译名：达利）

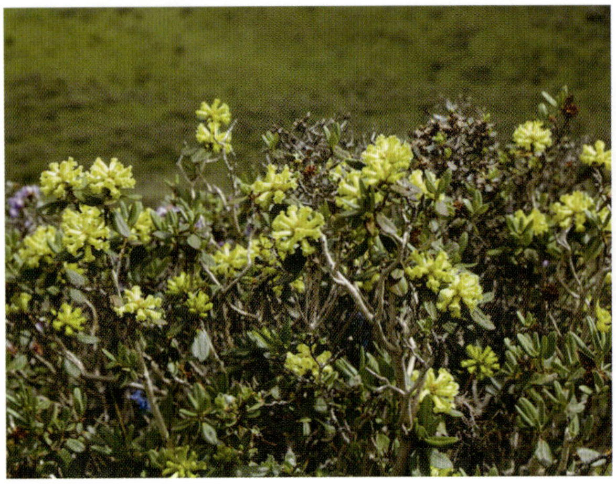

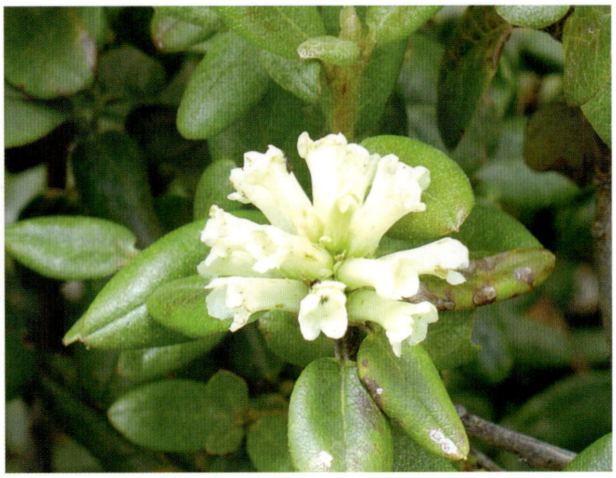

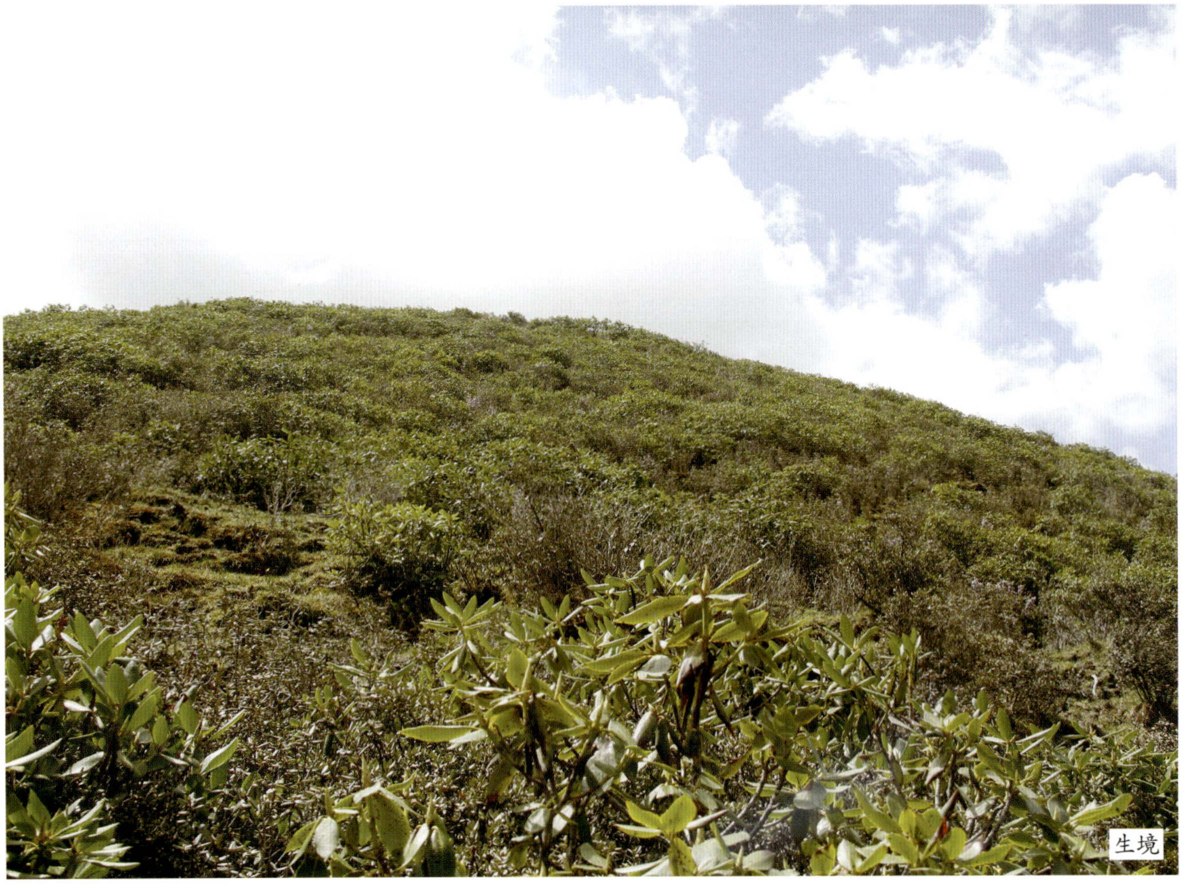

生境

【形态特征】常绿灌木，高 1~1.5 m，直立。叶芳香，革质，卵状椭圆形、宽椭圆形至卵形，长 2~3.5 cm，宽 1~1.8 cm，顶端圆钝具小突尖头，基部圆形或稍截形，上面蓝绿色，下面黄褐色或灰褐色。花序头状顶生，有花 10~20 朵；花梗短；花萼发达，淡黄红色或淡绿色；花冠狭筒状漏斗形，长 1~1.4 cm，淡黄绿色或绿白色，罕粉色，有浓烈的芳香；雄蕊 5。蒴果卵形。花期 6~7 月，果期 8~9 月。

【适宜生境】生于海拔 3000~4200 m 的高山坡、山地林下、灌丛中。

【资源状况】分布于互助、门源、湟中、海晏。常见。

【药 材 名】小叶枇杷（叶、嫩枝）。

【采收加工】6~8 月采收叶及嫩枝，除去枝的粗皮，切段，切段的枝和叶分别用纸遮盖晒干。

【功能主治】祛痰，止咳，平喘。用于咳嗽，气喘，痰多。

【藏医应用】《中国藏药》记载本种的花、叶入药。花辛，温、轻。滋补益肾。用于寒性“培根”病，肺病，呃逆，“隆”病，“赤巴”病。叶苦、涩，温。祛寒，解毒。用于“培根”病。

头花杜鹃

香柴

Rhododendron capitatum Maxim.

【藏药名】ད་ལི་ནག་པོ།（音译名：达利那保）

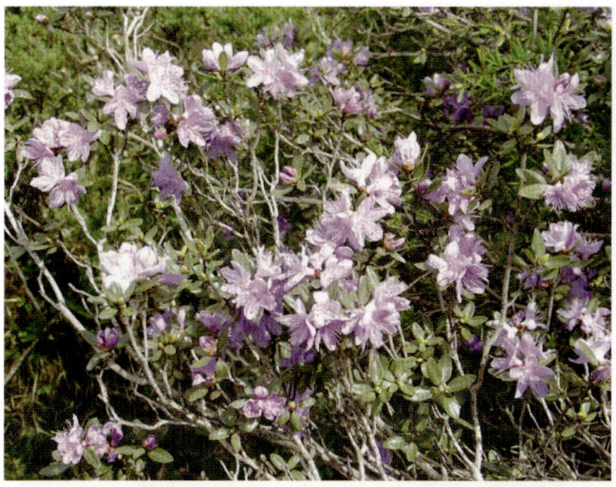

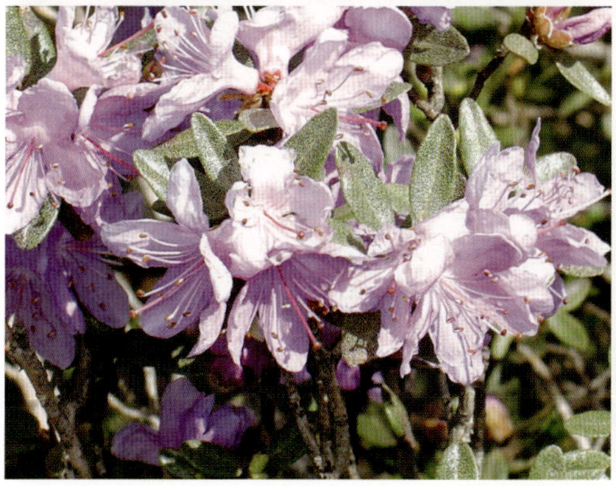

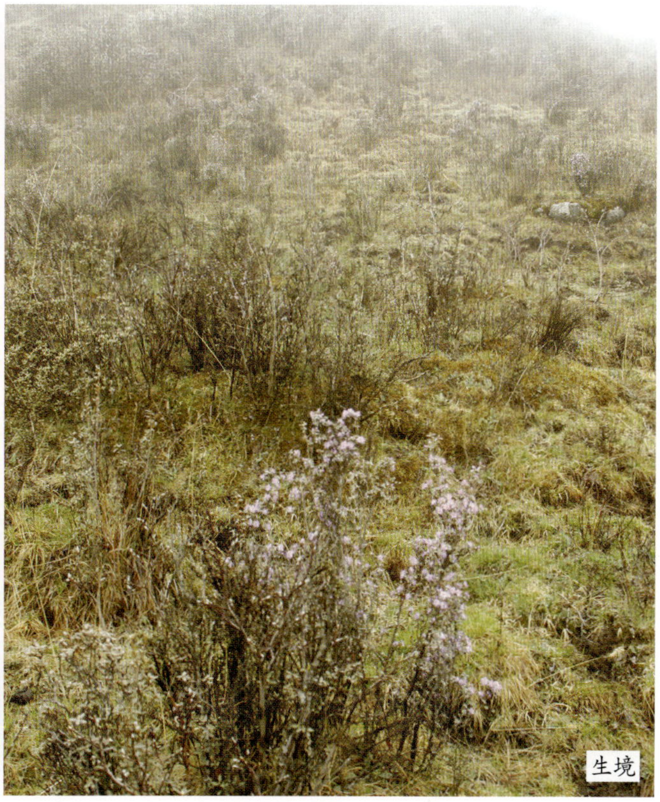

【形态特征】常绿小灌木，高 0.5~1.5 m，分枝多。叶近革质，芳香，椭圆形或长圆状椭圆形，长 10~18 mm，宽 5~10 mm，顶端圆钝，无短突尖，基部宽楔形，上面灰绿色或暗绿色，下面淡褐色，具二色鳞片；叶柄长 2~3 mm，被鳞片。花序顶生，伞形，有花 2~5（~8）朵；花萼带黄色，裂片 5；花冠宽漏斗状，淡紫色、深紫色或紫蓝色；雄蕊 10，伸出。蒴果卵圆形。花期 4~6 月，果期 7~9 月。

【适宜生境】生于海拔 2500~3600 m 的灌木林、高山草原、草甸、湿草地或岩坡，常成灌丛。

【资源状况】分布于互助、门源、湟中。常见。

【药 材 名】小叶杜鹃（叶、花）。

【采收加工】叶全年均可采收，鲜用或阴干，或切碎蒸馏取挥发油用；花于 6~7 月采摘，鲜用或晒干。

【功能主治】祛痰止咳，暖胃止痛。用于咳喘痰多，胃寒腹痛。

【藏医应用】《中华藏本草》记载本种的花、叶入药。祛胃寒，升胃阳，止咳平喘。用于寒性“培根”病，胃寒腹痛，咽喉肿痛，咳嗽痰喘。

陇蜀杜鹃

光背杜鹃

Rhododendron przewalskii Maxim.

【藏药名】སྟག་མ།（音译名：达玛）

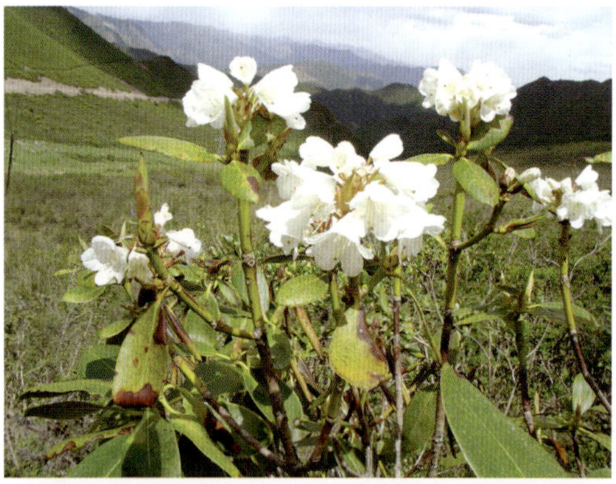

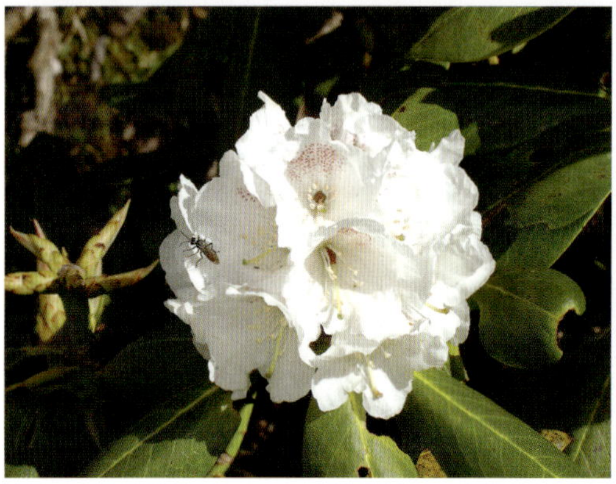

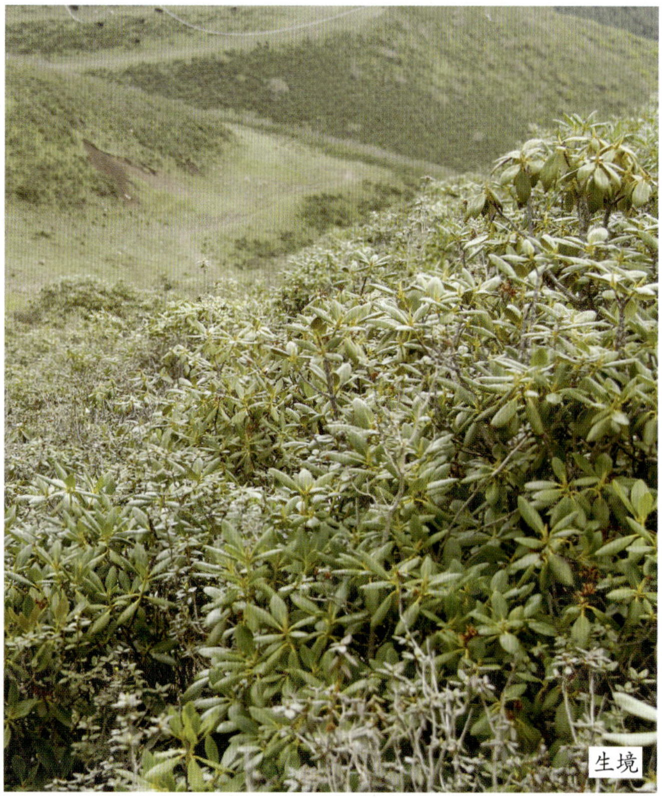

生境

【形态特征】常绿灌木，高达 3 m。幼枝淡褐色，无毛；老枝黑灰色。叶革质，常集生于枝端，叶片卵状椭圆形至椭圆形，先端钝，具小尖头，基部圆形或略呈心形，上面深绿色，无毛，微皱。花冠钟形，白色至粉红色；雄蕊 10，不等长，花药椭圆形，淡褐色，长 2 mm；子房圆柱形，具槽，无毛，花柱无毛，柱头头状，绿色。蒴果长圆柱形，光滑。花期 6~7 月，果期 9 月。

【适宜生境】生于海拔 2400~4000 m 的高山灌丛带、阴坡潮湿处。

【资源状况】分布于互助、湟中。常见。

【药 材 名】金背枇杷果（果实）、金背枇杷花（花）、金背枇杷叶（叶）。

【采收加工】金背枇杷果：夏、秋二季果实成熟后采摘，晒干。金背枇杷花：5~6 月花开时采收，阴干或烘干。金背枇杷叶：全年均可采收，刷去叶下面的绒毛，切丝，生用或蜜炙用。

【功能主治】金背枇杷果：清肺止咳，和胃止呕。用于肺热咳嗽，呕吐。金背枇杷花：清肺止咳，消痈。用于咳嗽，咯血，肺痈。金背枇杷叶：有毒。清肺，化痰止咳。用于咳嗽气喘，痰多色黄。

【藏医应用】《藏药志》记载本种的花、叶、种子入药。苦，寒。叶有小毒。清热凉血，拔毒干脓，止血调经，镇咳，祛痰平喘。用于梅毒性炎症，肺脓肿，内脏脓肿，“培根”病，寒性“隆”病，支气管炎，咳嗽痰喘等；外用治皮肤瘙痒。

千里香杜鹃

百里香杜鹃

Rhododendron thymifolium Maxim.

【藏药名】ད་ལི་ནག་པོ།（音译名：达利那保）

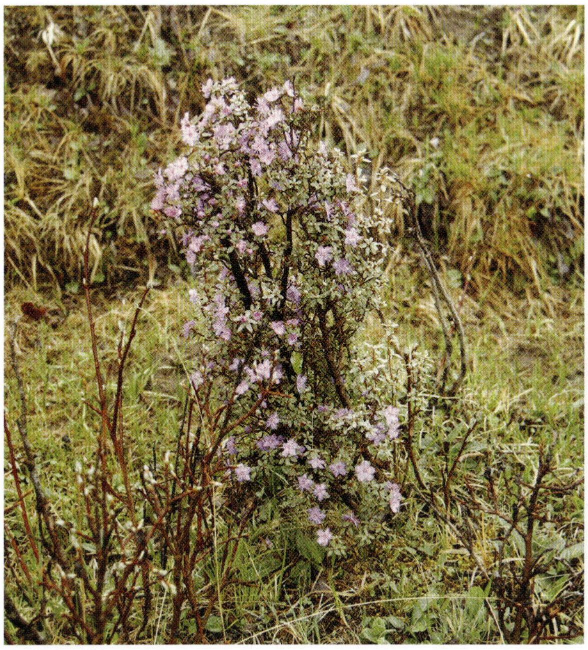

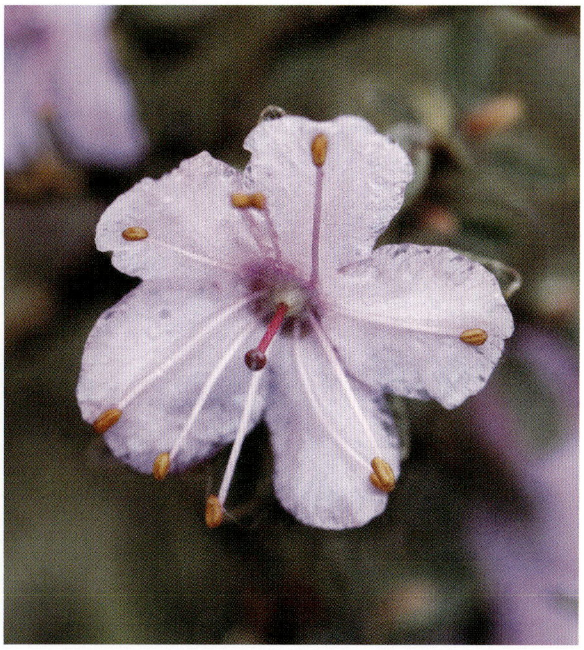

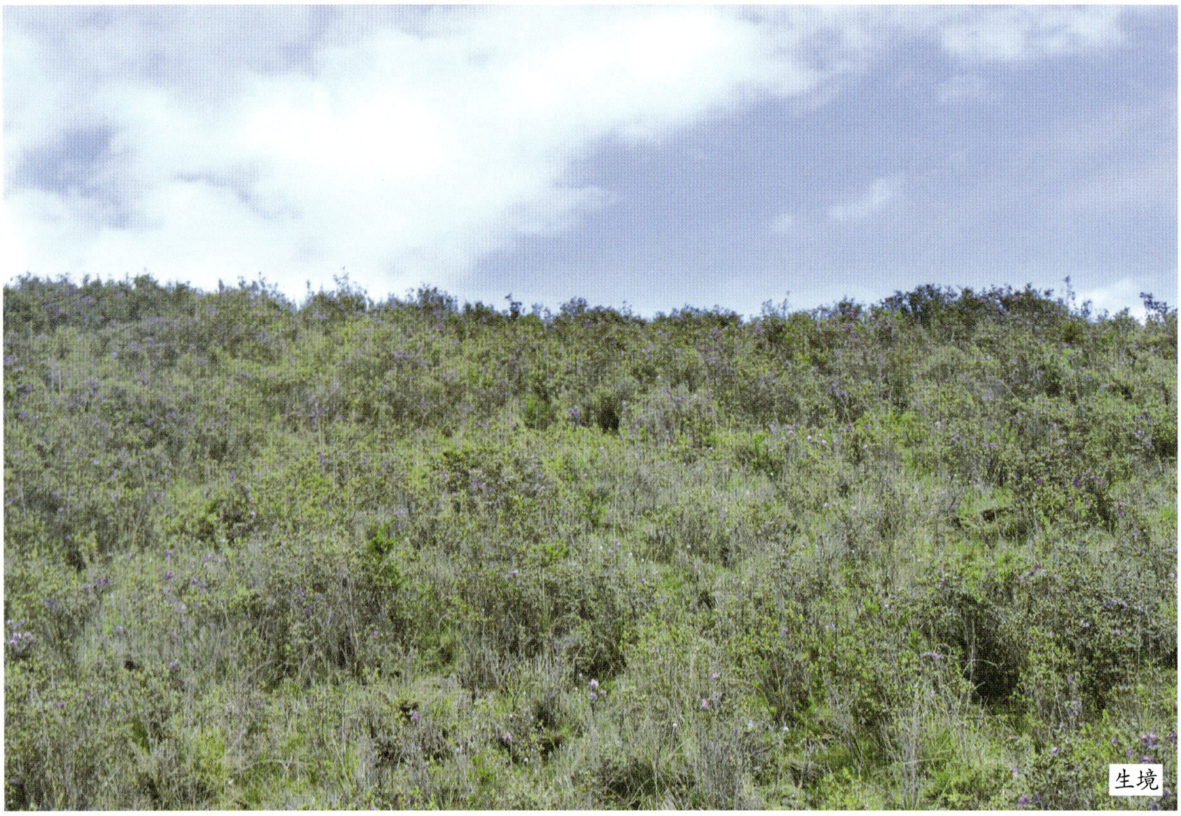

【形态特征】常绿直立小灌木，高 0.3~1.3 m。分枝多而细瘦。叶常聚生于枝顶，近革质，椭圆形、长圆形、窄倒卵形至卵状披针形，长 5~12 mm，宽 2~5 mm，顶端钝或急尖，基部窄楔形，上面灰绿色，下面黄绿色。花单生枝顶或偶成双；花萼小，带红色；花冠宽漏斗状，鲜紫蓝色至深紫色；花管短；雄蕊 10，伸出花冠。蒴果卵圆形。花期 5~7 月，果期 9~10 月。

【适宜生境】生于海拔 2900~4700 m 的湿润阴坡或半阴坡、林缘、高山灌丛中。

【资源状况】分布于互助、门源。常见。

【药 材 名】黑香柴（枝叶、花）。

【采收加工】夏、秋二季采收枝叶，鲜用或晒干；盛花期采摘花，阴干或烘干。

【功能主治】止咳化痰，暖胃祛寒。用于咳喘痰多，胃寒疼痛。

【藏医应用】《中国藏药》记载本种的叶、花入药。叶苦、涩，温。祛寒，解毒。用于“培根”病。花辛，温、轻。益肾。用于寒性“培根”病，肺病，呃逆，“隆”病，“赤巴”病。

报春花科

西藏点地梅

疏丛长叶点地梅、水晶晶

Androsace mariae Kanitz

【藏药名】སྣ་ཏིག་ནག་པོ།（音译名：嘎斗那保）

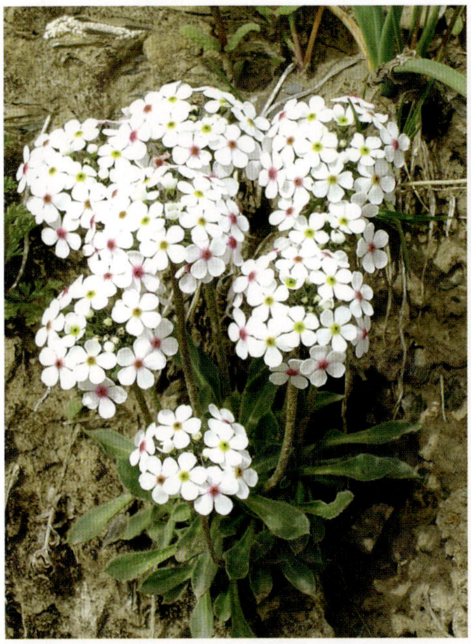

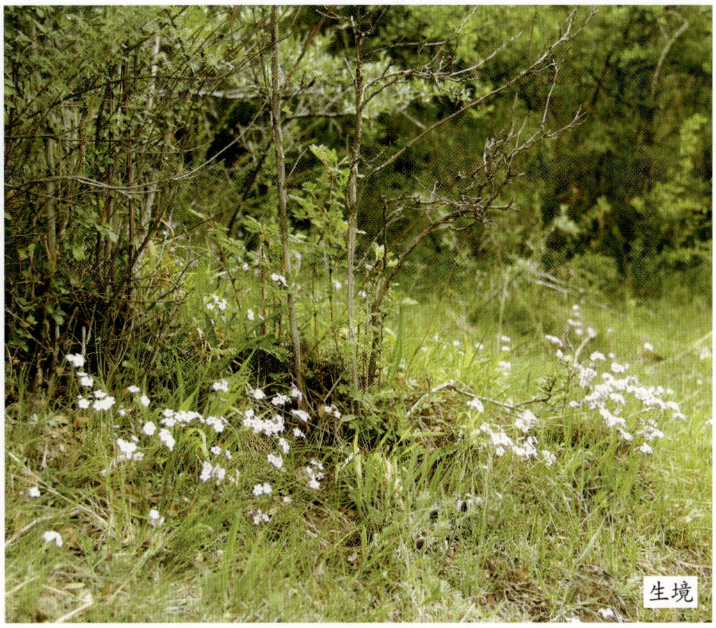

生境

【形态特征】多年生草本。主根木质，根出条短或长。叶丛间有明显的间距，形成疏丛，先端锐尖，基部渐狭，两面秃净或被疏毛，边缘具长缘毛。花葶被白色多细胞毛和短柄腺体；伞形花序具 2~10 花；苞片披针形至线形，被白色多细胞毛；花萼钟形，密被长柔毛，分裂达中部，裂片三角形；花冠红色或白色，裂片倒卵形，全缘或略呈波状。蒴果球形。花、果期 6~7 月。

【适宜生境】生于海拔 2030~4500 m 的山坡、灌丛、草甸、林缘。

【资源状况】分布于共和、大通、湟源、互助、门源。常见。

【藏医应用】《藏药志》记载本种的全草入药。苦，寒。引排黄水，解热，利尿。用于热性水肿，肾虚，疔疮，炭疽。

苞芽粉报春

多芽报春

Primula gemmifera Batal.

【藏药名】ཤང་ཤང་དྲིལ་བུ། （音译名：兴兴哲吾）

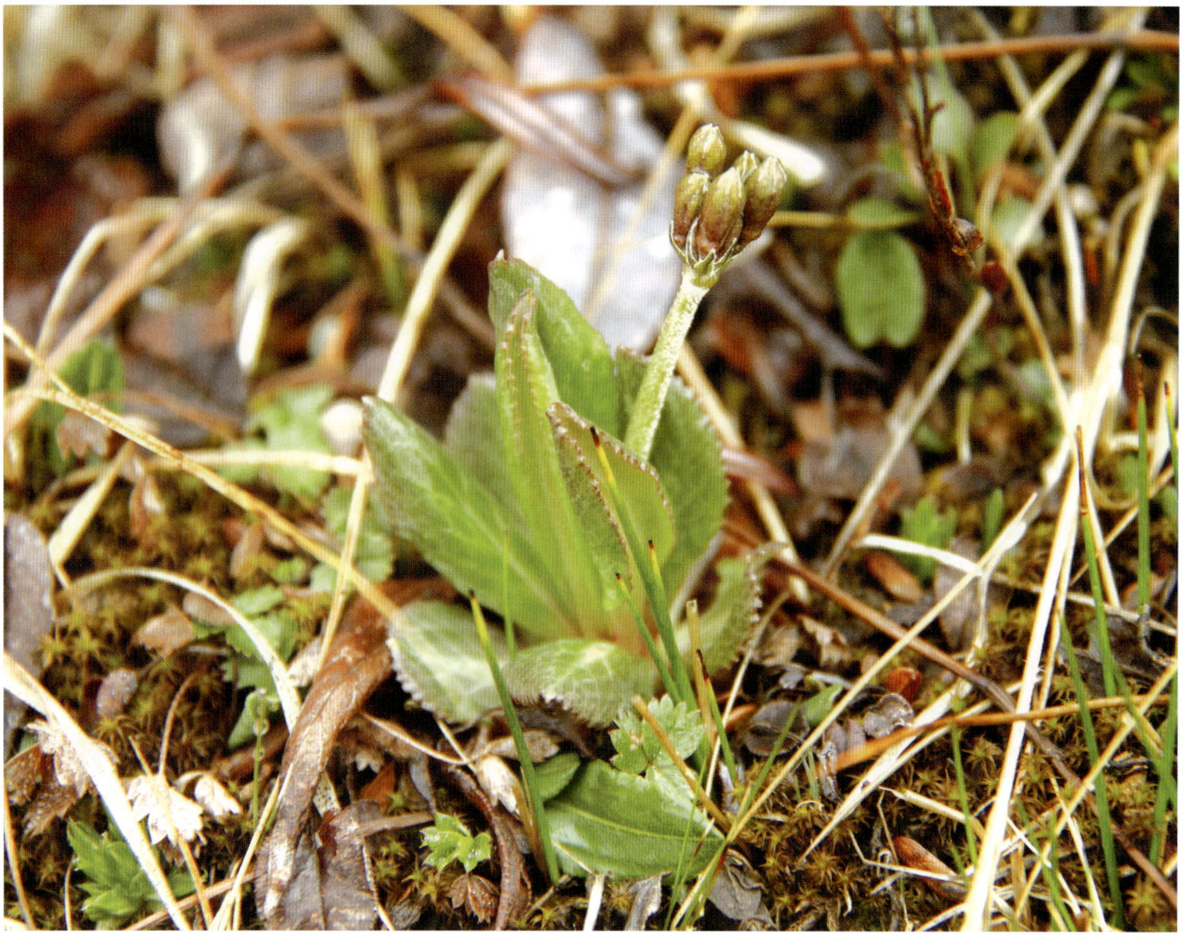

【形态特征】多年生草本。根状茎粗。叶基生，叶片长圆形或阔匙形，边缘具齿；叶柄较短，具狭翅。花葶疏被短毛；伞形花序 1~2 轮，具花 2~16 朵，顶生；苞片狭披针形，基部膨大，微被毛；花梗被毛；花萼钟状，绿色或淡紫色；花冠紫红色、红色或蓝色；冠筒裂片倒心形，先端具 2 裂；雄蕊着生于冠筒中部或上部；花柱长达冠筒口部。蒴果长圆形。花、果期 5~8 月。

【适宜生境】生于海拔 2300~4550 m 的灌丛、阴坡、草地、河谷。

【资源状况】分布于互助、祁连、门源。罕见。

【藏医应用】《藏药志》记载本种的花入药。微苦、甘。用于血病，脉病。

天山报春

西伯利亚报春

Primula nutans Georgi

【藏药名】གཡར་མོ་ཐང་།（音译名：叶毛唐）

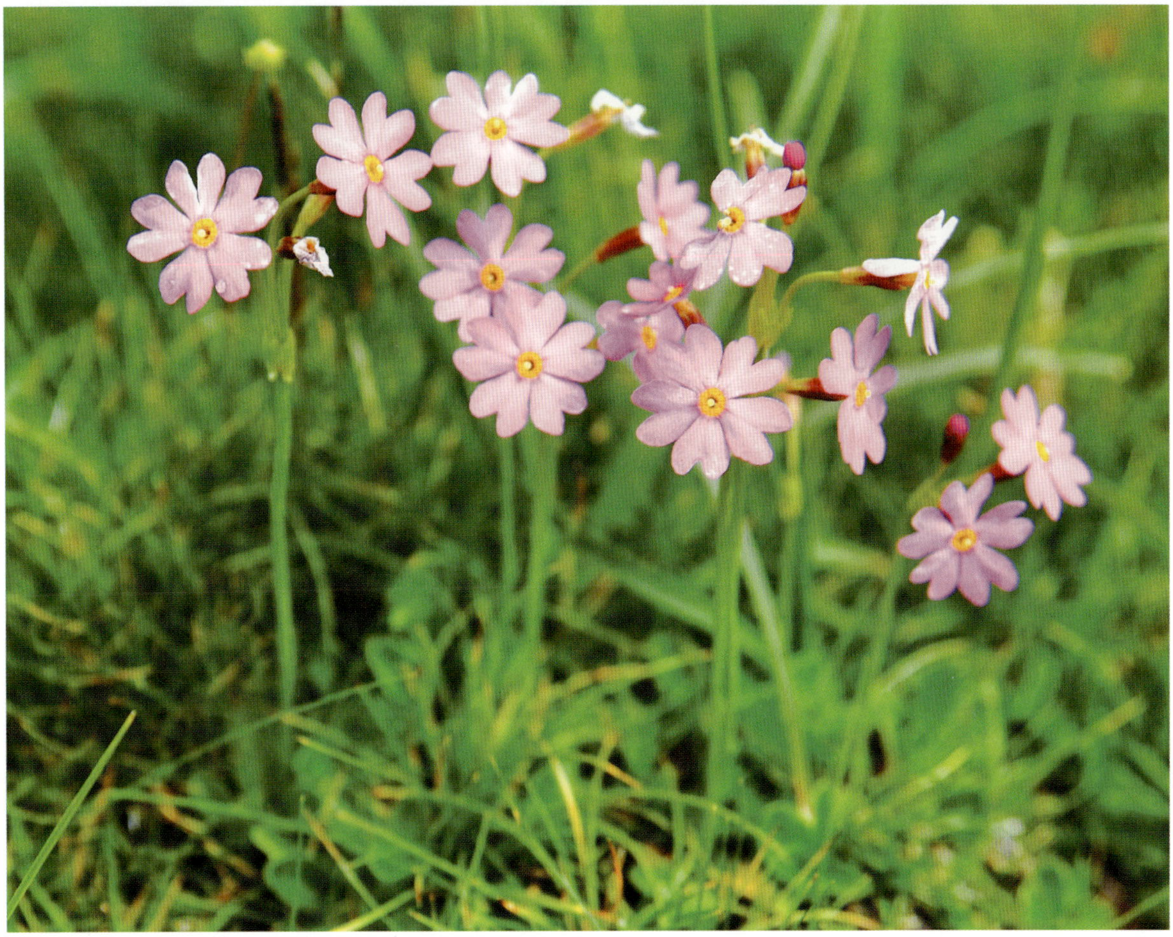

【形态特征】多年生草本。根状茎短。叶片卵圆形或近圆形，全缘，两面均无毛。伞形花序1~2轮，具2~6花；苞片长圆形，边缘具小腺毛；花萼狭钟状，具5棱，外被褐色斑点，基部收缩下延成囊，分裂深达全长的1/3，裂片阔三角形，边缘密被小腺毛；花冠红紫色或蓝紫色，喉部具环状附属物，裂片倒心形，先端深2裂；雄蕊着生于冠筒中部或上部。蒴果筒形。花、果期6~8月。

【适宜生境】生于海拔2700~4500 m的沼泽、湿地、草甸、山坡。

【资源状况】分布于共和、刚察、祁连、门源、天峻。常见。

【藏医应用】《藏药志》记载本种的花入药。消肿，益疮。用于各种水肿，疮疡初起。

甘青报春

唐古特报春

Primula tangutica Duthie

【藏药名】ཤིང་དྲེལ་དམར་པོ།（音译名：相哲玛保）

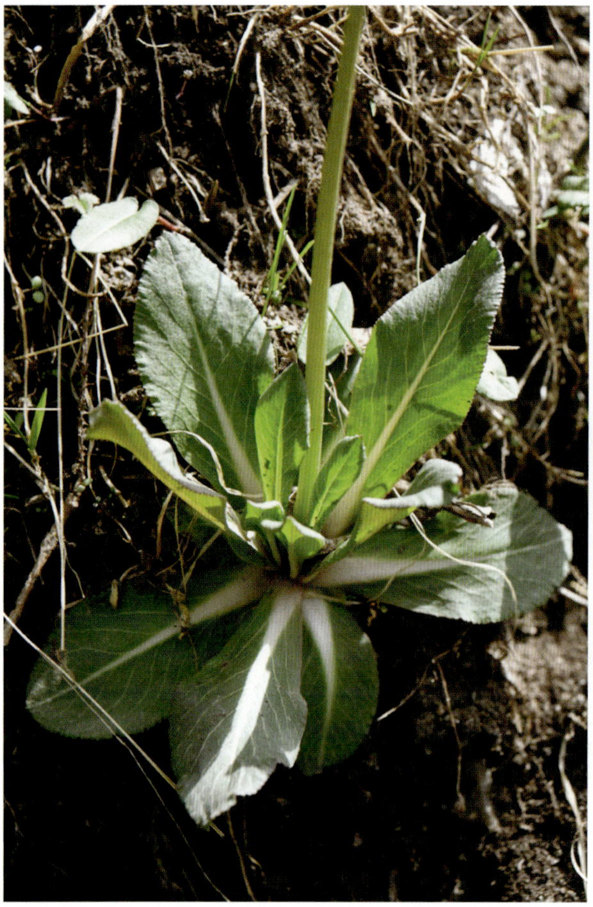

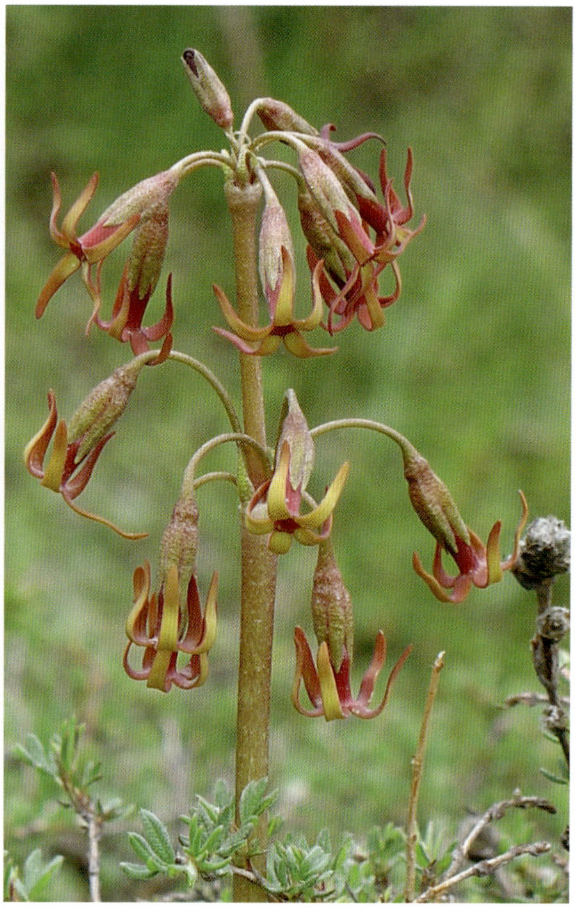

【形态特征】多年生草本，全株无粉。根状茎短，具多数须根。叶丛基部无鳞片；叶片椭圆状披针形或倒披针形；叶柄具狭翅。伞形花序 1~2 轮，具 2~7 花；苞片线状披针形，微被柔毛；花梗疏被柔毛，花时下弯；花萼筒状，分裂达全长的 1/3 或 1/2，裂片三角形至披针形；花冠红褐色，裂片线状；雄蕊着生于冠筒基部或中部。蒴果筒状，长于宿存花萼。花、果期 6~8 月。

【适宜生境】生于海拔 2600~4100 m 的阴坡湿地、林下草地、灌丛。

【资源状况】分布于共和、大通、湟中、互助、祁连、门源、天峻。常见。

【药 材 名】唐古特报春（花、种子）。

【采收加工】6~7 月采收花，10 月采收种子，鲜用或晾干。

【功能主治】清热解毒，降血压。用于痈肿疮疖，烫伤，高血压。

【藏医应用】《藏药志》记载本种的花入药。微苦、甘。用于血病，脉病。

白花丹科

黄花补血草

黄花矶松、金色补血草

Limonium aureum (Linn.) Hill

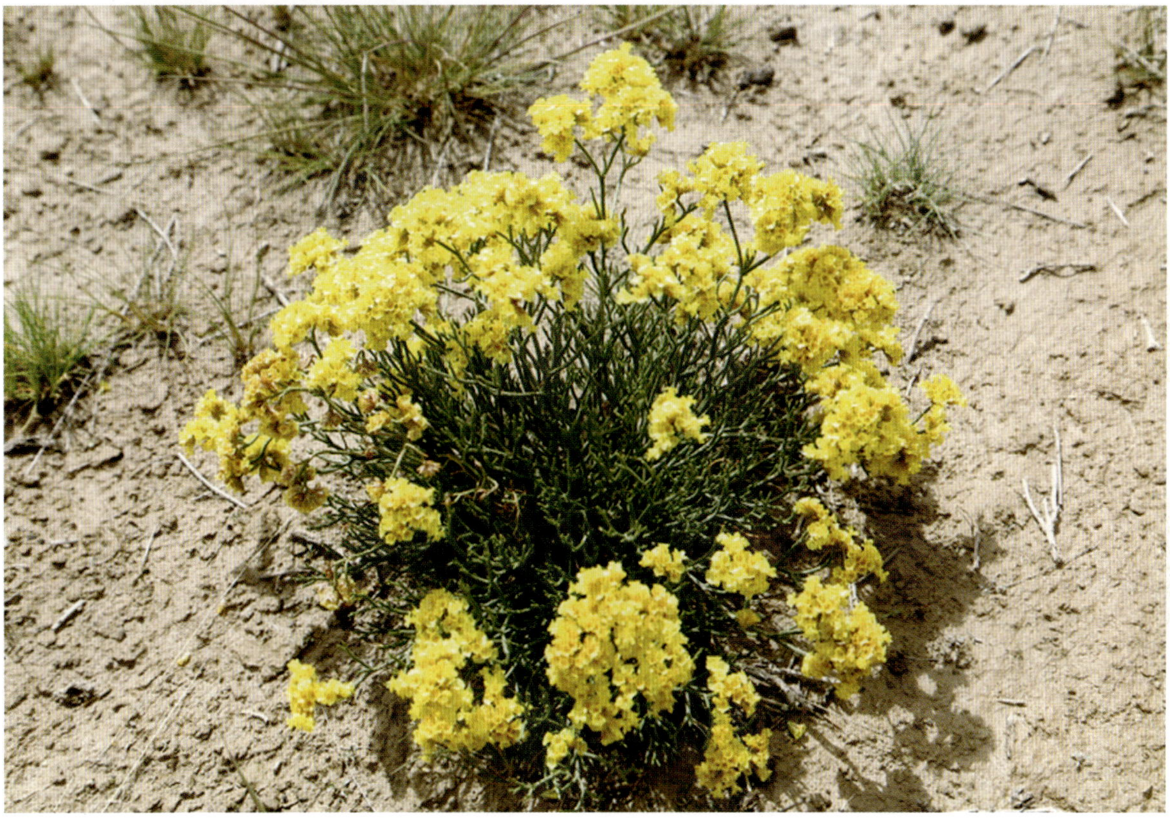

【形态特征】多年生草本，除萼外，其余无毛。叶基生，通常长圆状匙形至倒披针形，先端圆或钝。花序圆锥状；花序轴 2 至多数，绿色，密被疣状突起；穗状花序位于上部分枝顶端；外苞宽卵形，先端钝或急尖；萼漏斗状，基部偏斜，全部沿脉和脉间密被长毛，萼檐金黄色，裂片正三角形，沿脉常疏被微柔毛，间生裂片常不明显；花冠橙黄色。花、果期 6~9 月。

【适宜生境】生于海拔 2300~2500 m 山坡中下部沟谷沙地上。

【资源状况】分布于门源、刚察。少见。

【药　材　名】金匙叶草（花）。

【采收加工】夏、秋二季采收，洗净，鲜用或晒干。

【功能主治】散风热，解毒，止痛。用于感冒发热，头痛，牙痛，牙槽脓肿，痈肿疖疮。

鸡娃草

小蓝雪花

Plumbagella micrantha (Ledeb.) Spach

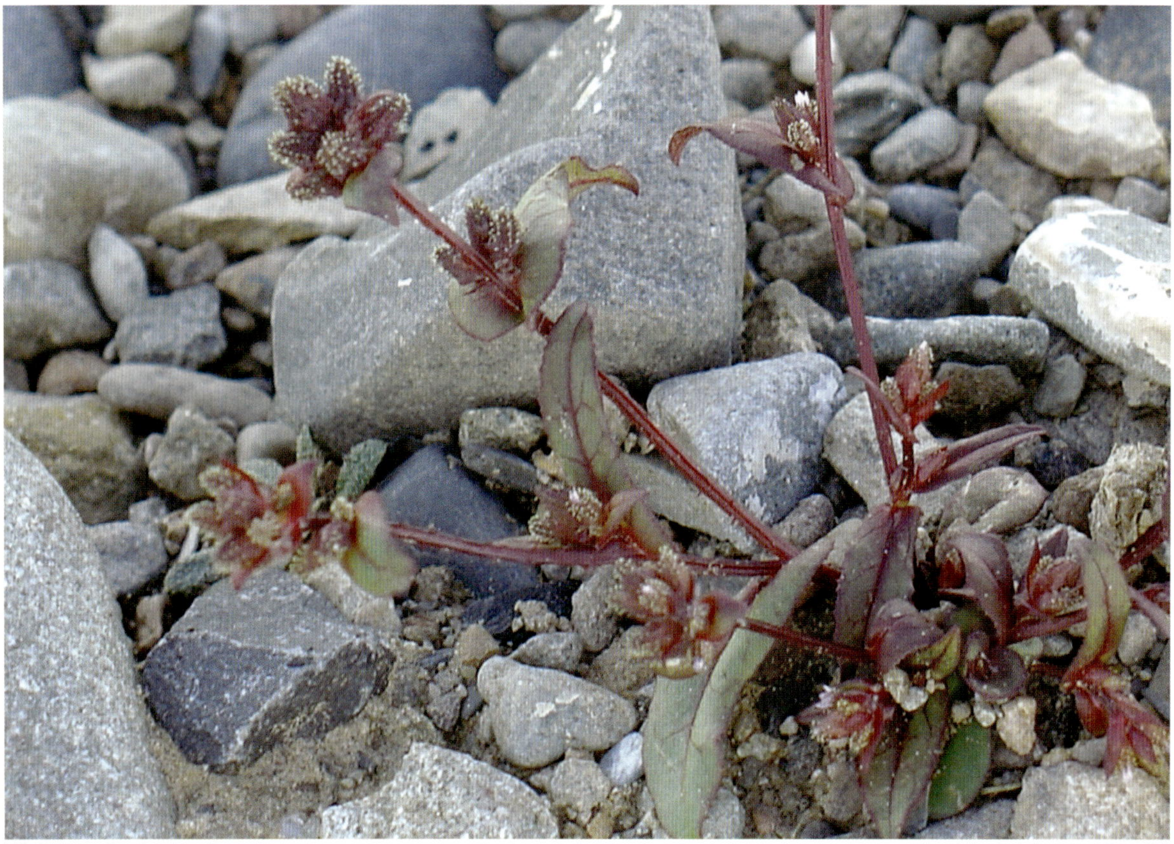

【形态特征】 一年生草本，或多或少被细小钙质颗粒。茎直立，沿棱有稀疏细小皮刺。中部叶最大，边缘常有细小皮刺。花序通常含 4~12 个小穗；苞片下部者较萼长，宽卵形；萼绿色，筒部具 5 棱角；花冠淡蓝紫色，狭钟状，先端有 5 个卵状三角形裂片；雄蕊几与花冠筒部等长或略短，花药淡黄色，花丝白色；子房卵状。蒴果暗红褐色。种子红褐色。花、果期 7~9 月。

【适宜生境】 生于海拔 2230~4200 m 的荒地、田边、河滩、山坡。

【资源状况】 分布于共和、互助、门源、祁连、刚察。常见。

【药 材 名】 鸡娃草（全草）。

【采收加工】 7~8 月采收，鲜用或晒干研粉。

【功能主治】 杀虫止痒，腐蚀疣痣。用于体癣，头癣，手足癣，神经性皮炎，疣痣。

木犀科

金钟花

迎春柳、迎春条

Forsythia viridissima Lindl.

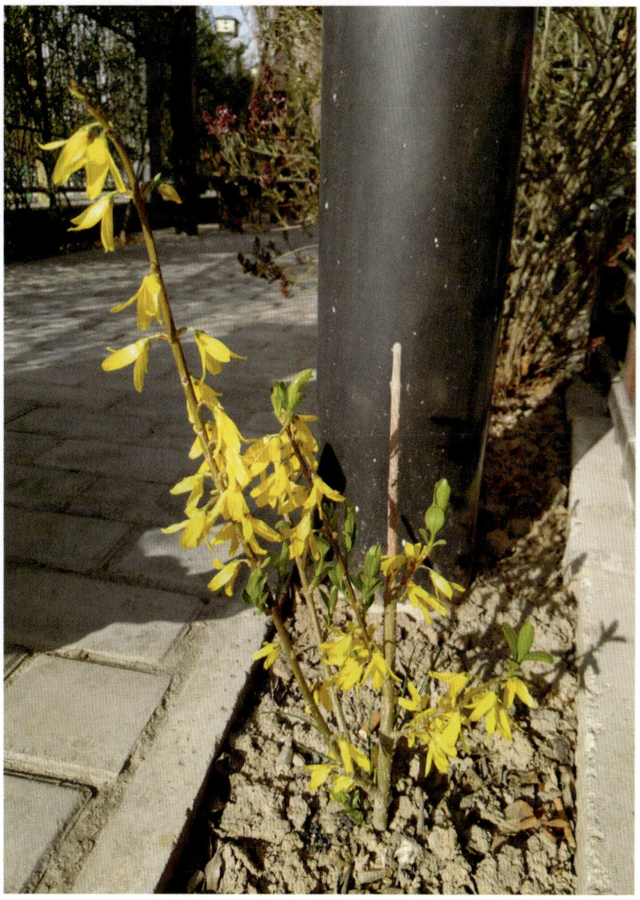

【形态特征】落叶灌木，全株除花萼裂片边缘具睫毛外，其余无毛。老枝棕褐色或红棕色，直立；小枝绿色或黄绿色，呈四棱形，皮孔明显，具片状髓。叶片长椭圆形至披针形，先端锐尖，基部楔形，两面无毛。花萼裂片绿色，具睫毛；花冠深黄色，裂片狭长圆形至长圆形，内面基部具橘黄色条纹，反卷。果实卵形或宽卵形，先端喙状渐尖，具皮孔。花、果期3~11月。

【适宜生境】生于海拔约2600 m的山地、谷地、河谷边林缘、溪沟边或山坡路旁灌丛中。

【资源状况】分布于大通、互助、湟中、湟源、门源，种植。常见。

【药 材 名】金钟花（果壳、根、叶）。

【采收加工】夏、秋二季采收果壳，晒干；全年均可采挖根，洗净，切段，鲜用或晒干；春、夏、秋三季采收叶，鲜用或晒干。

【功能主治】清热解毒，祛湿泻火。用于流行性感冒，目赤肿痛，疥疮，筋骨酸痛，颈淋巴结结核，丹毒，疮痈，瘰疬。

紫丁香

华北紫丁香、紫丁白

Syringa oblata Lindl.

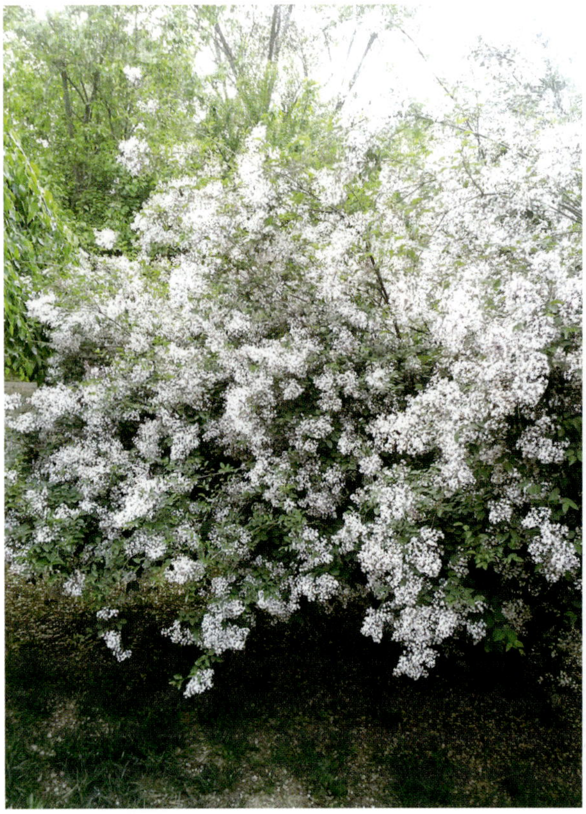

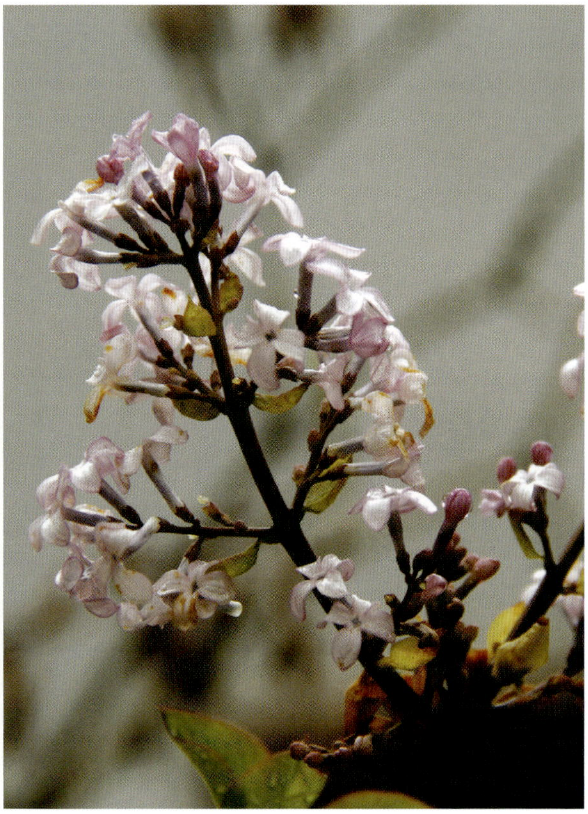

【形态特征】灌木。老枝灰褐色，幼枝紫褐色，被稀疏腺体。叶宽卵形，先端急尖，全缘，基部近圆形或浅心形；叶柄细。圆锥花序侧生，近塔形；花序轴及花密生腺体；花萼钟形，萼齿三角形，先端急尖或渐尖，外面被腺体；花冠紫色，冠筒圆筒形，裂片卵形或倒卵形，先端钝圆，开花时斜展；雄蕊着生于冠筒喉部下方。蒴果卵状椭圆形，先端渐尖。花、果期 6~9 月。

【适宜生境】生于海拔 2050~3580 m 的山坡灌丛、林缘、林下。

【资源状况】分布于互助、大通，种植。常见。

【药 材 名】紫丁香（叶、树皮）。

【采收加工】夏、秋二季采收，晒干或鲜用。

【功能主治】清热解毒，利湿退黄。用于急性泻痢，黄疸性肝炎，火眼，疮疡等。

暴马丁香

荷花丁香、白丁香

Syringa reticulata (Blume) Hara var. *amurensis* (Rupr.) Pringle

【藏药名】ཤིང་ཏྲིལ་དམར་པོ།（音译名：相哲玛保）

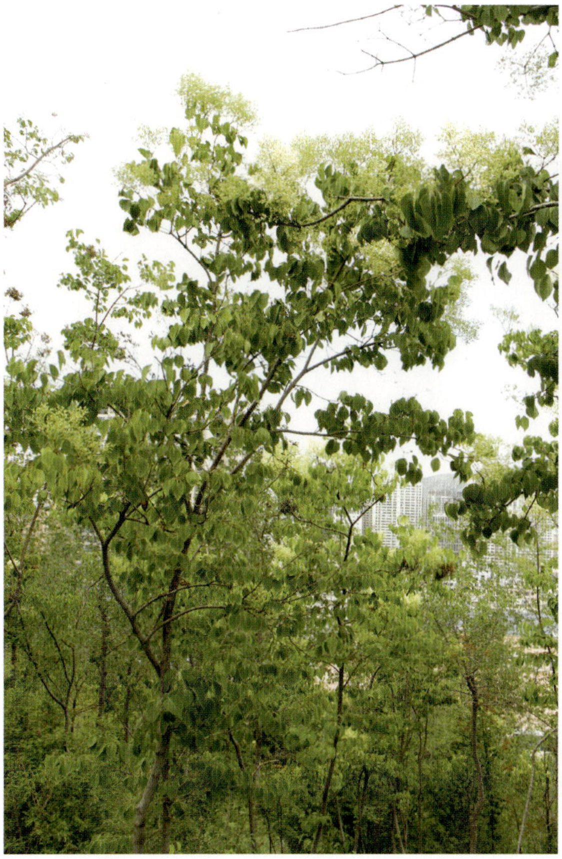

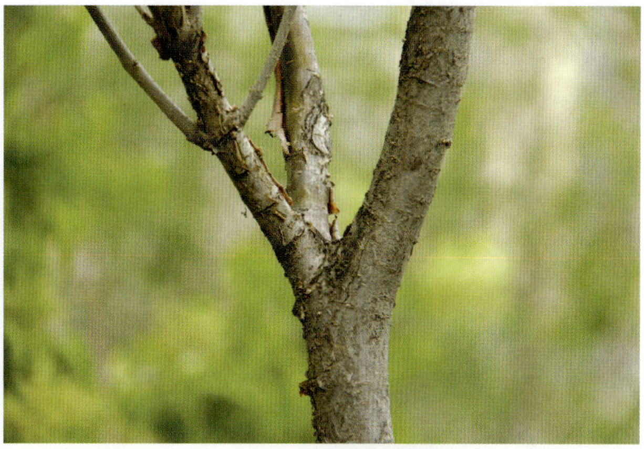

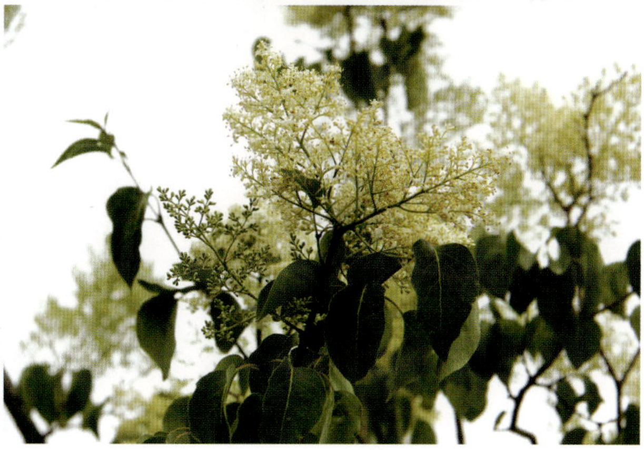

【形态特征】乔木。树皮灰红色或灰紫褐色，片状剥落，状如桦树皮。叶厚纸质，宽卵形、卵形或卵状披针形；叶柄细，无毛。圆锥花序 1~3 对，由枝端侧芽抽出，无毛；花萼白色，钟形，齿小，近波状，无毛；花冠白色，辐状，冠筒与萼等长，裂片长圆形，先端钝，平展；雄蕊伸出花冠外，花丝长于裂片，花药黄色。蒴果椭圆形，先端钝。花、果期 6~8 月。

【适宜生境】生于海拔约 2000 m 的山坡灌丛、林边、草地、路边。

【资源状况】分布于门源、湟中、大通、互助。常见。

【药 材 名】暴马子皮（干皮或枝条）。

【采收加工】春、秋二季剥取，干燥。

【功能主治】清肺祛痰，止咳平喘。用于咳喘痰多。

【藏医应用】《藏药志》记载本种的心材入药。辛，凉、缓、轻、燥。滋补，清热。用于心肺虚热；外用治皮肤红赤发炎。

龙胆科

刺芒龙胆

尖叶龙胆

Gentiana aristata Maxim.

【藏药名】སྤྱོན་བུ།（音译名：欧布）

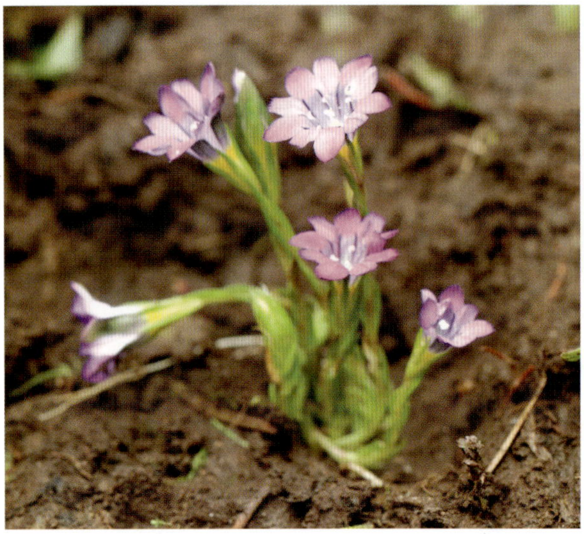

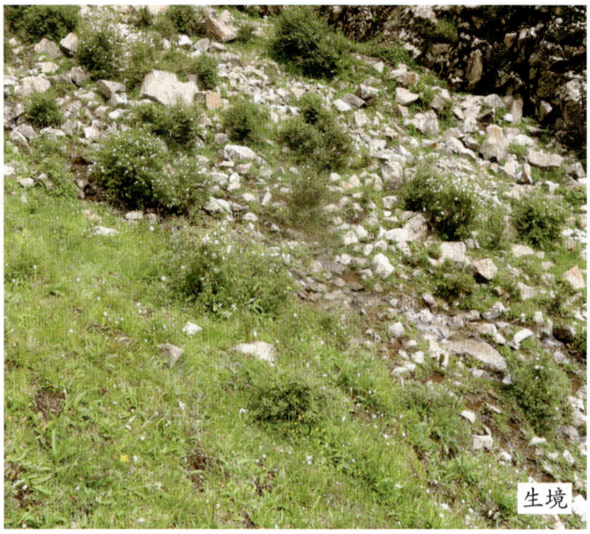

【形态特征】一年生草本。茎光滑。基生叶大，宿存，卵形或卵状椭圆形，先端钝或急尖，边缘软骨质；茎生叶对折，线状披针形，边缘膜质。花单生于分枝顶端；花萼漏斗形，裂片线状披针形；花冠下部黄色，上部蓝紫色、紫红色或蓝色，喉部外面有蓝灰色宽条纹；花药常弯曲呈肾形。蒴果外露，倒卵状长圆形，先端钝圆，有宽翅，边缘有窄翅。种子表面有细网纹。花、果期 6~9 月。

【适宜生境】生于海拔 2900~4600 m 的山坡草地、河滩草地、沼泽草地、高山草地、灌丛中。

【资源状况】分布于大通、湟源、互助、祁连、门源。常见。

【藏医应用】《藏药志》记载本种的全草入药。温、轻、缓泻。用于黄水病，眼病，水肿。

粗茎秦艽

粗茎龙胆

Gentiana crassicaulis Duthie ex Burk.

【藏药名】ཀྱི་ལྕེ་དཀར་པོ།（音译名：吉解嘎保）

【形态特征】多年生草本，基部被纤维状枯叶鞘。须根粘结成圆柱形根。枝粗壮。莲座丛叶宽椭圆形或椭圆形，稀卵状椭圆形，先端急尖；叶柄宽；茎生叶卵形或卵状椭圆形，最上部

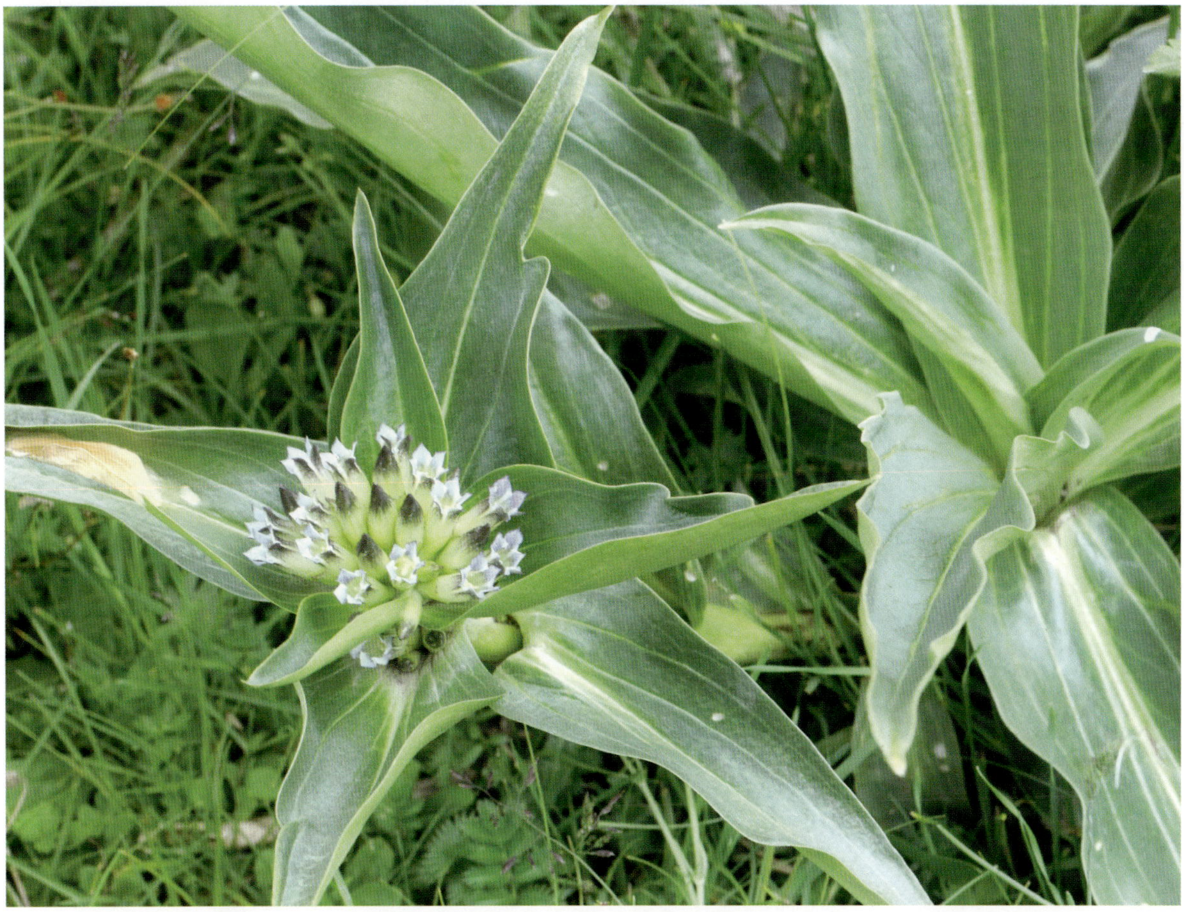

叶苞叶状，包被花序。花多数，无花梗；花萼膜质，萼齿极不明显；花冠壶形，有斑点，裂片 5，卵状三角形，边缘有齿；雄蕊着生于冠筒中部。蒴果内藏。种子表面具细网纹。花、果期 7~9 月。

【适宜生境】生于海拔 3400~3800 m 的半阴坡草甸、苗圃。

【资源状况】分布于共和。常见。

【药 材 名】秦艽（根）。

【采收加工】春、秋二季采挖，除去泥沙，晒软，堆置“发汗”至表面呈红黄色或灰黄色时，摊开晒干，或不经“发汗”直接晒干。

【功能主治】祛风湿，清湿热，止痹痛，退虚热。用于风湿痹痛，中风半身不遂，筋脉拘挛，骨节酸痛，湿热黄疸，骨蒸潮热，小儿疳积发热。

【藏医应用】《中国藏药材大全》记载本种的花、根入药。苦，温。清热，消炎。用于扁桃体炎，荨麻疹，炭疽，风湿性关节炎。

达乌里秦艽

达乌里龙胆、兴安龙胆

Gentiana dahurica Fisch.

【藏药名】ཀྱི་ལྕེ་ནག་པོ།（音译名：吉解那保）

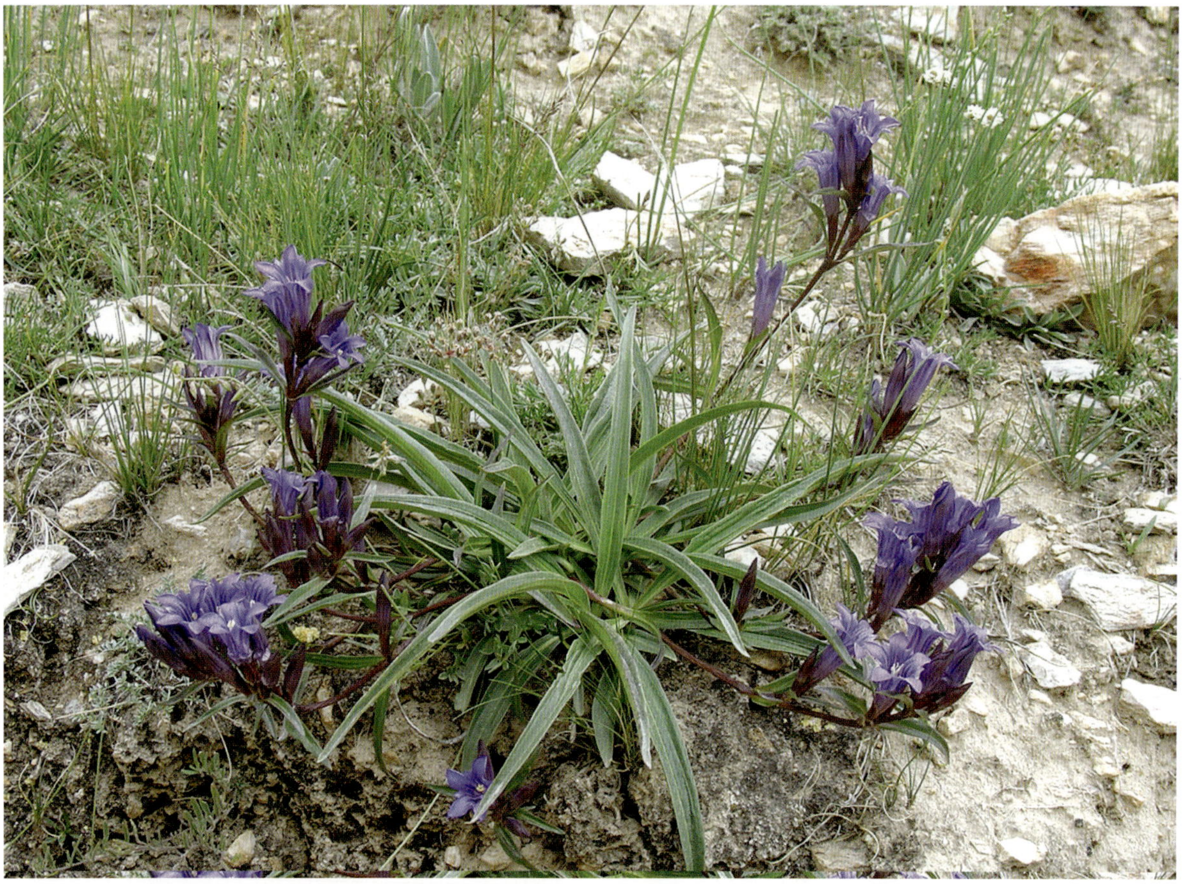

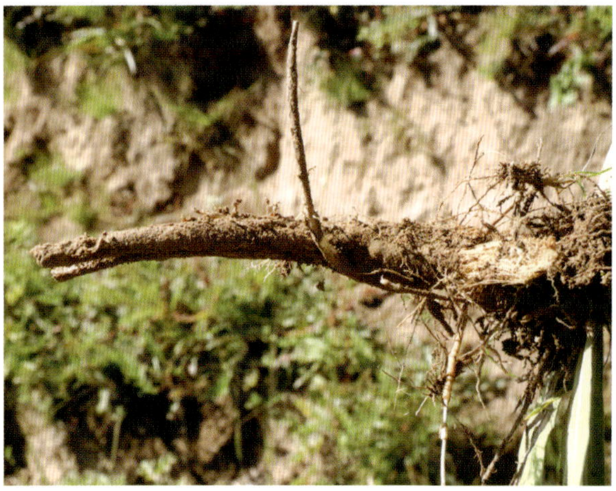

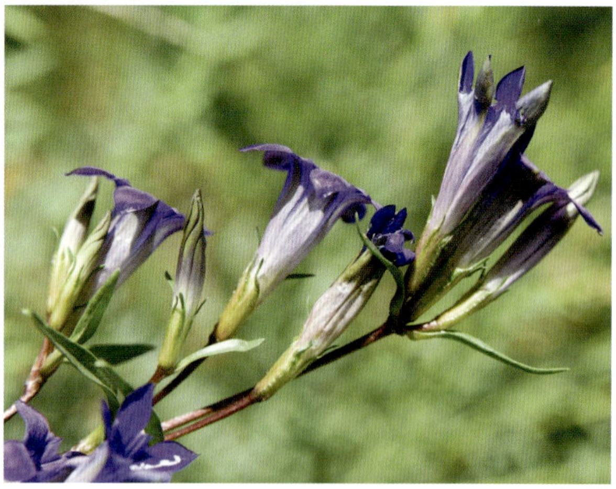

【形态特征】多年生草本，基部被枯存的纤维状叶鞘。须根向左扭结成圆锥形的根。莲座丛叶披针形或线状椭圆形，先端渐尖；叶柄膜质；茎生叶少数，线形至线状披针形。花少数，顶生和腋生，组成疏松的聚伞花序；花萼筒膜质，黄绿色，筒状，不裂，稀一侧浅裂；花冠深蓝紫色，有时喉部有多数黄色斑点，筒状或漏斗形。蒴果倒卵状长椭圆形，无柄。花期 7 月，果期 8~9 月。

【适宜生境】生于海拔 2500~4300 m 的草原、阳坡、河谷阶地、林中干旱山坡、沙丘、田边。

【资源状况】分布于共和、湟源、湟中、互助、刚察、祁连、门源。常见。

【药 材 名】秦艽（根）。

【采收加工】春、秋二季采挖，除去泥沙，趁鲜搓去黑皮，晒干。

【功能主治】祛风湿，清湿热，止痹痛，退虚热。用于风湿痹痛，中风半身不遂，筋脉拘挛，骨节酸痛，湿热黄疸，骨蒸潮热，小儿疳积发热。

【藏医应用】《藏药志》记载本种的花、根入药。苦，温。清热，消炎。用于扁桃体炎，荨麻疹，炭疽，风湿性关节炎。

管花秦艽

管花龙胆

Gentiana siphonantha Maxim. ex Kusnez.

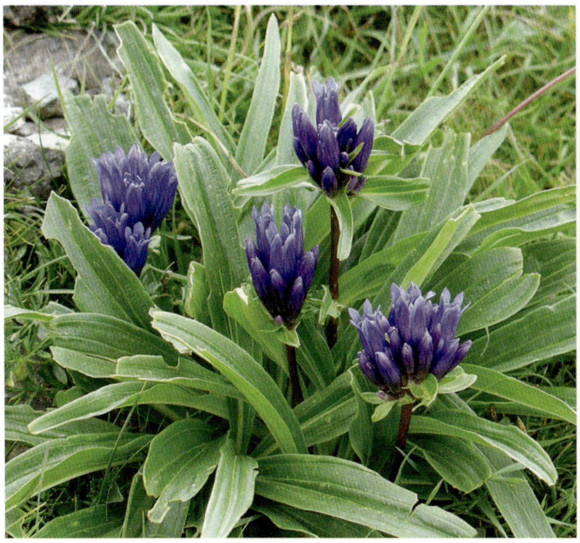

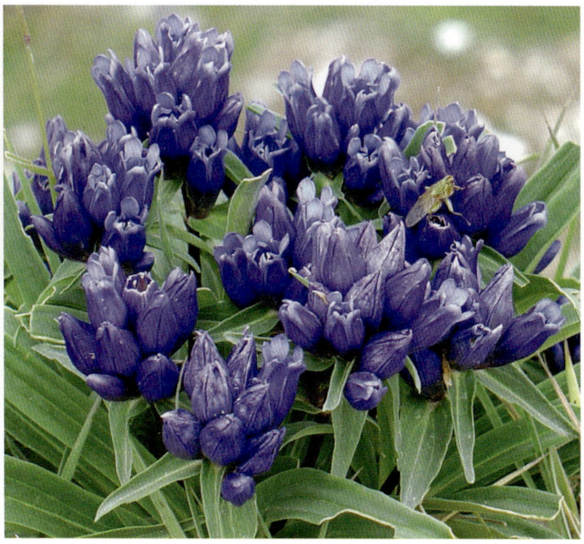

【形态特征】多年生草本，基部被枯存的纤维状叶鞘包裹。须根粘结成圆柱状根。枝少数，直立，光滑。莲座丛叶线形或线状披针形；茎生叶与莲座丛叶同形，较小。花多数，无花梗，簇生茎顶呈头状；花萼长为花冠的 1/5~1/4，萼筒膜质；花冠深蓝色，筒形，裂片 5，长圆形，先端钝圆，褶狭三角形，全缘或 2 裂；雄蕊着生于冠筒下部。蒴果内藏。种子表面具细网纹。花、果期 7~9 月。

【适宜生境】生于海拔 3000~4500 m 的河滩、山坡草甸、灌丛中。

【资源状况】分布于共和、湟中、祁连、门源。常见。

【药 材 名】秦艽（根）。

【采收加工】播种3~5年后采收，春、秋二季采挖，以秋季质量较佳，挖出后去掉茎叶，晒至柔软时，堆成堆，使其自然发热，至根内部变成肉红色时，晒干，也可在挖根后，直接晒干。

【功能主治】祛风湿，舒筋络，清虚热，利湿退黄。用于风湿痹痛，筋骨拘挛，手足不遂，骨蒸潮热，小儿疳热，湿热黄疸。

■ 附　注　本种常作为秦艽的代用品。

麻花艽

蓟芥

Gentiana straminea Maxim.

【藏药名】ཀྱི་ལྕེ་ནག་པོ།（音译名：吉解那保）

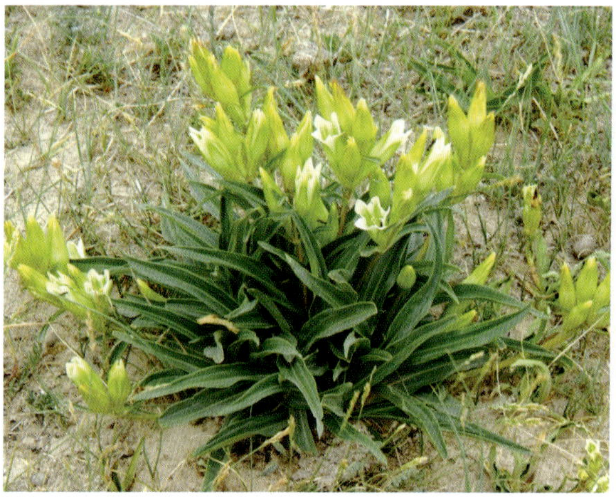

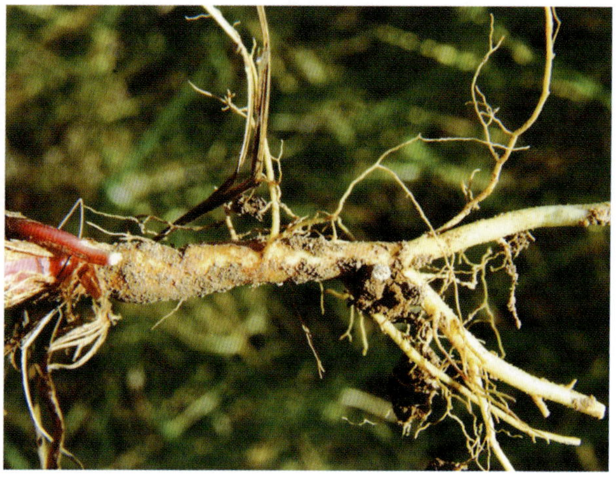

【形态特征】多年生草本，全株光滑。须根多数，扭结成圆锥形根。枝多数，斜升。莲座丛叶宽披针形或卵状椭圆形，两端渐狭；叶脉3~5条；叶柄宽。聚伞花序顶生及腋生，排列成疏松的花序；花梗斜伸，不等长；花萼膜质，一侧开裂，萼齿2~5，钻形；花冠黄绿色，喉部具绿色斑点；雄蕊整齐。蒴果内藏。种子褐色，表面有细网纹。花、果期7~9月。

【适宜生境】生于海拔2600~4500 m的山坡草地、河滩、灌丛、林缘、高山草甸。

【资源状况】分布于共和、湟源、湟中、大通、互助、门源、祁连。常见。

【药 材 名】秦艽（根）。

【采收加工】春、秋二季采挖，除去泥沙，晒软，堆置“发汗”至表面呈红黄色或灰黄色时，摊开晒干，或不经“发汗”直接晒干。

【功能主治】祛风湿，清湿热，止痹痛，退虚热。用于风湿痹痛，中风半身不遂，筋脉拘挛，骨节酸痛，湿热黄疸，骨蒸潮热，小儿疳积发热。

【藏医应用】《中国藏药材大全》记载本种的花入药。苦，凉、糙。清热，消炎利胆，消肿愈伤。用于腹泻，肝热，胆热，乳腺热；外用治麻风病。

扁 蕾

宽叶扁蕾

Gentianopsis barbata (Froel.) Ma

【藏药名】ལྕགས་ཏིག་ནག་པོ།（音译名：加斗那保）

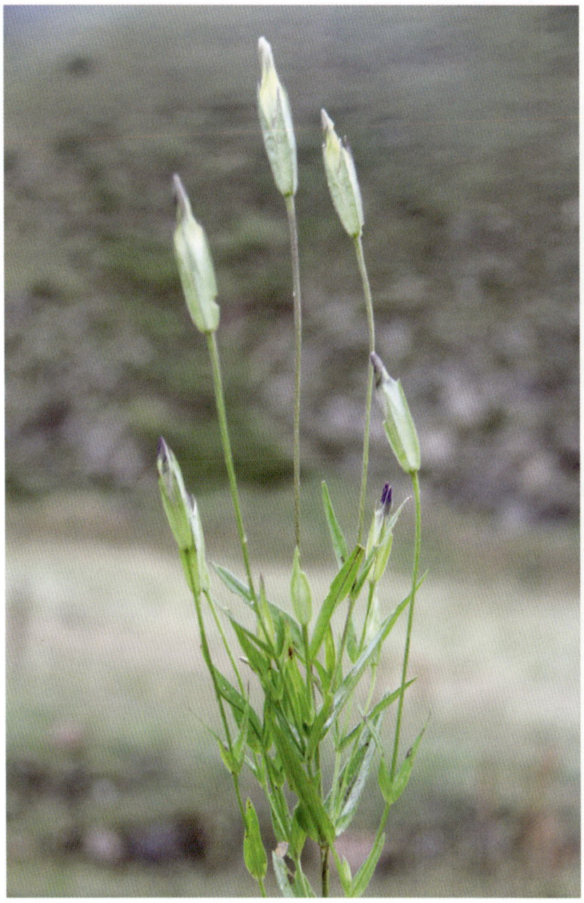

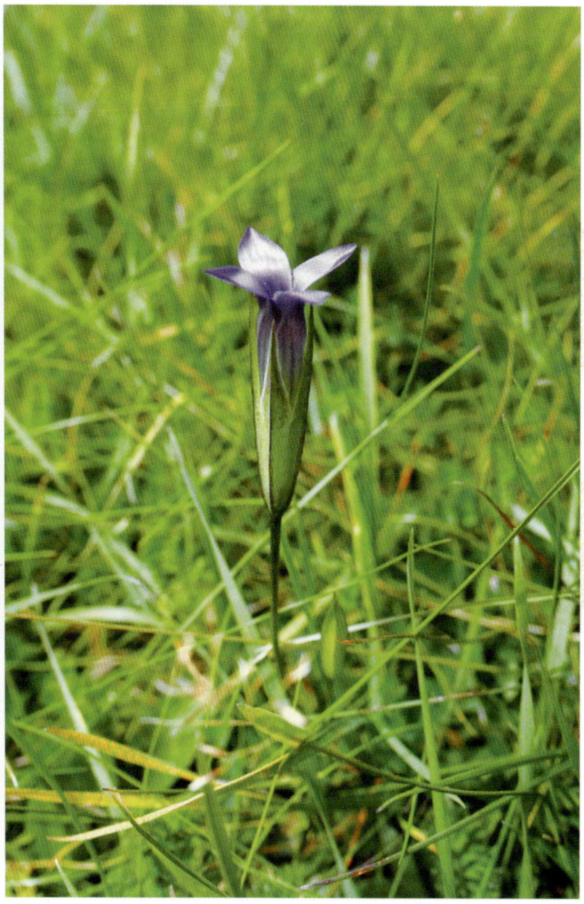

【形态特征】二年生草本。主根粗。茎直立。基生叶早落，匙形或线状倒披针形；茎生叶多对，无柄，披针形至线形，先端渐尖，基部钝。花单生于茎或分枝顶端；花梗有棱；花萼筒状，与花冠筒等长或短；花冠筒状，蓝色或上部蓝色，筒部黄白色，裂片椭圆形；花丝线形，花药黄色。蒴果与花冠等长或稍外露。种子褐色，表面密被指状突起。花、果期 7~9 月。

【适宜生境】生于海拔 2700~4000 m 的沼泽、河滩、山坡、灌丛中。

【资源状况】分布于共和、大通、湟源、湟中、门源、天峻。常见。

【药 材 名】扁蕾（全草）。

【采收加工】春、夏二季采收，洗净，晾干。

【功能主治】清热解毒，消肿止痛。用于外感发热，肝炎，胆囊炎，头痛目赤，外伤肿痛，疮疖肿毒。

【藏医应用】《中华本草》（藏药卷）记载本种的全草入药。苦，凉。清热，利胆，益骨。用于胆热，肝热，骨热，创伤引起的热证，时疫，血病，“赤巴”引起的头痛等。

湿生扁蕾

沼生扁蕾

Gentianopsis paludosa (Hook. f.) Ma

【藏药名】ལྷགས་ཏིག་ནག་པོ།（音译名：加斗那保）

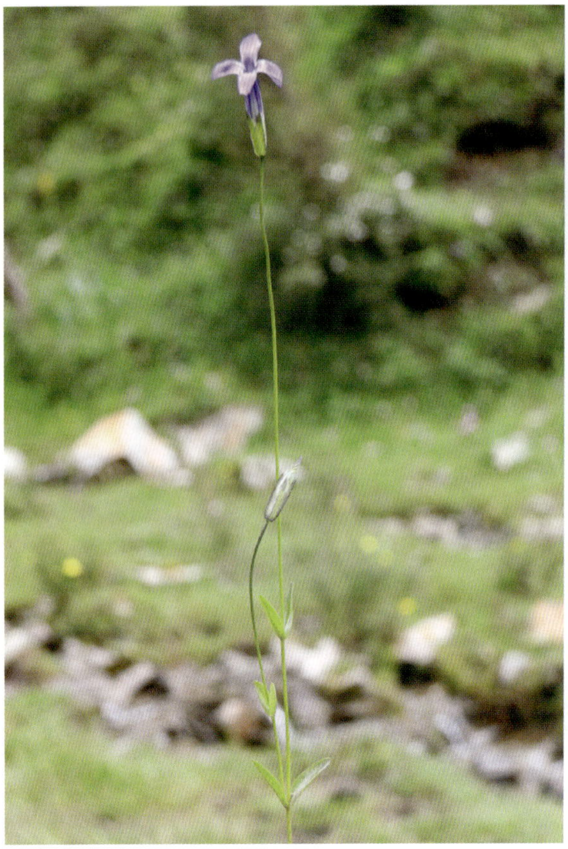

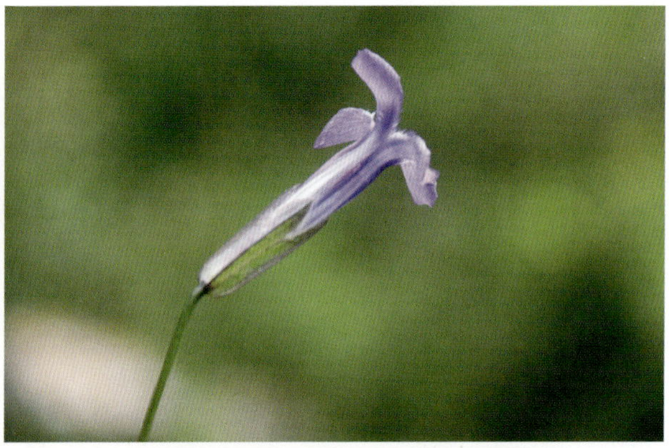

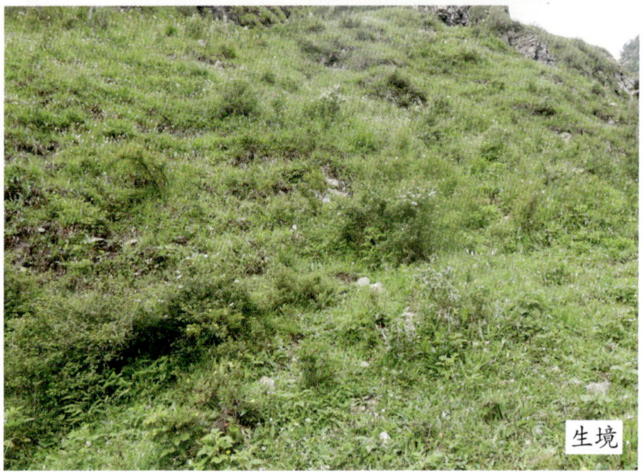

生境

【形态特征】一年生草本。主根明显。茎直立。基部叶 3~5 对，匙形，先端圆形，基部渐狭成短而扁平的柄；茎生叶无柄，长圆形或卵状披针形。花 4 数，单生于茎及分枝顶端；花萼筒状钟形，裂片 2 对，近等长，先端急尖；花冠蓝色或上部蓝色，先端圆形，两侧有细条裂齿；花丝线形，花药黄色。蒴果与花冠等长或外露，具柄。种子褐色，表面密生指状突起。花、果期 7~10 月。

【适宜生境】生于海拔 2400~4500 m 的山坡草地、山麓、灌丛中、河滩。

【资源状况】分布于共和、大通、湟源、湟中、互助、刚察、祁连、门源、海晏、天峻。常见。

【药 材 名】湿生扁蕾（全草）。

【采收加工】夏季采收，洗净，晾干。

【功能主治】清热利湿，解毒。用于感冒发热，肝炎，胆囊炎，肾盂肾炎，目赤肿痛，小儿腹泻，疮疖肿毒。

【藏医应用】《中华藏本草》记载本种的全草入药。清肺热，清肝热，清胆热，止泻。用于肝胆热证，肝炎，肺炎，胆病，小儿腹泻，流行性感冒，瘟病，时疫等。

椭圆叶花锚

卵萼花锚

Halenia elliptica D. Don

【藏药名】ལྕགས་ཏིག་ར་མགོ（音译名：加斗拉果）

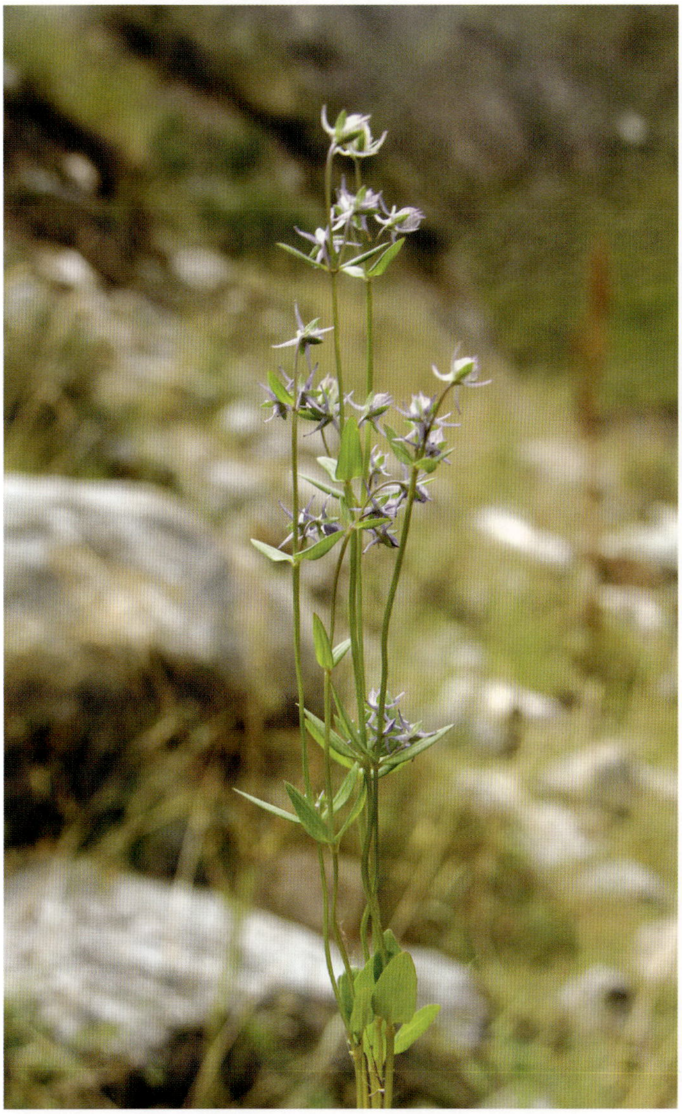

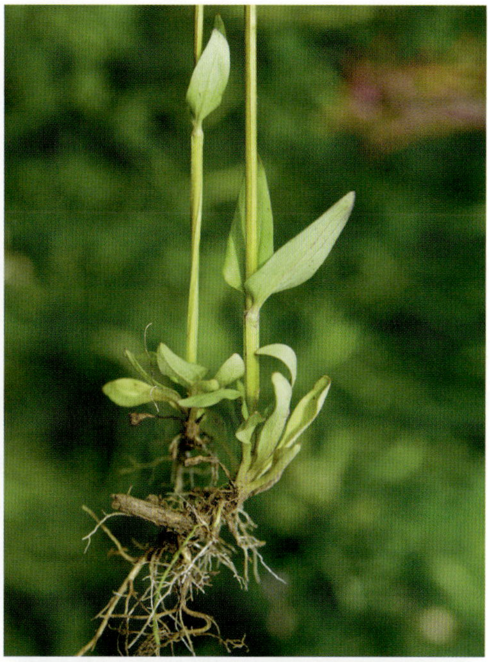

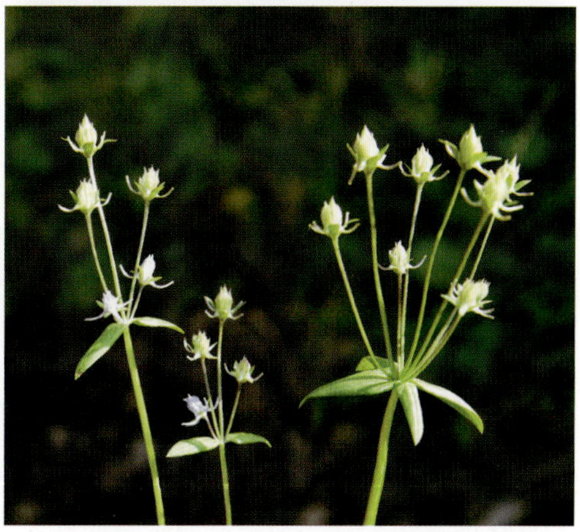

【形态特征】二年生草本。茎直立，四棱形，有分枝或不分枝。基生叶早落；茎生叶椭圆形，先端钝或急尖，基部圆形，半抱茎。圆锥状聚伞花序多花；花梗不等长；花 4 数；花萼裂片椭圆形或卵形；花冠蓝色或蓝紫色，稀白色，水平开展；花丝线形，花药卵形；子房卵形，花柱极短。蒴果宽卵形，略长于花冠，先端渐狭呈喙状。种子褐色，表面光滑。花、果期 7~9 月。

【适宜生境】生于海拔 1900~4000 m 的林中空地、林缘、灌丛中、山坡草地、河滩、水边。

【资源状况】分布于湟源、湟中、大通、互助、祁连、门源。常见。

【药 材 名】椭圆叶花锚（全草）。

【采收加工】6~8 月采收，除去杂质，晒干或鲜用。

【功能主治】清热解毒，疏肝利胆，疏风止痛。用于急慢性肝炎，胆囊炎，胃肠炎，流行性感冒，咽喉肿痛，牙痛，脉管炎，外伤感染发热，中暑腹痛，外伤出血。

【藏医应用】《藏药志》记载本种的全草入药。苦，寒。清肝利胆，清热解毒，祛湿，消炎愈创。用于急性黄疸性肝炎，急性肾盂肾炎，流行性感冒，胆病引起的发热，疮疖痈毒。

二叶獐牙菜

异花獐芽菜

Swertia bifolia Batal.

【藏药名】ཏི་ཝ།（音译名：代哇）

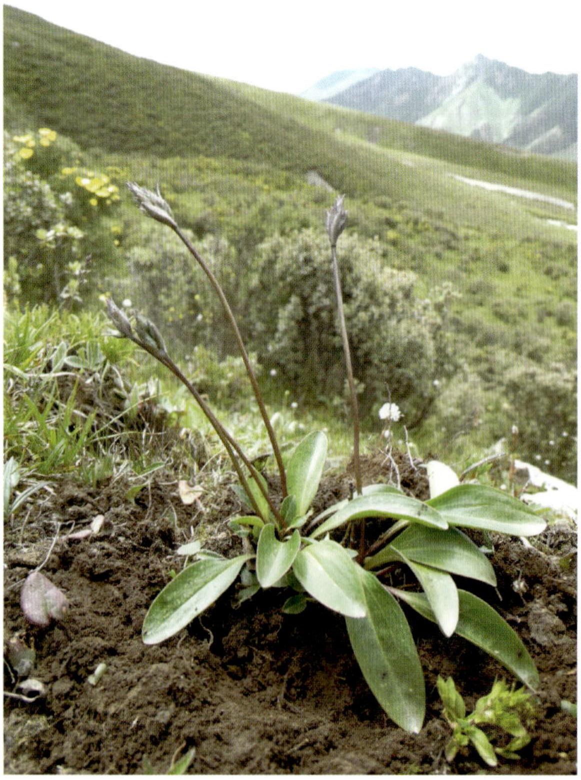

【形态特征】多年生草本。根状茎短；茎直立，近似花葶。叶对生，茎上部叶 1 对或缺，卵形，较小。复聚伞花序具 3~10 花，顶生；花梗不等长，带蓝色；花 5 数；花萼常蓝色；花冠深蓝色或蓝色，先端钝，有时边缘啮蚀形，基部具 2 个腺窝，腺窝基部囊状，顶端具长流苏；花丝线形，花药蓝色，长圆形。蒴果与花冠等长。种子多数，具纵皱折。花、果期 7~9 月。

【适宜生境】生于海拔 3200~4300 m 的山坡草甸、灌丛、流石滩。

【资源状况】分布于共和、湟中、天峻。常见。

【药 材 名】乌金草（带根全草）。

【采收加工】秋季采收，洗净，晒干。

【功能主治】平肝阳，养心安神，养血调经。用于头晕，神经衰弱，高血压，贫血，月经不调。

【藏医应用】《中国藏药材大全》记载本种的花入药。苦，寒。清肝利胆，清热解毒，祛湿，消炎愈疮。用于急性黄疸性肝炎，急性肾盂肾炎，流行性感冒，胆病引起的发热，疮疖痈毒。

红直獐牙菜

红直当药

Swertia erythrosticta Maxim.

【藏药名】ངང་ལ་ཏིག（音译名：欧斗）

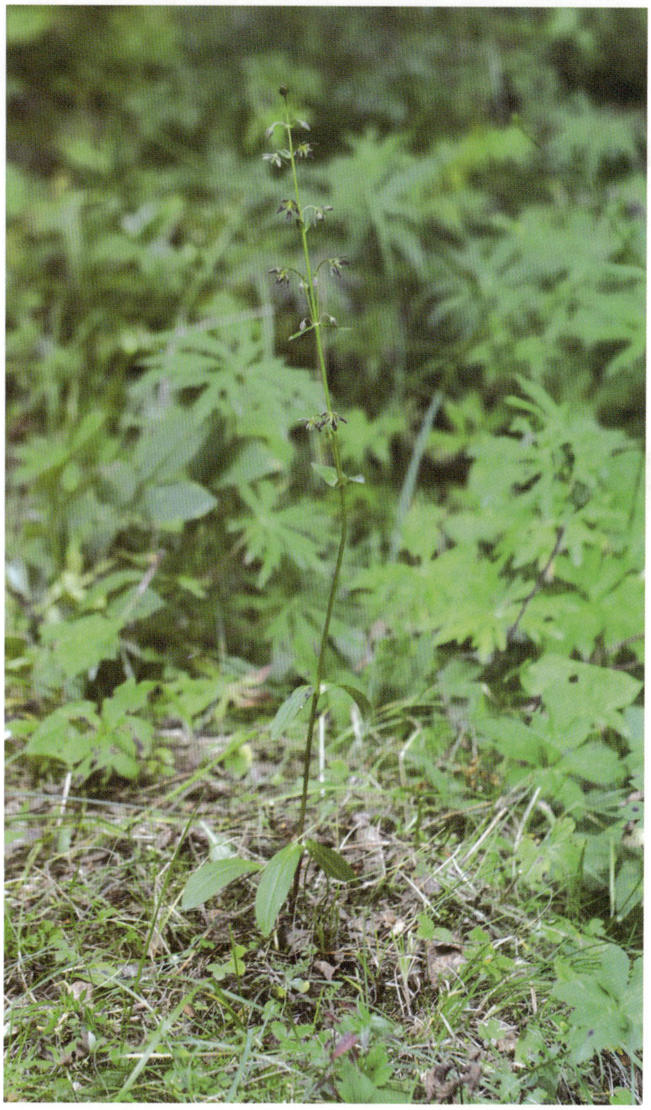

【形态特征】多年生草本。根状茎细，直伸；茎直立，常带紫红色。茎生叶2~3对，对生，叶片长圆形、卵状椭圆形或卵形；叶柄扁平。圆锥状复聚伞花序顶生；花梗弯垂；花5数；花冠黄绿色，具密的红褐色斑点，深裂，裂片长圆形或卵状长圆形，先端圆形，基部具1个腺窝；花丝扁平，花药长圆形。蒴果卵状椭圆形。种子多数，长圆形，边缘具宽翅。花、果期8~9月。

【适宜生境】生于海拔2700~3200 m的林缘、水边、山坡。

【资源状况】分布于湟源、湟中、互助、门源。少见。

【药 材 名】红直当药（全草）。

【采收加工】8~9月采收，洗净，晒干或鲜用。

【功能主治】清热解毒，利湿退黄，杀虫。用于风热咳喘，咽喉肿痛，黄疸，梅毒，疮痈肿毒；外用治疥癣。

【藏医应用】《中华藏本草》记载本种的全草入药。清热利胆。用于黄疸性肝炎，喉炎，胃肠炎。

萝藦科

鹅绒藤

祖子花

Cynanchum chinense R. Br.

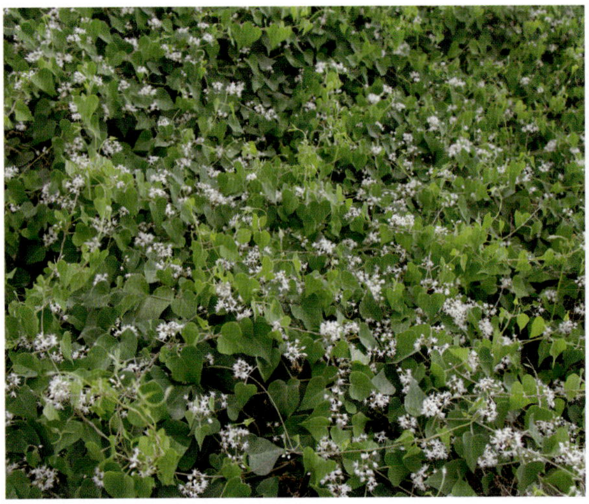

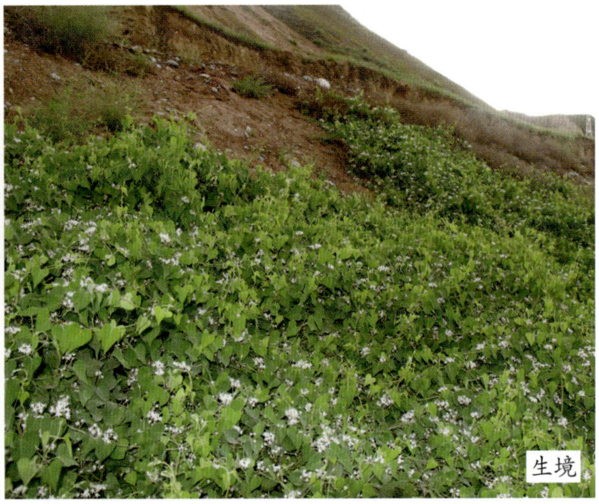

生境

【形态特征】缠绕草本。主根圆柱状，干后灰黄色。茎缠绕，被白色短毛。叶对生，薄纸质，卵状心形；侧脉 10 对，在叶背略隆起。伞状聚伞花序腋生，二歧，约着花 20 朵；总花梗被白色柔毛；花萼 5 深裂，裂片披针形，外被白毛；花冠白色，裂片狭披针形，副花冠二型，杯状，上端裂成 10 个丝状体，分为 2 轮；花粉块每室 1 个，下垂；柱头略突起。蓇葖果双生，向端部渐尖。种子长圆形，种毛白色绢质。花期 6~8 月，果期 8~10 月。

【适宜生境】生于海拔 1800~2400 m 的灌丛、田边、河滩地、干阳坡。

【资源状况】分布于互助。常见。

【药 材 名】鹅绒藤（茎中白色浆乳、根）。

【采收加工】夏、秋二季随采乳汁随用；根挖出后洗净，晒干。

【功能主治】清热解毒，消积健胃，利水消肿。用于小儿食积，小儿疳积，胃炎，十二指肠溃疡，肾炎水肿，寻常疣。

旋花科

银灰旋花 *Convolvulus ammannii* Desr.

【藏药名】སྤྲ་ཚེར།（音译名：波日青）

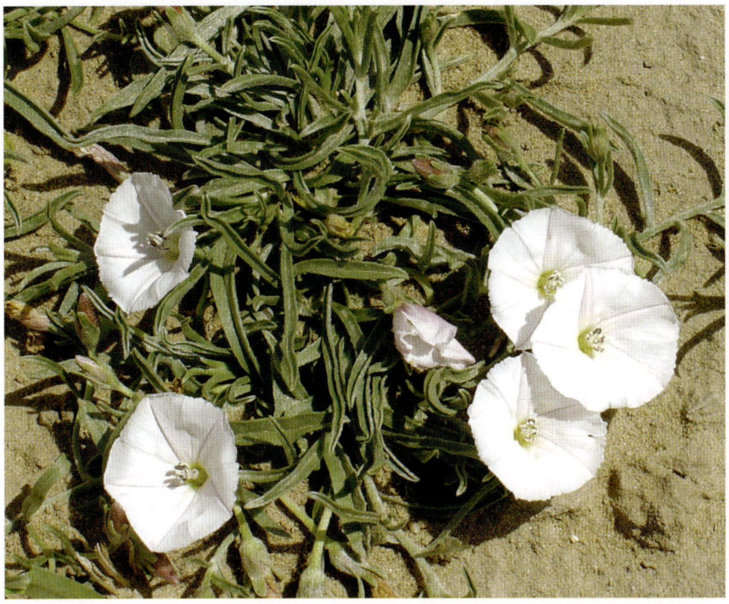

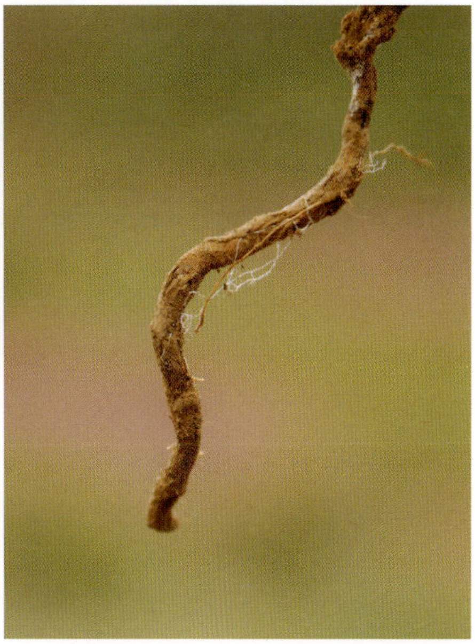

【形态特征】多年生草本。根状茎横走，颈部多分枝；茎直立，密被银灰色绢毛。叶线形或线状披针形，两端渐狭，无柄，两面密被银灰色绢毛。花单生于叶腋；花梗中部具 1 对线形苞片；花萼片不等大，卵形或长圆形，外面被银灰色短毛；花冠白色，5 浅裂，裂片不显；雄蕊不等长，花丝无毛；子房上半部被白色短毛。蒴果球形，先端被短毛。花、果期 6~8 月。

【适宜生境】生于海拔 1800~3400 m 的干旱山坡、草原、荒滩、洪积扇、沼泽边缘。

【资源状况】分布于共和、刚察、门源、互助。常见。

【药 材 名】小旋花（全草）。

【采收加工】夏、秋二季采收，切段，晒干。

【功能主治】解表，止咳。用于感冒，咳嗽。

【藏医应用】《中国藏药》记载本种的全草入药。苦，凉。清热，止痛。用于瘟疫，陈热病，虫病。

田旋花

中国旋花、箭叶旋花

Convolvulus arvensis Linn.

【藏药名】སྦྲ་ཆེན།（音译名：波日青）

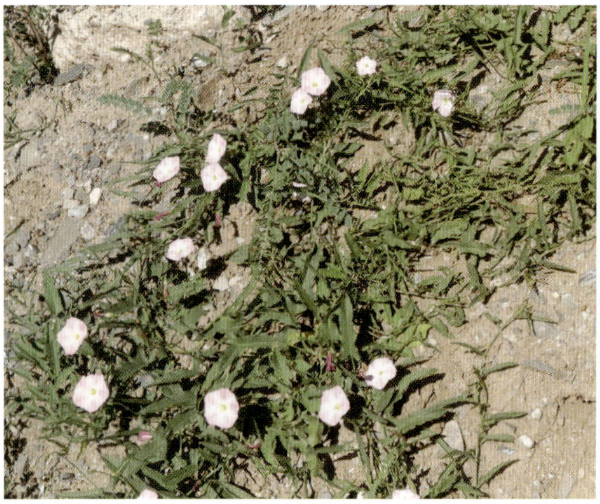

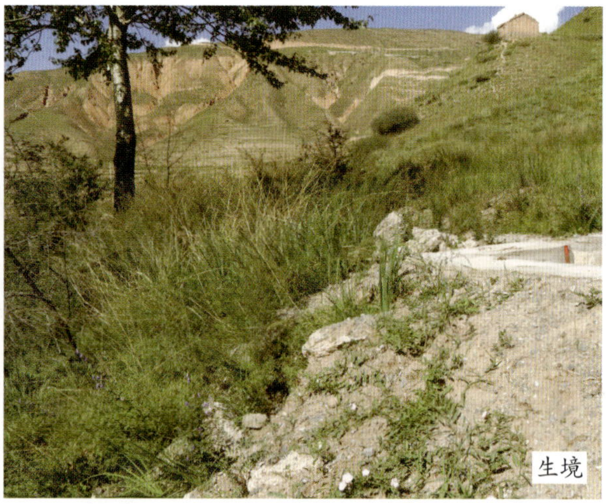

【形态特征】多年生草本。根状茎横走；茎平卧或缠绕，无毛，具棱。叶卵状长圆形至线形，先端钝，全缘，两面无毛；叶脉掌式羽状。花序具 1~3 花，腋生；苞片 2，线形；花萼 5，长圆形或椭圆形，边缘膜质，背部无毛；花冠漏斗形，白色，外面瓣中带淡红色或淡紫红色，5 浅裂；雄蕊不等长，花丝基部具鳞片毛；花盘黄色。蒴果卵形，光滑。种子卵球形，黑色。花、果期 6~9 月。

【适宜生境】生于海拔 1800~3900 m 的山坡、田边、荒地。

【资源状况】分布于互助、湟中、湟源、大通、门源、海晏、共和。常见。

【药 材 名】田旋花（全草或花）。

【采收加工】夏、秋二季采收全草，洗净，鲜用或切段晒干；6~8 月采摘花，鲜用或晒干。

【功能主治】祛风，止痒，止痛。用于风湿痹痛，牙痛，神经性皮炎等。

【藏医应用】《中国藏药》记载本种的全草入药。苦，凉。清热，止痛。用于陈热病，瘟疫，虫病。

圆叶牵牛

喇叭花、紫花牵牛、牵牛花

Pharbitis purpurea (Linn.) Voigt

【形态特征】一年生缠绕草本。茎被短且杂有倒向或开展的长柔毛。叶圆心形或宽卵状心形，先端渐尖，全缘，基部心形，两面被刚毛；叶柄被毛。花常单生于叶腋；花梗与叶柄近等长或较短；萼片近等长，椭圆状披针形，外面被毛，基部毛更密；花冠漏斗形，紫

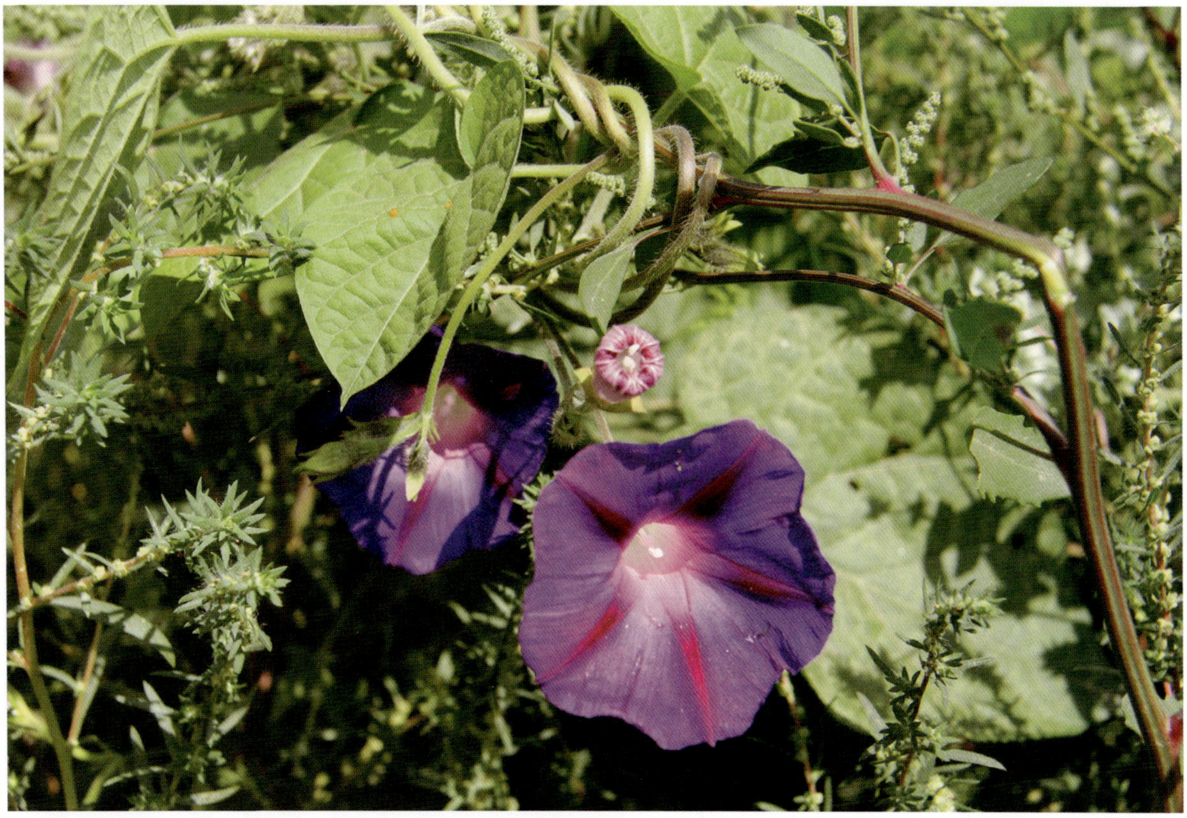

红色或蓝紫色；雄蕊不等长，内藏，花丝被毛。蒴果球形。种子被微毛。花、果期 6~8 月。

【适宜生境】生于海拔约 2000 m 的田边、路边、宅旁或山谷林内。

【资源状况】分布于湟中、湟源、大通、互助，种植。常见。

【药 材 名】牵牛子（成熟种子）。

【采收加工】秋末果实成熟、果壳未开裂时采割植株，晒干，打下种子，除去杂质。

【功能主治】有毒。泻水通便，消痰涤饮，杀虫攻积。用于水肿胀满，二便不通，痰饮积聚，气逆喘咳，虫积腹痛。

花荵科

中华花荵

鱼翅菜、手参、穴菜

Polemonium coeruleum Linn. var. *chinense* Brand

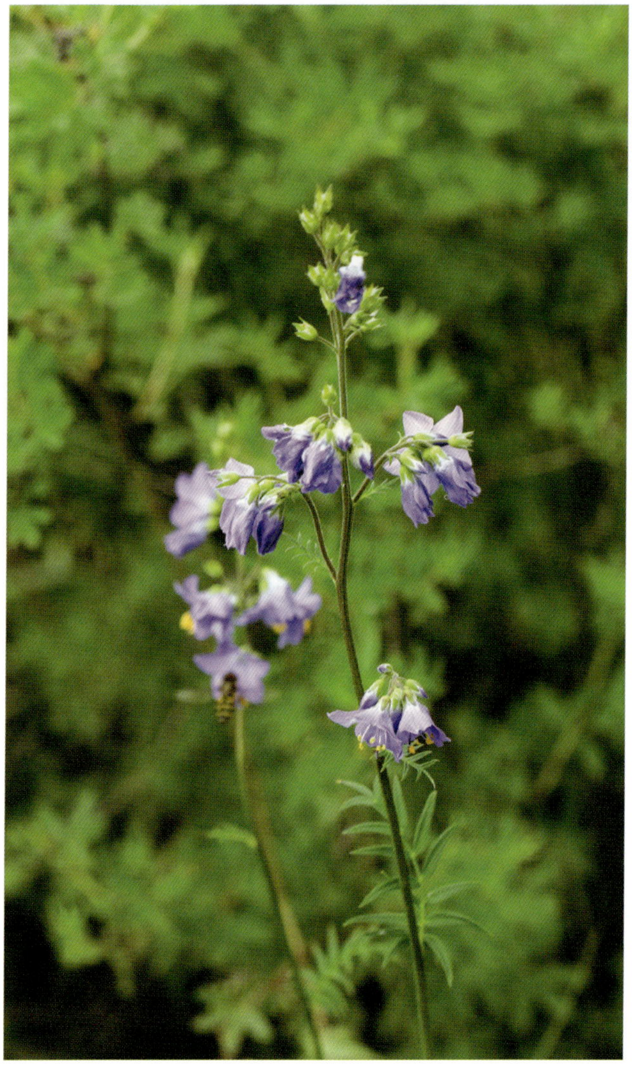

【形态特征】多年生草本。根状茎圆柱状，具多数纤维状须根；茎直立，被长绒毛，后无毛。奇数羽状复叶；小叶互生，全缘，无毛；无小叶柄，叶柄向上渐短。圆锥状聚伞花序疏散；花序梗长，花序梗及花梗密被腺毛；花萼钟状；花冠蓝紫色，钟状；雄蕊伸出花冠之外，花药球形，黄色，花丝基部被毛；雌蕊伸出花冠之外，子房球形，柱头 3 裂。蒴果卵球形。花期 6~8 月。

【适宜生境】生于海拔 2300~3700 m 的河谷草甸、林间、河滩。

【资源状况】分布于大通、湟中、互助、门源。常见。

【药 材 名】花荵（全草或根、根茎）。

【采收加工】夏季花尚未开放时采收，洗净，切段，晒干。

【功能主治】化痰，安神，止血。用于咳嗽痰多，癫痫，失眠，咯血，吐血，便血，月经过多。

紫草科

附地菜

地胡椒

Trigonotis peduncularis (Trev.) Benth. ex Baker et Moore

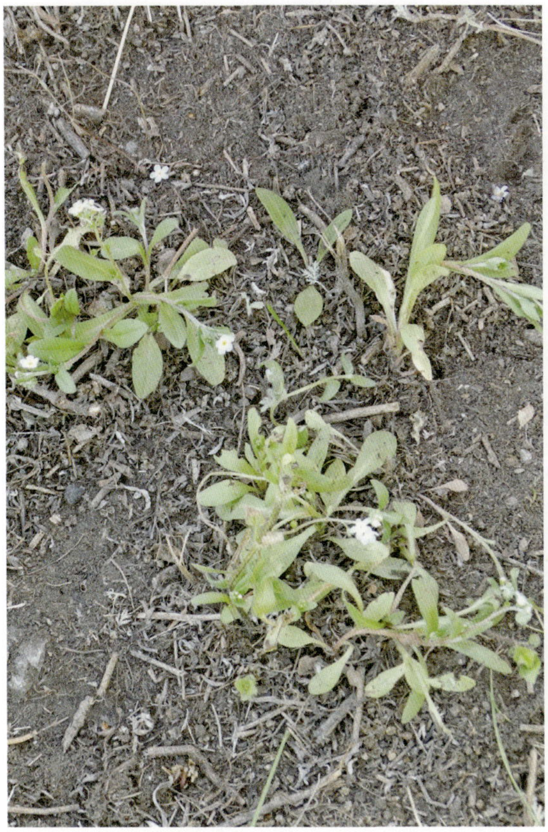

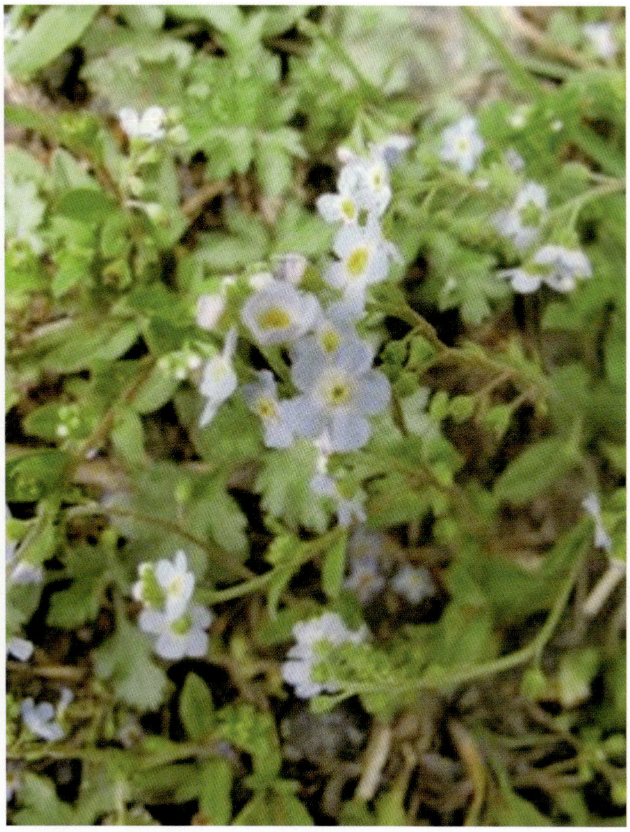

【形态特征】一年生或二年生草本。茎通常多条丛生，被短糙伏毛。基生叶呈莲座状，有叶柄，叶片匙形，长 2~5 cm，先端圆钝，基部楔形或渐狭。花序生茎顶，长 5~20 cm，通常占全茎的 1/2~4/5，只在基部具 2~3 个叶状苞片，其余部分无苞片；花梗短；花萼裂片卵形；花冠淡蓝色或粉色。小坚果 4。花、果期 4~7 月。

【适宜生境】生于海拔 2000~2800 m 的林下、林缘河滩、灌丛地、草甸。

【资源状况】分布于大通、门源。少见。

【药 材 名】附地菜（全草）。

【采收加工】初夏采收，鲜用或晒干。

【功能主治】行气止痛，解毒消肿。用于胃痛吐酸，痢疾，热毒痈肿，四肢麻木。

马鞭草科

蒙古莸

蒙莸、白蒿

Caryopteris mongholica Bunge

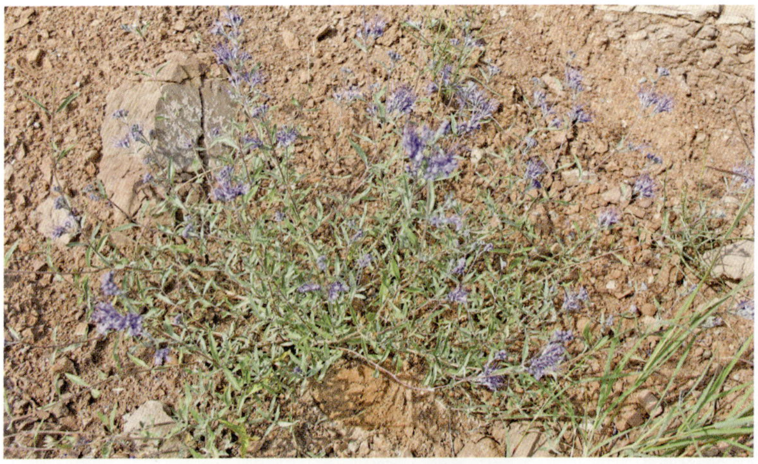

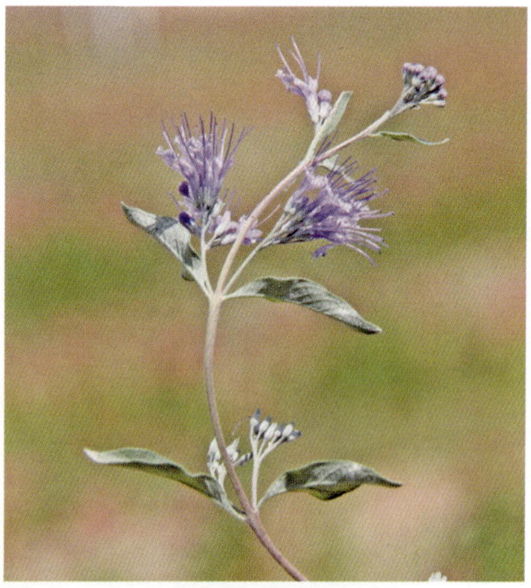

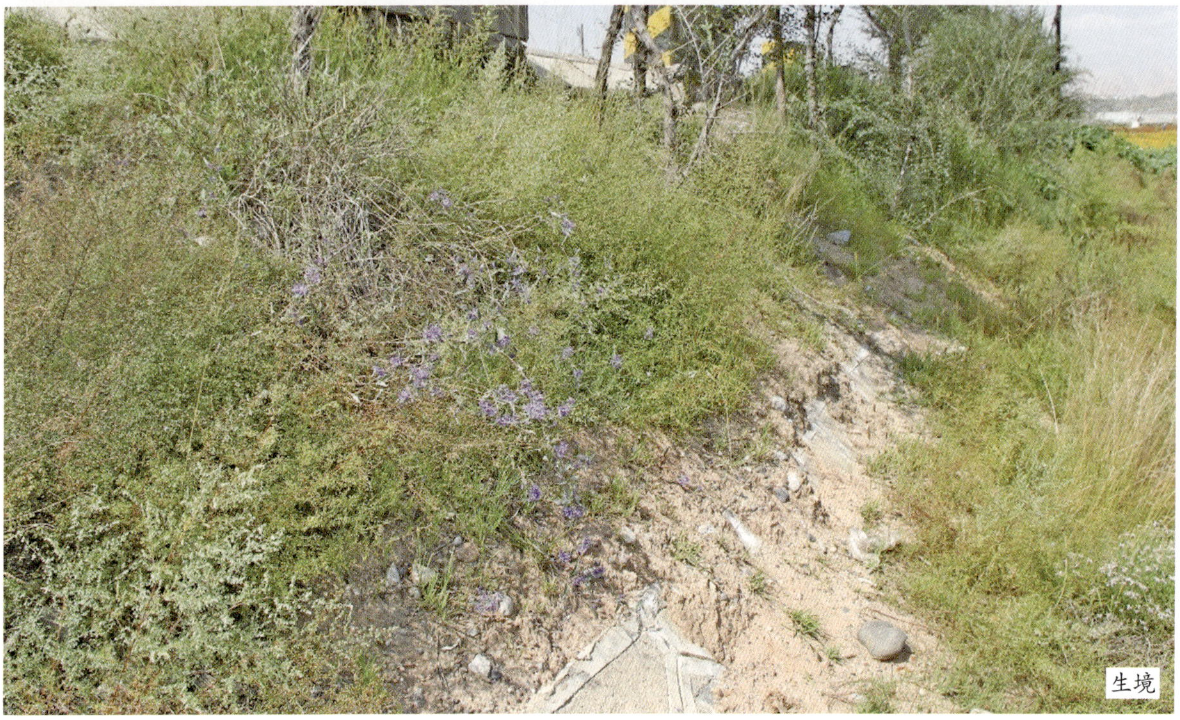

生境

【形态特征】小灌木。老枝灰褐色；幼枝棕褐色或紫褐色，初被毛，呈灰色，后脱毛。叶片厚纸质，线状披针形或线状长圆形，全缘或有时具少数小齿，基部楔形，上面绿色，疏被短毛，下面灰白色，密被短毛；叶柄短，叶腋有不育枝。聚伞花序顶生或腋生；花萼钟形，果期膨大，5 中裂，裂片狭披针形；花冠蓝紫色，筒状，外被短毛。蒴果球形，果瓣边缘有狭翅。花、果期 8~10 月。

【适宜生境】生于海拔 2200~3200 m 的干旱山坡。

【资源状况】分布于共和。常见。

【药 材 名】蓝花茶（嫩茎叶）。

【采收加工】春季采收，切碎，晒干或鲜用。

【功能主治】理气消食，利水消肿。用于饮食不消，脘腹胀满，浮肿，小便不利，风湿腰腿疼痛。

光果莸

西北莸

Caryopteris tangutica Maxim.

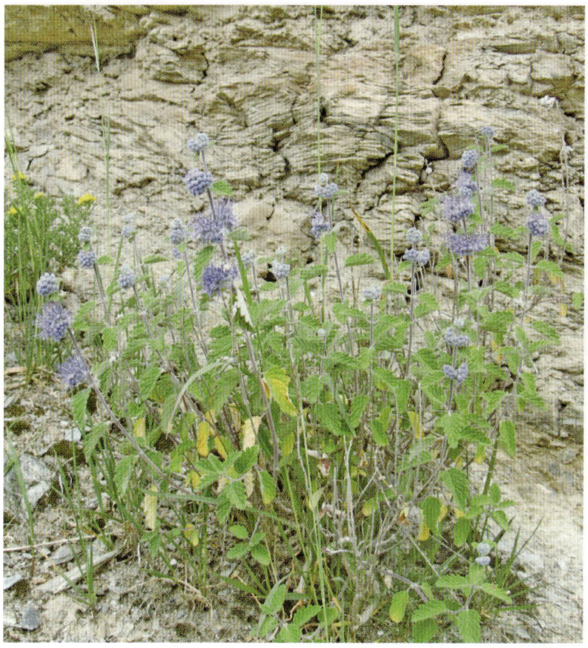

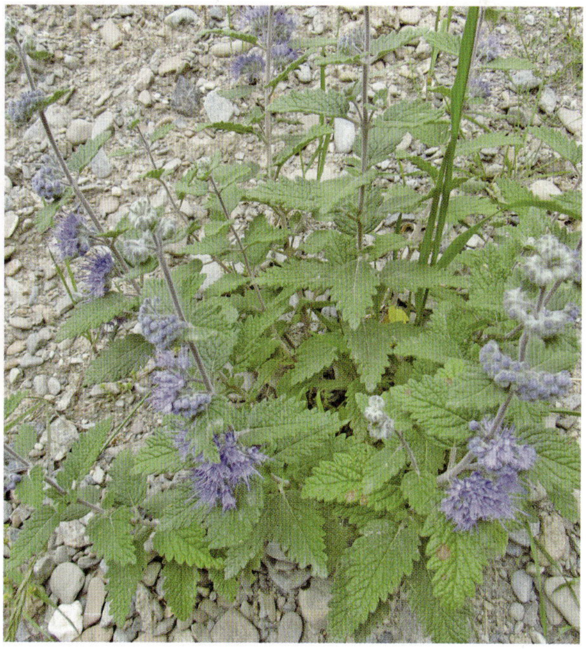

【形态特征】直立灌木。叶片披针形至卵状披针形，顶端钝或渐尖，基部圆形或楔形，边缘常具深锯齿。聚伞花序紧密呈头状，腋生和顶生；无苞片和小苞片；花冠蓝紫色，二唇形，下唇中裂片较大，边缘呈流苏状；雄蕊 4 枚，与花柱同伸出花冠管外；子房无毛，柱头 2 裂。蒴果倒卵圆状球形，无毛，果瓣具宽翅。花期 7~9 月，果期 9~10 月。

【适宜生境】生于海拔约 2500 m 的干旱山坡。

【资源状况】分布于湟源、湟中、互助、门源。常见。

【药 材 名】小六月寒（根）。

【采收加工】夏、秋二季采挖，洗净，切片，晒干。

【功能主治】活血，除湿。用于血瘀崩漏，月经不调，带下。

唇形科

白苞筋骨草

忽布筋骨草、白毛夏枯草、黄脉筋骨草

Ajuga lupulina Maxim.

【藏药名】ཟེན་ཏིག（音译名：森斗）

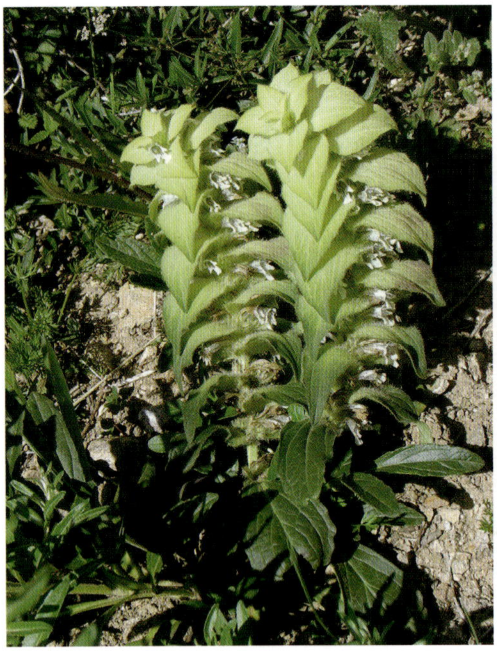

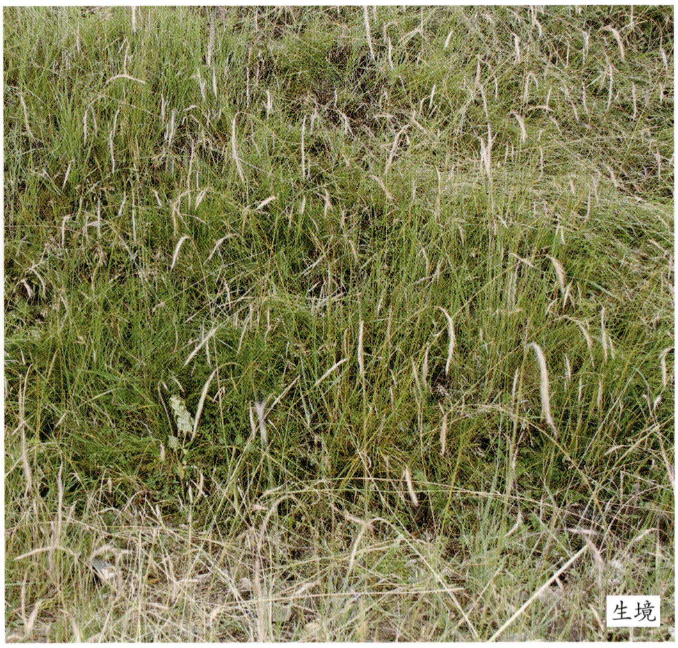

生境

【形态特征】多年生草本。根状茎短，有时分枝；茎直立，沿棱被白色有节长柔毛。叶片椭圆形，先端钝或急尖，近全缘，基部楔形；叶柄具翅，基部略抱茎。穗状花序，苞叶黄白色，卵形或阔卵形，抱茎，全缘，两面被有节长柔毛；花黄白色，具紫色斑纹；花萼狭钟形，萼齿5，直立；雄蕊着生于冠筒中部，伸出，花丝有毛。小坚果4个，背部有突起网纹。花、果期8~9月。

【适宜生境】生于海拔2900~4500 m的河谷滩地、山坡、灌丛、高山草甸。

【资源状况】分布于大通、湟源、湟中、互助。常见。

【药 材 名】忽布筋骨草（全草）。

【采收加工】7~9月开花期采收，洗净，晒干。

【功能主治】清热解毒，凉血消肿。用于外感风热，高热神昏，吐衄，猝然昏厥，面瘫口渴，高血压，肺热咳喘，肺痈，泻痢腹痛，肝炎，尿路结石，肠痈，目赤肿痛，咽喉肿痛，梅毒，疮疖肿毒，跌打瘀肿，外伤出血，毒蛇咬伤等。

【藏医应用】《中国藏药》记载本种的全草入药。苦、涩，寒。清热，解毒。用于虫病，癫痫，痈疖肿毒，炭疽。

白花枝子花

异叶青兰、戈壁青兰、白花夏枯草

Dracocephalum heterophyllum Benth.

【藏药名】འཇིབ་རྒྱི་དཀར་པོ།（音译名：吉孜嘎保）

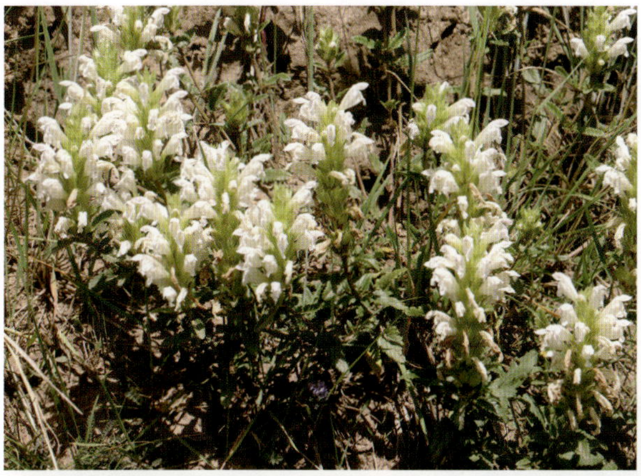

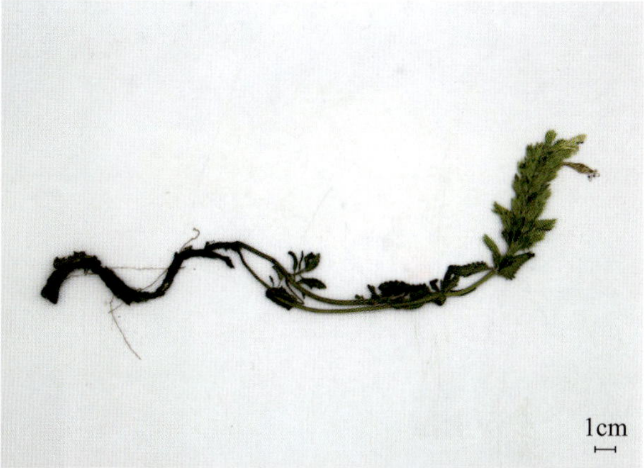

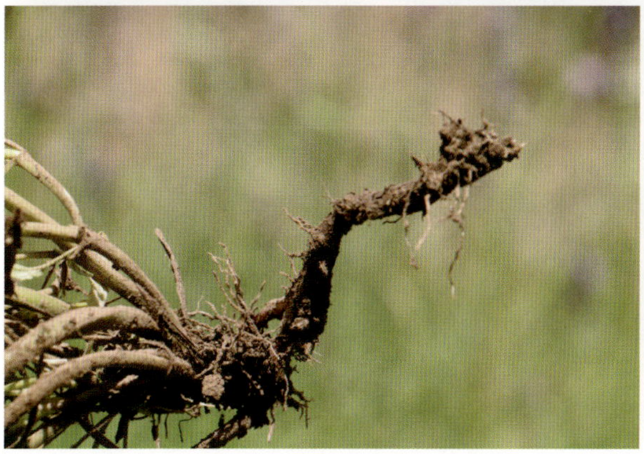

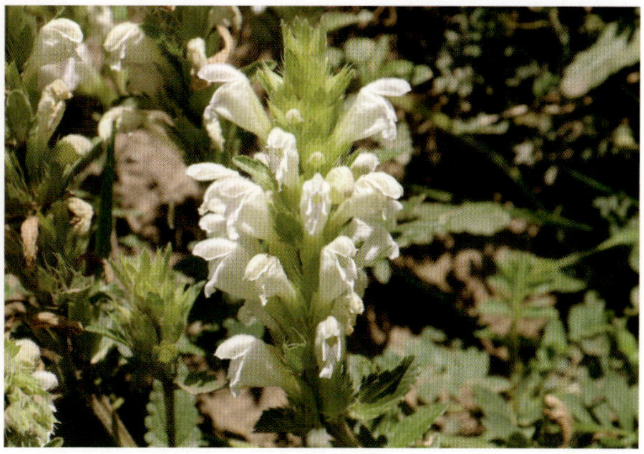

【形态特征】多年生草本。根肉质，粗壮。茎多数，丛生。叶对生，阔卵形至狭长圆形，先端钝或圆形，边缘具圆齿或小锯齿；叶柄被密短毛。轮伞花序密集成穗状，每轮具花 4~10 朵；苞片倒披针形至狭长圆形，边缘具刺齿及缘毛；花萼筒状，带紫红色；花冠白色，外被白色短毛，二唇近等长；花丝无毛，花药黑紫色。小坚果 4，倒卵状三棱形，黑褐色。花、果期 7~8 月。

【适宜生境】生于海拔 2000~4700 m 的山坡、河滩、田边、沙丘。

【资源状况】分布于共和、互助、大通、门源、祁连、海晏、刚察、天峻、湟中、湟源。常见。

【药 材 名】白花甜蜜蜜（全草）。

【采收加工】6~7 月开花时采收，除去残叶败枝，以木棒将茎砸扁，晾干。

【功能主治】止咳，清肝，散结。用于高血压，淋巴结结核，淋巴结炎，甲状腺肿大，支气管炎，口腔溃疡。

【藏医应用】《藏药志》记载本种的全草入药。辛，寒。清热。用于黄疸性发热，肝热，热性病头痛，眼翳，口腔溃疡等。治疗支气管炎，咳嗽，感冒及淋巴结炎有显效。

毛建草

岩青兰、毛尖茶、毛尖

Dracocephalum rupestre Hance

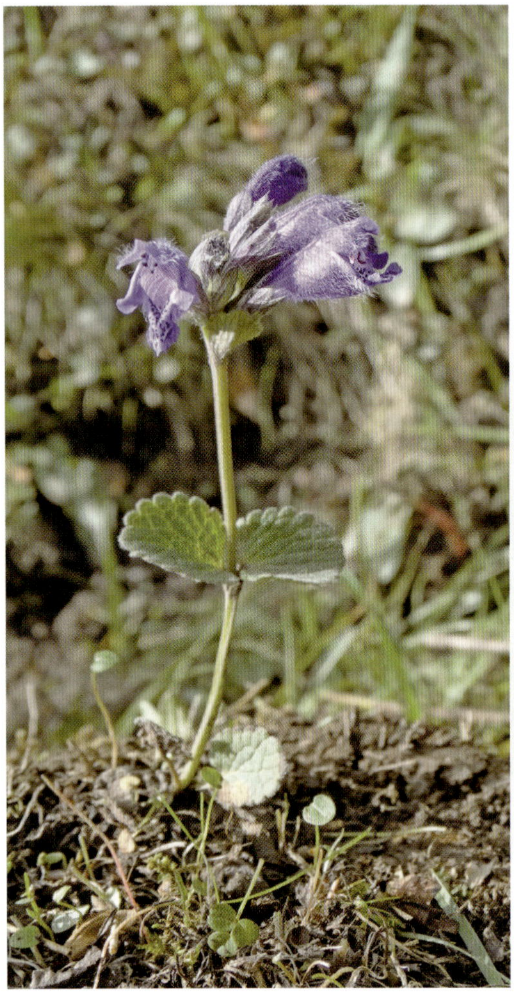

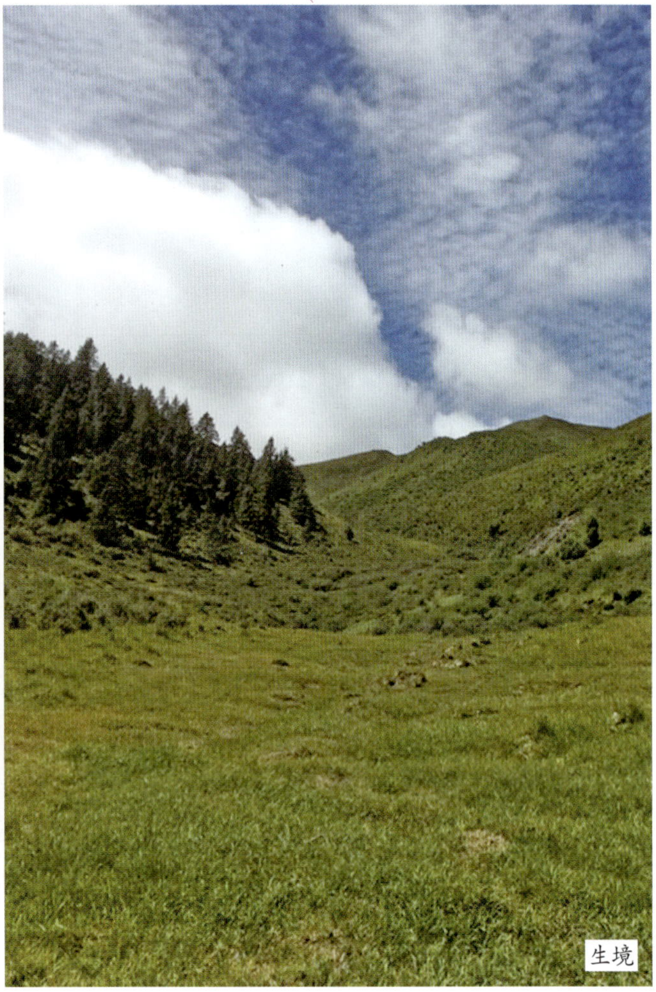

生境

【形态特征】多年生草本。根状茎短，有分枝；茎 3 至多数，丛生，直立或下部弯曲。基生叶与茎生叶多数，叶片三角状卵形，先端钝，边缘具圆齿，基部心形，两面被短柔毛。轮伞花序顶生，密集成头状；苞片宽倒卵形至狭椭圆形，常带蓝紫色，边缘具长刺齿；花萼筒状，带蓝紫色，外面被短柔毛；花冠蓝紫色，外面被短毛，无斑点及白色长柔毛；花丝被毛。花期 7~8 月。

【适宜生境】生于海拔 2300~3800 m 的灌丛中或林下。

【资源状况】分布于湟中、互助、门源。常见。

【药 材 名】岩青兰（全草）。

【采收加工】夏、秋二季采收，切段，晒干。

【功能主治】凉肝解毒，疏风清热。用于感冒头痛，咳嗽，咽喉肿痛，黄疸，痢疾。

甘青青兰

唐古特青兰、陇塞青兰
Dracocephalum tanguticum Maxim.

【藏药名】ཟྀ་ཡང་ཀུ།（音译名：智洋格）

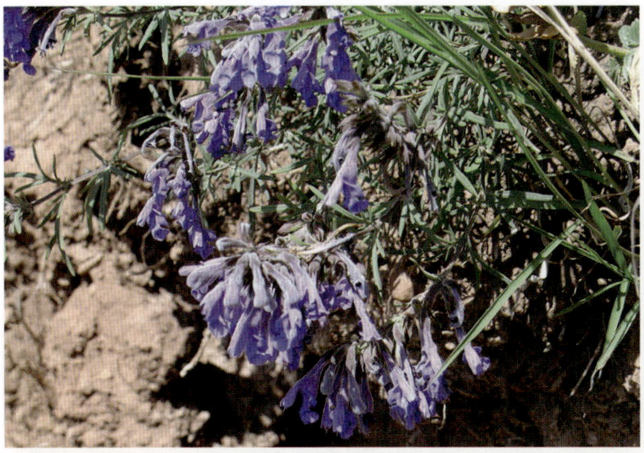
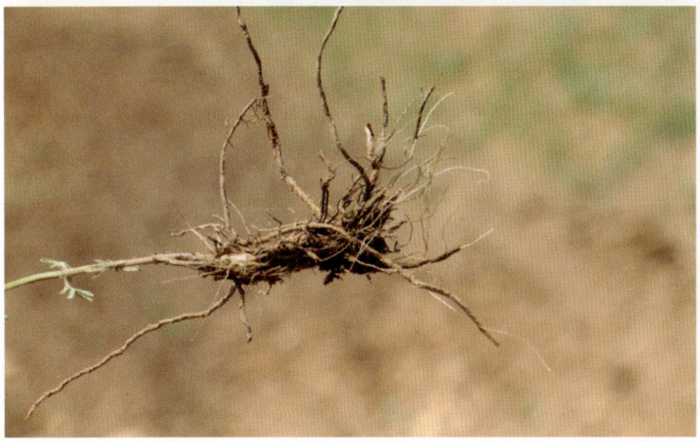
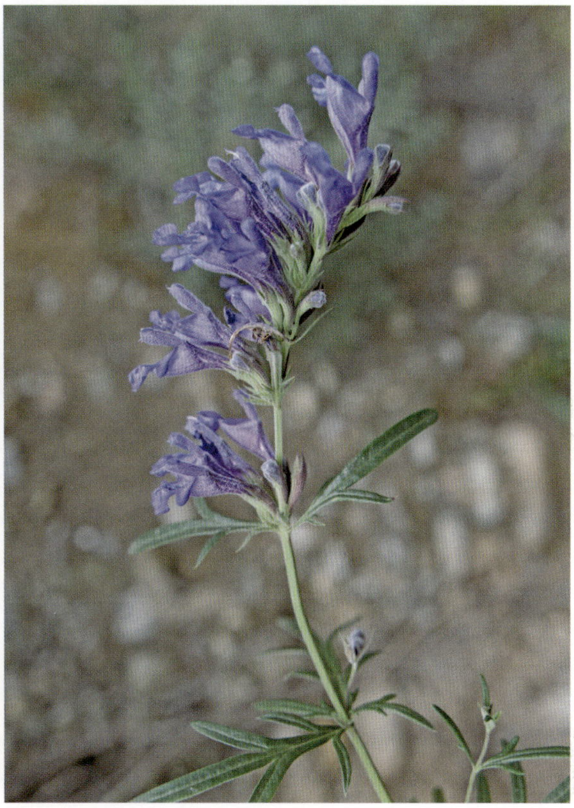

【形态特征】多年生草本。根状茎短，多分枝；茎多数，分枝或在叶腋有短枝，四棱形。叶片羽状全裂，全部裂片线形，全缘，下面密被灰白色短毛。轮伞花序 3~9 轮，每轮具花 2~10 朵，形成间断穗状花序；苞片与叶同形，较小，侧裂片 1~2 对；花萼筒状，带紫色，外面被密的白色短毛，常有分泌物凝结的圆点；花冠蓝紫色，外面被短毛；花丝被毛。小坚果 4。花、果期 7~9 月。

【适宜生境】生于海拔 2400~4200 m 的阳坡、阳坡林下、河谷。

【资源状况】分布于互助、湟中、湟源、大通、门源、祁连、天峻。常见。

【药　材　名】唐古特青兰（带根全草）、唐古特青兰苗（幼苗）。

【采收加工】唐古特青兰：7~8 月采挖，洗净泥土，切段，晾干。唐古特青兰苗：春季采收幼苗，晾干。

【功能主治】唐古特青兰：清热利湿，化痰止咳。用于黄疸性肝炎，胃炎，胃溃疡，支气管炎。唐古特青兰苗：利水消肿。用于小便不利，腹水。

【藏医应用】《晶珠本草》记载本种的全草入药。甘、苦，寒。清胃热、肝热，止血，愈创，干黄水。

密花香薷

咳嗽草、野紫苏、野香薷、土香薷

Elsholtzia densa Benth.

【藏药名】བྱི་རུག་སྨུག་པོ།（音译名：希柔木保）

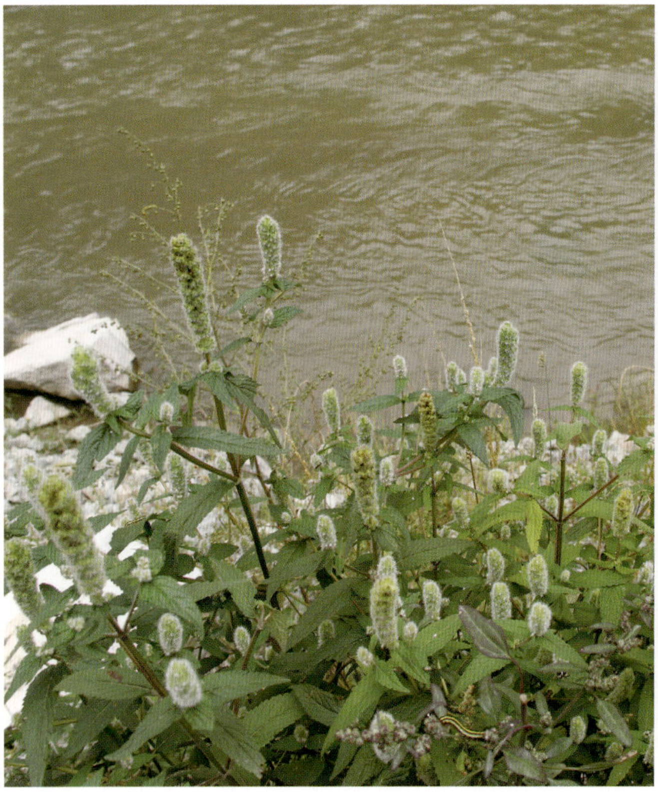

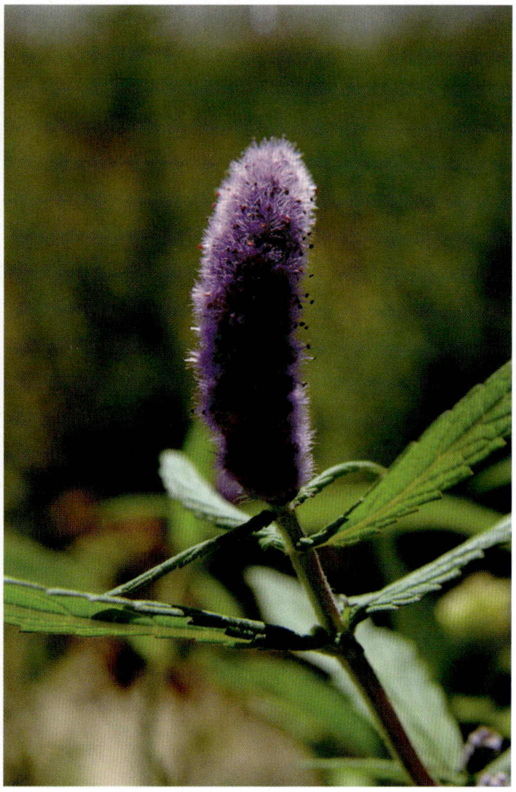

【形态特征】一年生草本，密生须根。茎直立，自基部多分枝，被短柔毛。叶长圆状披针形至椭圆形，草质，两面被短柔毛；叶柄背腹扁平，被短柔毛。穗状花序长圆形或近圆形，密被紫色串珠状长柔毛，由密集的轮伞花序组成；花萼钟状，萼齿 5 个，后 3 齿稍长；花冠小，淡紫色，冠筒向上渐宽大；雄蕊 4，花药近圆形。小坚果卵珠形，顶端具小疣状突起。花、果期 7~9 月。

【适宜生境】生于海拔 1800~4100 m 的林缘、高山草甸、林下、河边及山坡荒地。

【资源状况】分布于共和、海晏、互助、大通、门源、祁连、海晏、刚察、天峻、湟中。常见。

【药 材 名】咳嗽草（全草）。

【采收加工】7~9 月采收，割取地上部分，阴干，扎把，切碎，或鲜用。

【功能主治】发汗解表，化湿和中。用于暑天感冒，头痛身重，无汗恶寒，腹痛吐泻，水肿，疮痈肿毒，蛲虫病，滴虫阴道炎。

【藏医应用】《中华本草》（藏药卷）记载本种的地上部分入药。味辛、涩，消化后味苦，性平，效糙，湿而轻。清热化湿，解表，利尿消肿，驱虫。用于“培根”病，寄生虫引起的牙痛，胃肠绞痛；外用治皮肤瘙痒等。

高原香薷

小红苏、野木香叶

Elsholtzia feddei Lévl.

【藏药名】བྱི་རུག་སྤྲོད་པོ།（音译名：希柔翁保）

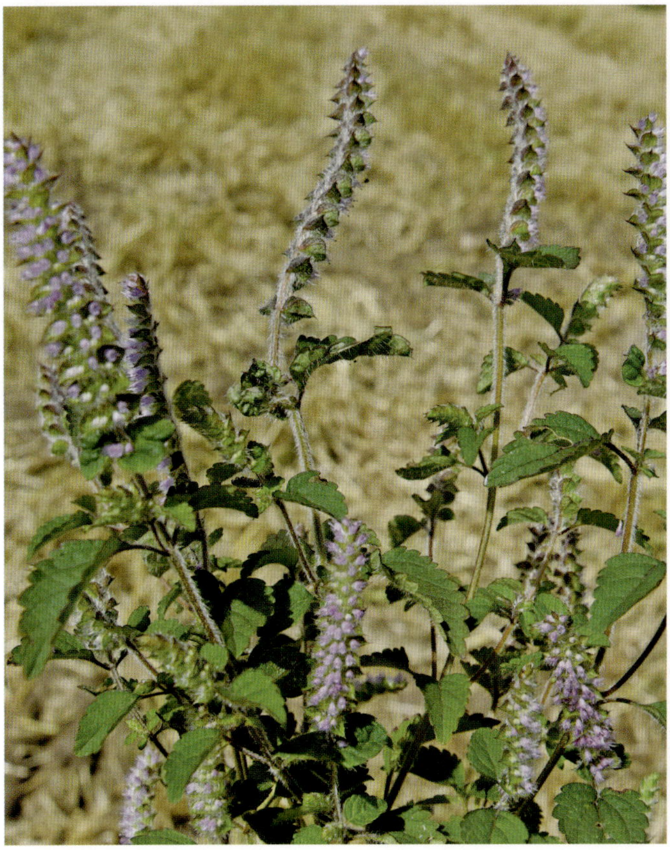

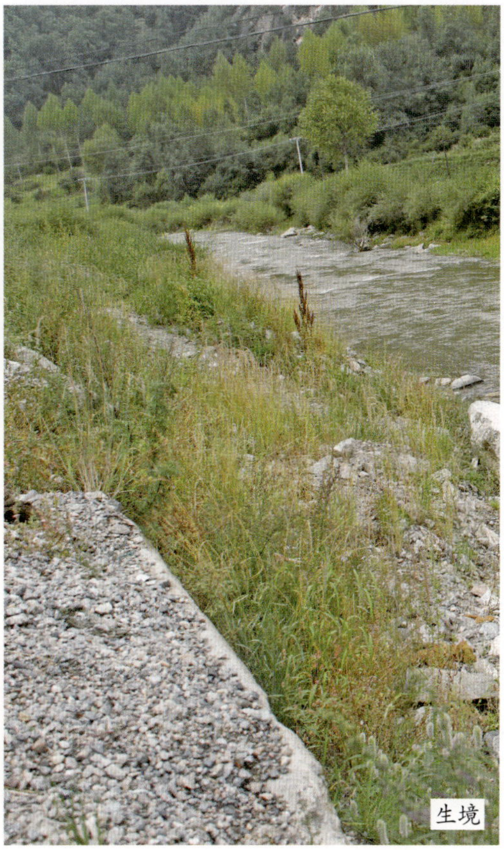

生境

【形态特征】一年生草本。根纤细。茎自基部起分枝，被短柔毛。叶对生，叶片卵形，先端钝，边缘有锯齿，两面被短柔毛。穗状花序偏向穗轴一侧；苞片圆形或扇形，先端圆形，具芒尖，外面被柔毛，脉明显凸起；花萼筒状，果时膨大，外面被短柔毛，萼齿 5；花冠紫红色，外面被柔毛，冠筒向上渐扩大；雄蕊 4，花丝无毛。小坚果 4，棕色，光滑。花、果期 7~8 月。

【适宜生境】生于海拔 2000~4100 m 的河滩、田边、荒地、山坡草丛中。

【资源状况】分布于互助。常见。

【药 材 名】小红苏（全草）。

【采收加工】8~10 月采收，洗净，晒干或鲜用。

【功能主治】发表解暑，化湿杀虫。用于暑天感冒，发热头痛，无汗身重，腹痛吐泻，虫积，水肿，疥疮，滴虫阴道炎。

【藏医应用】《中国藏药》记载本种的当年生枝叶、花序入药。辛、甘，平。驱虫，杀虫，利湿。用于肛门虫病，胎虫病，皮肤虫病，胃肠虫病，“培根”病等。

鼬瓣花

壶瓶花、引子香、十二槐花、野芝麻

Galeopsis bifida Boenn.

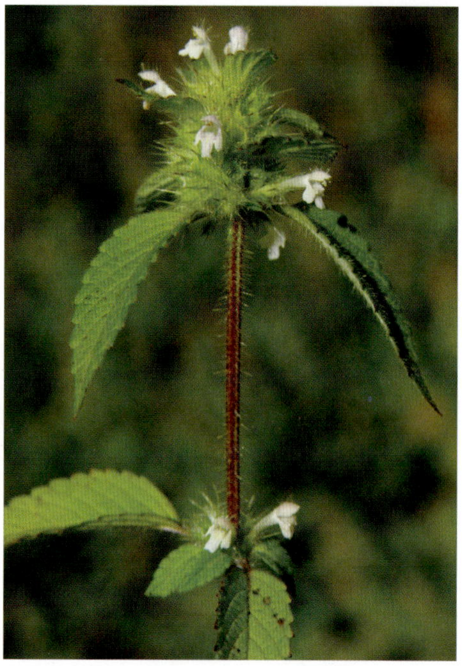

【形态特征】一年生草本。茎直立，四棱形，被倒向有节刚毛和短柔毛。叶对生，叶片卵状披针形或披针形，先端渐尖，边缘有锯齿，基部宽楔形至楔形；叶柄被短柔毛。轮伞花序，多花密集生于顶部叶腋中，通常 1~2 轮；花萼筒状；雄蕊 4，前对较长，花丝下部被短柔毛，花药卵形，二瓣横裂，内瓣具纤毛。小坚果 4，倒卵状三棱形，褐色，光滑。花、果期 7~9 月。

【适宜生境】生于海拔 1850~3700 m 的田边、河滩、荒地、路边。

【资源状况】分布于大通、湟中、门源。常见。

【药 材 名】鼬瓣花（全草）、鼬瓣花根（根）。

【采收加工】鼬瓣花：8~9 月采收，洗净，切段，晒干。鼬瓣花根：夏、秋二季采收，洗净，鲜用或晒干。

【功能主治】鼬瓣花：清热解毒，明目退翳。用于目赤肿痛，翳障，梅毒，疮疡。鼬瓣花根：补虚，止咳，调经。用于体虚羸弱，肺虚久咳，月经不调。

夏至草

夏枯草、风轮草、假益母草

Lagopsis supina (Steph.) Ik.-Gal.

【藏药名】ཞིམ་ཐིག་དཀར་པོ།（音译名：兴头嘎保）

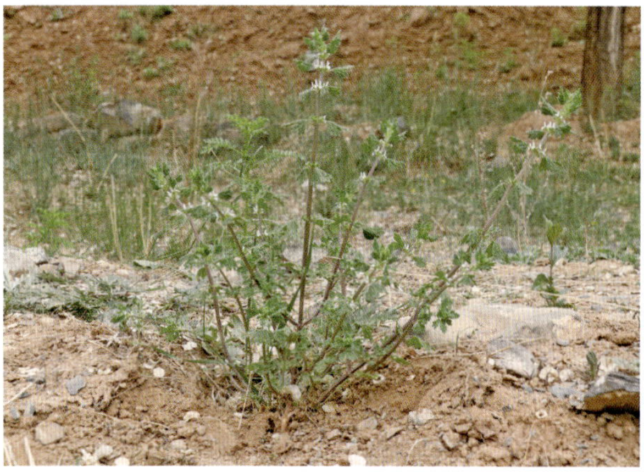

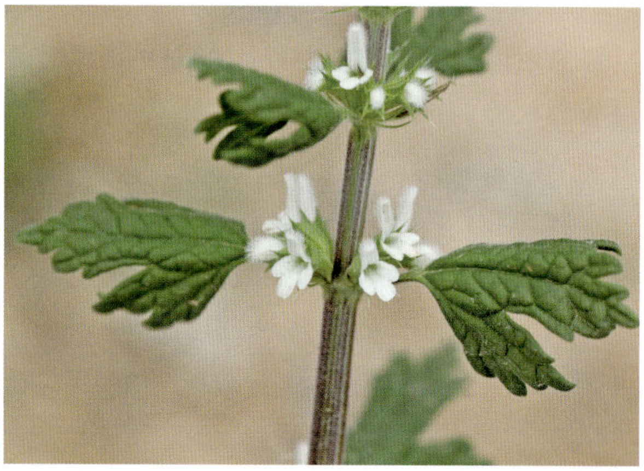

【形态特征】多年生草本。根圆柱形，直伸。茎直立，四棱形，密被短柔毛，常从基部分枝。叶轮廓圆形，两面被短柔毛；叶柄被短柔毛。轮伞花序多花，腋生疏花；小苞片针刺状，比花短；花萼筒状，萼齿 5，近等大，先端针刺状；花冠白色，外面被长柔毛；雄蕊 4，花丝短，不伸出花冠，花药小，卵圆形。小坚果 4，三棱形，褐灰色。花、果期 5~7 月。

【适宜生境】生于海拔 2000~3450 m 的田边、水沟边、荒地。

【资源状况】分布于湟中、互助。常见。

【药 材 名】夏至草（全草）。

【采收加工】夏至前盛花期采收，晒干或鲜用。

【功能主治】养血活血，清热利湿。用于月经不调，产后瘀滞腹痛，血虚头昏，半身不遂，跌打损伤，水肿，小便不利，目赤肿痛，疮痈，冻疮，牙痛，皮疹瘙痒。

【藏医应用】《藏药志》记载本种的花、叶入药。消炎，利尿。用于翳障沙眼，结膜炎，遗尿。

宝盖草

接骨草、毛叶夏枯、灯龙草

Lamium amplexicaule Linn.

【藏药名】བཀྲ་ཤིས་དགུ་བརྩེགས།（音译名：扎西古则）

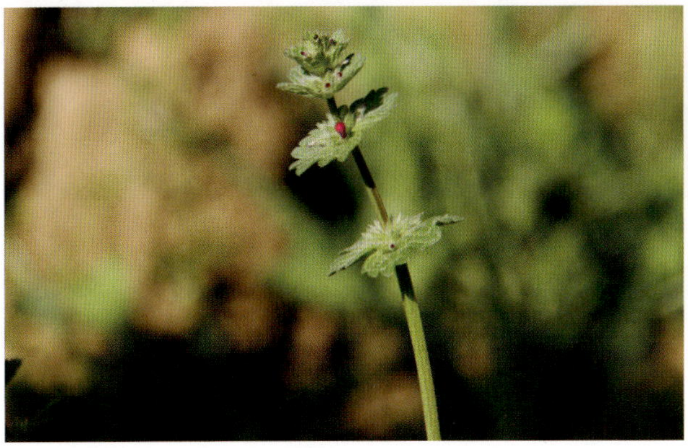

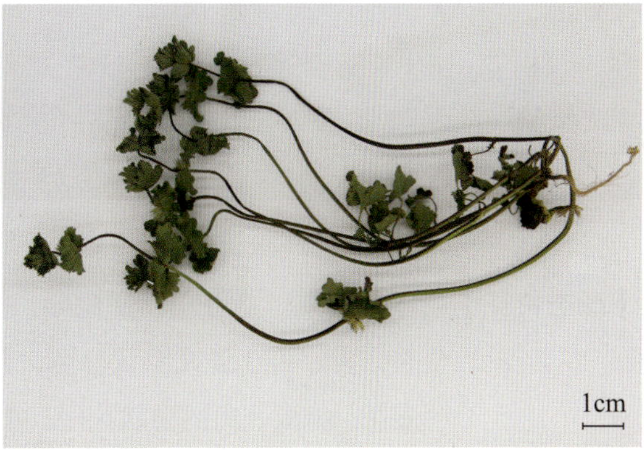

【形态特征】二年生草本。茎直立，从基部分枝或不分枝，四棱形，疏被短毛。叶片肾形或圆形，先端圆形，边缘具圆齿，基部浅心形，两面疏被短毛；叶脉掌状，叶柄向上渐短至无柄。轮伞花序多花，疏离；小苞片线形，被短毛；花萼筒状，外面被短毛，萼齿 5，钻形；花冠紫红色，外面被短柔毛；花丝无毛，花药被毛。小坚果倒卵状三棱形，表面具疣状突起。花、果期 6~8 月。

【适宜生境】生于海拔 2160~4300 m 的田边、田间、水沟边。

【资源状况】分布于湟中、互助、门源、湟源、大通。常见。

【药 材 名】宝盖草（全草）。

【采收加工】夏季采收，洗净，晒干或鲜用。

【功能主治】活血通络，解毒消肿。用于跌打损伤，筋骨疼痛，四肢麻木，半身不遂，面瘫，黄疸，鼻渊，瘰疬，肿毒，黄水疮等。

【藏医应用】《中华藏本草》记载本种的全草入药。止血，消肿。用于出血，水肿，高血压，脑漏，黄水疮。

细叶益母草

坤草、月母草、臭草、旋风草

Leonurus sibiricus Linn.

【藏药名】ཞིམ་ཐིག་ལེ།（音译名：兴头利）

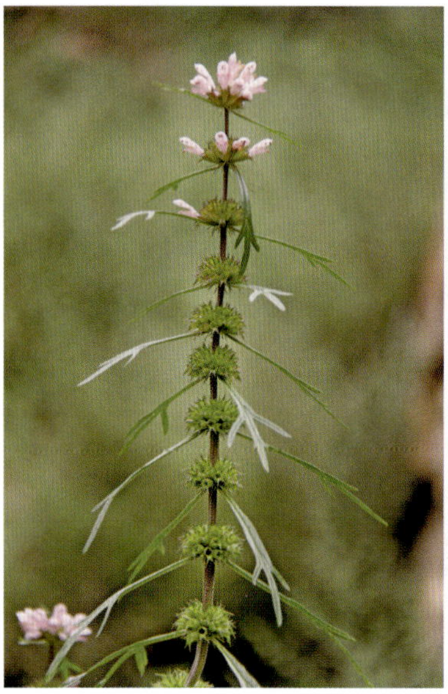

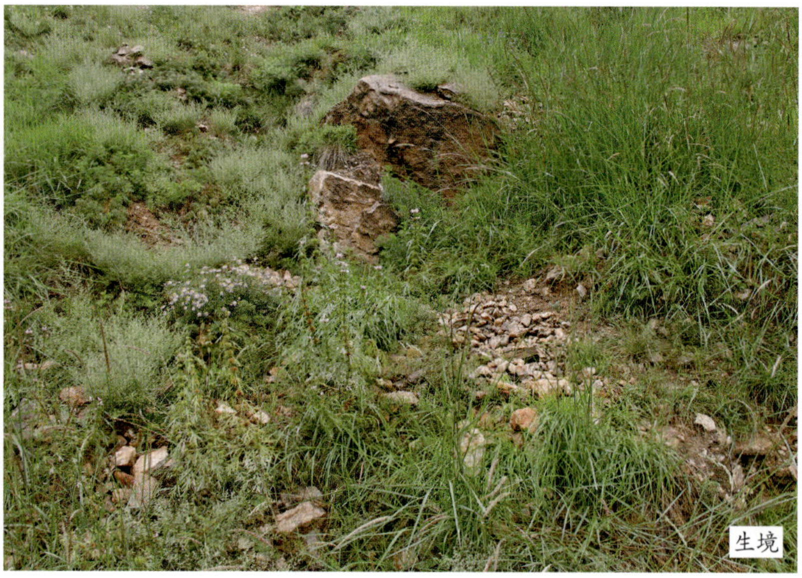

【形态特征】二年生草本。茎直立，四棱形，被倒向糙伏毛，常从基部分枝，丛生。叶长，掌状 3 全裂，裂片再 3 裂或羽状分裂，两面和叶柄均被糙伏毛，最上部苞叶 3 全裂。轮伞花序多花，组成疏离的穗状花序；小苞片刺状，被糙伏毛；花萼筒状；花冠粉红色，有紫色脉纹；雄蕊 4，平列于上唇之内，花丝中部有鳞状毛，花药卵形。花、果期 7~9 月。

【适宜生境】生于海拔 2230~2600 m 的山坡、田边、路边。

【资源状况】分布于互助。常见。

【药 材 名】益母草（全草）。

【采收加工】在每株花开而未全开时收获，选晴天齐地割下，应即摊放，晒干后打成捆。

【功能主治】活血调经，利尿消肿，清热解毒。用于月经不调，闭经，胎漏难产，胞衣不下，产后血晕，瘀血腹痛，跌打损伤，小便不利，水肿，头肿疮疡等。

【藏医应用】《中国藏药》记载本种的地上部分和种子入药。微苦、微辛，微寒。清血热、肝热，祛翳，明目。用于血热症，血热上行引起的目赤肿痛，翳障，虫病。

■ 附　　注　本种常作为益母草的代用品。

薄　荷

蕃荷菜、猫儿薄荷、夜息花

Mentha haplocalyx Briq.

【藏药名】གུར་ཏིག（音译名：格斗）

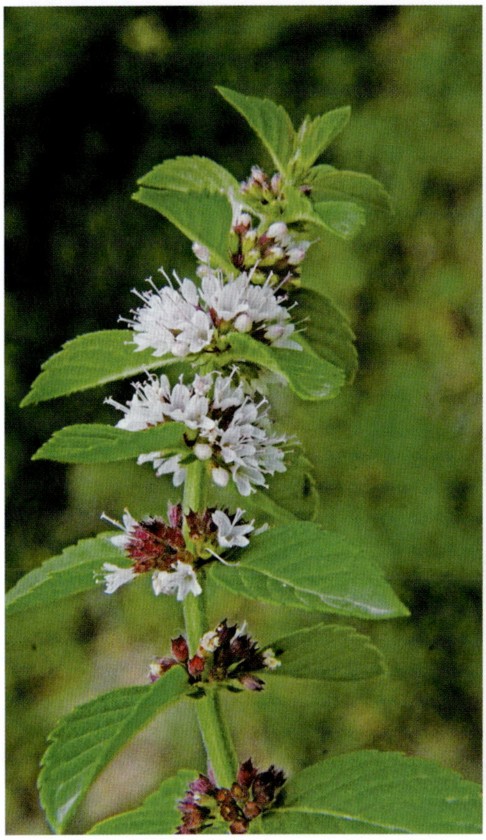

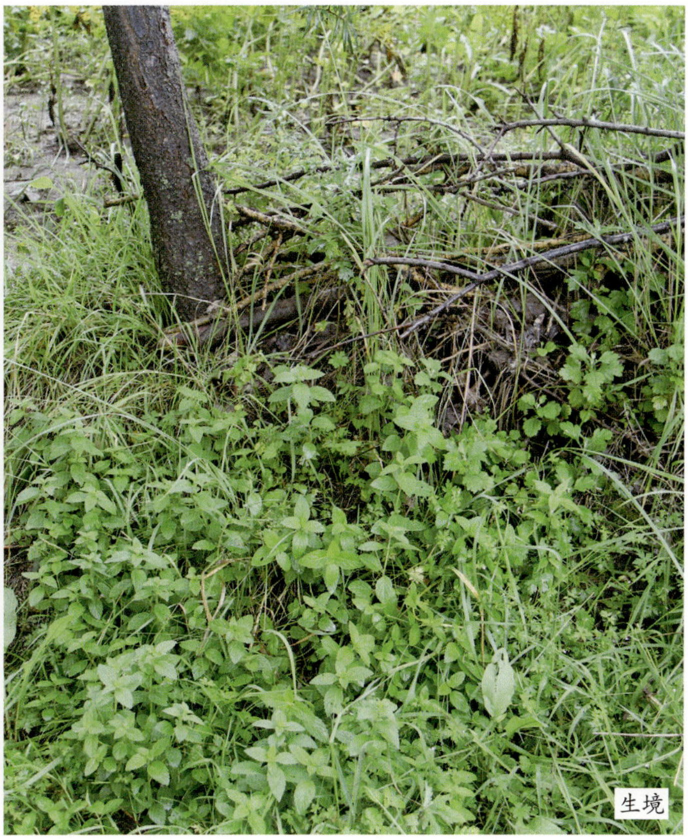

【形态特征】多年生草本。根状茎匍匐，节上有须根；茎直立，四棱形，具倒向柔毛。叶片椭圆形或卵状披针形，两面疏生小柔毛，叶柄极短。轮伞花序腋生，多花，具短花序梗，花梗短，近无毛；花萼筒状钟形，外面被小柔毛，内面无毛，萼齿5，钻形；花冠淡紫色，裂片4；雄蕊4，均伸出花冠外，花丝无毛，花药卵形。小坚果4，卵形。花、果期6~8月。

【适宜生境】生于海拔1800~2600 m的田边、水沟边。

【资源状况】分布于湟源。常见。

【药 材 名】薄荷（地上部分）。

【采收加工】夏、秋二季茎叶茂盛或花开至3轮时，选晴天，分次采割，晒干或阴干。

【功能主治】疏散风热，清利头目，利咽透疹，疏肝行气。用于风热感冒，风温初起，头痛目赤，喉痹，口疮，风疹，麻疹，胸胁胀闷。

【藏医应用】《藏药志》记载本种的地上部分入药。辛，凉。活血，祛瘀。用于一切血脉病，胆病，疱块，创伤。

甘西鼠尾草

甘肃丹参、紫丹参、红秦艽

Salvia przewalskii Maxim.

【藏药名】འཇིབ་རྩི་སྨུག་པོ།（音译名：吉孜木保）

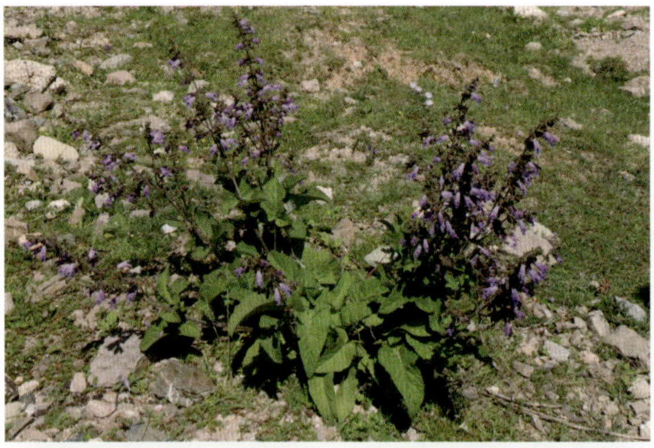

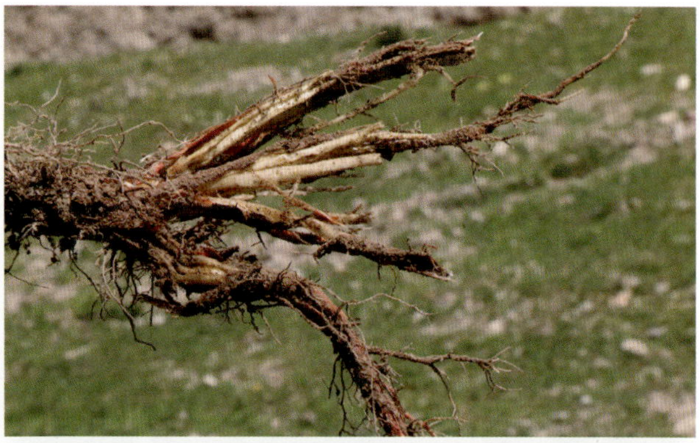

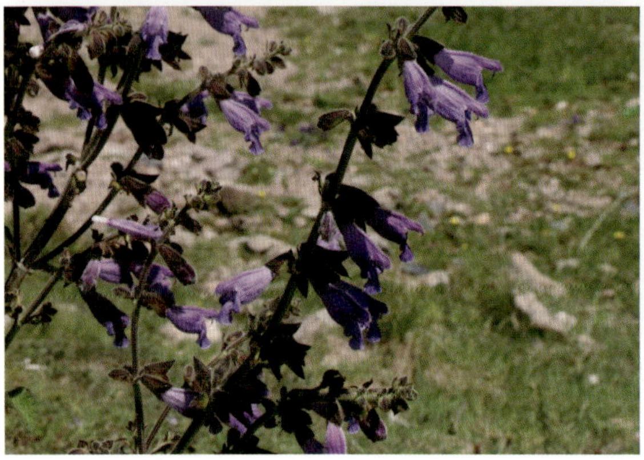

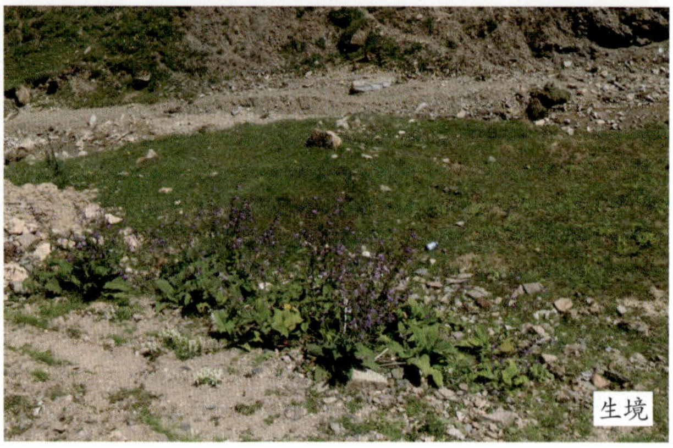

【形态特征】多年生草本。根粗大，外皮紫褐色。茎直立，密被短柔毛和头状腺毛。叶基生与茎生，叶片三角状，先端钝，基部戟形或心形，上面被短硬毛，下面密被白色绒毛；叶柄被柔毛。轮伞花序 2~4 花，组成总状花序；苞片卵状披针形或长圆形；花萼钟形，外被头状腺毛；花冠蓝紫色或紫色，外被柔毛；雄蕊 2。小坚果倒卵形。花、果期 7~8 月。

【适宜生境】生于海拔 1900~3800 m 的山谷、林下、山坡、河滩。

【资源状况】分布于互助。常见。

【药 材 名】丹参（根）。

【采收加工】8~9 月挖根，洗去泥土，去掉外皮，晾干。

【功能主治】活血祛瘀，调经止痛，养血安神，凉血消痈。用于月经不调，痛经，闭经，产后瘀滞腹痛，心腹疼痛，癥瘕积聚，跌打损伤，热入营血，烦躁不安，心烦失眠，疮痈肿毒。

【藏医应用】《中华本草》（藏药卷）记载本种的花和根入药。根消炎止痛，去瘀生新，活血，清心除烦。用于心情烦躁所致的胸痹心痛，血虚引起的头昏，肝病，口腔溃疡等。花用于肝病，口腔溃疡，牙痛。

■ 附　　注　本种常作为丹参的代用品。

粘毛鼠尾草

野芝麻、黄花鼠尾草

Salvia roborowskii Maxim.

【藏药名】འཇིབ་རྩི་ཆེན་པོ།（音译名：吉孜青保）

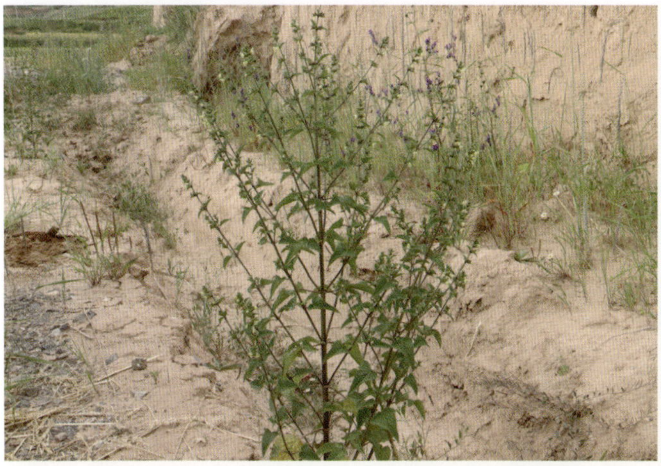

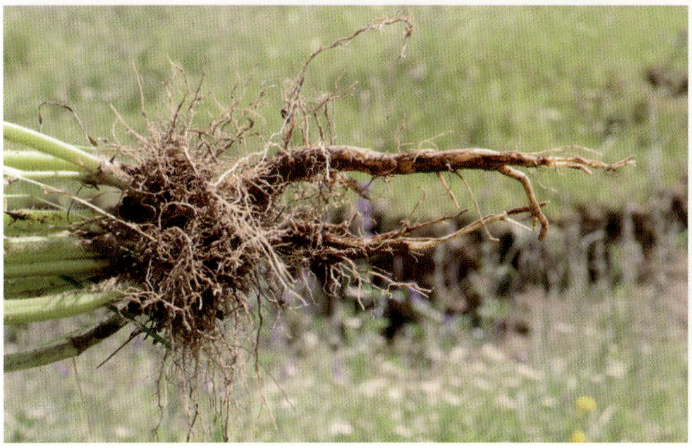

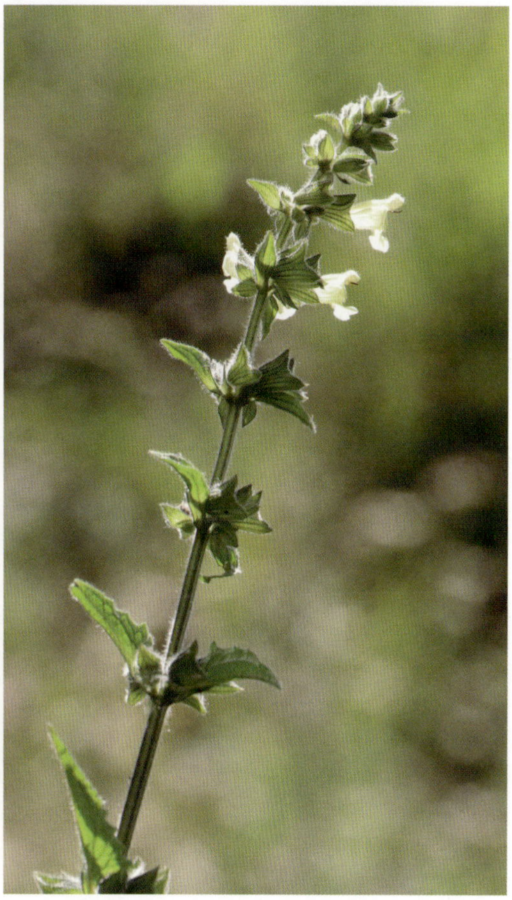

【形态特征】二年生草本。根细圆锥形。茎直立，被密的黏腺状长硬毛，多分枝，四棱形。叶对生，先端钝或急尖，边缘具圆齿，叶柄被与茎同样的毛。轮伞花序组成顶生的圆锥状总状或总状花序；苞片戟形或披针形；花梗极短；花萼钟形，外面被腺状长毛及腺体；花冠黄色，外面无毛；雄蕊 2，药隔弧形，两臂等长。小坚果 4，倒卵形，浅褐色。花、果期 7~8 月。

【适宜生境】生于海拔 2800~4200 m 的山谷、林中空地、河滩及田边。

【资源状况】分布于共和、海晏、刚察、天峻、湟源、祁连、门源、大通、互助、湟中。常见。

【药 材 名】粘毛鼠尾草（全草）、粘毛鼠尾草果（果实）。

【采收加工】粘毛鼠尾草：夏季采收，洗净，晒干。粘毛鼠尾草果：秋季采收，除去杂质，晒干。

【功能主治】粘毛鼠尾草：清肝，明目，止痛。用于目赤肿痛，翳障，肝炎，牙痛。粘毛鼠尾草果：滋肾补肝，明目。用于产后体虚，乳汁不足，视物昏花。

【藏医应用】《中国藏药材大全》记载本种的根入药。甘、涩，温。清热止血。用于牙痛，肝炎。

黄　芩

香水水草、黄筋子

Scutellaria baicalensis Georgi

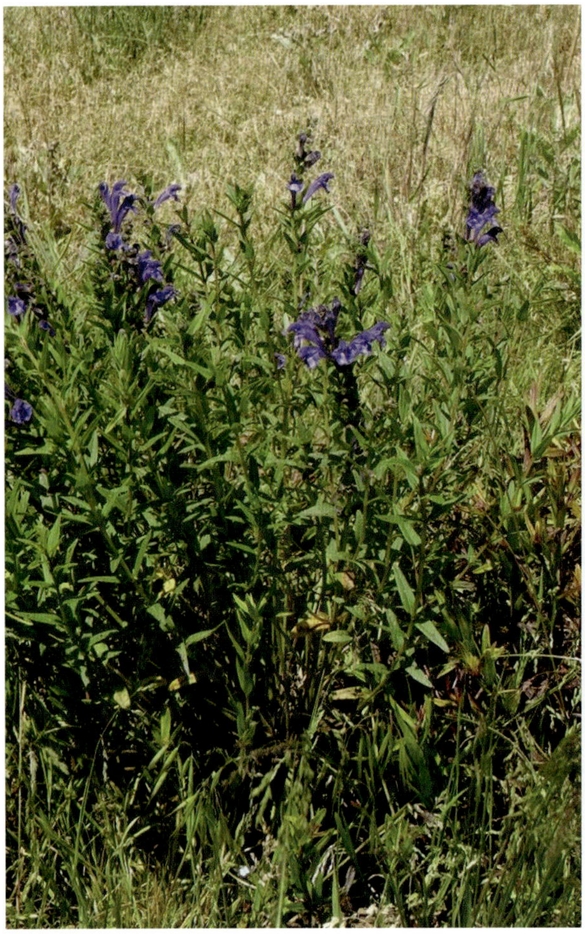

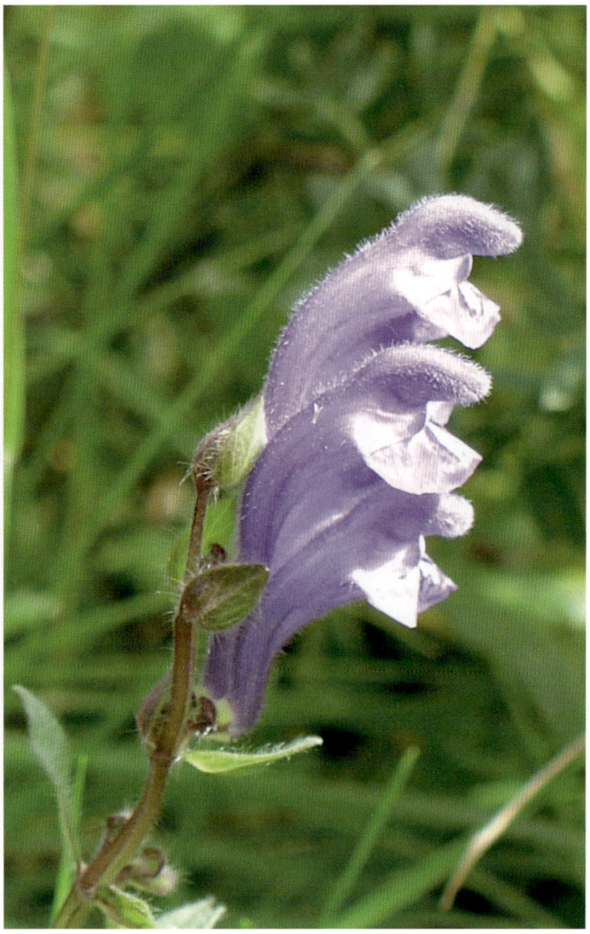

【形态特征】多年生草本。根状茎肥厚，肉质，伸长而分枝；茎基部伏地，上升，钝四棱形。叶坚纸质，披针形至线状披针形；叶柄短，腹凹背凸，被微柔毛。花序在茎及枝上顶生，总状，常再于茎顶聚成圆锥花序；花梗与序轴均被微柔毛；花冠紫色、紫红色至蓝色；雄蕊 4，花丝扁平；花盘环状；子房褐色，无毛。小坚果卵球形，黑褐色，具瘤，腹面近基部具果脐。花、果期 7~9 月。

【适宜生境】生于海拔 1700~2000 m 的向阳草坡地、荒地上。

【资源状况】分布于大通、互助，种植。少见。

【药 材 名】黄芩（根）。

【采收加工】春、秋二季采挖，除去须根和泥沙，晒后撞去粗皮，晒干。

【功能主治】清热燥湿，泻火解毒，止血，安胎。用于湿温，暑湿，胸闷呕恶，湿热痞满，泻痢，黄疸，肺热咳嗽，高热烦渴，血热吐衄，痈肿疮毒，胎动不安。

并头黄芩

头巾草、山麻子、半枝莲

Scutellaria scordifolia Fisch. ex Schrenk.

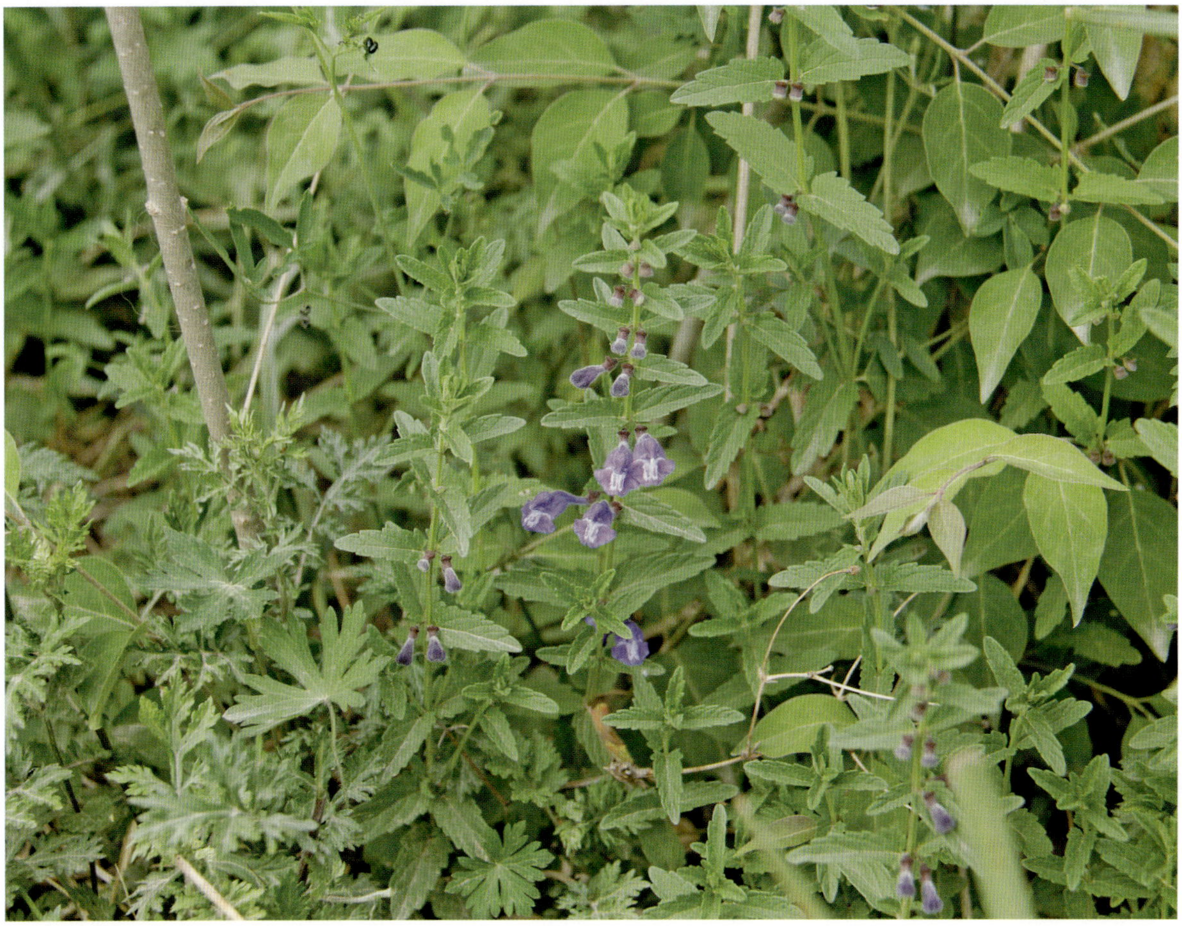

【形态特征】多年生草本。根状茎细长，横生或斜生；茎直立，从基部多分枝，四棱形，被卷曲的柔毛。叶对生，卵状长圆形或披针形。花单生于叶腋，偏向一侧，形成腋生总状花序；苞片叶状，小苞片极小，花钟形，外面被密的腺柔毛，盾片二唇形；花冠蓝紫色，外面被密的腺状柔毛，冠筒基部浅囊状膝曲，二唇形，上唇盔形，下唇 3 裂，中裂片大。小坚果球形。花、果期 7~8 月。

【适宜生境】生于海拔 2230~2800 m 的田边、路边、水沟边、山坡、林下。

【资源状况】分布于大通、互助、门源、湟源。常见。

【药 材 名】头巾草（全草）。

【采收加工】7~9 月采收，鲜用或晒干。

【功能主治】清热利湿，解毒消肿。用于肝炎，肝硬化腹水，阑尾炎，乳腺炎，跌打损伤，蛇虫咬伤。

甘露子

宝塔菜、地蚕、土人参

Stachys sieboldii Miq.

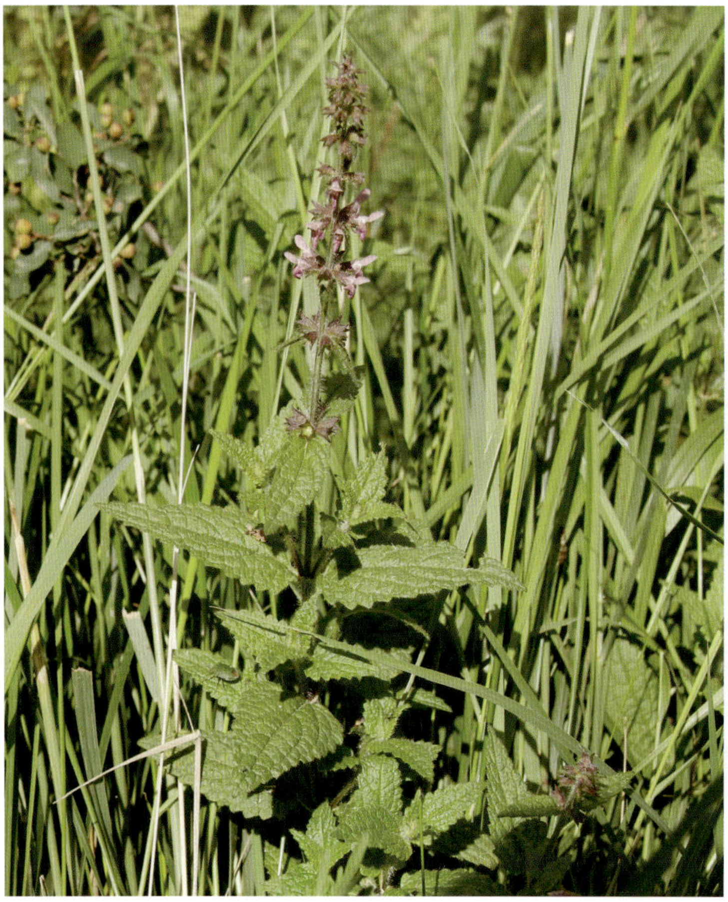

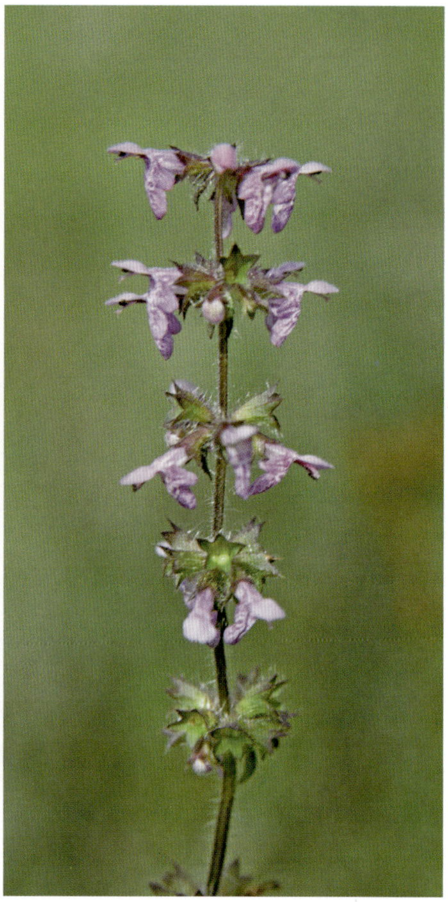

【形态特征】多年生草本。根状茎横走，末端膨大成念珠状块茎，白色；茎直立，四棱形，被疏的硬毛和腺状柔毛，不分枝或多分枝。叶对生，叶片卵状披针形或卵状长圆形，两面疏被硬毛，叶柄被硬毛。顶生穗状花序；苞片叶状，向上渐小，花梗极短；花萼钟形；花冠紫红色，下唇有紫斑；雄蕊 4，花丝有毛，药室叉开。小坚果卵形，黑色，光滑。花、果期 7~8 月。

【适宜生境】生于海拔 2000~4200 m 的林下、河滩草地、田边、水沟边。

【资源状况】分布于大通、祁连、湟中、互助、门源、祁连。常见。

【药 材 名】草石蚕（全草或块茎）。

【采收加工】春、秋二季采收，洗净，晒干。

【功能主治】解表清肺，利湿解毒，补虚健脾。用于风热感冒，虚劳咳嗽，黄疸，淋证，疮毒肿痛，毒蛇咬伤。

茄 科

山莨菪

唐古特莨菪、甘青赛莨菪、樟柳

Anisodus tanguticus (Maxim.) Pascher

【藏药名】ཐང་ཕྲོམ་ནག་པོ།（音译名：唐冲那保）

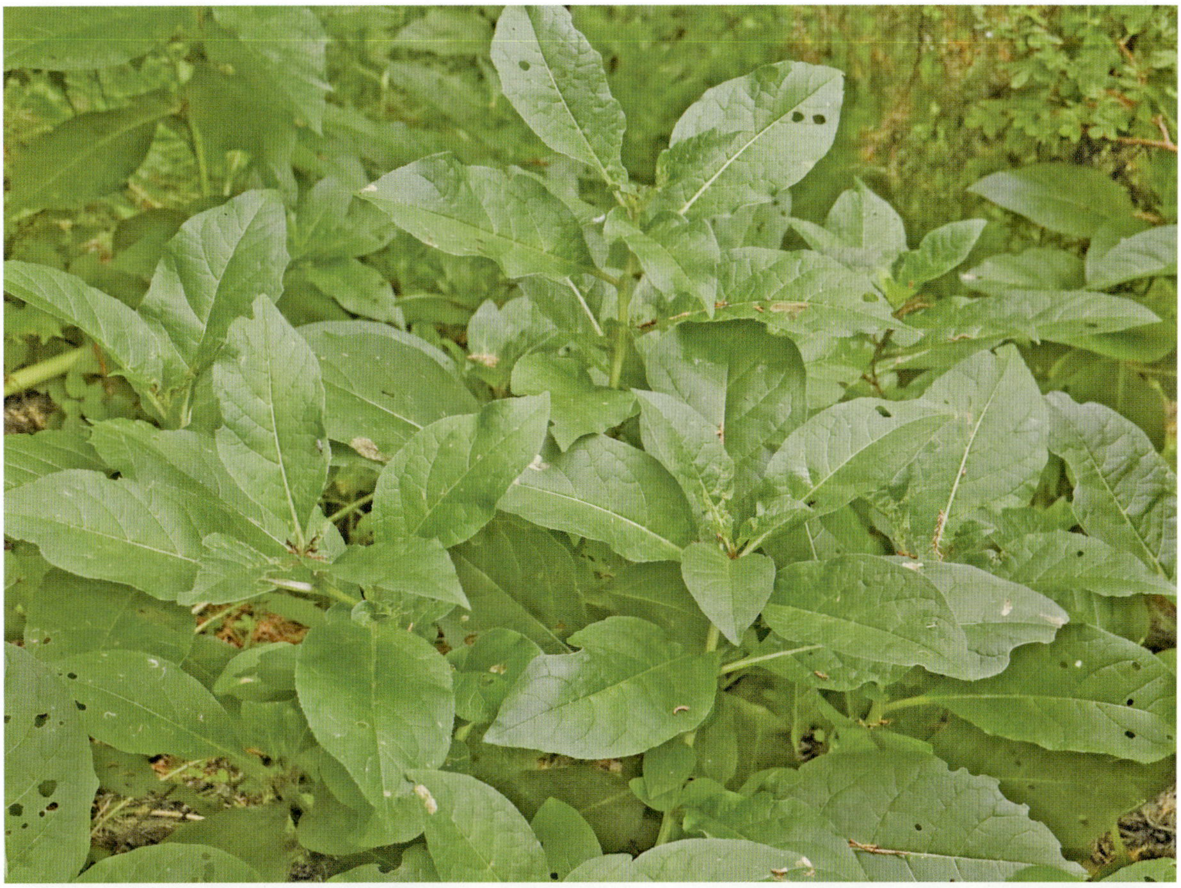

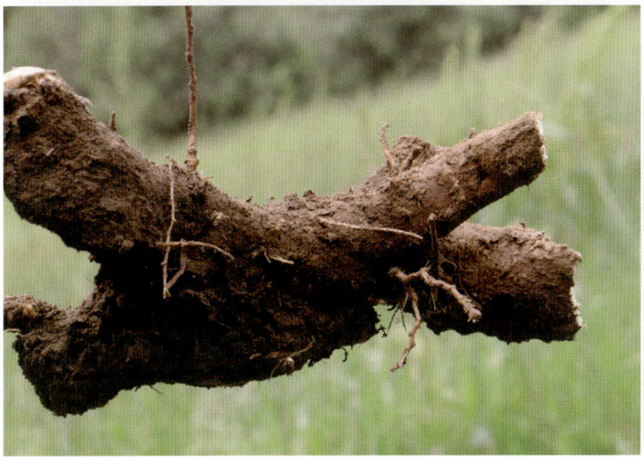

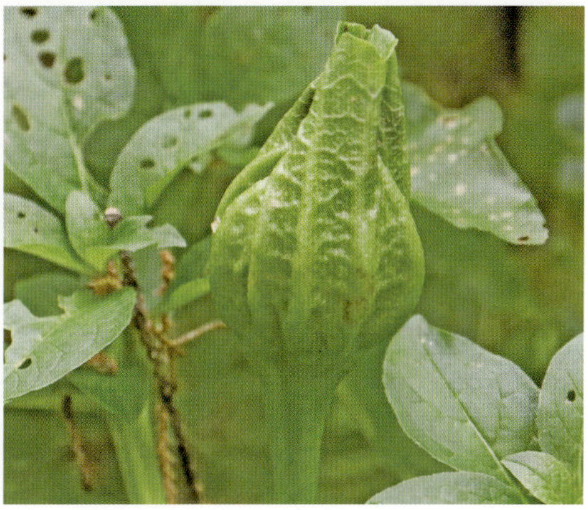

【形态特征】多年生宿根草本，高 40~80 cm，有时达 1 m。根粗大，近肉质。茎无毛或被微柔毛。叶片纸质或近坚纸质，矩圆形至狭矩圆状卵形，长 8~11 cm，宽 2.5~4.5 cm，顶端急尖或渐尖，基部楔形或下延，全缘或具 1~3 对粗齿，具啮蚀状细齿，两面无毛；叶柄长 1~3.5 cm，两侧略具翅。花俯垂或有时直立；花萼钟状或漏斗状钟形，坚纸质；花冠钟状或漏斗状钟形，紫色或暗紫色。果实球状或近卵状。花期 5~6 月，果期 7~8 月。

【适宜生境】生于海拔 2800~4200 m 的山坡、草坡向阳处。

【资源状况】分布于共和、祁连、刚察、海晏、门源、湟源、互助、湟中。常见。

【药 材 名】藏茄（根）。

【采收加工】9~10 月采挖，洗去泥沙，除去外皮、须根，切片，晒干，研碎。

【功能主治】有大毒。镇痛解痉。用于急慢性胃肠炎，脘腹挛痛，胆道蛔虫病，胆石症，痈疽肿痛，跌打损伤，骨折。

【藏医应用】《中国藏药》记载本种的根及种子入药。甘、辛，温。杀虫，镇惊，解毒。用于虫病，疔疮，皮肤炭疽，癫狂等。

曼陀罗

洋金花、山茄花、曼荼罗

Datura stramonium Linn.

【藏药名】དྷ་དུ་ར། （音译名：达杜拉）

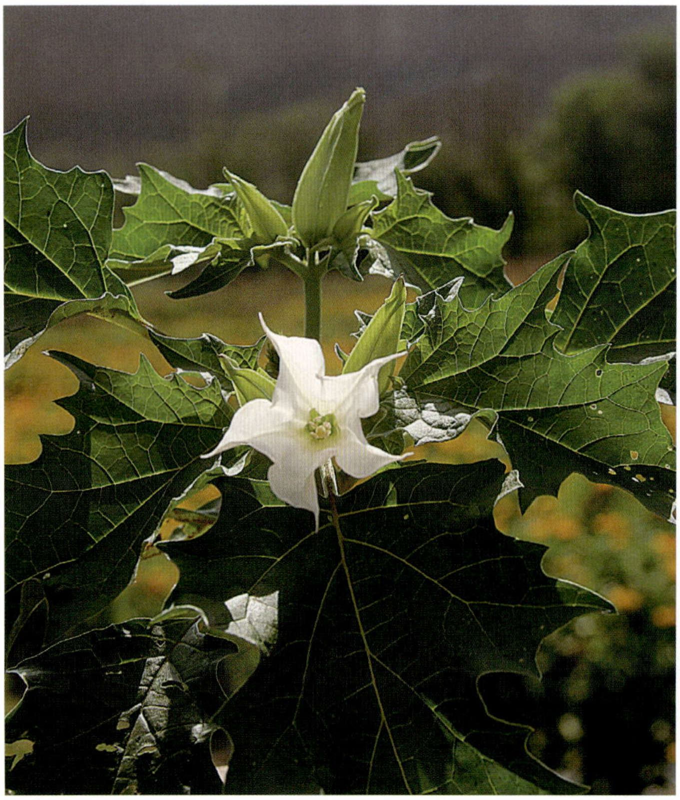

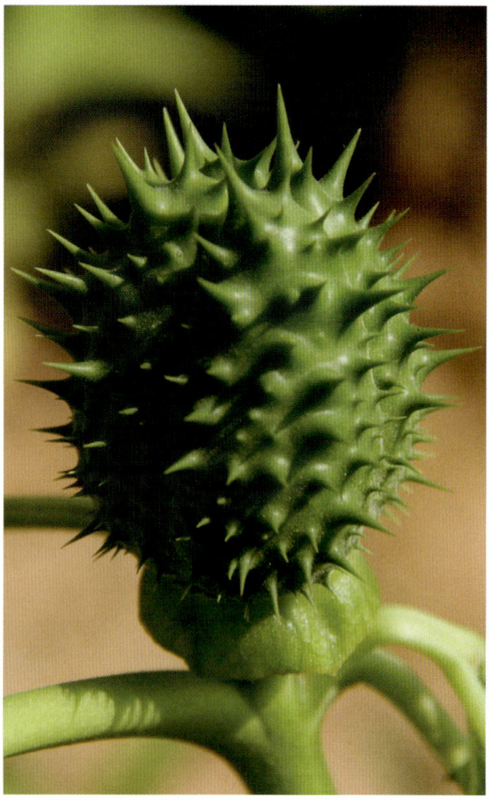

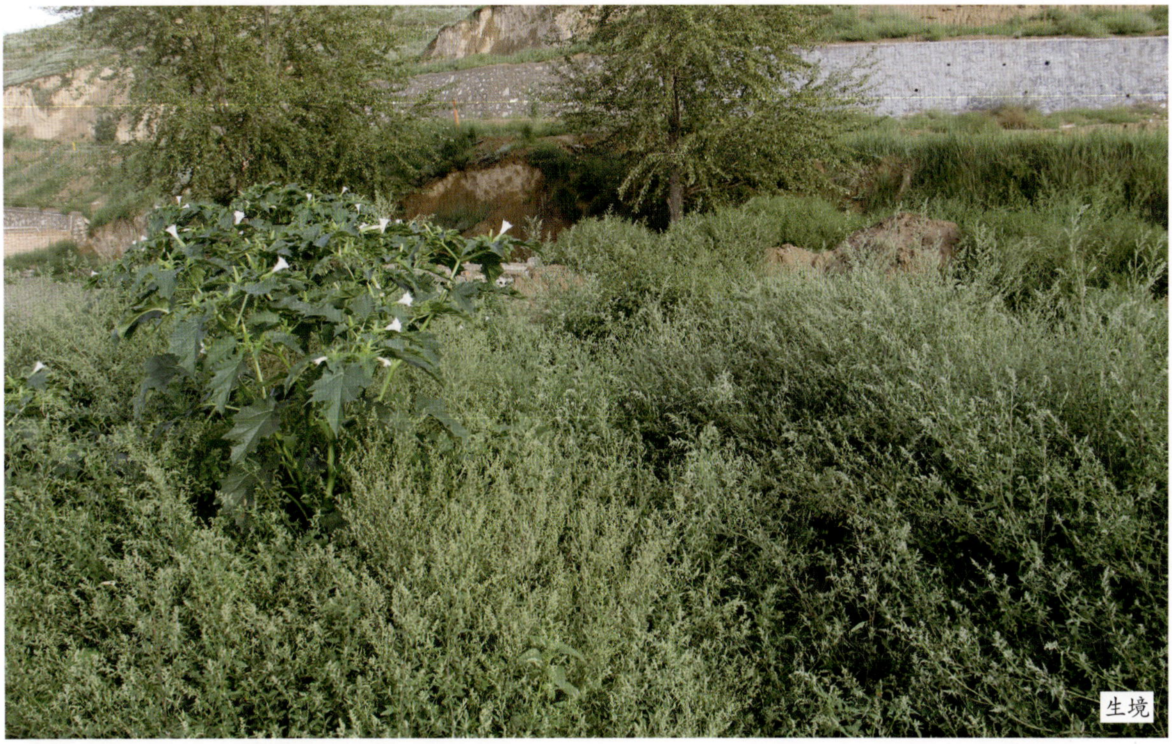

【形态特征】一年生草本，高达 1 m。茎粗壮，多分枝，光滑或幼枝有短柔毛。叶宽卵形，长 5~15 cm，宽至 7 cm，先端渐尖，边缘波状浅裂，基部不对称楔形。花单生于叶腋，直立，具短梗；花萼长筒状，长 4~5 cm，具 5 棱，5 浅裂，裂片三角形；花冠漏斗形，白色，长达 7 cm，直径 3~5 cm，5 浅裂，裂片先端有尖头。蒴果卵形，长 3~4.5 cm，表面密生硬刺。花、果期 6~9 月。

【适宜生境】生于海拔 2000~2500 m 的荒地、田埂。

【资源状况】分布于门源、互助、祁连、共和。少见。

【药 材 名】洋金花（花）、曼陀罗叶（叶）、曼陀罗子（果实或种子）、曼陀罗根（根）。

【采收加工】洋金花：在 7 月下旬至 8 月下旬盛花期，于下午 4~5 时采摘，晒干，遇雨可用 50~60 ℃烘 4~6 小时即干。曼陀罗叶：7~8 月间采收，鲜用，亦可晒干或烘干。曼陀罗子：夏、秋二季果实成熟时采收，亦可晒干后取出种子。曼陀罗根：夏、秋二季采挖，洗净，鲜用或晒干。

【功能主治】洋金花：有毒。平喘止咳，麻醉止痛，解痉止搐。用于哮喘咳嗽，脘腹冷痛，风湿痹痛，癫痫，惊风，小儿慢惊，外科麻醉。曼陀罗叶：镇咳，平喘，止痛，拔脓。用于喘咳，风湿痹痛，脚气病，脱肛，痈疽疮疖。曼陀罗子：平喘，祛风，止痛。用于喘咳，惊痫，风寒湿痹，脱肛，跌打损伤，疮疖。曼陀罗根：止咳，镇痛，拔脓。用于咳喘，风湿痹痛，疥癣，恶疮，狂犬咬伤。

【藏医应用】《中华藏本草》记载本种的种子入药。止痛，利湿，清热解毒。用于牙痛，喘咳，烧烫伤，黄水疮。

天仙子

莨菪子、山烟、牙痛子

Hyoscyamus niger Linn.

【藏药名】ལང་ཐང་ཙེ།（音译名：莨菪则）

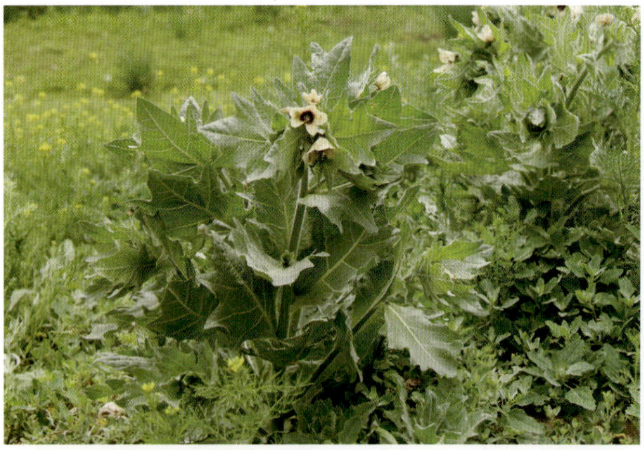

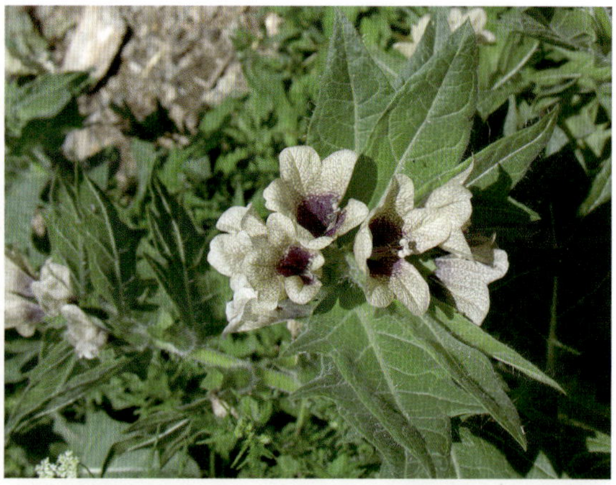

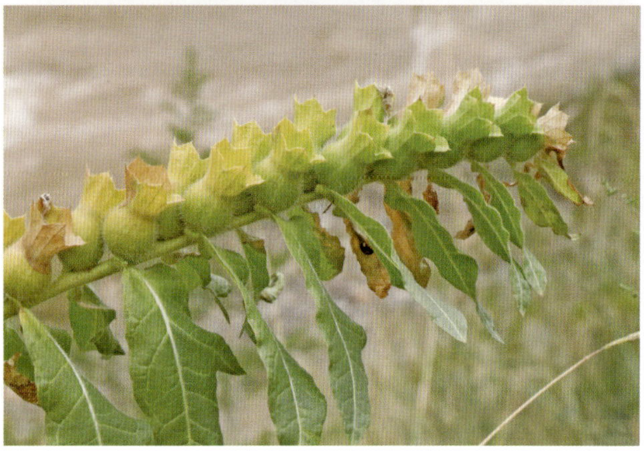

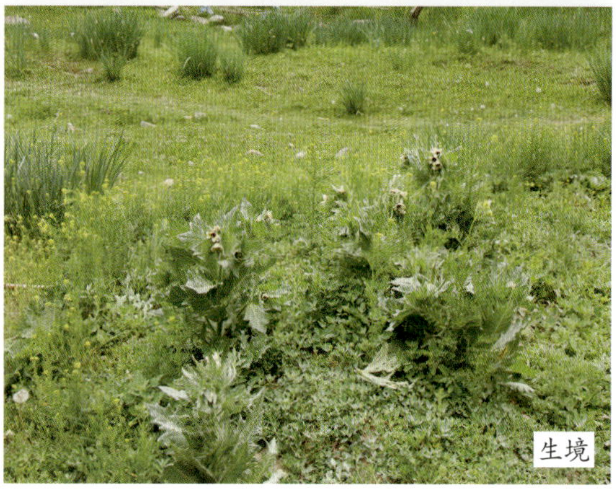

生境

【形态特征】二年生草本。根稍粗，近木质。茎直立，在上部有分枝。叶在茎基部呈莲座状，在茎上散生，卵形、卵状长圆形或长圆形，两面有黏腺毛，脉上有柔毛。花单生于叶腋，在茎、枝上组成蝎尾状总状花序；花萼筒状钟形，外面生腺毛和柔毛，具10条纵肋，5浅裂，裂片先端具刺；花冠浅黄色或黄灰色，5裂，裂片近圆形，具紫色网脉。蒴果藏于花萼内。种子近圆盘形。花、果期5~8月。

【适宜生境】生于海拔1900~3250 m的荒地、田边、村庄附近。

【资源状况】分布于互助、湟中、门源。常见。

【药 材 名】天仙子（种子）。

【采收加工】夏、秋二季果皮变黄色时，采摘果实，暴晒，打下种子，筛去果皮、枝梗，晒干。

【功能主治】有大毒。解痉止痛，平喘，安神。用于胃脘挛痛，喘咳，癫狂。

【藏医应用】《中国藏药》记载本种的种子入药。辛，温；有毒。杀虫，干黄水，止痛。用于胃肠寄生虫病，牙痛，皮肉内寄生虫病，风湿性关节炎，急性腹痛，神经痛，梅毒。

宁夏枸杞

西枸杞、白刺、山枸杞、中宁枸杞

Lycium barbarum Linn.

【藏药名】འཕང་འཚྭ།（音译名：旁札）

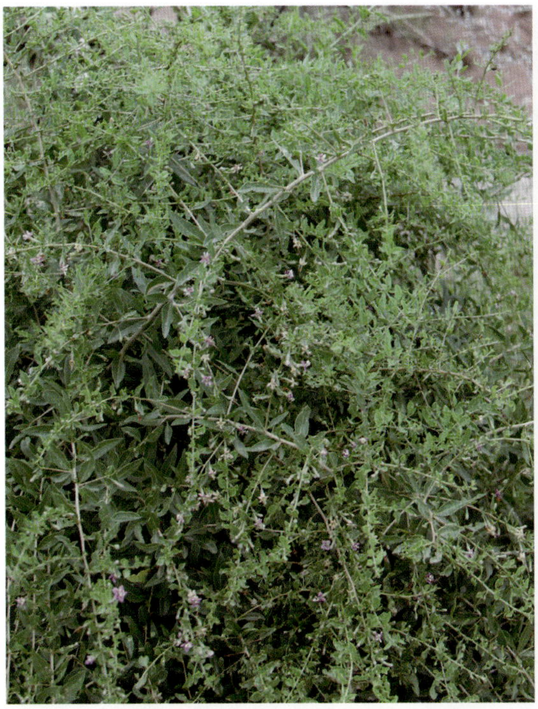

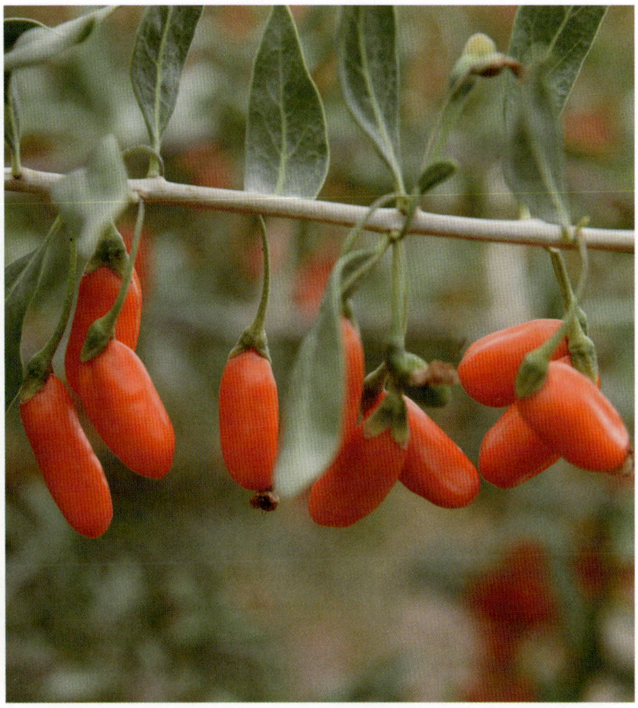

【形态特征】灌木。枝灰白色或灰黄色，多生叶和花。叶在长枝上互生，在短枝上丛生，披针形或椭圆形，先端急尖，基部楔形，下延成细长柄。花在短枝上 2~6 朵与叶丛生，在长枝上单生于叶腋，花梗结果时多伸长；花萼钟形；花冠紫红色，漏斗形，冠筒自中部以上渐扩大，远出于花萼之外，开花时平展；花丝近基部及冠筒内同一水平处密生一圈绒毛。浆果红色。种子多数。花、果期 5~9 月。

【适宜生境】生于海拔 1900~3450 m 的山坡、河谷岸边、水边、灌丛、荒地、田边。

【资源状况】分布于共和、互助。常见。

【药 材 名】枸杞子（果实）、地骨皮（根皮）。

【采收加工】枸杞子：夏、秋二季果实呈红色时采收，热风烘干，除去果梗，或晒至皮皱后，晒干，除去果梗。地骨皮：初春或秋后采挖根部，洗净，剥取根皮，晒干。

【功能主治】枸杞子：滋补肝肾，益精明目。用于虚劳精亏，腰膝酸痛，眩晕耳鸣，阳痿遗精，内热消渴，血虚萎黄，目昏不明。地骨皮：凉血除蒸，清肺降火。用于阴虚潮热，骨蒸盗汗，肺热咳嗽，咳血，衄血，内热消渴。

【藏医应用】《藏药志》记载本种的果实入药。甘，温。用于贫血，咳嗽，由心热引起的头痛、健忘、失眠、情绪反常，妇科病等。

马尿泡

唐古特马尿泡、羊尿泡、矮莨菪

Przewalskia tangutica Maxim.

【藏药名】ཐང་ཕྲོམ་དཀར་པོ།（音译名：唐冲嘎保）

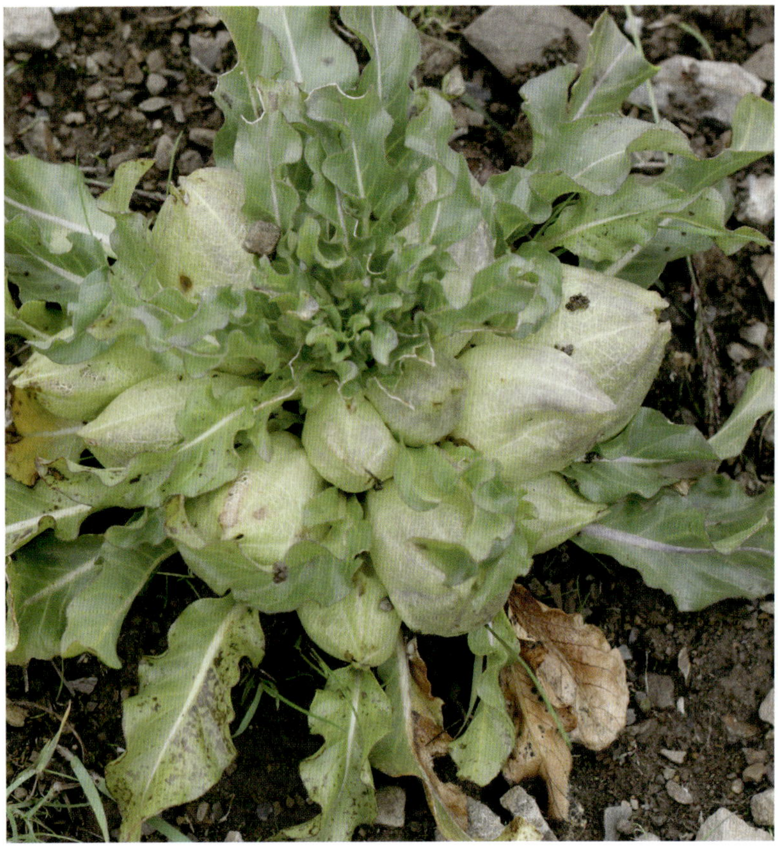

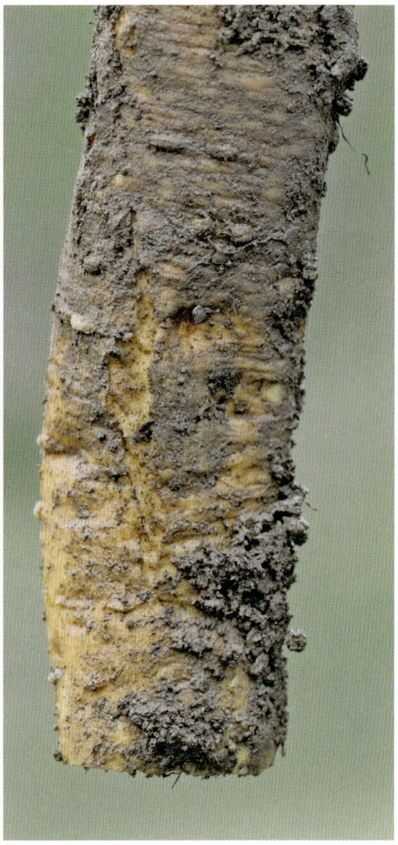

【形态特征】全体生腺毛。根粗壮，肉质。根状茎短缩，有多数休眠芽；茎高 4~30 cm，常至少部分埋于地下。叶生于茎下部者鳞片状，常埋于地下，生于茎顶端者密集生，铲形、长椭圆状卵形至长椭圆状倒卵形。花萼筒状钟形，外面密生短腺毛，萼齿圆钝，生腺质缘毛；花冠檐部黄色，筒部紫色，筒状漏斗形；雄蕊插生于花冠喉部，花丝极短；花柱显著伸出于花冠，柱头膨大，紫色。蒴果球状。花期 6~7 月。

【适宜生境】生于海拔 3200~5000 m 的高山沙砾地及干旱草原。

【资源状况】分布于祁连。常见。

【药 材 名】马尿泡（根及种子）。

【采收加工】秋末苗枯或初夏出苗初期采挖根部，去净泥土，晒干；7~8 月果实成熟时采收，打下种子，晒干。

【功能主治】有毒。解痉止痛，消肿。用于胃痛，胆绞痛，急慢性胃肠炎，无名肿毒。

【藏医应用】《中国藏药》记载本种的根、根茎和种子入药。苦，寒。镇惊，杀虫，消炎。用于虫病，炭疽，白喉，乳蛾，胃病，肾病，癫狂，黄水病；外用治痈肿疔毒，皮肤病。

野海茄

白毛英、毛果、毛和尚头

Solanum japonense Nakai

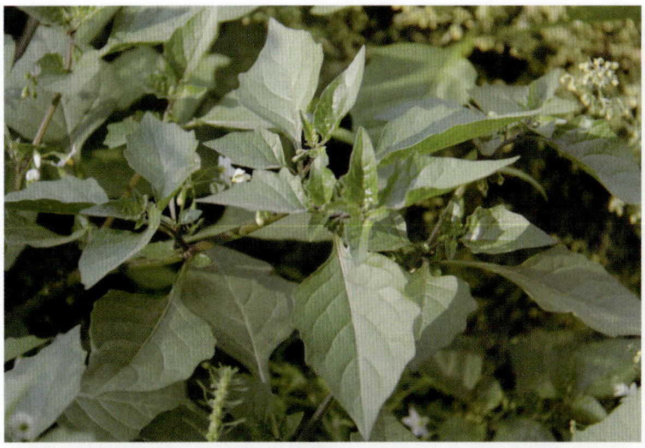

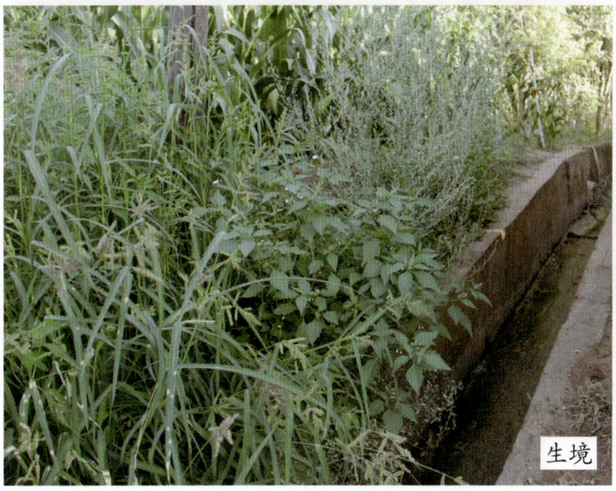

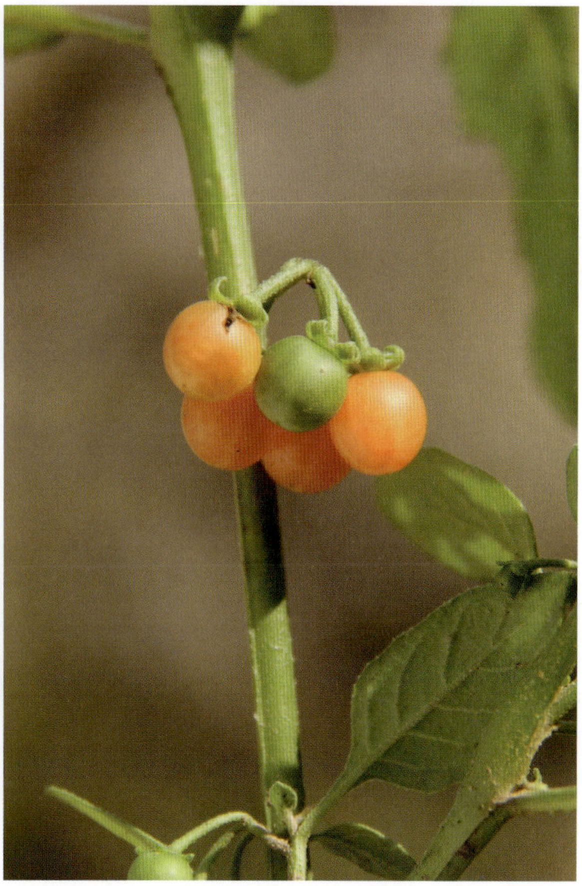

【形态特征】多年生草本。根状茎横生；茎直立，多分枝，被有节短柔毛或近无毛。叶卵状披针形、三角状披针形或披针形，稀为羽状分裂，顶裂片卵状披针形或披针形，两面被有节短柔毛或无毛，叶柄被短柔毛。聚伞花序顶生或腋外生，总花梗疏被短柔毛；花萼浅杯状，外面无毛；花冠紫蓝色，冠筒与花萼筒等长，檐部 5 裂，裂片卵状披针形；花丝短，花药长圆形，顶孔略向前。浆果球形，红色。花期夏秋间，果熟期秋末。

【适宜生境】生于海拔 1900~2700 m 的荒地、水边、田边、河滩灌丛中。

【资源状况】分布于互助。常见。

【药 材 名】毛风藤（全草）。

【采收加工】夏、秋二季采收，鲜用或晒干。

【功能主治】祛风湿，活血通经。用于风湿痹痛，闭经等。

龙 葵

野辣虎、野海椒、小苦菜、石海椒

Solanum nigrum Linn.

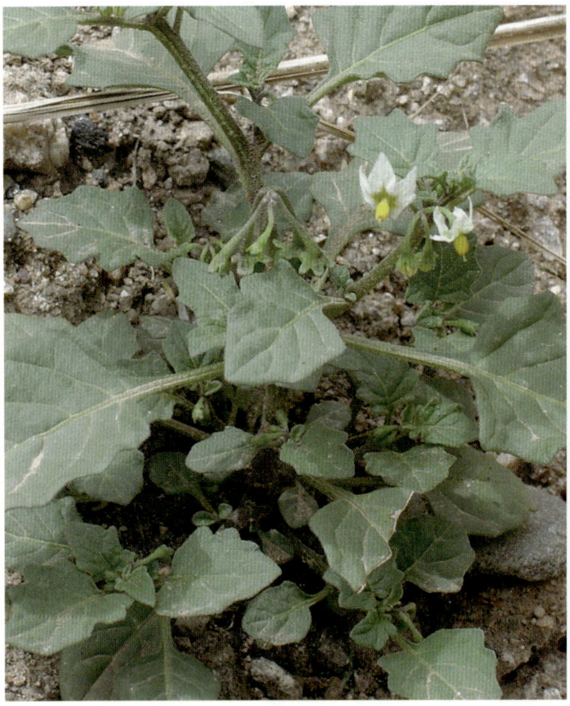

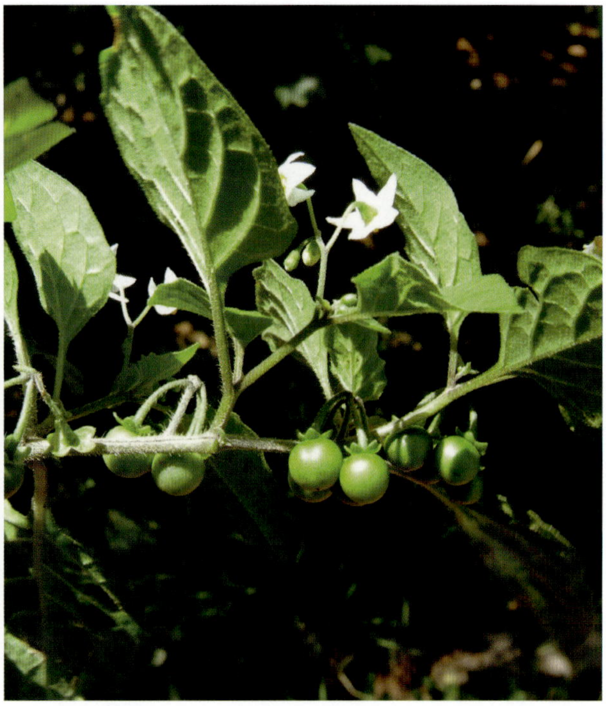

【形态特征】一年生直立草本。茎无棱或棱不明显，绿色或紫色，近无毛或被微柔毛。叶卵形，光滑或两面均被稀疏短柔毛。蝎尾状花序腋外生，近无毛或具短柔毛；花冠白色，筒部隐于花萼内，5深裂，裂片卵圆形；花丝短，花药黄色，约为花丝长度的4倍，顶孔向内；子房卵形，中部以下被白色绒毛。浆果球形，成熟时黑色。种子多数，近卵形，两侧压扁。花、果期6~9月。

【适宜生境】生于海拔2000~2500 m的田边、荒地及村庄附近。

【资源状况】分布于共和。常见。

【药 材 名】龙葵（全草）、龙葵子（种子）、龙葵根（根）。

【采收加工】龙葵：夏、秋二季采收，鲜用或晒干。龙葵子：秋季果实成熟时采收，鲜用或晒干。龙葵根：夏、秋二季采挖，鲜用或晒干。

【功能主治】龙葵：有小毒。清热解毒，活血消肿。用于疔疮肿毒，痈肿，丹毒，跌打损伤，慢性支气管炎，肾炎性水肿。龙葵子：清热解毒，化痰止咳。用于咽喉肿痛，疔疮，咳嗽痰喘。龙葵根：清热利湿，活血解毒。用于痢疾，淋浊，尿路结石，带下，风火牙痛，跌打损伤，痈疽肿毒。

阳 芋

洋芋、土豆、山药蛋、马铃薯

Solanum tuberosum Linn.

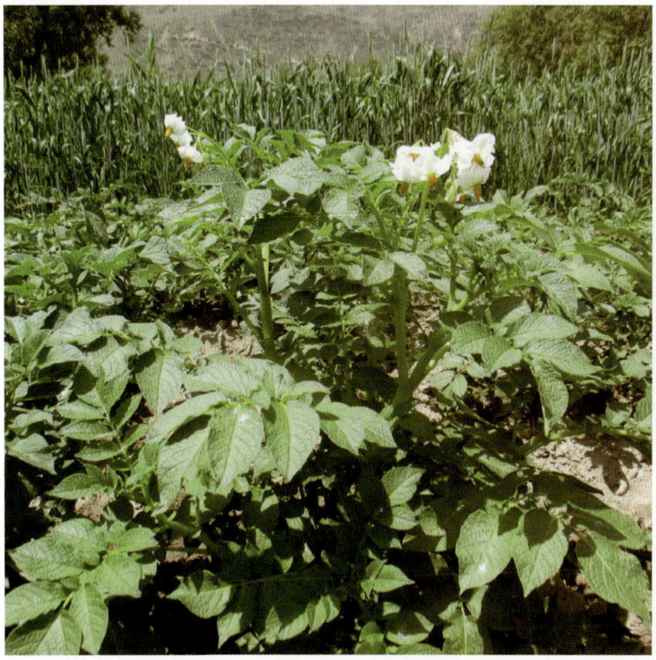

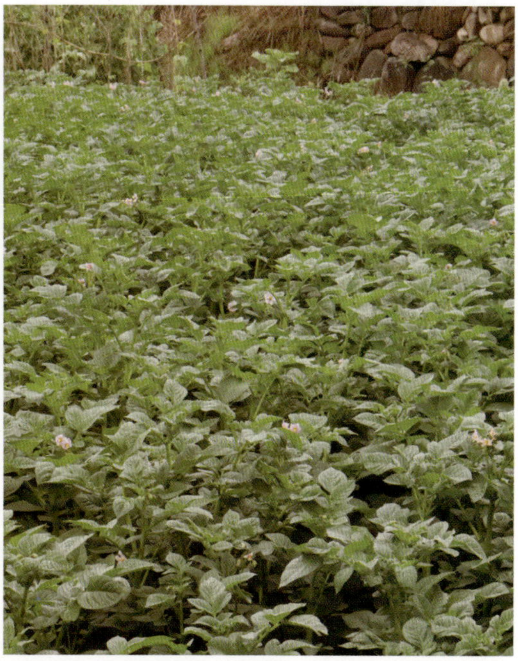

【形态特征】一年生草本，无毛或被疏柔毛。地下块茎椭圆形、扁圆形或长圆形，具芽眼，着生于匍匐茎上，呈密集状。奇数不相等的羽状复叶，小叶6~8对，卵形或矩圆形。伞房花序顶生，后侧生；花萼钟形，外被疏柔毛；花冠辐状，白色或蓝紫色；雄蕊5，花丝短，花药长圆形，约为花丝的5倍长；雌蕊1，子房上位，2室。浆果圆球形，光滑，成熟时红色。种子扁圆形。花期夏季。

【适宜生境】分布于海拔1600~2800 m的田野。

【资源状况】分布于大通、互助、湟中、湟源、门源、祁连、海晏、共和、刚察，种植。常见。

【药 材 名】马铃薯（块茎）。

【采收加工】夏、秋二季采收，洗净，鲜用或晒干。

【功能主治】和胃健中，解毒消肿。用于胃痛，痄腮，痈肿，湿疹，烫伤等。

玄参科

小米草

芒小米草、药用小米草

Euphrasia pectinata Ten.

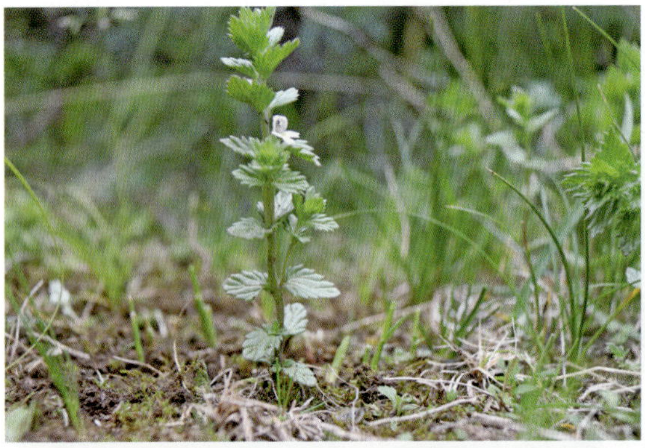

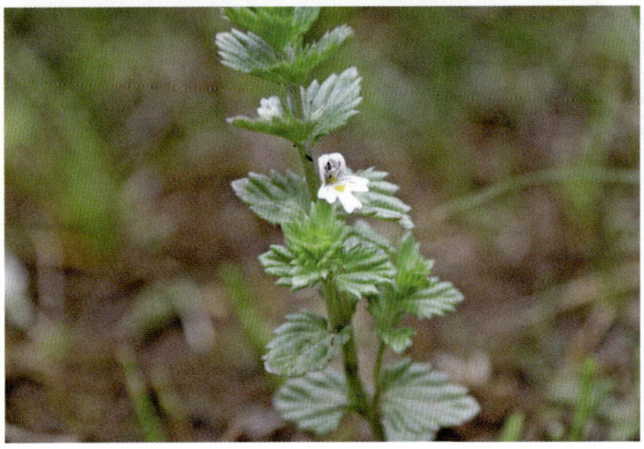

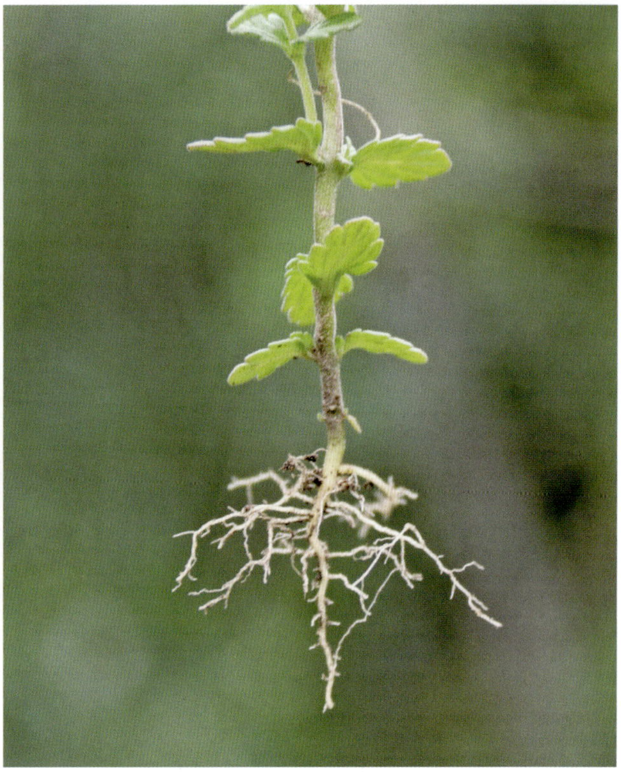

【形态特征】一年生草本。茎直立，少有分枝，被伏生硬毛。叶无柄，近宽卵形或倒卵形，基部楔形，边缘有条状齿，齿端有长尾尖，两面多少被伏生硬毛，背面靠边缘脉间密被腺状突起。花冠白色至淡蓝紫色，外面被柔毛，上唇盔状，先端浅裂，较短，下唇裂片先端凹缺。蒴果长矩圆状。花期 6~8 月，果期 7~9 月。

【适宜生境】生于海拔 2200~4600 m 的高山灌丛、草甸潮湿处，极少生于山沟流水旁、河漫滩、林缘、林下。

【资源状况】分布于共和、互助、门源。常见。

【药 材 名】小米草（全草）。

【采收加工】夏、秋二季采收，切段，晒干。

【功能主治】清热解毒，利尿。用于热病口渴，头痛，肺热咳嗽，咽喉肿痛，热淋，小便不利，口疮，痈肿。

短穗兔耳草 *Lagotis brachystachya* Maxim.

【藏药名】འབྲི་ཏ་ས་འཛིན། (音译名：志达萨曾)

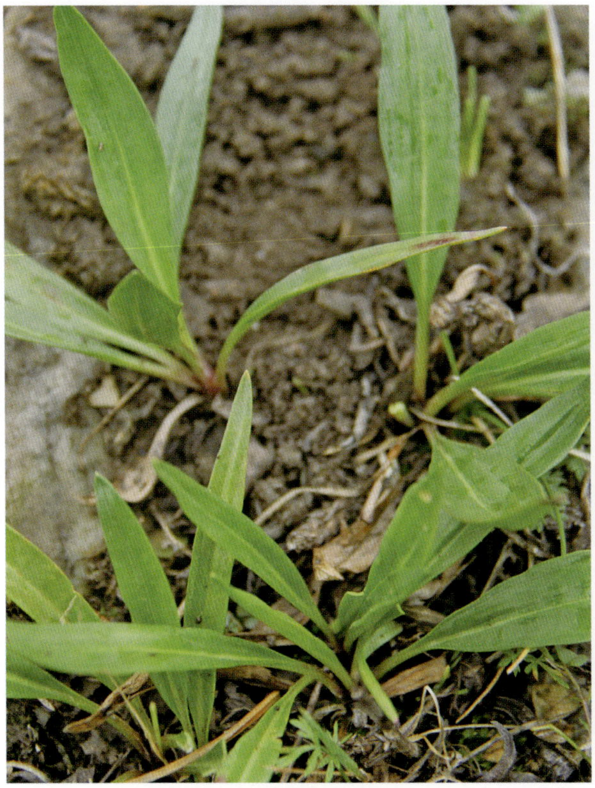
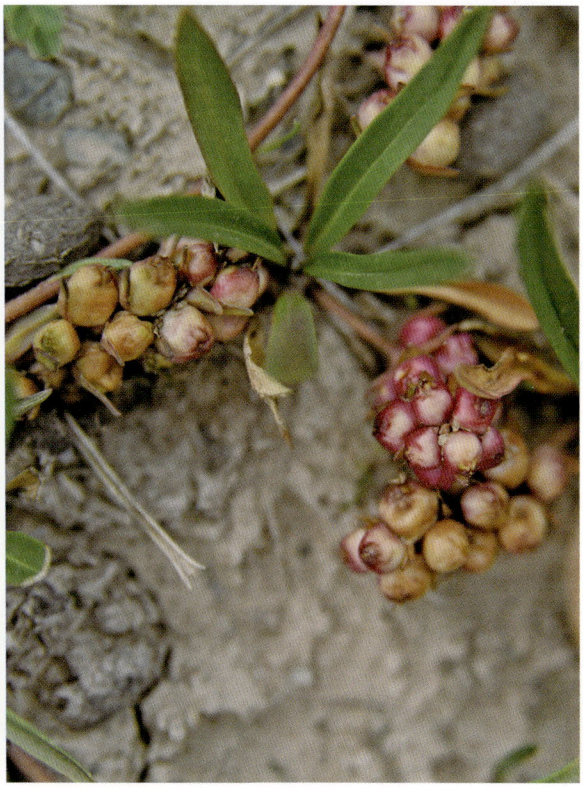

【形态特征】多年生草本。根状茎直立，外被纤维状枯叶鞘；从叶腋中抽出数条匍匐茎，可以形成新的植株，有时有分枝或叶腋内生花。叶莲座状，叶片长披针形或线状披针形。花序穗状；花冠白色至蓝紫色；雄蕊花丝长 3~4 mm，花药肾形；花柱伸出花冠外，柱头微 2 裂。果实红色，近倒卵形，外果皮肉质，具 1~2 枚种子。花期 6~7 月。

【适宜生境】生于海拔 2600~4400 m 的河边滩地、阔叶疏林下、河谷灌丛、山麓湿沙地、弃耕地及山坡裸地。

【资源状况】分布于大通、共和、湟源、刚察、祁连、天峻。常见。

【药 材 名】短穗兔耳草（全草）。

【采收加工】夏、秋二季采收，晾干。

【功能主治】清肺止咳，降压调经。用于肺热咳嗽，高血压，月经不调。

【藏医应用】《藏药志》记载本种的全草入药。苦，平。止血排脓。用于肺胃瘀血，异常子宫出血，肺结核，胸腔脓血，“培根”与“赤巴”合并病，血热性化脓症，黄水病等。

短筒兔耳草

藏黄连、兔耳草

Lagotis brevituba Maxim.

【藏药名】ཧོང་ལེན།（音译名：洪连）

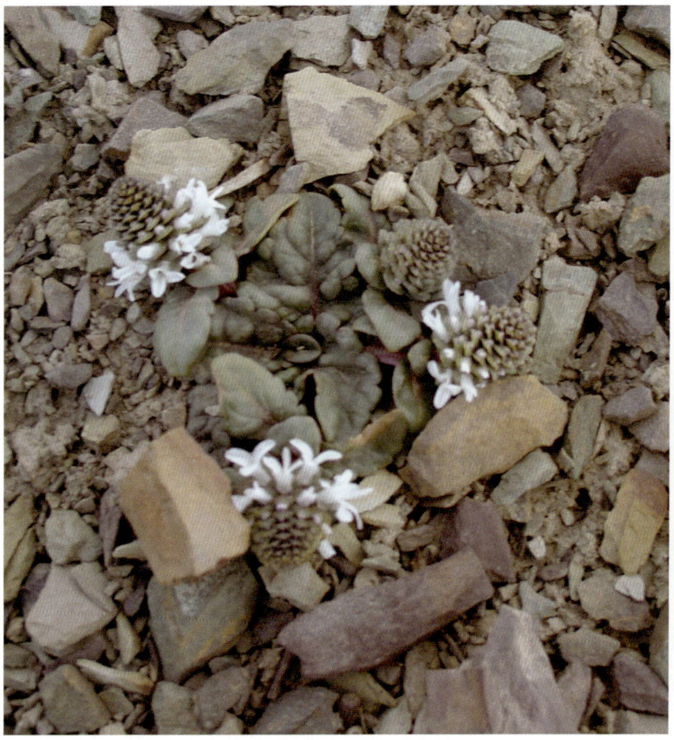

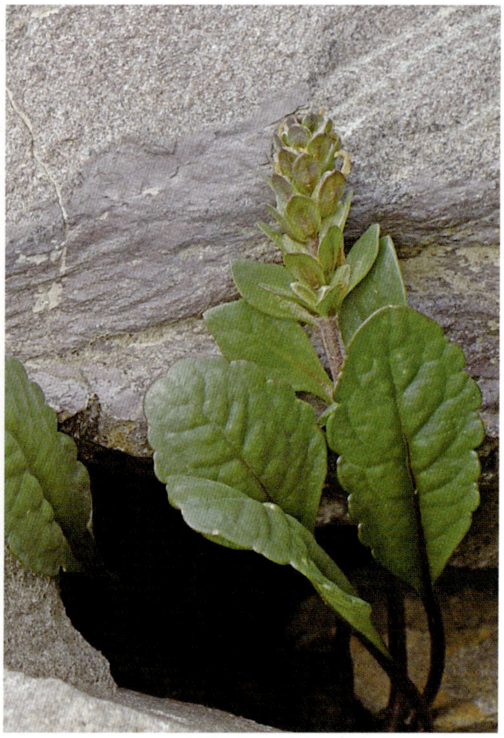

【形态特征】多年生草本。根状茎横卧，根颈有数枚鳞片状叶；茎 1~4 条，高出叶。叶片卵圆形或披针形，顶端圆钝，基部宽楔形至近心形，边缘有圆齿；茎生叶宽卵形至倒卵形，远小于至稍小于基出叶，具短柄。穗状花序密集，果期伸长；苞片叶质，倒卵形至近圆形；花冠浅蓝色、蓝紫色至白色，筒部弯曲，略短于唇部。果实长圆形。花期 6~8 月。

【适宜生境】生于海拔 3700~5150 m 的高山流石滩、碎石带及草甸处。

【资源状况】分布于共和、大通、互助、祁连、门源、天峻。常见。

【药 材 名】洪连（根及全草）。

【采收加工】7~8 月采收全草，洗净，切段，晾干。

【功能主治】清热解毒，降血压，调经。用于急慢性肝炎，肾炎，肺脓肿，高血压，月经不调，乳腺癌。

【藏医应用】《中国藏药》记载本种的全草入药。苦，寒。清热，凉血。用于脏腑热病，骚热病，血热病，“赤巴”病，疮疖肿毒，肠绞痛，炭疽。

全缘叶兔耳草

藏黄连、兔耳草

Lagotis integra W. W. Smith

【藏药名】ཧོང་ལེན། (音译名：洪连)

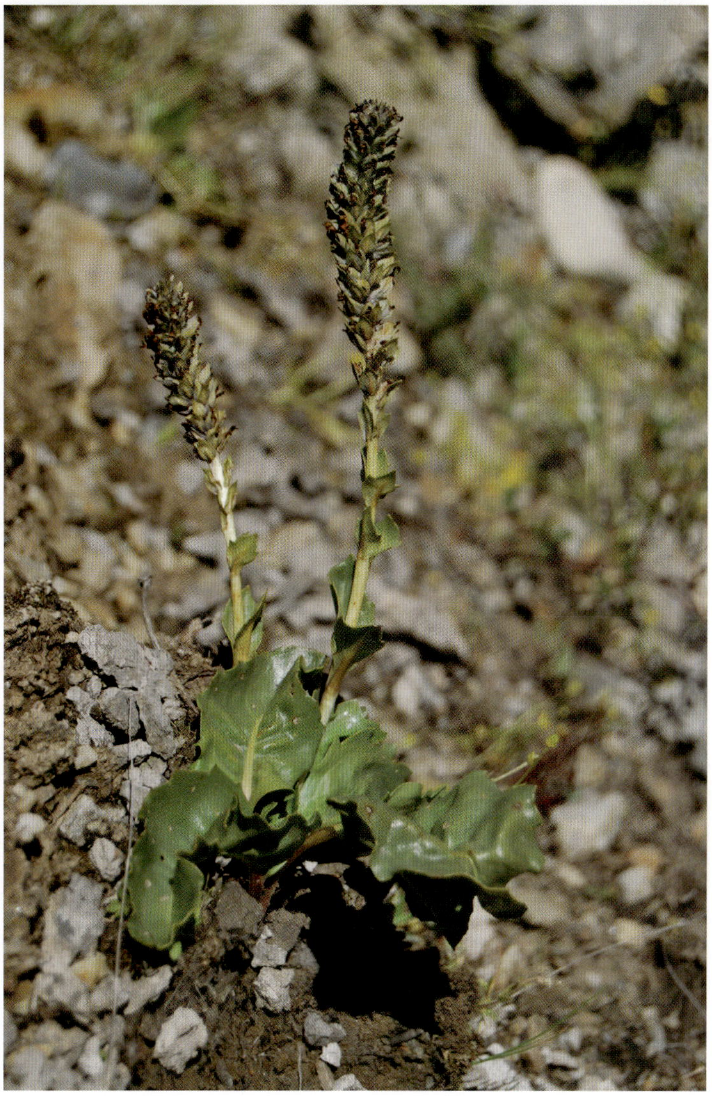

【形态特征】多年生草本。根状茎较长或缩短。叶片卵形或卵状披针形，少倒卵形，先端渐尖，具小尖头，基部宽楔形，边缘具疏细齿或全缘；茎生叶披针形或卵状披针形，全缘或有疏细齿，近无柄。穗状花序长 2~5.5 cm；花冠淡白色或淡紫色，筒部略弯曲，与唇部近等长或过之，上唇先端圆钝或微凹。果实外果皮薄。花期 7 月。

【适宜生境】生于海拔 4600~5600 m 的山顶草甸及山顶沼泽化草甸。

【资源状况】分布于共和。常见。

【药 材 名】洪连（根或全草）。

【采收加工】7~9 月采收，洗净，切段，晒干。

【功能主治】清热解毒，降血压，调经。用于急慢性肝炎，肾炎，肺脓肿，高血压，月经不调，乳腺癌。

【藏医应用】《藏药志》记载本种的根茎或全草入药。苦、甘，寒。退热，降血压，调经。用于全身发热，肾炎，肺病，阴道流黄黑色液体，高血压，动脉粥样硬化，月经不调，综合性毒物中毒，“心热”。

圆穗兔耳草 *Lagotis ramalana* Batal.

【藏药名】ཧོང་ལེན།（音译名：洪连）

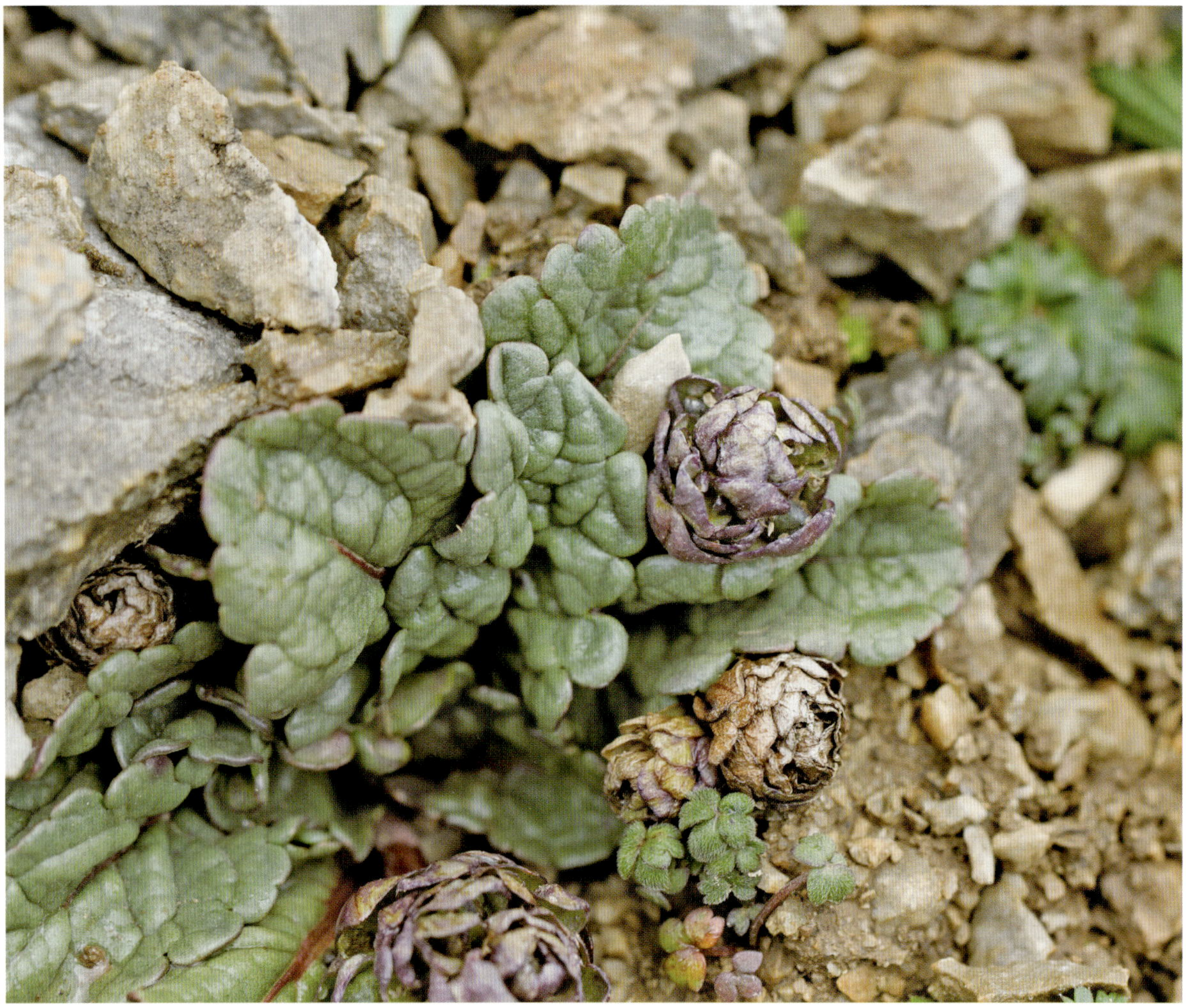

【形态特征】多年生矮小草本。根状茎斜卧；茎花葶状，下部无苞叶。基出叶 4~5 枚，基部鞘状抱茎，叶片卵形。花序球形；花萼深裂为 2 裂片，具缘毛；花冠淡蓝色或近白色，筒部稍长于唇部，向上扩大，上唇长圆形，先端微凹或平截，下唇常 2 裂，裂片线形；雄蕊伸出花冠外，花丝几与上唇等长，花药肾形；花柱伸出花冠外，柱头头状。果实长椭圆形。花期 7 月。

【适宜生境】生于海拔 4100~5300 m 的高山流石滩及其草甸处。

【资源状况】分布于祁连。常见。

【藏医应用】同“短筒兔耳草”。

肉果草

兰石草

Lancea tibetica Hook. f. et Thoms.

【藏药名】པ་ཡག་པ། (音译名：巴亚巴)

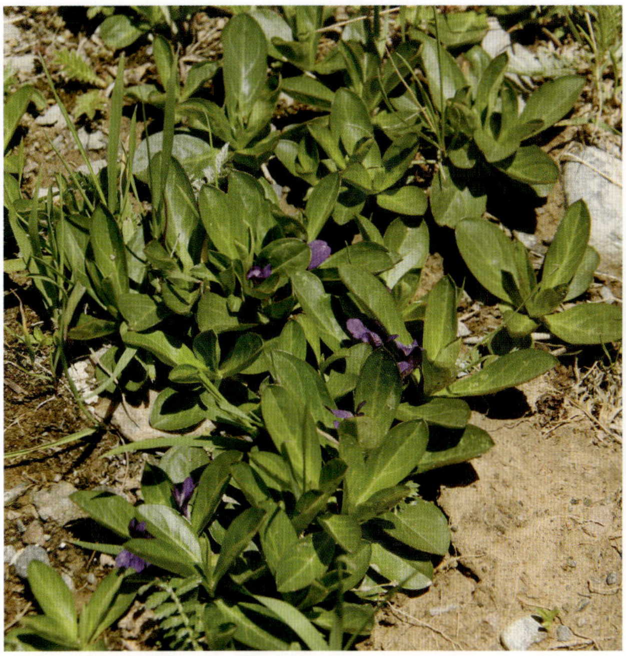

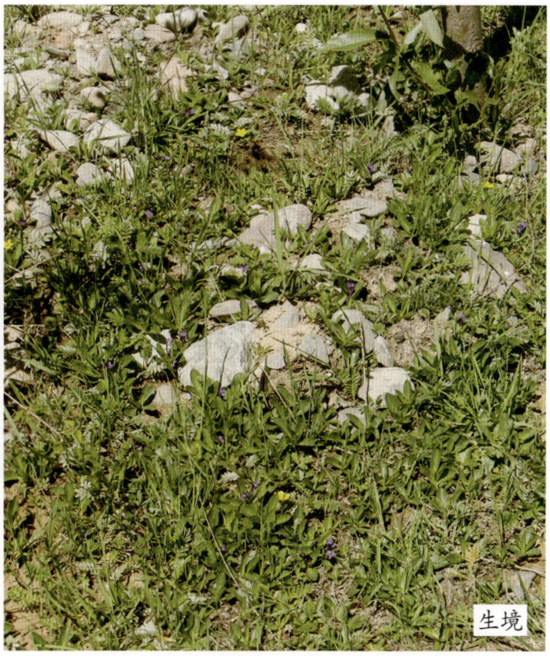
生境

【形态特征】植株高 2~10 cm。茎节部分具 2 条毛线，其余无毛。基部叶 1~2 对，鳞片状或匙形；茎生叶具短柄或无柄，叶片倒卵形或倒卵状披针形，全缘或有疏齿，光滑或有时幼叶两面或下面被毛，后脱落。花序有花 2 至数朵；花冠紫色或蓝紫色，上唇裂片稍翻卷，下唇具褶，黄白色，密被黄色长柔毛；雄蕊着生于花冠筒中部，后方 2 枚稍短，花丝光滑。果实红色或紫褐色，卵球形。花、果期 6~9 月。

【适宜生境】生于海拔 2240~4400 m 的高山灌丛、草甸、河漫滩、弃耕地、砾石滩地、林缘灌丛、河边草地、树林内。

【资源状况】分布于共和、海晏、刚察、天峻、湟源、祁连、门源、大通、互助、湟中。常见。

【药 材 名】兰石草（全草）、兰石草果（果实）。

【采收加工】兰石草：夏、秋二季采收，切段，晒干。兰石草果：秋季果实成熟时采收，晒干。

【功能主治】兰石草：清肺，排脓，解毒，消肿。用于肺热咳嗽，肺痈，流行性感冒，痢疾，咽喉肿痛。兰石草果：行气活血，调经止痛。用于月经不调，腹痛，便秘。

【藏医应用】《中国藏药》记载本种的全草入药。微甘、苦，寒。养肺排脓，清血热，散结，祛风湿。用于肺炎，肺脓肿，高血压，心脏病，哮喘，咳嗽，风寒湿痹，脉管炎，痈疖溃烂，疮疡久溃不愈。

中国马先蒿 *Pedicularis chinensis* Maxim.

【藏药名】ལུག་རུ་སེར་པོ།（音译名：娄日赛保）

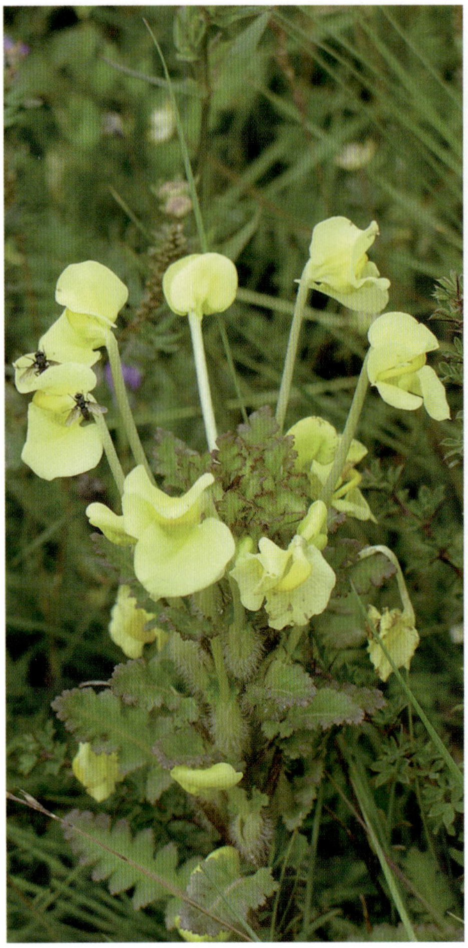
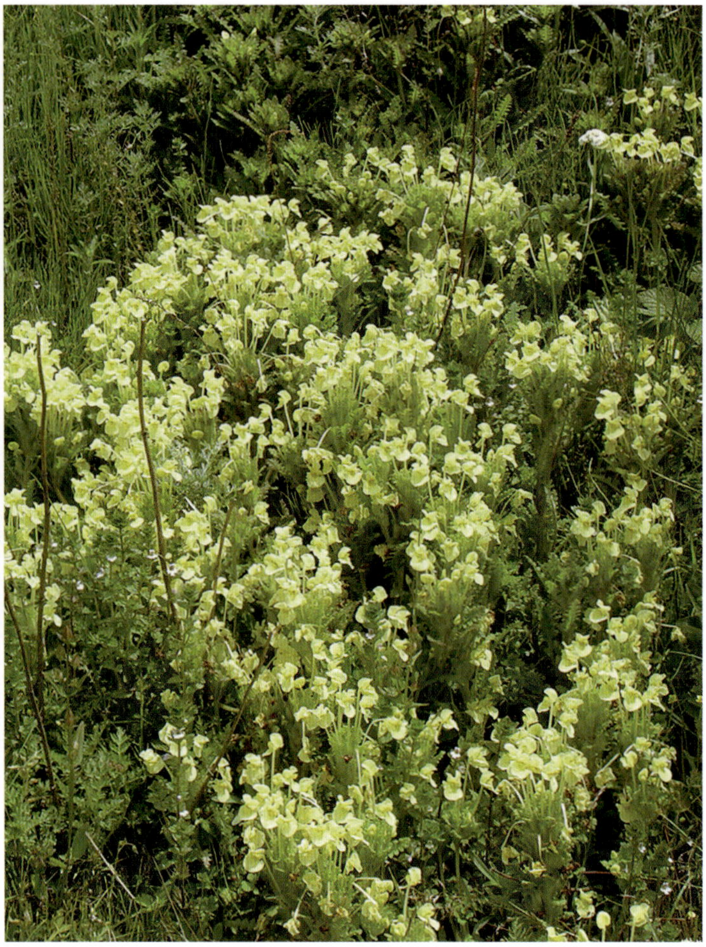

【形态特征】一年生草本，高达 30 cm。主根圆锥形，有少数支根。茎单出或多条，直立或外方者弯曲上升或甚至倾卧。叶片披针状长圆形至线状长圆形，羽状浅裂至半裂。花序长总状；苞片叶状，密被缘毛；花萼管状，密被毛，有时具紫斑，前方约开裂至 2/5，萼齿 2，叶状；花冠黄色，被毛，上唇上端渐弯，无鸡冠状凸起，喙细，半环状，下唇宽大于长近 2 倍。蒴果长圆状披针形。花、果期 6~8 月。

【适宜生境】生于海拔 2300 ~3600 m 的河滩草地、沟谷灌丛草甸、林缘灌丛、林间空地湿草地等。

【资源状况】分布于互助、湟中、湟源、大通、门源、祁连、海晏、刚察。常见。

【藏医应用】《中国藏药》记载本种的花入药。微苦、涩，凉。清热解毒。用于肉食中毒，“隆”热病。

凸额马先蒿

大管马先蒿、黄花马先蒿

Pedicularis cranolopha Maxim.

【藏药名】ལུག་རུ་སེར་པོ།（音译名：娄日赛保）

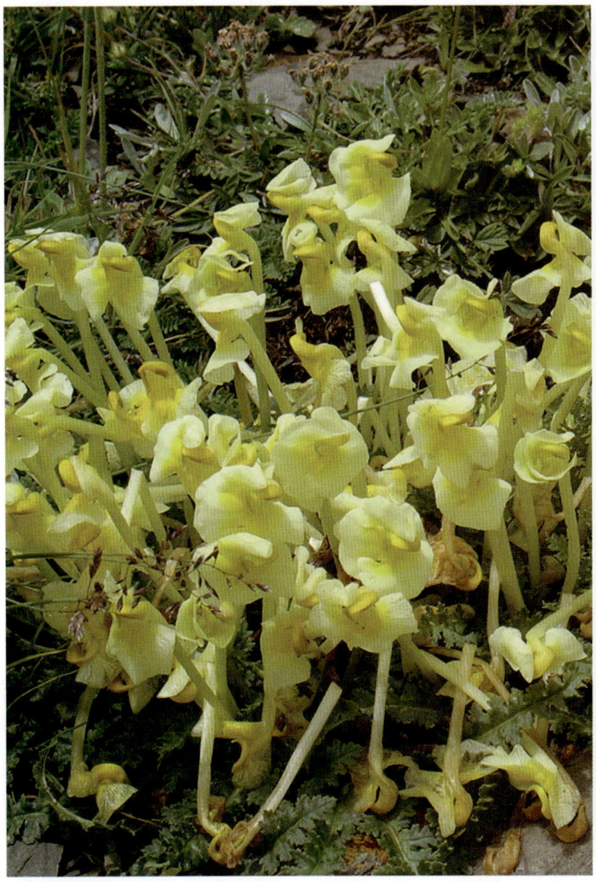

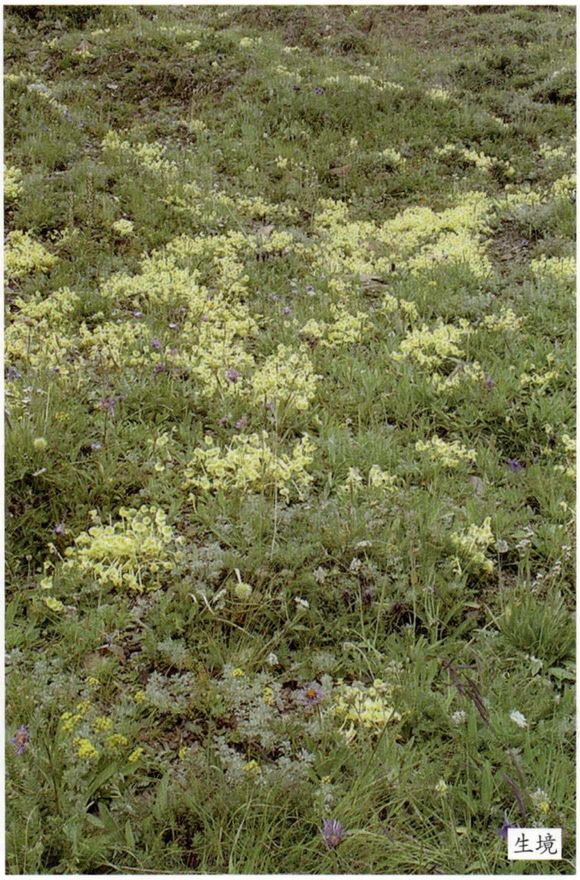

生境

【形态特征】多年生草本，低矮或稍斜卧。地下茎直立，被鳞片状叶，先端分枝，或无地下茎；地上茎常铺散丛生，被长柔毛。基生叶大，基部稍扩大，具缘毛，叶片长披针形，羽状深裂，裂片有重锯齿，齿端具胼胝小尖，两面多少被毛；茎生叶互生或无。总状花序；苞片叶状或基部卵形膜质，上部叶质；花冠黄色，下唇边缘色淡，筒部外面多少被毛，盔直立部分稍前俯。花期 7~8 月。

【适宜生境】生于海拔 3000~4400 m 的林缘灌丛、草甸、河滩潮湿处、较干旱石质山坡等地。

【资源状况】分布于互助、祁连、门源。常见。

【药 材 名】凸额马先蒿（全草）。

【采收加工】春、夏二季采收，鲜用或晒干。

【功能主治】清热解毒。用于发热，尿路感染，肺炎，肝炎，外伤肿痛。

【藏医应用】《藏药志》记载本种的花入药。苦，寒。清热，利水，固精。用于肝炎，胆囊炎，水肿，遗精，小便带脓血，高热，神昏，谵语，肉食中毒。

甘肃马先蒿 *Pedicularis kansuensis* Maxim.

【藏药名】གླང་སྣ།（音译名：朗纳）

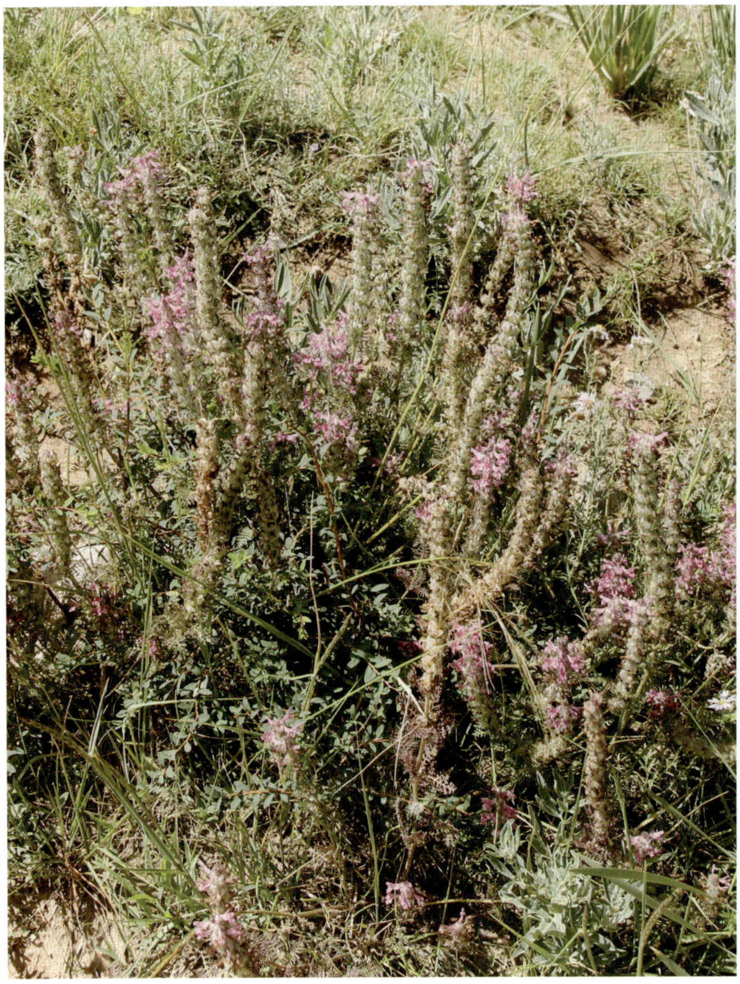

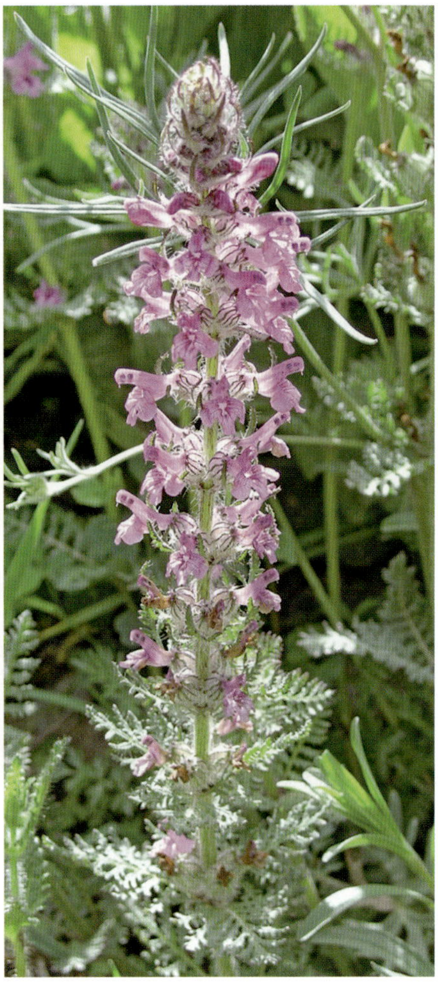

【形态特征】一年生草本。茎常自基部发出，有时单一而较纤细。叶 3~4 枚轮生，下部者具长达 2 cm 的柄，向上渐短至近无柄；叶片线状长圆形至卵形，长达 6 cm，宽达 1.7 cm，羽状全裂，裂片多少披针形，浅裂至深裂，齿端常具胼胝而翻卷。花序可占茎长的 2/3 以上，中部以下多疏离；苞片下部叶状，向上渐为近 3 掌裂，稀不裂，基部膜质膨大，边缘具长缘毛；花冠紫红色或白色。花期 5~9 月。

【适宜生境】生于海拔 2200~4600 m 的林下、林缘、弃耕地、河滩、阳性干旱山坡、村舍旁、灌丛、草甸、阴坡及溪流旁，常生于有石砾处、草坡，以田埂旁尤多。

【资源状况】分布于共和、海晏、刚察、天峻、湟源、祁连、门源、大通、互助、湟中。常见。

【藏医应用】《中国藏药材大全》记载本种的花序入药。甘，温。清热，调经活血，疏肝。用于肝炎，胆痢，月经不调，热性痢，关节炎，食物中毒。

大唇马先蒿

大唇拟鼻花马先蒿、大拟鼻花马先蒿

Pedicularis megalochila Li

【藏药名】ལུག་རུ་དམར་པོ།（音译名：娄日玛保）

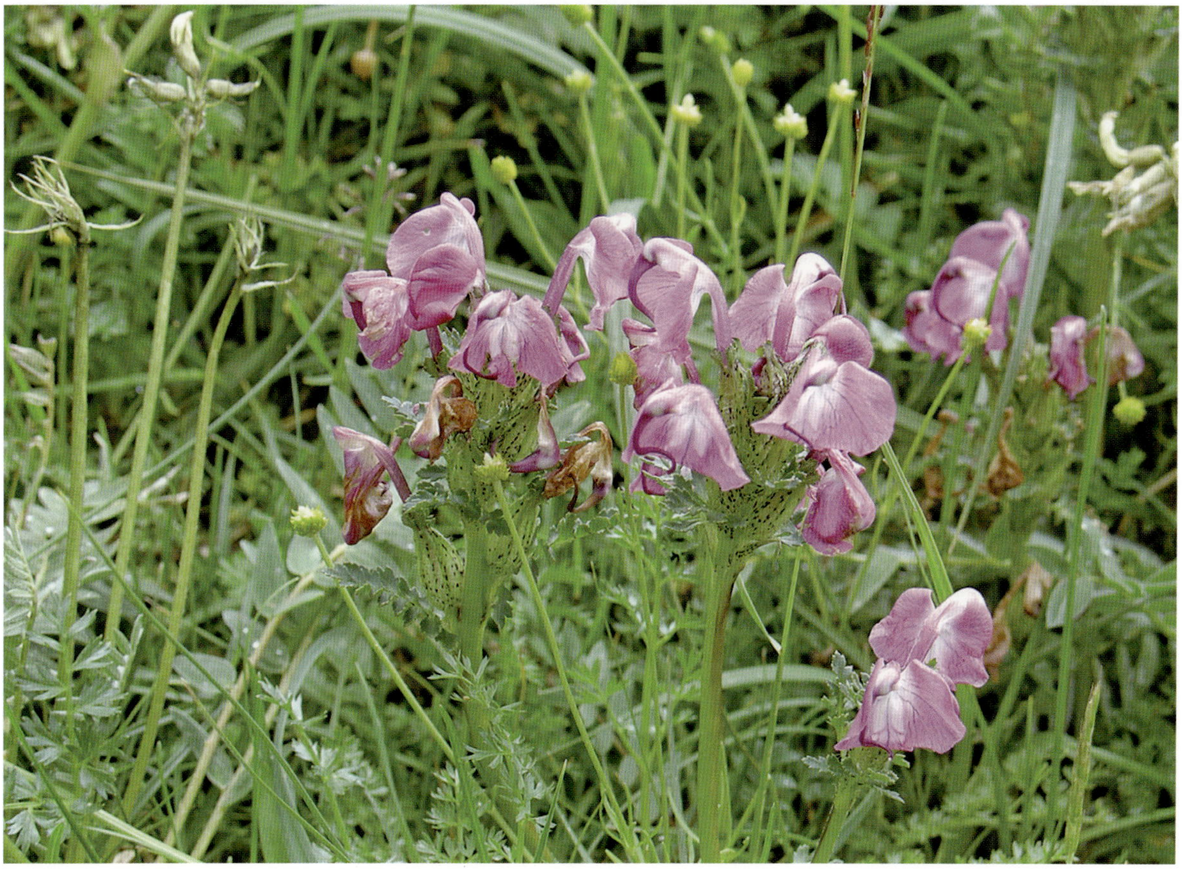

【形态特征】多年生草本。根纺锤状，肉质。叶片长椭圆形或长圆形，羽状全裂，裂片深裂或仅有刺尖状锯齿，两面光滑或脉上有毛。花序近头状，花少；苞片叶状；花冠紫红色，盔下部及喉部黄白色，具有节长毛及腺毛，盔直立部分的前缘直或有 1 对小齿，额部有狭的鸡冠状突起，先端渐狭为喙，喙稍扭转或弯曲；花丝前方 1 对中部被密毛。蒴果。花、果期 7~9 月。

【适宜生境】生于海拔 2700~4800 m 的林缘溪流处、高山草甸湿处、沼泽草甸、河滩灌丛。

【资源状况】分布于大通、互助、祁连、门源、天峻。常见。

【药 材 名】大唇马先蒿（全草）。

【采收加工】夏季采收，晾干。

【功能主治】清热，解毒，利湿。用于痢疾，腹泻，肝炎，尿路感染。

【藏医应用】《中国藏药》记载本种的花入药。苦，凉。敛毒，生肌，清胃热。用于肉食中毒，“培根木保”病。

藓生马先蒿

土人参、藓状马先蒿

Pedicularis muscicola Maxim.

【藏药名】ལུག་རུ་སྨུག་པོ།（音译名：娄日木保）

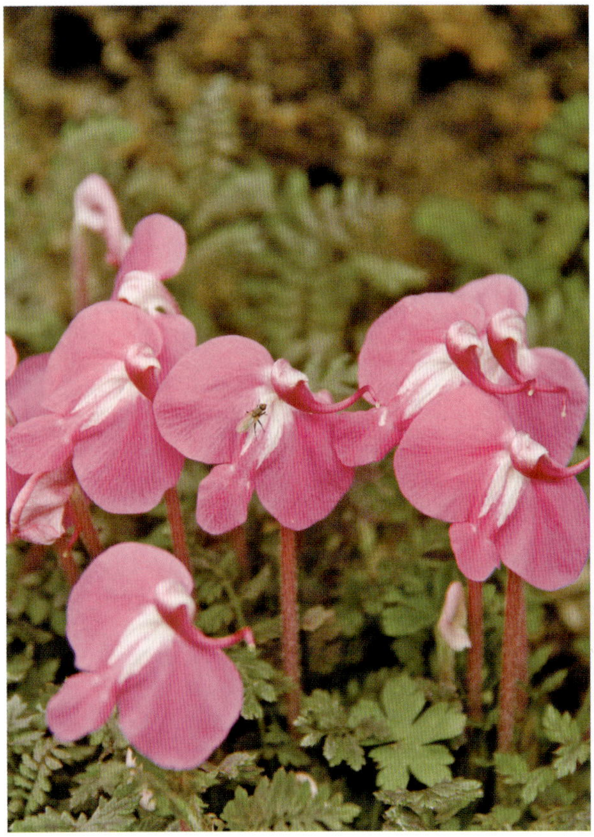

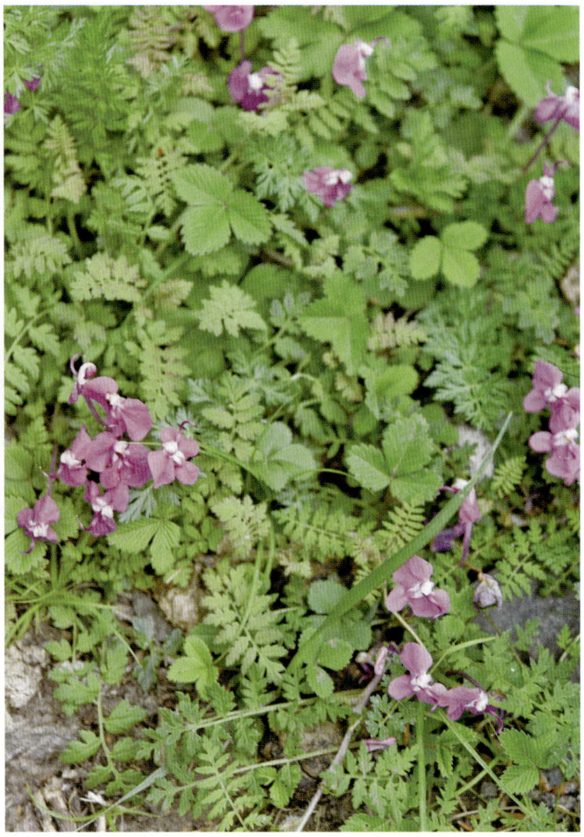

【形态特征】多年生草本。根粗壮，分枝。茎柔弱，分枝多而细长，铺地生长，长达 20 cm，被绵毛。叶互生，叶片卵状披针形，全裂，裂片披针形或卵形，全裂，小裂片边缘具重锯齿，有胼胝或无。花几生于所有叶腋，直立；花冠红色至紫红色，下唇近喉部白色，盔直立，自基部向左强烈扭转，前端渐狭为稍扭旋的长喙，喙先端具圆齿，下唇宽达 2 cm，侧裂片极大。花、果期 6~10 月。

【适宜生境】生于海拔 2300~3500 m 的杂木林或云杉林下、阴湿灌丛、石缝中。

【资源状况】分布于大通、湟源、湟中、互助、祁连、门源、海晏。常见。

【药 材 名】藓生马先蒿（根）。

【采收加工】秋季采挖，阴干。

【功能主治】补气固表，安神。用于气血不足，体虚多汗，心悸乏力。

【藏医应用】《藏药志》记载本种的全草入药。苦，寒。清热解毒。用于肉食中毒，胃肠炎，胃溃疡，胃出血等。

粗野马先蒿 *Pedicularis rudis* Maxim.

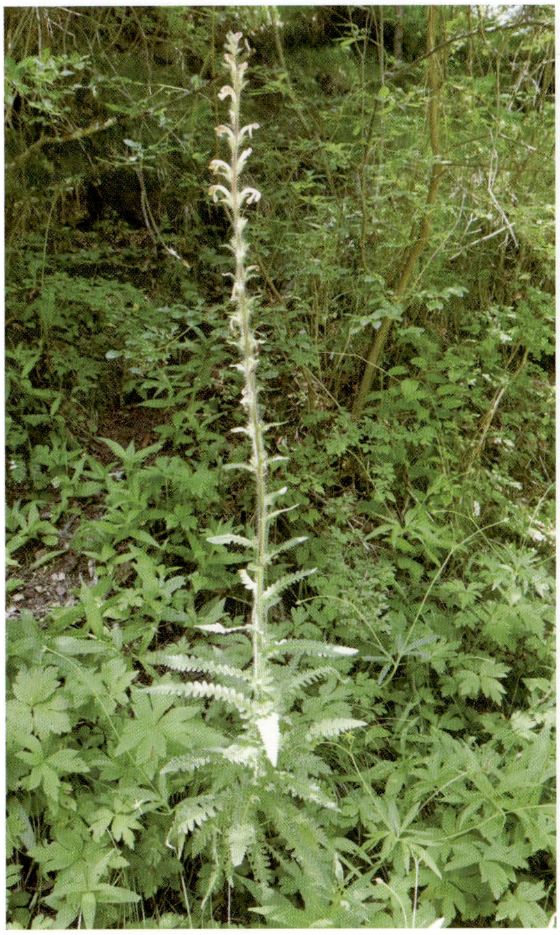

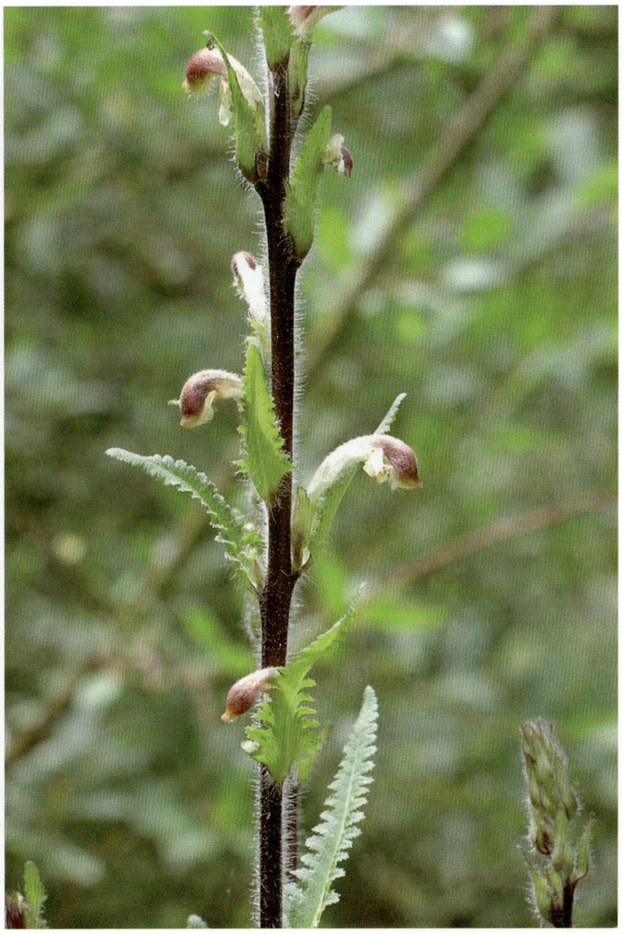

【形态特征】多年生草本。根萝卜状增粗。鞭状根状茎细长；茎直立，粗壮，不分枝，有时基部或花序下部有分枝，被长柔毛。叶茎生，茎中部叶较大，近无柄，叶片线状长圆形。花冠黄色，外面被毛，筒部长于花萼近 2 倍，弯曲，盔镰状弓曲，下缘有多节长缘毛，盔端突狭为极小的尖喙，下唇多少直立，裂片近圆形或倒卵形。蒴果。花、果期 7~9 月。

【适宜生境】生于海拔 2000~3700 m 的山坡灌丛、林缘及林下。

【资源状况】分布于大通、湟中。常见。

【药 材 名】太白参（根茎）。

【采收加工】秋季采收，晾干。

【功能主治】滋阴补肾，益气健脾。用于脾肾两虚，骨蒸潮热，关节疼痛，不思饮食。

■ 附　注　本种常作为太白参的代用品。

轮叶马先蒿 *Pedicularis verticillata* Linn.

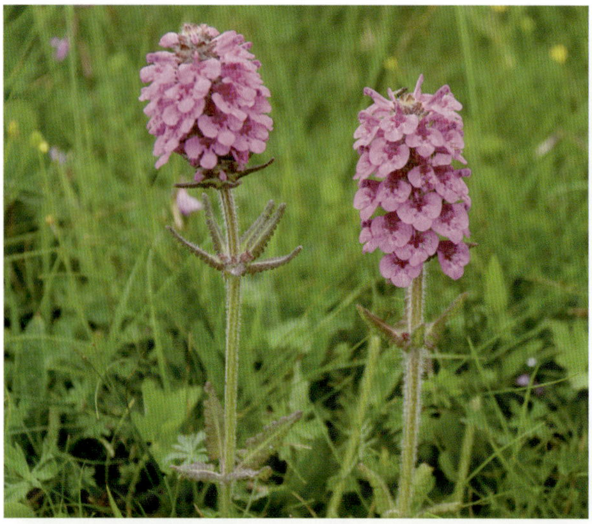
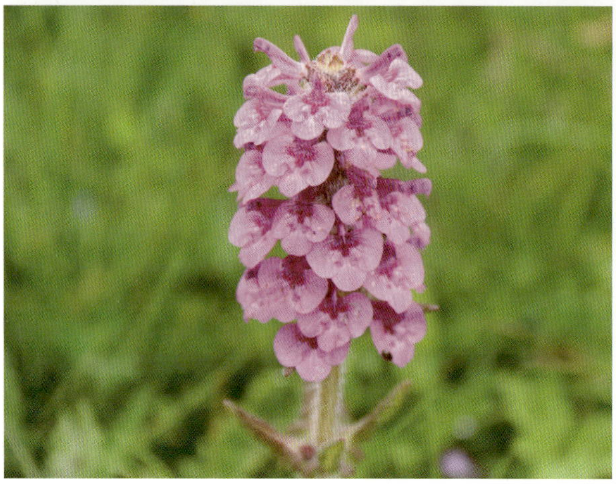
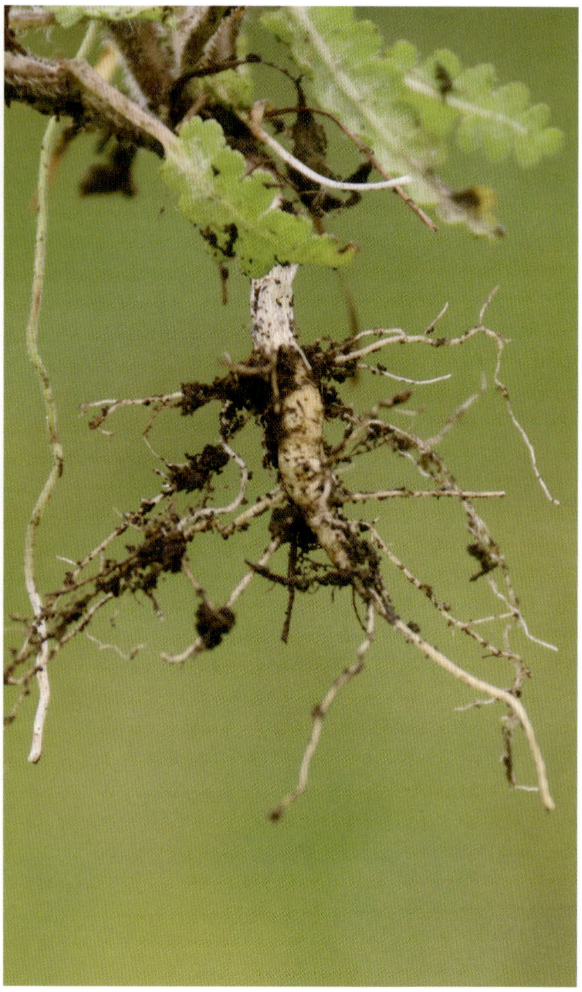

【形态特征】多年生草本。根多少木质化。茎单出或从根颈分出，具沟棱，沟内有成行之毛。基出叶宿存，有长达 10 mm 的柄，边缘有长柔毛；茎生叶 1~2 轮，具短柄，叶片线状长圆形至卵状长圆形，羽状全裂，裂片多少卵形，有疏齿，有时具胼胝而翻卷。花序紧密，最下 1 轮常疏离；苞片羽状浅裂至仅有齿而基部膜质加宽，下部者与花近等长；花萼卵球形；花冠紫红色。花期 7~8 月。

【适宜生境】生于海拔 3380~4600 m 的山坡草甸阳处、灌丛、河边滩地。

【资源状况】分布于大通、湟中、刚察、门源、天峻。常见。

【药 材 名】轮叶马先蒿（根）。

【采收加工】秋季采收，洗净，晒干。

【功能主治】益气生津，养心安神。用于气血不足，体虚多汗，心悸怔忡。

长果婆婆纳

青海婆婆纳

Veronica ciliata Fisch.

【藏药名】ལུམ་ནག་དོམ་མཁྲིས།（音译名：东那顿赤）

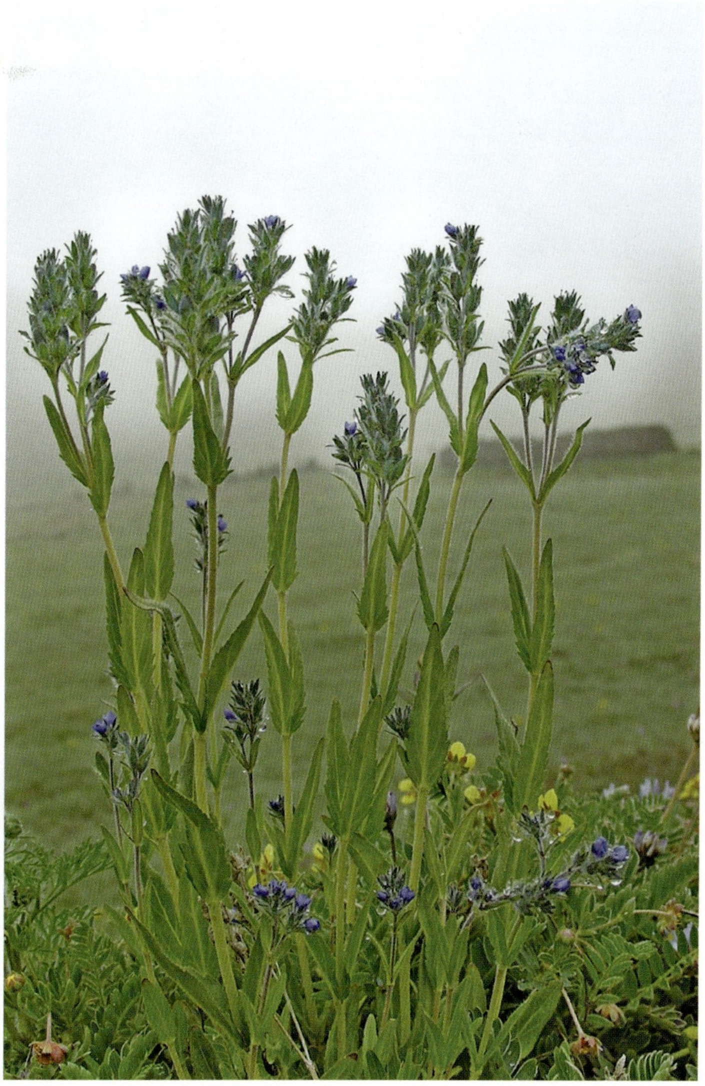

【形态特征】多年生草本，高 3~40cm，全株被长毛。根状茎极短，密生须根；茎单出或丛生，上部不分枝。叶对生，下部者有短柄，上部无柄，叶片卵形至卵状披针形，先端急尖，边缘有锯齿或全缘，基部圆钝。总状花序 1~4 条；花冠常蓝紫色，近辐状，倒卵形至近圆形，不等宽；花丝多少贴生于花冠筒上；花柱长 1~2 mm。蒴果长卵圆形。花期 6~8 月。

【适宜生境】生于海拔 2450~4600 m 的高山灌丛、草甸及草甸破坏处、林下、阳性干旱山坡、流石滩草甸处。

【资源状况】分布于共和、互助、大通、门源、祁连、海晏、刚察、天峻。常见。

【药 材 名】纤毛婆婆纳（全草）。

【采收加工】7~9 月采收，晒干。

【功能主治】清热解毒，祛风利湿。用于外感发热，肝炎，胆囊炎，风湿热痹，荨麻疹。

【藏医应用】《藏药志》记载本种的全草入药。苦，寒。清热解毒，消炎，止血，止痛，排脓，杀菌，外用生肌愈疮。用于肝炎，高血压，血热，肝胆火旺；外用治疖痈。

婆婆纳

狗卵草、双珠草、菜肾子

Veronica didyma Tenore

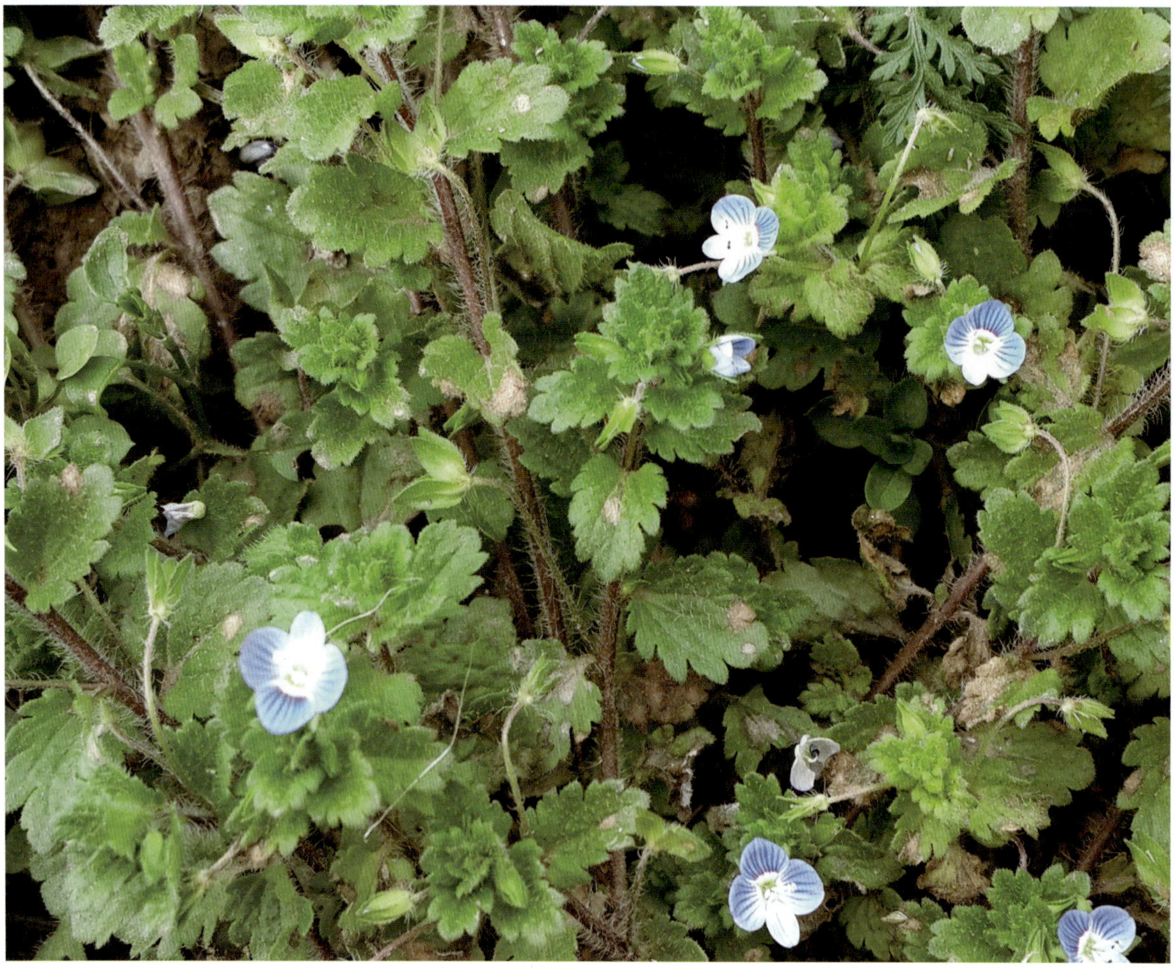

【形态特征】一年生草本。茎铺散，下部分枝。叶对生，叶片宽卵形至卵状长圆形，边缘近上部有疏圆齿或全缘，基部近心形或平截，两面被长柔毛。总状花序，小花几可生于所有叶腋；苞片叶状，至少下部者与叶近等大；花冠淡红色，略呈辐状，筒极短，倒卵圆形；雄蕊稍短于花冠；花柱短于花冠，柱头头状。蒴果倒心形。花期 5 月，果期 6 月。

【适宜生境】生于海拔 2500~2600 m 的山坡草地、河边滩地。

【资源状况】分布于互助。常见。

【药 材 名】婆婆纳（全草）。

【采收加工】3~4 月采收，晒干或鲜用。

【功能主治】补肾强腰，解毒消肿。用于肾虚腰痛，疝气，睾丸肿痛，带下，痈肿。

紫葳科

密生波罗花

密花角蒿、全缘角蒿、红花角蒿

Incarvillea compacta Maxim.

【藏药名】ཨུ་ག་ཆོས།（音译名：欧曲）

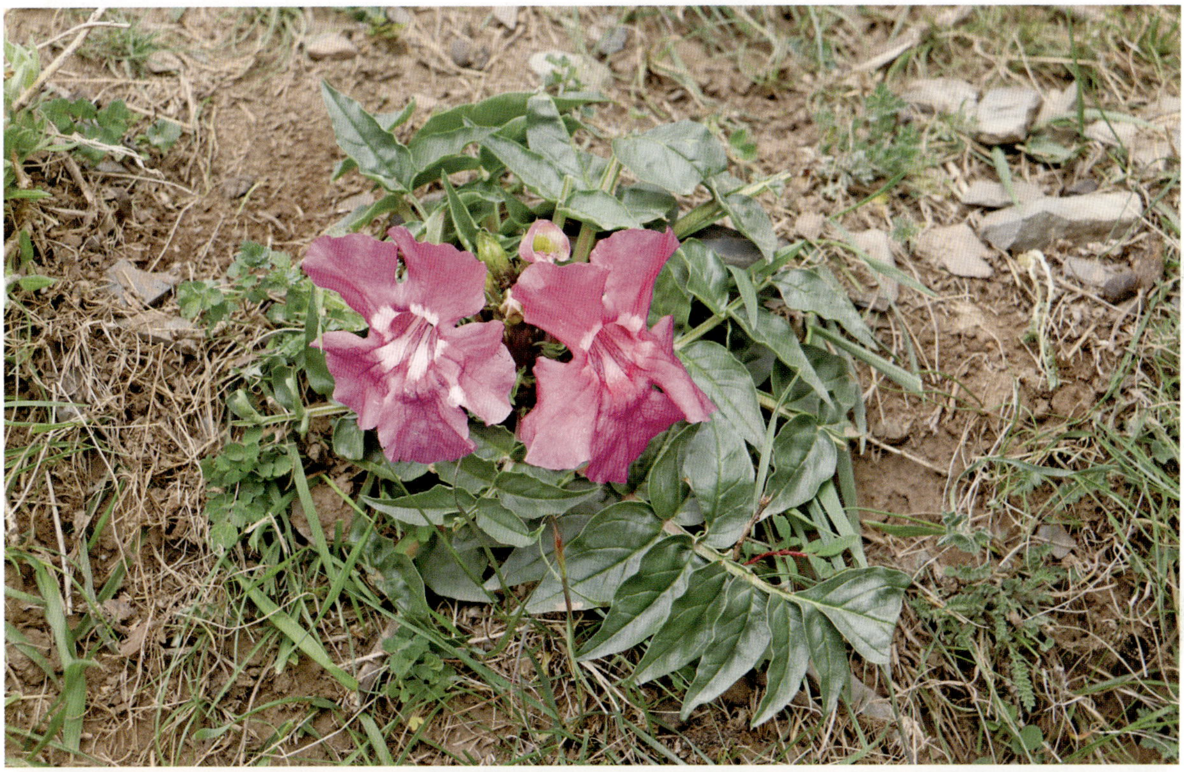

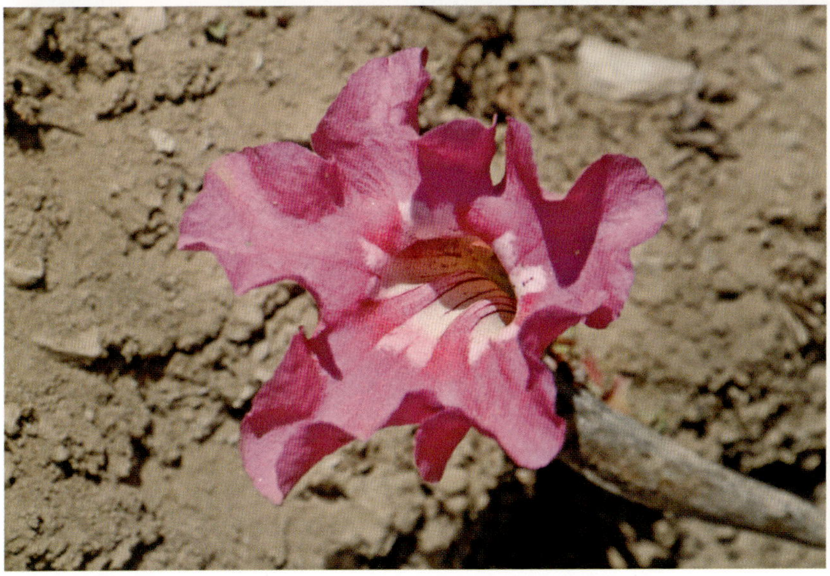

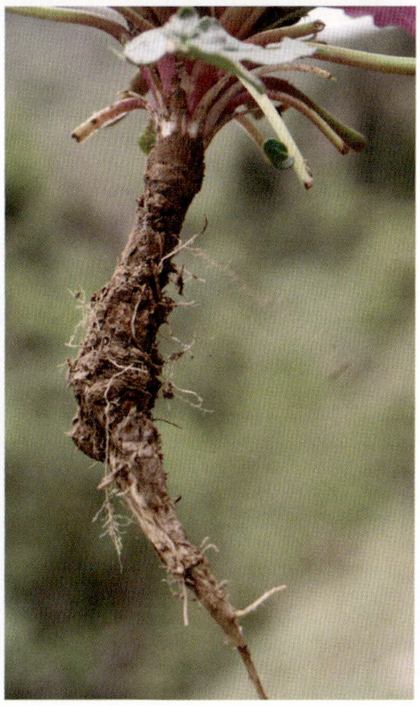

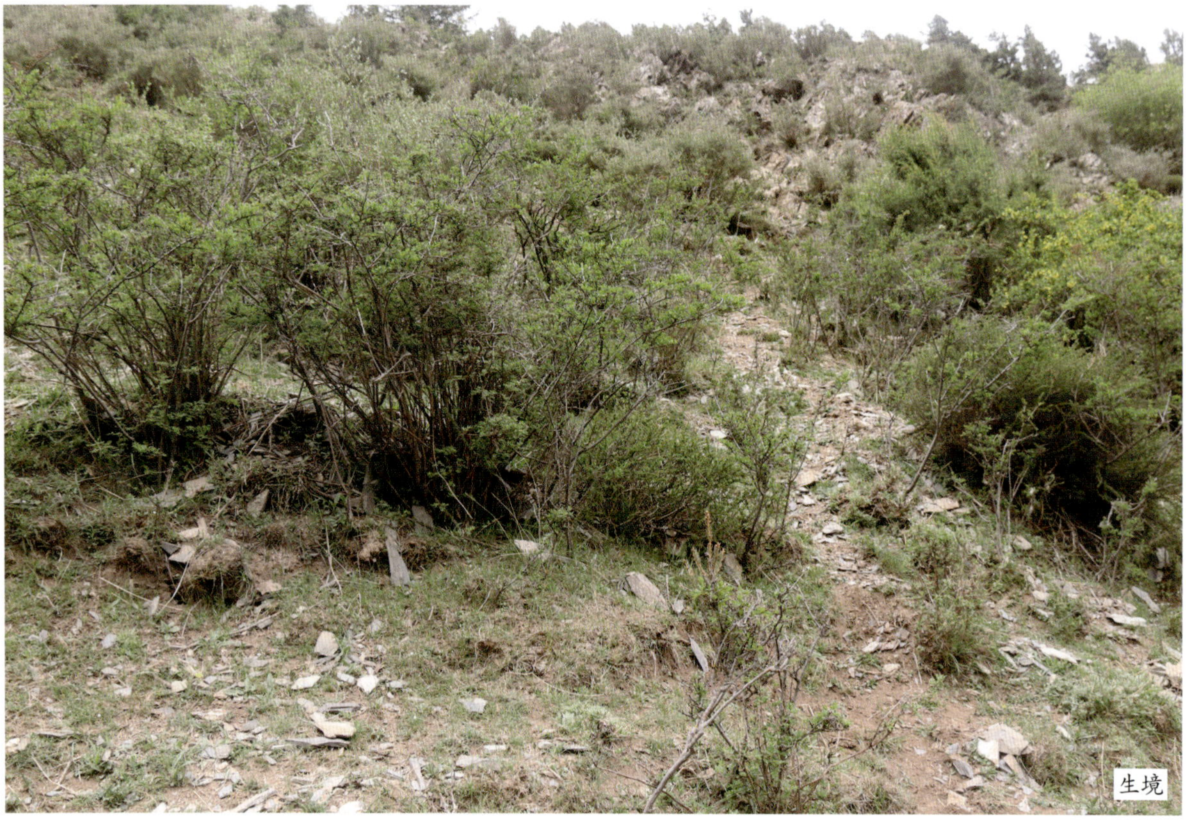

【形态特征】多年生草本，花期高达 20 cm，果期高达 30 cm。根肉质，圆锥状，长 15~23 cm。叶为一回羽状复叶，聚生于茎基部，长 8~15 cm；侧生小叶 2~6 对，卵形。总状花序密集，聚生于茎顶端，1 至多花从叶腋中抽出；花萼钟状，绿色或紫红色，具深紫色斑点，长 12~18 mm，萼齿三角形；花冠红色或紫红色，花冠筒外面紫色，具黑色斑点，内面具少数紫色条纹，裂片圆形。蒴果长披针形。花期 5~7 月，果期 8~12 月。

【适宜生境】生于海拔 2400~4600 m 的空旷石砾山坡及草灌丛中。

【资源状况】分布于祁连、门源、刚察、共和、互助、大通、湟中、湟源、海晏、天峻。常见。

【药 材 名】密花角蒿（全草）。

【采收加工】春、夏二季采收，切段，晒干。

【功能主治】清热，解毒，燥湿，消食。用于发热，黄疸，中耳炎，消化不良，胃痛，腹胀便秘。

【藏医应用】《中国藏药》记载本种的根、花及种子入药。苦、甘，温。引流黄水。用于黄水病，耳病，臌胀。

列当科

列 当

草苁蓉、花苁蓉、独根草
Orobanche coerulescens Steph.

【藏药名】སྤྲུ་སྦྲུ་ཁང་ཚེ།（音译名：俄卓相泽）

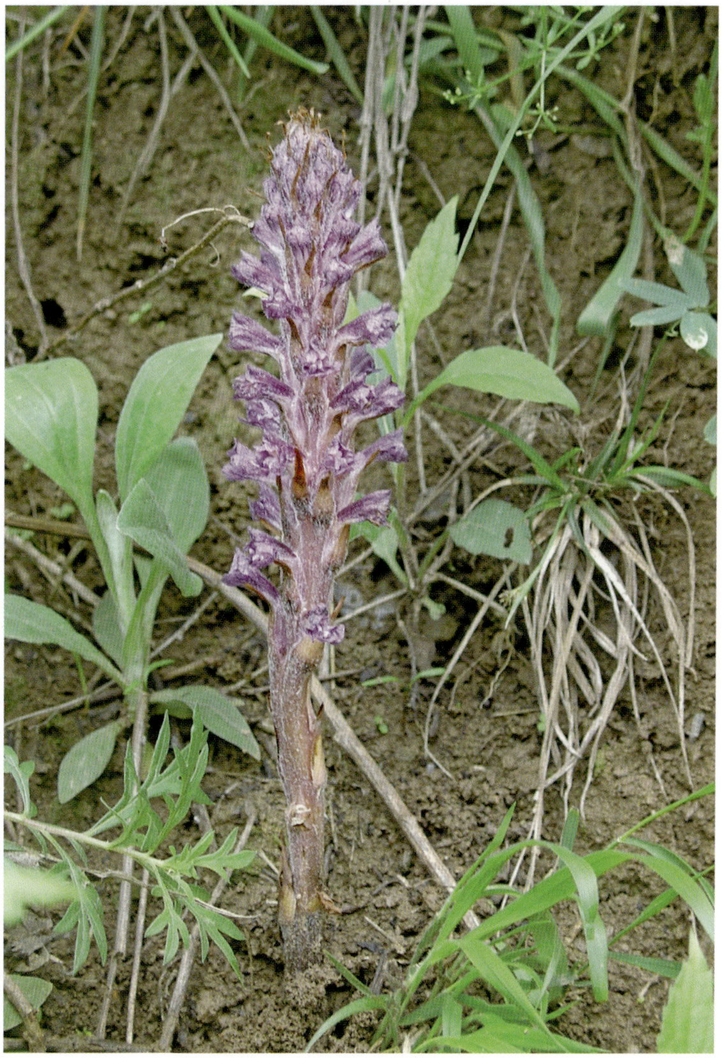

【形态特征】寄生草本。寄生根鸟巢状。茎直立，罕花序分枝，多少被长柔毛。叶稀疏或紧密，叶片卵状披针形或狭卵形。花序总状，花密集，各部多少被长柔毛；苞片叶状，常较花萼长；花冠蓝紫色或浅紫色，外面被长柔毛，筒部稍弯，上唇宽大，全缘至浅2裂，下唇裂片线形至倒卵形，先端全缘或微凹，具缘毛；雄蕊着生于花冠筒近中部。花期7~8月。

【适宜生境】常寄生于海拔2300~3500 m的蒿属植物根上。

【资源状况】分布于共和、互助。常见。

【药 材 名】列当（全草）。

【采收加工】春、夏二季采收，除去泥沙、杂质，晒至七八成干，扎成小把，晒至全干。

【功能主治】补肾壮阳，强筋骨，润肠。用于肾虚阳痿，遗精，宫冷不孕，小儿佝偻病，腰膝冷痛，筋骨软弱，肠燥便秘；外用治小儿肠炎。

【藏医应用】《中华藏本草》记载本种的全草入药。补肾，壮阳，强筋骨，止血。用于异常子宫出血，鼻衄，阳痿，筋骨酸痛。

车前科

平车前

牛舌草、猪耳草、灰盆草、牛甜菜

Plantago depressa Willd.

【藏药名】ཐ་རམ།（音译名：塔然姆）

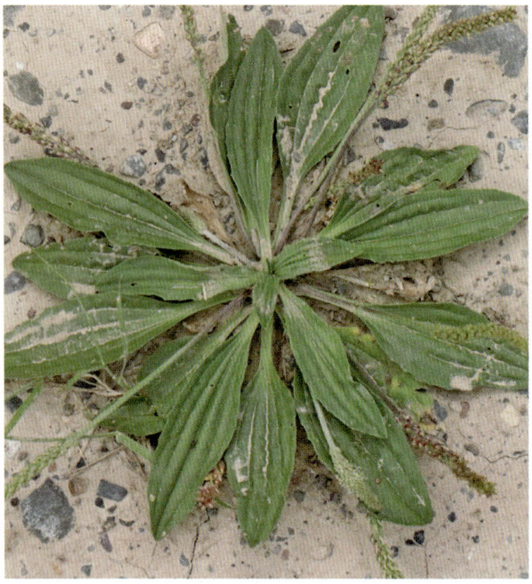

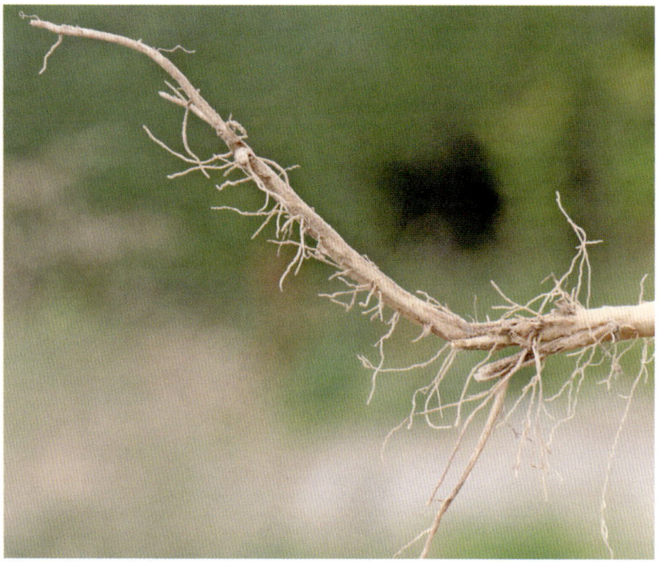

【形态特征】多年生草本。直根圆柱状。叶基生，直立或平铺，椭圆形或椭圆状披针形，先端渐尖，基部楔形，渐狭成叶柄，全缘或具不整齐的缺刻，上面绿色，下面黄绿色，初时两面被白色柔毛，后变无毛，脉 5~7 条；叶柄长 1.5~4 cm，基部有宽叶鞘。花葶 4~11 个，弧曲，疏被柔毛；穗状花序，顶端花密集，下部花较稀疏。蒴果圆锥形。花、果期 7~8 月。

【适宜生境】生于海拔 2300~4100 m 的灌丛草甸、河滩、渠边、山坡、田边、路边等处。

【资源状况】分布于湟中、祁连、海晏、天峻、共和、刚察、门源、大通、互助。常见。

【药 材 名】车前子（种子）、车前草（全草）。

【采收加工】车前子：夏、秋二季种子成熟时采收果穗，晒干，搓出种子，除去杂质。车前草：夏季采挖，拔取全株，除去泥沙，晒干。

【功能主治】车前子：清热利尿通淋，渗湿止泻，明目，祛痰。用于热淋涩痛，水肿胀满，暑湿泄泻，目赤肿痛，痰热咳嗽。车前草：清热利尿通淋，祛痰，凉血，解毒。用于热淋涩痛，水肿尿少，暑湿泄泻，痰热咳嗽，吐血衄血，痈肿疮毒。

【藏医应用】《中国藏药》记载本种的全草入药。甘、微涩，凉。清肺热，利水，干黄水，止热泻。用于肺热咳喘，风热痹证，湿热阻滞，热性腹泻，水肿，腹腔积水，外伤出血。

茜草科

茜 草 *Rubia cordifolia* Linn.

【藏药名】བཙོད།（音译名：佐）

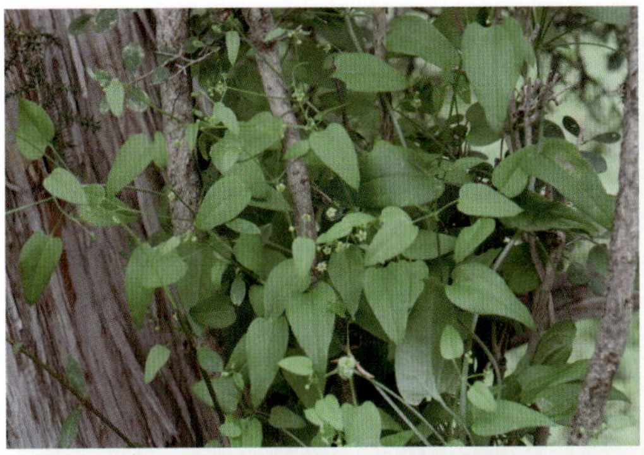
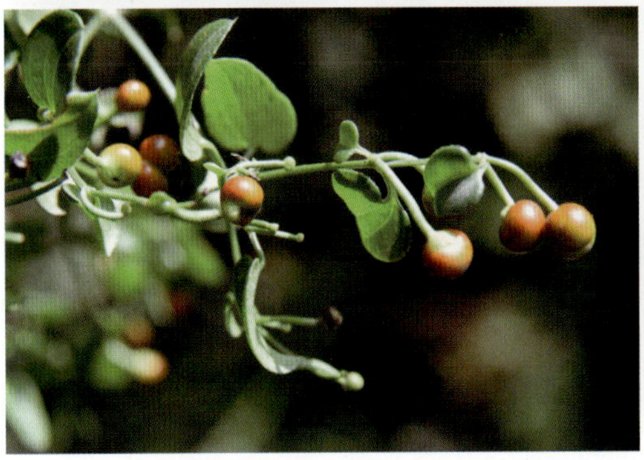
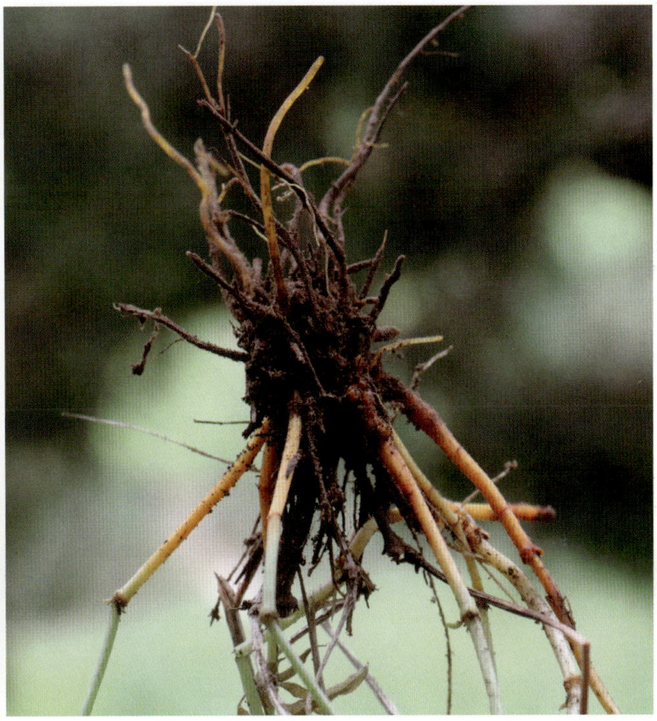

【形态特征】多年生攀缘草本。根紫红色或橙红色。茎有明显的4棱，棱上生有倒刺。叶4枚轮生，上面生有倒刺，叶片心状卵形至心状披针形，先端急尖或渐尖，基部钝圆或心形，边缘略反卷或不反卷，两面被糙毛，脉上有倒刺或密生长刺毛，基出脉3~5条。聚伞花序顶生或腋生，通常组成大而疏松的圆锥花序；总苞片卵圆形；花小，黄色。花、果期6~8月。

【适宜生境】生于海拔2000~4200 m的河谷、林下、山坡草地、沙丘及农田中。

【资源状况】分布于湟源、湟中、互助、祁连、门源、大通。常见。

【药 材 名】茜草（根及根茎）。

【采收加工】春、秋二季采挖，除去泥沙，干燥。

【功能主治】凉血，祛瘀，止血，通经。用于吐血，衄血，崩漏，外伤出血，瘀阻经闭，关节痹痛，跌扑肿痛。

【藏医应用】《中国藏药》记载本种的根及根茎入药。苦，平。清热凉血。用于血病，扩散伤热，肺肾热邪，大小肠热。

忍冬科

金花忍冬

狗骨头、柴金银花、黄花忍冬、黄金忍冬

Lonicera chrysantha Turcz.

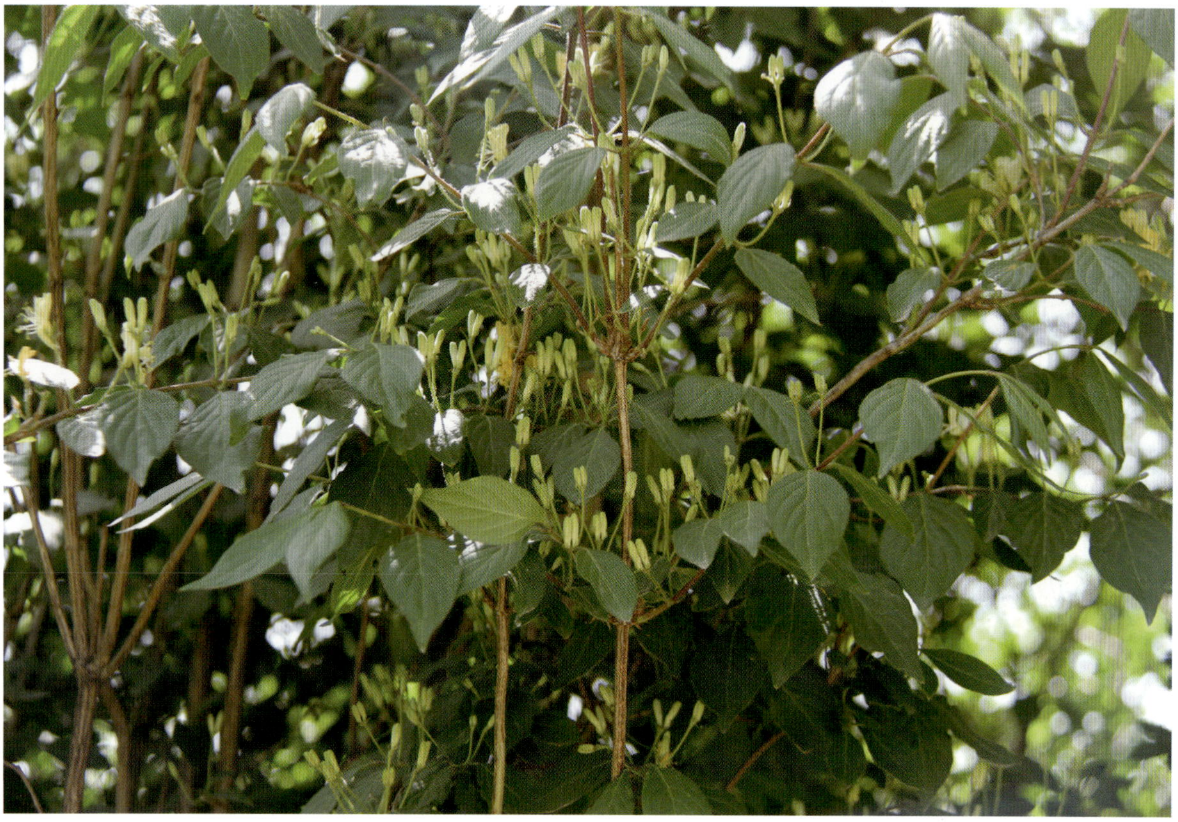

【形态特征】落叶灌木。幼枝被长毛及腺体；老枝黑灰色；树皮条裂；冬芽卵状披针形，渐尖，被白色长柔毛和缘毛。叶菱状卵形，叶柄被毛。总花梗被毛；苞片线形，长于花萼，被毛，小苞片分离，卵圆形，被毛；双花的萼筒分离，密被腺体，萼齿小，近卵形；花冠先白色后变黄色，外面被短毛，基部常有囊，二唇形；花丝有长毛；花柱被毛。浆果红色，圆形。花、果期 6~8 月。

【适宜生境】生于海拔 2230~2700 m 的河谷、林缘灌丛中及林下。

【资源状况】分布于大通、互助、门源。常见。

【药 材 名】黄花忍冬（花）。

【采收加工】5~6 月间，在晴天清晨露水刚干时摘取花蕾，鲜用，晾晒或阴干。

【功能主治】清热解毒，散痈消肿。用于疔疮痈肿。

忍冬

金银花、密银花、小山花

Lonicera japonica Thunb.

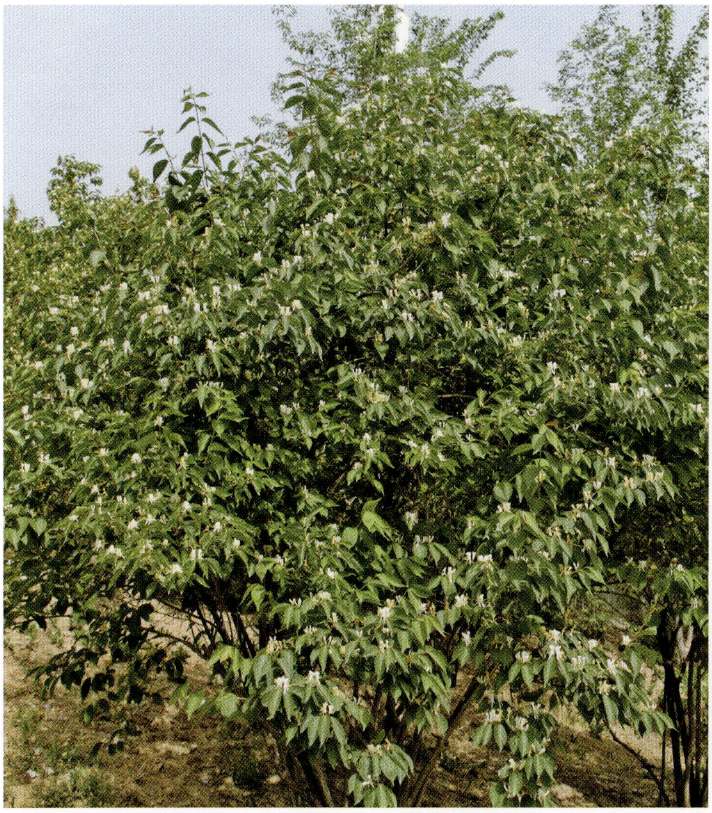
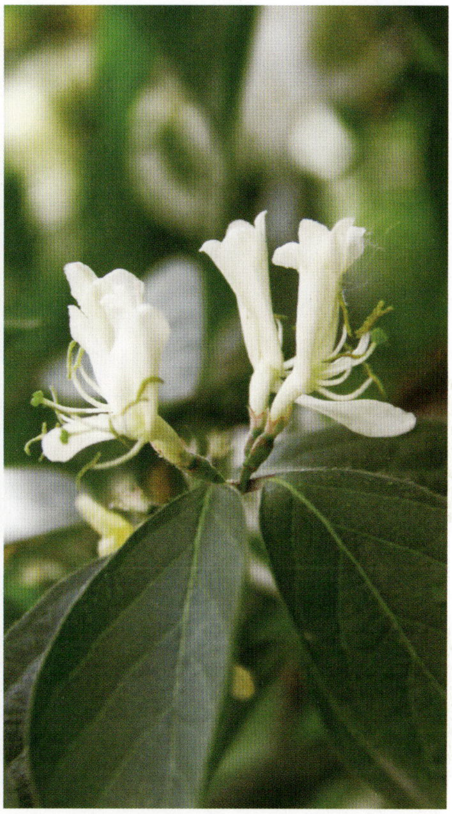

【形态特征】多年生半常绿缠绕及匍匐茎灌木。小枝细长，中空，藤为褐色至赤褐色。卵形叶对生，枝叶均密生柔毛和腺毛。夏季开花，苞片叶状，外面有柔毛和腺毛；花成对生于叶腋；花色初为白色，渐变为黄色，黄白相映；雄蕊和花柱均伸出花冠。球形浆果，成熟时黑色，有光泽。种子卵圆形或椭圆形，褐色，中部有一凸起的脊，两侧有浅的横沟纹。花、果期 4~11 月。

【适宜生境】生于海拔约 2000 m 的山坡灌丛或疏林中、乱石堆、山足路旁及村庄篱笆边。

【资源状况】分布于大通、互助，种植。少见。

【药 材 名】金银花（花蕾或带初开的花）、忍冬藤（茎枝）。

【采收加工】金银花：夏初花开前采收，干燥。忍冬藤：秋、冬二季采割，晒干。

【功能主治】金银花：清热解毒，疏散风热。用于痈肿疔疮，喉痹，丹毒，热毒血痢，风热感冒，温病发热。忍冬藤：清热解毒，疏风通络。用于温病发热，热毒血痢，痈肿疮疡，风湿热痹，关节红肿热痛。

血满草

接骨药、大血草、接骨丹

Sambucus adnata Wall. ex DC.

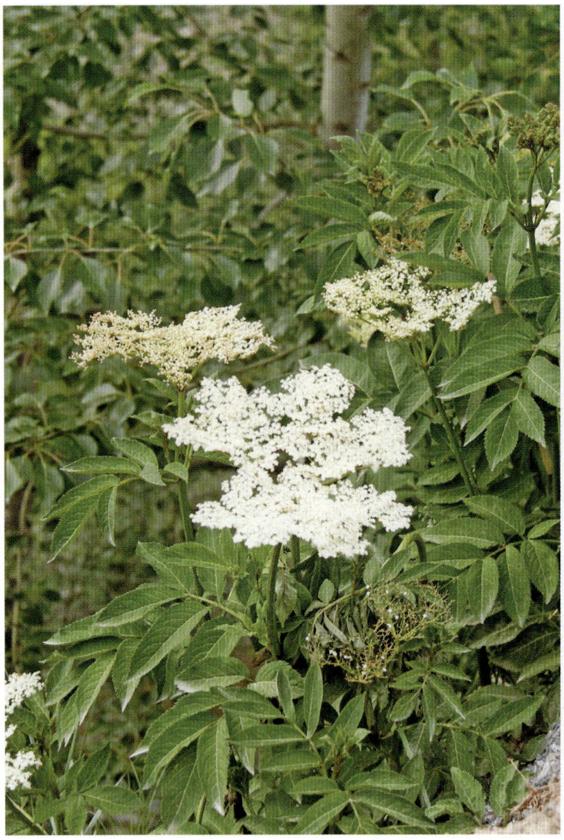

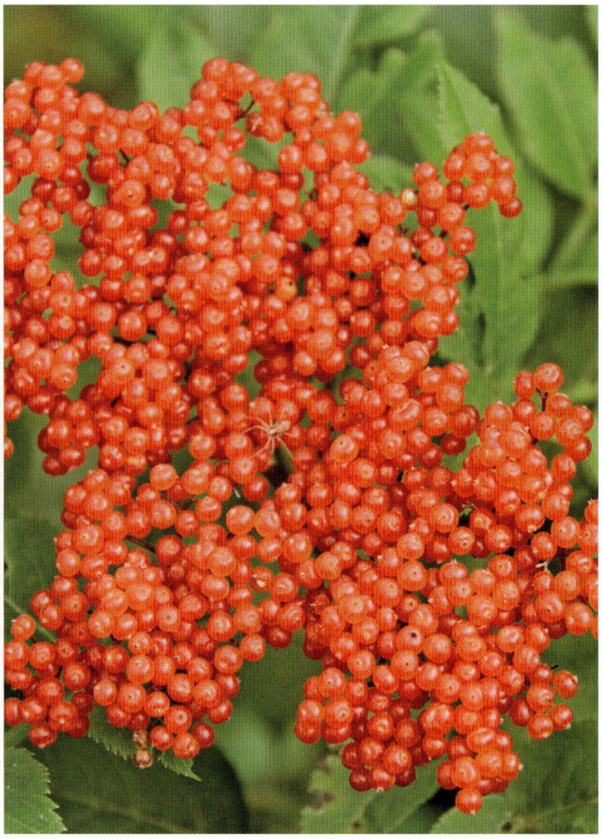

【形态特征】多年生高大草本。根红色。茎直立，多分枝。奇数羽状复叶，具叶片状或条形的托叶，小叶 3~5 对，长椭圆形至披针形，基部渐狭，上面被短柔毛，下面无毛，顶部 1 对小叶基部常相连，也与顶生小叶相连。大型圆锥状聚伞花序，分枝被短毛，常杂有腺毛；花小，白色，有恶臭；花萼被短毛；花冠辐状，裂片近卵形；花丝基部膨大。浆果红色，圆形。花、果期 6~8 月。

【适宜生境】生于海拔 1800~2600 m 的山坡、河滩、沟边。

【资源状况】分布于大通、互助、湟中。常见。

【药 材 名】血满草（全草或根皮）。

【采收加工】夏、秋二季采收，鲜用或晒干。

【功能主治】祛风，利水，活血通络。用于急慢性肾炎，风湿疼痛，风疹瘙痒，小儿麻痹后遗症，慢性腰腿痛，扭伤瘀痛，骨折。

莛子藨

白果七、鸡爪七、羽裂莛子藨

Triosteum pinnatifidum Maxim.

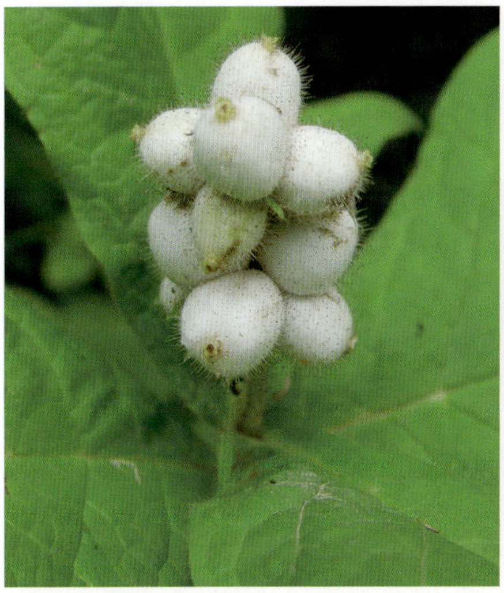

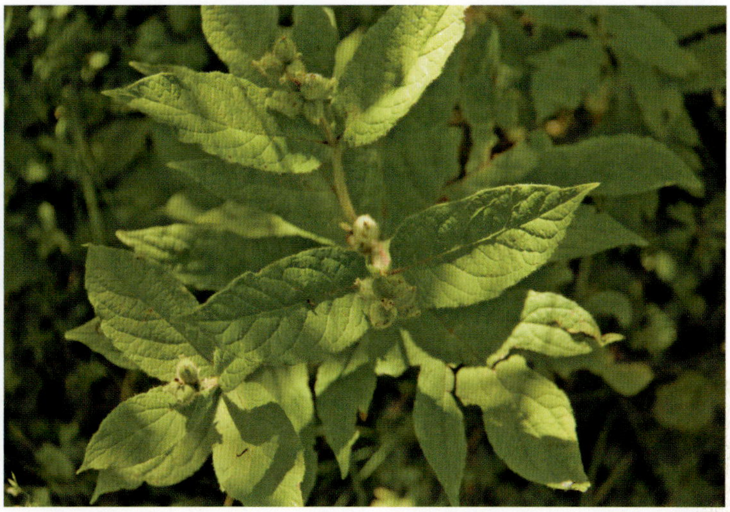

【形态特征】多年生草本。根状茎粗，被白色刚毛及腺毛。叶羽状深裂，裂片5~7个，椭圆状披针形，叶柄短。聚伞花序各具花3朵，集生于茎顶，无总花梗，常呈穗状花序；萼筒被刚毛和腺毛，萼齿三角形；花冠黄绿色，筒形，基部弯曲，内面有紫色斑点；雄蕊生于冠筒中下部，花丝短；花柱有毛，柱头头状。果实球形，肉质，具3槽，成熟时白色。种子黑色，腹面具2槽。花、果期5~8月。

【适宜生境】生于海拔2500~3700 m的山坡灌丛中及林下。

【资源状况】分布于大通、湟中、互助。常见。

【药 材 名】天王七（根）、天王七叶（叶）、天王七果实（果实）。

【采收加工】天王七：秋、冬二季采收，鲜用或切片晒干。天王七叶：春、夏二季采收，洗净，鲜用。天王七果实：8~9月果实成熟时采摘，晒干。

【功能主治】天王七：祛风除湿，行气活血，消食。用于风湿腰腿痛，劳伤，跌打损伤，月经不调，食积。天王七叶：止血生肌。用于刀伤出血。天王七果实：调经止带。用于月经不调，白带过多。

败酱科

缬 草

欧缬草、拔地麻、香草

Valeriana officinalis Linn.

【藏药名】རྒྱ་སྤོས།（音译名：贾贝）

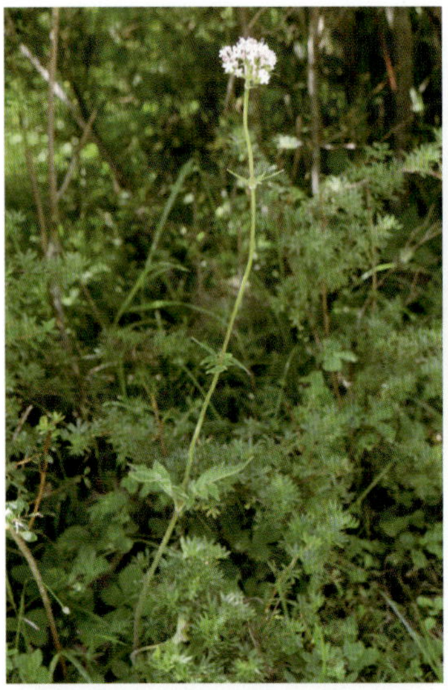

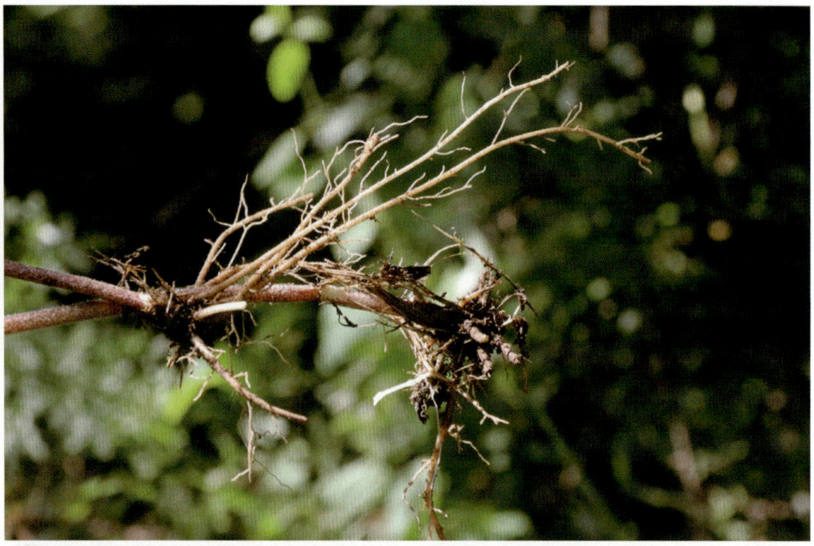

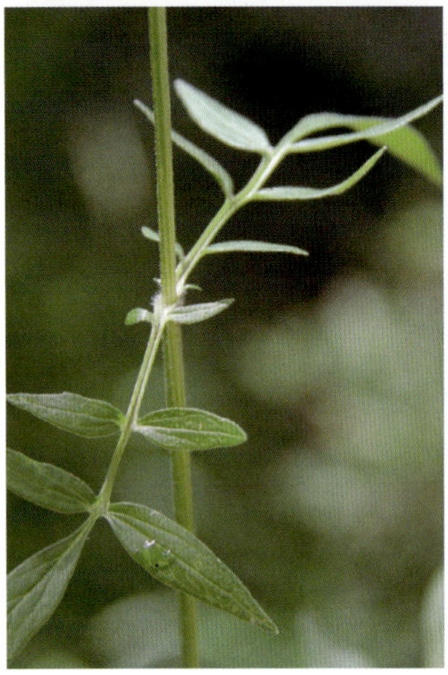

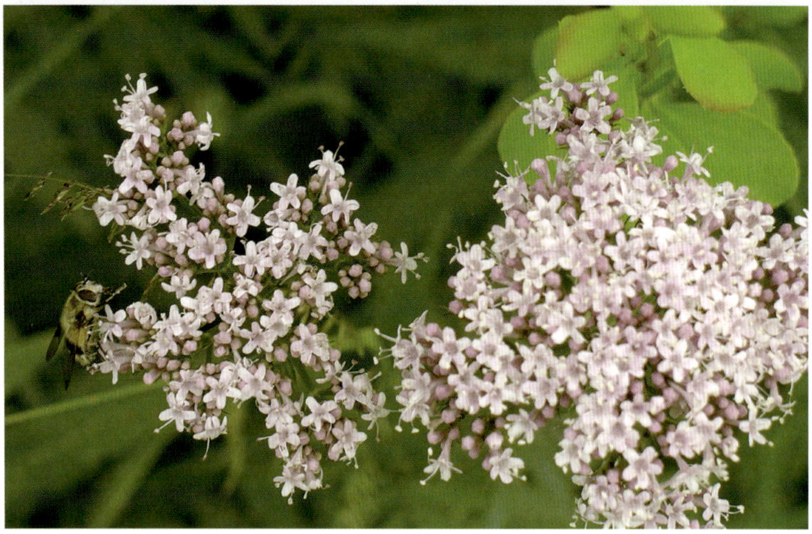

【形态特征】多年生草本。根状茎粗短，须根簇生；茎直立，中空，具纵棱，被粗毛。基生叶常在花期凋落；茎生叶对生，卵形至长卵形，羽状深裂，两面被毛。花小，紫红色或粉红色，组成顶生的伞房状三出聚伞圆锥花序；苞片线状披针形，边缘膜质，具粗缘毛；花萼多裂；花冠钟状，5裂，裂片长椭圆形；雌雄蕊均伸出花冠筒外。瘦果长卵形，光秃或被毛。花、果期6~8月。

【适宜生境】生于海拔 2600~4000 m 的林下、灌丛、草甸。

【资源状况】分布于湟中、互助、祁连、门源、湟源、大通。常见。

【药 材 名】缬草（根及根茎）。

【采收加工】9~10 月间采挖，除去茎叶及泥土，晒干。

【功能主治】安心神，祛风湿，行气血，止痛。用于心神不安，心悸失眠，癫狂，脏躁，风湿痹痛，脘腹胀痛，痛经，闭经，跌打损伤。

【藏医应用】《中华藏本草》记载本种的根及根茎或全草入药。安神宁心，祛风止痛，解毒。用于心悸气短，失眠，腹胀，肺脓肿，关节疼痛，月经不调，漏经引起的体虚，食物中毒引起的发热、扁桃体肿大，疮疖溃烂。

小缬草

小香草、香毛草、香草

Valerians tangutica Bat.

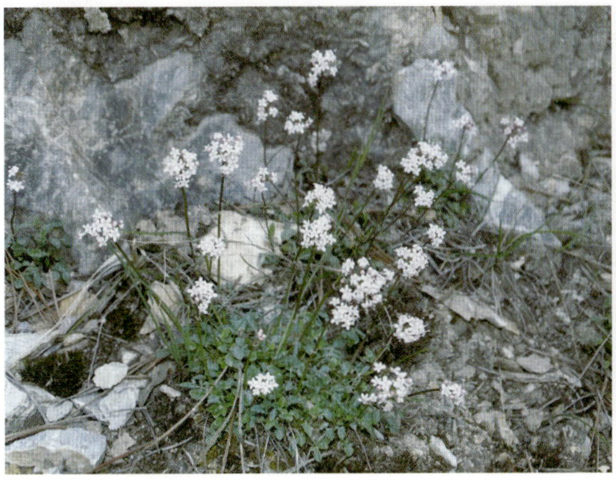

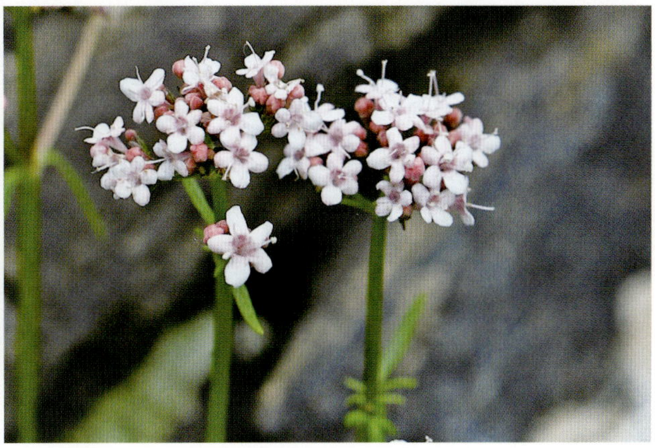

【形态特征】多年生细弱小草本，除节部被毛外，全株无毛。根细带状，根状茎斜升，根状茎及根具浓烈香味。基生叶薄纸质，全缘或大头羽裂；茎上部叶对生，羽状 3~7 深裂，全缘。聚伞花序顶生，半球状；苞片披针形，边缘膜质；花萼多裂，花时内卷，不明显；花冠筒状漏斗形，花冠 5 裂，裂片倒卵形；雌、雄蕊近等长，均伸出花冠之外。果实椭圆形，无毛。花、果期 6~8 月。

【适宜生境】生于海拔 2800~4300 m 的林下、灌丛、田边。

【资源状况】分布于共和、互助、祁连、门源、天峻。常见。

【药 材 名】香毛草（全草或根）。

【采收加工】7~9 月采收，洗净，晒干。

【功能主治】止咳，止血，散瘀，止痛。用于咳嗽，咳血，吐血，衄血，崩漏下血，风湿痹痛，骨折。

川续断科

青海刺参

小花刺参
Morina kokonorica Hao

【藏药名】སྤང་ཚེར་དཀར་པོ།（音译名：降蔡嘎保）

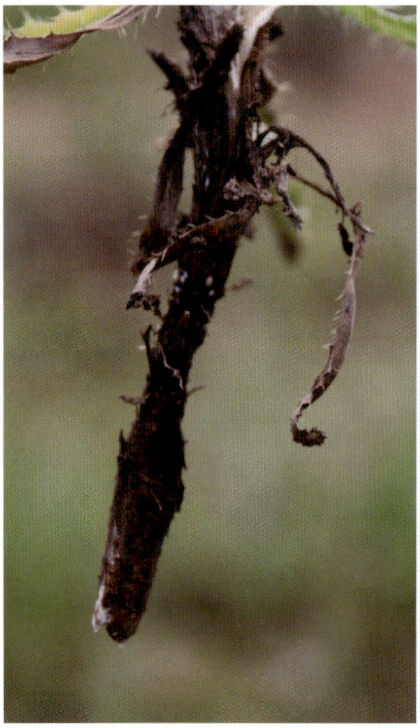
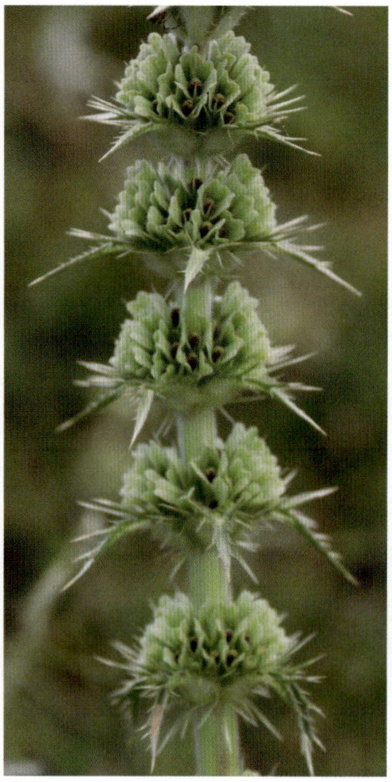
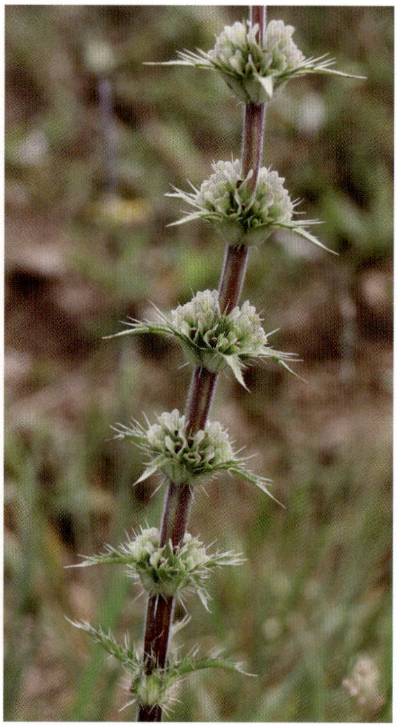

【形态特征】多年生草本。根肉质。茎直立，具棱，上部被数列白色绒毛。基生叶丛生；茎生叶轮生，2~3 轮，每轮 4 叶，边缘有硬刺，两面光滑，无柄，基部稍合生。轮伞花序多达 10 轮，每轮有总苞片 4；总苞片基部宽卵形，先端及边缘具硬刺，小总苞片筒状，顶端具不等长的硬刺；花萼杯状，基部具长毛；花冠淡绿色，外被毛，短于花萼。瘦果圆柱形，具棱。花、果期 6~9 月。

【适宜生境】生于海拔 3100~4800 m 的山坡、草地、灌丛、河谷砾石处。

【资源状况】分布于共和、刚察。常见。

【药 材 名】刺参（全草）。

【采收加工】6~7 月采收，洗净，晒干。

【功能主治】和胃止痛，消肿排脓。用于胃脘疼痛，疮痈肿痛，化脓性创伤。

【藏医应用】《中华藏本草》记载本种的根及幼苗入药。幼苗催吐，健胃。根消肿，托引黄水。用于水肿，疮疖痈肿。

桔梗科

泡沙参

灯花草、灯笼花、奶腥菜花

Adenophora potaninii Korsh.

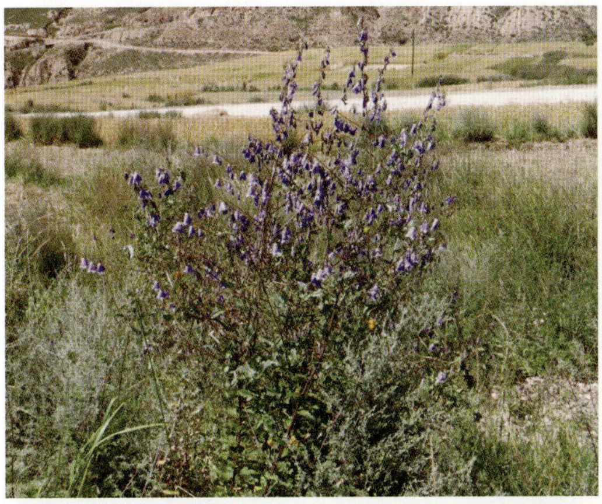

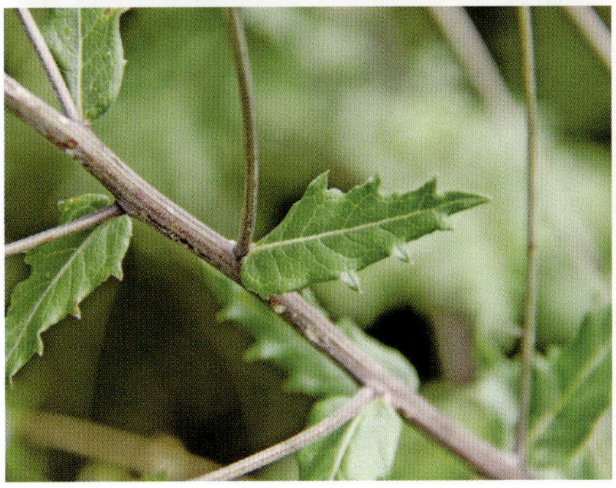

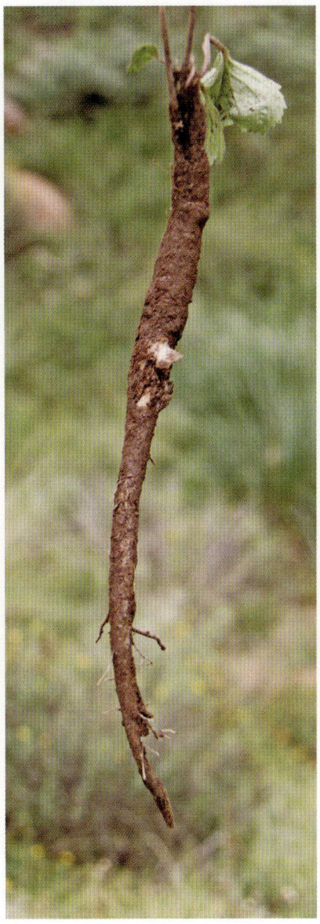

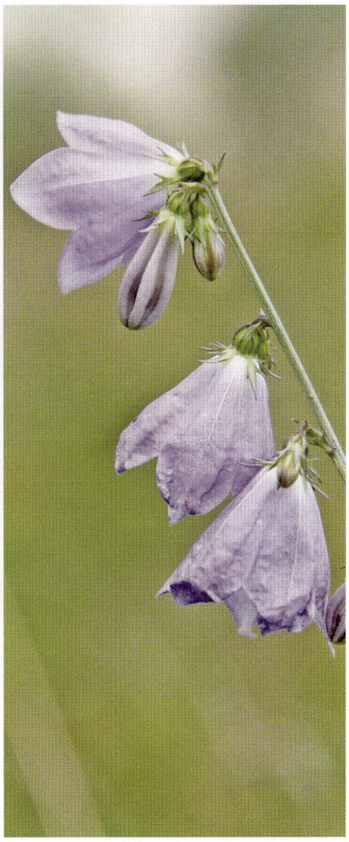

【形态特征】多年生草本。根较粗，圆柱形。茎直立，单生或 2~3 枝丛生，密被倒向短硬毛或无毛。茎生叶长圆形、卵状椭圆形或狭长圆形，先端急尖或渐尖，稀钝，边缘有粗齿；下部叶常有短柄。圆锥状或总状花序，常多花；花萼无毛，萼筒倒卵形或近球形；花冠钟形，蓝紫色，裂片阔三角形，先端尖；花盘筒状，常被短毛。种子有 1 条翅状棱。花、果期 7~9 月。

【适宜生境】生于海拔 1900~2900 m 的阳山坡、灌丛中、田边。

【资源状况】分布于大通、湟中、互助、门源。常见。

【药 材 名】沙参（根）。

【采收加工】秋季挖取根部，除去茎叶及须根，洗净泥土，切片，晒干。

【功能主治】养阴清热，润肺化痰，益胃生津。用于阴虚久咳，劳嗽痰血，燥咳痰少，虚热喉痹，津伤口渴。

脉花党参 *Codonopsis nervosa* (Chipp) Nannf.

【藏药名】ཀླུ་བདུད་རྡོ་རྗེ།（音译名：陆堆多吉）

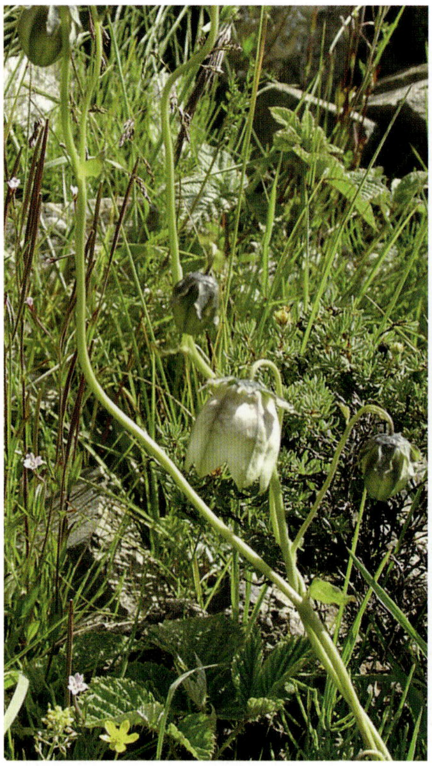

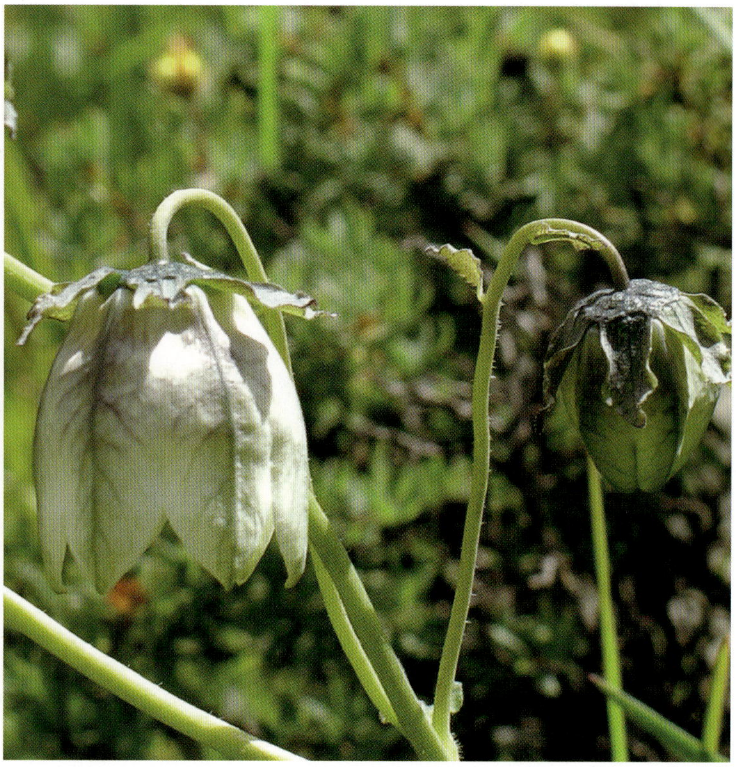

【形态特征】多年生草本。根圆柱形。主茎近基部有细分枝。叶片卵圆形，被长硬毛。花单生于茎端，茎呈花葶状；花萼裂片狭三角形至宽线形；花冠钟状，淡蓝色或紫色或有黄绿色带紫色脉纹；雄蕊 5；子房卵圆形，柱头 3 裂。蒴果椭圆形。种子多数。花期 7~8 月。

【适宜生境】生于海拔 3850~4500 m 的灌丛中、山坡、石缝中、草甸。

【资源状况】分布于祁连。常见。

【药 材 名】党参（根）。

【采收加工】秋季采挖，洗净，晒干。

【功能主治】健脾益肺，养血生津。用于脾肺气虚，食少倦怠，咳嗽虚咳，气血不足，面色萎黄，心悸气短，津伤口渴，内热消渴。

【藏医应用】《中华本草》（藏药卷）记载本种的全草入药。苦、辛、涩，凉。干黄水，消肿。用于风湿性关节炎，疮疖痈肿，麻风病。

■ 附　　注　本种常作为党参的代用品。

党 参

防风党参、上党人参、中灵草

Codonopsis pilosula (Franch.) Nannf.

【藏药名】ཀླུ་བདུད་རྡོ་རྗེ།（音译名：陆堆多吉）

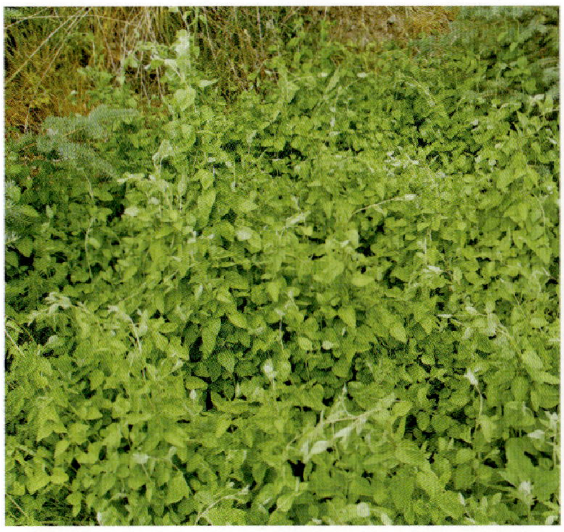

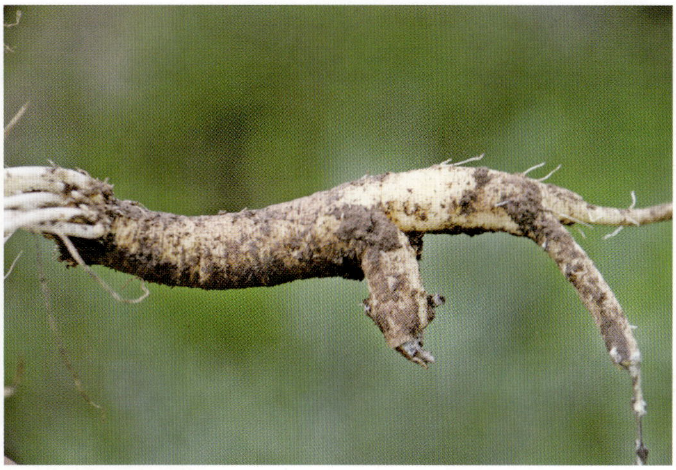

【形态特征】多年生缠绕草本。根粗大，圆柱形，常有分枝。茎缠绕，较细，多分枝，无毛。叶互生，卵形至狭卵形，两面疏被短毛或无毛，叶柄细。花单生于枝端；花萼贴生于子房基部至中部，裂片宽卵状披针形或长圆状披针形，外面有短毛或无毛；花冠黄绿色，阔钟形，浅裂，裂片三角形，先端有尖头；花柱细，柱头膨大，有白色刺毛，裂片宽大。蒴果。种子多数。花、果期 7~9 月。

【适宜生境】生于海拔 2000~2500 m 的灌丛中。

【资源状况】分布于大通、互助，种植。常见。

【药 材 名】党参（根）。

【采收加工】秋季采挖，洗净，晒干。

【功能主治】健脾益肺，养血生津。用于脾肺气虚，食少倦怠，咳嗽虚喘，气血不足，面色萎黄，心悸气短，津伤口渴，内热消渴。

【藏医应用】《中国藏药》记载本种的根入药。苦、甘、涩，凉。干黄水，消肿。用于风湿痹证，麻风病，皮肤病，脚气病，湿疹，疮疖痈肿。

菊 科

蓍

千叶蓍、欧蓍、一支蒿

Achillea millefolium Linn.

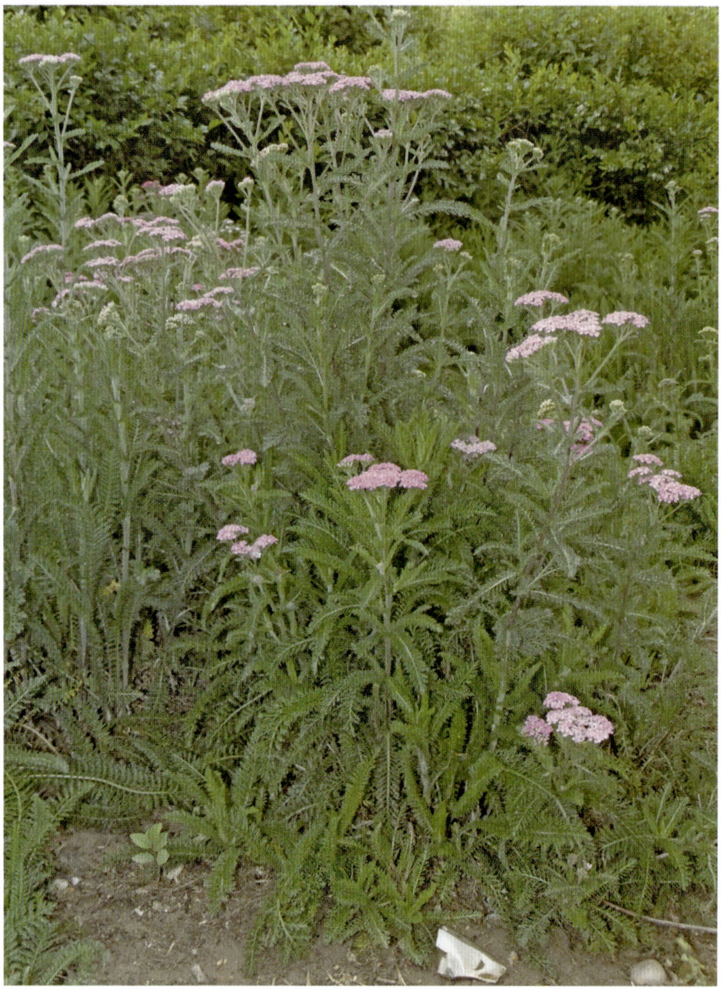

【形态特征】多年生草本。有匍匐根状茎；茎直立，有细条纹，通常生白色长柔毛，中部以上叶腋常有缩短的不育枝。叶互生，无柄，叶片长圆状披针形或近条形，二至三回羽状全裂，裂片多数，细小，顶端具软骨质短尖。头状花序多数，密集成复伞房状，各头状花序有边花5朵，舌片管圆形，白色、粉红色或淡紫红色，先端2~3齿；盘花两性，管状，黄色，5齿裂，外面有腺点。瘦果宽卵圆形。花、果期7~9月。

【适宜生境】生于海拔1800~2500 m的河滩、水边。

【资源状况】分布于共和、湟源、大通、互助。常见。

【药 材 名】洋蓍草（全草）。

【采收加工】夏、秋二季采收，鲜用或切段晒干。

【功能主治】有毒。祛风，活血，止痛，解毒。用于风湿痹痛，跌打损伤，血瘀痛经，痈肿疮毒，痔疮出血。

顶羽菊

苦蒿

Acroptilon repens (Linn.) DC.

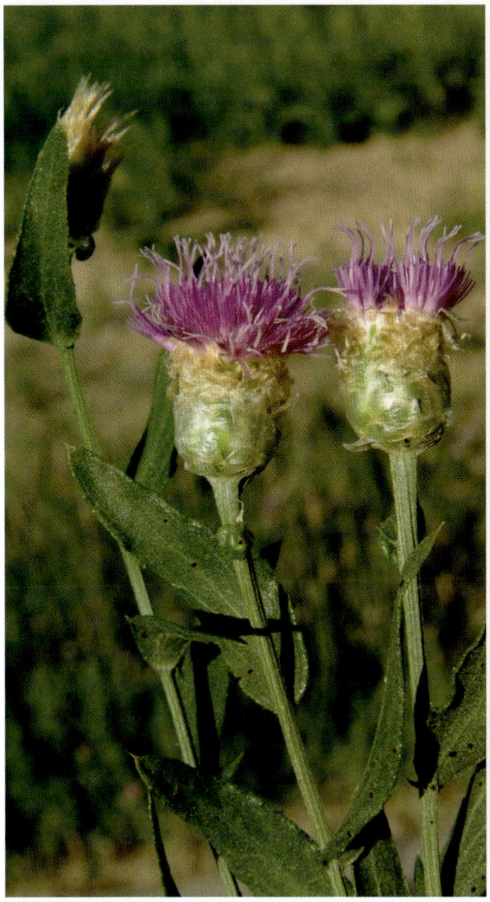

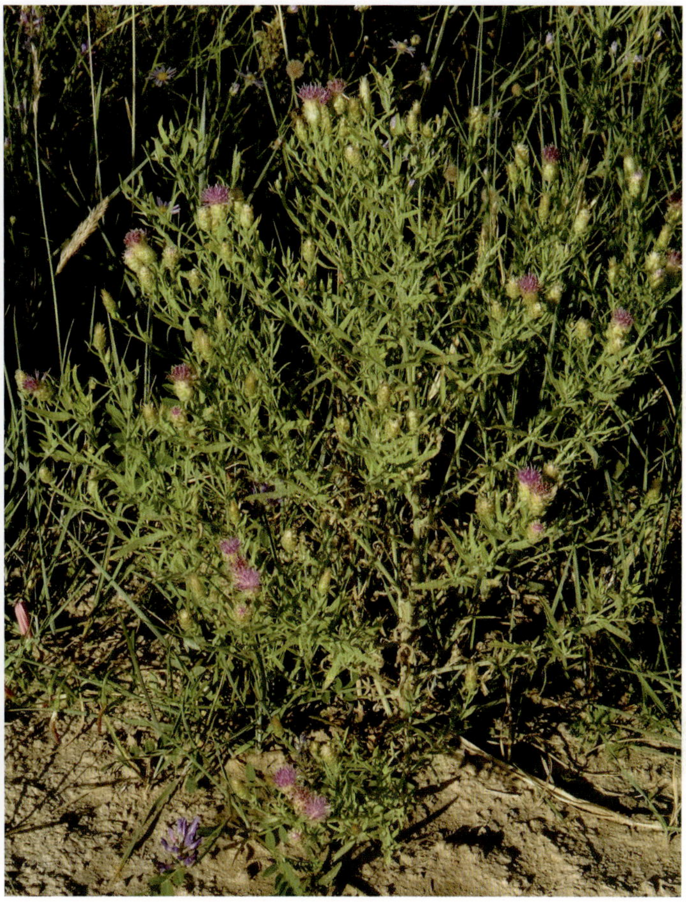

【形态特征】多年生草本，高 40~80 cm。根状茎发达；茎直立，单生或丛生，多分枝，密被蛛丝状毛和腺体。叶披针形至线形，两面被短毛和腺点。头状花序单生于枝端；总苞卵形或卵状长圆形；总苞片 4~5 层，外层宽卵形，上半部膜质透明；花托有托毛；花全部管状，花冠红紫色或淡红色，长 15~20 cm。瘦果长圆形；冠毛 2 层，向上端成羽毛状。花、果期 6~10 月。

【适宜生境】生于海拔 1800~3000 m 的田边、路边、干旱山坡、河滩砾石地。

【资源状况】分布于共和、湟中、湟源、门源、大通、海晏、天峻。常见。

【药 材 名】苦蒿（地上部分）。

【采收加工】夏、秋二季采收，切段，晒干。

【功能主治】祛风湿，解热毒。用于风湿性关节炎，痈肿疮毒。

柳叶亚菊

藏花儿、艾菊

Ajania salicifolia (Mattf.) Poljak.

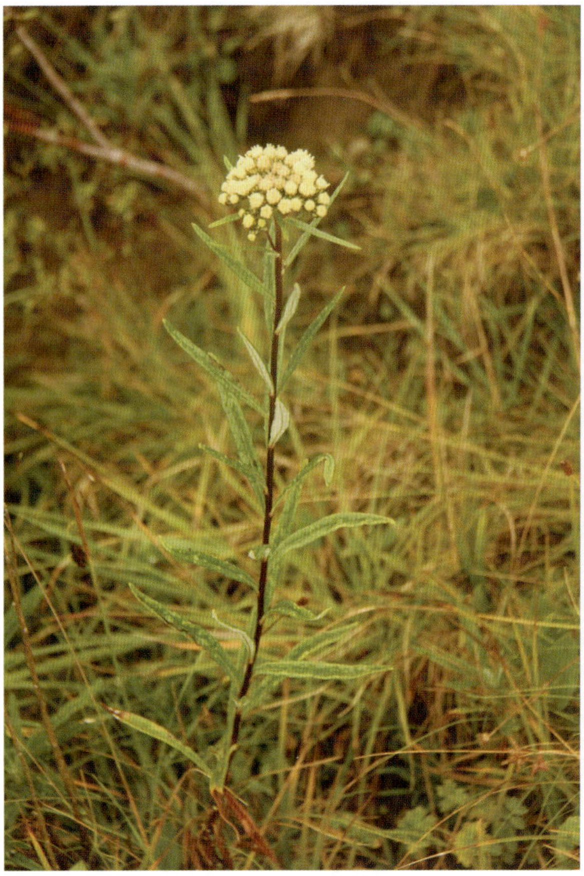

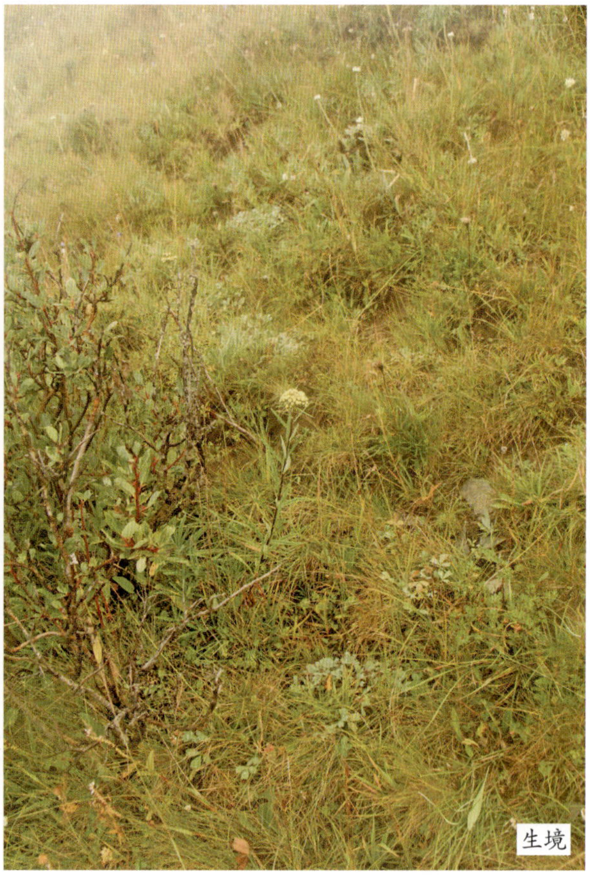

【形态特征】小灌木。老枝黑褐色，有多数覆被白色绵毛的腋芽，枝顶有稠密的莲座状叶丛，从老枝枯莲座状叶丛中发出更新短枝，由密集的叶短枝顶部的叶密集成莲座状；花枝长达 30 cm，紫红色，被白色绢毛。叶线形、狭线形或披针形，基部渐狭，有短叶柄，全缘，上面绿色，无毛，下面白色，密被厚绢毛。头状花序多数，于枝端排成密集的伞房花序；总苞钟形，总苞片 4 层，外层卵形。瘦果。花、果期 6~9 月。

【适宜生境】生于海拔 2450~3440 m 的林缘、山坡灌丛、田边、路边。

【资源状况】分布于共和、大通、湟源、互助、门源。常见。

【药 材 名】柳叶亚菊蒿（全草）。

【采收加工】夏季采收，阴干或晒干。

【功能主治】清热，止咳。用于肺热咳嗽。

黄腺香青 *Anaphalis aureopunctata* Lingelsh et Borza

【藏药名】གན་དྷ་བ་དྲ།（音译名：甘达巴扎）

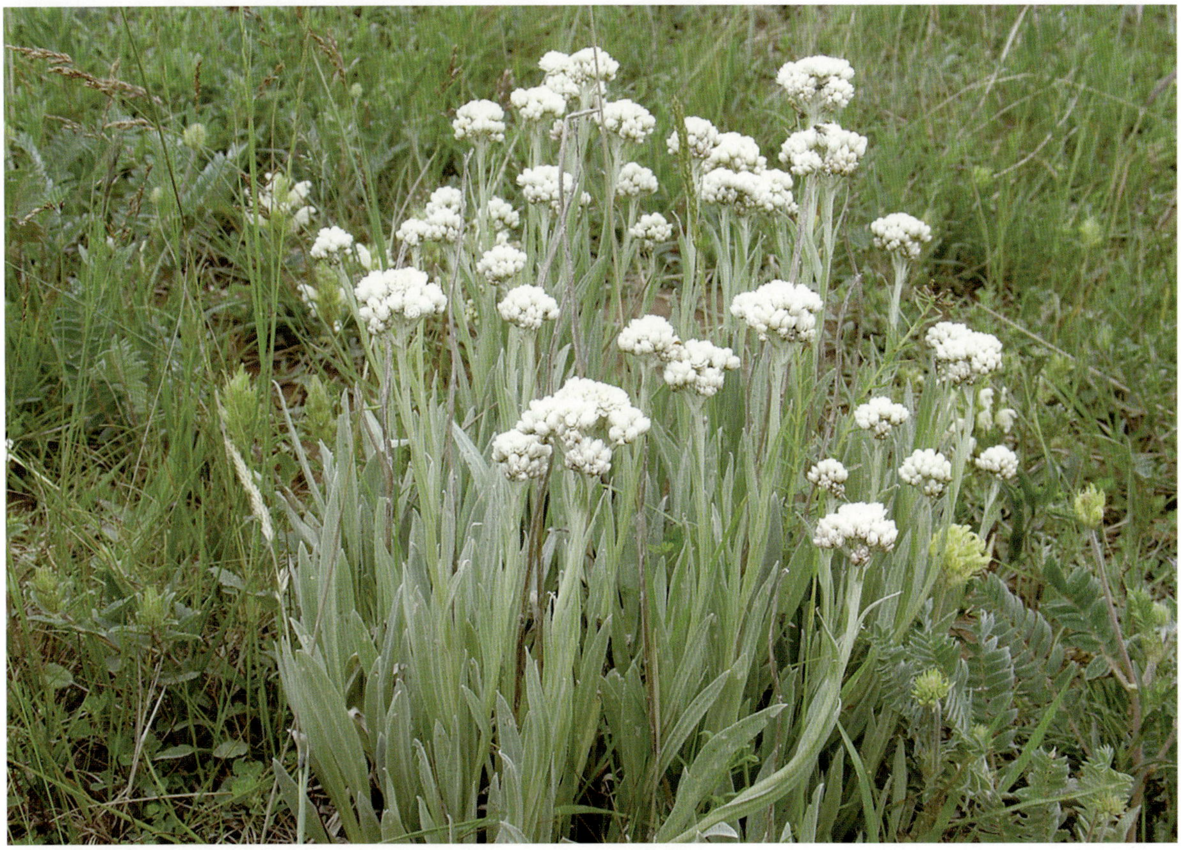

【形态特征】多年生草本，高 20~50 cm。茎直立，被白色或灰白色蛛丝状棉毛。下部叶在花期枯萎，匙形或披针状椭圆形，有具翅的柄；上部叶小，披针状线形；全部叶上面被具柄腺毛及易脱落的蛛丝状毛，下面被白色或灰白色蛛丝状毛及腺毛。头状花序多数密集成复伞房状；花序梗纤细；总苞钟状或狭钟状，总苞片约 5 层，外层浅或深褐色，内层白色或黄白色。瘦果。花期 7~9 月，果期 9~10 月。

【适宜生境】生于海拔 1850~4000 m 的沟谷林下、林缘、河沟灌丛、高寒草原等。

【资源状况】分布于互助、湟中、大通、门源。少见。

【藏医应用】《中国藏药材大全》记载本种的花序入药。甘，平。清凉解毒，平咳定喘。用于感冒咳嗽，慢性支气管炎，风湿腿痛，高血压。

二色香青

白头蒿

Anaphalis bicolor (Franch.) Diels

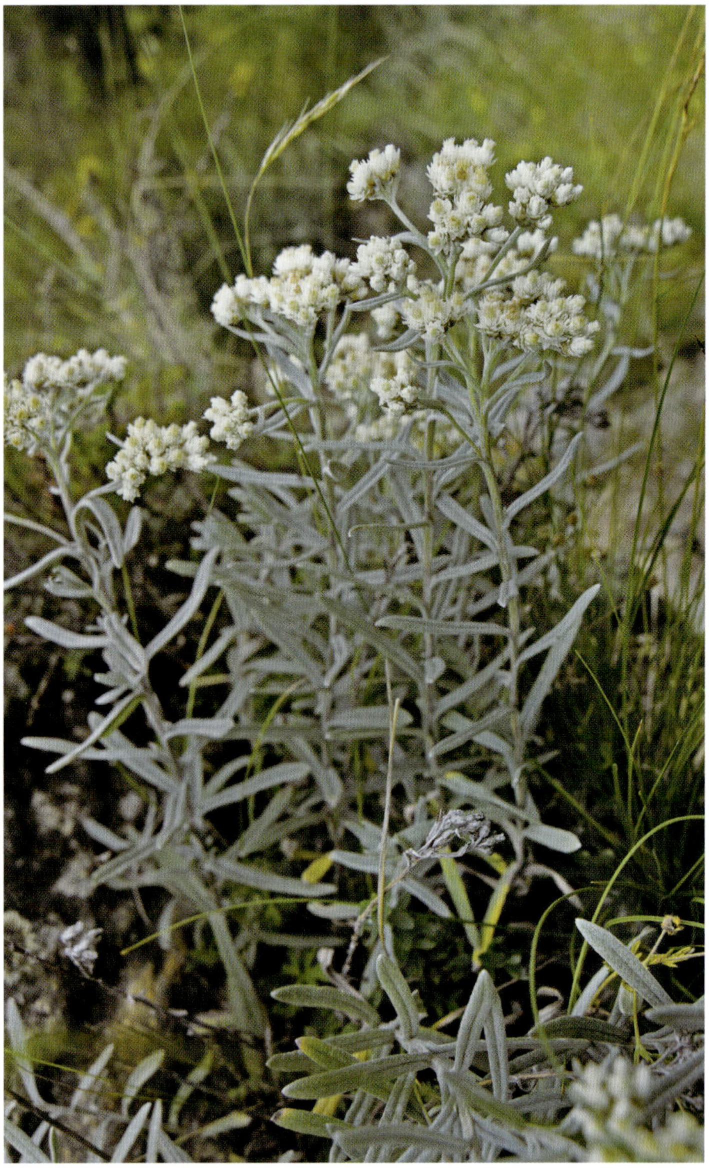

【形态特征】多年生草本。根出条短，被褐色鳞片，有顶生的被白色厚茸毛莲座状叶丛，与花茎密集丛生。根状茎细或粗壮，有须根；茎丛生，具白色或灰白色或黄白色棉毛及头状具柄腺毛。叶互生，叶片线形或长圆状线形。头状花序多数，于茎顶或枝端密集成复伞房花序。瘦果长圆形。花期 7~10 月，果期 9~11 月。

【适宜生境】生于海拔 2000~4500 m 的高山山坡、草地、林缘及灌木丛中。

【资源状况】分布于互助、门源、大通。常见。

【药 材 名】三轮蒿（全草）。

【采收加工】夏、秋二季采收，晒干。

【功能主治】化湿解暑，止咳。用于暑湿伤中，痧气腹痛，肺痨。

淡黄香青

铜钱花

Anaphalis flavescens Hand.-Mazz.

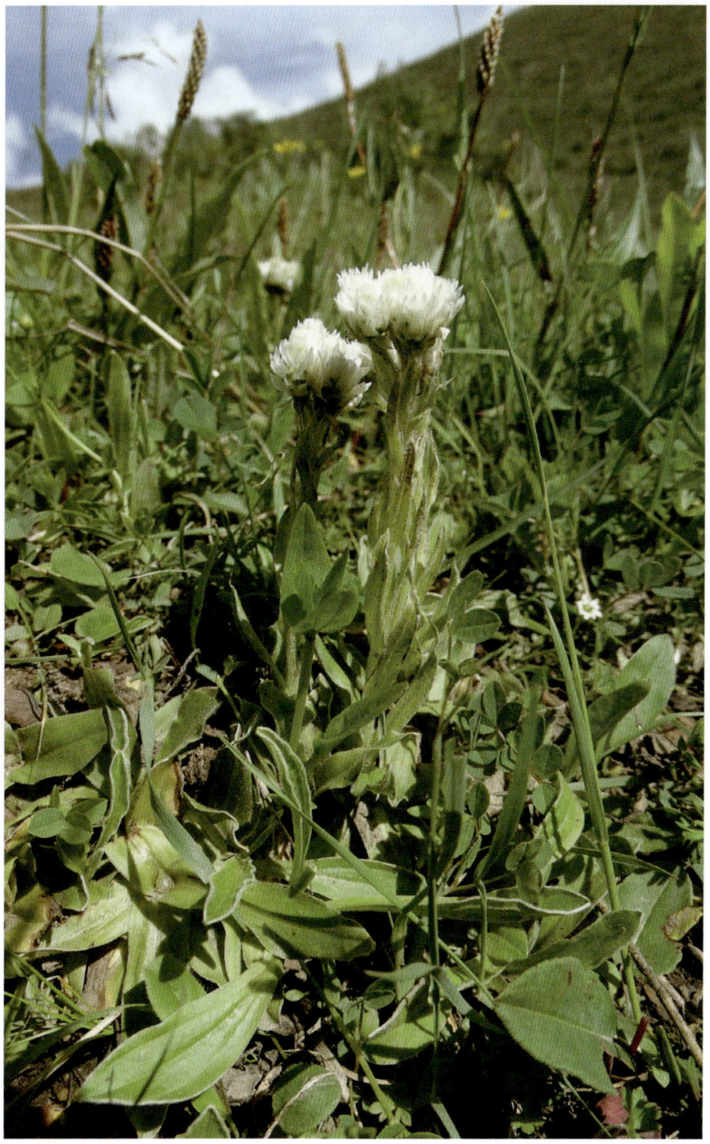

【形态特征】多年生草本。根状茎稍细长，木质；匍枝细长，有膜质鳞片状叶及顶生的莲座状叶丛。莲座状叶倒披针状长圆形，下部渐狭成长柄，顶端尖或稍钝，基部叶在花期枯萎；下部及中部叶长圆状披针形或披针形。头状花序 6~16 个密集成伞房或复伞房状。瘦果长圆形，长 1.5~1.8 mm，被密乳头状突起。花期 8~9 月，果期 9~10 月。

【适宜生境】生于海拔 2800~4700 m 的高山山坡、草地、林缘及灌木丛中。

【资源状况】分布于互助、门源、大通、祁连、共和、天峻。常见。

【药 材 名】清明菜（全草）。

【采收加工】夏、秋二季采收，鲜用或晒干。

【功能主治】清热解毒，止咳。用于疮癣，支气管炎。

铃铃香青

灵香蒿、零陵香、玲玲香、铜钱花

Anaphalis hancockii Maxim.

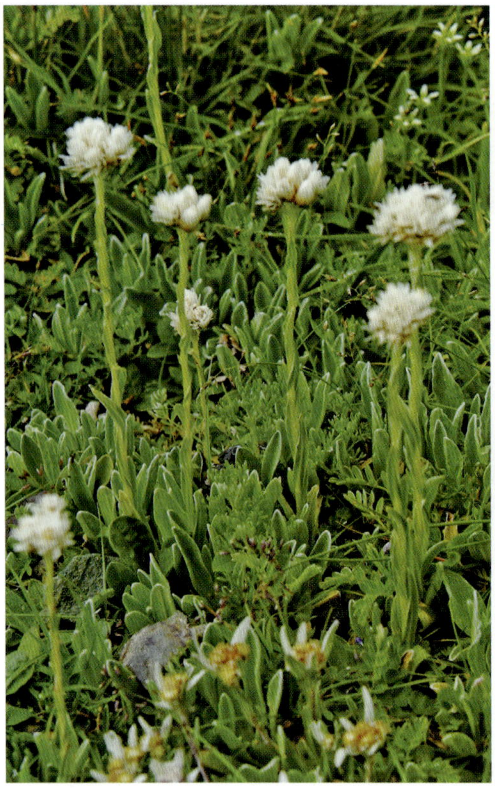

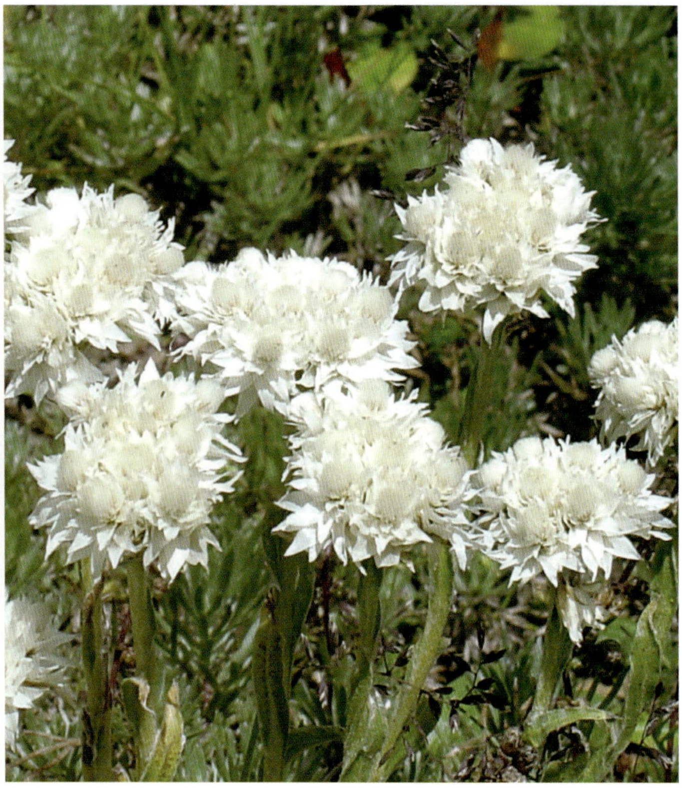

【形态特征】多年生草本。根状茎细长，有分枝；茎直立，上部被白色蛛丝状毛和头状具柄腺体，下部常脱毛。莲座丛叶和茎下部叶匙形、匙状长圆形或线状匙形，基部渐狭成具宽翅柄或近无柄；中上部叶直立，贴生，线状披针形或披针形；全部叶两面被头状具柄腺体，仅边缘具蛛丝状棉毛，有时两面有蛛丝状毛。头状花序大而少，在茎端密集成复伞房状。瘦果具乳突。花、果期 7~9 月。

【适宜生境】生于海拔 2800~4200 m 的河滩草地、山谷、山坡、灌丛中及高山草甸。

【资源状况】分布于互助、大通、门源、祁连、海晏、刚察、湟中、共和。常见。

【药 材 名】五月霜（全草）。

【采收加工】6~8 月采收，阴干。

【功能主治】清热，燥湿，杀虫。用于子宫炎，滴虫阴道炎。

乳白香青

大矛香艾、大白矛香

Anaphalis lactea Maxim.

【藏药名】གནྡྷ་བྷ་ད།（音译名：甘达巴扎）

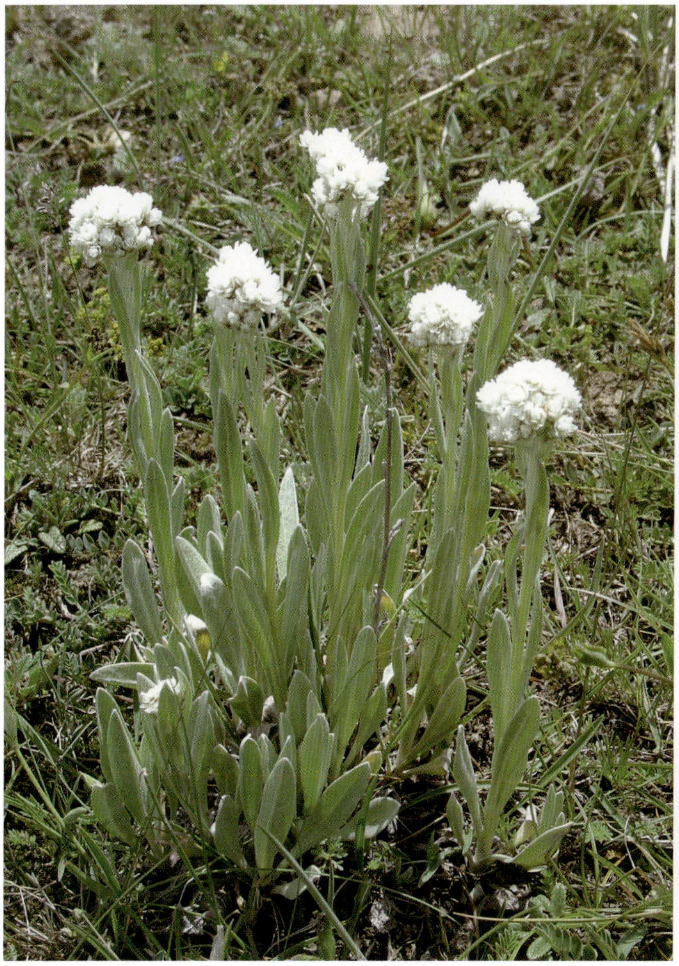

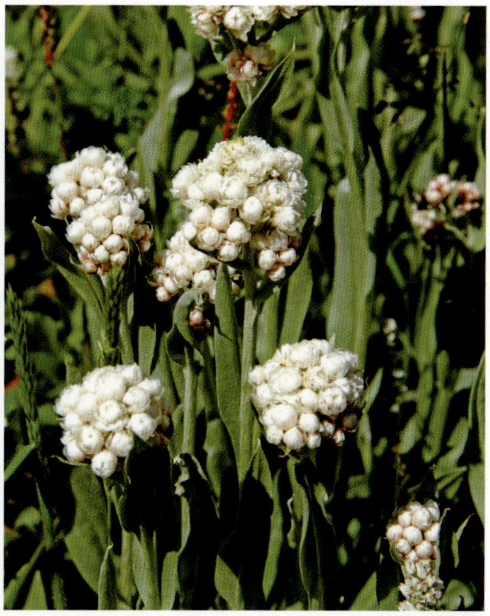

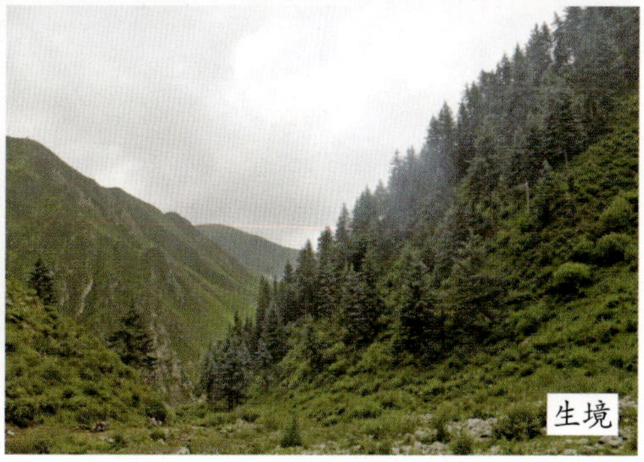

生境

【形态特征】 多年生草本。根状茎粗，木质，有分枝，不育枝顶端具莲座状叶丛；茎直立，被灰白色或白色棉毛。莲座状叶匙状长圆形或倒披针形，叶片长 6~13 cm，连柄更长。头状花序在茎、枝顶端密集成复伞房花序，花序梗短；花苞钟状，总苞片约 5 层，上部乳白色，稀红色，基部褐色，被白色密棉毛，先端钝圆，外层卵形，内层卵状长圆形。瘦果近无毛。花、果期 7~9 月。

【适宜生境】 生于海拔 2600~4700 m 的高山草甸、灌丛林、林下、林缘、河边、田边。

【资源状况】 分布于互助、大通、门源、祁连、海晏、刚察、湟中、湟源、天峻、共和。常见。

【药 材 名】 乳白香青（全草）。

【采收加工】 夏季花未开放时割取全草，晒干。

【功能主治】 清热止咳，散瘀止血。用于感冒头痛，肺热咳嗽，外伤出血。

【藏医应用】 《中国藏药》记载本种的花序入药。用于痞瘤，“培根”病。

珠光香青

一面青、大火草、避风草、火草

Anaphalis margaritacea (Linn.) Benth. et Hook. f.

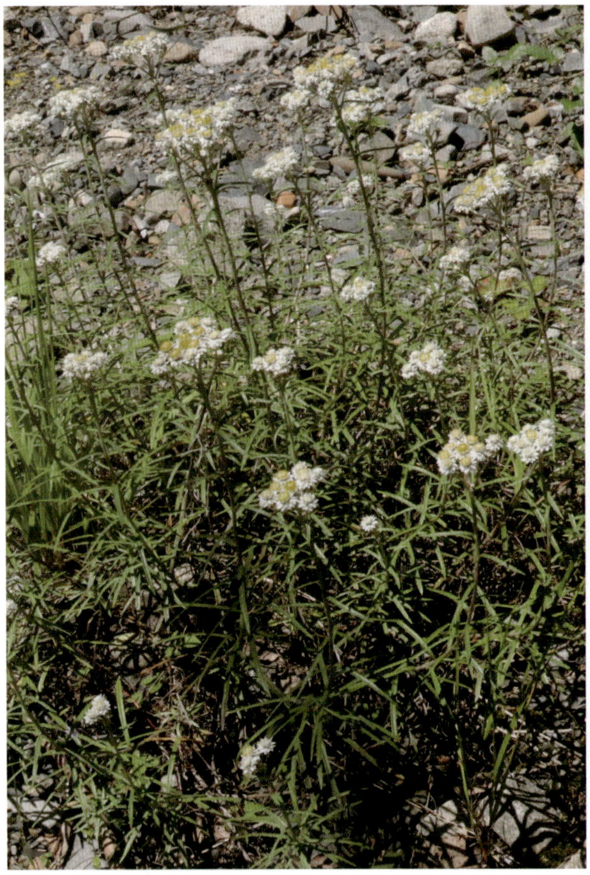

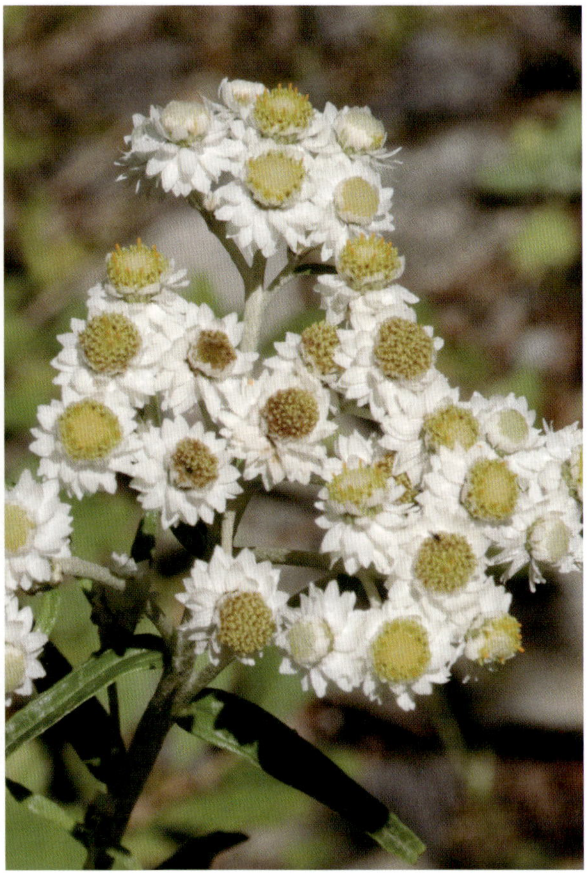

【形态特征】多年生草本。根状茎横生，多分枝，有不育枝；茎丛生，直立，有分枝，常紫褐色，被灰白色棉毛。茎下部叶在花期枯萎，中上部叶线形或线状披针形，先端渐尖，边缘反卷，基部不下延，上面初被蛛丝状毛，后脱毛，有光泽，下面被密的灰白色或黄褐色密棉毛，中脉在下面明显。头状花序多数，在茎端排列成复伞状花序。瘦果有腺点。花、果期 7~9 月。

【适宜生境】生于海拔 1900~3000 m 的河滩、田边、山坡及灌丛中。

【资源状况】分布于湟中、互助、门源、祁连、大通。常见。

【药 材 名】大叶白头翁（带根全草）。

【采收加工】夏季花苞初放时连根挖起，去净泥沙，鲜用或晒干。

【功能主治】清热泻火，燥湿驱虫。用于吐血，胃火牙痛，湿热泻痢，蛔虫病，乳痈，瘰疬，臁疮。

牛 蒡

恶实、鼠粘子、大力子、大牛子

Arctium lappa Linn.

【藏药名】རྒྱ་བ་ཙད། （音译名：西松）

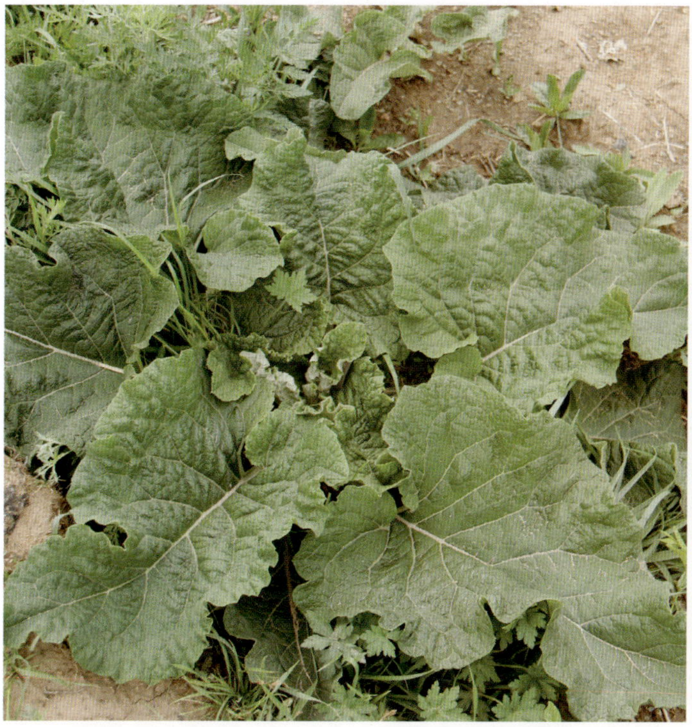

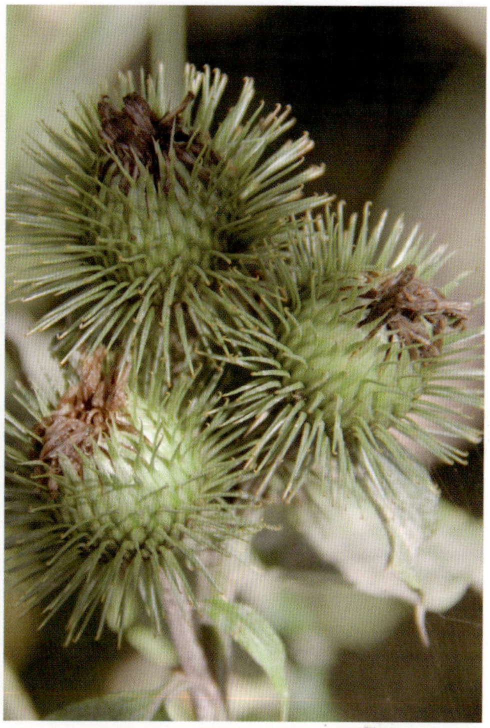

【形态特征】多年生草本。根粗壮，肉质。茎直立，上部多分枝。基生叶丛生，大型，宽卵形或长卵形，先端钝圆，具小尖头，全缘或有不规则的波齿状，基部心形，上面光滑或有疏毛，下面密被灰白色绒毛，叶柄被白色蛛丝状毛；茎生叶互生，与基生叶同形，较小。头状花序多数，小花管状，紫红色。瘦果长圆形或长圆状倒卵形。花、果期 6~9 月。

【适宜生境】生于海拔 1800~2500 m 的荒地、田边、宅边和路边。

【资源状况】分布于互助县。常见。

【药 材 名】牛蒡子（成熟果实）。

【采收加工】秋季果实成熟时采收果序，晒干，打下果实，除去杂质，再晒干。

【功能主治】疏散风热，宣肺透疹，解毒利咽。用于风热感冒，咳嗽痰多，麻疹，风疹，咽喉肿痛，痄腮，丹毒，痈肿疮毒。

【藏医应用】《中国藏药》记载本种的果实入药。辛、苦，温。泻脉，利尿。用于石淋。

黄花蒿

苦蒿、香蒿、臭蒿、草蒿

Artemisia annua Linn.

【藏药名】ཁན་ཙག（音译名：堪巴）

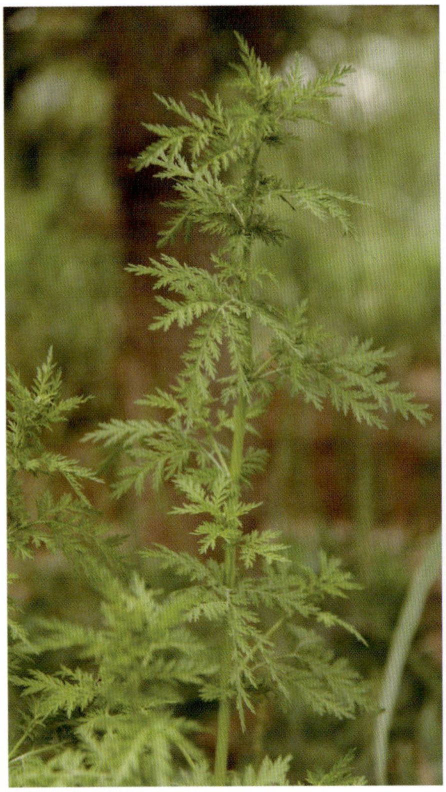

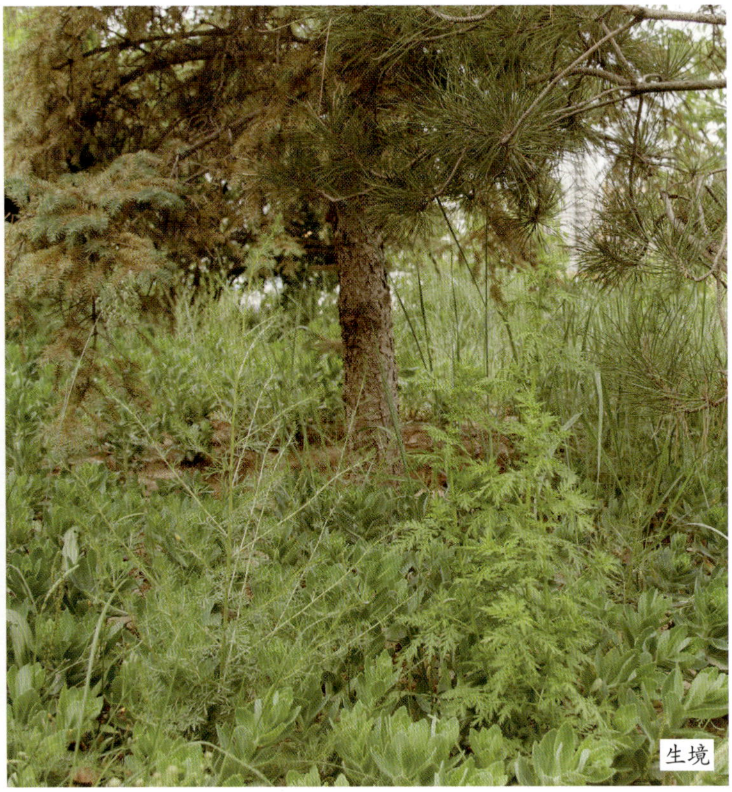

【形态特征】一年生草本。茎直立，圆柱形，表面具有纵浅槽，幼时绿色，老时变为枯黄色，下部木质化，上部多分枝。叶互生，三回羽状细裂，裂片先端尖，上面绿色，下面黄绿色。头状花序球形，下垂，排列成具有叶片的金字塔形圆锥花序；总苞平滑无毛，苞片 2~3 层；花托矩圆形；花均为管状花，黄色。瘦果卵形。花期 8~10 月，果期 10~11 月。

【适宜生境】生于海拔 2230~3100 m 的荒野、山坡、路边及河岸边。

【资源状况】分布于大通、湟源、互助、祁连、门源、湟中。常见。

【药 材 名】青蒿（地上部分）。

【采收加工】秋季花盛开时采收，除去老茎，阴干。

【功能主治】清虚热，除骨蒸，解暑热，截疟，退黄。用于温邪伤阴，夜热早凉，阴虚发热，骨蒸劳热，暑邪发热，疟疾，寒热，湿热黄疸。

【藏医应用】《中华藏本草》记载本种的地上部分入药。清热，消肿，解毒。用于感冒发热，疟疾，炭疽。

沙 蒿

漠蒿、青沙蒿

Artemisia desertorum Spreng.

【藏药名】ཡོག་མོ་ནག་པོ།（音译名：耀姆那保）

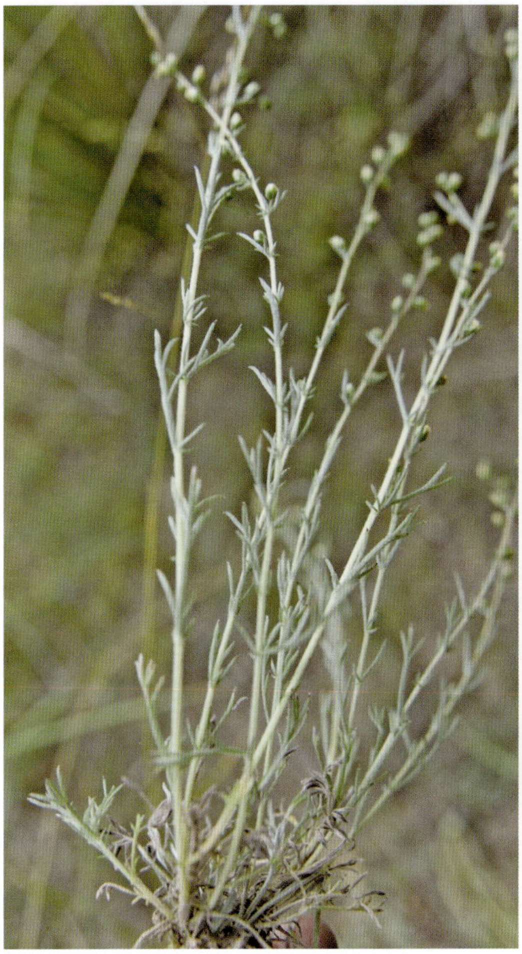

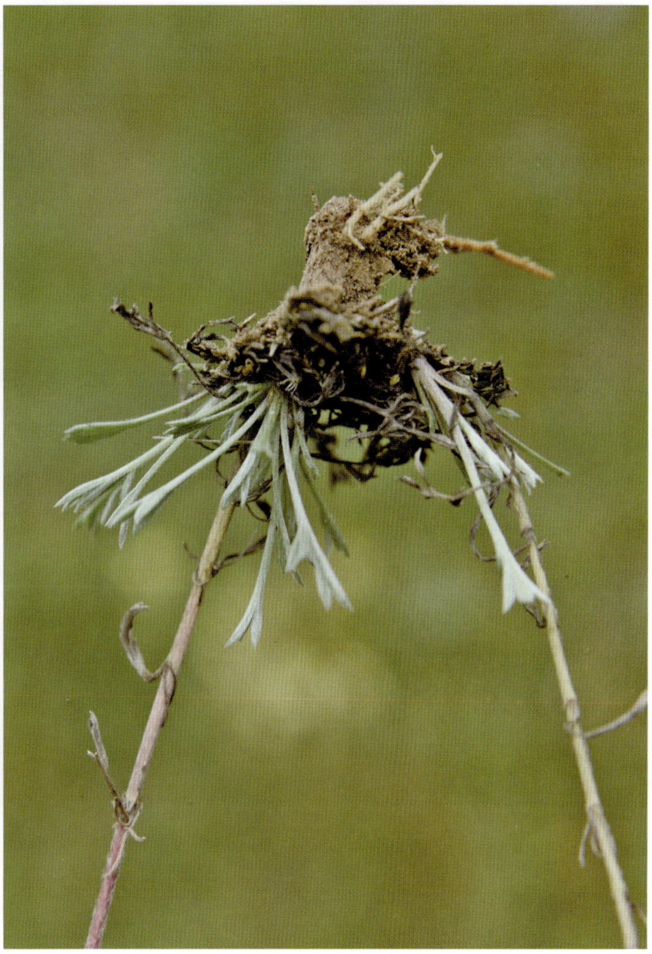

【形态特征】多年生草本。主根明显，木质，颈部多分枝，稀不分枝。茎数个丛生，偶有单生，花序有分枝，极少不分枝。基生叶和营养叶丛的叶二回羽状全裂或深裂，侧裂片深裂，小裂片线状长圆形，两面有毛；中部叶羽状深裂，侧裂片线状长圆形；上部叶与苞叶不分裂至 3 裂，无柄。头状花序卵状球形或近球形，在茎上排成总状花序；两性花花冠檐带紫红色。花、果期 7~9 月。

【适宜生境】生于海拔 2400~4750 m 的田边、河岸、滩地、山坡、林缘。

【资源状况】分布于共和、互助、湟中、大通。常见。

【藏医应用】《中国藏药》记载本种的全草入药。苦，温。散肿，散毒。用于疮疖，干脓水，痈疖肿痛。

牛尾蒿

野蒿、艾蒿、水蒿、米蒿

Artemisia dubia Wall. ex Bess.

【藏药名】ཕུར་མོང་ནག་པོ།（音译名：普尔芒那保）

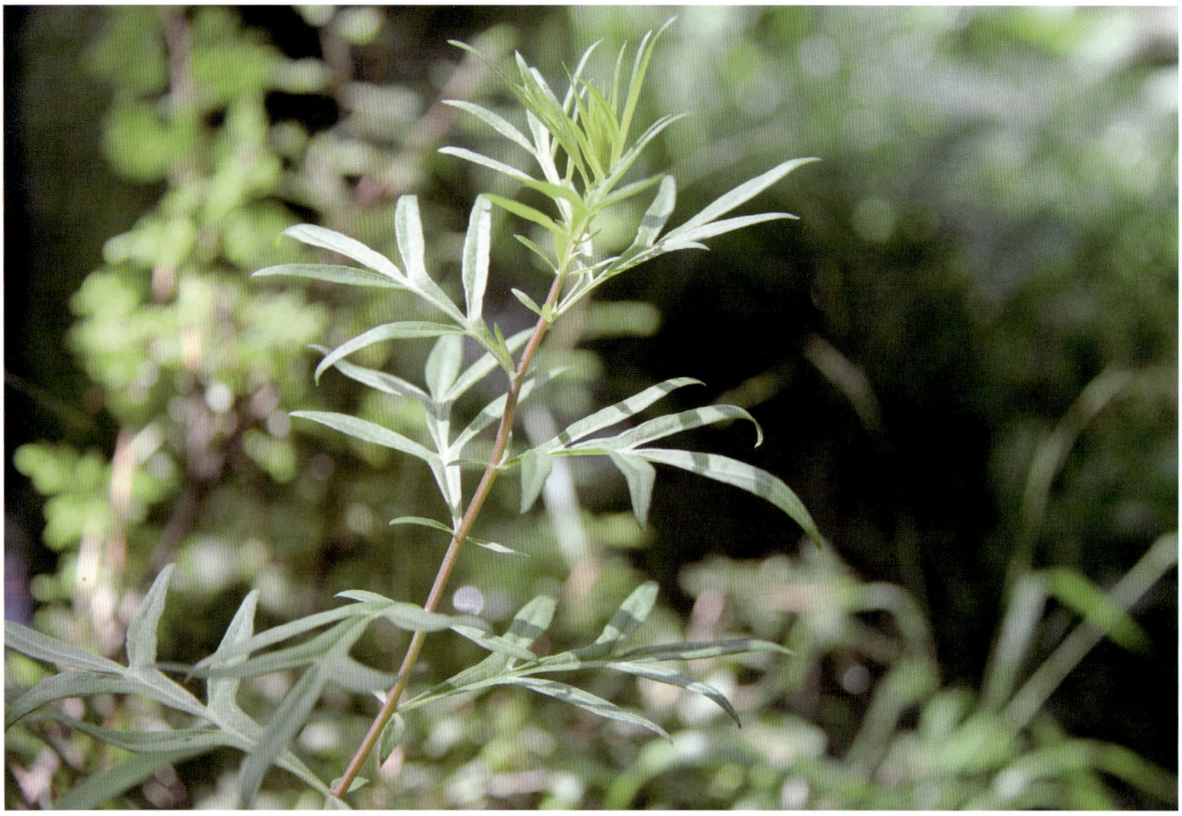

【形态特征】多年生草本。根状茎粗短，有营养枝；茎丛生，紫褐色或绿褐色，纵棱明显。叶互生，上面微被短柔毛，下面较密，宿存；基生叶与茎下部叶大，卵形或长圆形，羽状5深裂，有时裂片上还有1~2枚小裂片，无柄，花期叶凋谢。头状花序多数，有短梗或近无梗，基部有小苞叶，在分枝的小枝上排成穗状花序或穗状花序状的总状花序。瘦果小，长圆形或倒卵形。花、果期8~10月。

【适宜生境】生于海拔2200~3800 m的荒野、山坡、路边及河谷阶地。

【资源状况】分布于共和、大通、湟源、互助、祁连、门源。常见。

【药 材 名】牛尾蒿（全草）。

【采收加工】秋季采收，鲜用或扎把晾干。

【功能主治】清热，凉血，解毒，杀虫。用于急性热病，肺热咳嗽，咽喉肿痛，鼻衄，血风疮，蛲虫病。

【藏医应用】《中国藏药》记载本种的全草入药。苦，凉。杀虫，止溃疡。用于虫病，咽喉病，炭疽。粉末外用收敛脓水。用于疮疡。

冷 蒿 *Artemisia frigida* Willd.

【藏药名】འཁན་སྐྱ།（音译名：坎加）

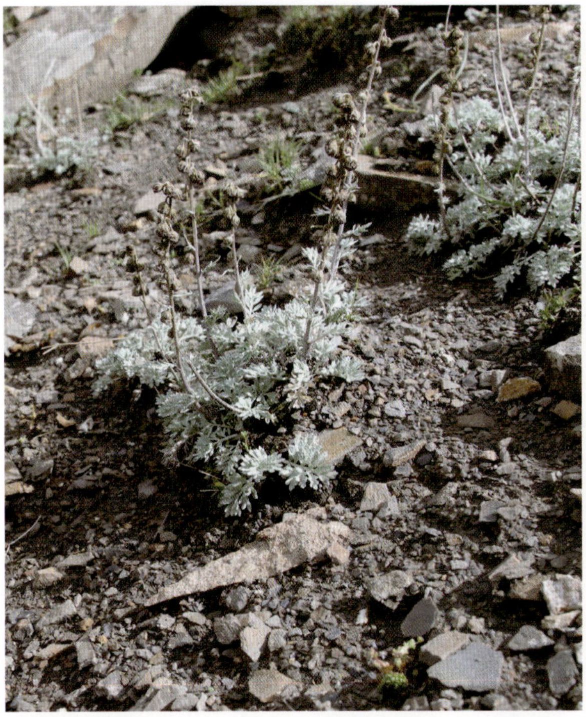

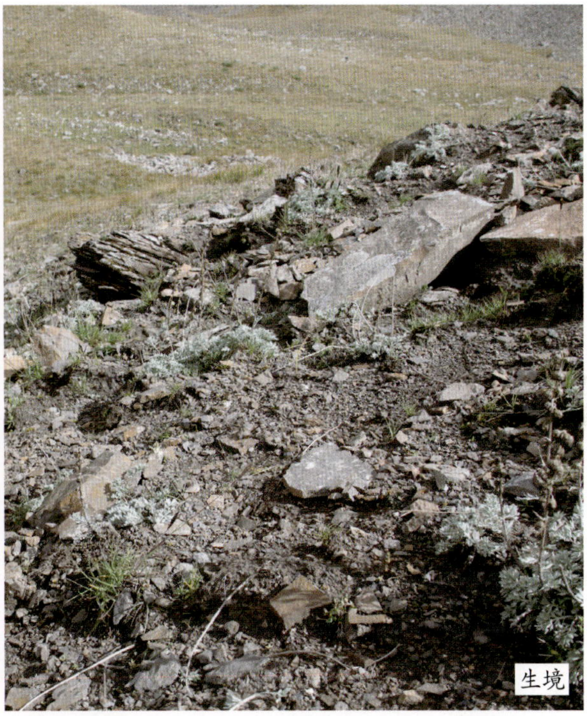

生境

【形态特征】多年生草本，有时略呈半灌木状。主根细长或粗，木质化，侧根多。根状茎粗短或略细；茎、枝、叶及总苞片背面密被淡灰黄色或灰白色稍带绢质的短绒毛，后茎上毛稍脱落。头状花序半球形、球形或卵球形，在茎上排成总状花序或为狭窄的总状花序式的圆锥花序；总苞片 3~4 层，外层、中层总苞片卵形或长卵形。瘦果长圆形或椭圆状倒卵形。花、果期 7~10 月。

【适宜生境】生于海拔 2230~4300 m 的干旱山坡、沙滩、河谷阶地，常构成山地干旱与半干旱地区植物群落的建群种或主要伴生种。

【资源状况】分布于共和、互助、湟中、湟源、大通、门源、海晏。常见。

【药 材 名】茵陈蒿（幼苗）。

【采收加工】3~4 月采收，晒干。

【功能主治】清热利湿，退黄。用于黄疸，小便不利，湿疮瘙痒。

【藏医应用】《中华藏本草》记载本种的地上部分入药。清血热，止血，消肿，去腐生肌。用于血热病，肝热，肺热咳血，炭疽；外用治痈疖肿毒。

■ 附　注　本种常作为茵陈蒿的代用品。

臭　蒿

牛尾蒿、海定蒿

Artemisia hedinii Ostenf. et Pauls.

【藏药名】བང་ས་རྩེ་ནག་པོ།（音译名：桑孜那保）

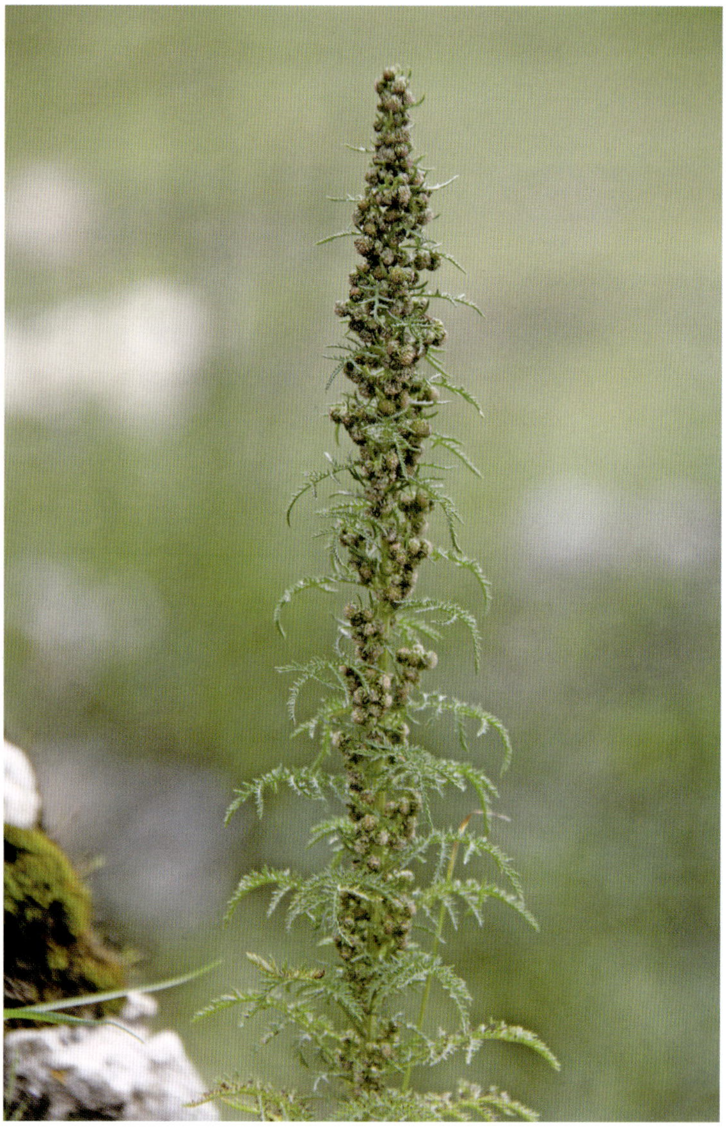

【形态特征】一年生草本，植株有浓烈臭味。根单一，垂直。茎直立，单生，稍粗壮，上部有腋生花序序枝，稍带紫红色。叶互生，有短叶柄或几无柄，茎下部与中部叶片长椭圆形，二回栉齿状羽状分裂，裂片长圆形，有锯齿，基部稍平展，半抱茎；上部叶与苞片叶渐小，一回栉齿状羽状分裂。头状花序半球形或近球形。瘦果长圆状倒卵形。花、果期7~10月。

【适宜生境】生于海拔2700~4700 m的滩地、河滩、田边、山坡。

【资源状况】分布于共和、互助、大通、门源、祁连、海晏、刚察、天峻、湟中、湟源。常见。

【药 材 名】臭蒿（全草）。

【采收加工】8~9月采收，阴干。

【功能主治】有小毒。清湿热，消肿毒。用于湿热黄疸，胆囊炎，痈肿毒疮，湿疹疥癣，毒蛇咬伤。

【藏医应用】《中华藏本草》记载本种的地上部分入药。味苦、辛，消化后味苦，性微寒。清热，凉血，利胆。用于“赤巴”病，黄疸性肝炎，胆囊炎。

猪毛蒿

滨蒿

Artemisia scoparia Waldst. et Kit.

【藏药名】ཚར་བོང་ནག་པོ།（音译名：蔡尔王那保）

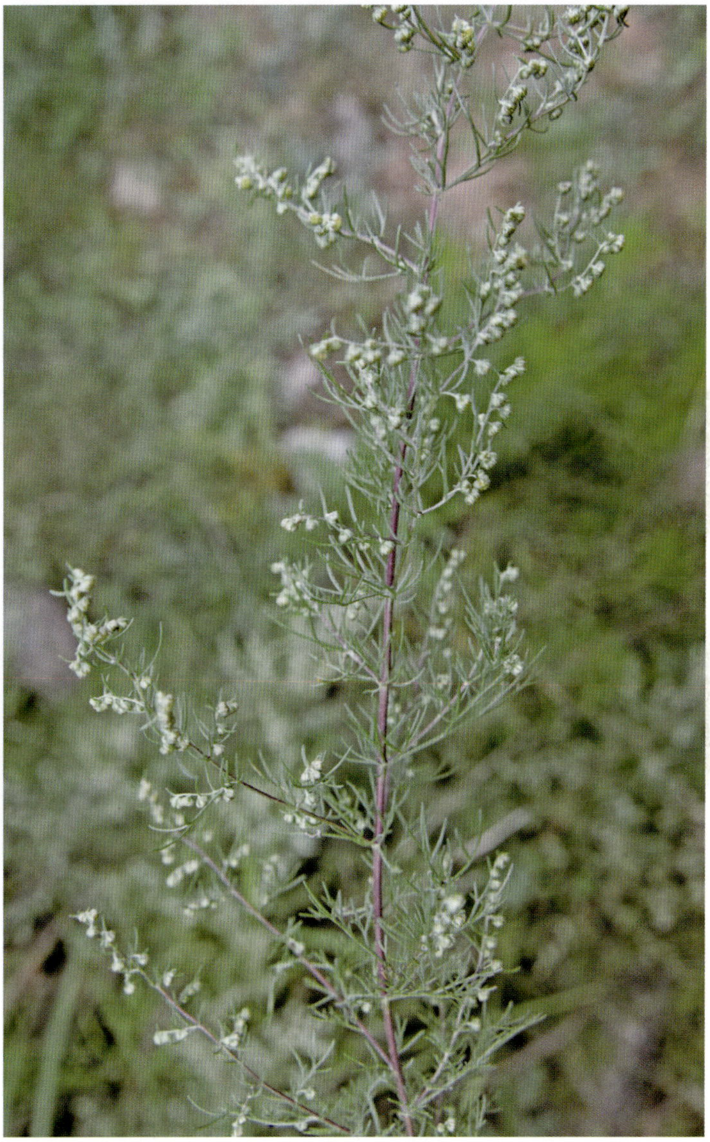

【形态特征】多年生草本，全株幼时被灰白色绢毛。根狭纺锤形。茎常单一，偶2~4，基部常木质化，表面紫色或黄绿色，有纵条纹。叶密集，下部叶与不育枝的叶同形，有长柄，叶长圆形，二至三回羽状全裂，最终裂片披针形或线形。头状花序极多数，有梗，在茎的侧枝上排列成复总状花序。瘦果。花期8~9月，果期9~10月。

【适宜生境】生于海拔2230~3600 m的山坡、荒地、田边。

【资源状况】分布于共和、互助、门源。常见。

【药 材 名】茵陈蒿（地上部位）。

【采收加工】春季幼苗高6~10 cm时采收或秋季花蕾长至花初开时采割，除去杂质和老茎，晒干。

【功能主治】清热利湿，退黄。用于黄疸，小便不利，湿疮瘙痒。

【藏医应用】《中国藏药》记载本种的全草入药。苦、辛，凉。清热解毒。用于咽喉热痛，肺热病，肝热病，胆病等。

■ 附　注　本种常作为茵陈的代用品。

大籽蒿

一枝蒿、大白蒿、大子蒿

Artemisia sieversiana Ehrhart ex Willd.

【藏药名】པཁའ་སྨྱ།（音译名：坎加）

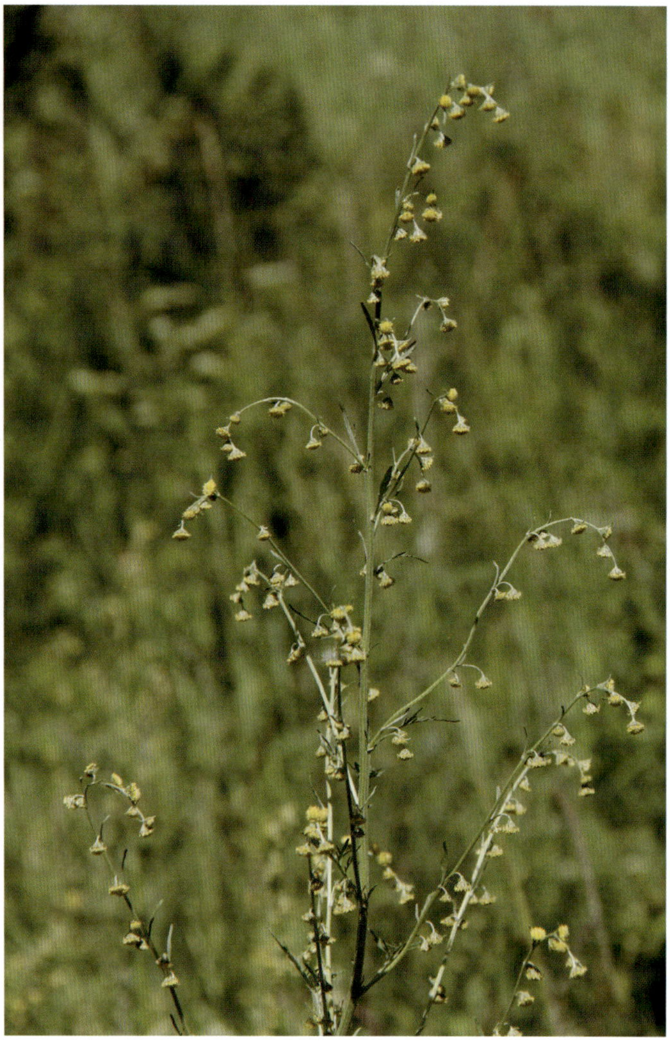

【形态特征】一年生、二年生草本。主根单一，狭纺锤形。茎下部稍木质化，纵棱明显，多分枝；茎、枝被类白色微柔毛。叶互生，下部叶与中部叶宽卵形或宽卵圆形，二至三回羽状全裂。头状花序，多数，半球形或近球形；花序托半球形，具白色托毛；雄花2（3）层，20~30朵，花冠檐部具2~4裂齿，花柱线形，先端2叉；两性花多层，80~120朵。瘦果长圆形。花、果期6~10月。

【适宜生境】生于海拔2000~4300 m的滩地、河滩、田边、山坡、林地。

【资源状况】分布于湟中、湟源、天峻、海晏、共和、刚察、祁连、门源、大通、互助。常见。

【药 材 名】白蒿（全草）、白蒿花（花）。

【采收加工】白蒿：夏、秋间开花期采收，鲜用或扎把晾干。白蒿花：6~8月采收，鲜用或晾干。

【功能主治】白蒿：清热利湿，凉血止血。用于肺热咳嗽，咽喉肿痛，湿热黄疸，热痢，淋病，风湿痹痛，吐血，咯血，外伤出血，疥癣恶疮。白蒿花：清热解毒，收湿敛疮。用于痈肿疔毒，湿疮，湿疹。

【藏医应用】《中华藏本草》记载本种的地上部分入药。清热，解毒，祛风湿，消肿。用于咽喉疾病，肺部疾病，咯血衄血，支气管炎，风湿麻痹，痈疖肿毒，其浸膏用于治疗支气管炎，疗效甚好。

三脉紫菀

野白菊、山白菊、三脉叶马兰

Aster ageratoides Turcz.

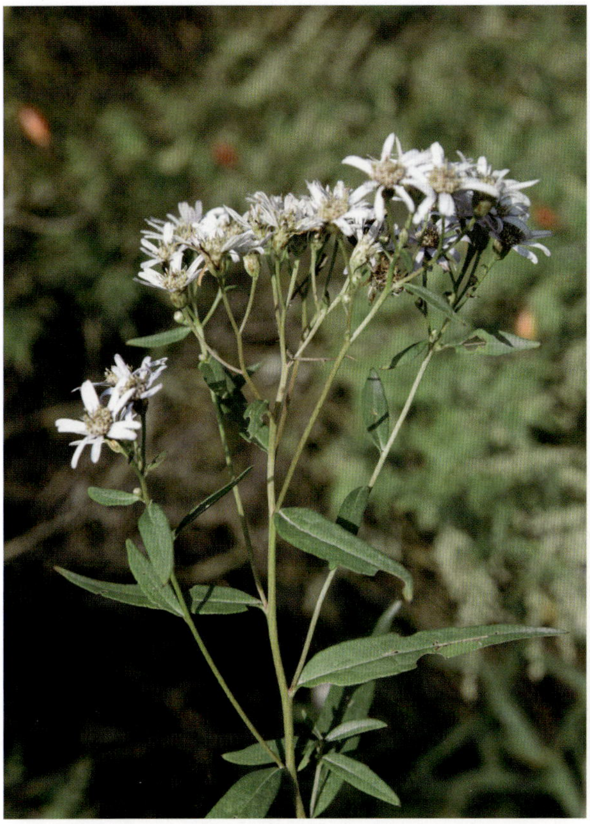

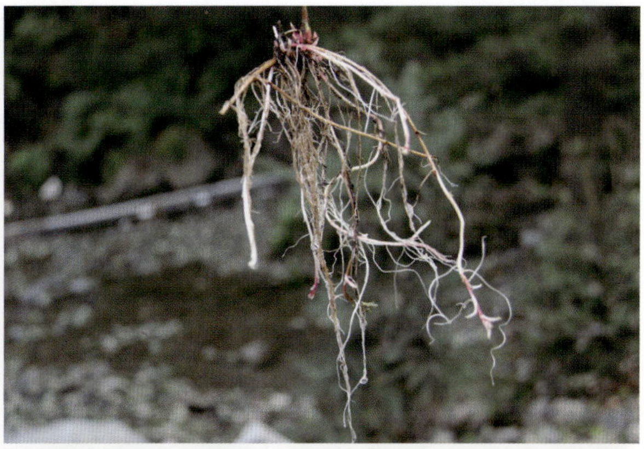

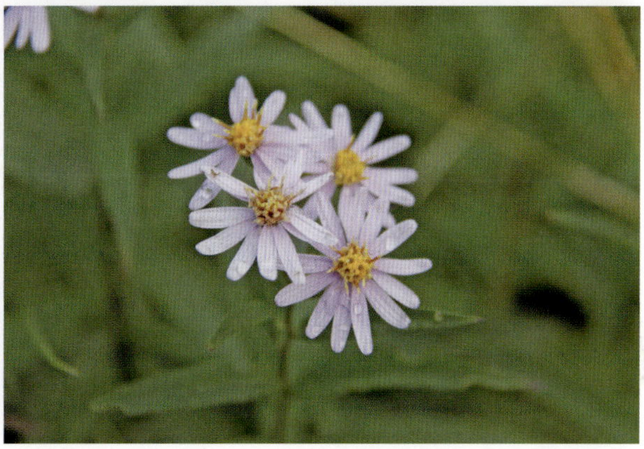

【形态特征】多年生草本。根状茎发达，发出数个不育枝；茎数个。下部叶在花期凋落；中部叶椭圆形或披针形，先端渐尖，边缘有浅锯齿或近全缘，有小腺齿，基部宽楔形，有泡状突起。头状花序排成伞房或圆锥伞房状；总苞倒锥形或近半球形，苞片3层，覆瓦状排列，线状长圆形，先端紫红色，钝圆；舌状花紫红色；头状花黄色。瘦果被毛，冠毛浅红褐色。花、果期8~9月。

【适宜生境】生于海拔2500~2850 m的河滩、田边、山坡、灌丛中、林下。

【资源状况】分布于大通、互助、门源、湟中。常见。

【药 材 名】山白菊（全草或根）。

【采收加工】夏、秋二季采收，洗净，鲜用或扎把晾干。

【功能主治】清热解毒，祛痰镇咳，凉血止血。用于感冒发热，扁桃体炎，支气管炎，肝炎，肠炎，痢疾，热淋，血热吐衄，痈肿疔毒，蛇虫咬伤。

重冠紫菀

太阳花、青菀

Aster diplostephioides (DC.) C. B. Clarke

【藏药名】ལུག་མིག་ཆེ་བ།（音译名：娄木其哇）

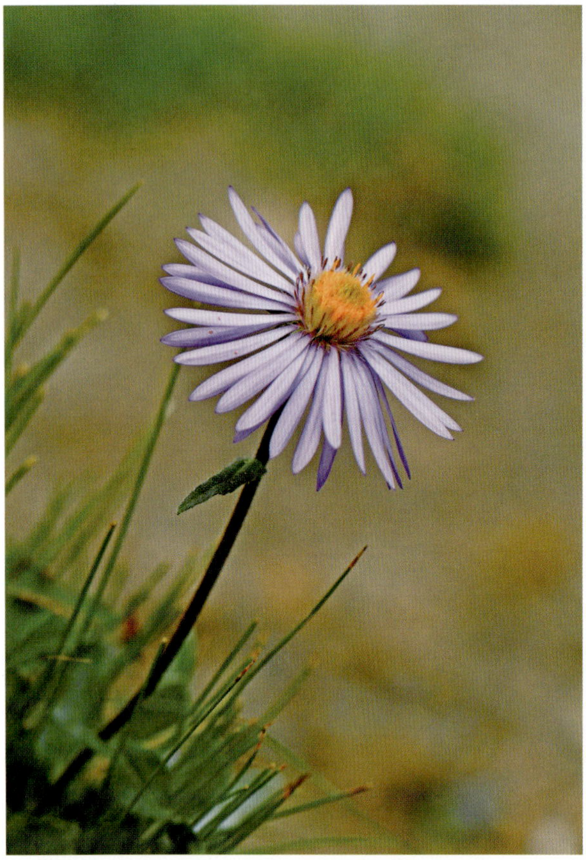

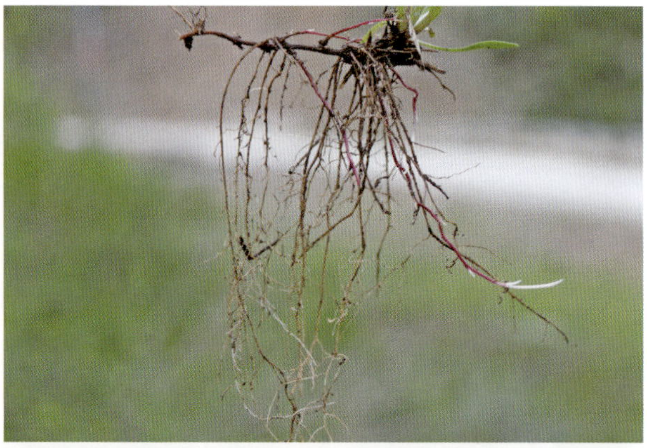

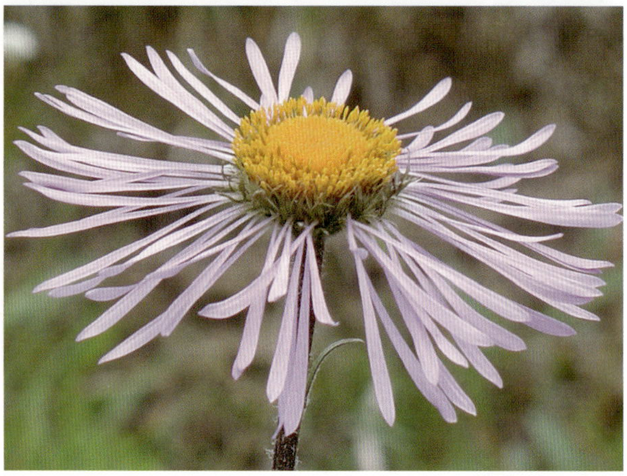

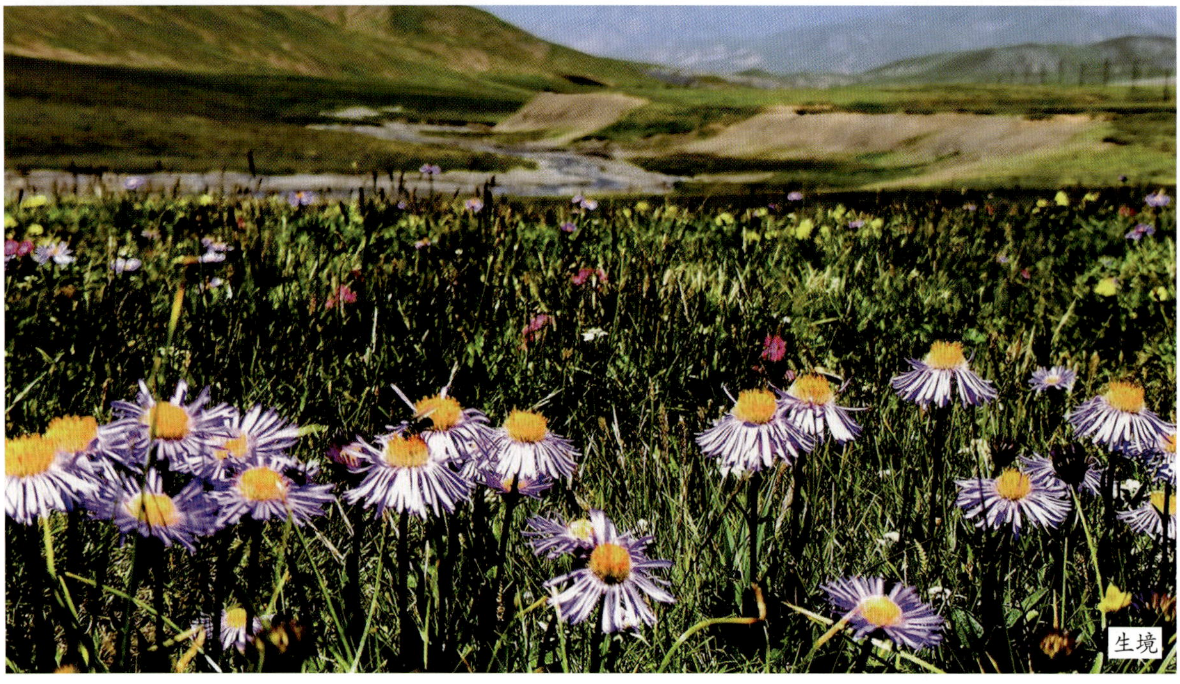

生境

【形态特征】多年生草本。根状茎较粗，发达，分枝；茎单生或2~3个，直立。莲座丛叶和茎下部叶倒披针形，全缘，基部渐狭成长柄，两面被有节短毛；茎中上部叶苞叶状，较小。头状花序单生于茎端；总苞半球形，总苞片2~3层，线状披针形；舌状花2层，舌片蓝紫色，线形，干时内卷成丝状；管状花黄色，开放前先端紫褐色。瘦果被毛及腺体；冠毛2层，外层极短。花、果期8~9月。

【适宜生境】生于海拔2800~4600 m的灌丛中、草甸、滩地。

【资源状况】分布于共和、大通、湟中、祁连、门源、湟源、海晏、互助。常见。

【药 材 名】藏紫菀（头状花序或根）。

【采收加工】5~7月开花期采收头状花序，阴干；夏、秋二季挖根，除去茎叶，洗净，鲜用或晒干。

【功能主治】清热解毒，止咳化痰。用于流行性感冒，支气管炎。

【藏医应用】《中国藏药材大全》记载本种的头状花序入药。苦，凉。清热解毒，解痉，清疫疠热，干脓血。用于瘟病时疫，流行性感冒，邪热，发热，痉挛，"培根"病，清脉热，食物中毒。

灰枝紫菀

灰木紫菀、青菀

Aster poliothamnus Diels

【藏药名】ལུག་ཆུང་།（音译名：娄琼）

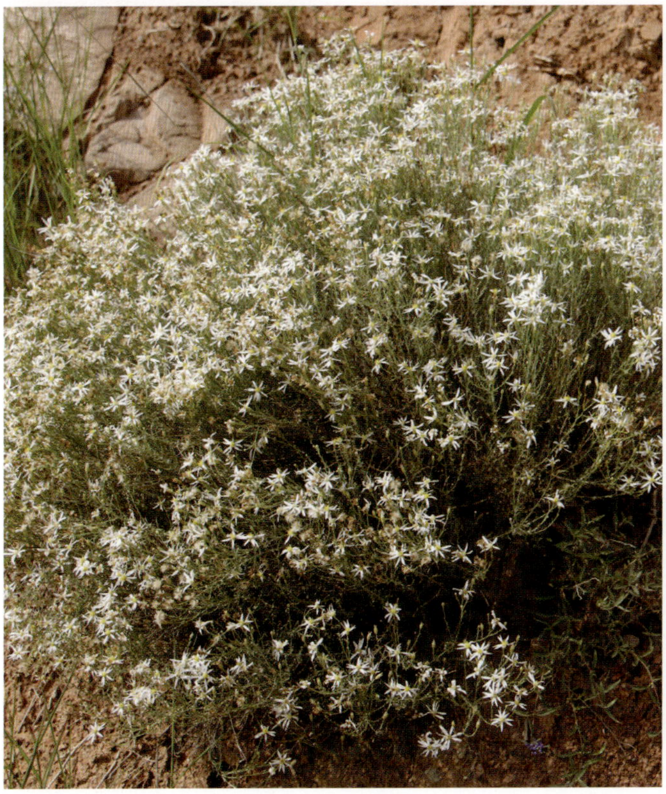

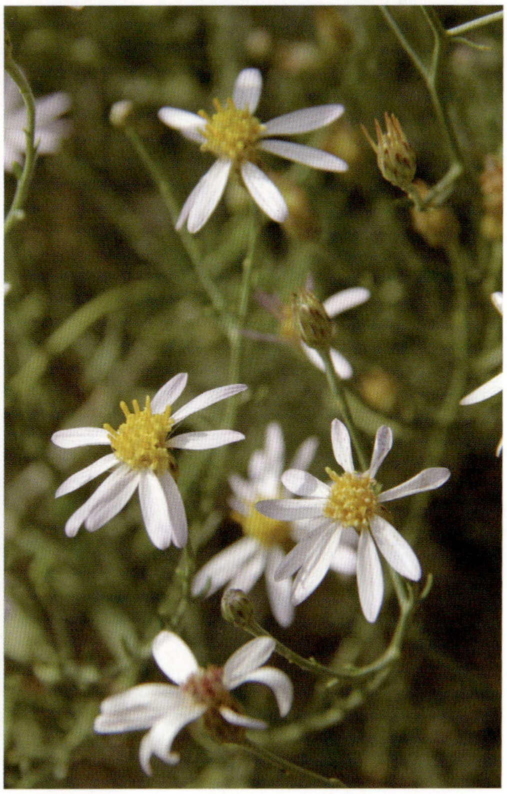

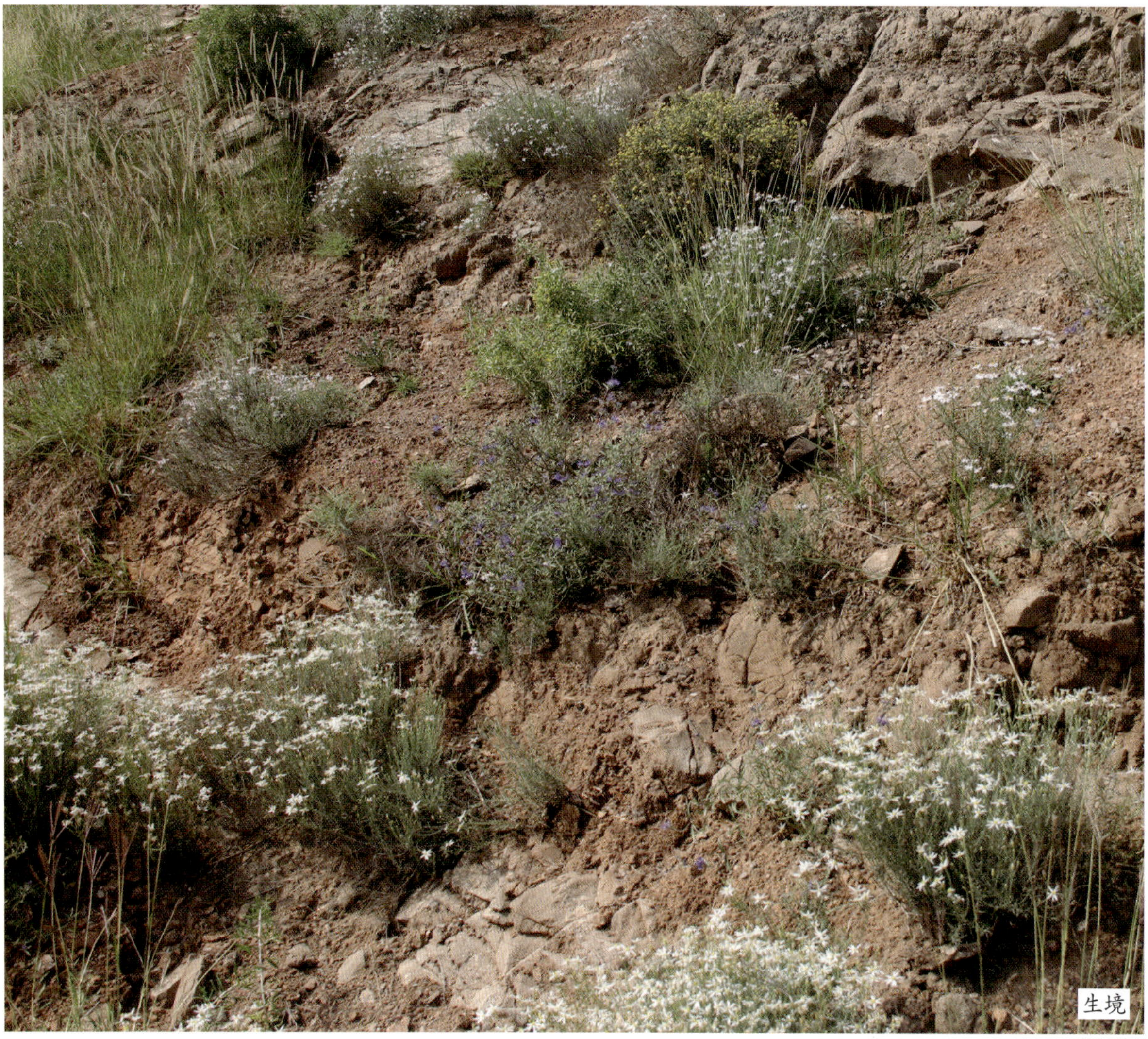

生境

【形态特征】小灌木。主根粗，颈部多分枝。茎多分枝，帚状丛生，叶腋有不育枝，具密而小的叶。茎生叶线状长圆形，先端钝圆，有小尖头，全缘，基部略狭，不育枝的叶小；全部叶两面被短毛及腺点。头状花序在枝端排列成伞房状；总苞宽钟形，总苞片 4~5 层，覆瓦状排列；舌状花蓝紫色，舌片长形；管状花黄色。瘦果被毛；冠毛白色，2 层，糙毛状。花、果期 7~9 月。

【适宜生境】生于海拔 2500~3800 m 的干旱山坡、峡谷阳坡石崖上和林间空地。

【资源状况】分布于共和、湟中、湟源。常见。

【药 材 名】藏紫菀（头状花序或根）。

【采收加工】5~7 月开花期采收头状花序，阴干；夏、秋二季挖根，除去茎叶，洗净，鲜用或晒干。

【功能主治】清热解毒，止咳化痰。用于流行性感冒，支气管炎。

【藏医应用】《中华本草》（藏药卷）记载本种的花序入药。味苦，消化后味苦，性凉。清热解毒。用于“培根”病，脉热病，发热及食物中毒。

节毛飞廉

藏飞廉、利刺飞廉

Carduus acanthoides Linn.

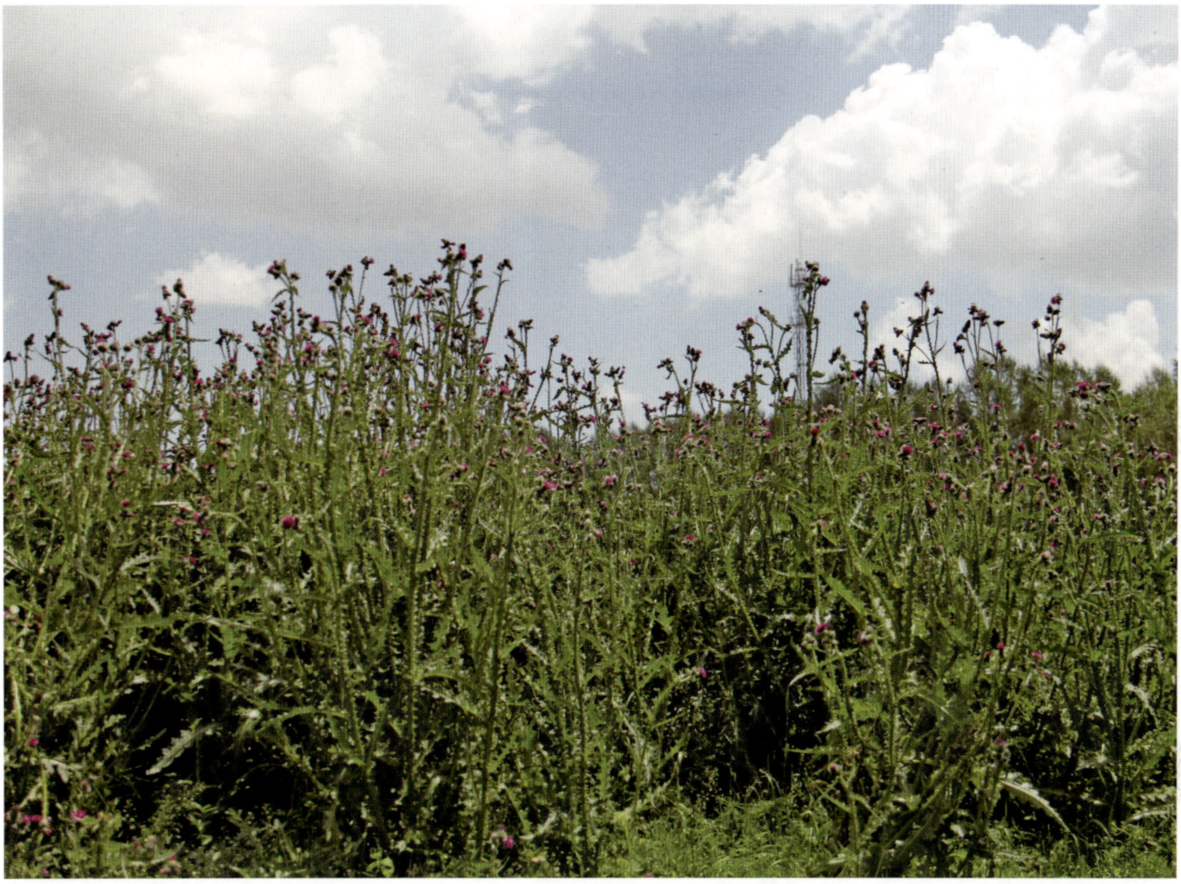

【形态特征】二年生或多年生草本。茎单生，有条棱。基部及下部茎叶长椭圆形或长倒披针形，羽状浅裂、半裂或深裂；全部茎叶两面同色，绿色，沿脉有稀疏的多细胞长节毛，基部渐狭，两侧沿茎下延成茎翼。茎翼齿裂，齿顶及齿缘有长达 3 mm 的针刺，头状花序下部的茎翼有时为针刺状。头状花序几无花序梗，3~5 个集生或疏松排列于茎顶或枝端。瘦果长椭圆形。花、果期 5~10 月。

【适宜生境】生于海拔 2000~4000 m 的山坡、草地、林缘、灌丛中、山谷、山沟、水边或田间。

【资源状况】分布于互助。常见。

【药 材 名】飞廉（全草或根）。

【采收加工】春、夏二季采收全草及花，秋季挖根，鲜用或除花阴干外，其余切段，晒干。

【功能主治】祛风，凉血止血，清热，利湿，活血消肿。用于感冒咳嗽，头痛眩晕，尿路感染，乳糜尿，带下，黄疸，风湿痹痛，衄血，吐血，尿血，月经过多，异常子宫出血，跌打损伤，疔疮疖肿，痔疮肿痛，烧伤。

飞 廉

大蓟、刺盖、刺萝卜

Carduus nutans Linn.

【藏药名】སྤྱང་ཚེར་ནག་པོ།（音译名：降蔡那保）

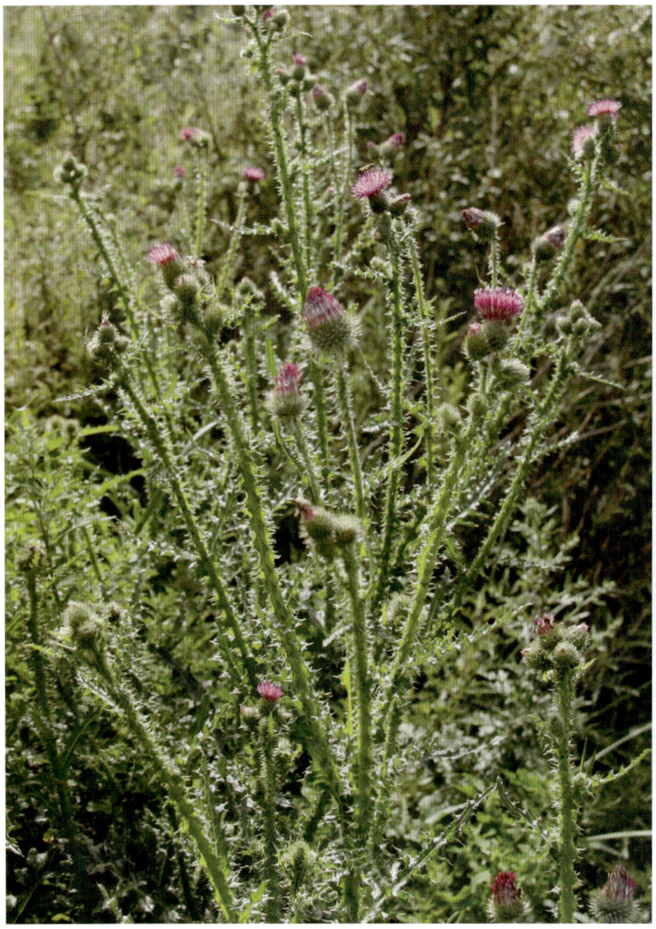

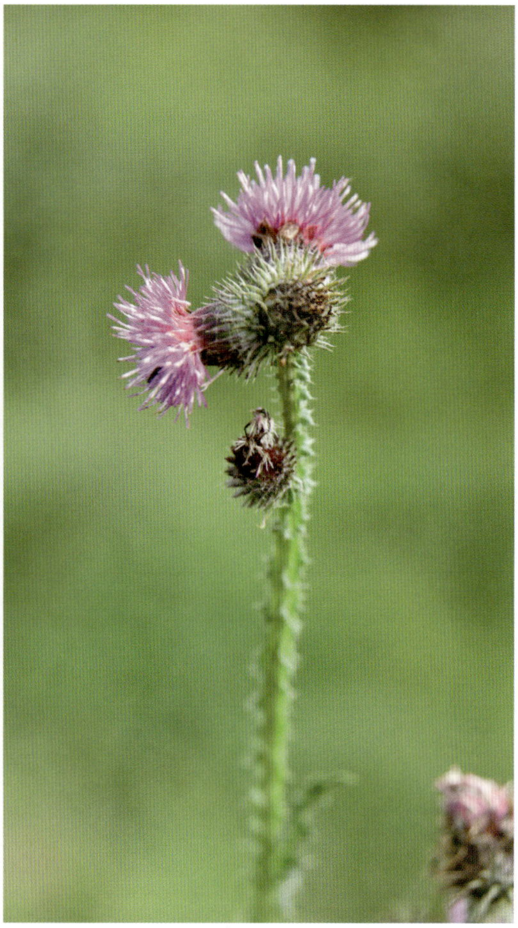

【形态特征】二年生或多年生草本。茎单生或簇生，茎枝疏被蛛丝毛和长毛。中下部茎生叶长卵形或披针形，长 10~40 cm，羽状半裂或深裂，侧裂片 5~7 对，斜三角形或三角状卵形，两面同色，两面沿脉被长毛。头状花序下垂或下倾，单生于茎枝顶端；总苞钟状或宽钟状，直径 4~7 cm，总苞片多层，最外层长三角形，宽 4~4.5 mm，中层及内层三角状披针形，长椭圆形或椭圆状披针形，最内层苞片宽线形或线状披针形；小花紫色。瘦果灰黄色。花、果期 6~10 月。

【适宜生境】生于海拔 2230~4000 m 的荒地、山坡、田边。

【资源状况】分布于互助、大通。常见。

【藏医应用】《中国藏药》记载本种的全草入药。甘、涩，温。催吐。用于消化不良，“培根”病，化脓性创伤，疖疮，痞瘤。

红 花

红蓝花、刺红花、草红花

Carthamus tinctorius Linn.

【藏药名】ཟ་གུར་གུམ།（音译名：杂格尔更）

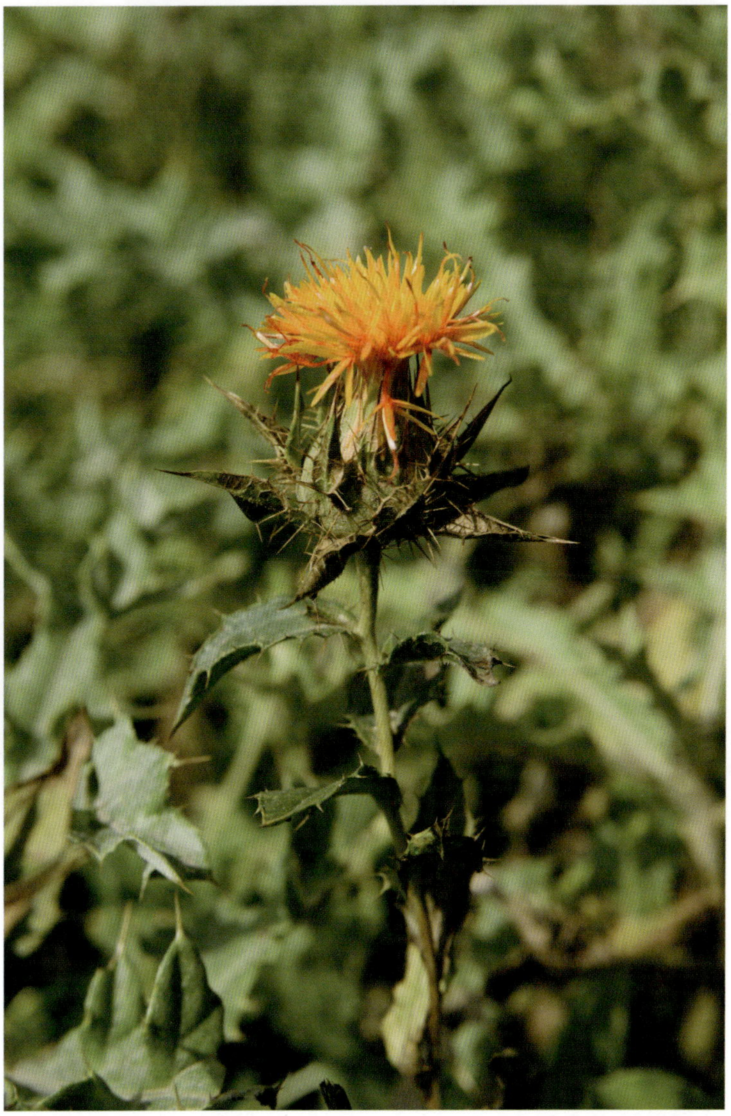

【形态特征】一年生草本。根圆柱形。茎直立，坚硬，白色，具细棱，上部多分枝，光滑。叶革质，卵状披针形。头状花序单生于枝顶，排成伞房状；总苞近球形，总苞片多层，近等长，卵状披针形至线状披针形，先端渐尖或针刺状，边缘疏生针刺状细齿，内层边缘狭膜质；小花管状，橘红色；花丝有毛；花柱细长，橘红色，伸出花冠外。瘦果白色。花、果期7~10月。

【适宜生境】生于海拔约2200 m的庭院、村舍周围。

【资源状况】分布于门源、祁连、海晏、刚察、大通、互助，种植。常见。

【药 材 名】红花（花）。

【采收加工】夏季花由黄色变红色时采摘，阴干或晒干。

【功能主治】活血通经，散瘀止痛。用于闭经，痛经，恶露不行，癥瘕痞块，胸痹心痛，瘀滞腹痛，胸胁刺痛，跌扑损伤，疮疡肿痛。

【藏医应用】《中国藏药》记载本种的花代替藏红花入药。甘，凉。清肝热，敛血，补血。用于肝病，血病，培元健身。

刺儿菜

猫蓟、千针草、刺萝卜、小刺盖

Cirsium setosum (Willd.) MB.

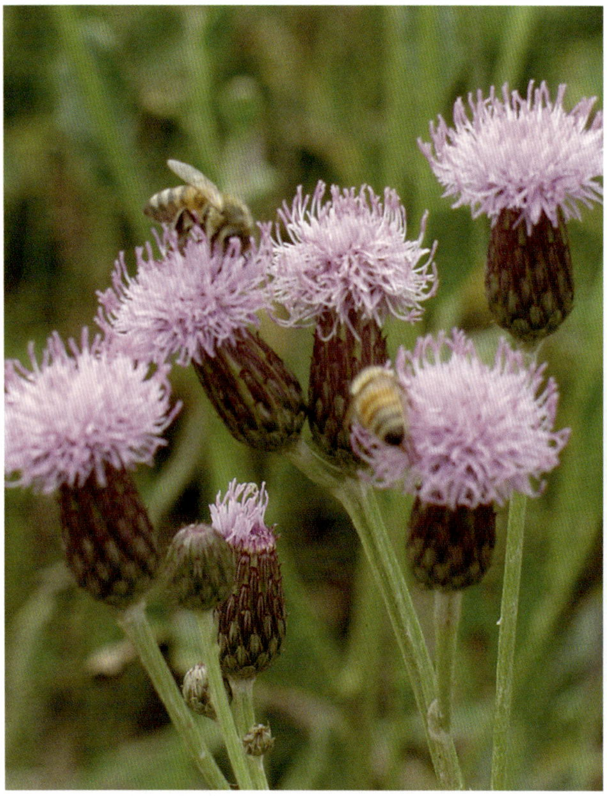

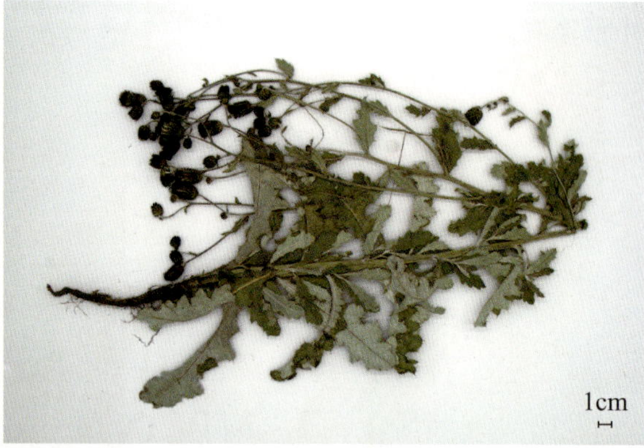

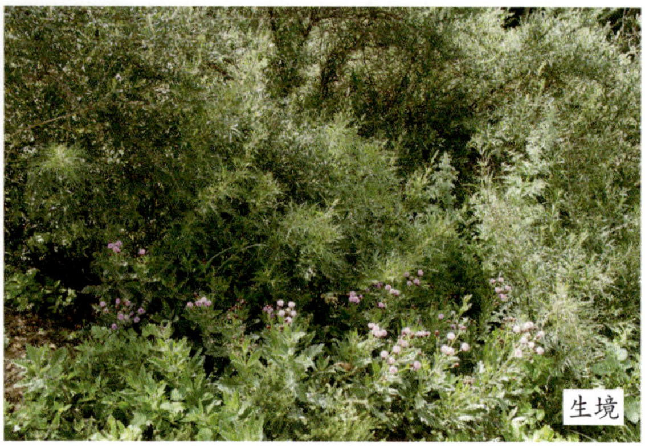

【形态特征】多年生草本。根状茎长；茎直立，无毛或被蛛丝状毛。基生叶花期枯萎；下部叶和中部叶椭圆形或椭圆状披针形，先端钝或圆形，基部楔形，通常无叶柄；上部茎叶渐小，叶缘有细密的针刺或刺齿，全部茎叶两面同色，无毛。头状花序单生于茎端，雌雄异株；总苞片6层，外层甚短，长椭圆状披针形，内层披针形，先端长尖，具刺。瘦果椭圆形或长卵形。花期5~6月，果期7~9月。

【适宜生境】生于海拔1800~2700 m的荒地、农田、水沟边。

【资源状况】分布于互助、大通、门源、祁连、湟中、湟源、共和。常见。

【药 材 名】小蓟（地上部分）。

【采收加工】夏、秋二季花开时采收，除去杂质，晒干。

【功能主治】凉血止血，散瘀解毒消痈。用于衄血，吐血，尿血，血淋，便血，崩漏，外伤出血，痈肿疮毒。

葵花大蓟

聚头蓟

Cirsium souliei (Franch.) Mattf.

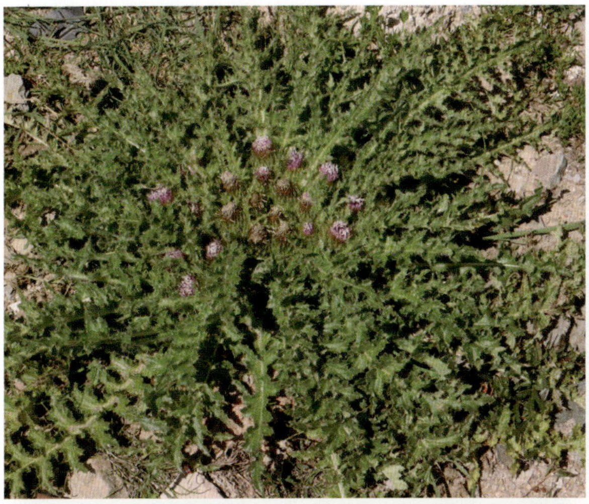

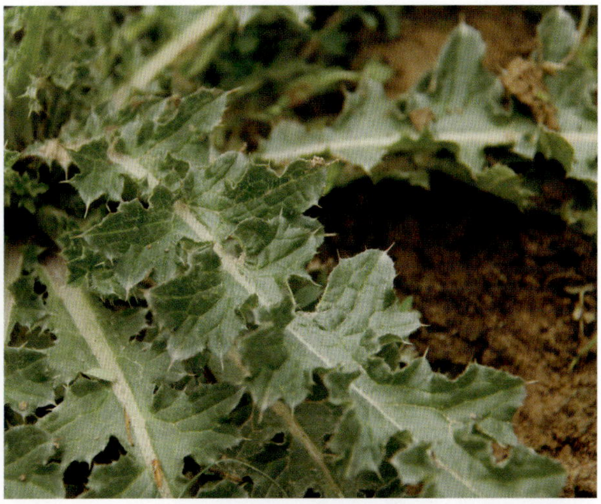

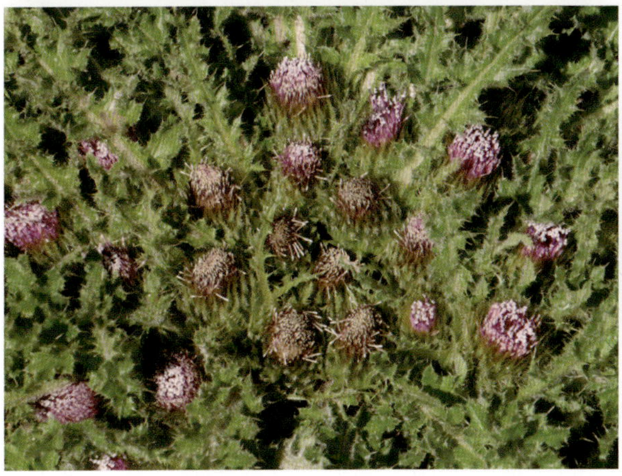

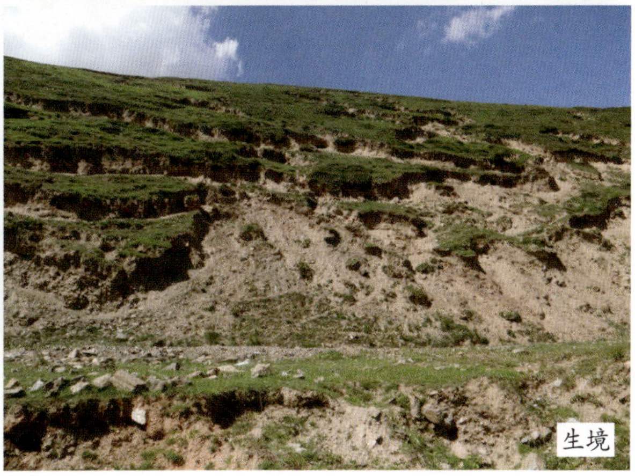

【形态特征】 多年生草本。根状茎粗；无茎或几无茎。叶基生，莲座状，叶柄短；叶片狭披针形或长椭圆状披针形，先端急尖或钝尖，基部渐狭，上面绿色，下面淡绿色，两面被白色疏长柔毛，羽状浅裂或深裂，裂片长卵形，基部杂有小裂片，顶端和边缘具小刺。头状花序无梗或近无梗。瘦果长椭圆形。花、果期 7~9 月。

【适宜生境】 生于海拔 2500~4400 m 的高山草甸、河滩荒地、退化草滩。

【资源状况】 分布于大通、祁连、门源、互助。常见。

【药 材 名】 葵花大蓟（全草）。

【采收加工】 夏、秋二季采收，切段，晒干。

【功能主治】 凉血止血，散瘀消肿。用于吐血，衄血，尿血，崩漏，痈肿疮毒。

矮垂头菊

小垂头菊

Cremanthodium humile Maxim.

【藏药名】ཨ་ཁྲ།（音译名：额嘎）

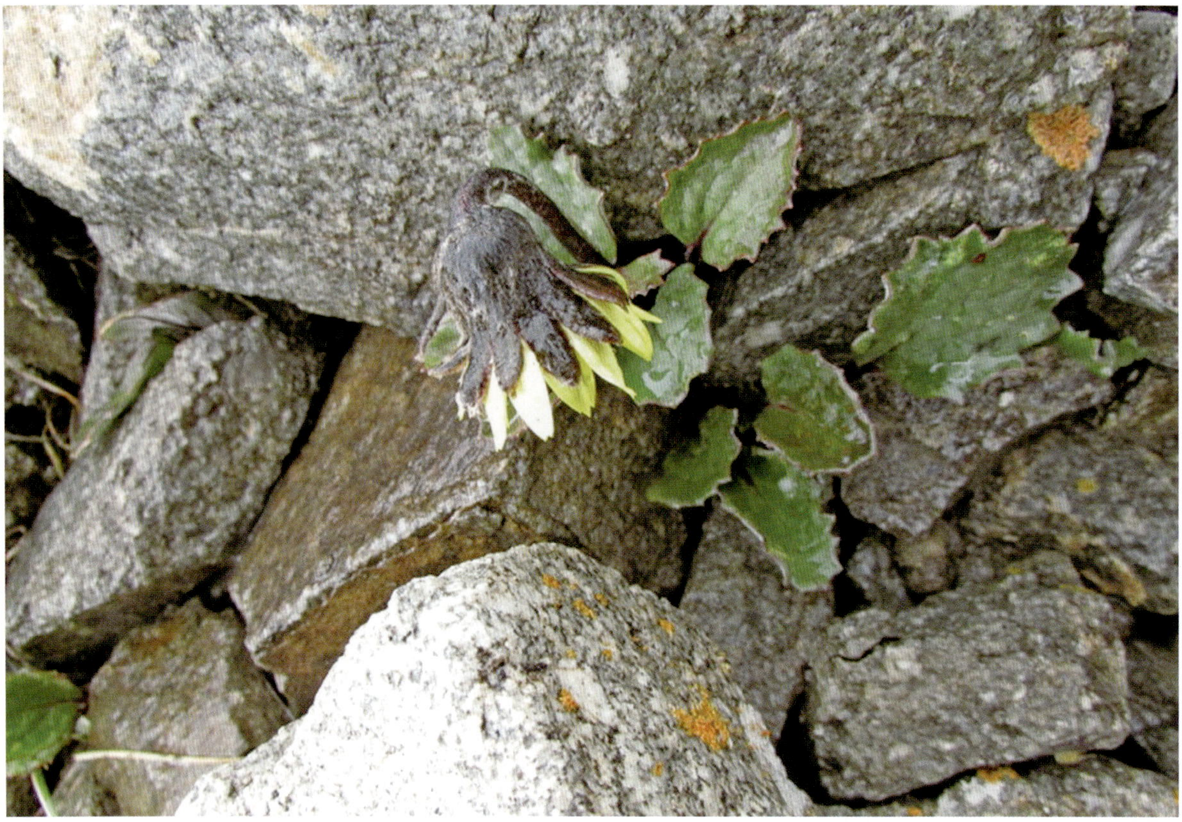

【形态特征】多年生草本。具较长的地下茎；地上茎直立，上部被白色和黑色有节长毛，下部光滑。茎下部叶具柄，光滑，叶片卵形、卵状长圆形或近圆形，叶脉羽状；茎上部叶渐小，卵形至线形。头状花序单生，下垂，辐状；总苞半球形，被黑色或白色有节长柔毛，总苞片 8~12，1 层，基部合生成浅杯状；舌状花黄色，舌片椭圆形；管状花黄色，冠毛白色。花、果期 7~9 月。

【适宜生境】生于海拔 3500~4900 m 的高山流石滩地。

【资源状况】分布于祁连、互助、湟中、湟源、大通、门源、海晏、刚察。常见。

【药 材 名】小垂头菊（全草或花序）。

【采收加工】夏、秋二季采收，洗净，鲜用或晒干。

【功能主治】疏风清热，利水消肿。用于感冒发热，小便不利，身肿。

【藏医应用】《中华本草》（藏药卷）记载本种的地上部分入药。味苦，消化后味苦，性凉。清热解毒。用于疔毒，疫疠肿胀，特治时疫感冒、狂犬病。

条叶垂头菊 *Cremanthodium lineare* Maxim.

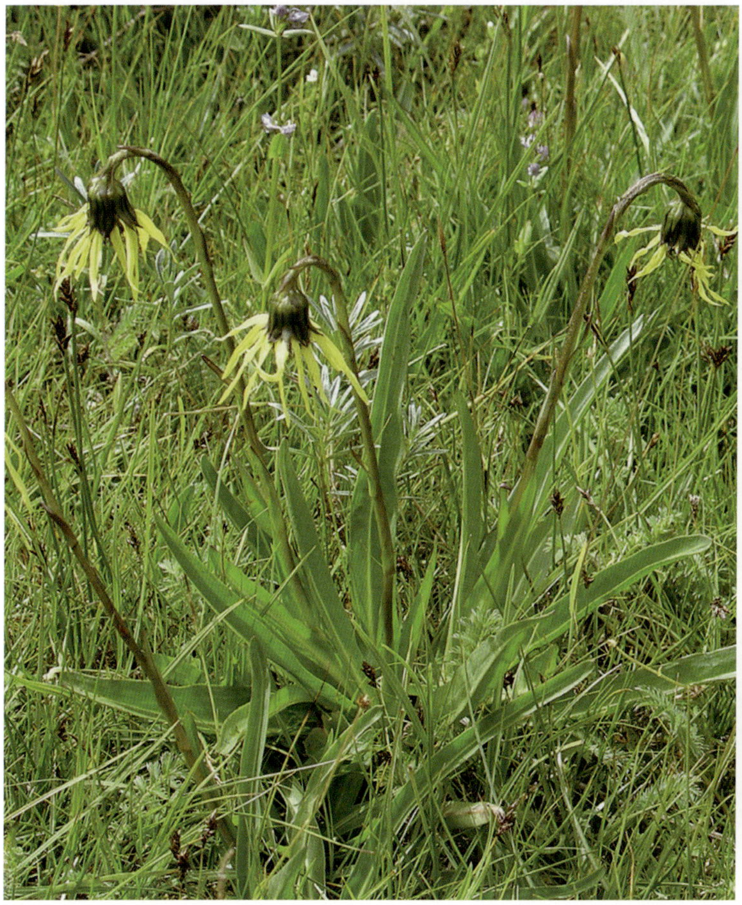
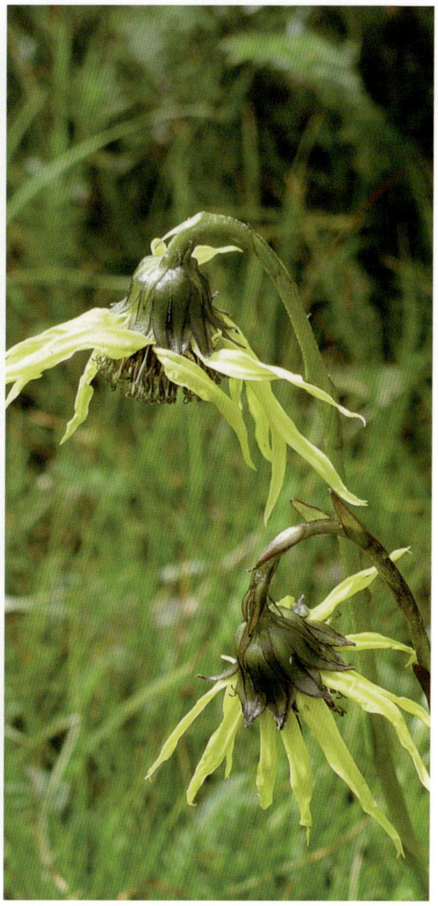

【形态特征】多年生草本。茎直立，光滑或最上部有白色柔毛。丛生叶与茎基部叶线形或线状披针形，先端急尖，全缘，基部楔形，叶脉平行；茎生叶多数，线形，苞叶状。头状花序单生，辐状，下垂；总苞片 12~14，2 层，披针形或卵状披针形，先端急尖，具白色睫毛，背部黑灰色；舌状花黄色，舌片线状披针形，先端长渐尖；管状花黄色。瘦果，冠毛白色。花、果期 7~10 月。

【适宜生境】生于海拔 3100~4500 m 的沼泽草甸、河岸滩地、水沟边。

【资源状况】分布于共和、门源。常见。

【药 材 名】条叶垂头菊（全草或花序）。

【采收加工】6~7 月采收全草，洗净，切碎，晒干；秋季采收花序，阴干。

【功能主治】清热消肿，健胃止呕。用于高热惊风，咽喉肿痛，脘腹胀痛，呕吐。

菊 花

节华、甘菊、金精、药菊

Chrysanthemum morifolium Ramat.

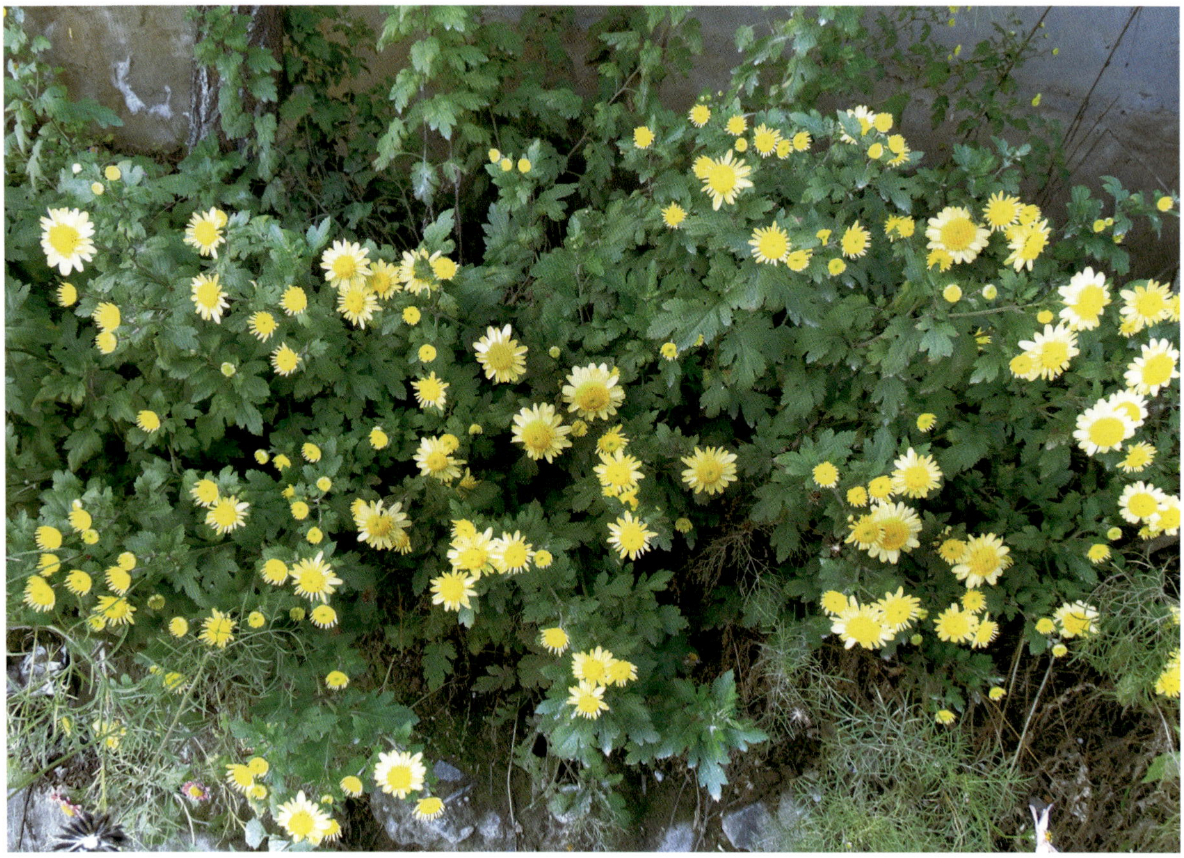

【形态特征】多年生草本，全体密被白色绒毛。茎基部稍木质化，略带紫红色，幼枝略具棱。叶互生，卵形或卵状披针形，先端钝，基部近心形或阔楔形，边缘通常羽状深裂。头状花序顶生或腋生；总苞半球形，苞片 3~4 层，绿色，被毛，边缘膜质透明，淡棕色，外层苞片较小，卵形或卵状披针形，第二层苞片阔卵形，内层苞片长椭圆形。瘦果矩圆形。花期 9~11 月，果期 10~11 月。

【适宜生境】生于海拔约 2300 m 的农田、村舍周围。

【资源状况】分布于湟中，种植。常见。

【药 材 名】菊花（头状花序）。

【采收加工】9~11 月花盛开时分批采收，阴干或焙干，或熏、蒸后晒干。

【功能主治】散风清热，平肝明目，清热解毒。用于风热感冒，头痛眩晕，目赤肿痛，眼目昏花，疮痈肿毒。

大丁草

烧金草、龙根草、小火草

Gerbera anandria (Linn.) Sch.

【藏药名】སྤྲིག་ཆུང་པ།（音译名：绰琼巴）

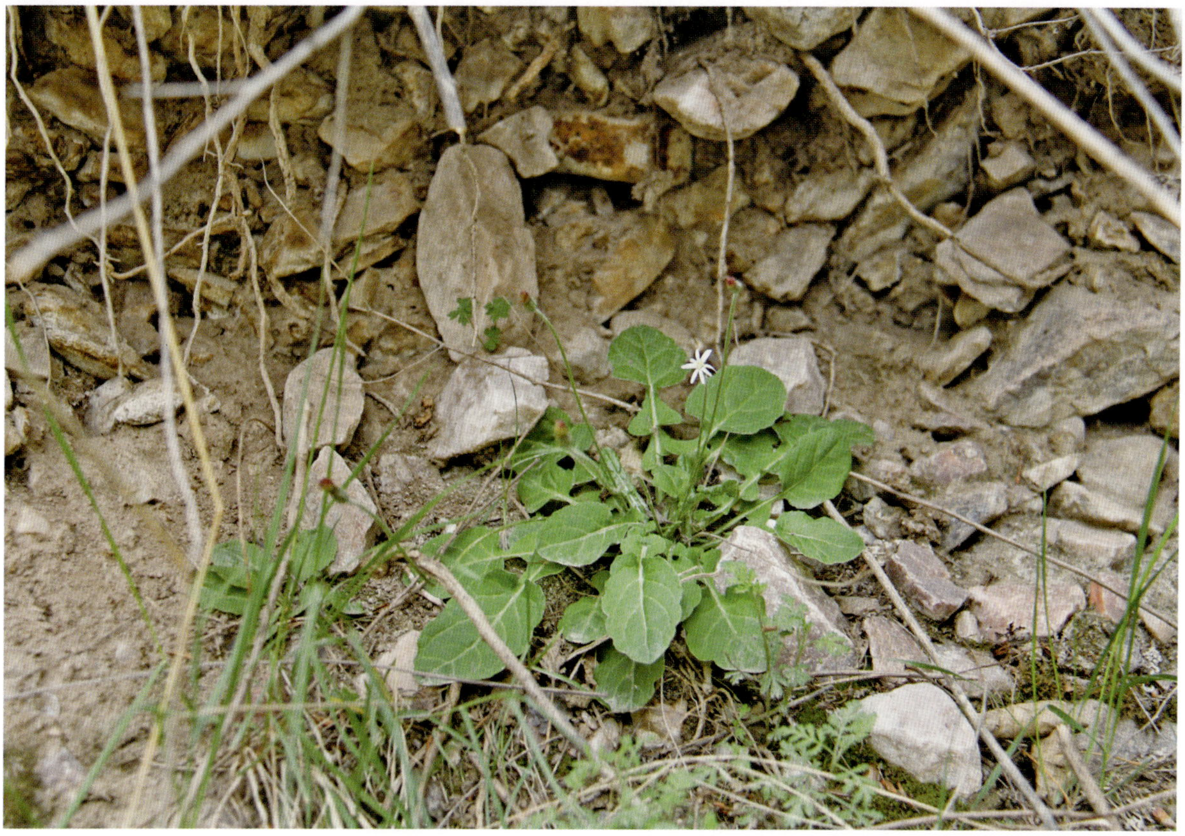

【形态特征】多年生草本，高 7~30 cm。花葶细，幼时密被白色绒毛。头状花序单生；总苞宽钟形，长 9~11 mm，宽 7~9 mm，总苞片 2~3 层，线状披针形，先端急尖，边缘狭膜质，背部被短柔毛，不等长，外层较短；舌状花紫红色，长约 9 mm；管状花淡黄色，二唇形，长约 5 mm。瘦果长约 5 mm，具棱，被短毛；冠毛淡黄褐色，与花冠等长。花、果期 6~7 月。

【适宜生境】生于海拔 2000~3500 m 的林下、灌丛、山坡、路旁。

【资源状况】分布于大通。常见。

【药 材 名】大丁草（全草）。

【采收加工】夏、秋二季采收，鲜用或晒干。

【功能主治】清热利湿，解毒消肿。用于肺热咳嗽，湿热泻痢，风湿关节痛，痈疖肿毒，臁疮，蛇虫咬伤，烧烫伤，外伤出血。

【藏医应用】《中华藏本草》记载本种的全草入药。清肺热、血热。用于肺热咳嗽，血热及其引起的出血、皮下出血、斑疹。

菊　芋

洋姜、番羌

Helianthus tuberosus Linn.

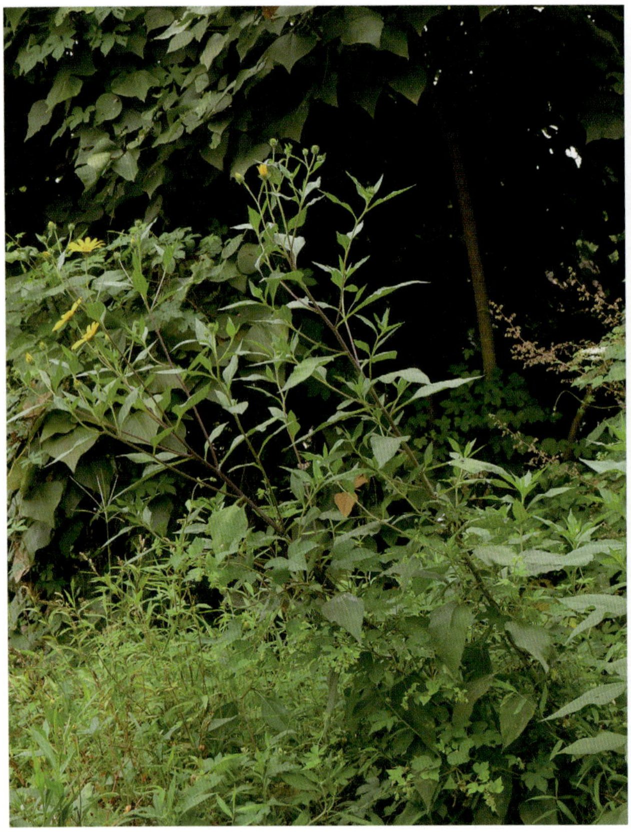

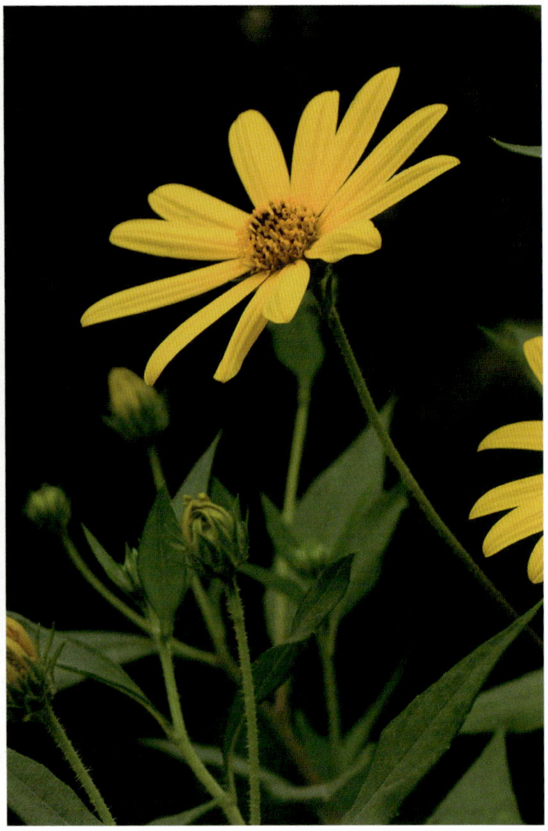

【形态特征】多年生草本。有块状地下茎。茎直立，有分枝，被白色短糙毛和刚毛。叶对生或上部互生，卵形或卵状椭圆形，先端渐尖，边缘有粗齿，基部楔形或圆形，上面被白色粗毛，下面被柔毛。头状花序较大，单生于顶枝；总苞片多层，披针形，先端渐尖，背部有短伏毛；托片长圆形，先端 3 裂，背面有肋；舌状花黄色，舌片长圆形；管状花黄色，多数。瘦果小。花、果期 7~9 月。

【适宜生境】生于海拔约 2000 m 的山坡、路旁、村旁、农田。

【资源状况】分布于大通、互助，种植。少见。

【药 材 名】菊芋（块茎或茎叶）。

【采收加工】秋季采挖块茎，夏、秋二季采收茎叶，鲜用或晒干。

【功能主治】清热凉血，消肿。用于热病，肠热出血，跌打损伤，骨折肿痛。

阿尔泰狗娃花

燥原蒿、铁杆蒿

Heteropappus altaicus (Willd.) Novopokr.

【藏药名】ལུག་མིག་ཆུང་བ།（音译名：娄木琼哇）

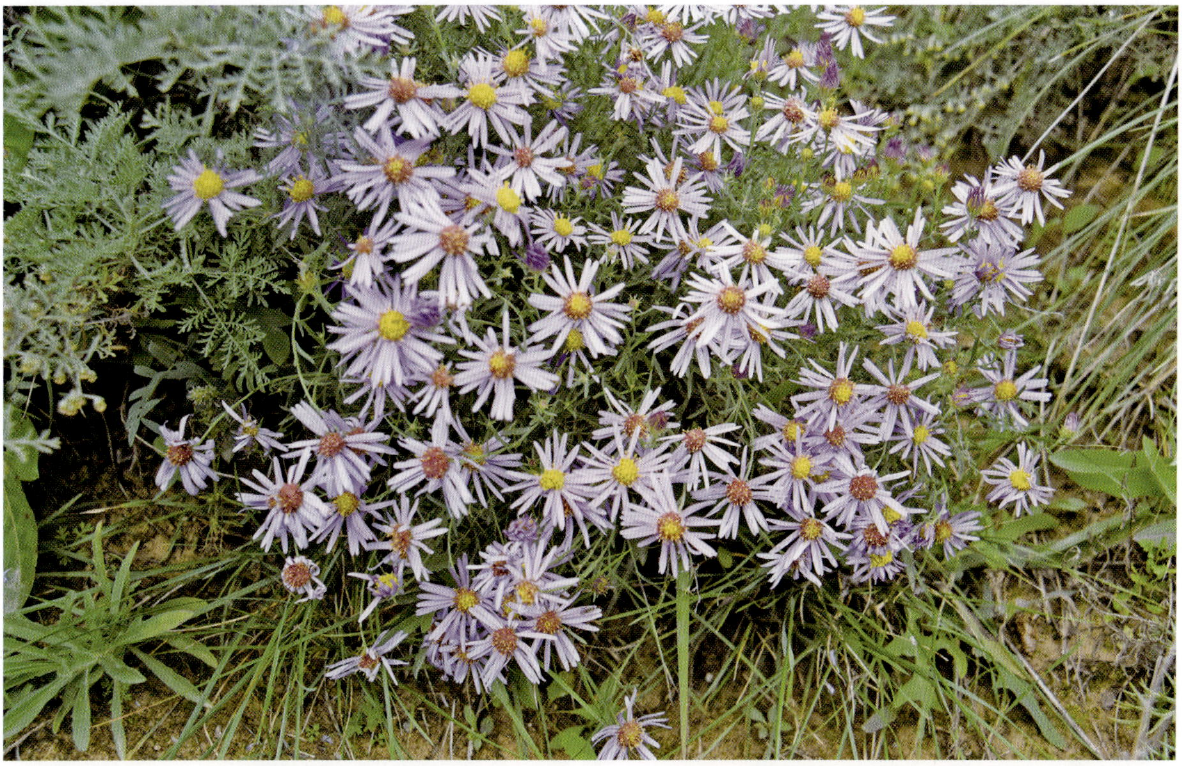

【形态特征】多年生草本。根木质，有分枝。茎由基部起多分枝，直立或枝斜生。叶线形、长圆形或倒披针形，全缘，两面有短粗毛或细毛，常有腺点。头状花序多数，单生于枝端或排成伞房状；总苞半球形，总苞片 2~3 层，近等长，矩圆状披针形或线形，背面被舌状花 15~20 个，线状长圆形；管状花黄色，裂片 5，外面有小毛。瘦果倒卵状，被绢毛；冠毛红褐色，糙毛状。花、果期 7~10 月。

【适宜生境】生于海拔 2800~4150 m 的河滩、山坡荒地。

【资源状况】分布于互助、大通、门源、祁连、海晏、刚察、天峻、湟源、共和、湟中。常见。

【药 材 名】阿尔泰紫菀（全草或根、花）。

【采收加工】春、秋二季采挖根，除去地上部分，洗净，晒干，切段；夏、秋二季开花时采收全草或花，阴干或鲜用。

【功能主治】清热降火，排脓，止咳。用于热病，肝胆火旺，肺脓肿，咳吐脓血，膀胱炎，疱疹疮疖。

【藏医应用】《藏药志》记载本种的花序或全草入药。淡，微寒。退热，解毒。用于流行性感冒，发热，食物中毒等。

旋覆花

全福花、猫耳朵花、六月菊、金钱花

Inula japonica Thunb.

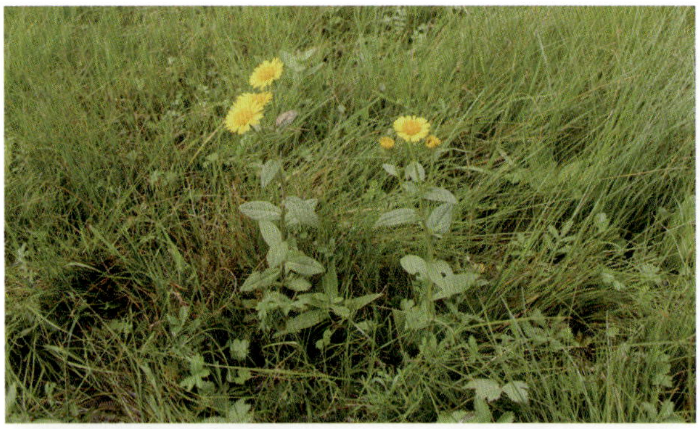

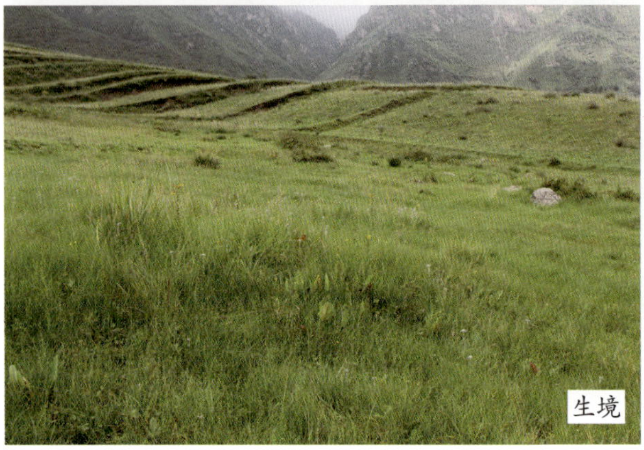

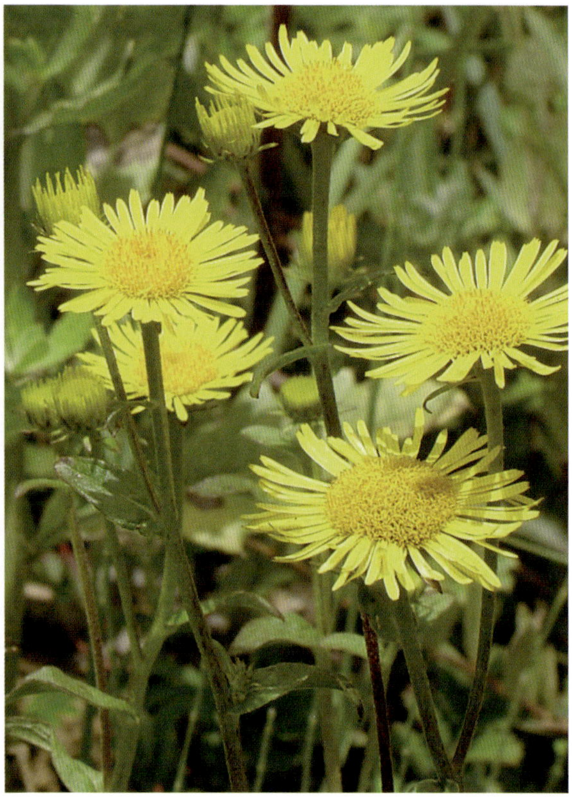

【形态特征】多年生草本。根状茎短，横生或斜生；茎直立，上部有分枝，被长伏毛。叶互生，基生叶在花期早落，茎中部叶长圆形、椭圆形或披针形。头状花序少数或多数，在茎端排成伞房状花序；花序梗细，被毛；总苞半球形，总苞片5~6层，线状披针形，近等长，先端渐尖，背面被毛，外层草质，内层干膜质；舌状花黄色，舌片线形；管状花黄褐色，花冠纤细。瘦果圆柱形。花、果期8月。

【适宜生境】生于海拔2000~2600 m的水边、农田边。

【资源状况】分布于互助。少见。

【药 材 名】旋覆花（头状花序）。

【采收加工】夏、秋二季花开放时采收，除去杂质，阴干或晒干。

【功能主治】降气，消痰，行水，止呕。用于风寒咳嗽，痰饮蓄结，胸膈痞闷，喘咳痰多，呕吐噫气，心下痞硬。

总状土木香

青木香、祁木香、藏木香

Inula racemosa Hook. f.

【藏药名】མ་ནུ།（音译名：玛奴）

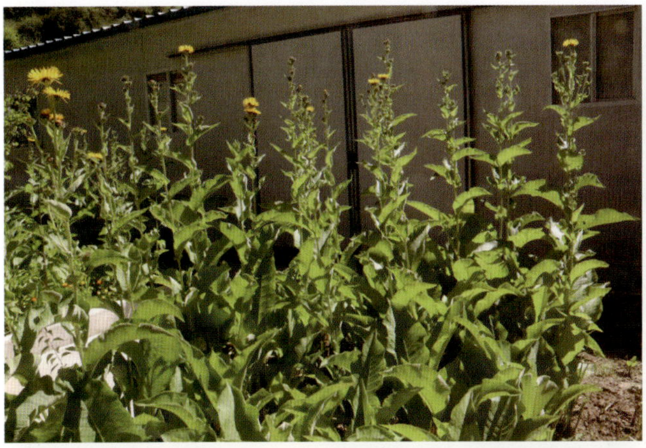

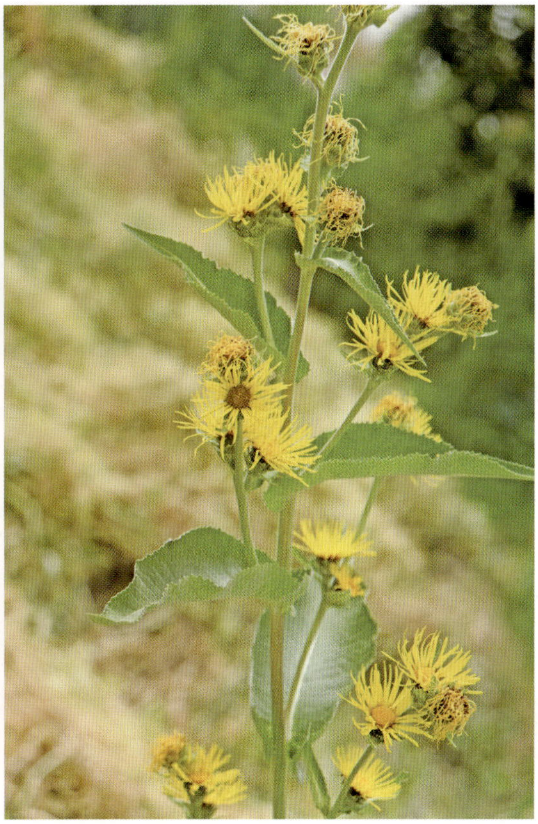

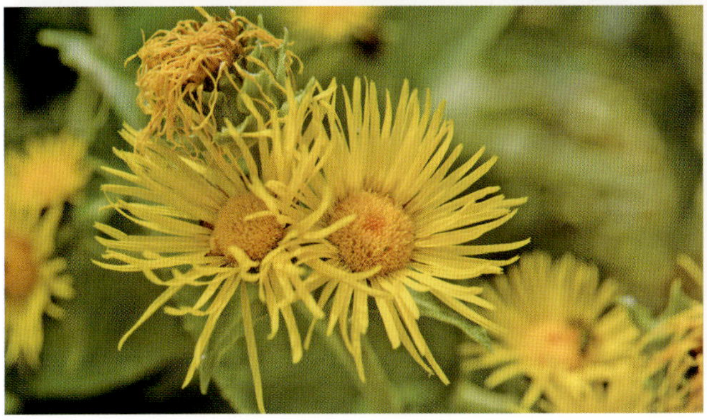

【形态特征】多年生草本，全株密被短柔毛。基生叶有柄，阔大，广椭圆形，先端锐尖，边缘具不整齐齿牙；茎生叶大型，无柄，半抱茎，长椭圆形，基部心脏形，先端锐尖，边缘具不整齐齿牙。头状花序少数或较多数，无或有长 0.5~4 cm 的花序梗，排列成总状花序；舌状花的舌片线形，长约 2.5 cm，宽 1.5~2 mm，顶端有 3 齿；管状花长 9~9.5 mm。瘦果。花期 6~7 月。

【适宜生境】生于海拔约 2000 m 的水边荒地、河滩、湿润草地等。

【资源状况】分布于大通、互助、祁连、门源，种植。少见。

【药 材 名】土木香（根）。

【采收加工】秋季采挖，除去泥沙，晾干。

【功能主治】健脾和胃，调气解郁，止痛安胎。用于胸胁、脘腹胀痛，呕吐泻痢，胸胁挫伤，岔气作痛，胎动不安。

【藏医应用】《中国藏药》记载本种的根入药。甘、苦、辛，平。清血热，祛风。用于风热症，血热症。

■ 附　注　本种常作为土木香的代用品。

火绒草

小矛香艾、小头矛香、老头草、大头矛香

Leontopodium leontopodioides (Willd.) Beauv.

【藏药名】སྤྲ་ཐོག་པ།（音译名：扎托巴）

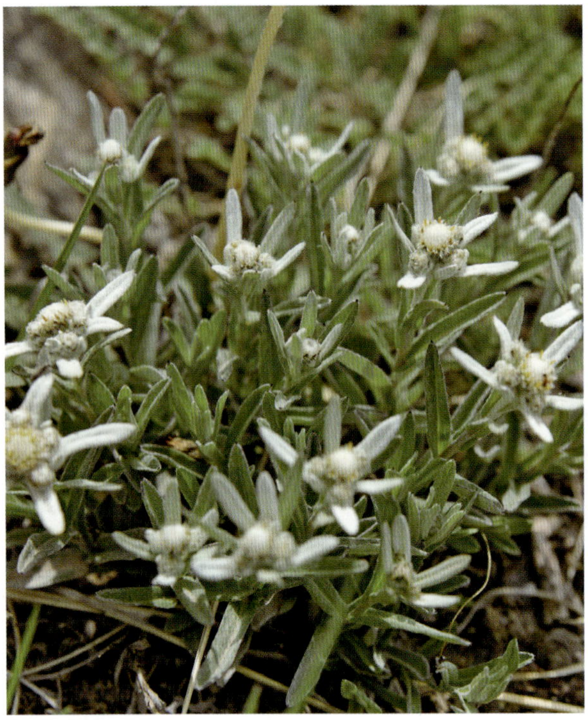

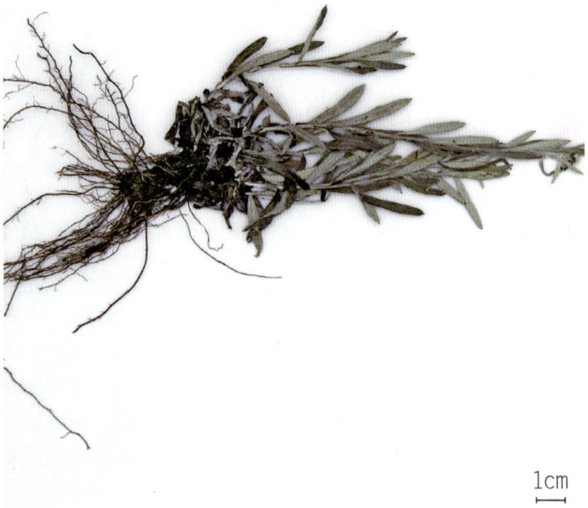

【形态特征】多年生草本。根状茎粗，有分枝，有不育茎；茎直立，被灰白色长柔毛。下部叶花期枯萎；中上部叶直立；全部叶线状长圆形、线状披针形或线形，稀线状匙形，先端钝或急尖，有小尖头，边缘平或稍波状反卷，上面被灰白色柔毛，呈灰绿色，下面有密棉毛，呈灰白色。头状花序多数。花、果期 7~9 月。

【适宜生境】生于海拔 2200~3600 m 的干旱草原、黄土坡地、石砾地、山区草地，稀生于湿润地。

【资源状况】分布于互助、大通、门源、祁连、海晏、共和。常见。

【药 材 名】火绒草（地上部分）。

【采收加工】夏、秋二季采收，洗净，晾干。

【功能主治】疏风清热，利尿，止血。用于流行性感冒，急慢性肾炎，尿路感染，尿血，外伤出血。

【藏医应用】《中华藏本草》记载本种的地上部分或全草入药。涩，平。清热，解毒，止血。用于流行性感冒，瘟病时疫，矿物药中毒，砒霜中毒，肉瘤，疮疖疔毒，出血；亦可作艾灸用。

长叶火绒草

兔耳子草

Leontopodium longifolium Ling

【藏药名】སྤྲ་གཡུང་།（音译名：扎永）

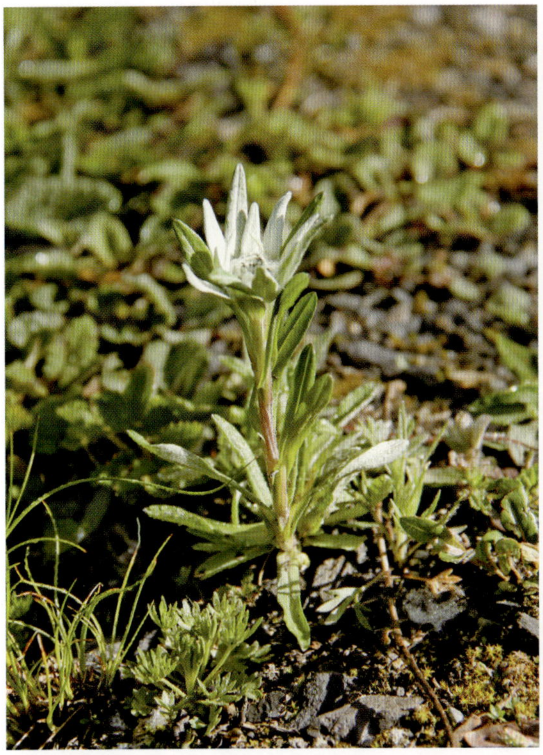

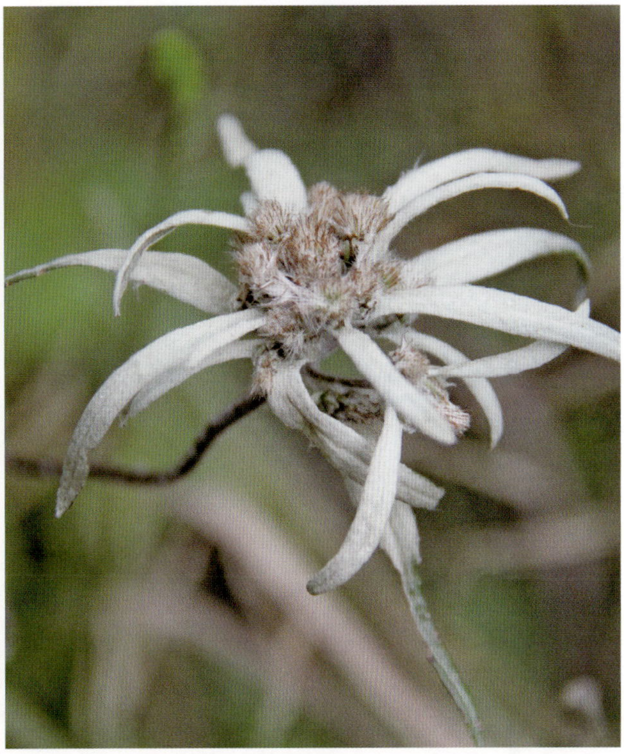

【形态特征】多年生草本。根状茎多分枝；有多数不育茎和少数花茎，密丛生，或因分枝细长，而成疏丛，有明显的紫红色长叶鞘。基部叶常窄长匙形，近基部成紫红色无毛长叶鞘；茎中部叶和部分基部叶线形、宽线形或舌状线形，长 2~13 cm；叶两面被毛或下面被白色或银白色长柔毛或密茸毛，上面渐无毛。头状花序多数或少数。花、果期 7~8 月。

【适宜生境】生于海拔 3200~4400 m 的草地、河滩、山坡、高山草甸、山顶倒石堆。

【资源状况】分布于共和、大通、刚察、祁连、门源、湟中、海晏。常见。

【药　材　名】兔耳子草（全草）。

【采收加工】夏季采收，洗净泥土，晾干。

【功能主治】疏风清热，止咳化痰。用于外感发热，肺热咳嗽，支气管炎。

【藏医应用】《中国藏药》记载本种的全草入药。涩，平。清热解毒。用于疫疠，矿石配合毒，肉瘤。

矮火绒草 *Leontopodium nanum* (Hook. f. et Thoms.) Hand.-Mazz.

【藏药名】སྤྲ་ཆུང་།（音译名：扎琼）

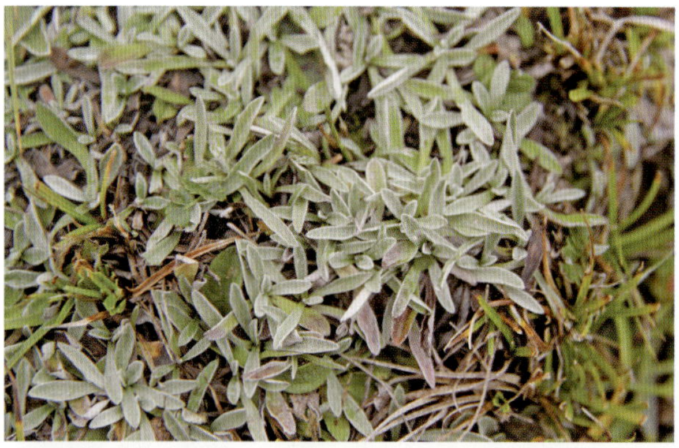

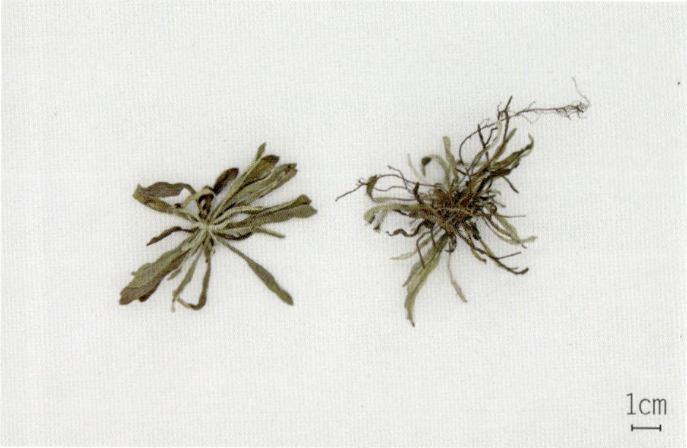

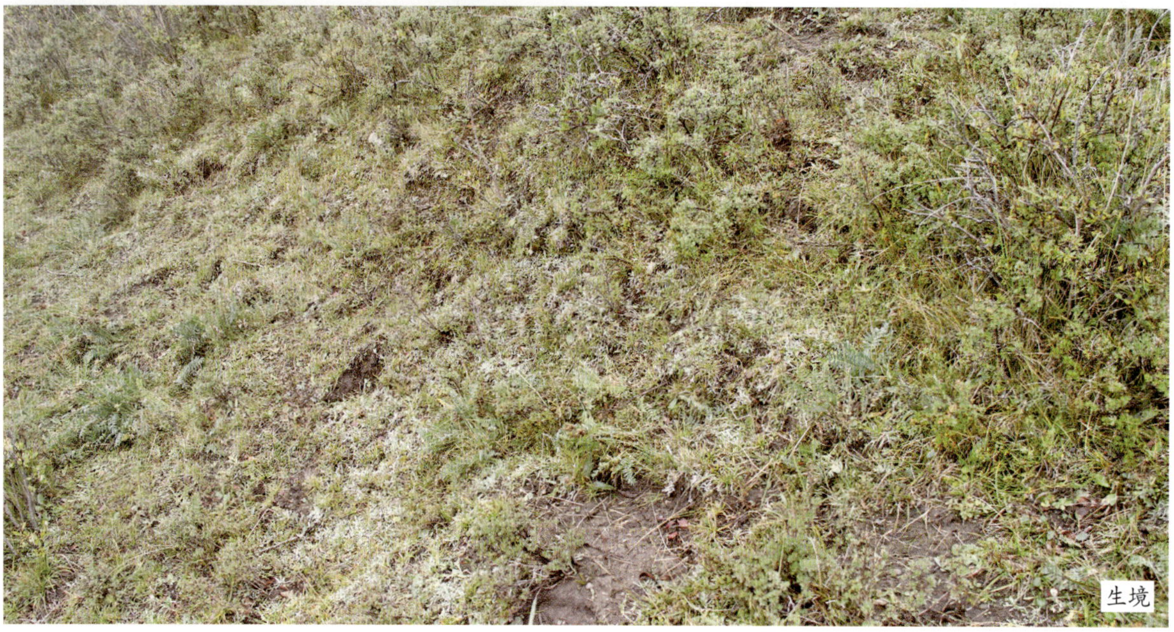

【形态特征】多年生矮小草本。根状茎多分枝，呈垫状丛生；无茎或有茎，直立，被厚密的白色棉毛。基部叶和不育茎的莲座丛叶同形，较小；茎生叶较大，匙形、线状匙形或线状长圆形，先端钝或近圆形，有小尖头，基部渐狭，两面被白色长茸毛。苞叶短小，直立，不开展成星状苞叶群。头状花序 1~4，密集或单生。花、果期 6~9 月。

【适宜生境】生于海拔 3200~5000 m 的山坡草地、高山草甸、山谷滩地、滨湖沙地。

【资源状况】分布于共和、互助、刚察、门源、天峻、祁连。常见。

【药 材 名】火绒草（地上部分）。

【采收加工】夏、秋间采收，洗净，晾干。

【功能主治】疏风清热，利尿，止血。用于流行性感冒，急慢性肾炎，尿路感染，尿血，创伤出血。

【藏医应用】同“长叶火绒草”。

掌叶橐吾

裂叶橐吾、甘青橐吾、山紫菀

Ligularia przewalskii (Maxim.) Diels

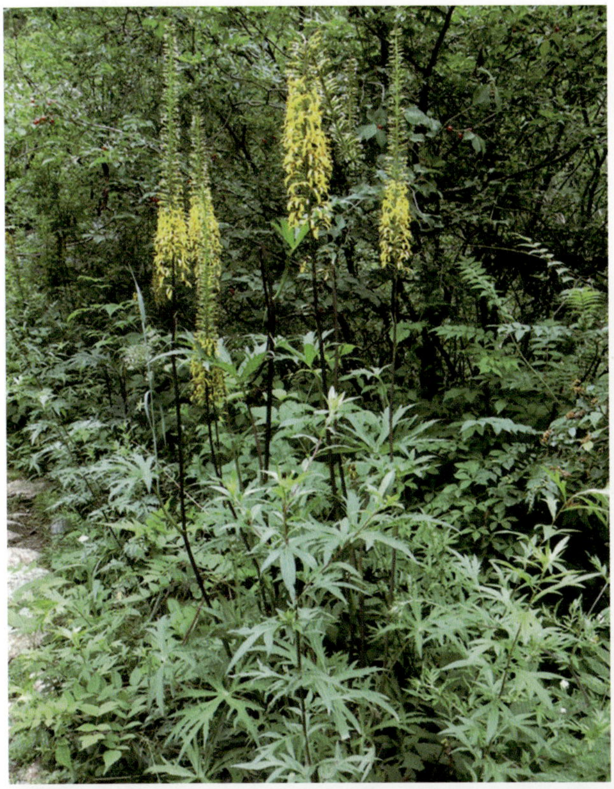

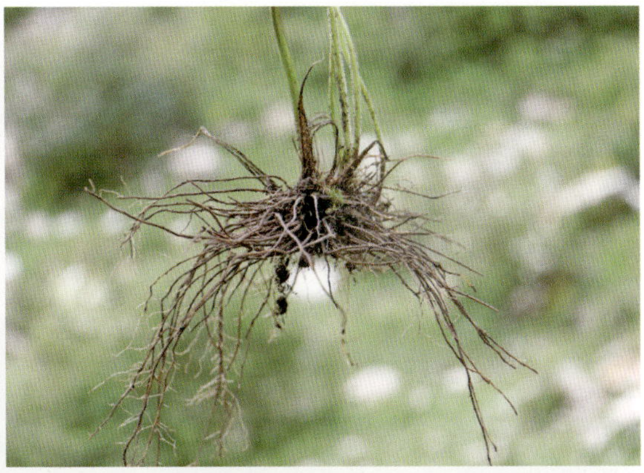

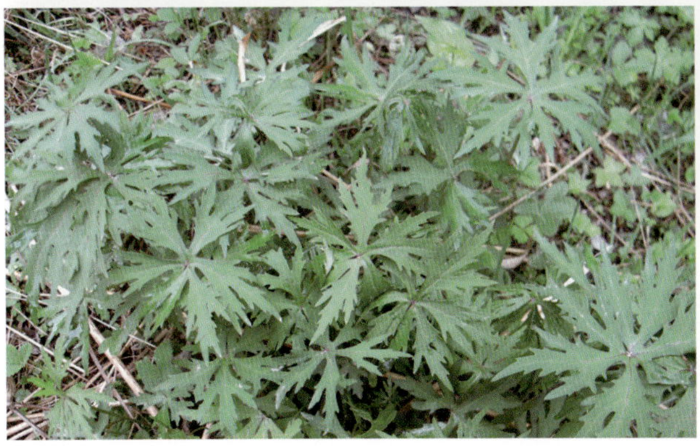

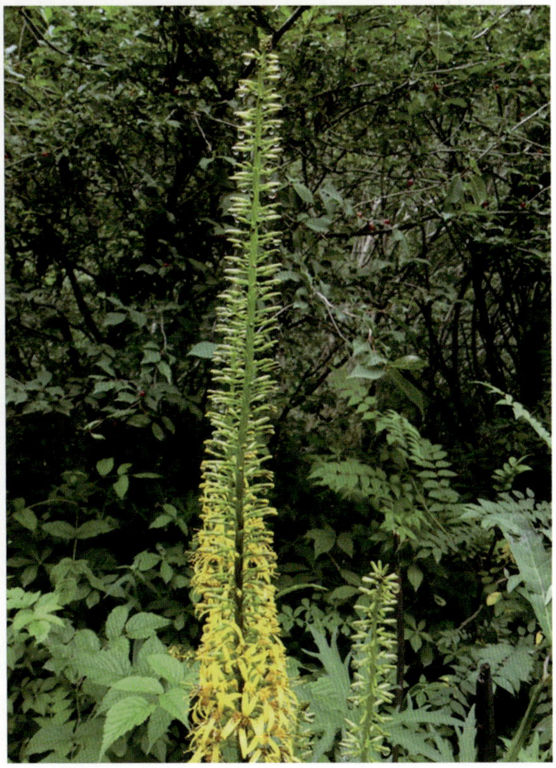

【形态特征】多年生草本。根肉质，细而多。茎直立。丛生叶与茎下部叶具柄，柄细瘦，叶片轮廓卵形，掌状 4~7 裂。总状花序长达 48 cm，苞片线状钻形；花序梗纤细，光滑；头状花序多数，辐状；小苞片常缺；总苞狭筒形；舌状花 2~3，黄色，舌片线状长圆形；管状花常 3 个，远出于总苞之上，管部与檐部等长，花柱细长；冠毛紫褐色。瘦果长圆形。花、果期 6~10 月。

【适宜生境】生于海拔 2000~2900 m 的河谷草地、灌丛、林缘。

【资源状况】分布于刚察、互助、祁连、门源、湟中、大通、海晏。常见。
【药 材 名】山紫菀（根及根茎）。
【采收加工】春、秋二季采挖，除去茎叶，洗净，晒干。
【功能主治】祛痰止咳，润肺下气。用于气逆咳嗽，痰吐不利，肺虚久咳，痰中带血。

箭叶橐吾 *Ligularia sagitta* (Maxim.) Mattf.

【藏药名】རི་ཤོག（音译名：日肖）

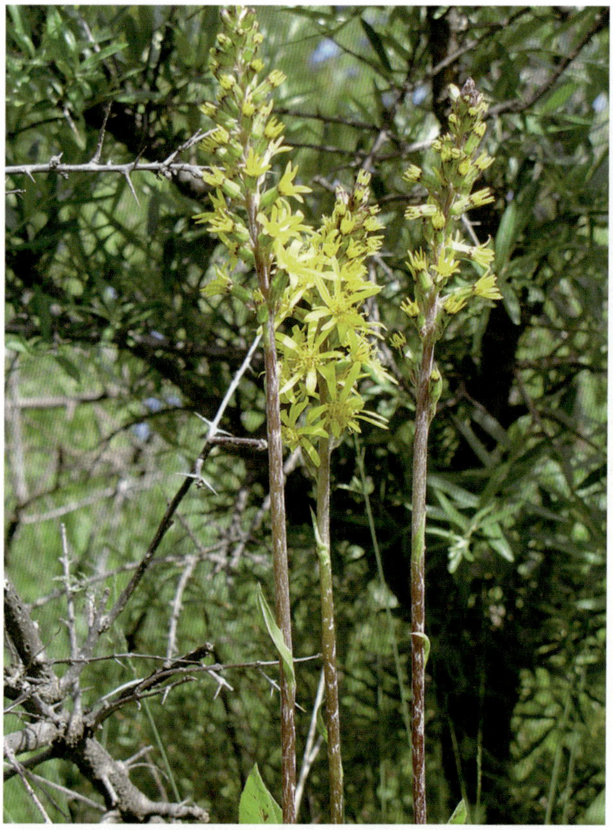

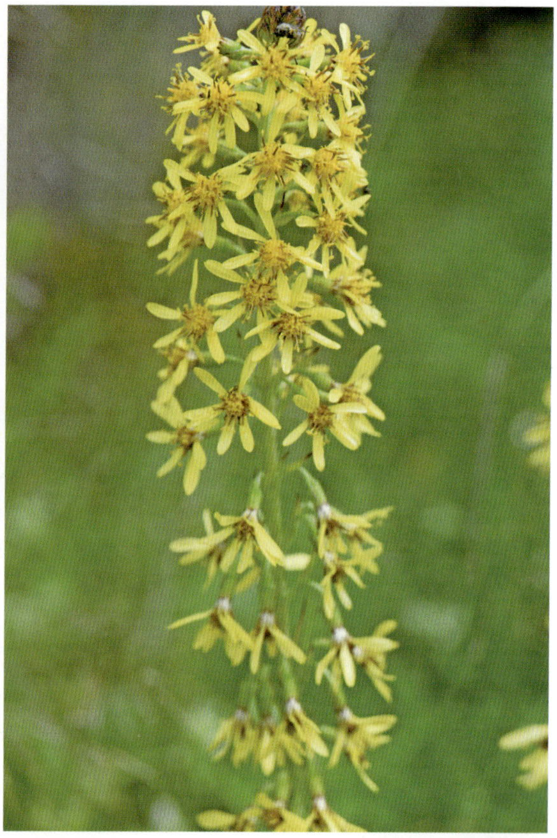

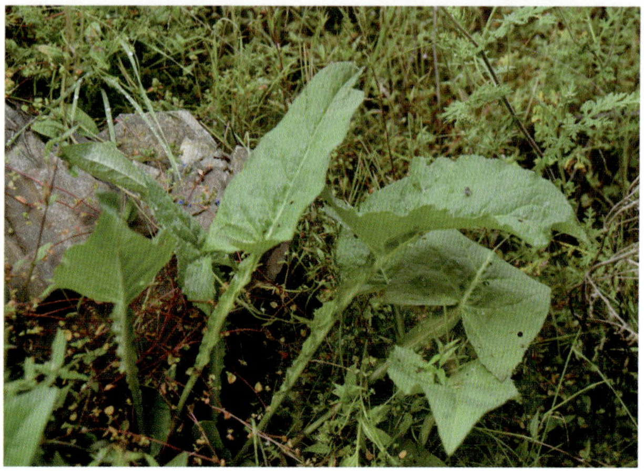

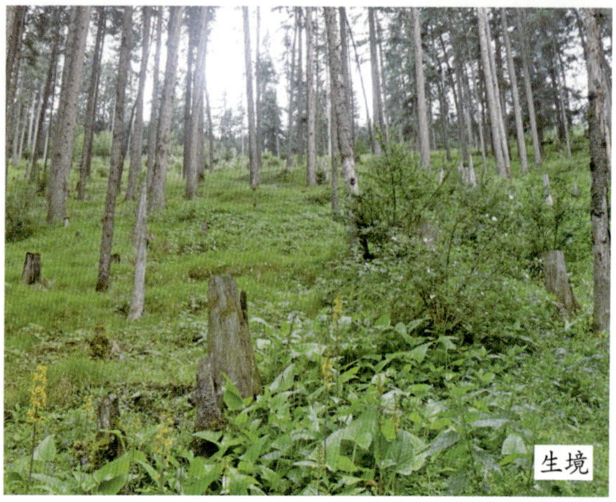

生境

【形态特征】多年生草本。根肉质，细而多。茎直立。丛生叶与茎下部叶具柄，叶片箭形、戟形或长圆状箭形。总状花序长 6.5~40 cm；苞片狭披针形或卵状披针形；头状花序多数，辐状；小苞片线形；总苞钟形或狭钟形，总苞片 7~10，2 层，长圆形或披针形；舌状花 5~9，黄色，舌片长圆形；管状花多数，檐部伸出总苞之外，冠毛白色，与花冠等长。瘦果长圆形。花、果期 7~9 月。

【适宜生境】生于海拔 2000~3800 m 的山坡林缘、灌丛、河边、山区农田。

【资源状况】分布于共和、大通、互助、门源、祁连、海晏。常见。

【药 材 名】山紫菀（根及根茎）。

【采收加工】春、秋二季采挖，除去茎叶，洗净，晒干。

【功能主治】祛痰止咳，润肺下气。用于气逆咳嗽，痰吐不利，肺虚久咳，痰中带血。

【藏医应用】《藏药志》记载本种的根和叶入药。辛，温。外用治疮疖，内服催吐。

黄帚橐吾 *Ligularia virgaurea* (Maxim.) Mattf.

【藏药名】རི་ཤོ།（音译名：日肖）

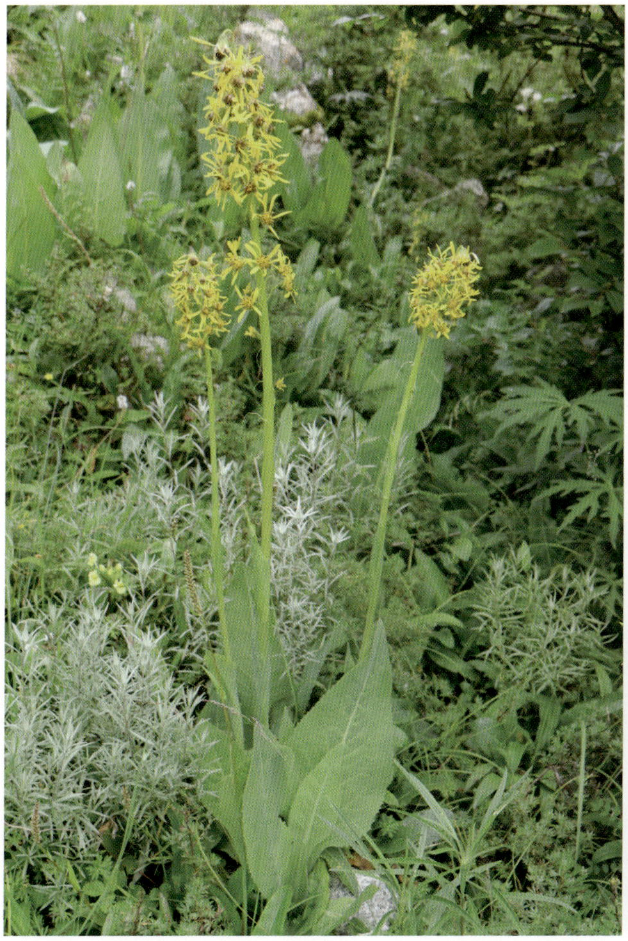

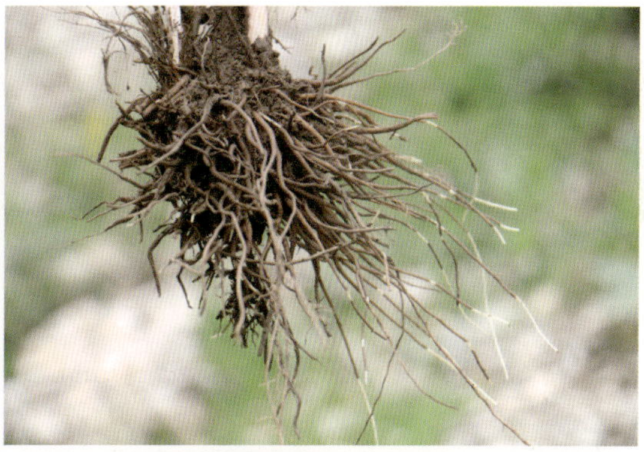

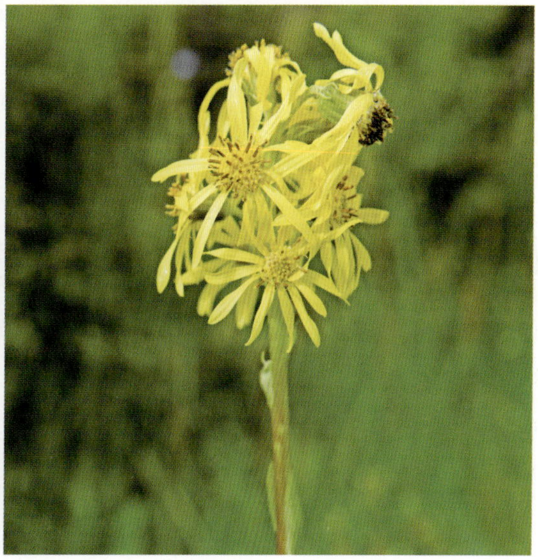

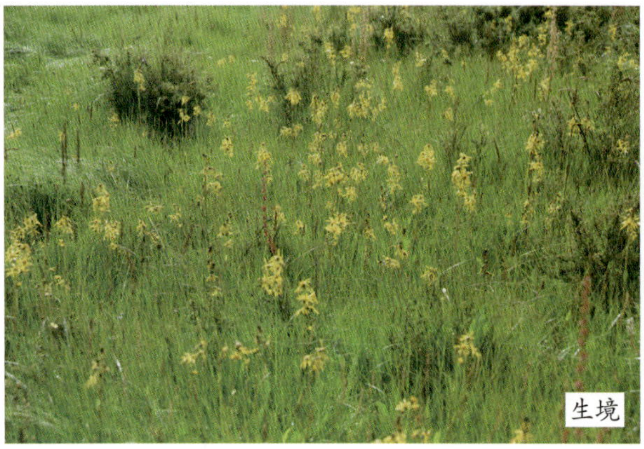

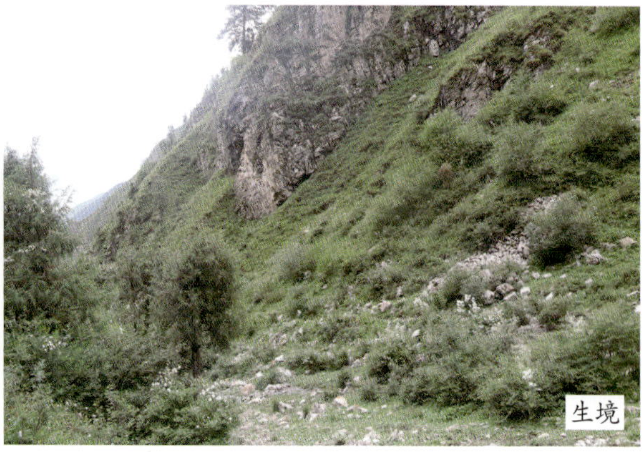

【形态特征】多年生灰绿色草本。根肉质，多数，簇生。茎直立。丛生叶和茎基部叶具柄，全部或上半部具翅，翅全缘或有齿，基部具鞘，紫红色，叶片卵形、椭圆形或长圆状披针形；茎生叶小，无柄，卵形、卵状披针形至线形。总状花序；舌状花 5~14，黄色，舌片线形；管状花多数，冠毛白色，与花冠等长。瘦果长圆形。花、果期 7~9 月。

【适宜生境】生于海拔 2600~4700 m 的河滩、沼泽草甸、阴坡湿地及灌丛中。

【资源状况】分布于门源、祁连、互助、大通、湟中、湟源。常见。

【药 材 名】黄帚橐吾（全草）。

【采收加工】7~8 月采收，洗净，阴干。

【功能主治】清热解毒，健脾和胃。用于发热，肝胆之热，呕吐，胃脘痛。

【藏医应用】《中华藏本草》记载本种的地上幼嫩部分和根入药。地上幼嫩部分清热，解毒，干黄水，愈疮。用于“培根”与“赤巴”合并症，中毒病，黄水病。根祛风湿，愈疮。

毛连菜 *Picris hieracioides* Linn.

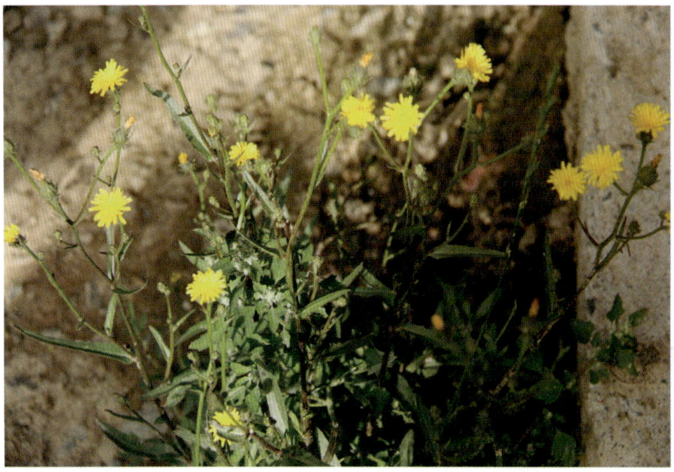

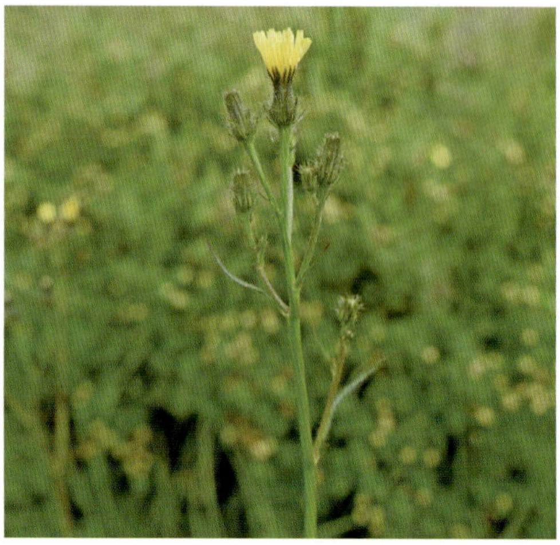

【形态特征】多年生草本，高 40~120 cm。茎直立，有分枝，密生褐色钩状硬毛。茎下部叶长圆形或倒披针形，长 6~17 cm，宽 1~2.5 cm，先端尖，边缘有小齿，两面有钩状硬毛。头状花序多数，在茎端排列成伞房状；总苞钟形，基部近圆形，长宽近相等；小花黄色，舌片线形，长约 8 mm。瘦果长圆形，有时略弯，红棕色或棕褐色。花、果期 7~8 月。

【适宜生境】生于海拔 2230~3800 m 的田边、河滩、山坡。

【资源状况】分布于湟源、大通。常见。

【药 材 名】毛连菜（花序）、毛柴胡（根及全草）。

【采收加工】毛连菜：夏季花开时采收，洗净，晒干。毛柴胡：夏、秋二季采收根及全草，洗净，晒干。

【功能主治】毛连菜：理肺止咳，化痰平喘，宽胸。用于咳嗽痰多，咳喘，嗳气，胸腹闷胀。毛柴胡：清热解毒，散瘀，利尿。用于流行性感冒发热，乳痈，无名肿毒，跌打损伤，小便不利。

沙生风毛菊 *Saussurea arenaria* Maxim.

【藏药名】ཙ་མཁྲིས། （音译名：杂赤）

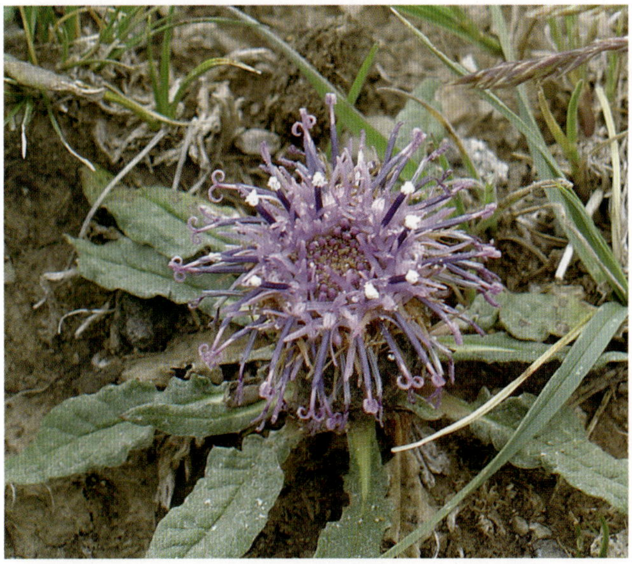

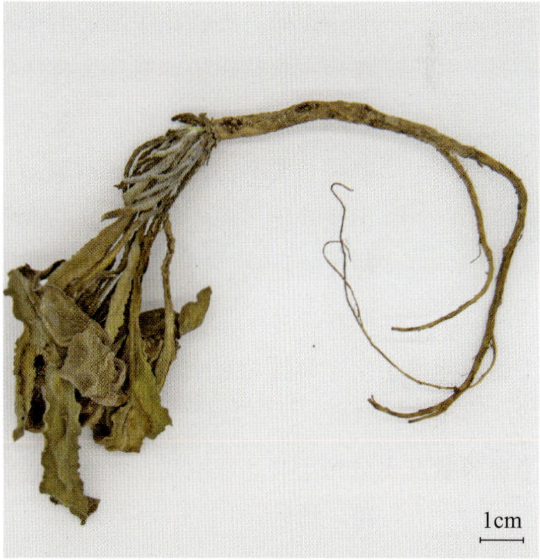

【形态特征】多年生草本，高 4~10 cm。根状茎细长，有分枝；无茎或有茎，茎直立，单生或数个丛生。叶线状长圆形，长 3~8 cm，宽至 1.5 cm，上面无毛，下面密被白色绒毛；基生叶具长柄，茎生叶具短柄。头状花序单生；总苞宽钟形，总苞片 5~6 层，背部被绒毛；小花管状，长达 2.2 cm，红紫色。瘦果无毛，有棱；冠毛淡棕色。花、果期 7~9 月。

【适宜生境】生于海拔 3200~4500 m 的河滩、沙地、山坡草地及山顶草甸。
【资源状况】分布于共和、祁连。少见。
【药 材 名】沙生风毛菊（叶）。
【采收加工】夏季开花时采收，洗净，晾干。
【功能主治】散风热，解毒，止血。用于风热感冒，疮疡痈肿，外伤出血。
【藏医应用】《中国藏药材大全》记载本种的全草入药。苦，寒。清热通络，凉血，排脓。用于胆热病，脉病，肝胆病。

长毛风毛菊 *Saussurea hieracioides* Hook. f.

【藏药名】ཐོ་གྱི་ཞུར།（音译名：俄吉希尔）

【形态特征】多年生草本，高 10~20 cm。根状茎肥厚，顶端密被膜质残存叶柄；茎被白色长柔毛。基生叶莲座状，长圆状倒披针形或椭圆形；茎生叶 1~3，条形，无柄。头状花序，单生于茎顶；总苞卵状钟形，总苞片 3 层，全部或边缘紫色，基部密被长柔毛；托片长短不等；小花管状，紫色，长达 2 cm。瘦果圆柱状，冠毛污白色。花期 6~7 月。

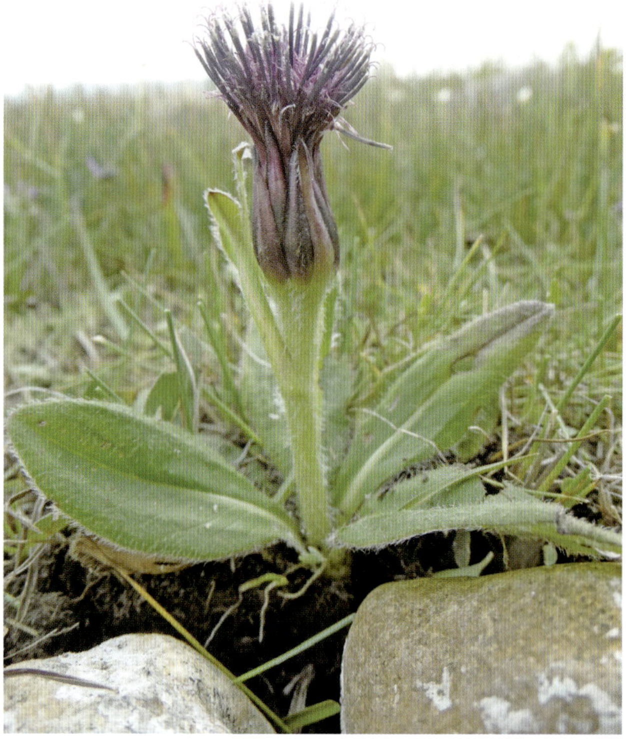

【适宜生境】生于海拔 3500~5200 m 的高山草坡。
【资源状况】分布于共和、刚察、祁连、门源。常见。
【药 材 名】长毛风毛菊（全草）。
【采收加工】8~9 月采收，洗净，晾干。
【功能主治】泻水逐饮。用于水肿，腹水，胸腔积液。
【藏医应用】《藏药志》记载本种的全草入药。苦，寒。清热利湿。用于水肿，膀胱炎，小便不利，腹水。

水母雪兔子

水母雪莲花、甘青雪莲花

Saussurea medusa Maxim.

【藏药名】བྱ་རྒོད་སྤུག་པ།（音译名：夏高叟巴）

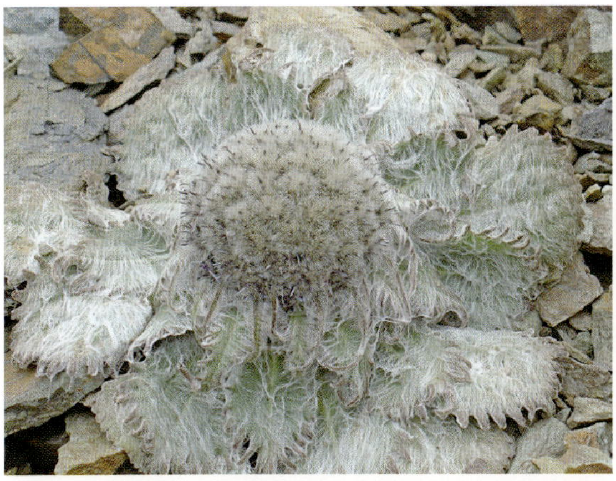

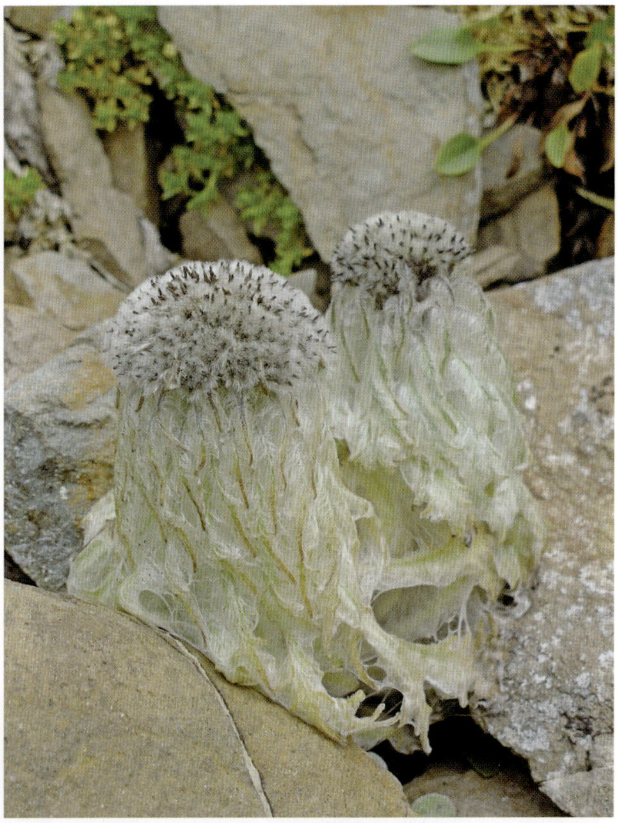

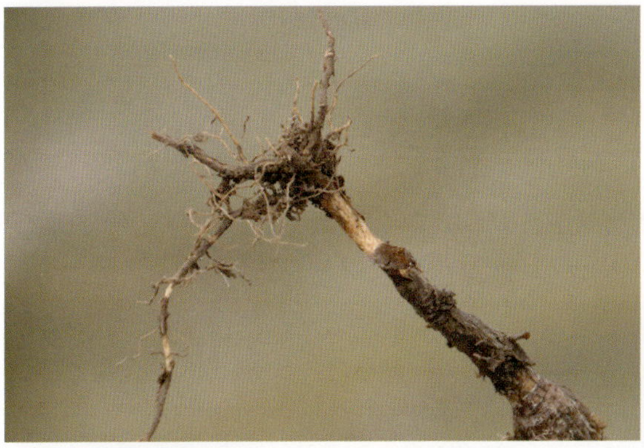

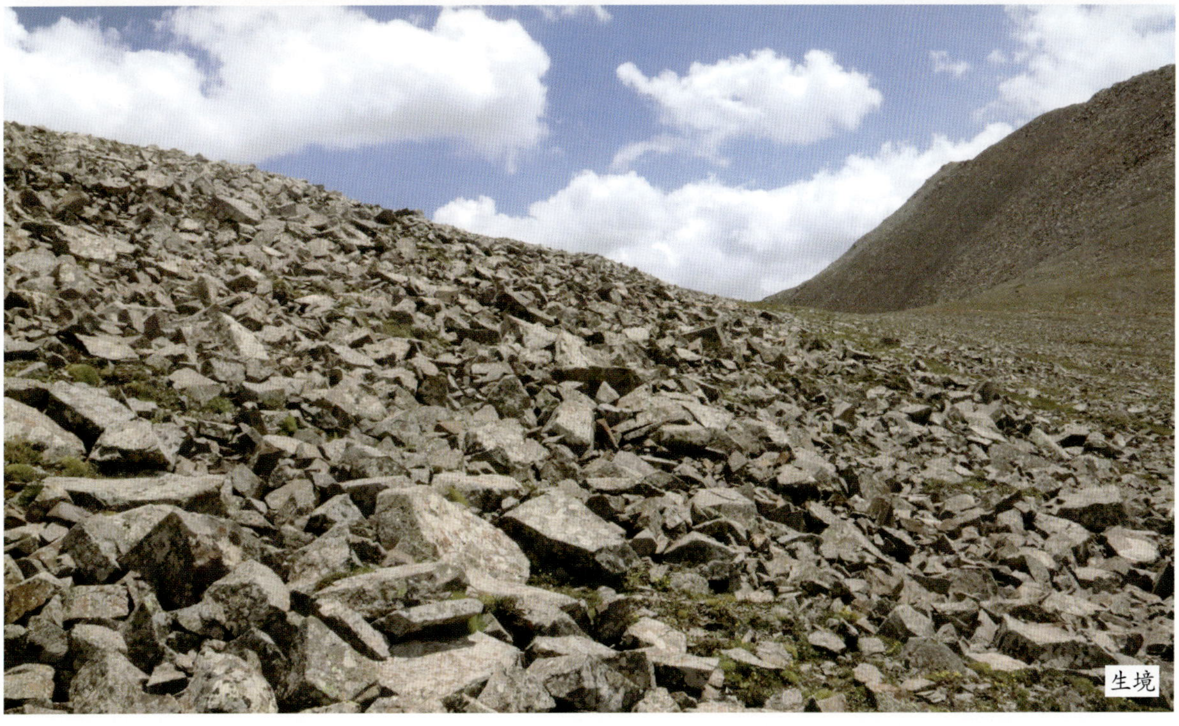

生境

【形态特征】多年生草本，高 5~20 cm，全株密被白色绵毛。根肉质，粗壮。茎直立。茎下部叶密集；茎上部叶菱形或披针形，下翻；最上部叶线形，围绕花序；全部叶两面有白色密绵毛。头状花序多数，在茎端密集成半球形，外围密被绵毛的苞叶；总苞片多层，先端或外层总苞片黑紫色；小花管状，蓝紫色。瘦果线状倒披针形，黑褐色；冠毛白色。花、果期 7~9 月。

【适宜生境】生于海拔 3500~5200 m 的高山草坡。

【资源状况】分布于共和、刚察、祁连、门源、互助、湟中、湟源、天峻。少见。

【药 材 名】雪莲花（带根全草）。

【采收加工】6~7 月间开花时拔起全株，除去泥土，晾干。

【功能主治】温肾壮阳，调经止血。用于阳痿，腰膝酸软，妇女带下，月经不调，风湿痹证，外伤出血。

【藏医应用】《中华本草》（藏药卷）记载本种的全草入药。味苦，消化后味苦，性凉。清热解毒，消肿止痛。用于头部创伤，炭疽，热病痛症，风湿病，黄水病，中风。

美丽风毛菊

漏子多吾、华丽风毛菊
Saussurea pulchra Lipsch.

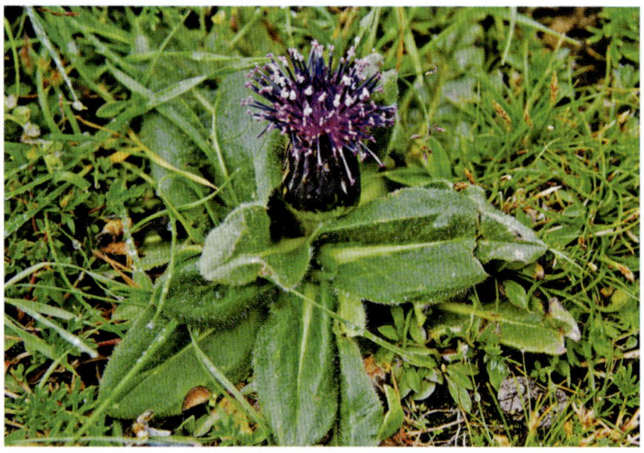

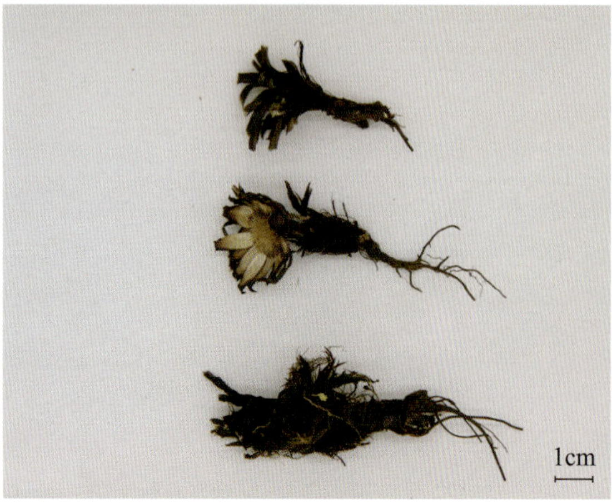

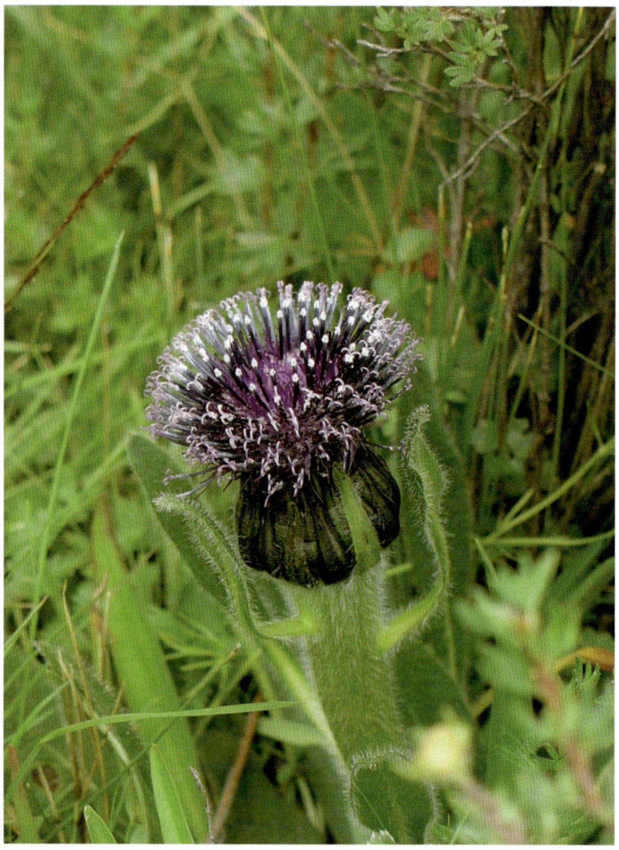

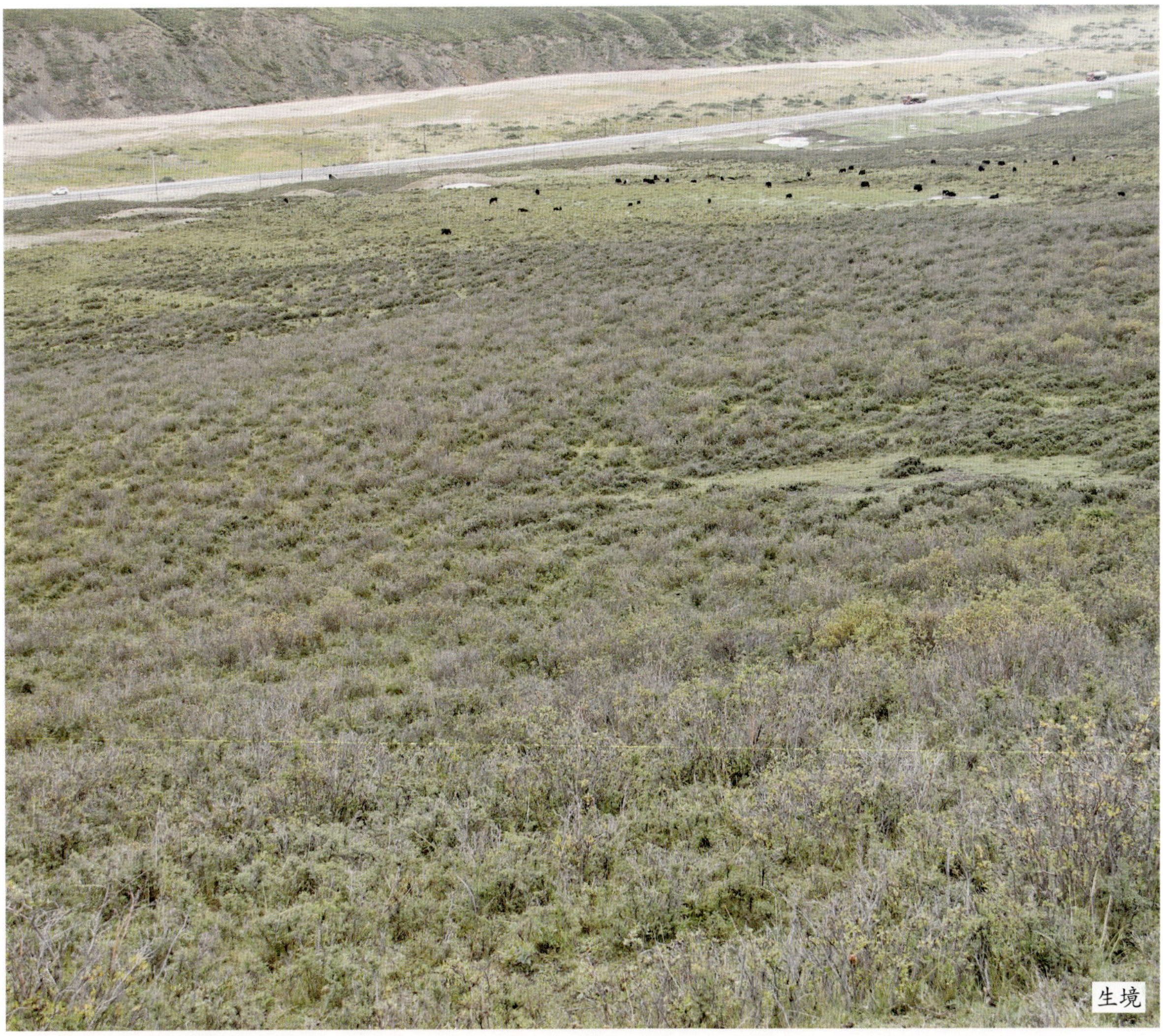

【形态特征】多年生草本。根状茎粗厚，木质化，上端有残叶宿存；茎直立，具棱及被薄绵毛。基生叶莲座状，倒披针形至椭圆形，先端急尖，基部下延成柄，上面被粗伏毛，下面中脉处贴生长柔毛；茎生叶较小，披针形。头状花序顶生；总苞片紫色或具紫色边缘，具短尖；花全部管状，紫色，两性，先端5裂。瘦果无毛。花期7~8月。

【适宜生境】生于海拔2800~4600 m的山坡草地、高山草甸、灌丛、滩地、河滩。

【资源状况】分布于刚察、互助、祁连、门源、湟中、湟源、大通、海晏、共和、天峻。常见。

【药 材 名】美丽风毛菊（根）。

【采收加工】10月采收，洗净，通风处晾干。

【功能主治】清热解毒，解表透疹。用于流行性感冒，咽喉肿痛，麻疹，风疹。

星状雪兔子

星状风毛菊、匍地风毛菊

Saussurea stella Maxim.

【藏药名】ཁྱུང་སྡེར་སྨུག་པོ།（音译名：琼德木保）

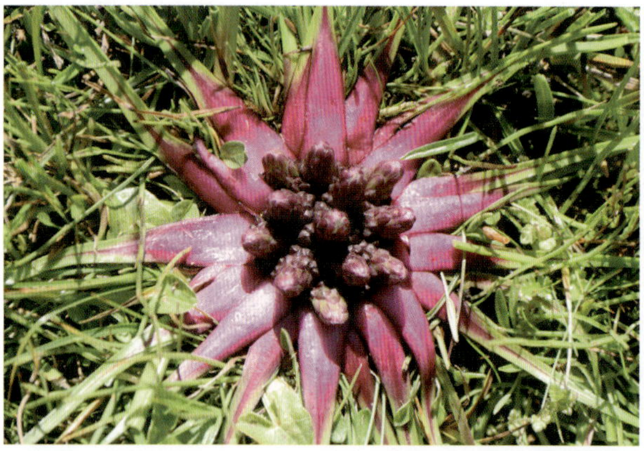

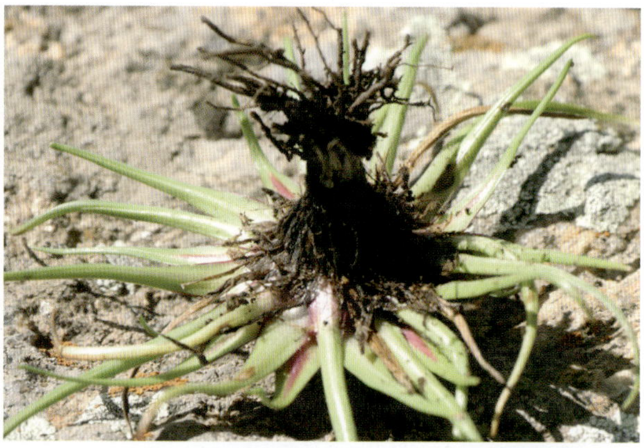

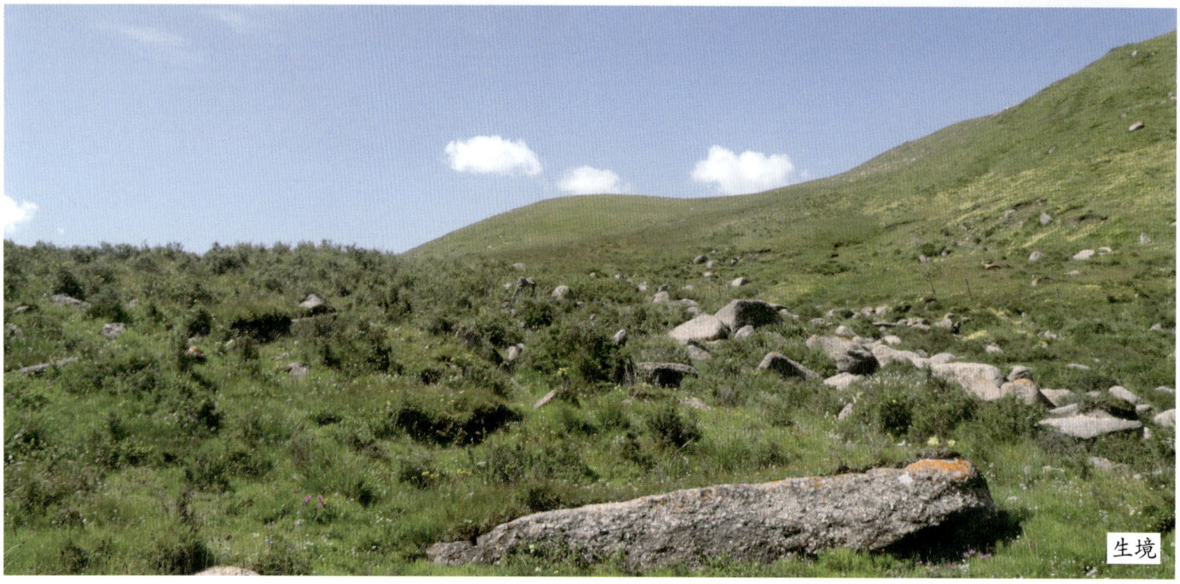

生境

【形态特征】无茎莲座状草本，全株光滑无毛。根倒圆锥状，深褐色。叶莲座状，星状排列，线状披针形，无柄，中部以上长渐尖，向基部常卵状扩大，边缘全缘，两面同色，紫红色或近基部紫红色，或绿色，无毛。头状花序无小花梗，多数，在莲座状叶丛中密集成半球形的直径为 4~6 cm 的总花序。瘦果圆柱状，冠毛白色。花、果期 7~9 月。

【适宜生境】生于海拔 2000~5400 m 的高山草地、山坡灌丛草地、河边或沼泽草地、河滩地。

【资源状况】分布于互助、门源、祁连、刚察。少见。

【药 材 名】匐地风毛菊（全草）。

【采收加工】9 月采收，洗净，晒干。

【功能主治】祛风除湿，通络舒筋。用于风湿痹痛，筋脉拘挛。

【藏医应用】《中华藏本草》记载本种的全草入药。清热，解毒，接骨。用于中毒性热证，骨折。

额河千里光

羽叶千里光、大蓬蒿、斩龙草、千里光

Senecio argunensis Turcz.

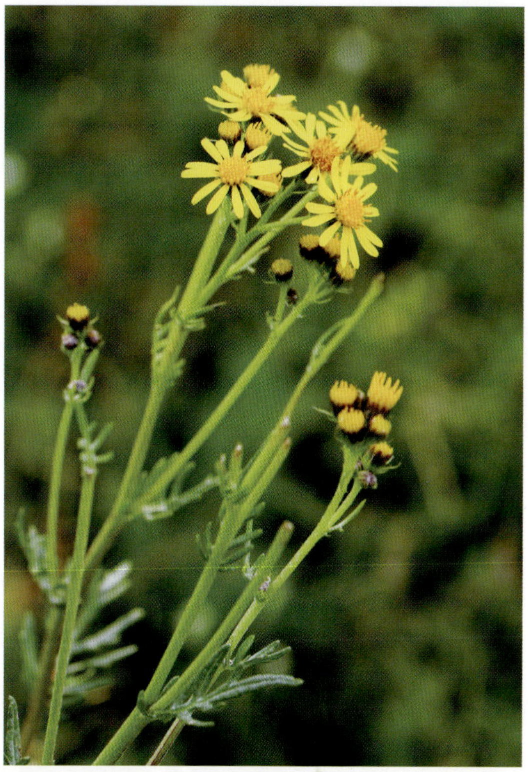

【形态特征】多年生草本。根状茎斜升，具多数纤维状根；茎单生，直立。基生叶和下部茎叶在花期枯萎，通常凋落；中部茎叶较密集，无柄，全形卵状长圆形至长圆形，羽状全裂至羽状深裂。头状花序有舌状花，多数，排列成顶生复伞房花序；舌状花 10~13，舌片黄色，长圆状线形；管状花多数，花冠黄色。瘦果圆柱形。花期 8~10 月。

【适宜生境】生于海拔 2230~2600 m 的草地、山坡、林缘、田边、溪岸、河滩，喜阴湿地。

【资源状况】分布于大通、互助、湟源、湟中。少见。

【药 材 名】斩龙草（根及全草）。

【采收加工】夏季采收，洗净，鲜用或扎成把晒干。

【功能主治】清热解毒，清肝明目。用于痢疾，咽喉肿痛，目赤，痈肿疮疖，瘰疬，湿疹，疥癣，毒蛇咬伤，蝎蜂蜇伤。

苣荬菜

苦苦菜、野苦菜、苦荬菜

Sonchus arvensis Linn.

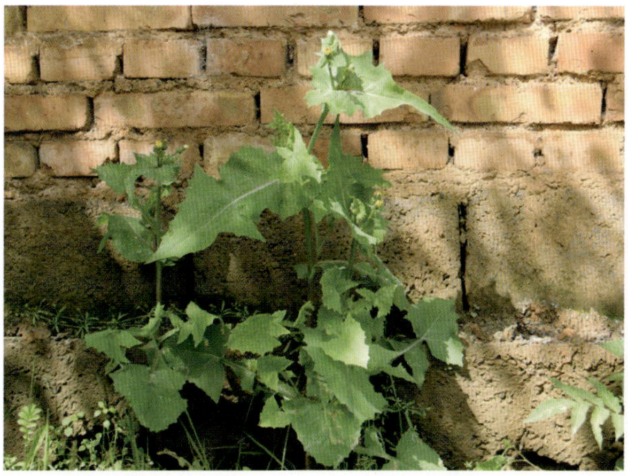

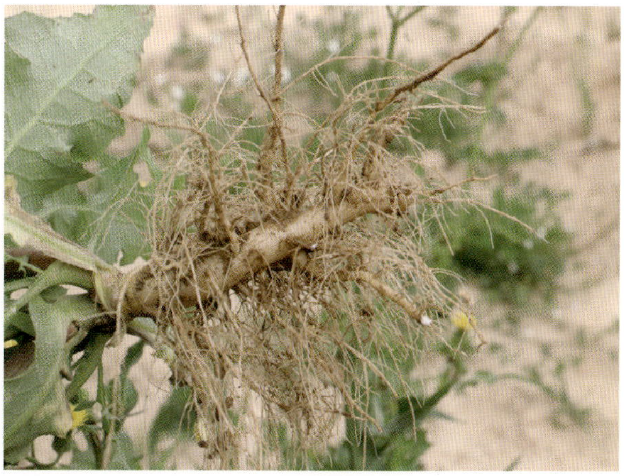

【形态特征】多年生草本。叶长倒披针形、长披针形或狭长圆形，先端钝，边缘有波状齿至不规则羽状缘浅裂，柄有狭翅，基部耳状抱茎，耳常扩大，边缘有小齿，两面无毛。头状花序单生或 2 至数个在茎或枝端排成伞房状花序；总苞宽钟形，长宽略相等，含多数小花；小花极多数，黄色，舌片线形。瘦果纺锤形，棕色；冠毛白色。花、果期 7~9 月。

【适宜生境】生于海拔 2000~4000 m 的田边、水沟旁、荒地、山坡湿地。

【资源状况】分布于共和、海晏、刚察、天峻、湟源、祁连、门源、大通、互助、湟中。常见。

【药 材 名】苣荬菜（全草）。

【采收加工】春季开花前采收，洗净，鲜用或晒干。

【功能主治】清热解毒，利湿排脓，凉血止血，凉血利湿。用于咽喉肿痛，疮疖肿毒，痔疮，急性细菌性痢疾，肠炎，肺脓肿，急性阑尾炎，吐血，衄血，咯血，尿血，便血，崩漏。

苦苣菜

荼草、苦马菜、滇苦菜

Sonchus oleraceus Linn.

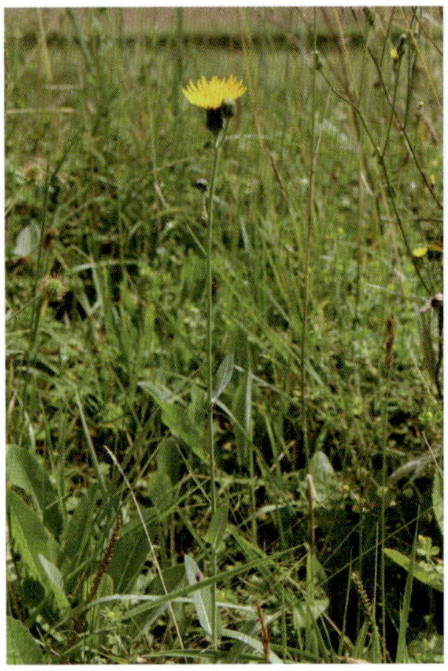

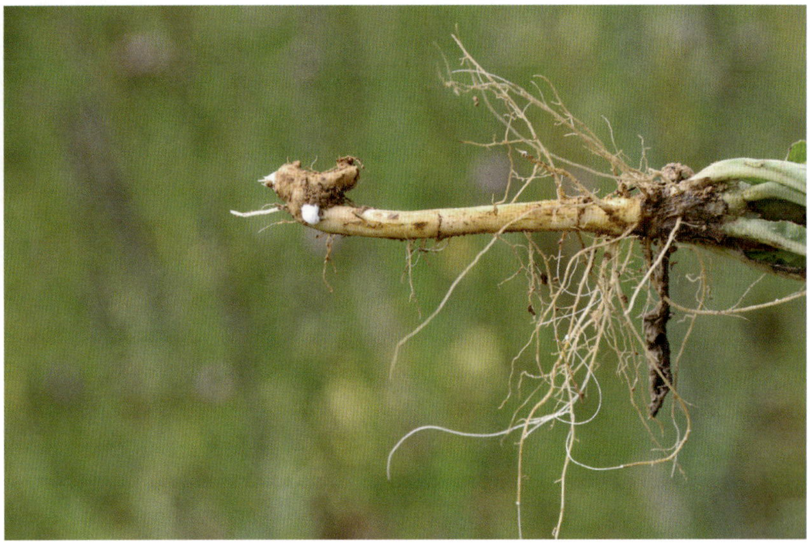

【形态特征】一年生或二年生草本，高达 1 m，具直根。茎粗，中空，无毛。基生叶羽状深裂，长椭圆形或倒披针形，基部渐窄成翼柄；中下部茎生叶羽状深裂或大头状羽状深裂，长 3~12 cm，基部骤窄成翼柄，柄基圆耳状抱茎；下部叶与中下部叶同型，先端长渐尖，基部半抱茎。头状花序数个，在茎端排成伞房状聚伞花序；总苞钟形；小花多数，舌状，黄色，舌片线形。瘦果红褐色，冠毛白色。花、果期 7~9 月。

【适宜生境】生于海拔 2230~3450 m 的荒地、田边。

【资源状况】分布于大通、门源、互助。常见。

【药 材 名】苦菜（全草）。

【采收加工】冬、春、夏三季采收，鲜用或晒干。

【功能主治】清热解毒，凉血止血。用于肠炎，痢疾，黄疸，淋证，咽喉肿痛，疮痈肿毒，乳腺炎，痔疮，衄血，吐血，咯血，便血，崩漏。

蒲公英

蒲公草、地丁、黄花草

Taraxacum mongolicum Hand.-Mazz.

【藏药名】ཁུར་མོང་།（音译名：苦尔芒）

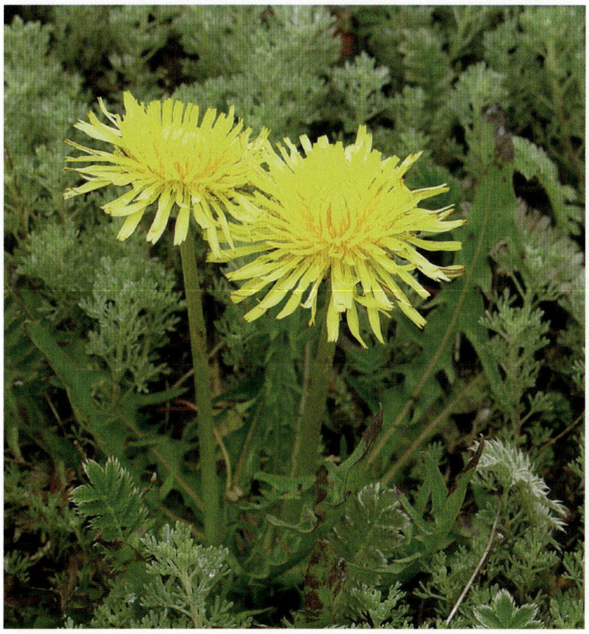

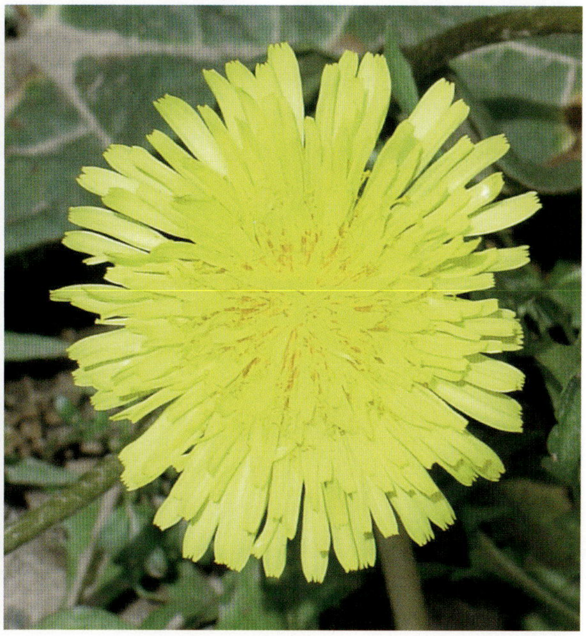

【形态特征】多年生草本。叶倒披针形或长圆状倒披针形，大头羽状深裂至浅裂，有时近全缘，侧裂片具齿，平展或倒向，裂片间有小齿。花葶数个或单生，上部被毛；总苞直径 1.5~2 cm，总苞片先端有角状突起，外层总苞片卵状披针形至披针形，边缘狭膜质；舌状花黄色。瘦果淡褐色、灰褐色或黄棕色，上半部具小刺，下部具鳞片状突起，喙长 7~9 mm。花、果期 7~9 月。

【适宜生境】生于海拔 2080~4000 m 的荒地、水边、田边、河滩。

【资源状况】分布于共和、海晏、刚察、天峻、湟源、祁连、门源、大通、互助、湟中。常见。

【药 材 名】蒲公英（全草）。

【采收加工】春至秋季花初开时采挖，除去杂质，洗净，晒干。

【功能主治】清热解毒，消肿散结，利尿通淋。用于疔疮肿毒，乳痈，瘰疬，目赤，咽痛，肺痈，肠痈，湿热黄疸，热淋涩痛等。

【藏医应用】《中国藏药》记载本种的全草入药。苦、微甘，凉。清热解毒。用于“培根”病，“木保”病，瘟病时疫，血病，“赤巴”病。

黄缨菊

黄冠菊

Xanthopappus subacaulis C. Winkl.

【藏药名】སྒང་ཚེར། （音译名：降蔡尔）

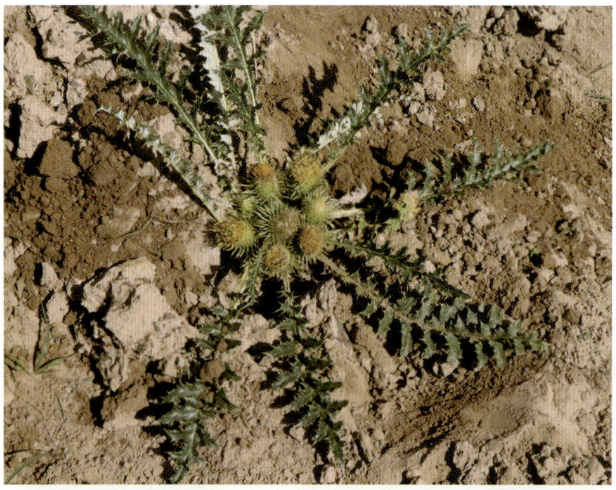

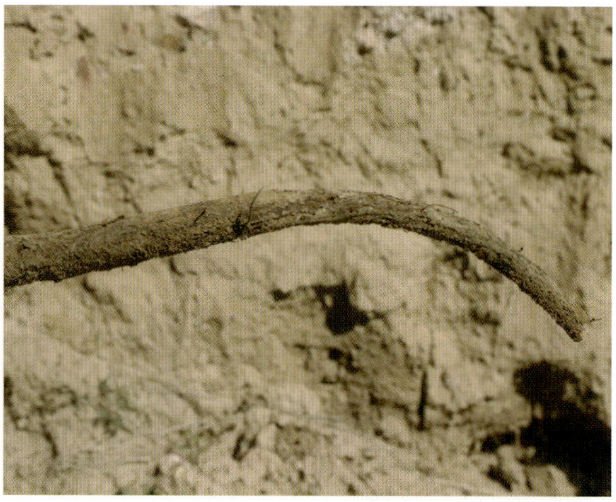

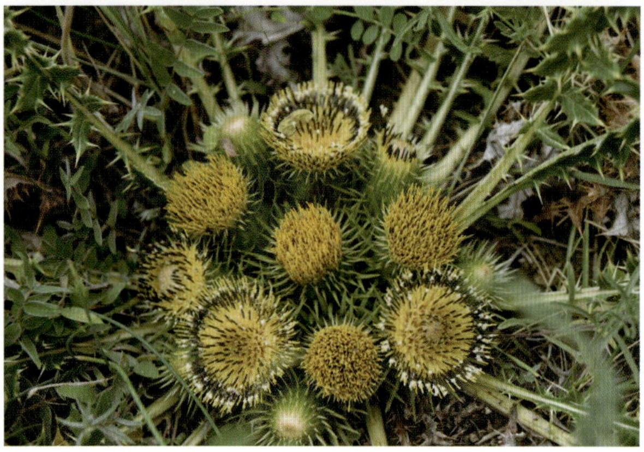

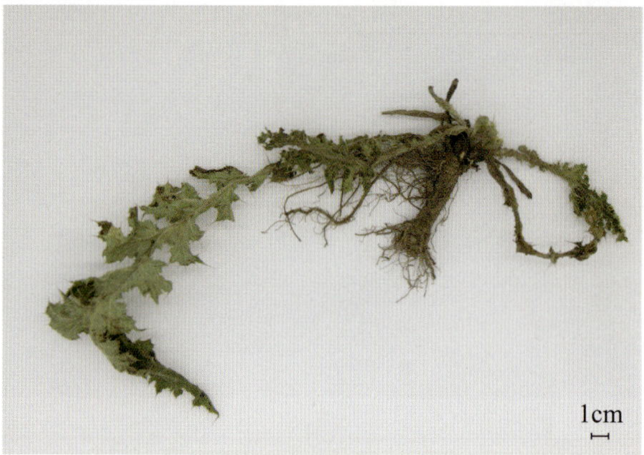

【形态特征】多年生无茎草本。根状茎粗壮，颈部被纤维状的残存叶柄。叶莲座状，平展；叶柄扁而多沟纹，密被白色蛛丝状绒毛；叶革质，叶片长圆状披针形，羽状深裂。头状花序数个至 10 余个密集成近球状，花序梗粗壮，有 1~2 个线形苞叶；总苞宽钟状，总苞片数层，覆瓦状排列，条状披针形；花黄色，先端 5 浅裂，裂片线形。瘦果倒卵形。花、果期 7~9 月。

【适宜生境】生于海拔 1800~2500 m 的荒地、田边、宅边和路边。

【资源状况】分布于互助、祁连、刚察、门源、天峻。常见。

【药 材 名】九头妖（全草）。

【采收加工】春、夏二季采收，切段，晒干。

【功能主治】有小毒。止血。用于吐血，消化道溃疡出血，异常子宫出血，过敏性紫癜。

【藏医应用】《藏药志》记载本种的种子、根或带根幼苗入药。辛、甘、微苦，温。健胃，催吐。用于关节疼痛，小便失禁，腰痛，眩晕，口眼歪斜；外用治疖疮，化脓性创伤，肿瘤。

苍 耳

菜耳、金棘子、刺儿棵、白痴头婆

Xanthium sibiricum Patrin ex Widder

【藏药名】བྱི་ཚེར།（音译名：希蔡尔）

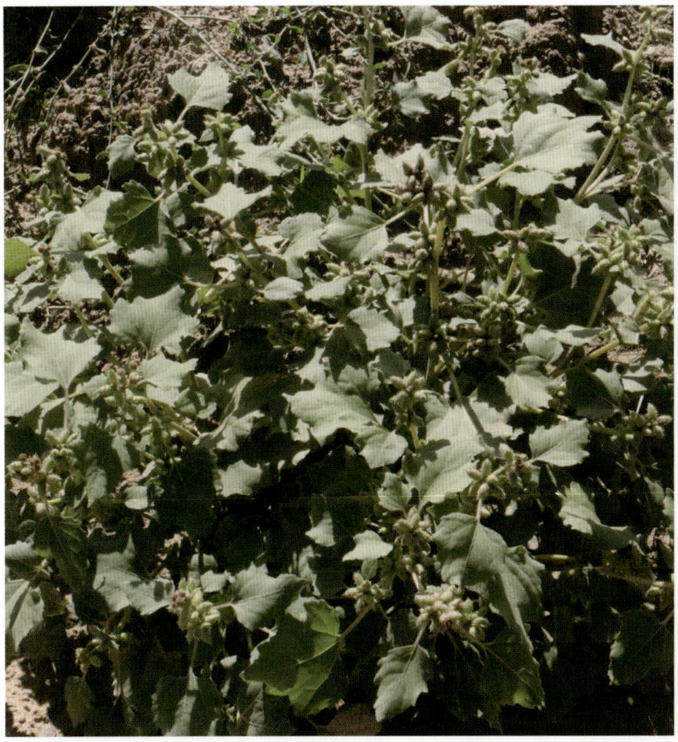

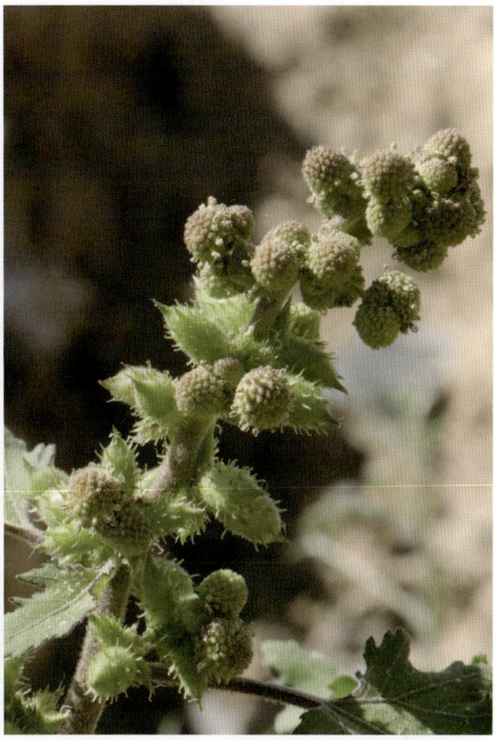

【形态特征】 一年生草本。茎直立，被短糙毛，常从基部分枝。叶片宽卵形或心形，先端急尖，基部浅心形，边缘 3~5 浅裂或具不规则细齿，两面均粗糙，脉上被糙毛；叶柄细长，被短毛。头状花序单性，雌雄同株，雄花序顶生，球形；总苞片长圆状披针形，分离，具多数不结实的两性花；花冠具 5 个宽裂片；雄蕊 5。瘦果 2，包于总苞内。花、果期 7~9 月。

【适宜生境】 生于海拔 1800~3700 m 的水边、荒地、农田及路边。

【资源状况】 分布于互助、大通、门源、祁连、海晏、刚察、天峻、湟中、共和、湟源。常见。

【药 材 名】 苍耳子（带总苞的果实）。

【采收加工】 秋季果实成熟时采收，干燥，除去梗、叶等杂质。

【功能主治】 散风寒，通鼻窍，祛风湿。用于风寒头痛，鼻塞流涕，鼻鼽，鼻渊，风疹瘙痒，湿痹拘挛。

【藏医应用】《中国藏药》记载本种的地上部分入药。苦，微寒；有小毒。清热解毒。用于瘟病时疫，脏腑之热症，风热，细菌性痢疾腹泻，腹痛。

香蒲科

水　烛

蒲花、蒲草黄、狭叶香蒲
Typha angustifolia Linn.

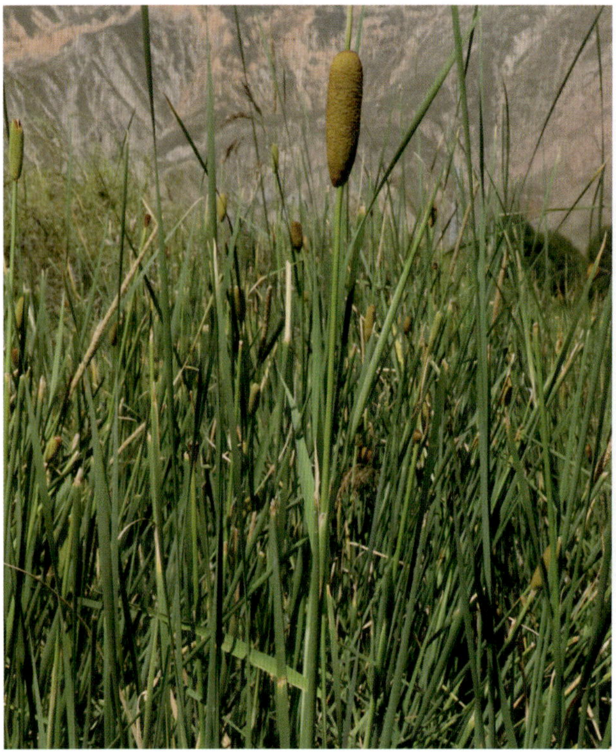
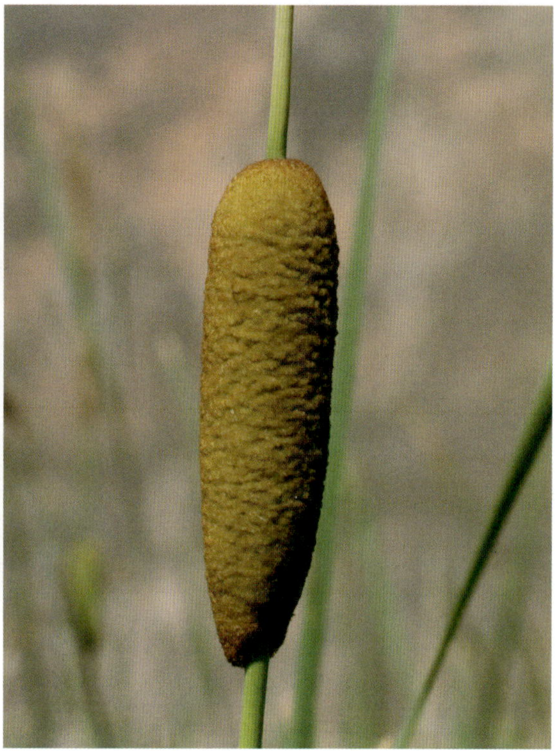

【形态特征】多年生水生或沼生草本。根状茎乳黄色、灰黄色，先端白色；地上茎直立，粗壮，高 1.5~2.5 m。叶片长 54~120 cm，宽 0.4~0.9 cm；叶鞘抱茎。雄花由 3 枚雄蕊合生，有时 2 枚或 4 枚组成，花药长约 2 mm，长距圆形，花粉粒单体，近球形、卵形或三角形；雌花具小苞片，孕性雌花柱头窄条形或披针形，不孕雌花子房倒圆锥形，具褐色斑点，先端黄褐色。小坚果长椭圆形。花、果期 6~9 月。

【适宜生境】生于海拔 2200~2800 m 的淡水池沼、湖泊和渠边。

【资源状况】分布于湟源、湟中、大通、互助。常见。

【药 材 名】蒲黄（花粉）。

【采收加工】夏季采收蒲棒上部的黄色雄花序，晒干后碾压，筛取花粉。

【功能主治】止血，化瘀，通淋。用于吐血，衄血，咳血，崩漏，外伤出血，经闭痛经，胸腹刺痛，跌扑肿痛，血淋涩痛。

禾本科

芨芨草

枳枳草、枳芨草、席萁草

Achnatherum splendens (Trin.) Nevski

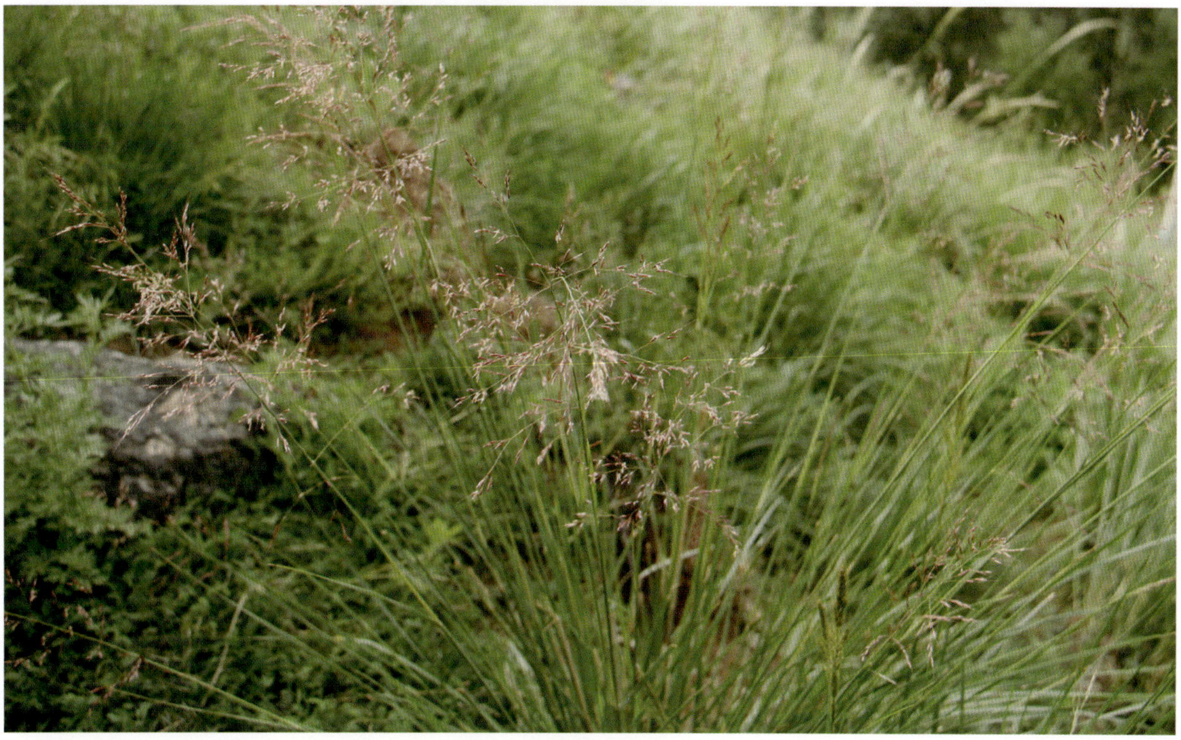

【形态特征】多年生草本。须根粗壮坚韧，外具沙套。秆直立，坚硬，平滑，内具白色的穗，基部宿存枯萎的黄褐色叶鞘，叶鞘边缘膜质，叶舌尖披针形。圆锥花序开展成金字塔形，分枝细弱，2~6 枚簇生，平展或斜向上升，基部裸露；颖膜质，顶端尖或锐尖，第一颖具 1 脉，长 4~5 mm，第二颖具 3 脉，长 6~7 mm，内稃短于外稃；花药顶端具毫毛。花、果期 6~9 月。

【适宜生境】生于海拔 2900~4000 m 的微碱性的草滩、石质山坡、干山坡、林缘草地、荒漠草原。

【资源状况】分布于共和、刚察、海晏、祁连、门源。常见。

【药 材 名】芨芨草（茎、根或种子）、芨芨草花（花）。

【采收加工】芨芨草：全年均可采收茎、根，秋季采收种子，晒干。芨芨草花：夏、秋二季开花时采收，晒干。

【功能主治】芨芨草：清热利尿。用于尿闭，尿路感染。芨芨草花：利尿，止血。用于小便不利，内出血。

野燕麦

乌麦、野麦草

Avena fatua Linn.

【藏药名】ཡུག་པོ།（音译名：尤保）

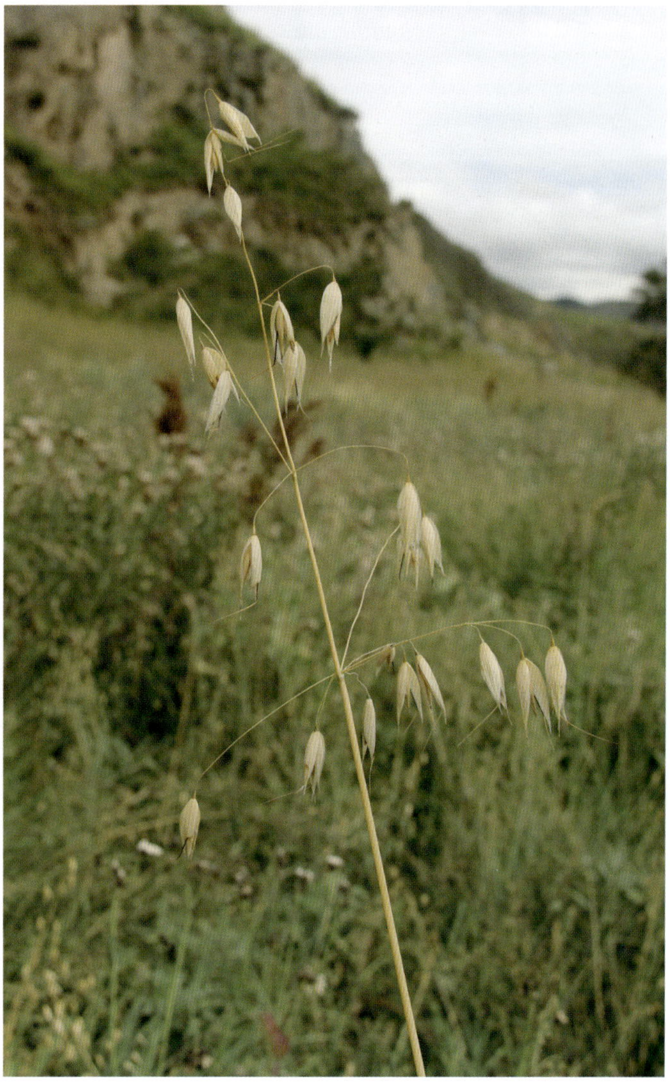

【形态特征】一年生草本。须根较坚韧。秆直立，平滑无毛。叶鞘松弛，平滑或基部者被微毛；叶舌透明膜质；叶片扁平，微粗糙，或上面和边缘疏生柔毛。圆锥花序开展，金字塔形，分枝粗糙，具棱角；小穗含2~3小花，小穗柄弯曲下垂，顶端膨胀，颖草质，近相等，常具9脉；外稃质地坚硬，其中部以下具淡棕色或白色硬毛，芒自稃体中部附近伸出。颖果被淡棕色柔毛。花、果期6~9月。

【适宜生境】生于海拔2200~3450 m的荒芜田野或田间杂草丛中。

【资源状况】分布于共和、湟中、海晏、刚察、天峻、湟源、祁连、门源、大通、互助。常见。

【药材名】燕麦草（全草）、野麦子（种子）。

【采收加工】燕麦草：未结实前采收，晒干。野麦子：夏、秋二季果实成熟时采收，脱壳，取出种子，晒干。

【功能主治】燕麦草：收敛止血，固表止汗。用于吐血，便血，血崩，自汗，盗汗，带下。野麦子：补虚止汗。用于虚汗不止。

【藏医应用】《中国藏药材大全》记载本种的果实入药。甘，凉。清热，止痒。用于咽喉疾病，皮肤病。

菵　草

菵米、罔草

Beckmannia syzigachne (Steud.) Fern.

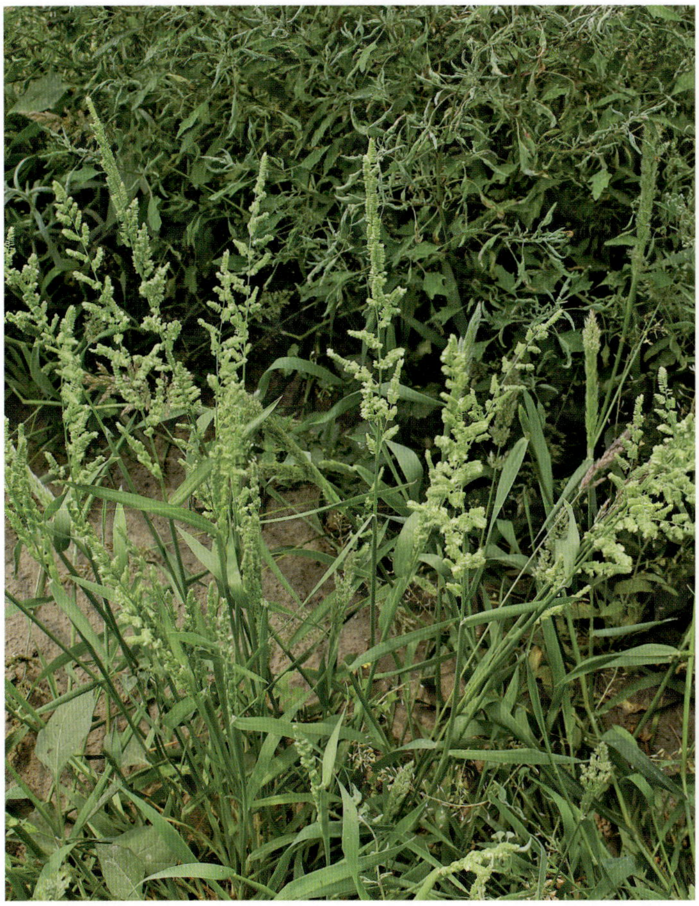

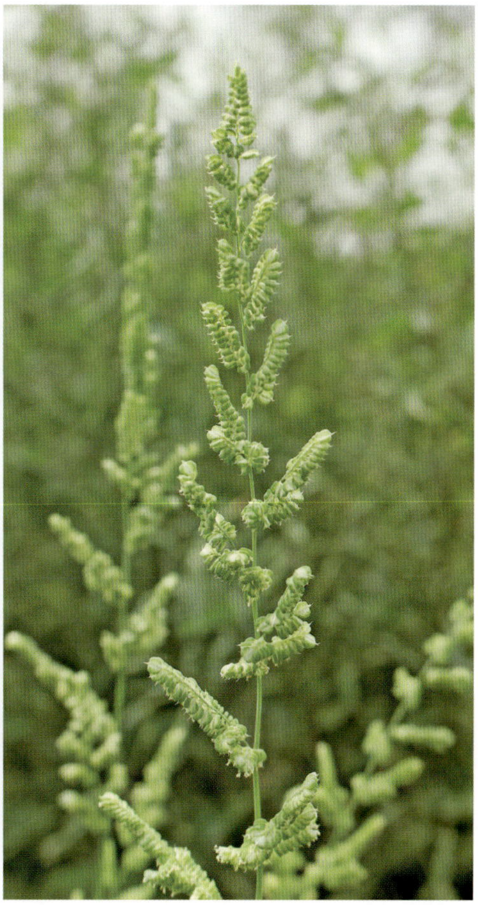

【形态特征】一年生草本。秆直立，高 15~90 cm，具 2~4 节。叶鞘无毛，多长于节间；叶舌透明膜质；叶片扁平，长 5~20 cm，宽 3~10 mm，粗糙或下面平滑。圆锥花序长 10~30 cm，分枝稀疏，直立或斜升；小穗扁平，圆形，灰绿色，常含 1 小花，长约 3 mm；颖草质；外稃披针形，具 5 脉，常具伸出颖外之短尖头；花药黄色，长约 1 mm。颖果黄褐色。花、果期 4~10 月。

【适宜生境】生于海拔 2000~3600 m 的水沟边、河滩、林缘、路边草丛。

【资源状况】分布于共和、天峻、大通、互助、门源。常见。

【药 材 名】菵米（种子）。

【采收加工】秋季采收，晒干。

【功能主治】益气健胃。用于气虚，呕吐。

青　稞

青稞麦、油麦、莜麦

Hordeum vulgare Linn. var. *nudum* Hook.

【藏药名】ནས།（音译名：奈）

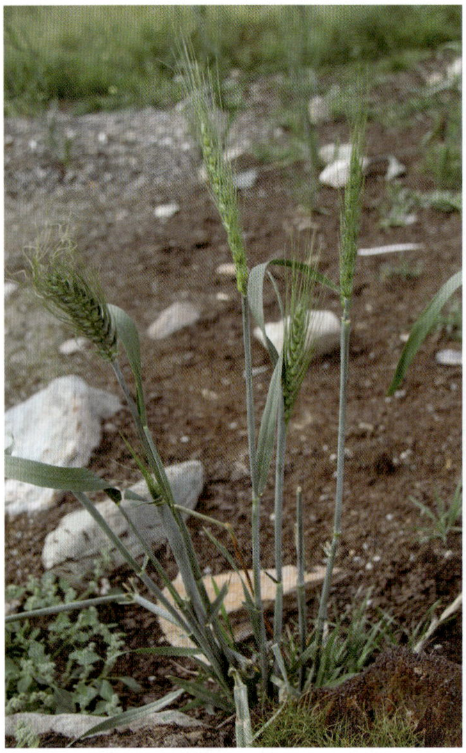

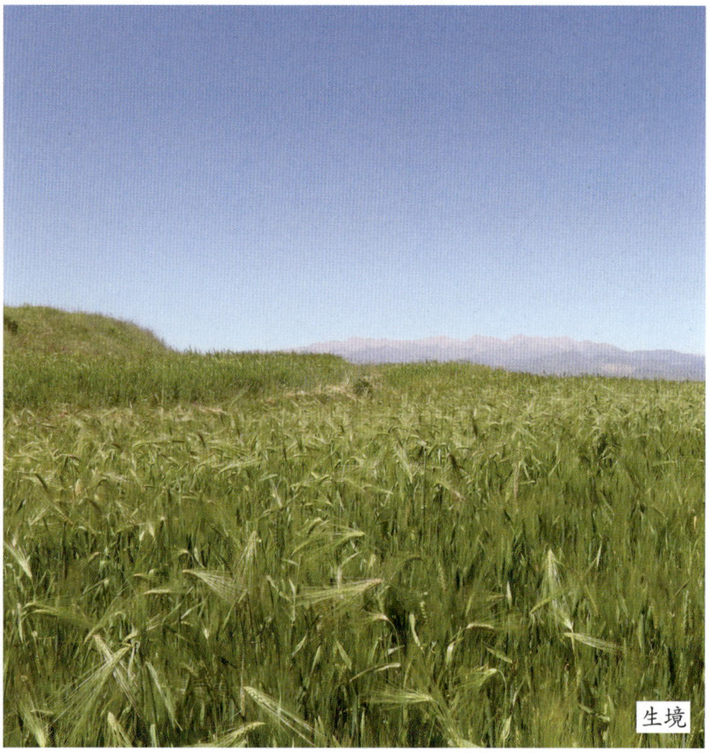

生境

【形态特征】一年生草本。秆直立，光滑，高约 100 cm，直径 4~6 mm，具 4~5 节。叶鞘光滑，大都短于或基部者长于节间，两侧具两叶耳，互相抱茎；叶舌膜质，长 1~2 mm；叶片长 9~20 cm，宽 8~15 mm，微粗糙。穗状花序成熟后黄褐色或紫褐色，长 4~8 cm（芒除外），宽 1.8~2 cm；小穗长约 1 cm；颖线状披针形，被短毛，先端渐尖成芒状，长达 1 cm；外稃先端延伸为长 10~15 cm 的芒，两侧具细刺毛。颖果成熟时易于脱出稃体。

【适宜生境】生于海拔 1400~4700 m 的田野。

【资源状况】分布于门源、互助、湟中、湟源、大通、祁连、海晏、刚察、共和，种植。常见。

【药 材 名】青稞（种仁）。

【采收加工】秋季采收，晒干。

【功能主治】补中益气。用于脾胃气虚，四肢无力，便溏。

【藏医应用】《中华藏本草》记载本种的颖果入药。清肺热，泻胃火，壮阳，顺气。用于肺热咳嗽，小儿肺炎，胃灼痛，“培根”病，“赤巴”病。

赖　草

老披碱、厚穗碱草、厚穗冰草

Leymus secalinus (Georgi) Tzvel.

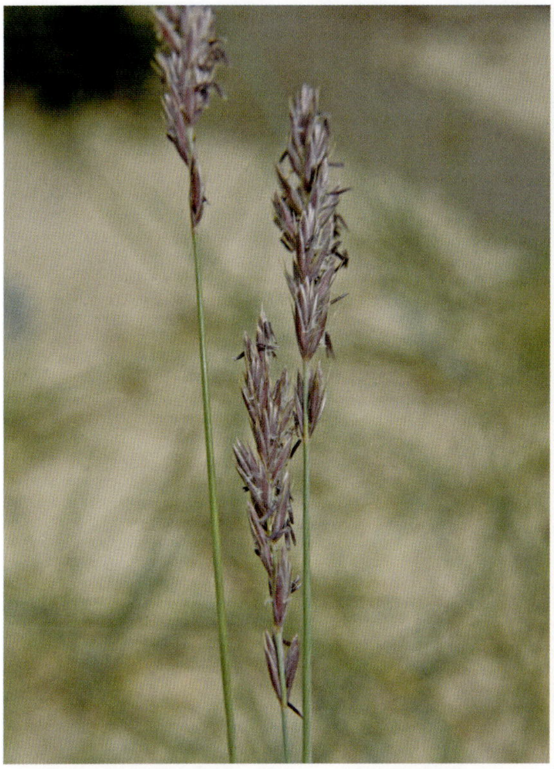

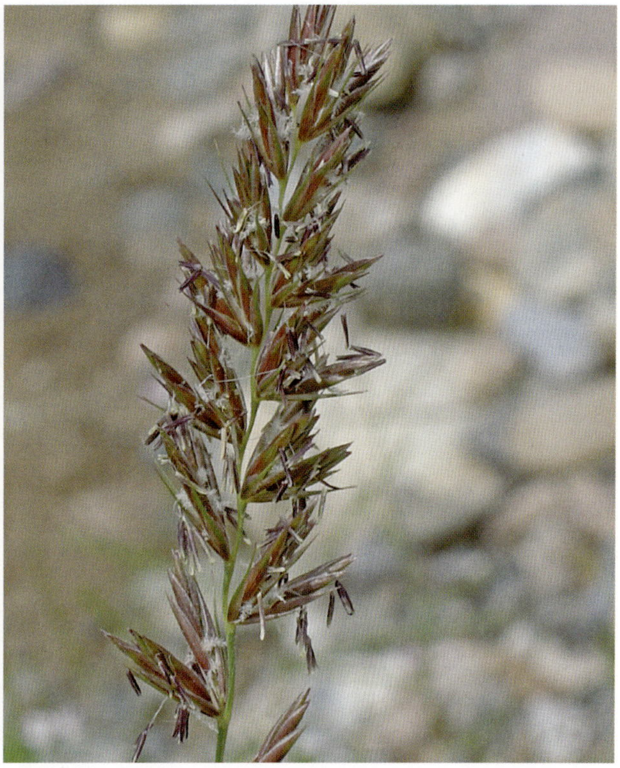

【形态特征】多年生草本。具下伸或横走根状茎；秆单生或丛生，2~4 节。叶鞘无毛，基部残留叶鞘呈纤维状；叶舌长 1~2 mm，顶端平截；叶片长 5~25 cm，宽 2~6 mm，两面无毛或均被短柔毛。穗状花序直立，灰绿色；穗轴被短柔毛；小穗通常 2~3 稀 1 或 4 枚生于每节，长 10~20 mm，含 4~7（~10）个小花；颖短于小穗，先端狭窄如芒，不覆盖第一外稃的基部，具不明显的 3 脉；第一颖短于第二颖；外稃披针形，边缘膜质，先端渐尖或具长 1~3 mm 的芒，背具 5 脉，被短柔毛或上部无毛；内稃与外稃近等长；花药长 3~4 mm。花、果期 6~10 月。

【适宜生境】生于海拔 1900~4300 m 的山坡草地、草滩湖岸、林缘路旁。

【资源状况】分布于共和、海晏、刚察、天峻、湟源、祁连、门源、大通、互助、湟中。常见。

【药 材 名】冰草（根或全草）、冰草白穗（带菌果穗）。

【采收加工】冰草：夏、秋二季采收，切段，晒干。冰草白穗：夏末果穗形成后，选其上有白霜的，摘取，晒干。

【功能主治】冰草：清热利湿，平喘，止血。用于淋病，赤白带下，哮喘，咳痰带血，鼻衄。冰草白穗：清热利湿。用于淋证，赤白带下。

芦苇

芦茅根、芦竹、芦头

Phragmites australis (Cav.) Trin. ex Steud.

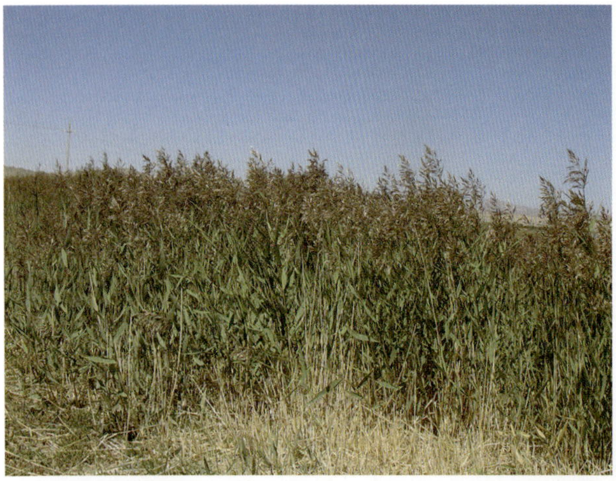
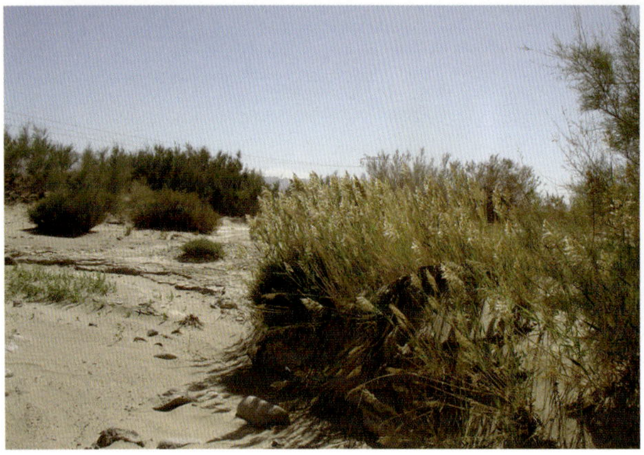
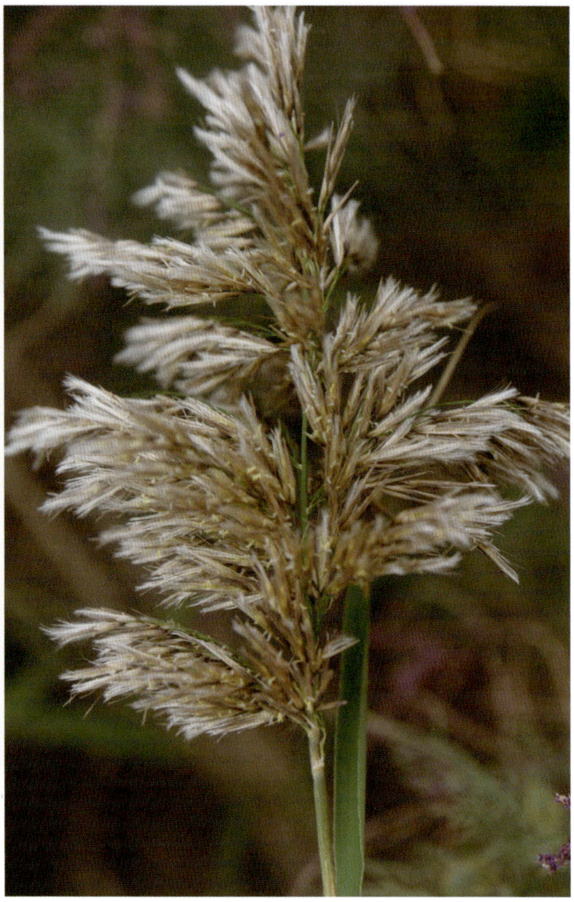

【形态特征】多年生草本。具粗壮发达的匍匐根状茎；秆中空，直立，节下常具白粉。叶鞘圆筒形；叶舌极短，密生毛；叶片扁平，平滑或边缘粗糙。圆锥花序直立或微下垂；小穗柄长 2~4 mm，无毛，小穗长约 12 mm，含小花 4；颖披针形，具 3 脉；第一小花常为雄性，其外稃狭长披针形，孕性外稃长 9~16 mm，顶端长渐尖，基盘细长，具长 6~12 mm 的丝状柔毛；内稃狭小，脊上粗糙。花、果期 7~9 月。

【适宜生境】生于海拔 2000~3200 m 的湖边、沼泽、沙地、河岸、田边等处。

【资源状况】分布于共和、大通、天峻。常见。

【药 材 名】芦根（根茎）。

【采收加工】全年均可采收，除去芽、须根及膜状叶，鲜用或晒干。

【功能主治】清热泻火，生津止渴，除烦，止呕，利尿。用于热病烦渴，肺热咳嗽，胃热呕吐，肺痈吐脓，热淋涩痛。

狗尾草

莠草、大尾草、毛毛草

Setaria viridis (Linn.) Beauv.

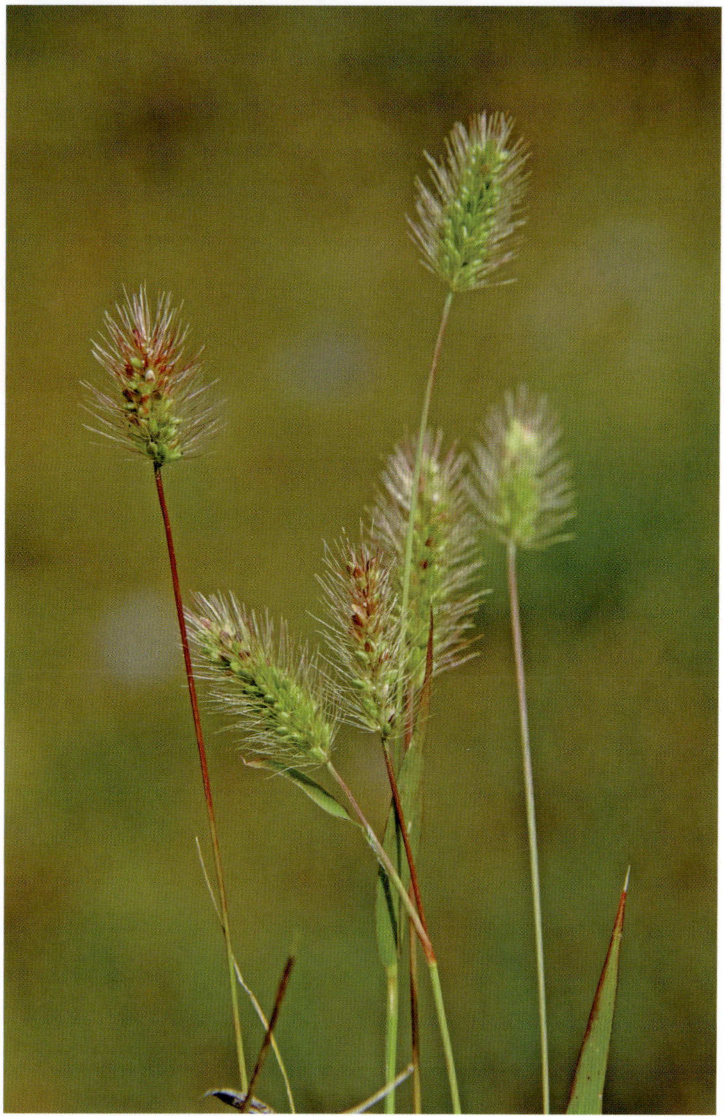

【形态特征】一年生草本。秆直立或基部膝曲。叶鞘无毛或具疏柔毛或疣毛，边缘具较长的纤毛；叶片扁平，通常无毛，边缘粗糙。圆锥花序紧密成圆柱状，刚毛粗糙或微粗糙；小穗铅绿色，椭圆形；第一外稃顶端钝，与小穗等长，具5~7脉，其内稃短小狭窄；第二外稃背部具细点状皱纹，顶端钝，边缘内卷，包卷同质的内稃；鳞被楔形，花柱基部分离。颖果灰白色。花、果期7~10月。

【适宜生境】生于海拔1800~3600 m的山坡、河滩、田边、路旁、水沟边、荒野。

【资源状况】分布于共和。常见。

【药 材 名】狗尾草（全草）、狗尾草子（种子）。

【采收加工】狗尾草：夏、秋二季采收，晒干或鲜用。狗尾草子：秋季采收成熟果穗，搓下种子，去净杂质，晒干。

【功能主治】狗尾草：清肝明目，解热祛湿。用于目赤肿痛，黄疸，痈肿疮癣，小儿疳积等。狗尾草子：解毒，止泻，截疟。用于缠腰火丹，泄泻，疟疾。

普通小麦 *Triticum aestivum* Linn.

【藏药名】གྲོ།（音译名：卓）

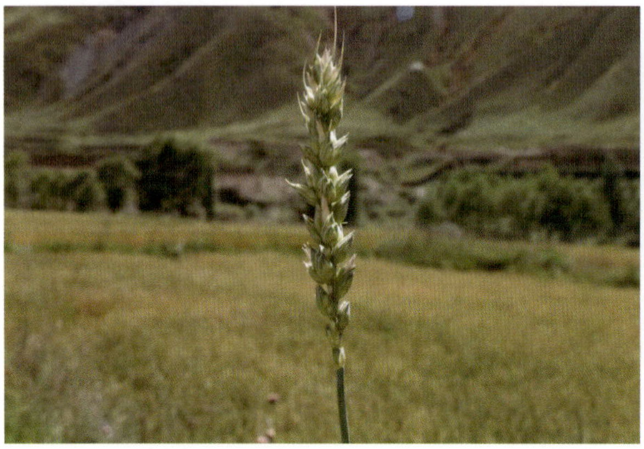
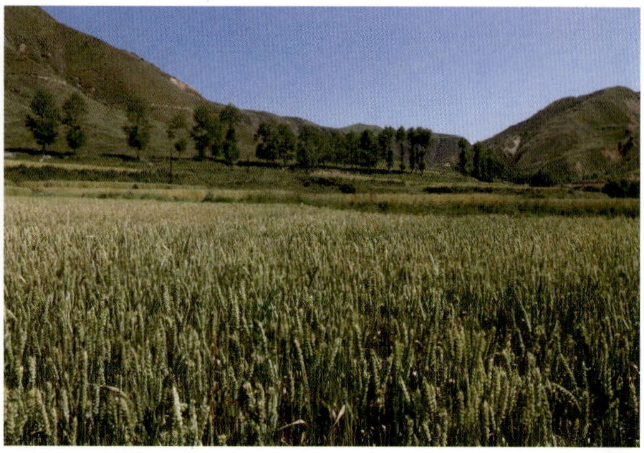

【形态特征】一年生草本。秆直立，丛生，具 6~7 节，光滑无毛。叶鞘松弛包茎，下部者长于上部者短于节间；叶舌膜质，长约 1 mm；叶片长披针形。穗状花序直立，长 5~10 cm（芒除外），宽 1~1.5 cm；小穗含小花 3~9，上部者不发育；颖卵圆形，长 6~8 mm，主脉于背面上部具脊，于顶端延伸为长约 1mm 的齿，侧脉的背脊及顶齿均不明显；外稃长圆状披针形，长 8~10 mm，顶端具芒或无芒；内稃与外稃几等长。花期 6~8 月。

【适宜生境】生于海拔 2200~2800 m 的田野。

【资源状况】分布于互助、大通、门源、湟中、湟源、祁连、海晏、刚察、共和、天峻，种植。常见。

【药 材 名】小麦（种子或面粉）、浮小麦（干瘪轻浮的颖果）。

【采收加工】小麦：秋季采收种子，除去杂质，脱粒晒干或磨成面粉。浮小麦：成熟果实采收后，取瘪瘦轻浮与未脱净皮的麦粒，筛去灰屑，用水漂洗，晒干。

【功能主治】小麦：养心，益肾，除热，止渴。用于脏躁，烦热消渴，泻痢，痈肿，外伤出血，烫伤。浮小麦：除虚热，止汗。用于阴虚发热，盗汗，自汗。

【藏医应用】《中华藏本草》记载本种的种子、麦粉、麦草节、麦酒入药。小麦滋补，壮阳，利“隆”和“赤巴”病，能收敛扩散于骨关节的中毒症，促进受伤肌肉复原。麦粉消肿。麦节益咽喉。用于咽喉疾病。麦酒益肺，升胃温。用于“培根”病和“隆”病。

天南星科

菖　蒲

泥菖蒲、土菖蒲、臭蒲

Acorus calamus Linn.

【藏药名】ཤུ་དག（音译名：西达）

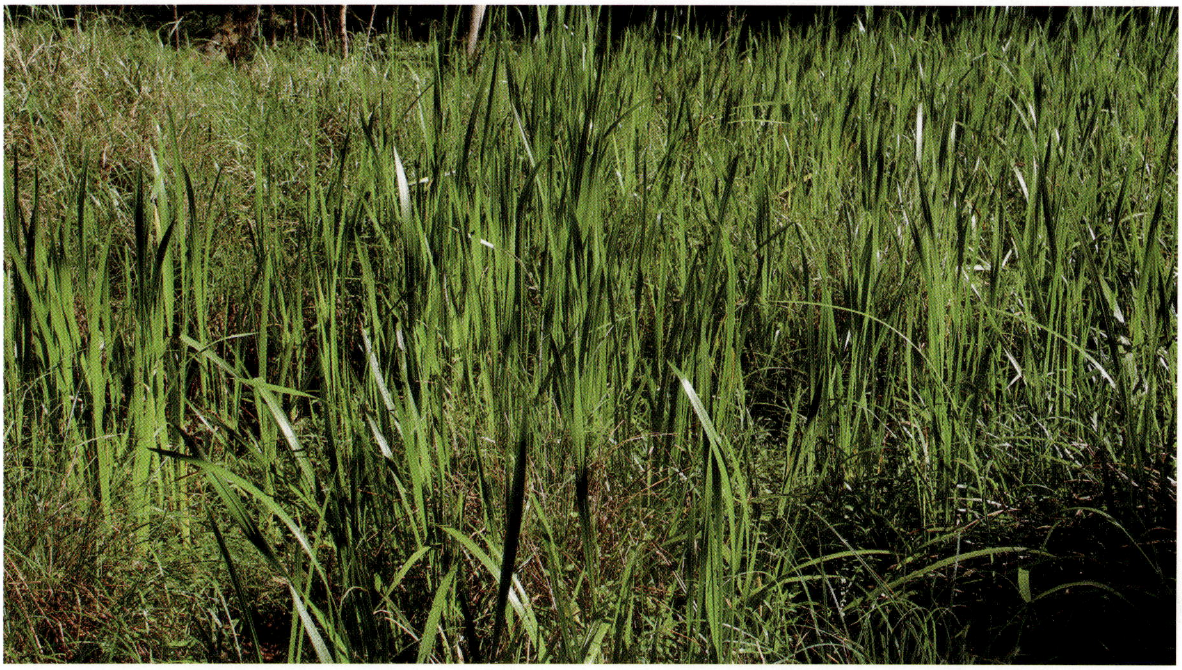

【形态特征】多年生草本。肉质根多数，具毛发状须根。根状茎横走，稍扁，分枝，外皮黄褐色，芳香。叶基生，叶片剑状线形，长 90~100 cm，中部宽 1~2 cm，基部宽、对褶，中部以上渐狭，草质，绿色，光亮，中肋在两面均明显隆起，侧脉 3~5 对，平行。花序柄三棱形，叶状佛焰苞剑状线形，长 30~40 cm；肉穗花序斜向上或近直立，狭锥状圆柱形；花黄绿色。浆果长圆形，红色。花、果期 6~9 月。

【适宜生境】生于海拔 2200~2500 m 的水边、沼泽湿地。

【资源状况】分布于互助、湟中、湟源、大通。少见。

【药 材 名】水菖蒲（根茎）。

【采收加工】全年均可采收，洗净泥沙，去除须根，晒干。

【功能主治】化痰开窍，除湿健胃，杀虫止痒。用于痰厥昏迷，中风，癫痫，惊悸，健忘，耳聋耳鸣，食积腹痛，痢疾泄泻，风湿疼痛，湿疹湿疮。

【藏医应用】《中华本草》（藏药卷）记载本种的根茎入药。味辛、苦，消化后味苦，性温，效轻而糙。温胃，消食，消炎止痛。用于消化不良，食物积滞，白喉，炭疽等。

百合科

镰叶韭 *Allium carolinianum* DC.

【藏药名】འབྲོང་སྒོག（音译名：仲高）

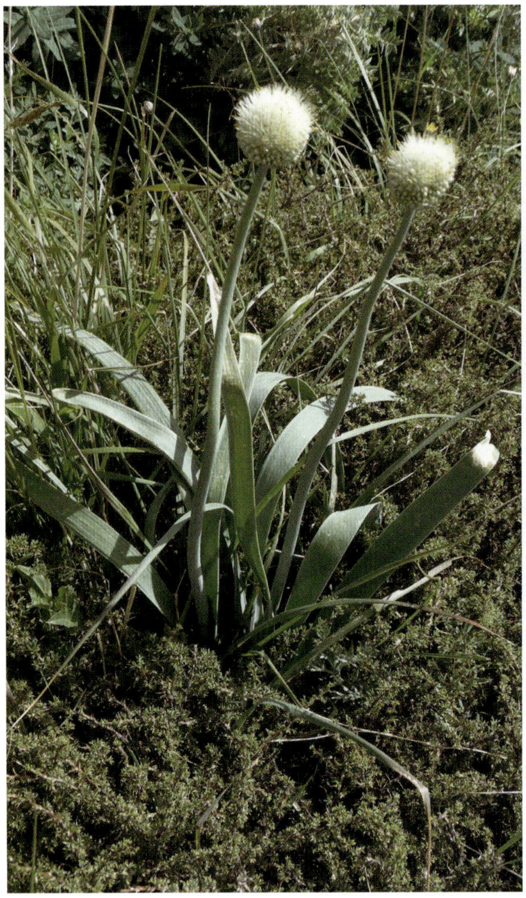

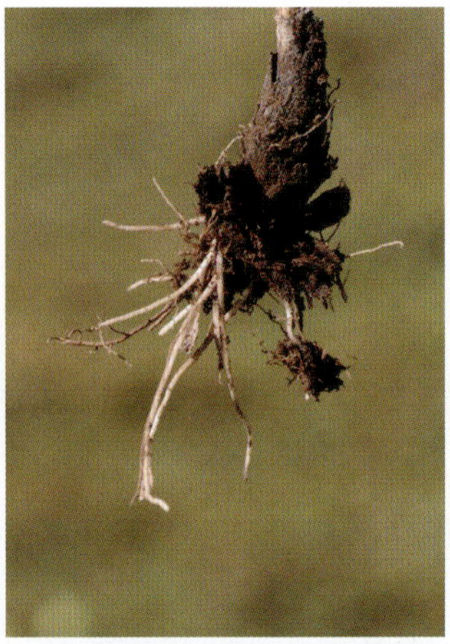

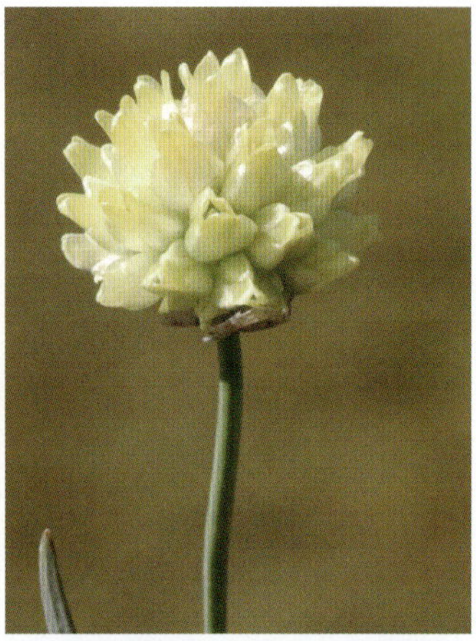

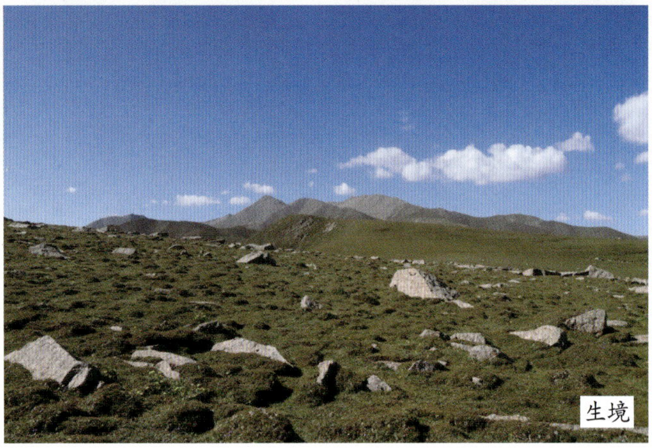

生境

【形态特征】多年生草本。鳞茎单生，有时 2~3 枚丛生，狭卵状或卵状圆柱形，鳞茎外皮灰褐色，近革质。叶扁平，条形或披针形，常弯曲，宽 5~12 mm，先端钝。花葶粗壮，高 20~40（~60）cm，直径 2~4 mm，下部被叶鞘；总苞常带紫色，2 裂，近与花序等长，宿存；伞形花序具多数密集的花，球形，直径达 4 cm；花紫红色或淡黄色；花丝长于花被片，外露，基部合生；子房基部具蜜腺，花柱伸出花被片外。花、果期 7~9 月。

【适宜生境】生于海拔 2500~5000 m 的林缘和草地。

【资源状况】分布于共和、祁连、海晏。常见。

【藏医应用】《藏药志》记载本种的全草入药。辛，重。促食欲，驱虫，开郁豁闷。用于胃病及“培根”寒热病。

天蓝韭

白狼葱、野葱、野韭菜

Allium cyaneum Regel

【藏药名】འདམ་ནག（音译名：曾那）

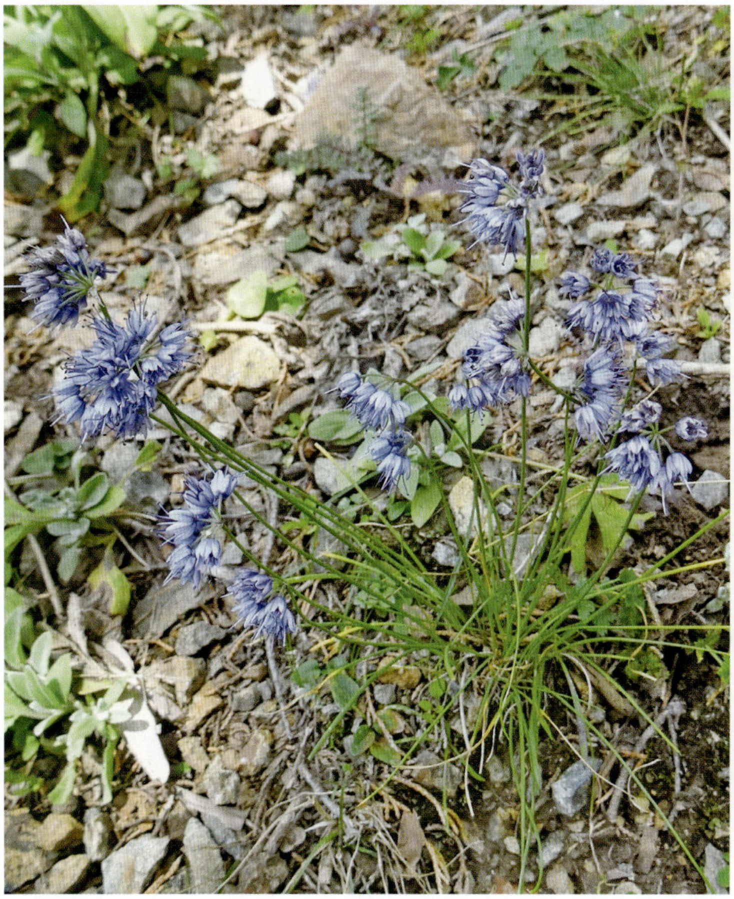

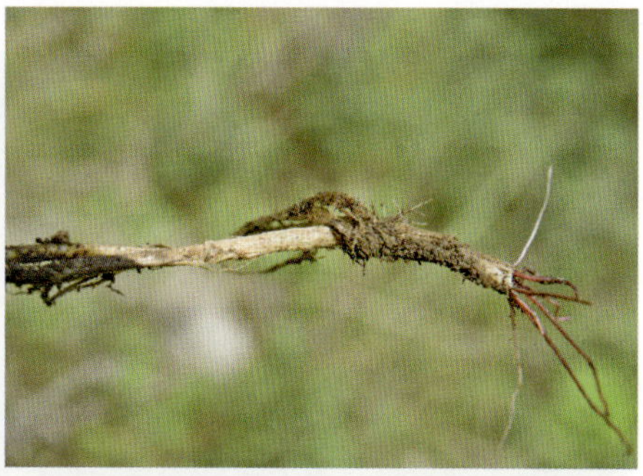

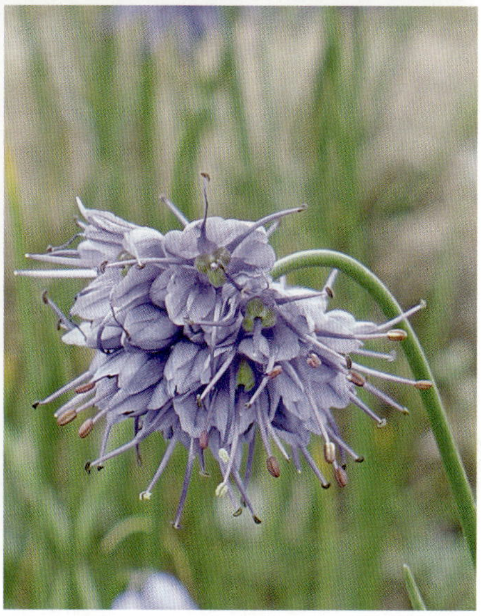

【形态特征】 多年生草本。高 7~ 30 cm。鳞茎数枚聚生，圆柱形，细长，鳞茎外皮淡褐色，老时破裂成纤维状，略呈网状。叶半圆柱形。花葶圆柱形，基部被叶鞘；伞形花序半球形，具少数花；总苞开裂；花天蓝色或深蓝色，花被片长 4~5 mm；花丝伸出花被片外，内轮基部扩大，无齿或每侧各具 1 齿；子房球形，基部具蜜腺，花柱伸出花被外。花、果期 8~10 月。

【适宜生境】 生于海拔 2900~4800 m 的高山流石滩、山顶草甸、山坡、灌丛草甸。

【资源状况】 分布于共和、互助、祁连、门源。常见。

【药 材 名】 蓝花葱（全草或鳞茎）。

【采收加工】 夏季花将开时采收，抖净泥土，晒干。

【功能主治】 散风寒，通阳气。用于风寒感冒，阴寒腹痛，四肢逆冷，小便不通。

【藏医应用】《中华藏本草》记载本种的全草入药。温胃，舒胸，杀虫。用于胃寒，积食不化，寒性泄泻，心悸失眠，胸闷气短，胃肠寄生虫病。

葱

葱茎白、葱白头

Allium fistulosum Linn.

【藏药名】བཙོང་།（音译名：宗）

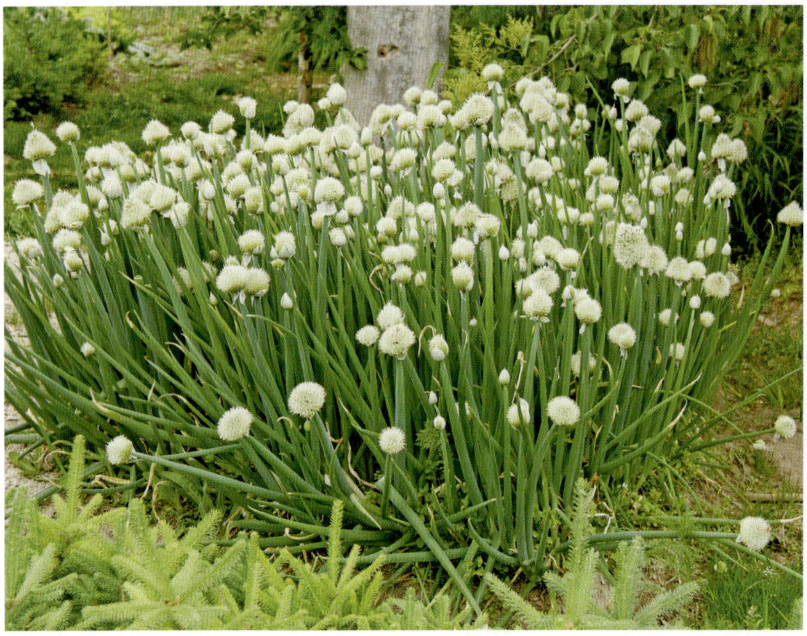

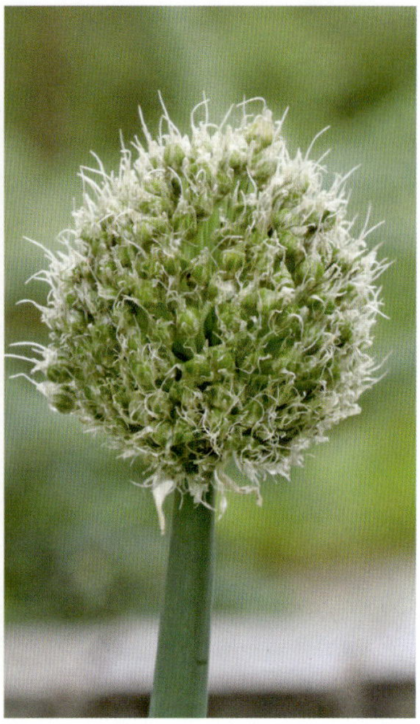

【形态特征】多年生草本，全体具辛臭，折断后有辛味之黏液。须根丛生，白色。鳞茎单生或聚生，圆柱状；鳞叶成层，白色。叶基生，圆柱形，中空，先端尖，绿色。伞形花序圆球状；总苞膜质；花被片长 6~8.5 mm，近卵形，先端渐尖，具反折的尖头，外轮的稍短；花丝为花被片长度的 1.5~2 倍，锥形，在基部合生并与花被片贴生；子房倒卵状，腹缝线基部具不明显的蜜穴，花柱细长，伸出花被外。花、果期 4~7 月。

【适宜生境】生于海拔 2200~2900 m 的庭院、田间。

【资源状况】分布于共和、海晏、刚察、天峻、湟源、祁连、门源、大通、互助、湟中，种植。常见。

【药 材 名】葱白（鳞茎）、葱汁（茎或全株捣取之汁）、葱须（须根）、葱叶（叶）、葱花（花）、葱实（种子）。

【采收加工】葱白：夏、秋二季采收，除去须根、叶及外膜，鲜用。葱汁：全年采收茎或全株，捣汁，鲜用。葱须：全年均可采收，晒干。葱叶：全年均可采收，鲜用或晒干。葱花：7~9 月花开时采收，阴干。葱实：夏、秋二季采收果实，晒干，搓取种子，除去杂质。

【功能主治】葱白：发表，通阳，解毒，杀虫。用于感冒风寒，阴寒腹痛，二便不通，痢疾，疮痈肿痛，虫积腹痛。葱汁：散瘀止血，通窍，驱虫，解毒。用于衄血，尿血，头痛，耳聋，虫积，外伤出血，跌打损伤，疮痈肿痛。葱须：祛风散寒，解毒，散瘀。用于风寒头痛，喉疮，痔疮，冻伤。葱叶：发汗解表，解毒散肿。用于感冒风寒，风水浮肿，疮痈肿痛，跌打损伤。葱花：散寒通阳。用于脘腹冷痛，胀满。葱实：温肾，明目，解毒。用于肾虚阳毒，遗精，目眩，视物昏暗，疮痈。

【藏医应用】《藏药志》记载本种的全草入药。辛。安眠，祛寒，杀虫，助消化。用于脚气病，黄水病，失眠，消化不良等。

青甘韭

青甘野韭

Allium przewalskianum Regel

【藏药名】འཛིམ་ནག（音译名：曾那）

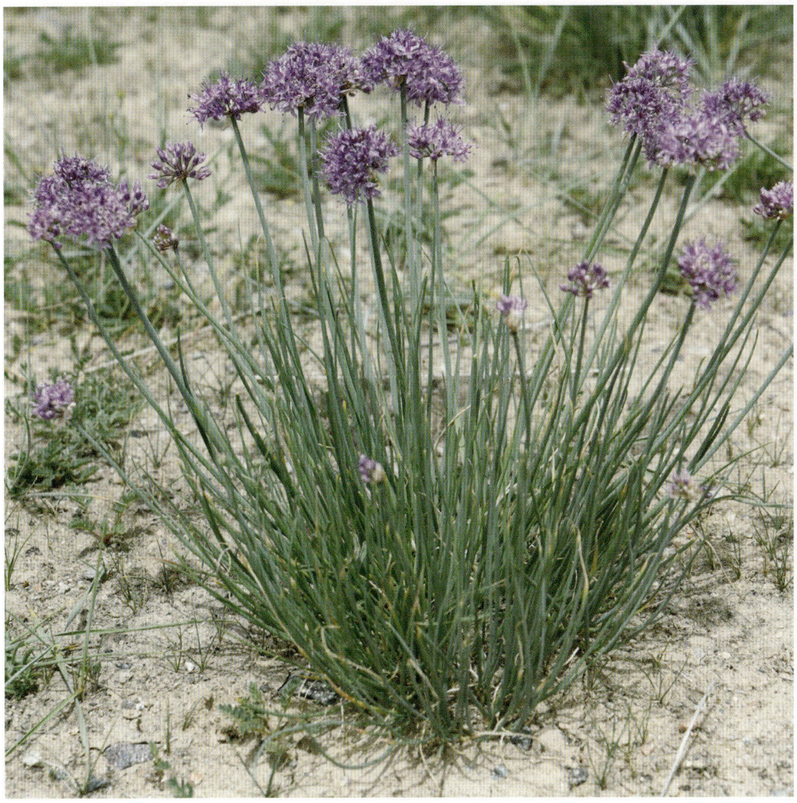

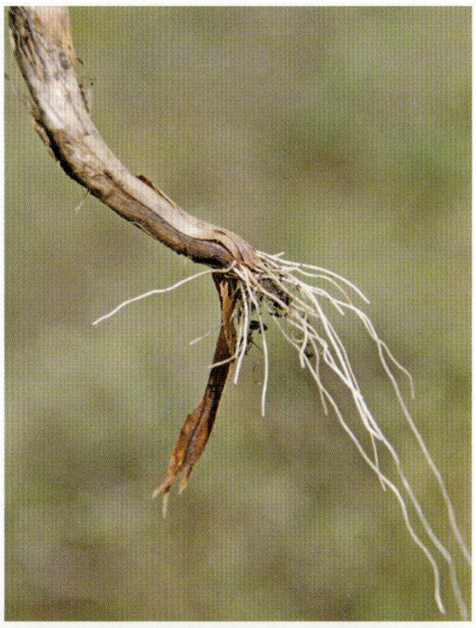

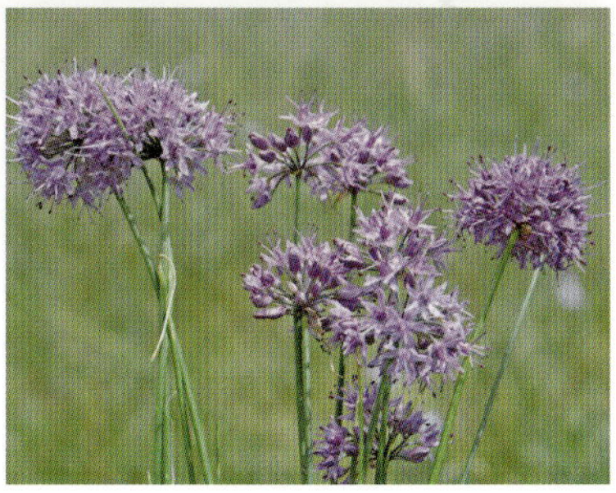

【形态特征】多年生草本，高 10~50 cm。鳞茎数个，聚生，卵状圆柱形，鳞茎外皮红色或有时红褐色，呈明显的网状，包被鳞茎。叶半圆柱形或圆柱形，直径 1~1.5 mm。花葶圆柱状，下部被叶鞘；伞形花序球形，具多数花；总苞具长喙，一侧开裂；花紫红色或淡紫红色；花被片长 4~5 mm，宽 1.5~2.5 mm；花丝伸出花被片外，长 7~9 mm；子房球形，基部无蜜腺。花、果期 6~9 月。

【适宜生境】生于海拔 2000~4800 m 的干旱山坡、石缝、灌丛、草坡中。

【资源状况】分布于互助、湟中、门源、祁连、海晏、刚察、共和。常见。

【藏医应用】《藏药志》记载本种的全草入药。辛，重。促食欲，助消化，驱虫，开郁豁闷。用于胃病，“培根”寒热病等。

高山韭 *Allium sikkimense* Baker

【藏药名】ཁྱིའུ་སྒོག（音译名：齐高）

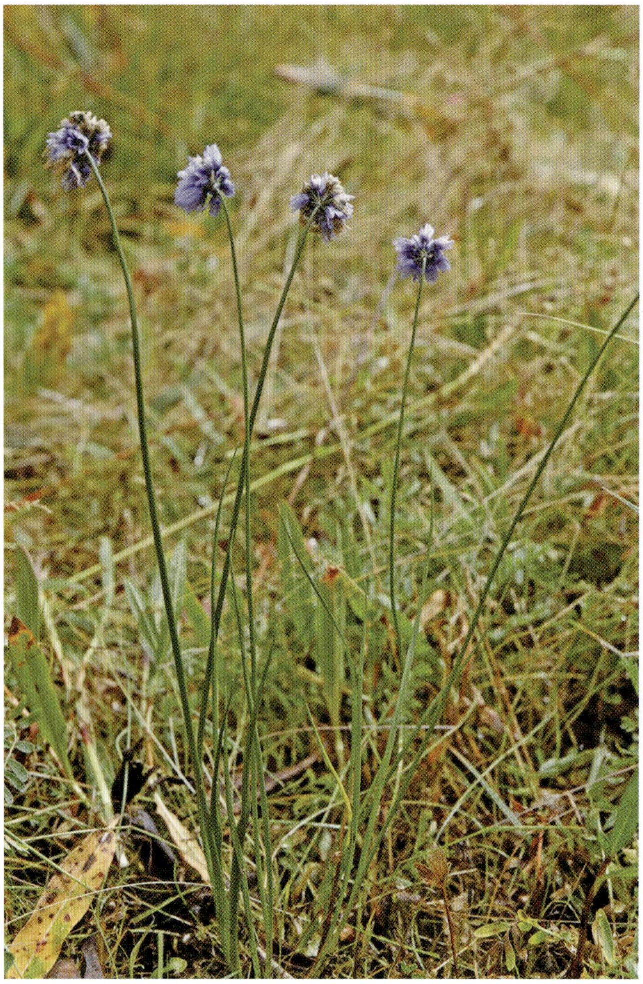

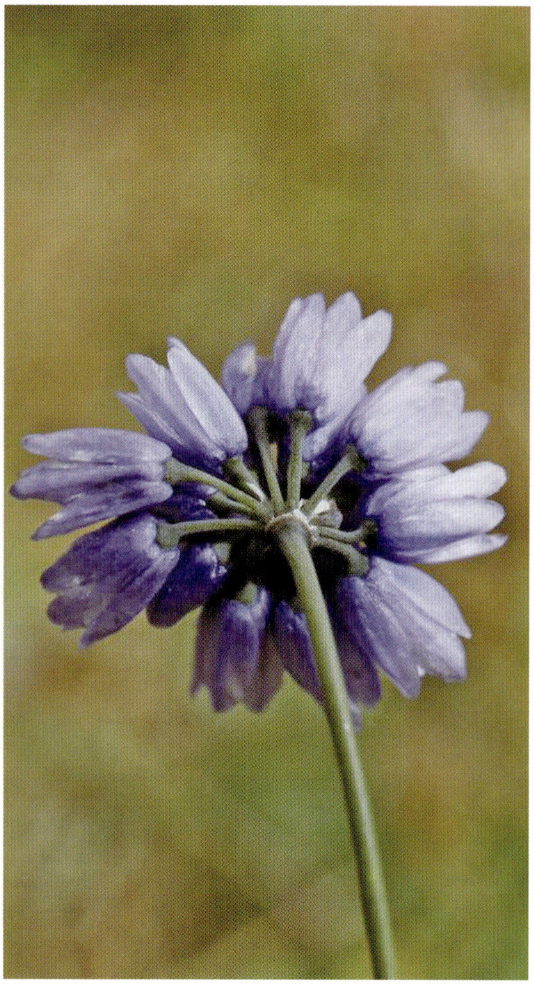

【形态特征】多年生草本。鳞茎单生或数枚丛生，圆柱形，鳞茎外皮淡褐色，破裂成纤维状。叶条形，扁平，比花葶短，宽 2~4 mm。花葶圆柱形，基部被叶鞘；伞形花序具少数花；花梗近等长，比花被片短；花深蓝色，花被片卵形或卵状长圆形，先端钝，内轮的边缘常具小齿；花丝短于花被片，内藏，内轮花丝基部扩大；子房基部具蜜腺，花柱极短。花、果期 7~9 月。

【适宜生境】生于海拔 2900~5000 m 的山坡灌丛中、高山草甸、林缘。

【资源状况】分布于共和、湟源、湟中、互助、祁连、门源。常见。

【藏医应用】《藏药志》记载本种的全草入药。辛，重。促食欲，助消化，驱虫，开郁豁闷。用于胃痛，“培根”寒热病等。

韭

起阳草、草钟乳、扁菜

Allium tuberosum Rottl. ex Spreng.

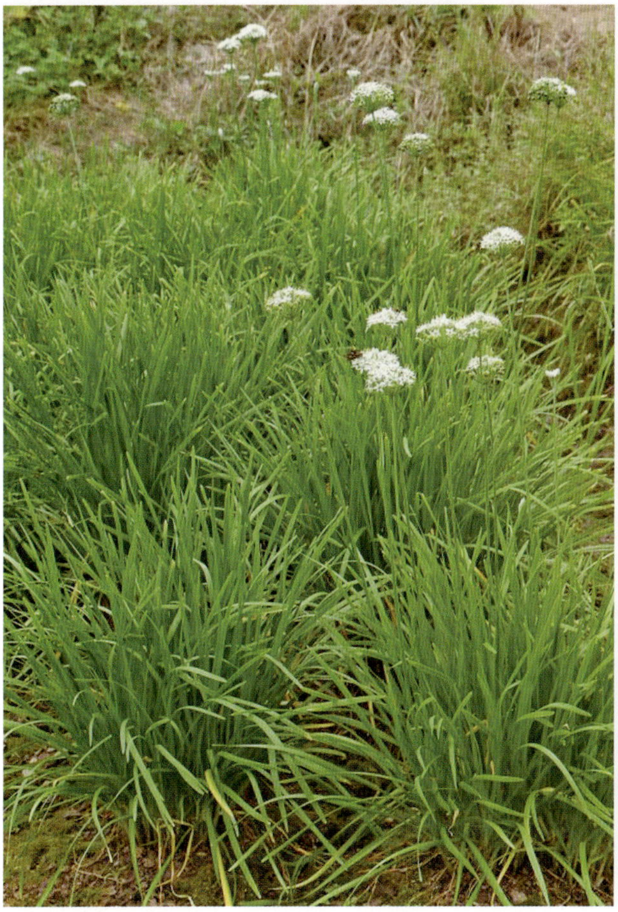

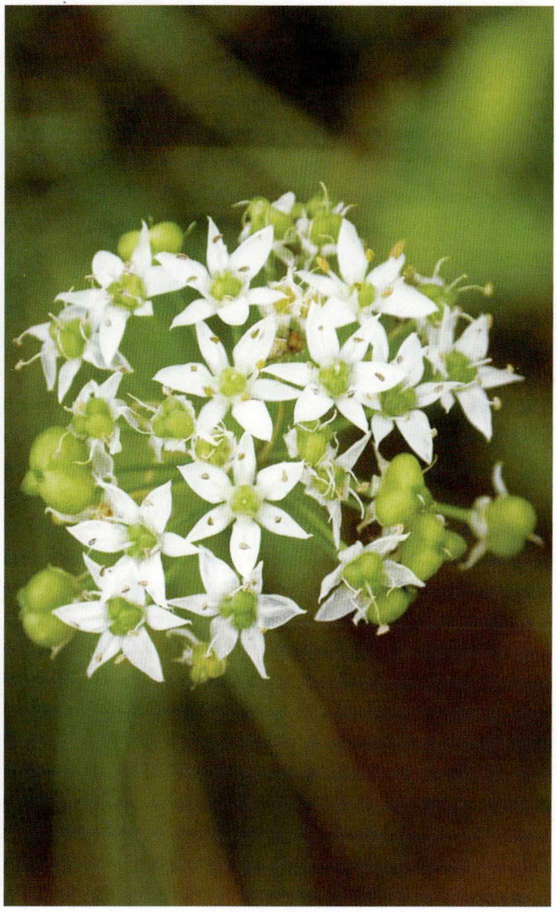

【形态特征】多年生草本。具特殊强烈气味。根状茎横卧；鳞茎狭圆锥形，簇生，鳞茎外皮黄褐色，网状纤维质。叶基生，条形，扁平。伞形花序簇生状或球状，多花；花白色或微带红色，花被片 6，狭卵形至长圆状披针形；花丝基部合生并与花被片贴生，长为花被片的 4/5，狭三角状锥形；子房外壁具细的疣状突起。蒴果具倒心形的果瓣。花、果期 7~9 月。

【适宜生境】生于海拔 2200~2900 m 的田间、庭院。

【资源状况】分布于共和、海晏、刚察、天峻、湟源、祁连、门源、大通、互助、湟中，种植。常见。

【药 材 名】韭菜子（种子）。

【采收加工】秋季果实成熟时采收果序，晒干，搓出种子，除去杂质。

【功能主治】温补肝肾，壮阳固精。用于肝肾亏虚，腰膝酸软，阳痿遗精，遗尿尿频，白浊带下。

攀缘天门冬

山文竹、寄马桩、霸天王

Asparagus brachyphyllus Turcz.

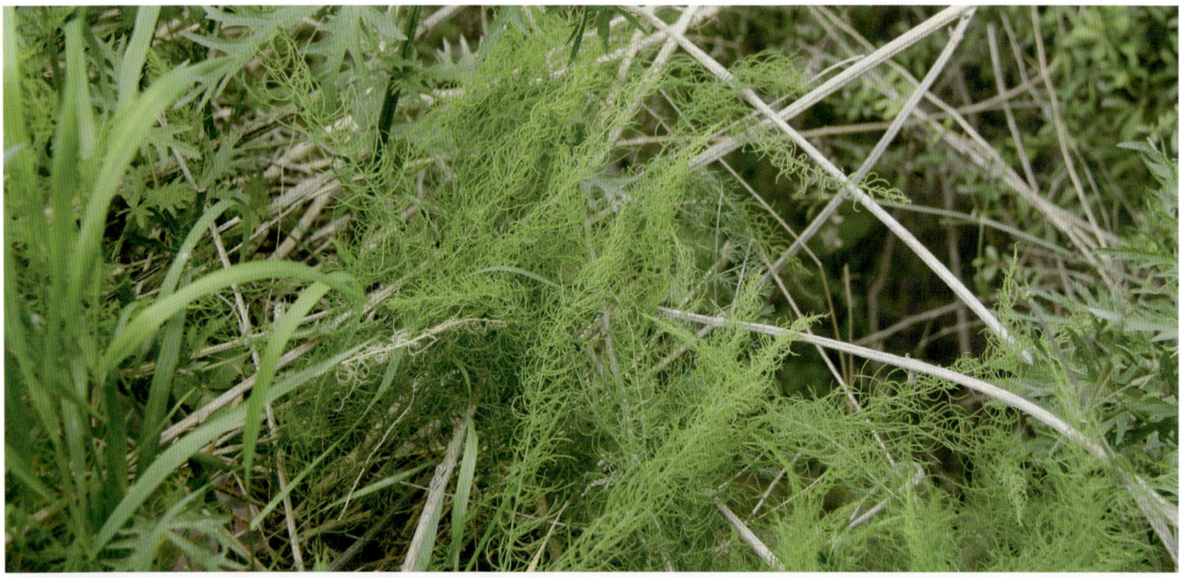

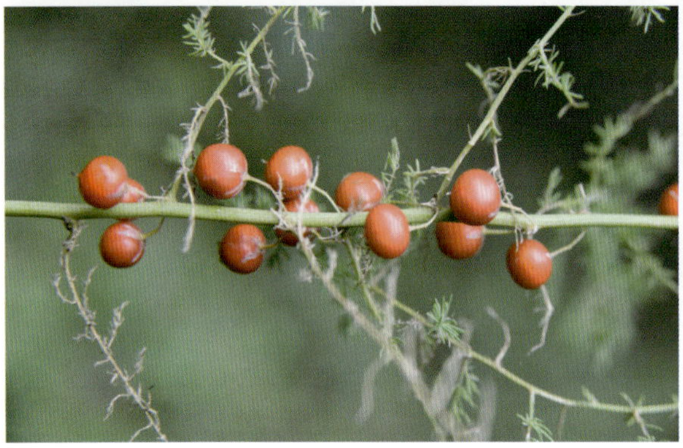

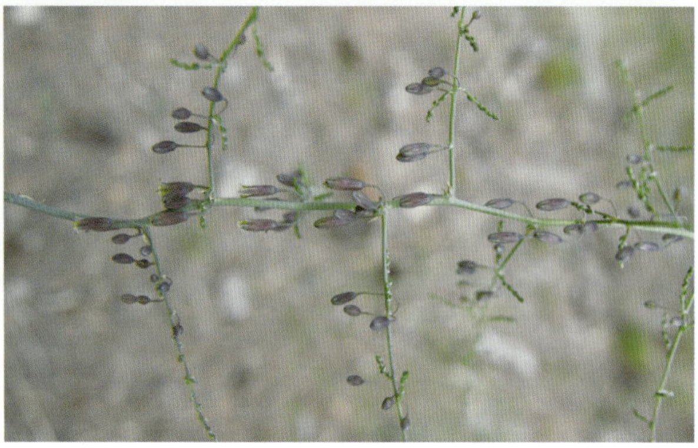

【形态特征】多年生攀缘植物。块根肉质，近圆柱状。茎平滑，多分枝，枝有纵棱及软骨质齿。叶状枝 4~10 枚为簇，圆柱形稍扁，有软骨质齿，长 3~12 mm，有时稍长；鳞片状叶基部有短刺状距或距不明显。花通常每 2~4 朵腋生，淡紫褐色；花梗长 3~6 mm，关节位于近中部；雄花花被长 7 mm，花丝中部以下贴生于花被片上；雌花较小，花被长约 3 mm。浆果球形，成熟时红色。花期 5~6 月，果期 8 月。

【适宜生境】生于海拔 2230~3700 m 的山坡、田边及草滩。

【资源状况】分布于湟源、互助、湟中。常见。

【药 材 名】抓地龙（块根）。

【采收加工】夏、秋二季采收，洗净，煮沸约 30 min，捞出，剥除外皮，晒干或鲜用。

【功能主治】祛风湿，止痒。用于风湿痹痛，湿疹，皮肤瘙痒，毒肿疮疡。

羊齿天门冬

土百部、天门冬、千打锤

Asparagus filicinus Ham. ex D. Don

【藏药名】ཉེ་ཤིང་།（音译名：尼相）

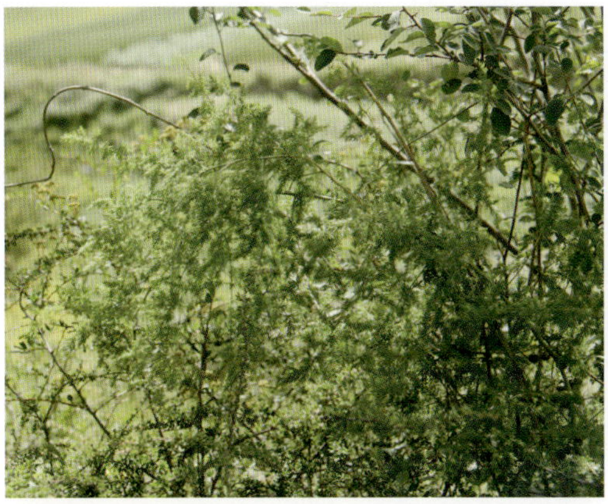
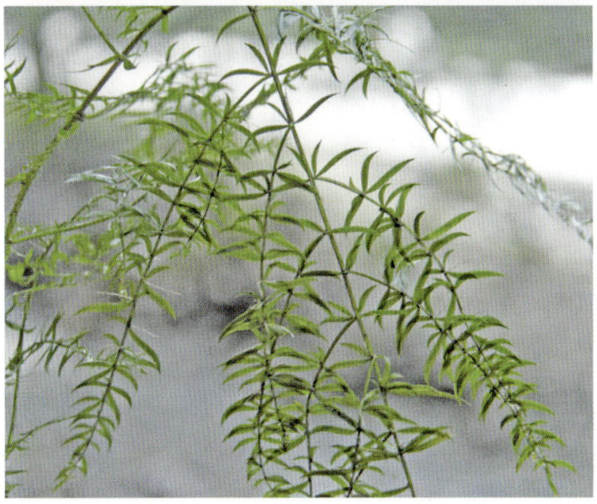
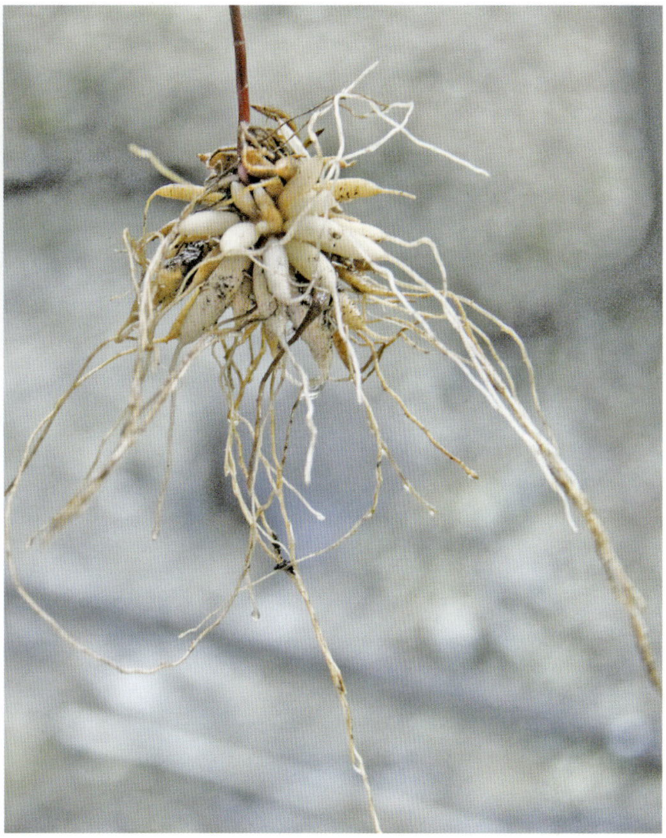

【形态特征】多年生草本。块根丛生，纺锤形，肉质，长约 2 cm，直径约 7 mm，两端渐尖。茎直立，中部以上有分枝，分枝具棱；叶状枝 5~8 枚簇生，不等长，长达 1 cm，宽约 1.5 mm，呈镰刀形，两端渐尖，无软骨质边缘。叶鳞片状，白色膜质，基部无刺。花序腋生，含 1~2 花，雌雄异株；花淡绿色；雄花花被长约 2.5 mm，花丝不贴生于花被片上；雌花和雄花近等大或略小。浆果球形，黑色。花期 6~7 月，果期 8~9 月。

【适宜生境】生于海拔 2000~3000 m 的山坡林下、灌丛、山谷或阴坡湿润处。

【资源状况】分布于互助。少见。

【药 材 名】羊齿天冬（块根）。

【采收加工】春、秋二季采挖，除去茎，洗净，煮沸约 30 min，捞出，剥除外皮，晒干。

【功能主治】润肺止咳，杀虫止痒。用于阴虚肺燥，肺痨久咳，咳痰不爽，痰中带血，疥癣瘙痒。

【藏医应用】《藏药志》记载本种的根入药。苦、涩、甘、辛，温。清隐热旧热。用于“风”病，寒性黄水，剑突病。

戈壁天门冬

鸡麻抓
Asparagus gobicus Ivanova ex Grubov

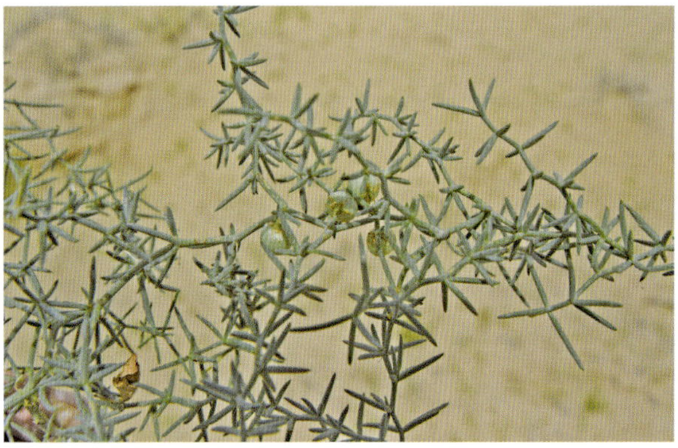

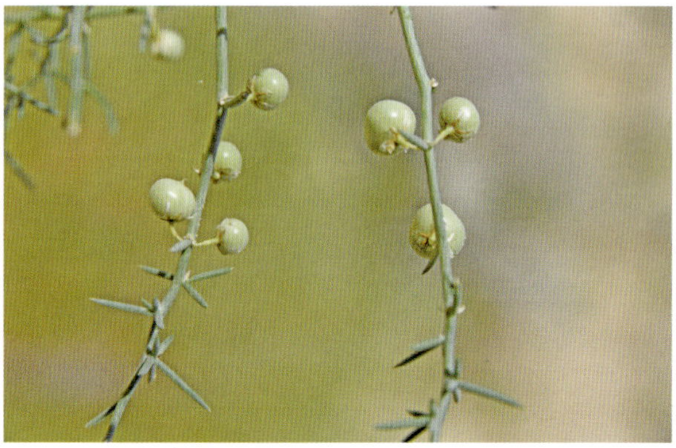

【形态特征】直立半灌木，高达 50 cm。根丛生，条形，稍肉质。茎呈“之”字形回折，具钝棱，表皮常纵向剥离，基部灰白色，其上灰绿色或褐绿色。叶状枝（2~）4~8 枚簇生，星状开展，呈扁圆柱形，长 5~15 mm，直径约 0.7 mm，刚硬，具不明显的数棱。叶膜质，白色，鳞片状，基部无硬刺。花序 1~2 朵腋生，腋生，单性，雌雄异株。浆果球形，橘红色或黑色，含种子 3~5 粒。果期 6 月。

【适宜生境】生于海拔 2300~3200 m 的干旱沙质土壤上。

【资源状况】分布于祁连。少见。

【药 材 名】寄马桩（全株）。

【采收加工】秋季采挖带根的全株，洗净，鲜用或晒干。

【功能主治】祛风，杀虫，止痒，消痈散结。用于神经性皮炎，牛皮癣，体癣，疮疖痈肿。

长花天门冬

Asparagus longiflorus Franch.

【藏药名】ཉེ་ཤིང་།（音译名：尼相）

【形态特征】草本，近直立，高 20~170 cm。根较细。茎通常中部以下平滑，上部多少具纵凸纹并稍有软骨质齿；分枝平展或斜升，具纵凸纹和软骨质齿，嫩枝尤甚。叶状枝每 4~12 枚成簇，伏贴或张开，近扁的圆柱形，一般伸直，长 6~

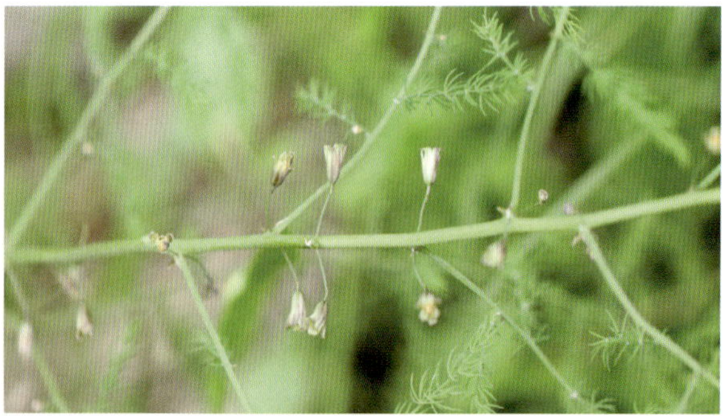

15 mm，常有软骨质齿；茎上的鳞片状叶基部有长 1~5 mm 的刺状距。花通常每 2 朵腋生，淡紫色；雄花花被长 6~7 mm；雌花较小，花被长约 3 mm。浆果成熟时红色，通常有 4 颗种子。花、果期 6~9 月。

【适宜生境】生于海拔 2200~3800 m 的山坡草地、沟谷河岸、河滩沙地、田边荒地等。

【资源状况】分布于互助、湟中、湟源、大通、门源、海晏、共和。少见。

【藏医应用】《藏药志》记载本种的根入药。苦、涩、甘、辛，温。清隐热旧热。用于“风”病，寒性黄水，剑突病。

甘肃贝母

西北贝母、岷贝

Fritillaria przewalskii Maxim.

【藏药名】ཨ་བི་ཁ་དམན་པ།（音译名：阿布卡曼巴）

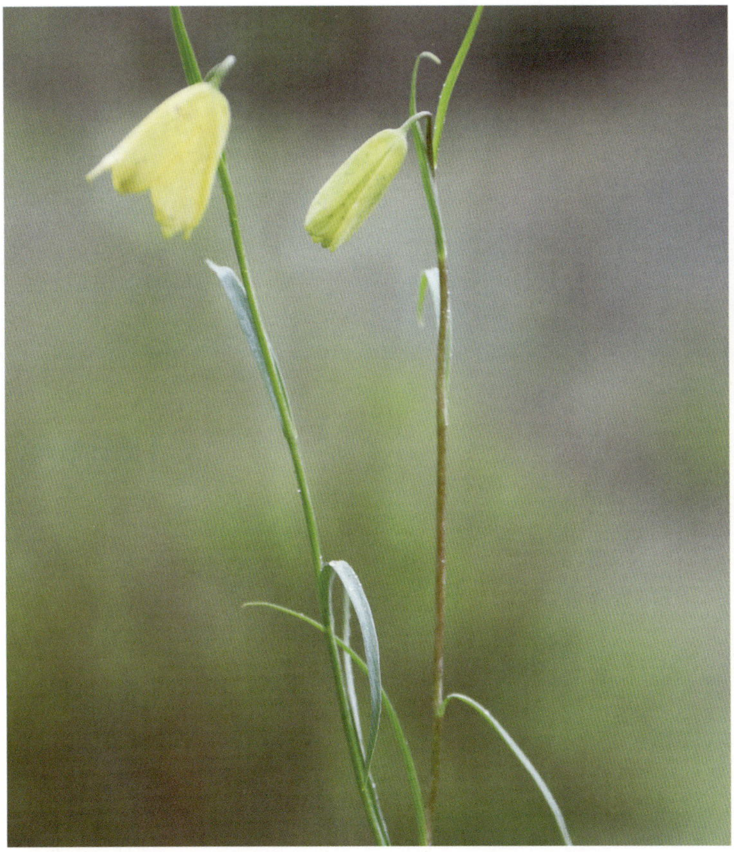

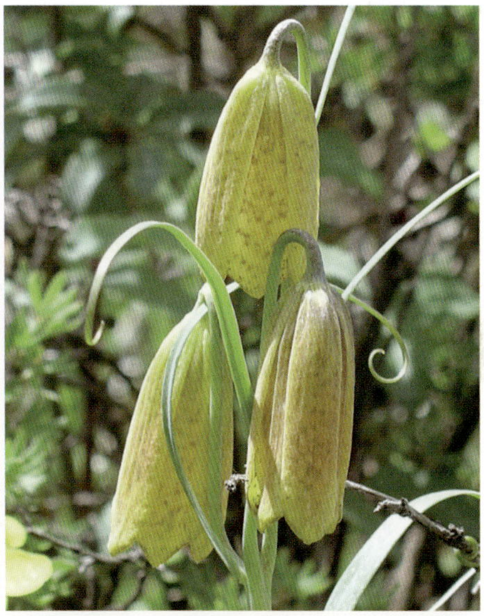

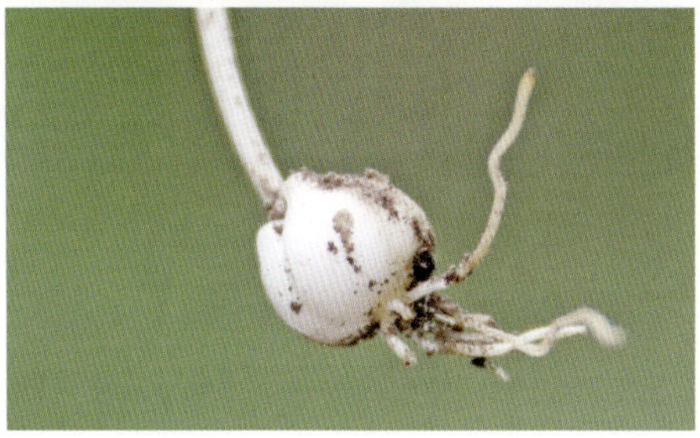

【形态特征】多年生草本。鳞茎由 2 枚鳞片组成。下部叶对生，上部叶互生，条形，先端钝或渐尖，不卷曲或最上部的先端卷曲，叶状苞片 1 枚，狭而长，先端尾状渐尖，卷曲或不卷曲。花单生，偶有 2 朵，浅黄色或红黄色，有黑紫色或紫褐色斑点；花被片长圆形或长圆状倒卵形；雄蕊长为花被片的一半，花丝有乳突；柱头裂片短。蒴果长宽近相等。花期 6~7 月，果期 8 月。

【适宜生境】生于海拔 2400~4400 m 的高山灌丛、草地、林缘。
【资源状况】分布于湟中、互助。少见。
【药 材 名】川贝母（鳞茎）。
【采收加工】夏、秋二季或积雪融化后采挖，除去须根、粗皮及泥沙，晒干或低温干燥。
【功能主治】清热润肺，化痰止咳，散结消痈。用于肺热燥咳，干咳少痰，阴虚劳嗽，痰中带血，瘰疬，乳痈，肺痈。
【藏医应用】《中国藏药》记载本种的鳞茎、叶、种子入药。甘、苦，微寒。清热解毒，止咳化痰。鳞茎用于中毒症，肺热咳嗽。叶用于黄水病。种子用于头痛，虚热症。

暗紫贝母

冲松贝、乌花贝母

Fritillaria unibracteata Hsiao et K. C. Hsia

【藏药名】ཨ་བི་ཁ་དམན་པ།（音译名：阿布卡曼巴）

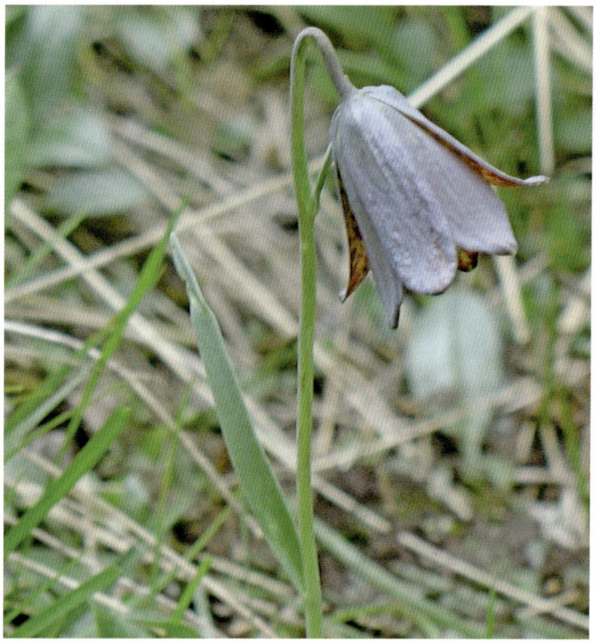

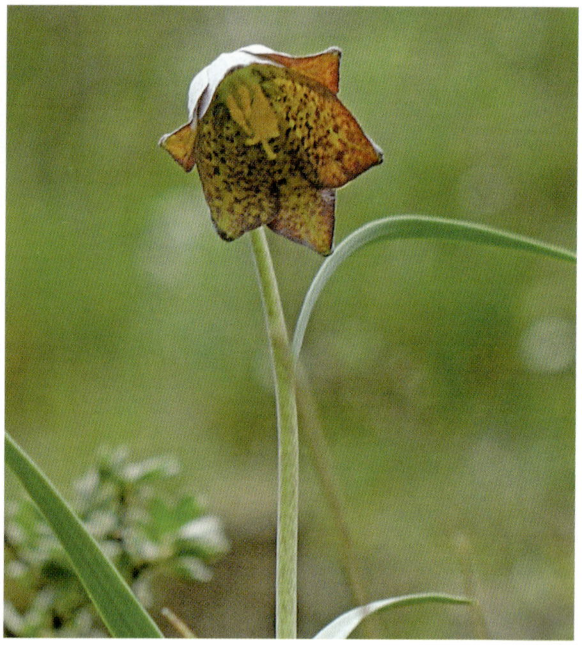

【形态特征】多年生草本。鳞茎由 2 枚鳞片组成，直径 6~8 mm。茎直立，具紫斑，光滑。下部叶对生，上部叶互生，条形或条状披针形，先端钝，不卷曲。花单生，深紫色，有黄褐色小方格；叶状苞片 1 枚，先端不卷曲；花被片长圆形或卵状长圆形，内层者较外层宽；雄蕊长约为花被片的一半，花药基着，花丝具乳突或无；柱头裂片极短，长不逾 1 mm。蒴果长约 1.5 cm，直径约 1 cm。花、果期 6~9 月。
【适宜生境】生于海拔 3600~4100 m 的灌丛、阴坡草丛中。
【资源状况】分布于大通、互助。少见。
【药 材 名】川贝母（鳞茎）。

【采收加工】夏、秋二季或积雪融化后采挖，除去须根、粗皮及泥沙，晒干或低温干燥。

【功能主治】清热润肺，化痰止咳，散结消痈。用于肺热燥咳，干咳少痰，阴虚劳嗽，痰中带血，瘰疬，乳痈，肺痈。

【藏医应用】《中国藏药》记载本种的鳞茎、叶、种子入药。甘、苦，微寒。清热解毒，止咳化痰。鳞茎用于中毒症，肺热咳嗽。叶用于黄水病。种子用于头病，虚热症。

卷 丹

山百合、夏泡泽

Lilium lancifolium Thunb.

【藏药名】བྱ་ཕོ་ཙེ།（音译名：夏普泽）

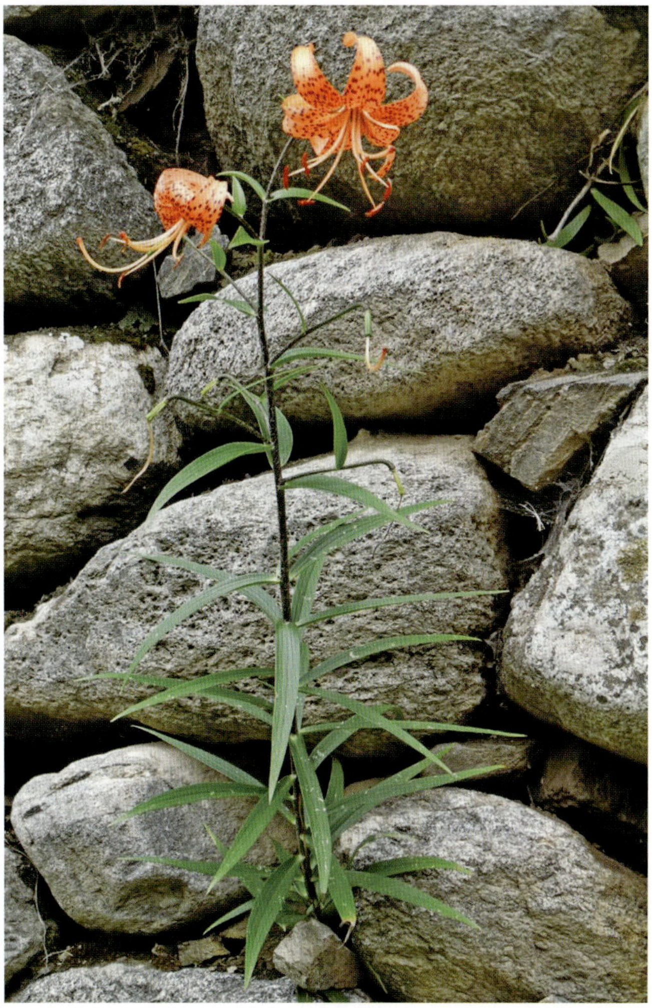

【形态特征】鳞茎近宽球形，高约 3.5 cm，直径 4~8 cm，鳞片宽卵形，长 2.5~3 cm，宽 1.4~2.5 cm，白色。茎高 0.8~1.5 m，带紫色条纹，具白色绵毛。叶散生，矩圆状披针形或披针形，边缘有乳头状突起，有 5~7 条脉，上部叶腋有珠芽。花 3~6 朵或更多，花下垂；花被片披针形，反卷，橙红色，有紫黑色斑点；雄蕊四面张开。蒴果狭长卵形。花期 7~8 月，果期 9~10 月。

【适宜生境】生于海拔 2700~3800 m 的林缘路旁及山坡草地。

【资源状况】分布于大通、互助、祁连、门源、湟中、湟源、共和。少见。

【药 材 名】百合（肉质鳞叶）。

【采收加工】秋季采挖，洗净，剥取鳞叶，置沸水中略烫，干燥。

【功能主治】养阴润肺，清心安神。用于阴虚燥咳，劳嗽咳血，虚烦惊悸，失眠多梦，精神恍惚。

【藏医应用】《中国藏药》记载本种的鳞茎入药。甘、涩，平。用于月经病，淋病。

山　丹

细叶百合、卷莲花、灯伞花

Lilium pumilum DC.

【藏药名】སྟག་གཟིག་མེ་ཏོག（音译名：达叟梅朵）

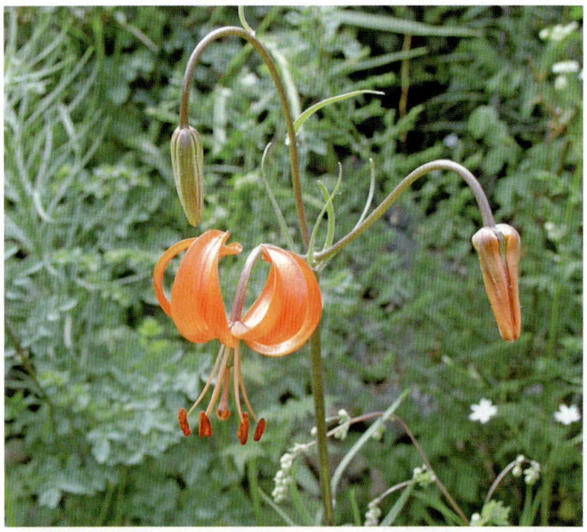

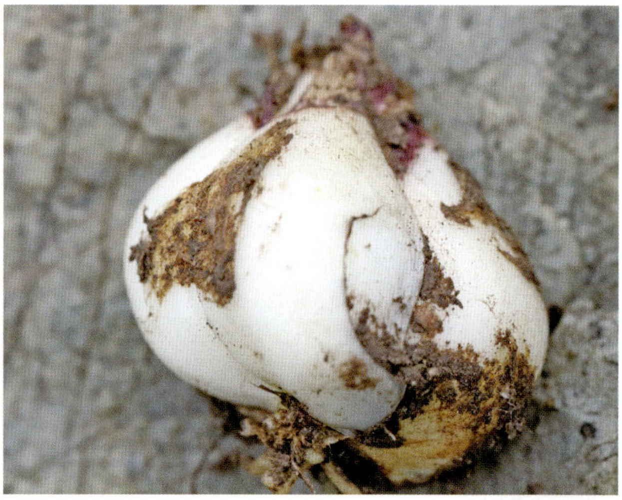

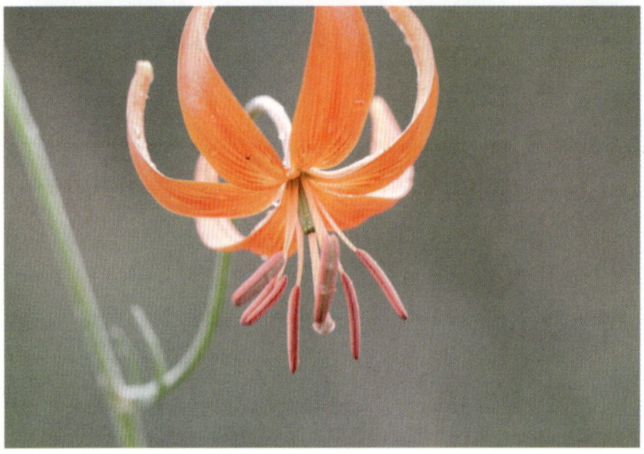

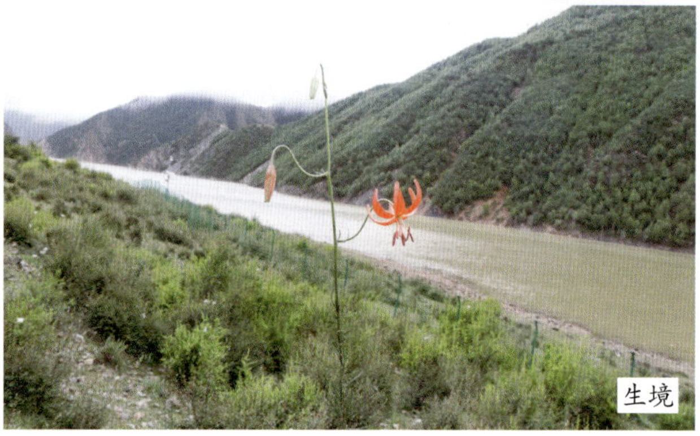

生境

【形态特征】鳞茎卵形或圆锥形，鳞片长圆形或长卵形，白色。茎高 15~40 cm，有乳突及紫色条纹。叶多生于茎中部，条形，长 3~6 cm，宽约 3 mm，先端尖，边缘有细乳突。花单生或数朵排成总状花序，鲜红色，无斑点，下垂；花被片反卷，长圆形或长圆状披针形，蜜腺两边有乳突；子房圆柱形，花柱长达子房的 1 倍，柱头膨大，3 裂。蒴果长达 2 cm。种子多数。花、果期 6~8 月。

【适宜生境】生于海拔 1900~3500 m 的干山坡、山坡农田边。

【资源状况】分布于湟源、湟中、互助、门源、大通。少见。

【药 材 名】百合（肉质鳞叶）。

【采收加工】秋季采挖，洗净，剥取鳞叶，置沸水中略烫，干燥。

【功能主治】养阴润肺，清心安神。用于阴虚燥咳，劳嗽咳血，虚烦惊悸，失眠多梦，精神恍惚。

【藏医应用】《藏药志》记载本种的鳞茎入药。润肺止咳，清热安神，利尿，接骨，愈创。用于劳嗽咳血，虚烦惊悸，热病后精神不安，浮肿，小便不利，骨折，外创。

舞鹤草

二叶舞鹤草

Maianthemum bifolium (L.) F. W. Schmidt

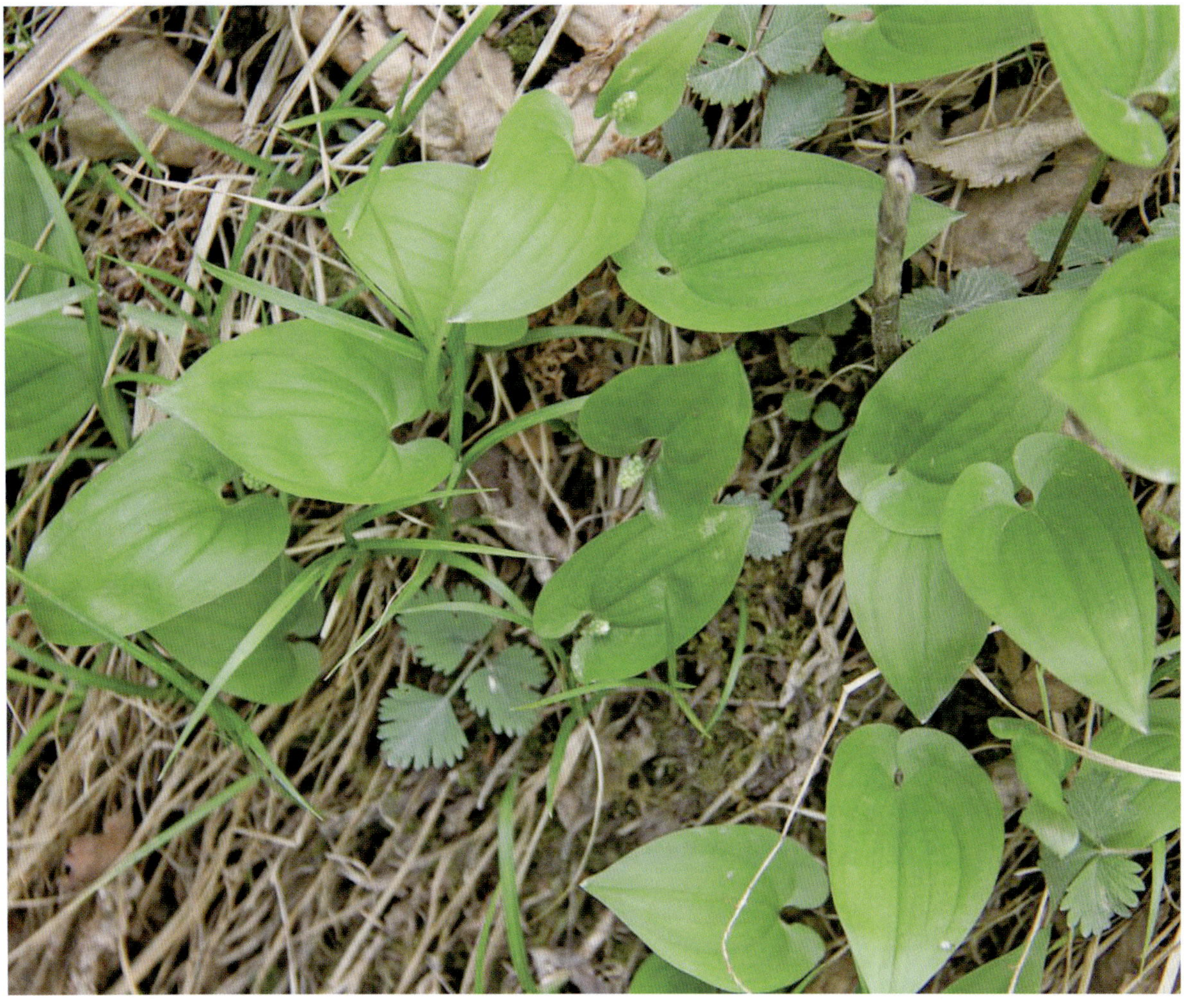

【形态特征】 根状茎细长，有时分叉，长可达 20 cm 或更长，直径 1~2 mm，节上有少数根；茎无毛或散生柔毛。基生叶有长达 10 cm 的叶柄，到花期已凋萎；茎生叶通常 2 枚，极少 3 枚，互生于茎的上部，三角状卵形，先端急尖至渐尖，基部心形，弯缺张开，下面脉上有柔毛或散生微柔毛，边缘有细小的锯齿状乳突或具柔毛。总状花序直立，有 10~25 朵花。浆果。花期 5~7 月，果期 8~9 月。

【适宜生境】 生于海拔 1900~2800 m 的林下。

【资源状况】 分布于湟中、互助、大通。常见。

【药 材 名】 二叶舞鹤草（全草）。

【采收加工】 7~8 月采收，洗净，晒干或鲜用。

【功能主治】 凉血止血，清热解毒。用于吐血，尿血，月经过多，外伤出血，疮痈肿痛。

卷叶黄精 *Polygonatum cirrhifolium* (Wall.) Royle

【藏药名】ར་མཉེ།（音译名：拉尼）

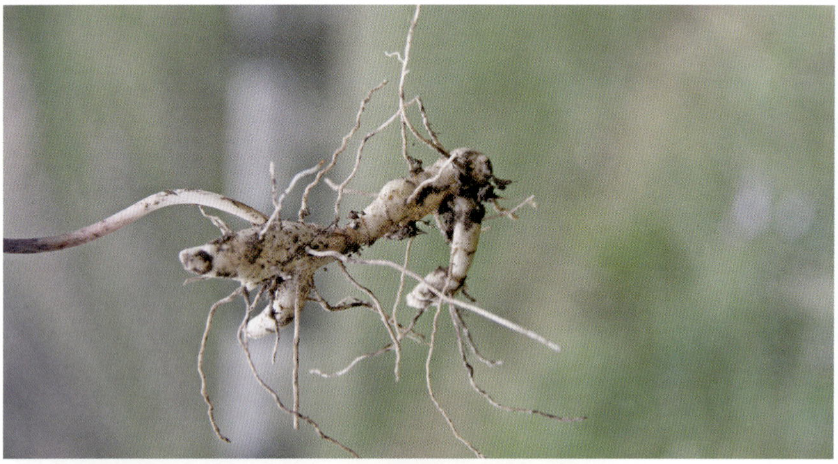
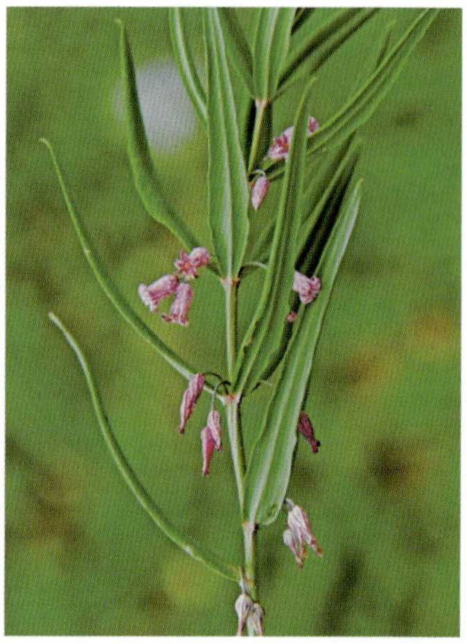
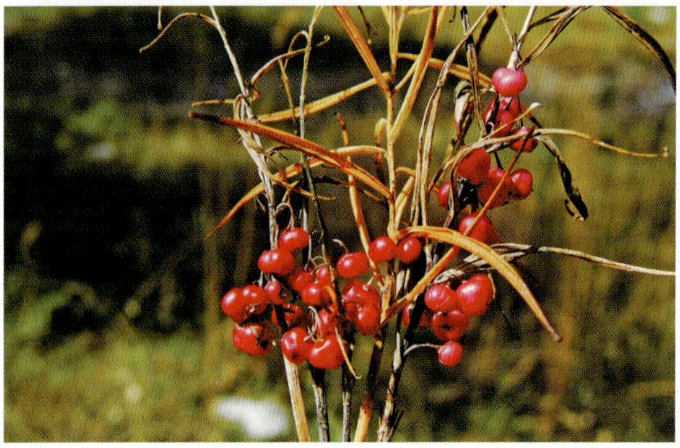
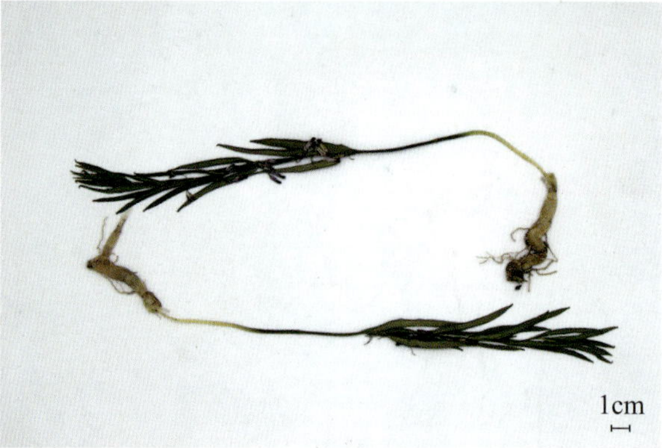

【形态特征】多年生草本。根状茎肥厚，圆柱状，直径 1~1.5 cm，或根状茎连珠状，结节直径 1~2 cm；茎高 30~90 cm。叶通常每 3~6 枚轮生，很少下部有少数散生的，细条形至条状披针形，少有矩圆状披针形，长 4~9（~12） cm，宽 2~8（~15） mm，先端拳卷或弯曲成钩状，边缘常外卷。花序轮生，通常具 2 花；花被淡紫色。浆果红色或紫红色，具 4~9 颗种子。花期 5~7 月，果期 9~10 月。

【适宜生境】生于海拔 2400~3900 m 的林下、林缘、灌丛、山坡草丛、碎石堆中。

【资源状况】分布于湟中、湟源、大通、共和、刚察、祁连、门源、互助、海晏。常见。

【药 材 名】鸡头黄精（根茎）。

【采收加工】春、秋二季采挖，除去茎叶及须根，洗净，晾晒 1~2 天，至外部稍干，内部尚软时，用竹筐轻撞一遍，除去外层薄皮及须根，并使其柔软，再边晒边揉，至无硬心为度，待晒干后再撞至光亮柔润即可。

【功能主治】补气养阴，健脾，润肺祛痰，消肿解毒，止血。用于脾胃虚弱，体倦乏力，肺虚燥咳，咽喉肿痛，吐血，崩漏带下，疮肿。

【藏医应用】《藏药志》记载本种的根茎入药。甘，平。祛寒，滋润心肺，补精髓，健胃。用于局部浮肿，寒湿引起的腰腿痛，瘙痒性和渗出性皮肤病，精髓内亏，衰弱无力，营养不良性水肿等，亦有抗老之效。

玉 竹

萎蕤、玉术、尾参

Polygonatum odoratum (Mill.) Druce

【藏药名】ལུག་མ་ནེ།（音译名：娄尼）

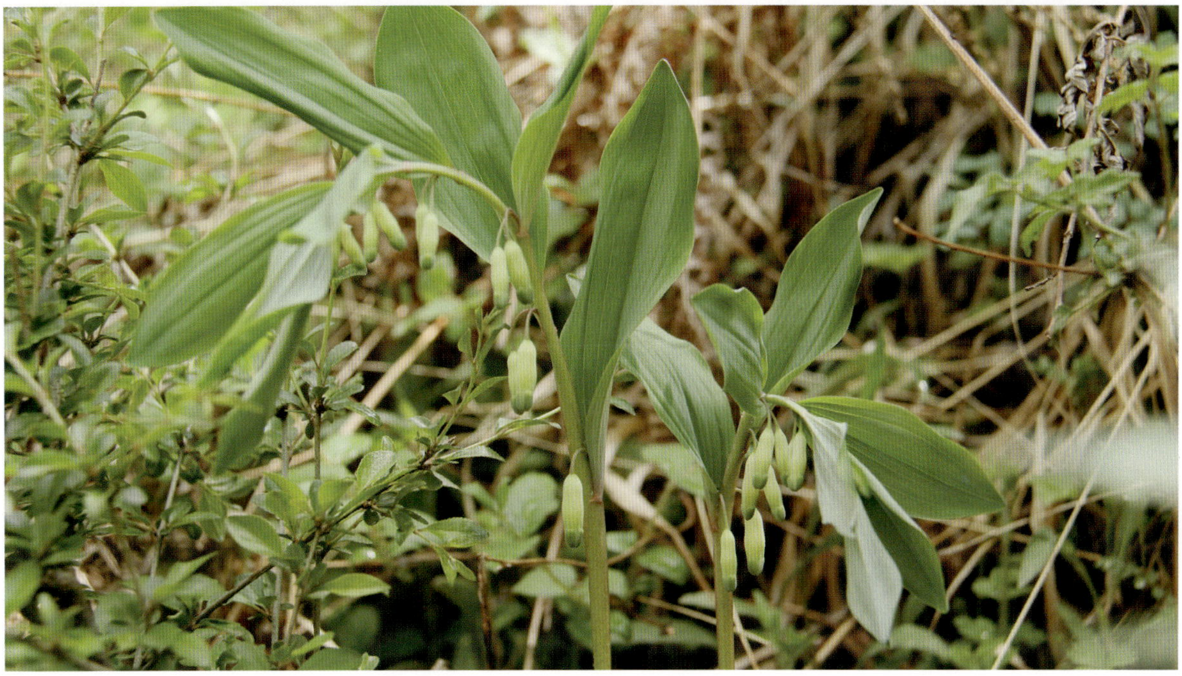

【形态特征】根状茎圆柱形；茎高 20~50 cm，具 7~12 叶。叶互生，椭圆形至卵状矩圆形，先端尖，下面带灰白色，下面脉上平滑至呈乳头状粗糙。花序具 1~4 花（在栽培情况下，可多至 8 朵）；花被黄绿色至白色；花丝丝状，近平滑至具乳头状突起，花药长约 4 mm；子房长 3~4 mm，花柱长 10~14 mm。浆果蓝黑色，具 7~9 颗种子。花期 5~6 月，果期 7~9 月。

【适宜生境】生于海拔 2200~2800 m 的山野林下或石隙间，喜阴湿处。

【资源状况】分布于大通、互助、祁连、门源。少见。

【药 材 名】玉竹（根茎）。

【采收加工】秋季采挖，除去须根，洗净，晒至柔软后，反复揉搓，晾晒至无硬心，晒干，或蒸透后，揉至半透明，晒干。

【功能主治】养阴润燥，生津止渴。用于肺胃阴伤，燥热咳嗽，咽干口渴，内热消渴。

【藏医应用】《中国藏药》记载本种的根茎入药。甘、苦、涩，性凉，效温。补益体力，干脓。用于黄水病，“培根”与“赤巴”合并症。

轮叶黄精

红果黄精、甘肃黄精、臭儿参

Polygonatum verticillatum (L.) All.

【藏药名】ར་མཉེ།（音译名：拉尼）

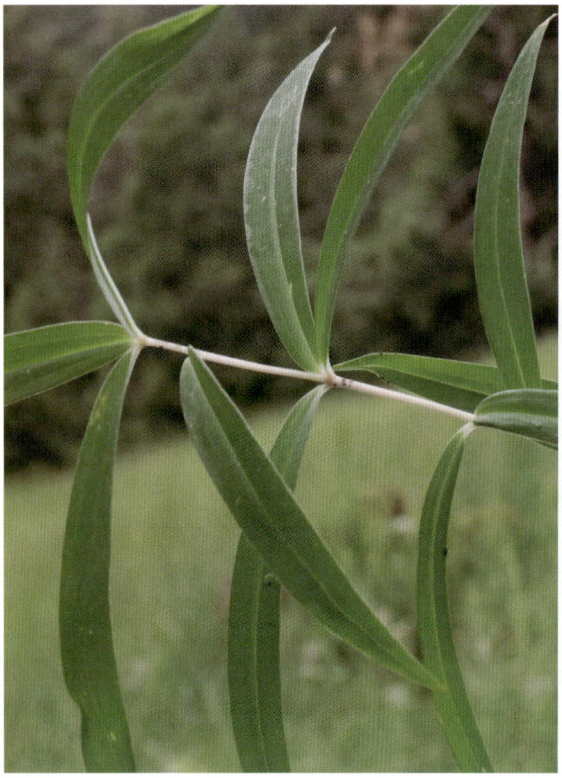

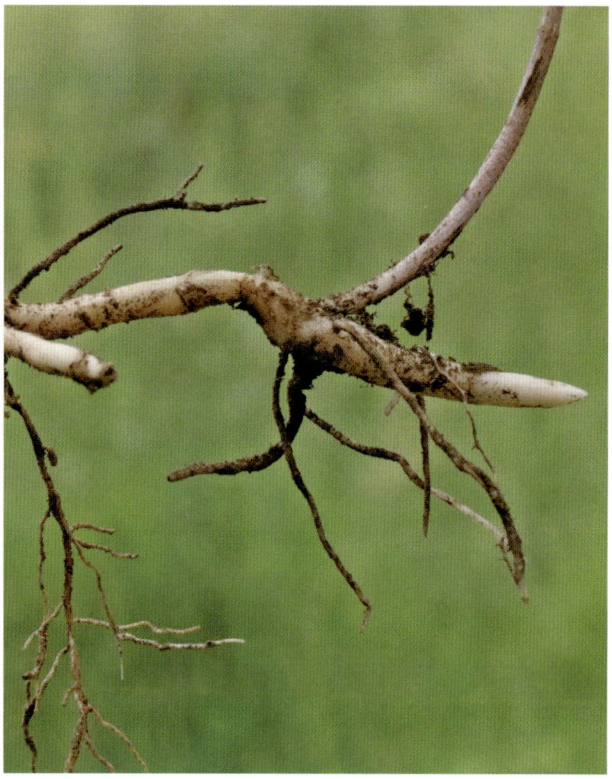

【形态特征】根状茎的“节间”长 2~3 cm，一头粗，一头较细，粗的一头有短分枝，直径 7~15 mm，少有根状茎为连珠状。叶通常为 3 叶轮生，或间有少数对生或互生的，少有全株为对生的，矩圆状披针形至条状披针形或条形，先端尖至渐尖。花单朵或 2（3~4）朵成花序；花被淡黄色或淡紫色。浆果红色，具 6~12 颗种子。花期 5~6 月，果期 8~10 月。

【适宜生境】生于海拔 2400~3800 m 的林下、林缘、山坡草地、灌丛、河滩草丛。

【资源状况】分布于互助、祁连、门源、湟中、湟源、大通。常见。

【药 材 名】羊角参（根茎）。

【采收加工】夏、秋二季采挖，除去茎叶及须根，洗净，蒸后晒干。

【功能主治】补脾润肺，养肝，解毒消痈。用于脾胃虚弱，阴虚肺燥，咳嗽咽干，肝阳上亢，头晕目眩，疮痈肿痛。

【藏医应用】《藏药志》记载本种的根茎入药。甘，平。祛寒，滋润心肺，补精髓，健胃。用于局部浮肿，寒湿引起的腰腿痛，瘙痒性和渗出性皮肤病，精髓内亏，衰弱无力，营养不良性水肿等，亦有抗老之效。

薯蓣科

穿龙薯蓣

穿龙骨、穿地龙、过山龙

Dioscorea nipponica Makino

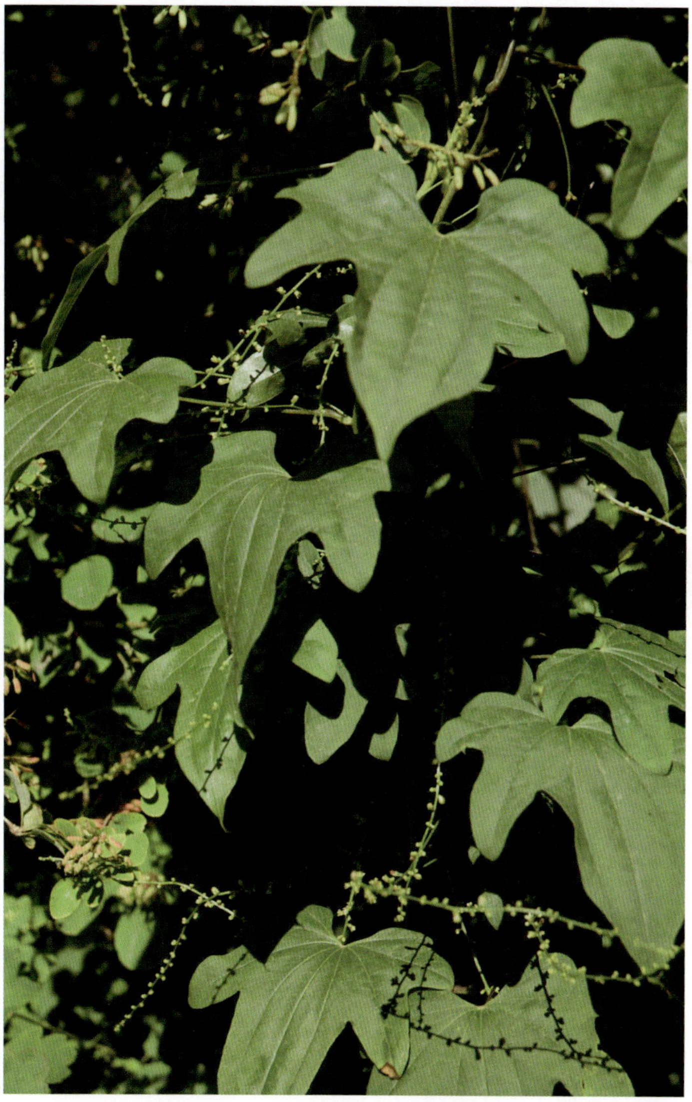

【形态特征】多年生草质缠绕藤本。须根多数。地下部分为块茎，呈不规则圆柱形，分枝，横生，栓皮层显著剥离；茎左旋，近无毛，长达 5 m。单叶互生，叶柄扭转，长 10~20 cm，叶片常为掌状心形，变化较多，茎生叶长 10~15 cm，宽 9~13 cm，向上渐小，网状脉。花序穗状或总状。蒴果三棱形，具翅，不等大，成熟后顶端开裂。种子具不等的薄膜状翅。花期 6~8 月，果期 8~10 月。

【适宜生境】生于海拔 2500~2700 m 的林下、林缘。

【资源状况】分布于互助。常见。

【药 材 名】穿山龙（根茎）。

【采收加工】春、秋二季采挖，洗净，除去须根和外皮，晒干。

【功能主治】祛风除湿，舒筋通络，活血止痛，止咳平喘。用于风湿痹病，关节肿胀，疼痛麻木，跌扑损伤，闪腰岔气，咳嗽气喘。

鸢尾科

射　干

乌扇、草姜、剪刀草

Belamcanda chinensis (Linn.) DC.

【藏药名】པ་ཏྲ་ལ།（音译名：巴多拉）

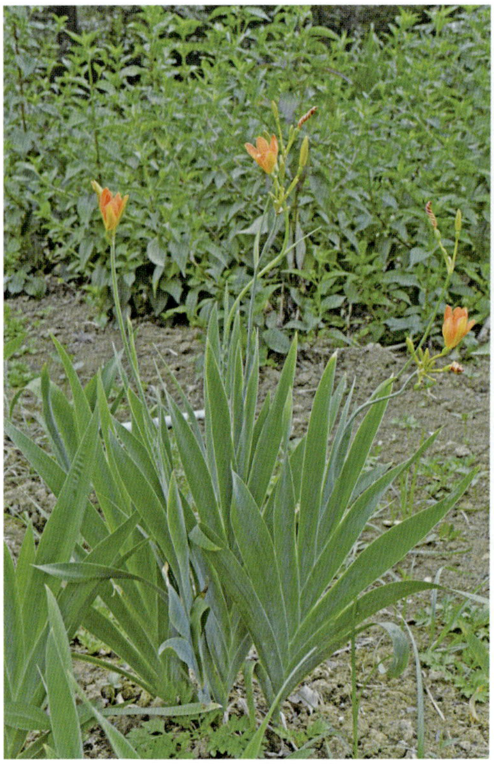

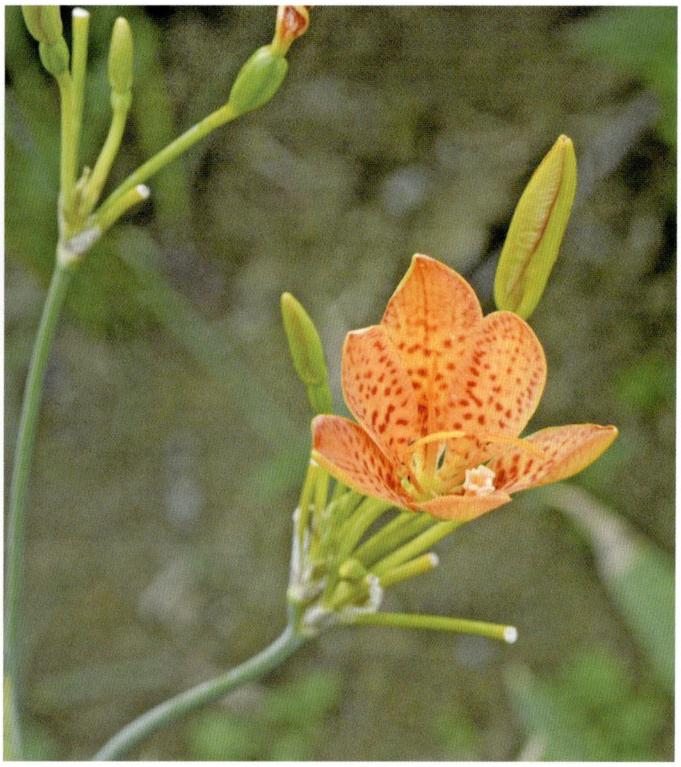

【形态特征】多年生草本。根须多数。根状茎为不规则块状；茎直立，常较光滑，高 50~100 cm，实心。叶多基生或近基生，基部鞘状，互相套叠，条形或剑形，平行脉，无中脉；茎生叶少，互生。多数花排列成顶生二歧聚伞状花序；花和花序下具膜质苞片，苞片簇生，披针形至卵圆形。蒴果成熟时果瓣外翻。种子球形，紫色，表面光滑，着生在果轴上。花、果期 6~9 月。

【适宜生境】生于海拔约 2300 m 的林下、林缘。

【资源状况】分布于大通、互助、湟中、湟源，种植。少见。

【药 材 名】射干（根茎）。

【采收加工】春初刚发芽或秋末茎叶枯萎时采挖，除去须根和泥沙，干燥。

【功能主治】清热解毒，消痰，利咽。用于热毒痰火郁结，咽喉肿痛，痰涎壅盛，咳嗽气喘。

【藏医应用】《藏药志》记载本种的全草及根茎入药。甘、辛、涩，锐。开胃。用于虫病。

锐果鸢尾

马莲、马蔺

Iris goniocarpa Baker

【藏药名】མ་ཉེ་དང་རྡེས་མ།（音译名：玛囊哲玛）

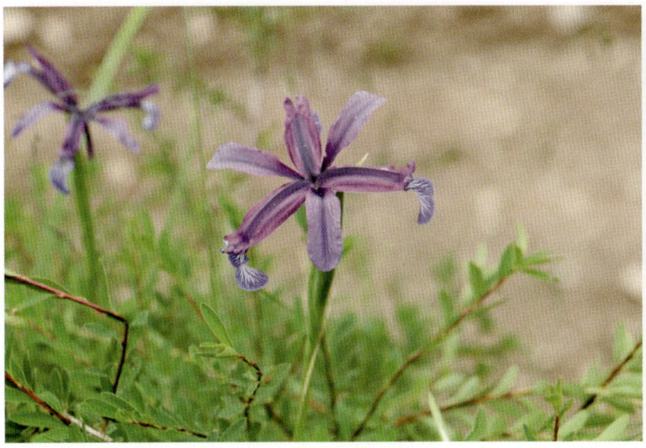
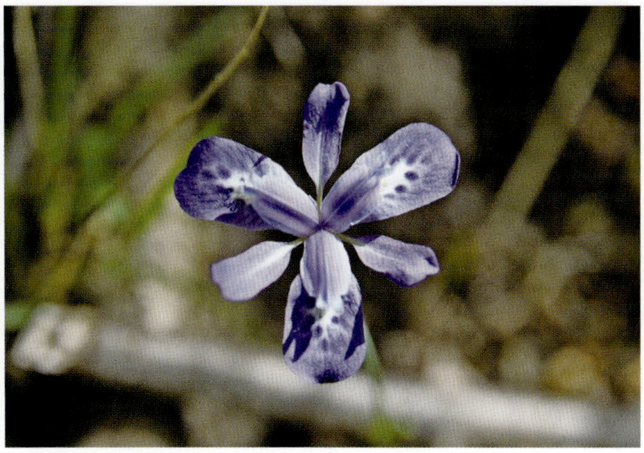

【形态特征】多年生草本。须根细，质地柔嫩，黄白色，多分枝。根状茎短，棕褐色。叶柔软，黄绿色，条形，长 10~25 cm，宽 2~3 mm，顶端钝，中脉不明显。苞片 2 枚，膜质，绿色，略带淡红色，披针形，顶端渐尖，向外反折，内包含有 1 朵花；花蓝紫色；花梗甚短或无。蒴果黄棕色，三棱状圆柱形或椭圆形，顶端有短喙。花期 5~6 月，果期 6~8 月。

【适宜生境】生于海拔 3200~4900 m 的高山草地、灌丛。

【资源状况】分布于共和、湟中、互助、门源、湟源、祁连、海晏、刚察。常见。

【药 材 名】马蔺（全草）、马蔺子（种子）、马蔺花（花）、马蔺根（根）。

【采收加工】马蔺：夏、秋二季采收，晒干或鲜用。马蔺子：8~9 月果熟时采收，将果实割下，晒干，打下种子，除去杂质，再晒干。马蔺花：5~7 月花盛开时采收，晒干。马蔺根：夏、秋二季采收，除去根茎，洗净，晒干或鲜用。

【功能主治】马蔺：清热解毒，利尿通淋，活血消肿。用于喉痹，淋浊，关节痛，痈疽恶疮。马蔺子：清热利湿，解毒杀虫，止血定痛。用于湿热黄疸，淋浊，小便不利，肠痈，虫积，疟疾，风湿痛，喉痹，牙痛，吐血，便血，痔疮，烫伤。马蔺花：清热解毒，凉血止血，利尿通淋。用于喉痹，吐血，衄血，崩漏，便血，淋证，疝气，痔疮，痈疽，烫伤。马蔺根：清热解毒，活血利尿。用于喉痹，痈疽，病毒性肝炎，风湿痹痛，淋浊。

【藏医应用】《中国藏药材大全》记载本种的全草、花、根和种子入药。味甘、辛，性凉，效热。全草乌发，外用干脓水。花外用治烧伤、烫伤。根外用治雀斑，顽癣，黄水疮；鲜品外用治烫伤，烧伤。种子解毒，杀虫，止痛，生肌。用于“培根”病，“培根”木布病，中毒症，胃肠寒热往来，肠绞痛，胸腹胀闷壅塞，虫牙痛，蛔虫病，蛲虫病，疮口溃烂，烫伤。

马 蔺

马莲、旱蒲、铁扫帚

Iris lactea Pall. var. *chinensis* (Fisch.) Koidz.

【藏药名】ཕོ་དྲེས།（音译名：普哲）

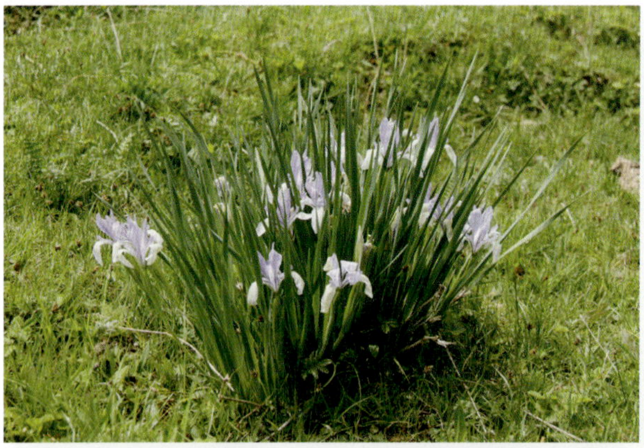

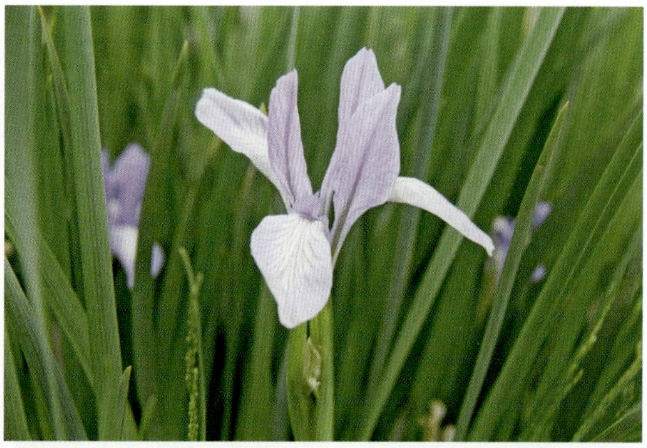

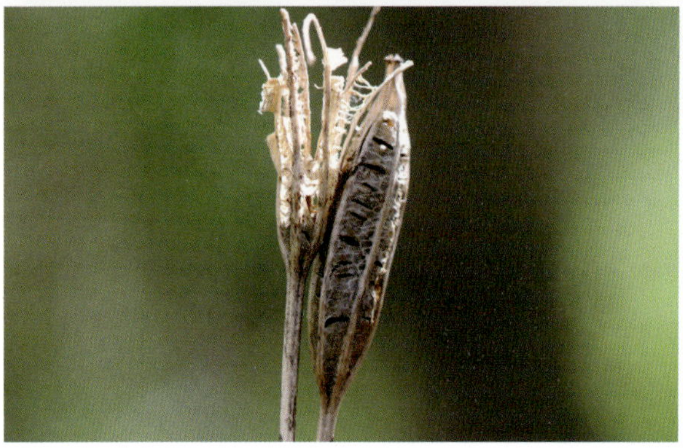

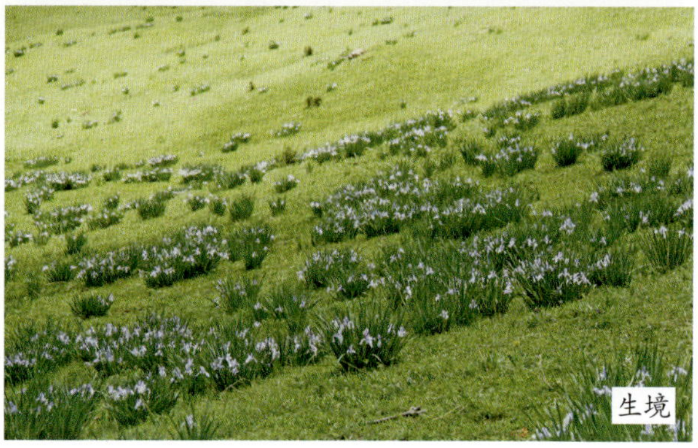

生境

【形态特征】多年生密丛草本。须根粗而长，黄白色，少分枝。根状茎粗壮，木质，斜伸，外包有大量致密的红紫色折断的老叶残留叶鞘及毛发状的纤维。叶基生，坚韧，灰绿色，条形或狭剑形。苞片 3~5 枚，草质，绿色，边缘白色，披针形，顶端渐尖或长渐尖，内包含有 2~4 朵花；花为浅蓝色、蓝色或蓝紫色，花被上有较深色的条纹，直径 5~6 cm。蒴果长椭圆状柱形。花期 5~6 月，果期 6~9 月。

【适宜生境】生于海拔 2200~4900 m 的荒地、路旁、山坡草地，尤以过度放牧的盐碱化草场上生长较多。

【资源状况】分布于共和、海晏、刚察、天峻、湟源、祁连、门源、大通、互助、湟中。常见。

【药 材 名】马蔺（全草）、马蔺子（种子）、马蔺花（花）、马蔺根（根）。

【采收加工】马蔺：夏、秋二季采收，晒干或鲜用。马蔺子：8~9 月果熟时采收，将果实割下晒干，打下种子，除去杂质，再晒干。马蔺花：5~7 月花盛开时采收，晒干。马蔺根：夏、秋二季采收，除去根茎，洗净，晒干或鲜用。

【功能主治】马蔺：清热解毒，利尿通淋，活血消肿。用于喉痹，淋浊，关节痛，痈疽恶疮。马蔺子：清热利湿，解毒杀虫，止血定痛。用于黄疸，淋浊，小便不利，肠痈，虫积，疟疾，风湿痛，喉痹，牙痛，吐血，便血，痔疮，烫伤。马蔺花：清热解毒，凉血止血，利尿通淋。用于喉痹，吐血，衄血，崩漏，便血，淋证，疝气，痔疮，痈疽，烫伤。马蔺根：清热解毒，活血利尿。用于喉痹，痈疽，病毒性肝炎，风湿痹痛，淋浊。

【藏医应用】《藏药志》记载本种的种子入药。微甘、辛，温。退热，解毒，驱诸虫。用于阑尾炎，虫牙痛，蛔虫病，蛲虫病，食物中毒引起的泻痢。藏药中使用的马蔺系同属多种植物，为锐果鸢尾 *Iris goniocarpa* Baker、高原鸢尾 *Iris collettii* Hook. f.、卷鞘鸢尾 *Iris potaninii* Maxim.、青海鸢尾 *Iris qinghainica* Y. T. Zhao、尼泊尔鸢尾 *Iris decora* Wall. 等。

准葛尔鸢尾

马蔺

Iris songarica Schrenk ex Fisch. & C. A. Mey.

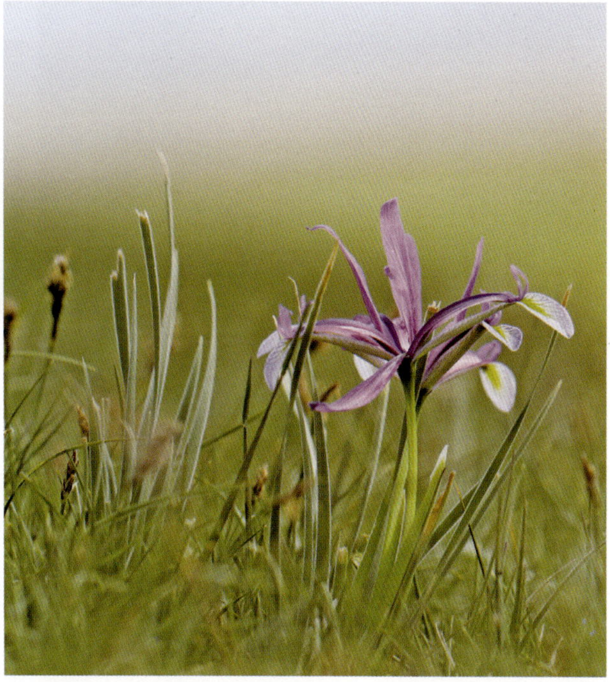

【形态特征】多年生密丛草本，植株基部围有棕褐色折断的老叶叶鞘。地下生有不明显的木质、块状的根状茎，棕黑色。叶灰绿色，条形。花茎高 25~50 cm，光滑，生有 3~4 枚茎生叶；花下苞片 3 枚，草质，绿色，边缘膜质，颜色较淡，长 7~14 cm，宽 1.8~2 cm；花梗长 4.5 cm；花蓝色，直径 8~9 cm；花被管长 5~7 mm，外花被裂片提琴形，内花被裂片倒披针形，直立。蒴果三棱状卵圆形，顶端有长喙，果皮革质，网脉明显，成熟时自顶端沿室背开裂至 1/3 处。种子棕褐色，梨形。花期 6~7 月，果期 8~9 月。

【适宜生境】生于海拔 2800~4100 m 的高山草地。

【资源状况】分布于互助、湟源、大通、海晏、湟中、祁连。少见。

【药 材 名】准葛尔鸢尾（根或种子）。

【采收加工】夏季采收根，洗净，晒干或鲜用；8~9 月采收种子，将果实割下，晒干，除去果壳及杂质，再晒干。

【功能主治】消肿止痛。用于咽喉肿痛，疮肿，跌打肿痛。

兰　科

角盘兰

开口箭、人参果、牛党参

Herminium monorchis (L.) R. Br.

【藏药名】བྱི་ལྕེ་ལག་པ།（音译名：希杰拉巴）

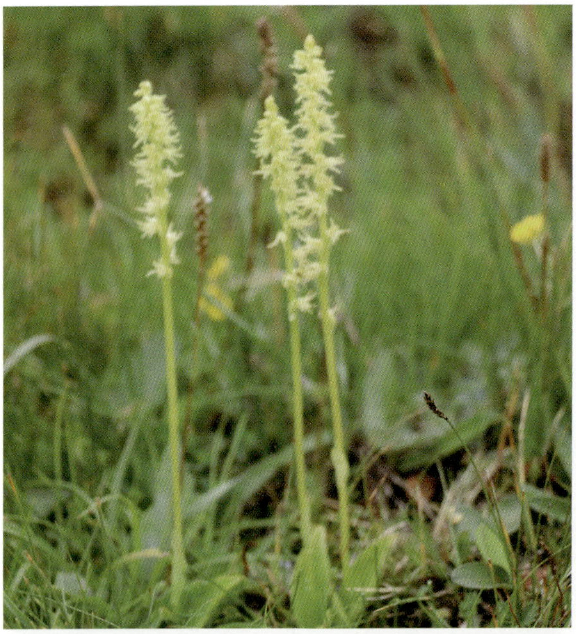

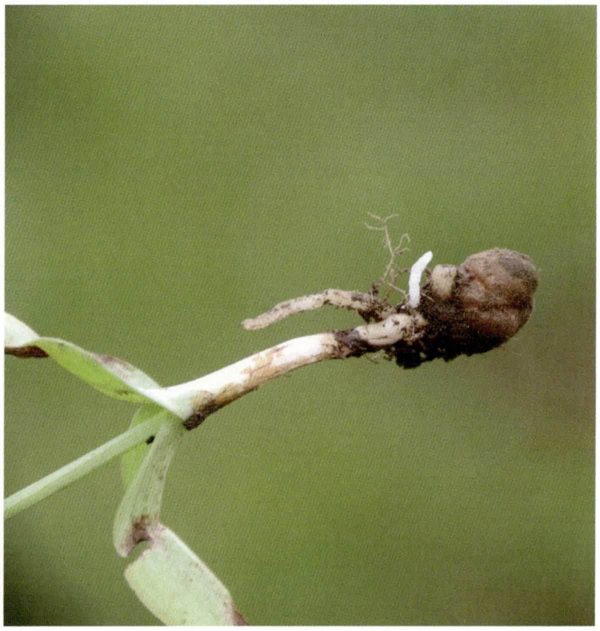

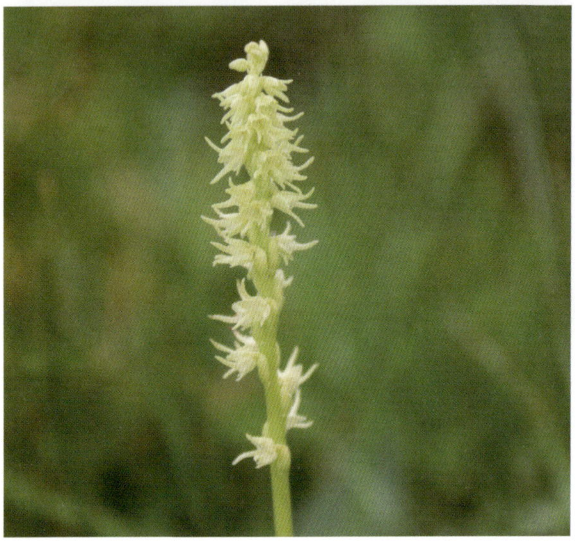

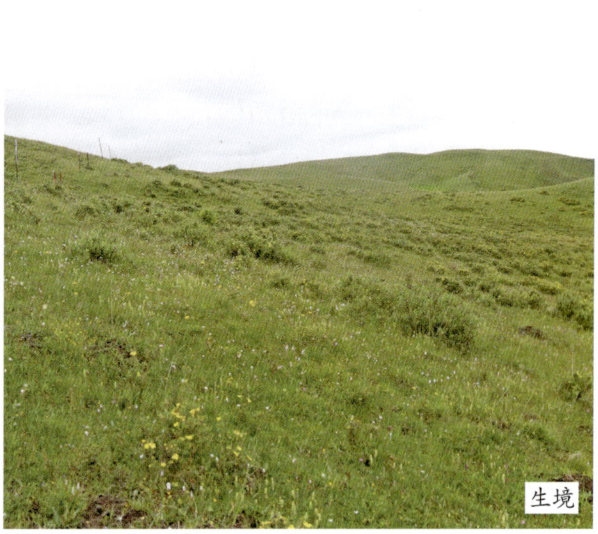

生境

【形态特征】植株高 5.5~35 cm。块茎球形，肉质；茎直立，无毛，基部具 2 枚筒状鞘，下部具 2~3 枚叶，在叶之上具 1~2 枚苞片状小叶。叶片狭椭圆状披针形或狭椭圆形，直立伸展。总状花序具多数花，圆柱状；花苞片线状披针形；花小，黄绿色，垂头，萼片近等长，具1脉；花瓣近菱形，上部肉质增厚，较萼片稍长，向先端渐狭；唇瓣与花瓣等长，肉质增厚，基部凹陷成浅囊状。花期6~8月。

【适宜生境】生于海拔2300~4500 m的山坡林下、林缘、灌丛、草地、河滩及沼泽地上。

【资源状况】分布于大通、湟源、湟中、互助、祁连、门源。少见。

【药 材 名】人头七（带根茎全草）。

【采收加工】秋季采收，洗净，晒干。

【功能主治】补肾健脾，调经活血，解毒。用于头昏失眠，烦躁口渴，不思饮食，月经不调，毒蛇咬伤。

【藏医应用】《中华藏本草》记载本种的块茎入药。壮阳益肾，生精。用于肾虚腰痛，阳痿，遗精，肺虚咳喘，疲乏无力，慢性肝炎。

二叶兜被兰

鸟巢兰、兜被兰

Neottianthe cucullata (L.) Schltr.

【形态特征】植株高4~24 cm。块茎圆球形或卵形，长1~2 cm；茎直立或近直立，基部具1~2枚圆筒状鞘，其上具2枚近对生的叶，在叶之上常具1~4枚小的、披针形、渐尖的不育苞片。叶片卵形、卵状披针形或椭圆形，先端急尖或渐尖，基部骤狭成抱茎的短鞘，叶上面有时具少数或多而密的紫红色斑点。总状花序具几朵至10余朵花，常偏向一侧；花紫红色或粉红色。花期8~9月。

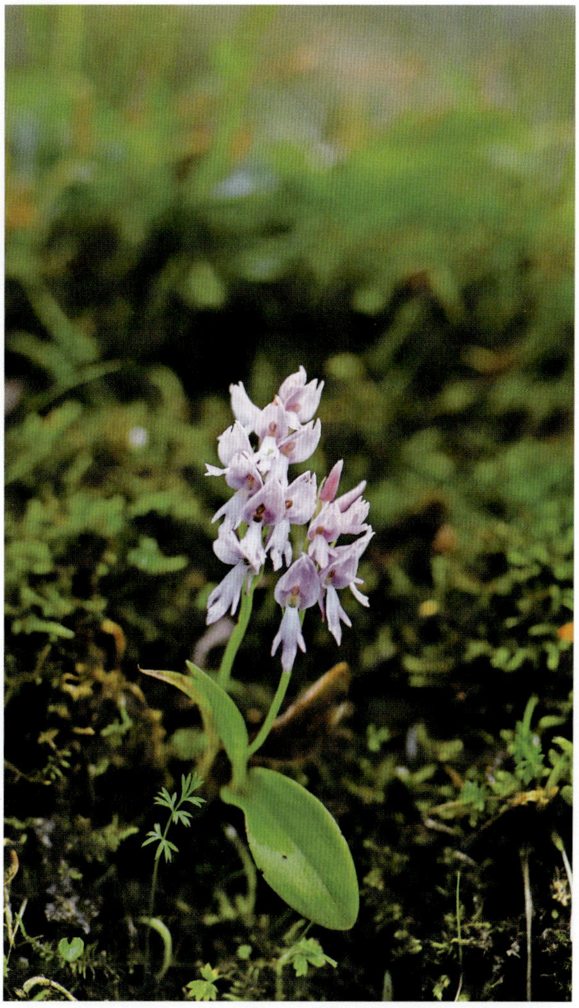

【适宜生境】生于海拔2260~3100 m的山坡林下、灌丛、林缘或沟谷阴湿石缝中。

【资源状况】分布于大通、湟中、互助、门源。少见。

【药 材 名】百步还阳丹（带根全草）。

【采收加工】夏、秋二季采收，晒干。

【功能主治】活血散瘀，接骨生肌。用于跌打损伤，骨折。

宽叶红门兰

掌裂兰

Orchis latifolia Linn.

【藏药名】དབང་ལག་དམར་པོ།（音译名：旺拉玛保）

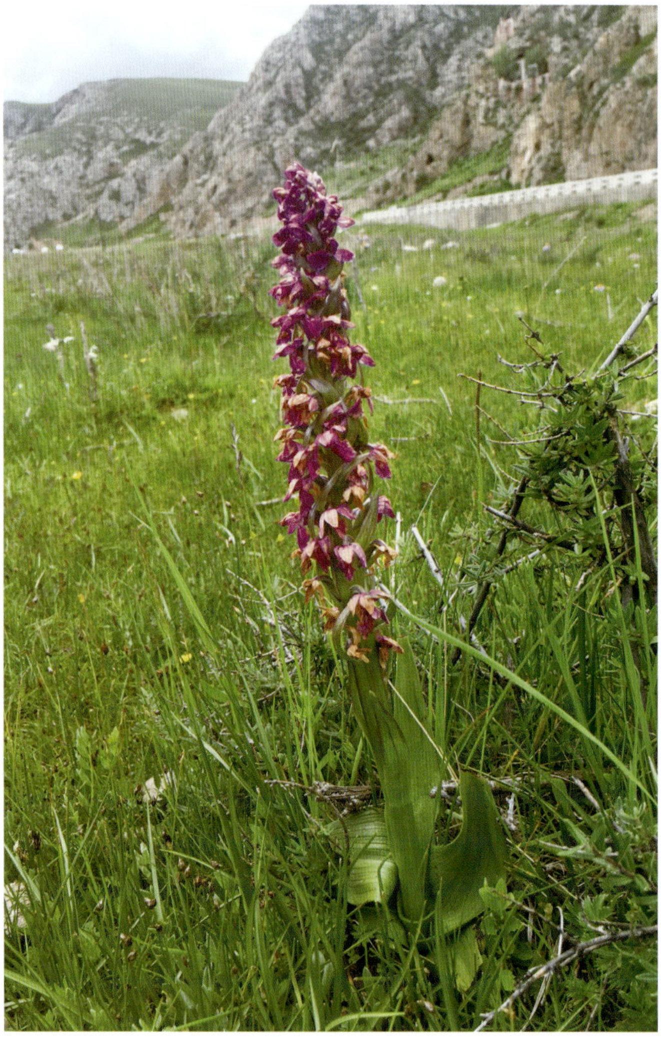

【形态特征】植株高 12~40 cm。块茎肉质，下部 3~5 裂成掌状；茎直立，粗壮，中空，基部具 2~3 枚筒状鞘，鞘之上具叶。叶 4~6 枚，互生，叶片长圆形、长圆状椭圆形、披针形至线状披针形，上面无紫色斑点，基部收狭成抱茎的鞘，向上逐渐变小，最上部的叶变小成苞片状。中萼片卵状长圆形，直立，凹陷成舟状，与花瓣靠合成兜状；侧萼片张开，偏斜，卵状披针形或卵状长圆形，具 3~5 脉；距圆筒形、圆筒状锥形至狭圆锥形，下垂，略微向前弯曲，末端钝。花期 6~8 月。

【适宜生境】生于海拔 2300~4500 m 的山坡、沟边草丛及高山灌丛湿地、草甸湿地及林间草地湿地等。

【资源状况】分布于海晏。少见。

【药 材 名】红门兰（全草）。

【采收加工】秋季采收，晒干。

【功能主治】补肾养阴，健脾益胃。用于阴虚痨热，烦躁口渴，不思饮食，月经不调。

【藏医应用】《中国藏药》记载本种的块茎入药。甘，温。清毒热，壮阳生精，滋补养身。

二叶舌唇兰

欧白及、蛇儿参

Platanthera chlorantha Cust. ex Rchb.

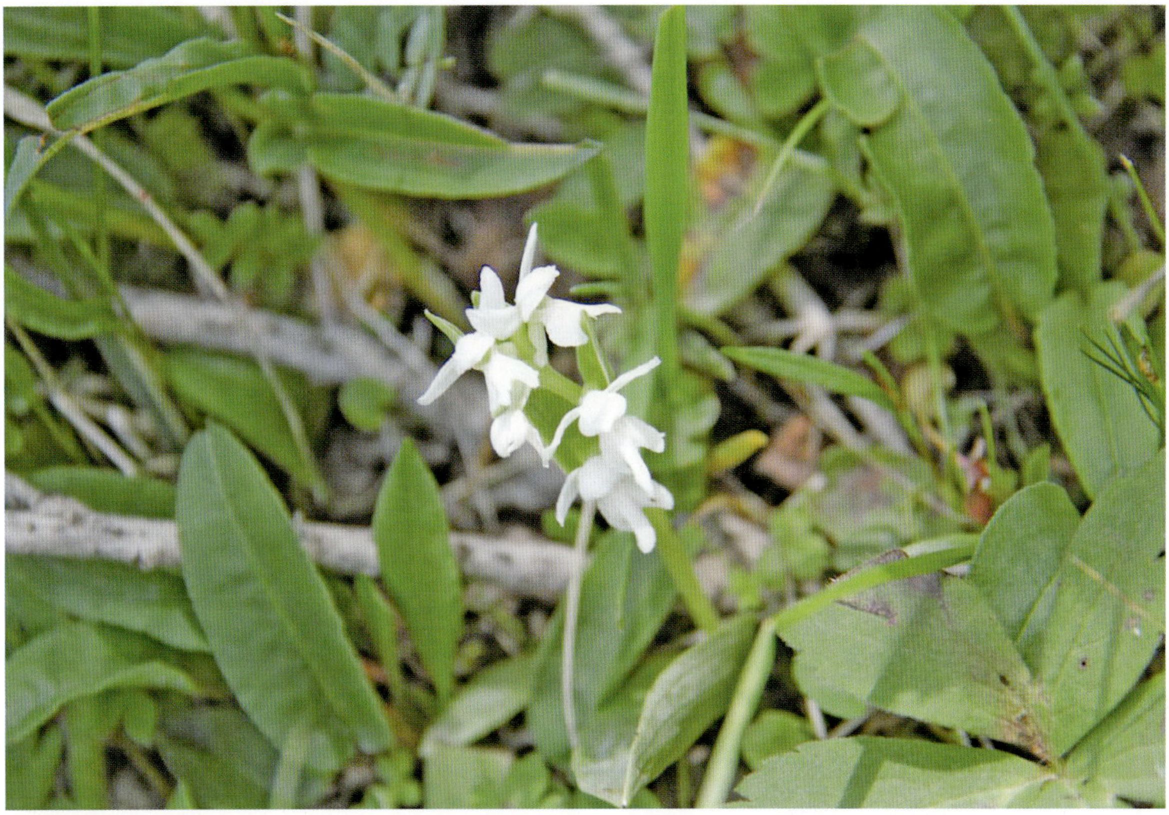

【形态特征】植株高 30~50 cm。块茎卵状纺锤形，肉质，长 3~4 cm，基部直径约 1 cm，上部收狭细圆柱形，细长；茎直立，无毛，近基部具 2 枚彼此紧靠、近对生的大叶，在大叶之上具 2~4 枚变小的披针形苞片状小叶。基部大叶片椭圆形或倒披针状椭圆形，先端钝或急尖，基部收狭成抱茎的鞘状柄。总状花序具 12~32 朵花；花苞片披针形，先端渐尖。花期 6~7 月。

【适宜生境】生于海拔 2200~3400 m 的山坡林下或灌丛中。

【资源状况】分布于大通、门源、互助。罕见。

【药 材 名】土白芨（块茎）。

【采收加工】8~10 月采收，鲜用或切片晒干。

【功能主治】补肺生肌，化瘀止血。用于肺痨咳嗽，吐血，衄血，创伤，烫火伤，痈肿。

绶 草

马牙七、盘龙箭、盘龙花

Spiranthes sinensis (Pers.) Ames

【藏药名】ཤེ་རྗེ་ལག་པ།（音译名：希杰拉巴）

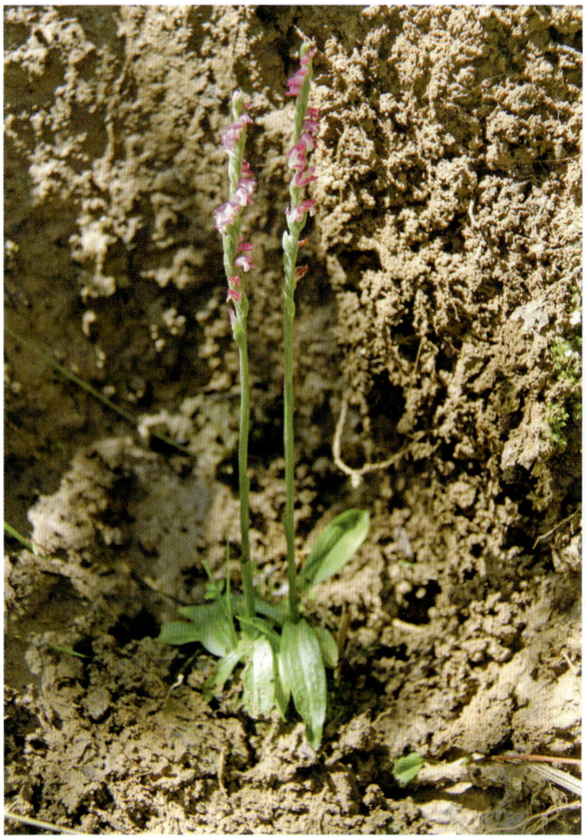

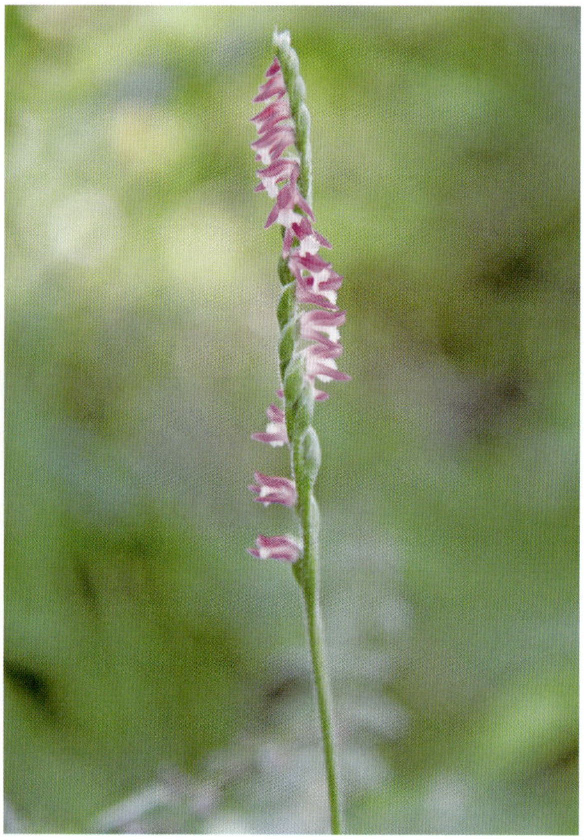

【形态特征】植株高 13~30 cm。根数条，指状，肉质，簇生于茎基部。茎较短，近基部生 2~5 枚叶。叶片宽线形或宽线状披针形，极罕为狭长圆形，直立伸展，先端急尖或渐尖，基部收狭具柄状抱茎的鞘。花茎直立，上部被腺状柔毛至无毛；总状花序具多数密生的花，长 4~10 cm，呈螺旋状扭转；花小，紫红色、粉红色或白色，在花序轴上呈螺旋状排生。花期 7~8 月。

【适宜生境】生于海拔 1900~2260 m 的山坡林下、灌丛、草地或河滩沼泽草甸中。

【资源状况】分布于大通、湟源、湟中、互助、门源。少见。

【药 材 名】盘龙参（根及全草）。

【采收加工】夏、秋二季采收，鲜用或晒干。

【功能主治】益气养阴，清热解毒。用于病后虚弱，阴虚内热，咳嗽吐血，头晕，腰膝酸软，咽喉肿痛，毒蛇咬伤，疮痈肿痛，烫伤。

【藏医应用】《藏药志》记载本种的块茎入药。甘、微苦，温。增力生精，大补元气，安神增智。用于阳痿不举。

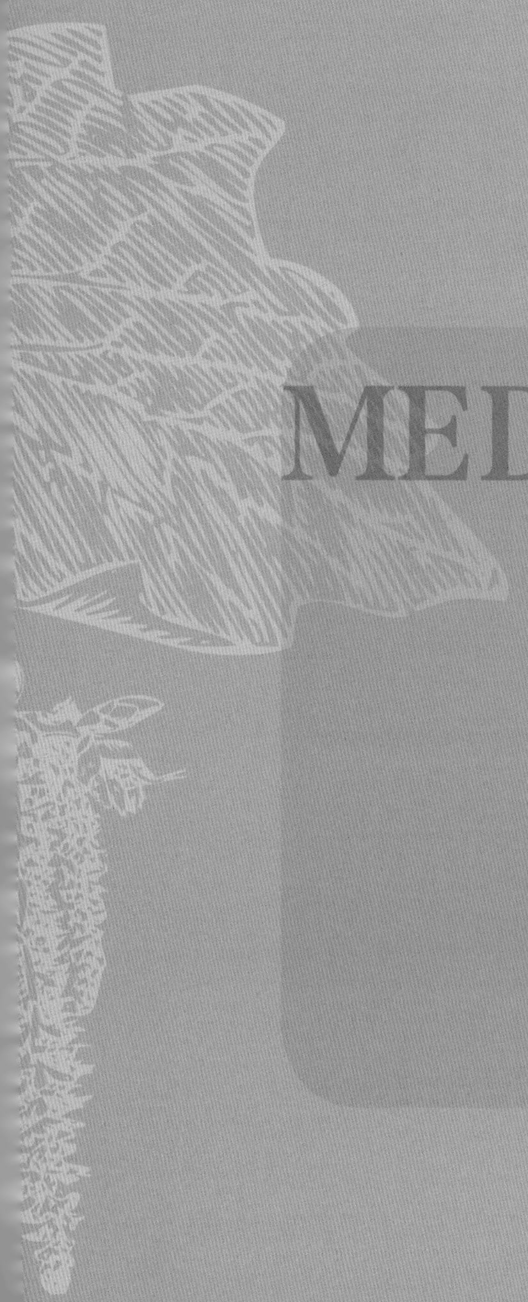

MEDICINAL ANIMAL

青海湖地区药用动物资源

蜜蜂科

中华蜜蜂

蜡蜂、东方蜜蜂

Apis cerana Fabrieius

【藏文名】སྦྲང་མ།（音译名：章玛）

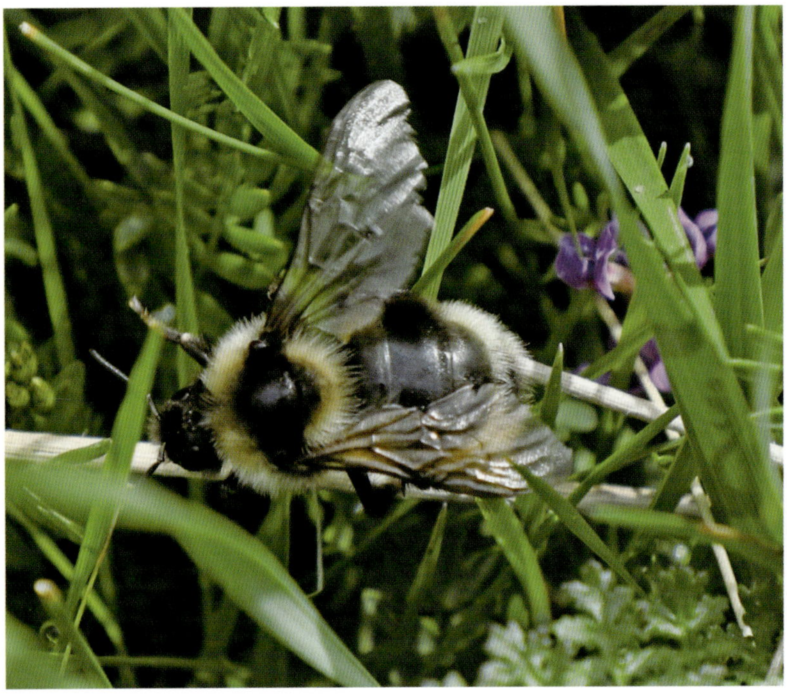

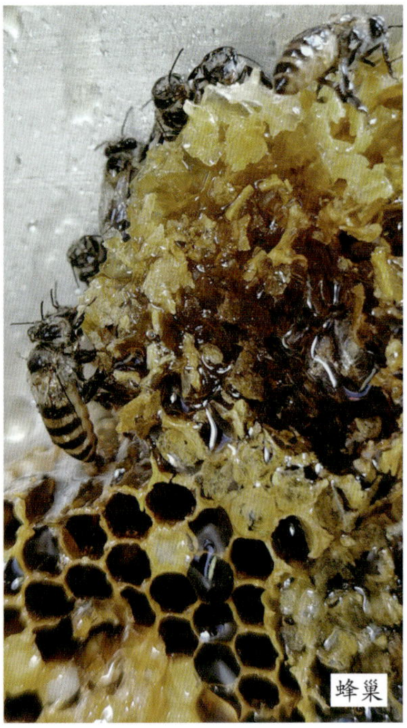

蜂巢

【形态特征】工蜂：体长 10~13 mm。头部呈三角形，前端窄小；唇基中央稍隆起，中央具三角形黄斑；上唇长方形，具黄斑，上颚顶端有 1 块黄斑；触角柄节黄色。体黑色，体毛浅黄色。足及腹部第 3~4 节背板红黄色，第 5~6 节背板色稍暗，各节背板端缘均具黑色环带。蜂王：体长 14~19 mm，体色分为黑色和棕红色 2 种类型。体被黑色及深黄色混杂的绒毛。雄蜂：体长 11~14 mm，体黑色或棕黑色，复眼大，足无采粉结构。

【适宜生境】产于青海湖周边，多为人工饲养。

【资源状况】分布于天峻、共和、刚察、海晏、湟源、湟中、大通、互助、祁连、门源。常见。

【药 材 名】蜂蜜（酿的蜜）、蜂蜡（分泌的蜡）。

【功能主治】蜂蜜：补中，润燥，止痛，解毒，外用生肌敛疮。用于脘腹虚痛，肺燥干咳，肠燥便秘，解乌头类药毒；外用治疮疡不敛，水火烫伤。蜂蜡：解毒，敛疮，生肌，止痛。外用治溃疡不敛，臁疮糜烂，外伤破溃，烧烫伤。

【藏医应用】《藏药志》记载本种的蜂蜜入药。滋补，清热，滑肠，止咳，解毒，止痛。用于肠燥便秘，干咳，受寒引起的腹痛等。

鲤 科

花斑裸鲤

大嘴湟鱼

Gymnocypris eckloni Herzenstein

【藏文名】གསེར་ཉ།（音译名：赛尼阿）

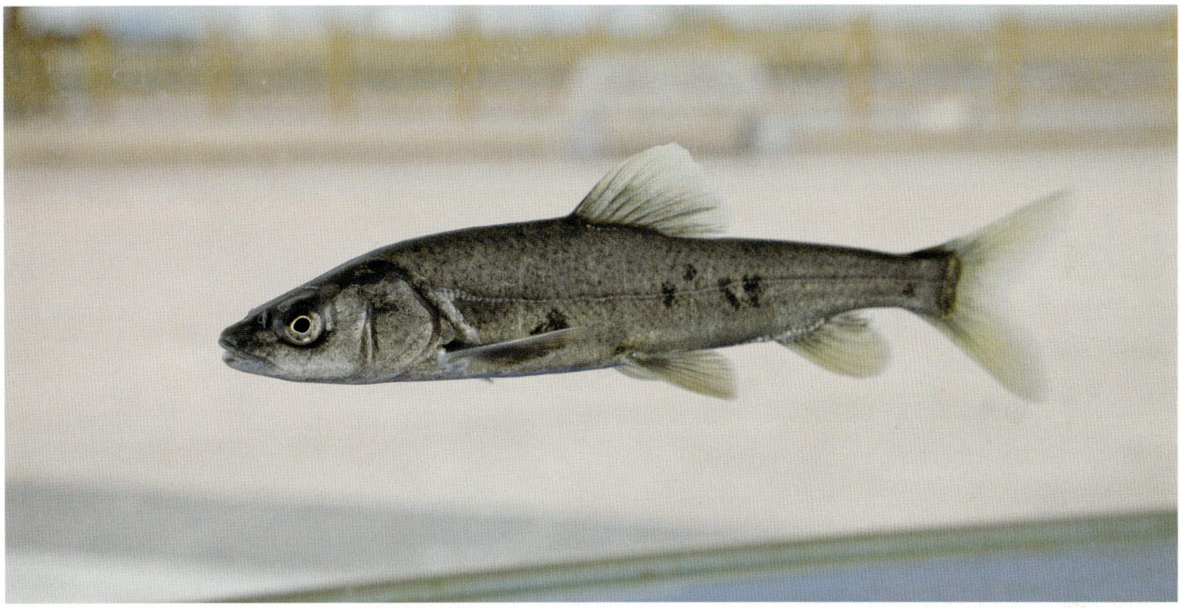

【形态特征】体长形，侧扁。头锥形，口裂大。下唇较窄，无须。背鳍有 3 根不分枝鳍条和 7 根分枝鳍条，后缘两侧各有锯齿 21~31 枚；臀鳍有不分枝鳍条 2 根和分枝鳍条 5 根。脊椎骨 50 个，肛门和臀鳍两侧各有大鳞片 1 列，身体其余部分无鳞。体背部暗褐色或青灰色，腹部浅黄色或银灰色。背侧部具多数不规则的斑纹，背鳍和尾鳍常有褐色小斑点。

【适宜生境】栖息于湖泊、缓流淡水之中。主要以水底栖息动物和植物腐屑为食，有时也吞食小型鱼类。每年 5~6 月集群产卵于河流的缓流和具沙底的浅水地，在深水区域越冬。

【资源状况】分布于天峻、共和、刚察、海晏、湟源、湟中。少见。

【药 材 名】麻鱼肉（肉）。

【功能主治】祛瘀，排脓，消炎。用于疮疖化脓。

【藏医应用】《藏药志》记载本种的肉、骨、胆、眼、脑、头入药。肉促疮疖化脓，壮阳。用于肾寒病，肠胃病，与阿魏相配破疖疮，消肿瘤，并治妇女病。骨干腹水。用于水肿。胆味苦。外用治疮疡热痛，白内障，烧伤等。眼用于昏睡不醒。脑强妇女性欲。头下乳安胎。用于妇女脉病。

鬣蜥科

青海沙蜥

蝎虎子

Phrynocephalus vlangalii Strauch

【藏文名】ཤྲི་གས་པ།（音译名：牟巴）

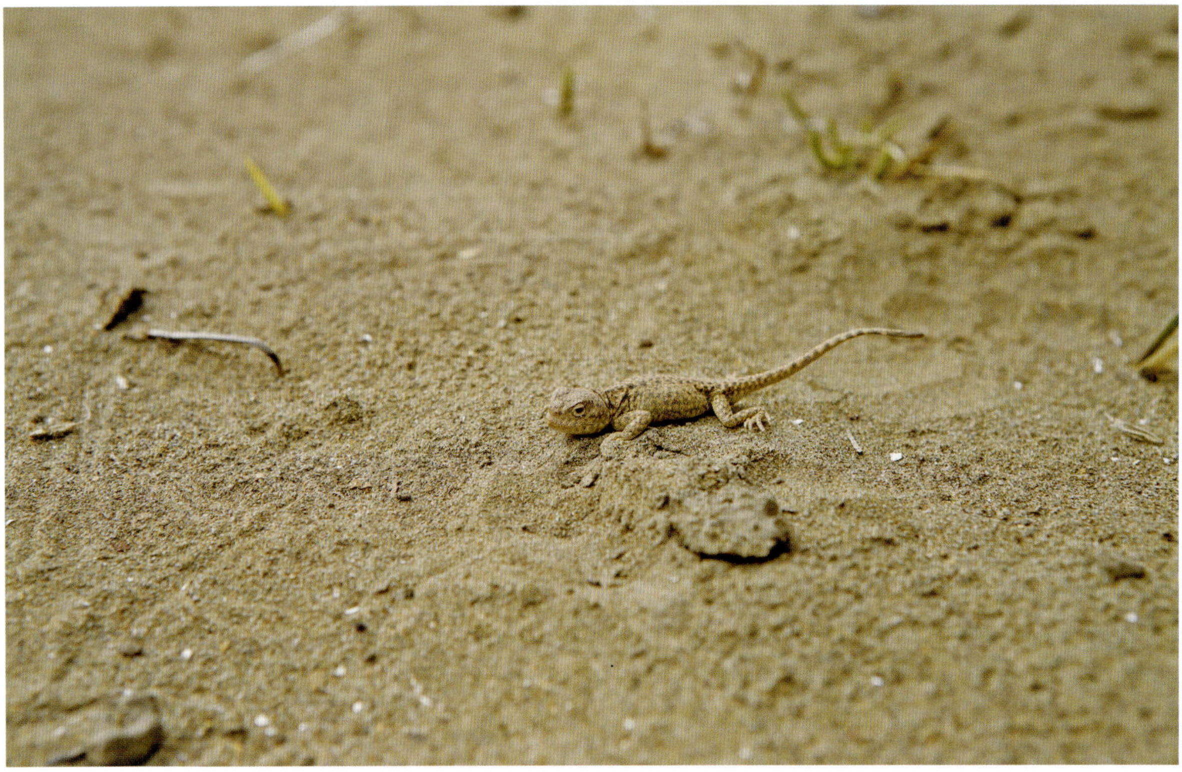

【形态特征】体长 60 cm 左右，尾长 70 cm；头和身躯扁平，无鬣鳞。吻棱不显，头顶两眼间具一小白点，眼上方外侧呈棱角边缘；鼻孔略朝向外侧；背鳞小而均匀，胸、腹鳞光滑。咽喉部有横沟褶。尾基粗扁，后端鳞渐具棱。头、背为灰褐色，颌缘有深浅相间的纵纹，背部具不规则的深色斑纹，并散缀浅色点，背中央有浅色纵纹。四肢及尾部也有斑纹，喉、胸、腹部缀大块黑斑。

【适宜生境】栖息于沙漠及半荒漠地带。

【资源状况】分布于共和、乌兰、刚察、海晏、湟源、湟中。常见。

【药 材 名】沙蜥（除去内脏、尾及爪的净肉）。

【功能主治】健脾补肾，消积，杀虫。用于久病体虚，阳痿腰痛，小儿疳积，劳热，寄生虫病。

【藏医应用】《藏药志》记载本种的肉和血入药。肉滋补，壮阳，解毒。用于肾、腰寒病及寄生虫引起的牙痛、眼痛、鼻痒等。血用于内脏损伤。

鹰 科

秃 鹫

狗头雕、座山雕

Aegypius monachus Linnaeus

【藏文名】བྱ་རྒོད།（音译名：夏高）

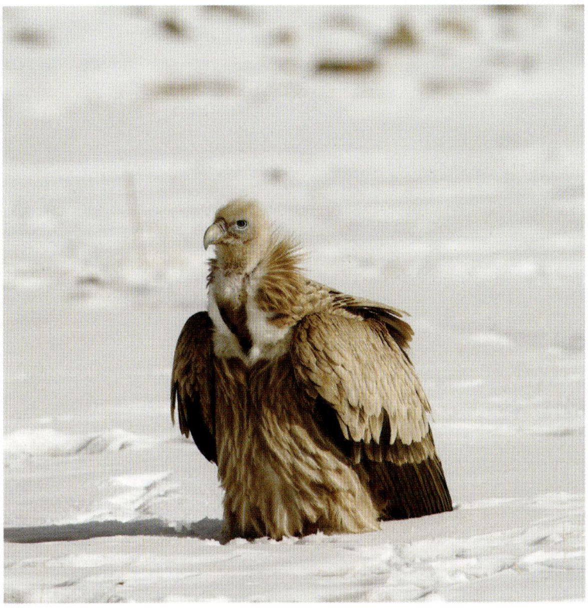

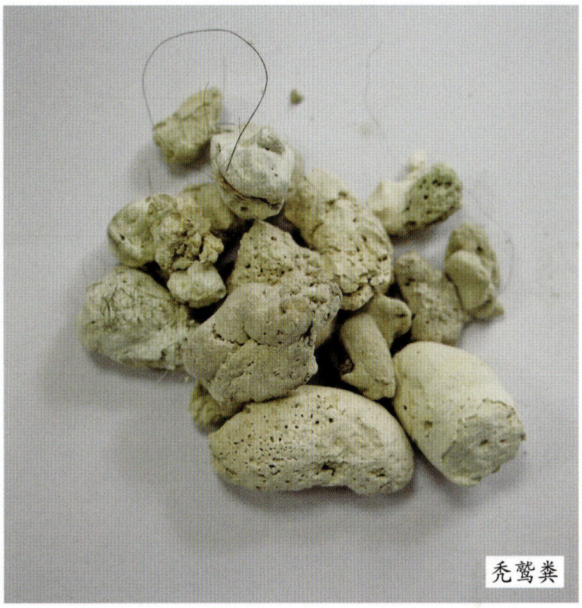

秃鹫粪

【形态特征】从额至后头被暗褐色绒羽，绒羽在后头较致密而色稍淡，在颊侧略呈刺毛状。颈的裸露部分呈铅蓝色，皱领淡褐色近白色。肩、背、腰和尾上覆羽均暗褐色。翼上覆羽、次级飞羽和三级飞羽与腰同色，初级飞羽及其羽轴均为黑褐色。下体大部黑褐色，胸前密被毛状绒羽，两侧各具一束蓬松的矛状长羽，胸、腹各羽微具淡色纵纹，肛围和尾下覆羽褐白色，覆腿羽黑褐色。

【适宜生境】多栖息于海拔 2000~4500 m 的山区草原。一般独居生活，筑巢于悬崖峭壁之上，飞翔能力极强。

【资源状况】分布于共和、刚察、湟源、湟中、大通、互助、祁连、门源。少见。

【药 材 名】秃鹫（肉或骨骼）。

【功能主治】滋补养阴，消瘿散结。用于肺结核，甲状腺肿大，眼花目眩。

【藏医应用】《藏药志》记载本种的肉、骨、喉头、胆汁、粪、心、胃入药。肉助消化。用于甲状腺肿大，疮疖，胃病。骨利尿，干腹水。喉头健胃。用于消化不良。胆汁外用明目。用于肺病，疮疖。粪健胃。用于胃肿瘤，精神病。心用于记忆力衰退。胃健胃，消食化滞。用于胃肿瘤痞块。

鸠鸽科

岩　鸽

山石鸽、野鸽子

Columba rupestris Pallas

【藏文名】ཕུག་རོན།（音译名：珀绒）

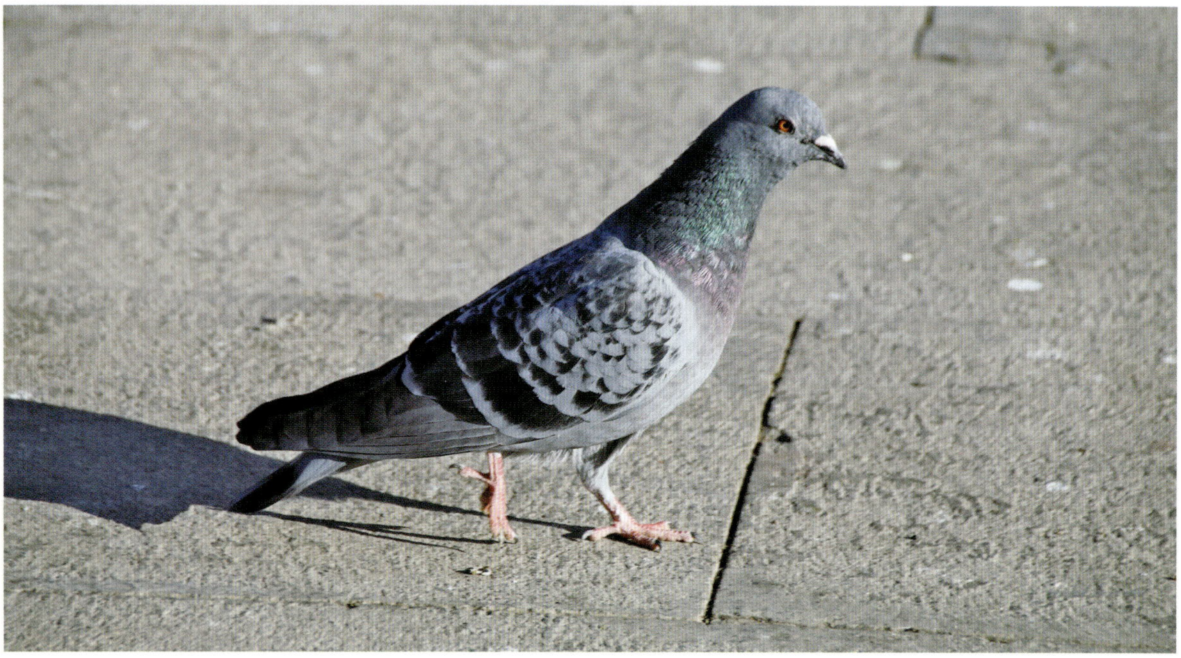

【形态特征】头和颈石板灰色，颈和上胸有绿色和紫色闪光。上背和两翅为鸽灰色，翼上具两道不完全的黑色横斑，初级飞羽及其外翈和先端与次级飞羽的先端均为石板褐色，下背白色，腰和尾上覆羽石板灰色。胸部蓝灰色，腹部渐转为白色。尾羽基部石板灰色，先端黑色，中段贯宽阔的白色横带，中央尾羽的横带稍带灰色。虹膜褐色，嘴黑色。跗蹠和趾珊瑚红色，爪近黑色。

【适宜生境】栖息于山区多岩石和峭壁的地方，常结成小群在山谷和平原的田野上觅食。

【资源状况】分布于共和、刚察、湟源、湟中、大通、互助、祁连、门源。常见。

【药 材 名】鸽（肉）。

【功能主治】滋肾益气，祛风解毒，调经止痛。用于虚羸，血虚经闭，消渴，久疟，麻疹，肠风下血，恶疮，疥癣。

【藏医应用】《中国藏药》记载本种的头、脑、肉、血、翎、粪、卵入药。头壮阳，愈疮。脑、血用于阳痿。肉用于久病体弱，遗精。翎用于肺病，呼吸道疾患。粪促使肿块成脓。卵用于肾阳不足，疮疡。

戴胜科

戴　胜

鸡冠鸟、山和尚、臭姑鸪

Upupa epops Linnaeus

【藏文名】ཕུ་ཤུད།（音译名：布协）

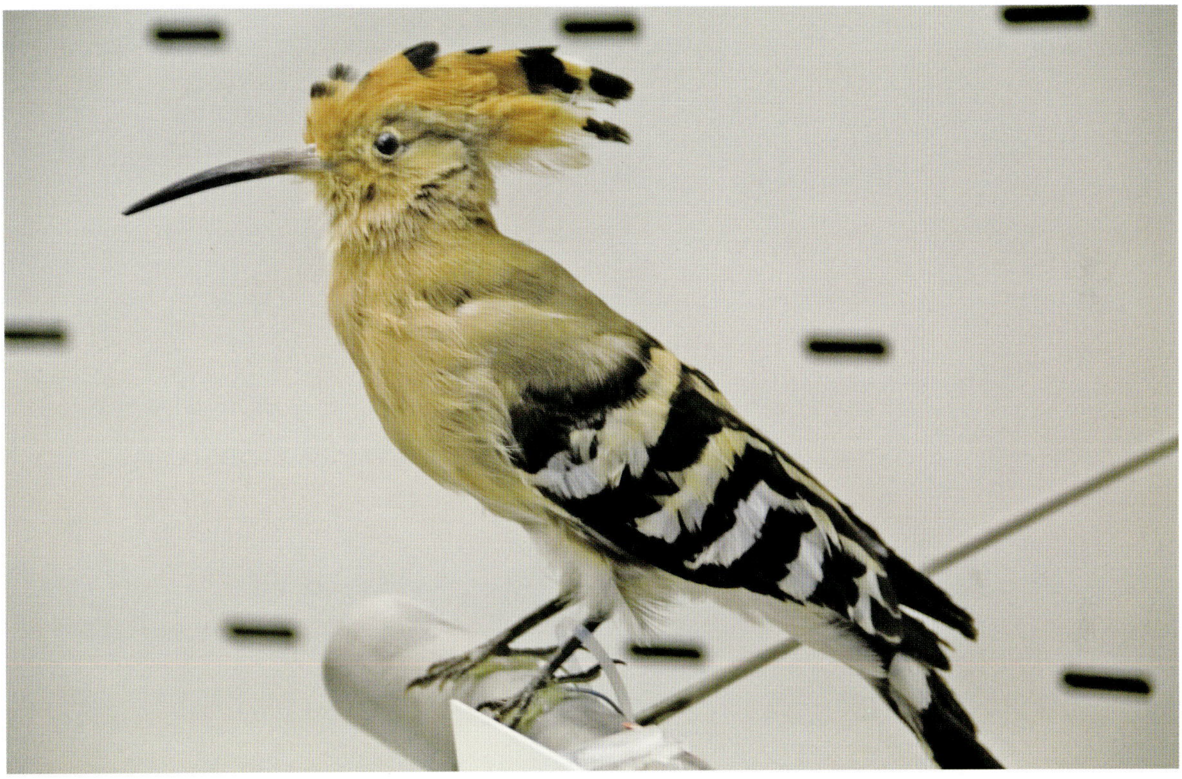

【形态特征】头具黄栗色羽冠，羽先端黑色，有的具白色次端斑。颈和胸葡萄灰色。肩羽和下背灰褐色，腰白色。两翅表面大都黑色，满布白色以至淡棕色斑纹，初级飞羽具一道白色横斑。自胸依次色渐变淡，至腹转白，而微杂黑褐色纵纹。尾上覆羽大都基部白色，端部黑色；尾羽也呈黑色，中部横贯一条明显的白斑。雌鸟羽色与雄鸟相似而较淡。

【适宜生境】常见于城镇郊野以至海拔 4000 m 以上的山地草原，喜在污物堆积处活动，在地面觅食。在牧区多见于牲畜棚圈、粪堆附近。

【资源状况】分布于天峻、共和、刚察、海晏、湟源、湟中、大通、互助、祁连、门源。常见。

【药 材 名】屎咕咕（肉）。

【功能主治】平肝息风，镇心安神。用于癫痫，精神失常，疟疾。

【藏医应用】《藏药志》记载本种的肉、蛋、毛入药。肉和毛用于精神病。蛋解孔雀蛋中毒。

鸦　科

喜　鹊

客鹊、飞驳鸟、干鹊

Pica pica Linnaeus

【藏文名】སྐྱ་ཀ（音译名：佳嘎）

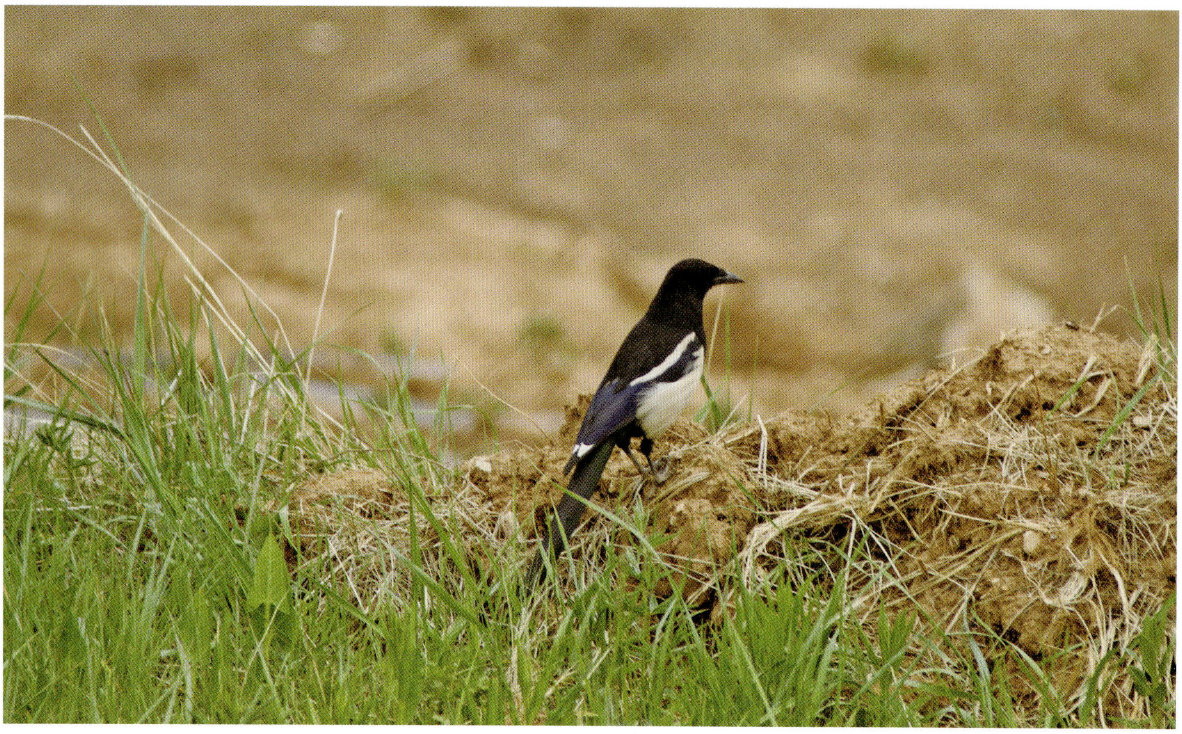

【形态特征】身长 45~60 cm，翼展 56~61 cm，体重 145~210 g，雄性成鸟的头、颈、背和尾上覆羽辉黑色，后头及后颈稍沾紫色，背部稍沾蓝绿色；肩羽纯白色；腰灰色和白色相杂状。颏、喉和胸黑色，喉部羽有时具白色轴纹；上腹和胁纯白色；下腹和覆腿羽污黑色；腋羽和翅下覆羽淡白色。

【适宜生境】栖息于山脚、林子边缘、村庄或城市周围的大树上，平时喜欢成对活动。

【资源状况】分布于共和、刚察、湟源、湟中、大通、互助、祁连、门源。常见。

【药 材 名】鹊（肉）。

【功能主治】清热，补虚，散结，通淋，止渴。用于虚劳发热，胸膈痰结，石淋，消渴，鼻衄。

【藏医应用】《藏药志》记载本种的肉、胆汁、粪入药。肉甘，寒。消结热。用于石淋；其灰用于渴疾，大小肠涩，四肢烦热，胸膈痰结，甲状腺肿大。胆汁外用治雪盲。粪促疮疖化脓。

犬 科

狼

野狼、豺狼、灰狼

Canis lupus Linnaeus

【藏文名】སྤྱང་ཀི།（音译名：江格）

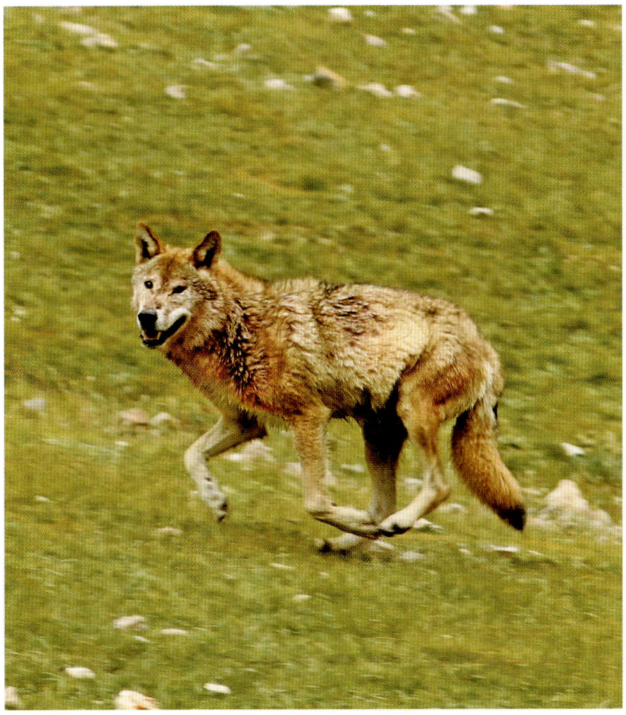

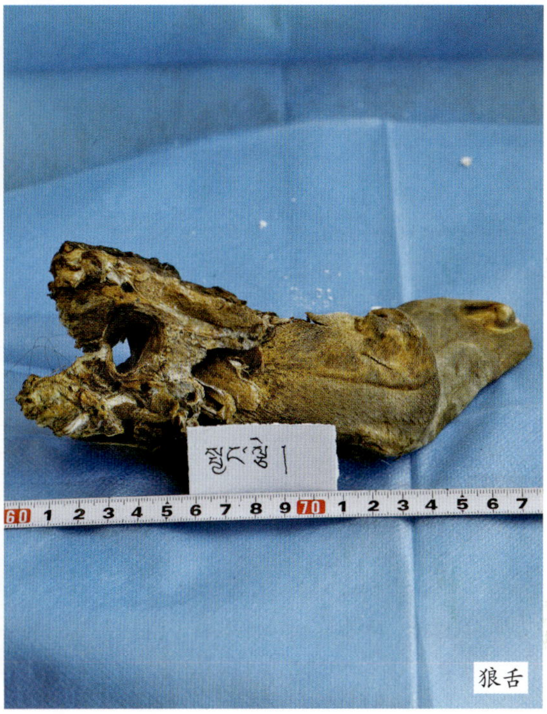

狼舌

【形态特征】体长 1~1.6 m，体重 30~40 kg。吻略尖，犬齿与臼齿均发达，耳直竖。尾较长而不弯曲，其上毛蓬松。个体毛色有棕灰色、淡黄色及灰白色等类型，但一般背中央的色调较深，头部暗灰色，额顶和上唇灰褐色。体侧及四肢外侧较背部略浅，为浅棕色或灰棕色，腹部和四肢内侧均呈乳白色或略带棕色。尾与体背同色，尖端黑色。

【适宜生境】栖息于山地、草原、荒漠及森林等处，多在夜间活动。

【资源状况】分布于共和、刚察、湟源、湟中、大通、互助、祁连、门源。常见。

【药 材 名】狼肉（肉）、狼膏（脂肪）、狼喉靥（甲状腺体）。

【功能主治】狼肉：补五脏，厚肠胃，填精髓，御风寒。用于虚劳，冷积腹痛，风湿痹痛，瘫痪。狼膏：祛风补虚，润肤泽皱。用于风痹疼痛，肺痨咳嗽，老年慢性支气管炎，皮肤皲裂，秃疮。狼喉靥：开郁顺气。用于噎膈。

【藏医应用】《藏药志》记载本种的肉、舌、胃、喉头入药。肉消食化滞。用于寒气引起的肌肉肿胀。舌用于舌疹红肿，白喉，化脓性扁桃体炎。胃用于积食。喉头用于瘿瘤。

鼬 科

香 鼬

香鼠子

Mustela altaica Pallas

【藏文名】སྲ་མོང་།（音译名：塞芒）

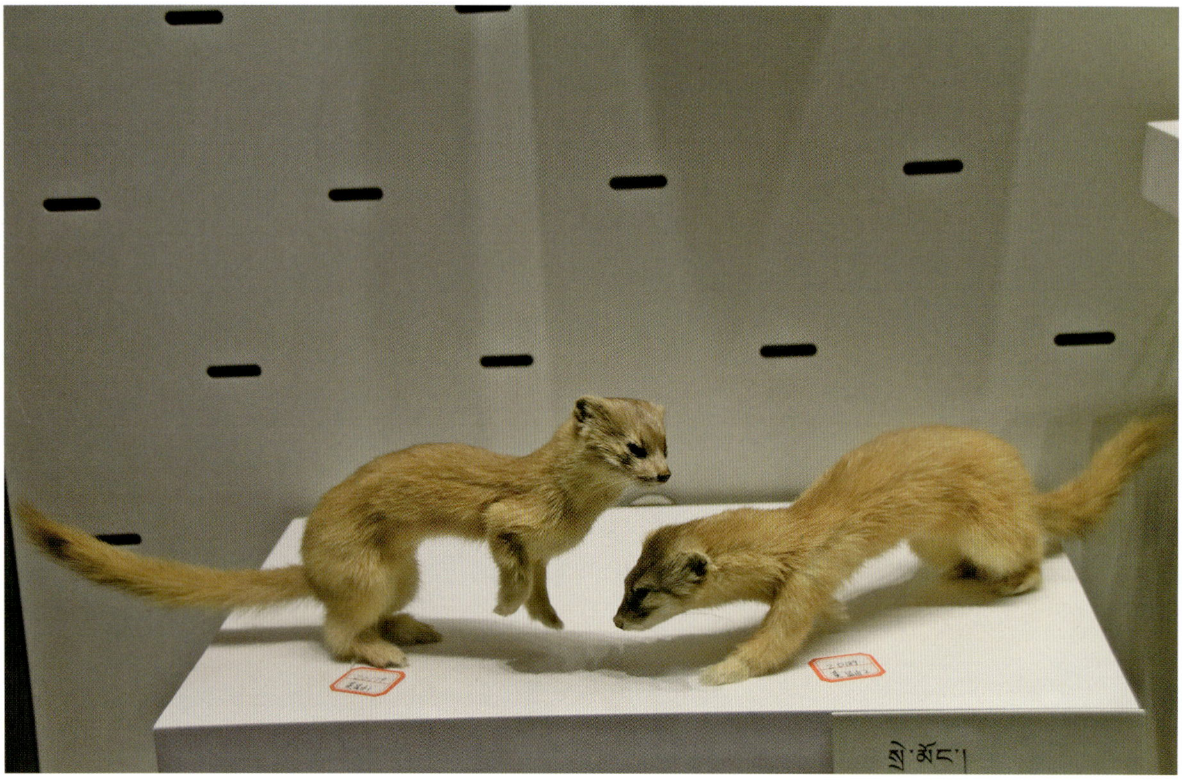

【形态特征】体长 21~26 cm，尾长约 15 cm，体重 100~200 g。身体细长，四肢短。冬毛体背面由头部至尾部为棕黄色，腹面为淡黄色，其间分界明显。从吻、颊、额部向后沿背中央稍带淡棕褐色，以吻、额之色较为浓；上唇、下颌均为白色；嘴须较长，嘴角有一淡褐色斑。四肢外侧与背部同色，内侧与腹部的颜色相似。

【适宜生境】生活环境多样，山地、森林、草原均有栖息，村舍附近、菜园、道路两旁也可见到。多在日间活动，至黄昏活动更为频繁。

【资源状况】分布于共和、刚察、湟源、湟中、大通、互助、祁连、门源。常见。

【药 材 名】香鼬（肉）。

【功能主治】解毒。用于肉食中毒，药物中毒，唇疮。

【藏医应用】《藏药志》记载本种的肉入药。用于肉食中毒，唇疮，黄水病，皮肤炭疽。

麝 科

马 麝

香獐子、香子、獐鹿

Moschus chrysogaster Hodgson

【藏文名】གླ་བ།（音译名：拉哇）

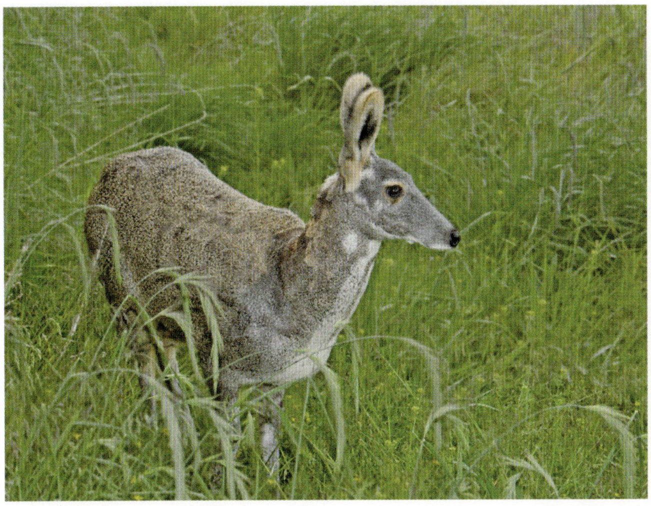

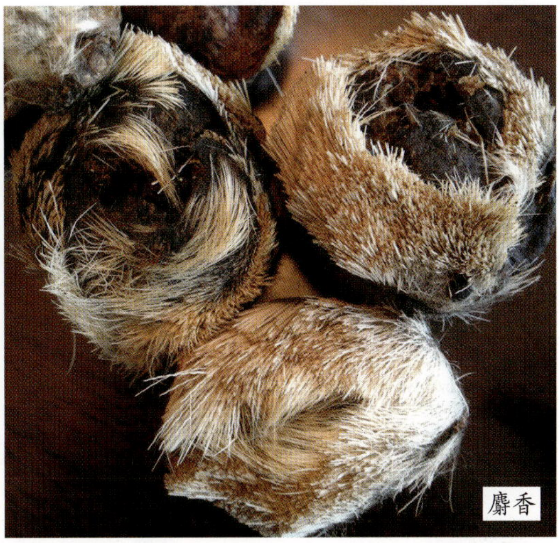

【形态特征】体型较大，体长 85~90 cm，体重约 15 kg。全身沙黄褐色或灰褐色，后部棕褐色较强。面、颊、额青灰色，眼上淡黄色，眼下黄棕色。耳背端部及周缘黄棕色，耳内周缘、耳基沙黄色或黄棕色。颈背有栗色块斑，上有土黄色或肉桂黄色毛丛形成 4~6 个斑点排成 2 行。颈下白色带纹不显，因有棕褐色和白毛混杂而形成黄白区。腹面为土黄色或棕黄色。

【适宜生境】栖息于山坡灌丛、森林中。没有固定的栖居地，但有较固定的活动范围。性孤独，喜隐蔽。黄昏后及天亮前最活跃，白天大部时间在隐蔽处卧息。

【资源状况】分布于共和、刚察、海晏、湟源、湟中、大通、互助、祁连、门源。少见。

【药 材 名】麝香（雄麝香囊中的干燥分泌物）。

【功能主治】开窍醒神，活血通经，消肿止痛。用于热病神昏，中风痰厥，气郁暴厥，中恶昏迷，闭经，癥瘕，难产死胎，胸痹心痛，心腹暴痛，跌打损伤，痹痛麻木，痈肿瘰疬，咽喉肿痛等。

【藏医应用】《藏药志》记载本种的麝香、粪入药。麝香解毒，驱虫，外用止痛。用于肾脏病，脑膜炎，流行性感冒，白喉，急性胃炎，细菌性痢疾，炭疽，肺炎及肺部疾患引起的发热，腹内虫病，牛皮癣，粉刺，溃疡等；外用治跌打损伤，刀枪伤。粪外用治脉病，潜伏热病，胸腔疮。

鹿 科

马 鹿

八叉鹿、赤鹿、红鹿

Cervus elaphus Linnaeus

【藏文名】ཤྭ་བ།（音译名：狭哇）

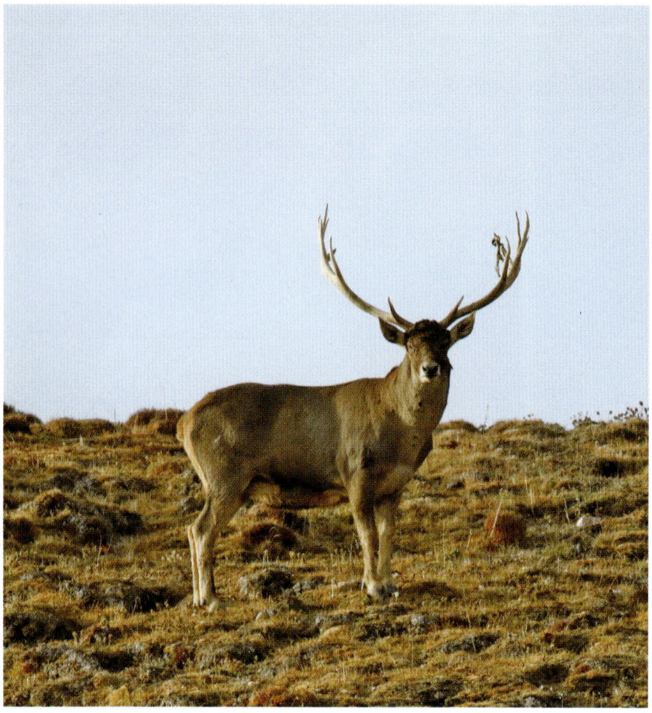

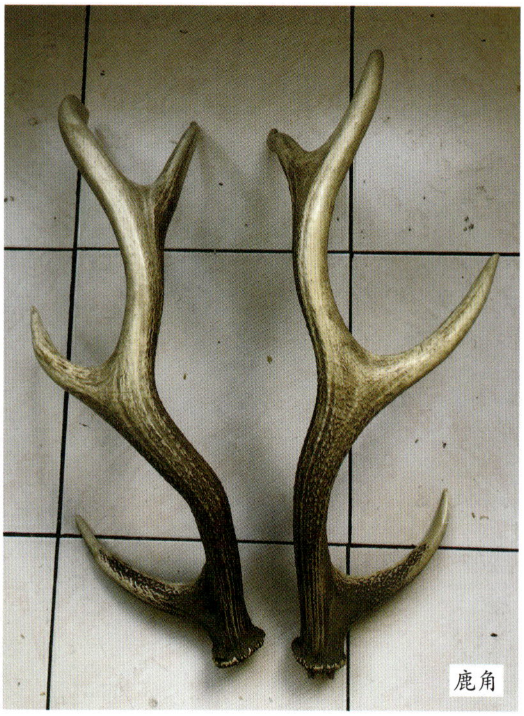

鹿角

【形态特征】体型较大，体长 2 m，体重超过 200 kg。肩高约 1 m，背平直，肩部与臀部高度相等。鼻端裸露，耳大而呈圆锥形。颈长约占体长 1/3，颈下被毛较长。四肢长，两侧蹄较长，能触及地面。尾短。雄性有角，眉叉向前伸，几与主干成直角，主干稍向后略向内弯，角面除尖端外均较粗糙，角基有一小圈瘤状突。冬毛灰褐色。嘴、下颌深棕色，颊棕色，额部棕黑色。耳外黄褐色，耳内白色。颈部与身体背面稍带黄褐色，有一黑棕色的背线。四肢外侧棕色，内侧较浅。臀部有黄赭色斑。夏毛较短，没有绒毛，呈赤褐色。

【适宜生境】栖息于山坡、灌丛、森林及高山草甸中。

【资源状况】分布于共和、湟源、湟中、大通、互助、祁连、门源。常见。

【药 材 名】鹿茸（雄鹿未骨化密生茸毛的幼角）。

【功能主治】壮肾阳，益精血，强筋骨，调冲任，托疮毒。用于肾阳不足，精血亏虚，阳痿滑精，宫冷不孕，羸瘦，神疲，畏寒，眩晕，耳鸣，耳聋，腰脊冷痛，筋骨痿软，崩漏带下，阴疽不敛等。

【藏医应用】《藏药志》记载本种的茸、干角、肾脏、油脂、骨髓、血、兽胎、毛、脑入药。茸生精补髓，暖肾强筋。用于元气不足，畏寒乏力，小儿发育不良，耳聋，腰痛，遗尿，阳痿，眩晕，妇女崩漏等。干角燥脓血和黄水。用于乳腺炎，水肿。肾脏用于泌尿系统疾病。油脂驱虫。外用治寄生虫引起的皮肤病，寄生虫引起的鼻痒、眼痛、头痛、牙痛。骨髓外用治关节积黄水，寄生虫引起的皮肤病。血用于贫血，身体虚弱，寄生虫病，月经过多。兽胎（连同胎衣）滋补。用于妇女病及其引起的杂症。毛外用治诸疮。脑止泄泻。

牛 科

牦 牛

野牦牛、毛犀、猫牛

Bos grunniens Linnaeus

【藏文名】གཡག（音译名：雅克）

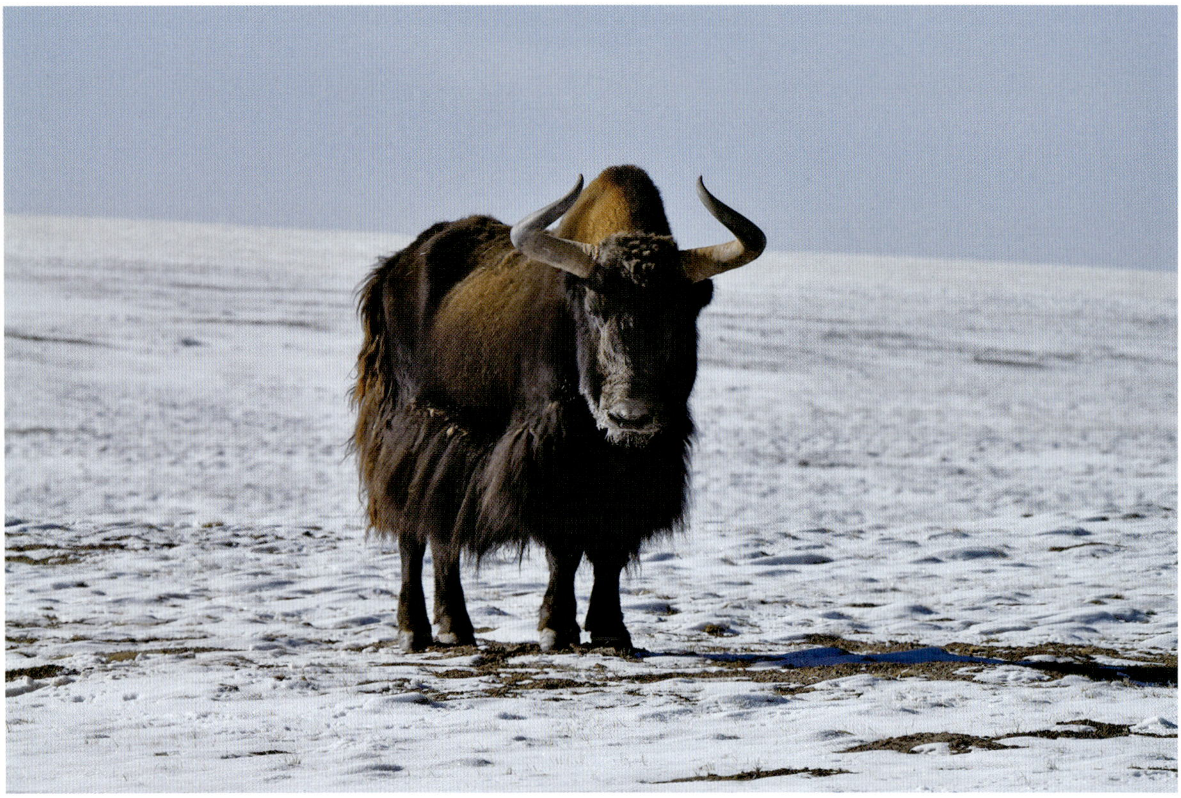

【形态特征】体长 2~3 m，肩高 1.5 m，成体重达 1000 kg 以上，全身腹面自颌、喉直至尾部被黑色长毛而下垂，其余部位均长光滑的致密短毛。雄性角粗大，雌性角较细小。耳朵较小，通体呈黑褐色，背部棕灰色，背脊色更淡，呈现一道灰白色的带纹。蹄大而圆，蹄叉紧，蹄质坚实。尾较短，尾毛丛生帚状。

【适宜生境】栖息于青藏高原海拔 3000~5000 m 的草甸草原、荒漠、灌丛等处。

【资源状况】分布于共和、刚察、湟源、湟中、大通、互助、祁连、门源。常见。

【药 材 名】牦牛角（角）。

【功能主治】清热解毒，凉血息风。用于高热惊痫，血热出血。

【藏医应用】《中华本草》（藏药卷）记载本种的胆结石及人工牛黄入药。苦、甘，凉。清热解毒，镇惊。用于疫热症，高热，神昏谵语，狂躁，小儿惊风抽搐，热性水肿及病毒引起的各种疾病。

松鼠科

喜马拉雅旱獭

雪猪、雪里猪、哈拉
Marmota himalayana Hodgson

【藏文名】འཕྱི་བ།（音译名：希哇）

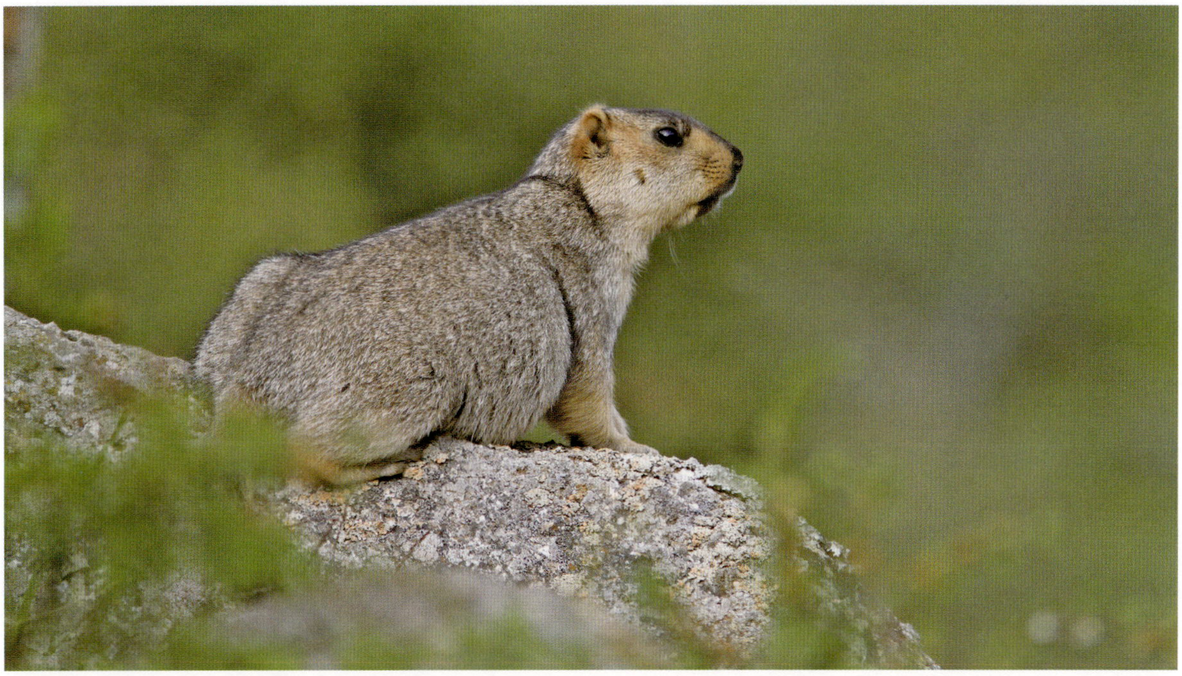

【形态特征】身体肥胖，耳小，四肢短而粗。前足具 4 指，拇指不显；后足具 5 指。尾短，扁平。体背深褐色带草黄色，缀不规则的黑色散纹。腹色较背色稍深，腹中央有橙黄色纵线。尾背和体背色相似，尾端黑褐色。吻端和鼻上部有黑斑，两侧由吻至眼、由眼至耳前具棕黄色条纹。眼眶上沿缀黑色条纹，耳壳呈深黄色，嘴周围具白圈，毛色随地区和个体的不同而有所变异。

【适宜生境】栖息于高山草原上的阳坡、谷地，也见于丘陵和山岳地带。

【资源状况】分布于共和、刚察、湟源、湟中、大通、互助、祁连、门源。常见。

【药 材 名】雪猪肉（肉）、雪猪骨（骨）、雪猪油（油脂）。

【功能主治】雪猪肉：用于风湿痹痛，脚膝肿痛。雪猪骨：祛风湿，消肿。用于筋骨疼痛，四肢麻木等。雪猪油：用于风湿痹痛，脚生痒疮，烧伤，烫伤，冻伤，体癣等。

【藏医应用】《藏药志》记载本种的头盖骨、肉、肝、胆汁、油脂、齿入药。头盖骨用于水肿。肉祛寒。用于妇女病。肝与熊胆相配，敷治骨折，内服补骨。胆汁醒酒。用于食物中毒，药物中毒；外敷治伤。油脂祛寒，消肿。齿用于骨折。

鼹形鼠科

中华鼢鼠

塞隆、高原鼢鼠、瞎老鼠

Eospalax fontanieri (Milne-Edwards)

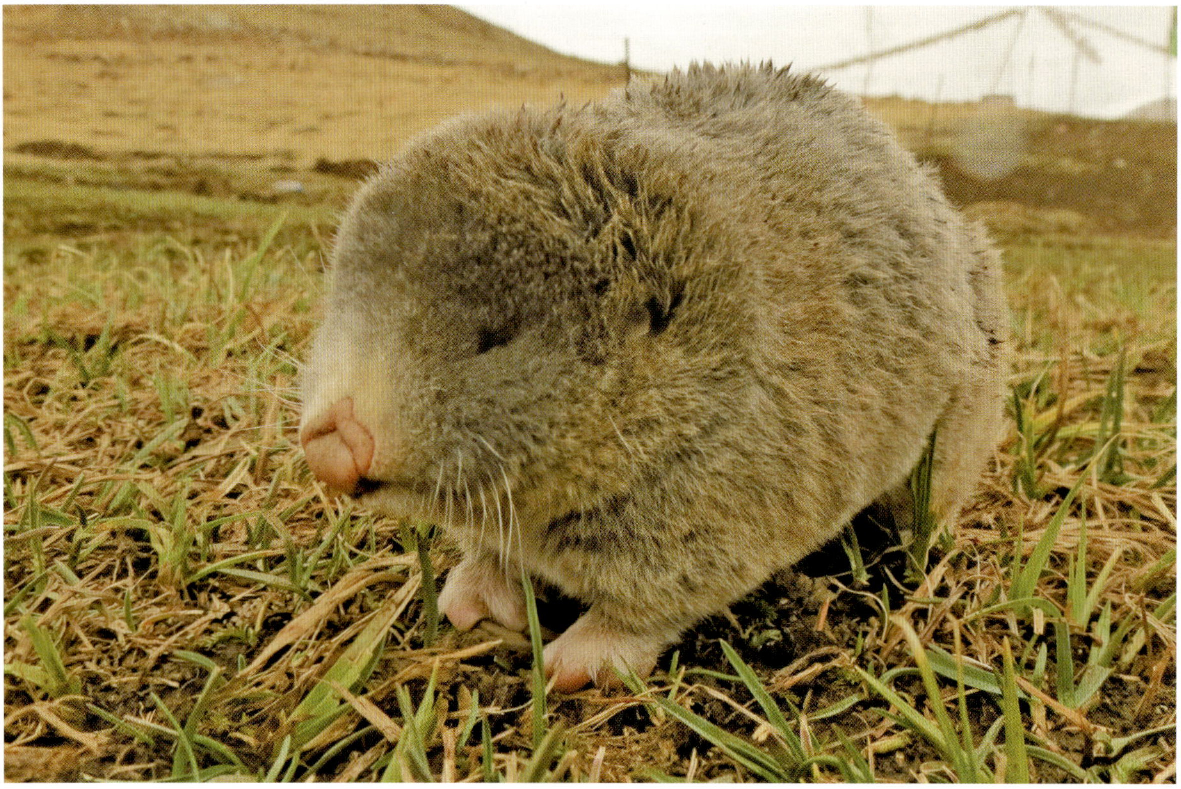

【形态特征】体形粗圆，体长 16~23 cm，体重 150~490 g，头大而扁，眼小，视觉极不发达；吻短，耳壳退化为环绕耳孔的皮褶，不突出于被毛外。四肢短粗有力，前足爪特别发达，大于相应的指长，尤以第三趾最长，是挖掘洞道的有力工具；尾短，背毛银灰色而略带淡赭色，被毛柔软，并具光泽。鼻垫上缘及唇周为污白色，额部无白色斑。

【适宜生境】栖息于高山草甸草原及丘陵地带地表下，以植物根系为食物，对草原破坏性极大，昼夜活动。

【资源状况】分布于天峻、共和、刚察、海晏、湟源、湟中、大通、互助、祁连、门源。常见。

【药 材 名】鼢鼠（全体）、塞隆骨（骨骼）。

【功能主治】鼢鼠：清热解毒，活血散瘀。用于红斑狼疮，慢性肝炎，胃溃疡，再生障碍性贫血，白细胞减少症。塞隆骨：祛风散寒除湿，通络止痛，补益肝肾。用于风寒湿痹引起的肢体关节疼痛、肿胀、屈伸不利，肌肤麻木，腰膝酸软。

兔 科

高原兔

灰尾兔、长毛兔

Lepus oiostolus Hodgson

【藏文名】རི་བོང་།（音译名：日翁）

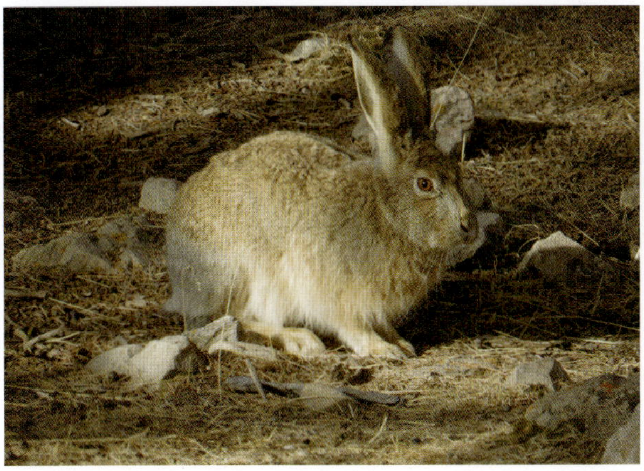

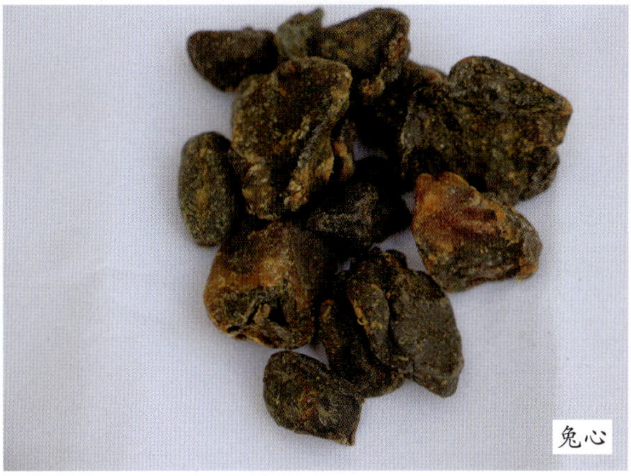

兔心

【形态特征】体长 235~440 cm，体重可达 3 kg 以上。毛长而松软，耳很大，向前折时可明显超过鼻端。额部中央及两鼻孔之间的毛色极暗。吻端须长，可达耳基。整个上体为暗沙黄褐色，且体背中央的皮毛或多或少地形成波状。臀部为一大的暗铅灰色毛区。整个下体除喉部有一显眼的棕黄色斑块外，其余全为白色或污白棕色。

【适宜生境】栖息于海拔较高的高山草甸及草原地区，一般无洞穴，白天常在草丛间活动。

【资源状况】分布于共和、刚察、湟源、湟中、大通、互助、祁连、门源。常见。

【药 材 名】兔肉（肉）、兔皮毛（皮毛）、兔骨（骨骼）、兔血（血）、兔头骨（头骨）、兔脑（脑）、兔肝（肝脏）、望月砂（粪便）。

【功能主治】兔肉：健脾补中，凉血解毒。用于胃热消渴，反胃吐食，肠热便秘，肠风便血，湿热痹，丹毒。兔皮毛：活血通利，敛疮止带。用于产后胞衣不下，小便不利，带下，灸疮不敛，烫火伤。兔骨：清热止渴，平肝祛风。用于消渴，头昏眩晕，疮疥，霍乱吐利。兔血：凉血活血，解毒。用于小儿痘疹，产后胎衣不下，心腹气痛。兔头骨：平肝清热，解毒疗疮。用于头痛眩晕，癫疾，产后恶露不下，消渴，小儿疳痢，痈疽恶疮。兔脑：润肤疗疮。用于冻疮，烫火伤，皮肤皲裂。兔肝：养肝明目，清热退翳。用于肝虚眩晕，目暗昏糊，目翳，目痛。望月砂：去翳明目，解毒杀虫。用于目翳目暗，疳积，痔漏。

【藏医应用】《藏药志》记载本种的脑、心、乳汁入药。脑用于痢疾，肠痛。心用于心脏病。乳汁外用治沙眼。

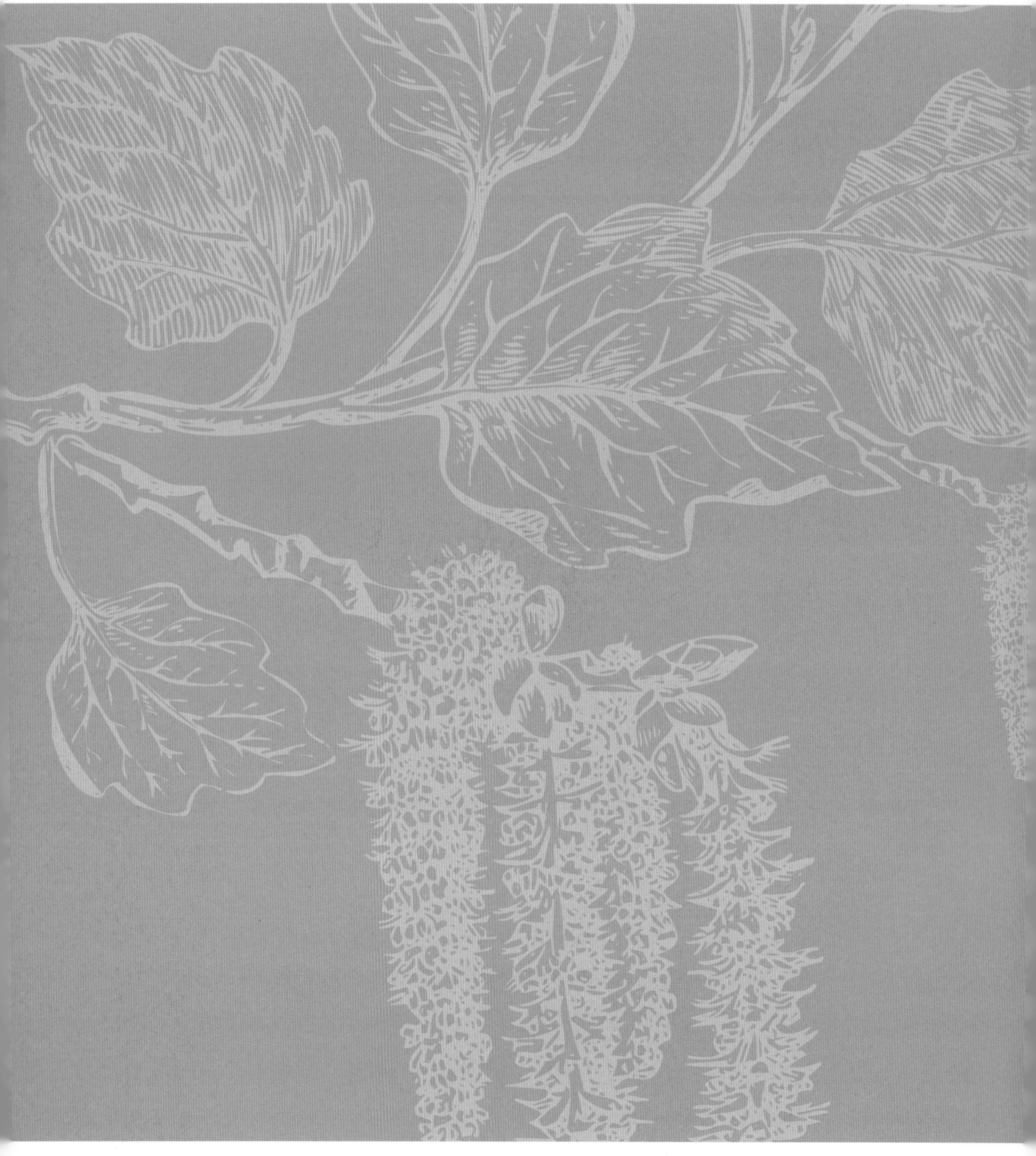

MEDICINAL MINERAL

青海湖地区药用矿物资源

钠化合物类

石　盐

戎盐、水晶盐

Halite

【藏药名】ལན་ཚྭ།（音译名：兰擦）

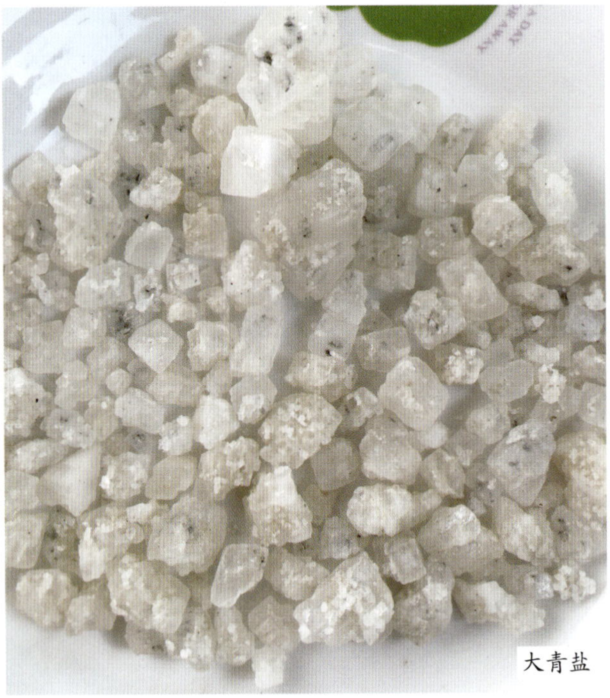

大青盐

【形态特征】晶体多为立方体，集合体呈疏松或致密的晶粒状和块状，常因立方体的晶棱方向生长快而晶面下凹成漏斗状。无色透明或呈灰色（染色质为泥质油点）、黄色（染有氢氧化铁）、红色（染有无水氧化铁）、褐色或黑色（染有有机质）等，或有蓝色斑点。条痕为白色。具玻璃光泽，解理完全，断口贝壳状。

【适宜生境】产于青海湖周边的盐湖中。

【资源状况】分布于天峻。常见。

【药 材 名】大青盐。

【采收加工】自盐湖中采挖后，除去杂质，干燥。

【功能主治】清热，凉血，明目。用于吐血，尿血，牙龈肿痛出血，目赤肿痛，风眼烂眩。

【藏医应用】《中国藏药材大全》记载大青盐咸，温。清热凉血，消痞块，消食破积，提升胃阳，增进食欲。用于肠胃胀鸣，大便干燥，“培隆”病，眼病，寒性痞瘤。

芒 硝

火硝、消石、苦消

Mirabilite

【藏药名】ཞེ་ཚྭ།（音译名：塞擦）

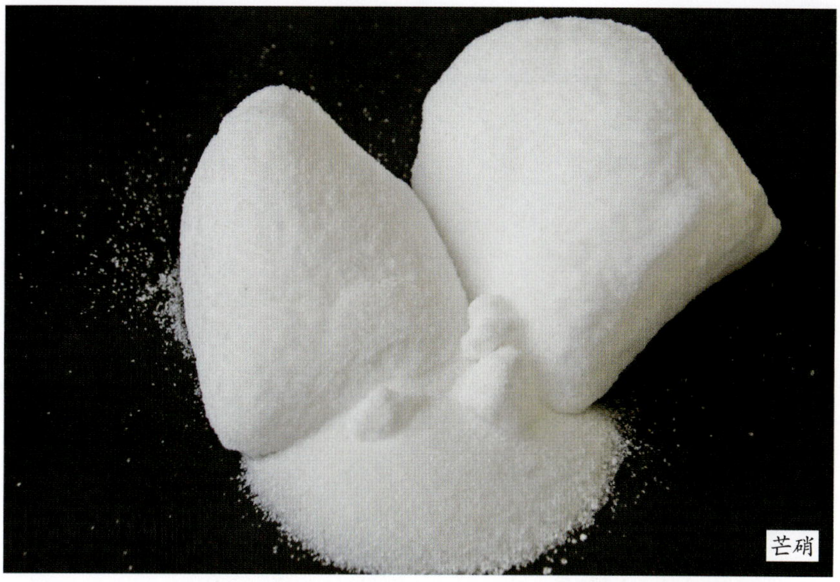

芒硝

【形态特征】单斜晶系，呈短柱状，通常集合体呈钟状、粒状、纤维状或粉末状、皮壳状等。无色透明或类白色半透明。条痕白色，玻璃光泽，解理完全，性脆。

【适宜生境】产于盐湖周边地区。

【资源状况】分布于互助、天峻。常见。

【药 材 名】芒硝。

【采收加工】全年均可采收，以秋、冬二季为好，采挖后加水溶解，静置，使杂质沉淀，再过滤，滤液加热浓缩，放冷析出结晶，取出，晾干。

【功能主治】泻下通便，润燥软坚，清火消肿。用于实热积滞，腹满胀痛，大便燥结，肠痈肿痛；外用治乳痈，痔疮肿痛。

【藏医应用】《中华藏本草》记载芒硝升胃温，助消化，除肿瘤。用于胃寒消化不良，心脏病，肿瘤，浮肿。

铁化合物类

黄铁矿

铜矿石、石髓铅

Pyrite

【藏药名】པ་ལྷང་ལོང་བུ།（音译名：帕旺隆吾）

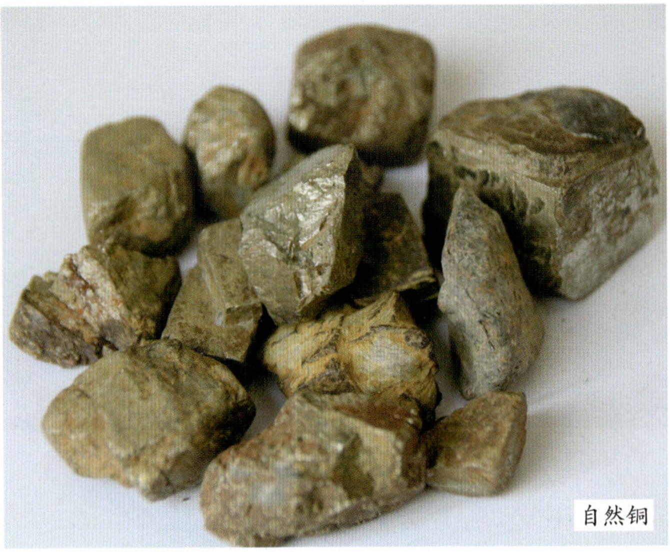
自然铜

【形态特征】晶体呈立方体、五角十二面体及八面体形，在立方体或五角十二面体晶面上有条纹，相邻两个晶面的条纹互相垂直。集合体呈致密块状、浸染状和球状结核体。药用者多为立方体者。浅黄铜色，表面常带黄褐色锖色。条痕绿黑色。强金属光泽。断口参差状。

【适宜生境】产于原生热液矿床、含铜硫化物矿床氧化带下部及砂岩铜矿床中，常与孔雀石、蓝铜矿伴生。

【资源状况】分布于湟源、互助、天峻、共和、刚察、祁连、门源。常见。

【药 材 名】自然铜。

【采收加工】全年均可采收，挖出后，拣净杂石及有黑锈者，选黄色明亮的入药。

【功能主治】散血，定痛，续筋接骨。用于跌打损伤，瘀血肿痛，筋断骨折，疮疡，烫伤。

【藏医应用】《藏药志》记载自然铜甘，凉。燥肺脓，消腹水，清肝、肺之热。

褐铁矿 Limonite

【藏药名】སིན་དྷུ་ར།（音译名：森都拉）

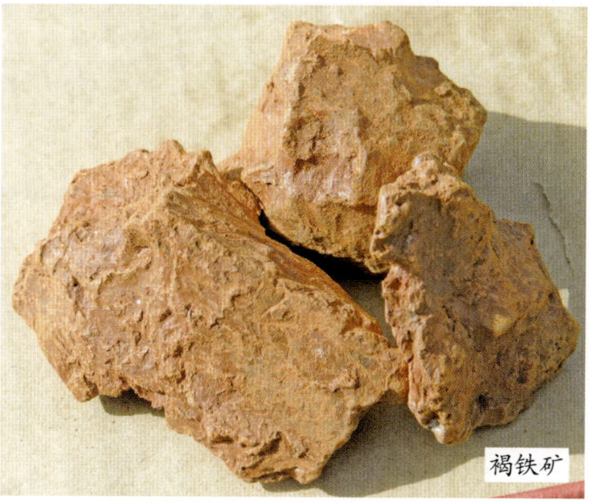
褐铁矿

【形态特征】不规则隐晶质块体或分泌体、结核；肉眼见不到针铁矿晶体，或在甲壳层中有纤状微晶。纯净处黄色、褐黄色、黄褐色至褐色。条痕淡黄色至黄褐色。表面多凹凸不平或覆有粉末状褐铁矿，呈半金属光泽或土状光泽。不透明，无解理。断口不平坦，显示出不同色调及断面形态。

【适宜生境】产于含铁矿物较多的地区，河道两岸及河流中下游，湖、海附近。

【资源状况】分布于共和、湟源、互助、祁连、刚察、门源。常见。

【药 材 名】禹余粮。

【采收加工】全年均可采收，挖出后，除去杂石，打碎。

【功能主治】涩肠，止血，止带。用于久泻，久痢，崩漏，带下，便血。

【藏医应用】《中华藏本草》记载禹余粮清脉络热邪，敛脓生新，清肺止痛。用于肺热，脏伤，神经系统疾病，痔疮，疮疡脓血。尤其对烧伤、烫伤疗效好。

黄 矾 Fibroferrite

【藏药名】མཚུར་སེར།（音译名：茨赛尔）

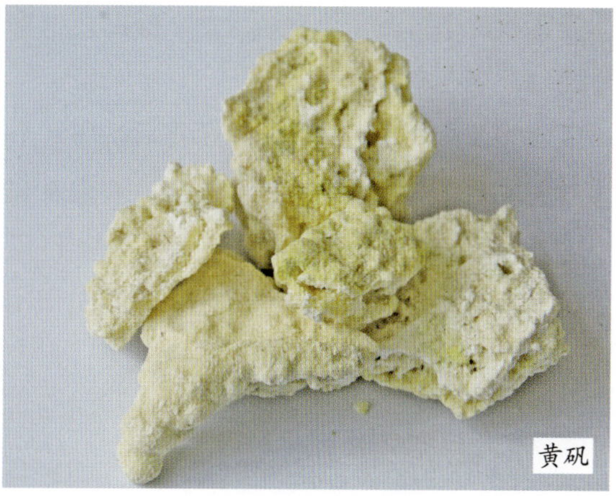
黄矾

【形态特征】单斜晶系。常呈微细纤维状集合体，呈不规则块状、细小纤维状或粉末状，颜色淡黄，微透明，具绢丝光泽或珍珠光泽。微透明，性脆，断面浅绿色。

【适宜生境】常生于长石及粗面岩内。

【资源状况】分布于海晏、祁连、刚察、门源、共和、天峻。常见。

【药 材 名】黄矾。

【采收加工】全年均可采收，采得后除去杂石及泥沙，敲成小块，炮制后入药。

【功能主治】解毒，杀虫，疗疮生肉。用于痔漏，恶疮，疥癣。

【藏医应用】《中国藏药材大全》记载黄矾涩、酸，凉。去腐除瘤，杀虫。用于腐疡，挖除痞瘤。烧成灰时有毒，一般外用，很少内服。

水绿矾 Melanterite

【藏药名】མཚུར་ནག（音译名：茨那）

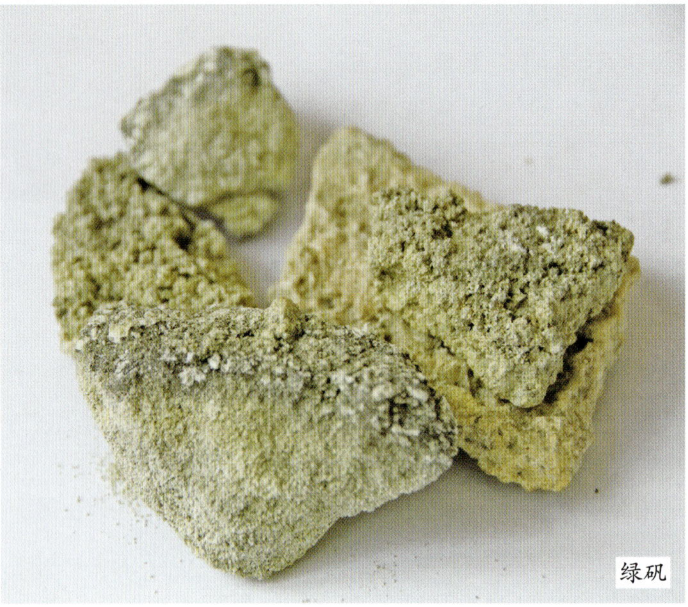

绿矾

【形态特征】晶体为短柱状、厚板状、细粒状或纤维状。集合体呈粒块状、纤维放射状块体或皮壳、被膜。呈各种色调的绿色，条痕浅于颜色，通常半透明，风化表体解理完全，断口呈贝壳状。性脆，易碎。

【适宜生境】多产于氧化带以下富含黄铁矿半分解矿石的裂隙中。

【资源状况】分布于湟中、大通、互助。少见。

【药 材 名】皂矾（绿矾）。

【采收加工】四季均可采收，采得后洗净泥土，除去杂质，晒干。

【功能主治】燥湿化痰，消积杀虫，止血补血，解毒敛疮。用于黄肿胀满，疳积久痢，肠风便血，血虚萎黄，湿疮疥癣，喉痹口疮，烂弦风眼等。

【藏医应用】《中国藏药材大全》记载皂矾涩、酸，凉。去腐除瘤，杀虫。用于腐疡，挖除痞瘤。烧成灰时有毒，一般外用，很少内服。

钙化合物类

磷灰石

鳞钙石

Apatite

【藏药名】འབྲུག་རུས།（音译名：宙瑞）

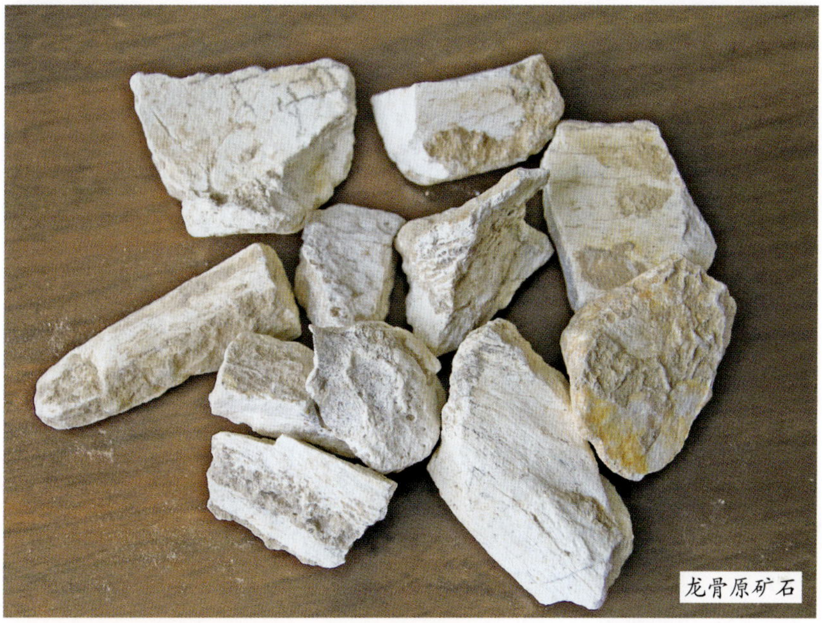

【形态特征】 单晶体呈六方柱状或厚板状，隐晶质为依动物牙齿形态之集合体。表面白色、青灰色。粗糙白垩质或稍显珐琅质光泽，或有灰白色、灰色、黄褐色、褐黄色环带，似油脂状、珐琅状光泽。断口不平坦，显示出纤维状个体时硬度稍低，一般硬度大于或近于小刀。齿化石内部呈灰白色瓷状光泽，断口平坦或次贝壳状。

【适宜生境】 多产于古代动物繁殖区域。

【资源状况】 分布于湟源、湟中、互助、天峻。少见。

【药 材 名】 龙骨。

【采收加工】 全年均可采收，挖出后，除去表面泥土及杂石，炮制后即可。

【功能主治】 镇惊安神，敛汗固精，止血涩肠，生肌敛疮。用于心神不安，自汗盗汗，失眠多梦，遗精，泻痢，崩漏带下，疮口不敛诸症。

【藏医应用】《中华藏本草》记载龙骨排脓，去腐生肌，消肿，止痛。用于伤口溃烂，淋巴结发炎、肿大，头痛，骨刺痛，痢疾。

方解石 Calcite

【藏药名】ཅོང་ཞི（音译名：君西）

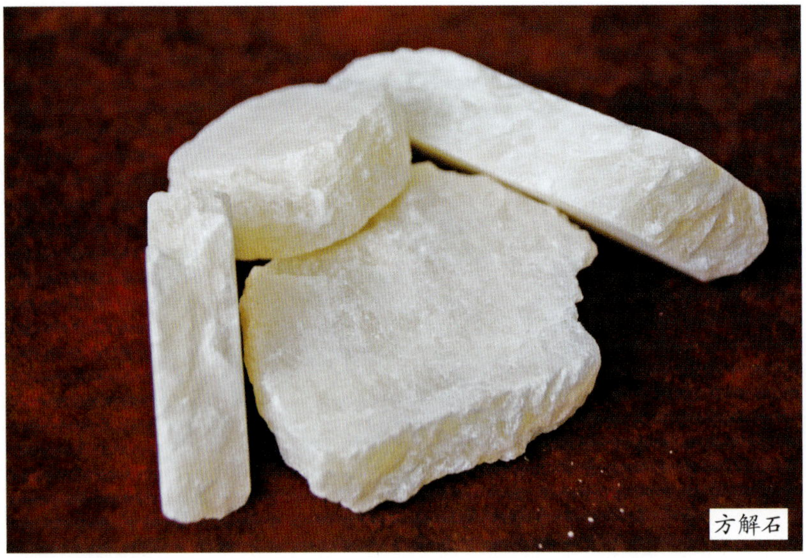

【形态特征】晶体呈方块状、板状、菱面体及不规则块状。无色或白色、浅黄色或灰色。透明或不透明，表面光滑，具玻璃样光泽。有完全的解理，晶体可沿 3 个不同的方向劈开。断口贝壳状，性脆。

【适宜生境】多产于石灰岩附近及花岗岩中。

【资源状况】分布于湟中、互助、祁连、天峻。常见。

【药 材 名】寒水石、龙骨。

【采收加工】寒水石：全年均可采收，挖出后除去泥土，拣去杂石，炮制后即可。龙骨：全年均可采收，挖出后，除去表面泥土及杂石，炮制后即可。

【功能主治】寒水石：清热降火，利窍，消肿。用于时行热病，壮热烦渴，水肿，尿闭，咽喉肿痛，口舌生疮，痈疽，丹毒，烫伤。龙骨：镇惊安神，敛汗固精，止血涩肠，生肌敛疮。用于心神不安，自汗盗汗，失眠多梦，遗精，泻痢，崩漏带下，疮口不敛诸症。

【藏医应用】《中华藏本草》记载寒水石清“培根”热，止泻，祛痰，健胃。用于“培根”热症，陈旧热病，“赤巴”病，“木保”病，毒病，浮肿，痞瘤，黄水病，消化不良，脾虚泄泻。《中华藏本草》记载龙骨排脓，去腐生肌，消肿，止痛，用于伤口溃烂，淋巴结发炎、肿大，头痛，骨刺痛，痢疾。

铝化合物类

明矾石 Alunite

【藏药名】མཚུར་དཀར།（音译名：茨嘎尔）

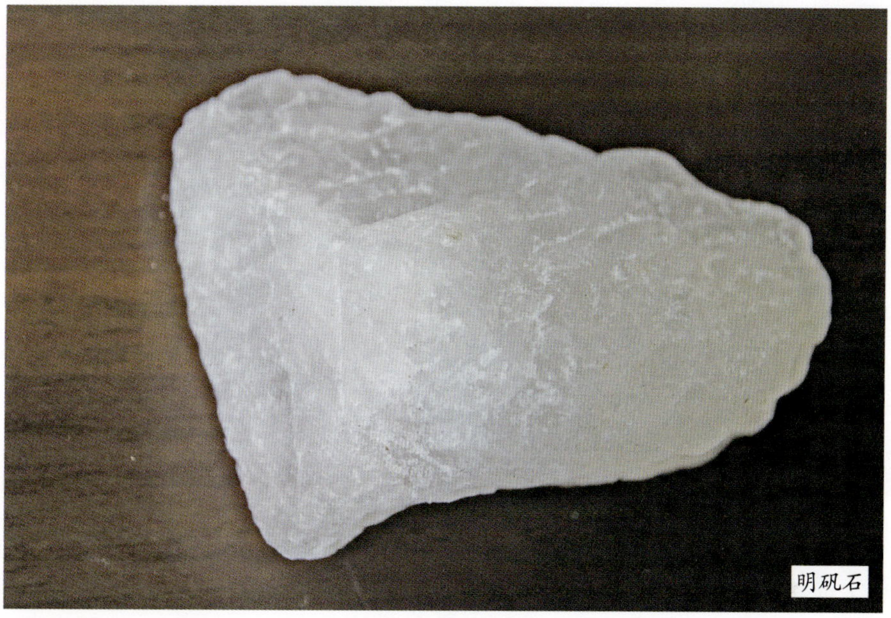

【形态特征】晶体呈细小的菱面体或板状，通常为致密块状、细粒状、土状等。无色或白色，常夹带浅黄色及粉红色等。条痕白色，玻璃样光泽。断口呈贝壳状，块体者呈多片状、参差状。

【适宜生境】多产于火山岩、多金属矿山周围。

【资源状况】分布于刚察、祁连、门源、共和、天峻。常见。

【药 材 名】白矾。

【采收加工】全年均可采收，采得后，除去杂质，捣成碎块，使其溶于水中，过滤，收集滤液，蒸发除去部分水分，放冷，静置而析出的结晶，也可研末生用。

【功能主治】消痰，燥湿，止泻，止血，解毒，杀虫。用于癫痫，喉痹，痰涎壅盛，肝炎，黄疸，子宫脱垂，带下，泻痢，衄血，口舌生疮，痔疮，疥癣等。

【藏医应用】《藏药志》记载白矾涩、酸。用于口臭，骨病。

硅化合物类

白云母

云英、磷石、千层玻

Muscovite

【藏药名】སྣང་ཚེར།（音译名：朗采尔）

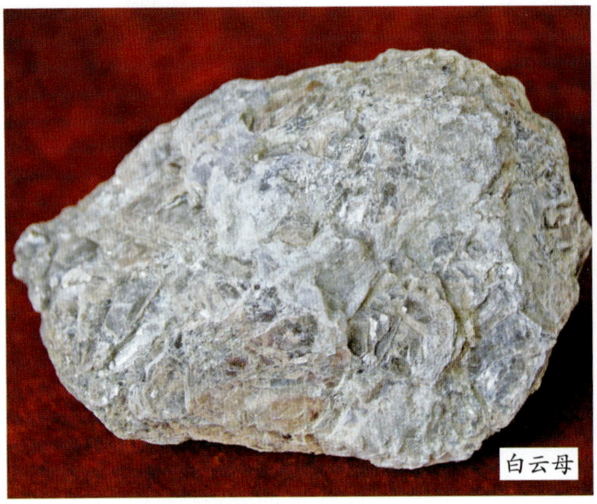

白云母

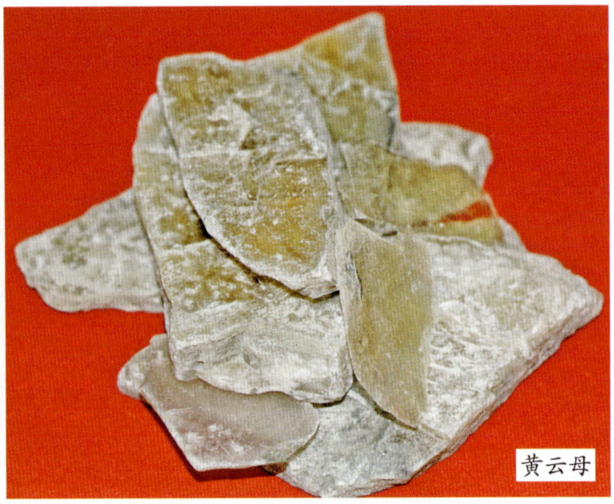

黄云母

【形态特征】晶体结构属单斜晶系。通常呈不规则片状、板状、鳞片状集合体。有一组极完全解理，可剥分成薄片。薄片无色，常带淡绿色、淡褐色。透明，玻璃光泽或珍珠光泽。有弹性。

【适宜生境】多产于戈壁地表下及露天，阳光下会闪闪发光。

【资源状况】分布于天峻。常见。

【药 材 名】云母。

【采收加工】全年均可采收，挖出后，除去杂石，筛去细土，炮制后即可。

【功能主治】安神镇惊，敛疮止血。用于心悸，失眠，眩晕，癫痫，久泻，带下，外伤出血，湿疹。

【藏医应用】藏药云母分白、黄、黑、紫红四类。白的为白云母 Muscovite，薄片透明无色，厚时带黄棕色。黄的为金云母 Phlogopite，淡黄色或褐黄色。黑的为黑云母 Biotite，黑色或深褐色。紫红的为锂云母，又名鳞云母 Lepidolite，一般呈玫瑰色、淡紫色。《藏药志》记载白云母、黑云母及锂云母可用于疮疖，益脑，解诸毒。金云母可引流黄水，舒泻脉病，解毒。

锌化合物类

菱锌矿 Smithsonite

【藏药名】ཏི་ཚ་སྔོན་པོ།（音译名：地擦翁保）

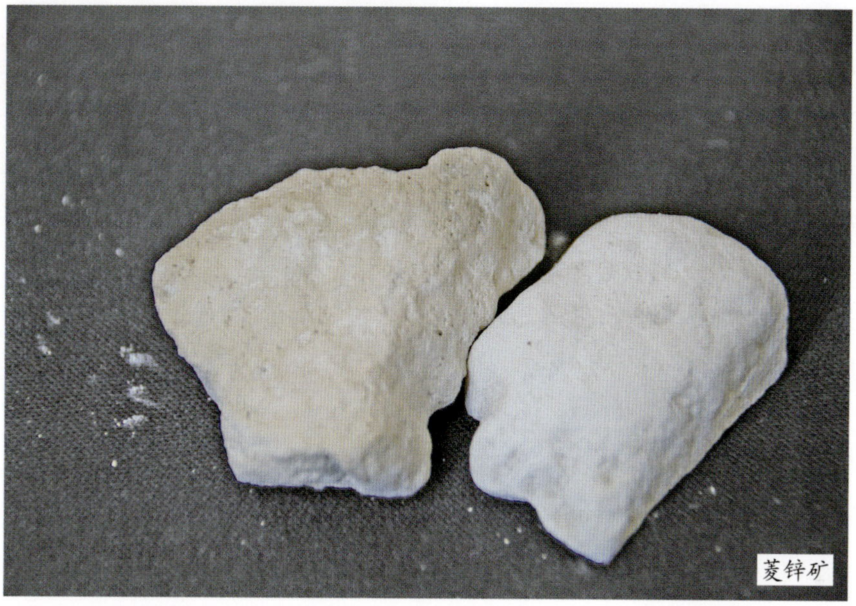

【形态特征】晶体常呈不规则块状、土状、皮壳状集合体。白色、灰白色或淡黄色、淡绿色或浅褐色。透明至半透明，玻璃光泽或暗淡土状光泽，晶面上有时呈珍珠光泽。性脆，断口参差状。

【适宜生境】多产于原生铅锌矿床氧化带，主要由闪锌矿蚀变而成。

【资源状况】分布于海晏、祁连、刚察、门源、共和、天峻。常见。

【药 材 名】炉甘石。

【采收加工】全年均可采收，挖出后，拣净杂石，除去泥土，洗净，晒干。

【功能主治】解毒明目退翳，收湿止痒敛疮。用于目赤肿痛，烂弦风眼，翳膜遮睛，疮疡不敛，湿疮瘙痒。

【藏医应用】《中华藏本草》记载炉甘石清热，退翳，接骨。用于眼翳，肝热，骨折。

其他类

自然金 Native Gold

【藏药名】གསེར་དོ།（音译名：塞尔朵）

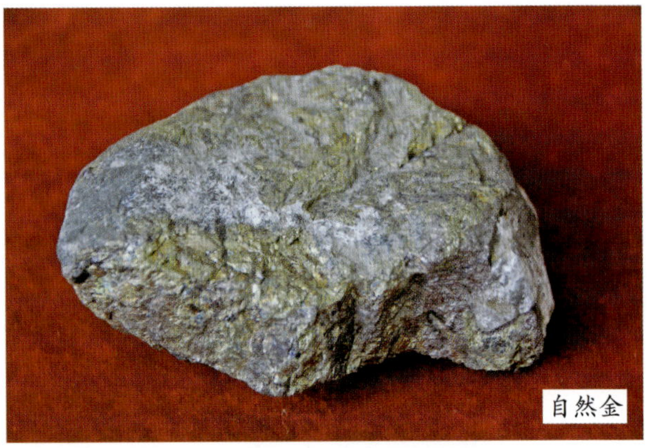
自然金

【形态特征】晶体呈八面体、菱形十二面体，但少见。常为分散颗粒状或不规则树枝状集合体，偶呈较大的块体。金黄色。条痕与颜色相同，强金属光泽。断面锯齿状。

【适宜生境】多产于金矿及周边地区。

【资源状况】分布于共和、天峻、祁连、门源。少见。

【药 材 名】金箔。

【采收加工】全年均可采收，拣得矿石，除去杂石，刷去泥沙，砸成小块炮制后入药。

【功能主治】镇心，平肝，安神，解毒。用于惊痫，癫狂，心悸，疮毒。

【藏医应用】《藏药志》记载金箔涩、苦，凉；有毒。解宝石中毒，绝育。

自然银 Native Silver

【藏药名】དངུལ་དོ།（音译名：欧朵）

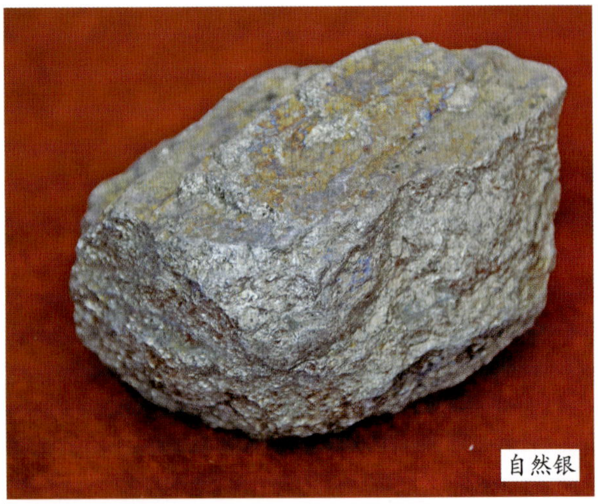
自然银

【形态特征】单个晶体立方体和八面体，通常多以粒状、块状、鳞片状、网状、丝状及树枝状等集合体产出。表面黑灰锖色或银色。条痕银白色，金属光泽，不透明。断口锯齿状，无解理。

【适宜生境】多产于银矿及周边地区。

【资源状况】分布于共和、刚察、门源。少见。

【药 材 名】银箔。

【采收加工】全年均可采收，拣得矿石，除去杂石，刷去泥沙，砸成小块炮制后入药。

【功能主治】安神，镇惊，定痫。用于惊痫癫狂，心悸恍惚，夜不安寐。

【藏医应用】《藏药志》记载银箔苦、轻，平。干脓血，利牙齿。用于黄水病。

碱　土 Trona soil

【藏药名】བུལ་ཏོག（音译名：浦朵）

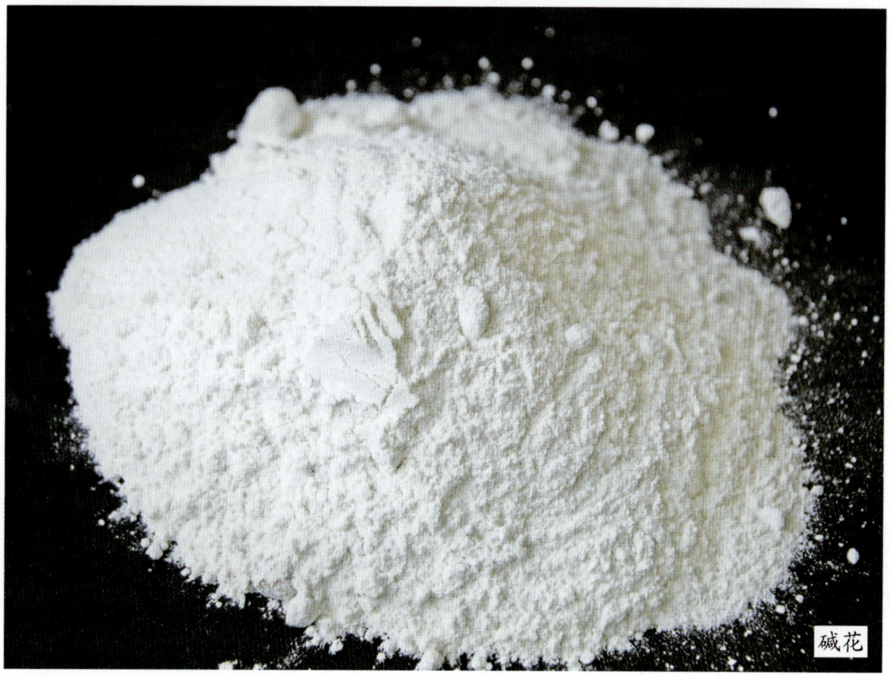

碱花

【形态特征】晶体呈薄板状、板状、纤维状、柱状、不规则堆积粉末状等。白色、灰白色、浅黄色。体较轻，条痕白色，玻璃光泽。

【适宜生境】产于青海湖周边盐湖及盐碱地区。

【资源状况】分布于共和、刚察、湟源、湟中。常见。

【药 材 名】碱花。

【采收加工】全年均可采收，采挖后，除去杂质，干燥，炮制后入药。

【功能主治】消积，祛瘀，除虫，润肠。用于消化不良，胃酸过多，胃寒，胃胀，胎盘滞留，闭经，疮伤溃烂，虫病。

【藏医应用】《藏药志》记载碱花助消化。用于溃烂，溃疡，“培根”性胃胀，虫病，中毒性肝病等。

自然硫

斜方硫、黄硇砂

Sulfur

【藏药名】མུ་ཟི།（音译名：姆司）

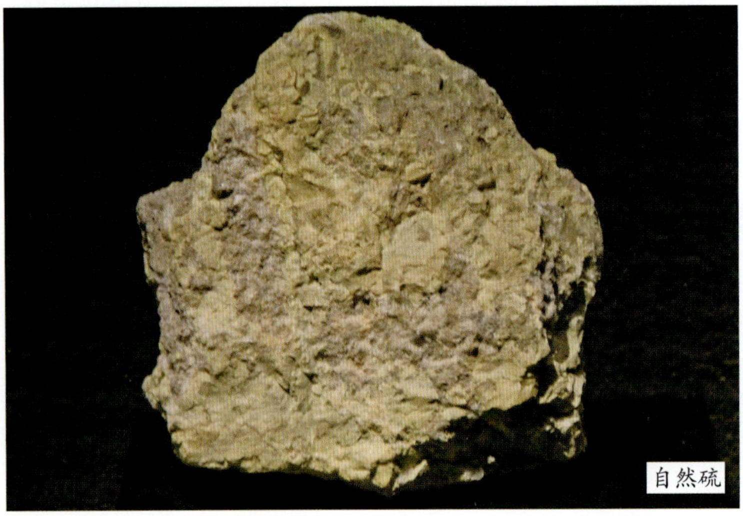

【形态特征】晶体呈锥柱状、板柱、板状或针柱状，集合体呈致密或疏松块状，或为泉华状及隐晶的土状块体、皮壳、被膜等。黄色、蜜黄色或褐黄色；因合杂质可带灰、黑或绿、红色调。条痕白色至淡黄色。晶面金刚光泽，断口松脂或油脂状光泽、近透明至半透明。性脆，易碎，受热易产生裂纹。有硫黄臭味。

【适宜生境】常见于沉积岩中。

【资源状况】分布于天峻、祁连、门源。少见。

【药 材 名】硫黄。

【采收加工】采挖得自然硫后，加热熔化，除去杂质，或用含硫矿经加工制得。

【功能主治】补火壮阳，温脾通便，杀虫止痒。用于阳痿，遗精，尿频，带下，寒喘，心腹冷痛，久泻久痢，便秘，疥疮，顽癣，秃疮，天疱疮，湿毒疮，阴蚀，阴疽，恶疮。

【藏医应用】《中华本草》（藏药卷）记载硫黄味涩、辛，消化后味苦。排脓血，燥黄水，解毒，杀虫。用于疖痈疡疮，皮肤疱疹，麻风病，疥癣，恶疮，瘙痒。

参考文献

[1] 中国科学院西北高原生物研究所青海植物志编辑委员会. 青海植物志 [M]. 西宁：青海人民出版社，1996–1999.

[2] 国家中医药管理局《中华本草》编委会. 中华本草 [M]. 上海：上海科学技术出版社，1999.

[3]《全国中草药汇编》编写组. 全国中草药汇编 [M]. 北京：人民卫生出版社，1975–1978.

[4] 国家药典委员会. 中华人民共和国药典 [S]. 2020 年版 . 北京：中国医药科技出版社，2020.

[5] 宇妥 · 云丹衮波. 四部医典 [M]. 李多美，译 . 西宁：青海人民出版社，2021.

[6] 蒂玛尔 · 丹增彭措. 晶珠本草 [M]. 上海：上海科学技术出版社，1986.

[7] 青海省药品检验所，青海省藏医药研究所. 中国藏药 [M]. 上海：上海科学技术出版社，1996.

[8] 大丹增. 中国藏药材大全 [M]. 北京：中国藏学出版社，2016.

[9] 中国科学院西北高原生物研究所. 藏药志 [M]. 西宁：青海人民出版社，1991.

[10] 罗达尚. 中华藏本草 [M]. 北京：国家民族出版社，1997.

[11] 国家中医药管理局《中华本草》编委会. 中华本草：藏药卷 [M]. 上海：上海科学技术出版社，2002.

[12] 中国科学院西北高原生物研究所. 青海经济植物志 [M]. 西宁：青海人民出版社，1987.

[13] 刁治民，刘禹宏，田玉华. 青海药用蕈菌 [M]. 西宁：青海人民出版社，1994.

[14] 李军德，黄璐琦，曲晓波. 中国药用动物志 [M]. 2 版. 福州：福建科学技术出版社，2013.

[15]《中国药用动物志》协作组. 中国药用动物志 [M]. 天津：天津科学技术出版社，1979–1983.

[16] 贾守宁，陈文娟，徐智玮. 青海矿物药资源 [M]. 福州：福建科学技术出版社，2022.

[17] 李大经，张亚敏，刘向东，等. 中国矿物药 [M]. 北京：地质出版社，1988.

[18] 邹寒雁，高承仁，高连元. 青海高原本草概要 [M]. 西宁：青海人民出版社，1993.

[19] 李锦开. 中国基本药材 [M]. 北京：中国医药科技出版社，2013.

[20] 郭鹏举. 青海地道地产药材 [M]. 西安：陕西科学技术出版社，1996.

[21] 西宁植物志编辑委员会 . 西宁植物志 [M]. 北京：中国藏学出版社，1999.

[22] 卢学峰，张胜邦. 青海野生药用植物 [M]. 西宁：青海民族出版社，2012.

[23] 江苏新医学院. 中药大辞典 [M]. 上海：上海科学技术出版社，2001.

[24] 甘肃省食品药品监督管理局. 甘肃省中药材标准 [M]. 2009 年版 . 兰州：甘肃文化出版社，

2009.
[25] 甘肃省革命委员会卫生局. 甘肃中草药手册 [M]. 兰州：甘肃人民出版社，1970–1974.
[26] 陕西省革命委员会卫生局，陕西省革命委员会商业局. 陕西中草药 [M]. 北京：科学出版社，1971.
[27] 黄泰康，丁志遵，赵守训，等. 现代本草纲目 [M]. 北京：中国医药科技出版社，2001.
[28] 甘肃省卫生厅. 甘肃中药手册 [M]. 兰州：甘肃人民出版社，1959.
[29] 青海省生物研究所，同仁县隆务诊疗所. 青藏高原药物图鉴：第一册 [M]. 西宁：青海人民出版社，1972.
[30] 青海高原生物研究所植物室 . 青藏高原药物图鉴：第二册 [M]. 西宁：青海人民出版社，1978.
[31] 青海省生物研究所，同仁县隆务卫生所. 青藏高原药物图鉴：第三册 [M]. 西宁：青海人民出版社，1975.
[32] 中国科学院西北高原生物研究所. 青海经济植物志 [M]. 西宁：青海人民出版社，1987.
[33] 邢振国，胡兴民，赵登福，等. 青藏药用矿物 [M]. 西宁：青海人民出版社，1985.
[34] 王水朝，吴焕才. 矿物药的沿革与演变 [M]. 西宁：青海人民出版社，1996.
[35] 高天爱，马金安，刘如良. 矿物药真伪图鉴及应用 [M]. 太原：山西科学技术出版社，2014.
[36] 年保玉则生态保护协会. 青藏高原山水文化（年保玉则志）[M]. 北京：中国藏学出版社，2018.
[37] 赵麦换，武见，付永锋，等. 青海湖流域水资源利用与保护研究 [M]. 郑州：黄河水利出版社，2014.
[38] 丁生喜. 环青海湖少数民族地区特色城镇化研究 [M]. 北京：中国经济出版社，2012.
[39] 青海省地方志编纂委员会. 青海省志（自然地理志）[M]. 合肥：黄山书社，1995.
[40] 毛继祖. 藏医基础理论 [M]. 兰州：甘肃民族出版社，1999.
[41] 郭鹏举. 青海地道地产药材 [M]. 西安：陕西科学技术出版社，1996.
[42] 康廷国，闫永红. 中药鉴定学 [M]. 北京：中国中医药出版社，2021.
[43] 国家林业局野生动植物保护与自然保护区管理司，中国科学院植物研究所. 中国珍稀濒危植物图鉴 [M]. 北京：中国林业出版社，2013.
[44] 汪松. 中国物种红色名录：第 1 卷：红色名录 [M]. 北京：高等教育出版社，2004.
[45] 董玉琛，郑殿升. 国家重点保护农业野生植物要略 [M]. 北京：气象出版社，2005.
[46] 傅立国. 中国植物红皮书：稀有濒危植物 [M]. 北京：科学出版社，1991.
[47] 陈雪梅. 青海中藏药产业集群化发展战略探析 [J]. 攀登，2009，28(5)：100–102.
[48] 褚燕，姜玉波，张宏岩. 青海省发展健康产业的战略思考 [J]. 生态经济（学术版），

2013(2)：279–281.
［49］贾敬敦，张文生，杜树山，等. 青海药用资源开发与中藏药产业基地建设 [J]. 资源科学，2004，26(3)：17–21.
［50］李丽. 试析青海藏医药产业开发模式及其问题 [J]. 中央民族大学学报 (哲学社会科学版)，2012，39(1)：17–22.
［51］李亚玲. 青海省中藏药产业发展现状分析及政策建议 [J]. 青海社会科学，2008(2)：48–50.
［52］骆桂法，杨凤梅，刘海青，等. 青海省藏药质量标准调研报告 [J]. 中国药事，2015，29(12)：1272–1277.
［53］陶燕铎. 青海省藏药发展现状与机遇 [J]. 青海科技，2017，24(3)：20–24.
［54］童丽，热增才旦，李文渊，等. 藏药新药研究开发的战略思考 [J]. 时珍国医国药，2011，22(5)：1238–1239.
［55］完玛仁青. 浅谈青海藏药药用植物资源保护 [J]. 临床医药文献电子杂志，2017，4(A2)：20186–20187.
［56］谢热桑沫. 青海省藏药产业发展战略研究 [D]. 兰州：西北民族大学，2010.
［57］余璐，李丽，罗舜予. 青海省藏药企业发展战略的路径探讨 [J]. 中国商论，2016(1)：150–153.
［58］禹贺，张宏岩. 青海省藏药产业技术创新能力评价 [J]. 青海大学学报 (自然科学版)，2015，33(2)：88–92.
［59］禹贺. 青海省藏药产业技术创新能力提升研究 [D]. 西宁：青海大学，2015.
［60］迮晓明. 青海资源型产业集群可持续发展能力评价研究 [D]. 西宁：青海师范大学，2013.
［61］张宝琛. 国家藏药发展战略研究报告 [M]. 成都：四川科学技术出版社，2003.
［62］张璐璐. 青海地道中藏药资源开发保护现状及对策 [J]. 长春大学学报，2016，26(5)：86–91.
［63］王璐琳，武法东. 青海省青海湖国家地质公园主要地质遗迹类型及其地学意义 [J]. 地球学报，2012，33(5)：835–842.
［64］李舟. 青海湖流域生态水文特征及其对气候变化的响应 [M]. 郑州：黄河水利出版社，2018.
［65］祁永发. 20 年来青海湖流域湿地变化研究 [D]. 西宁：青海师范大学，2012.
［66］窦筱艳. 二十世纪末近 15 年青海湖生态环境变化和生态恢复研究 [D]. 长沙：湖南大学，2005.
［67］赵宗福. 论青海湖的文化资源与文化特征 [J]. 青海民族研究，2018，29(2)：73–78.
［68］王清华. 中国藏医药文化传播研究 [D]. 咸阳：西藏民族大学，2020.
［69］甘秋兰，吉木色，黎千榕，等. 藏医药资源与应用概况 [J]. 中国民族民间医药，2019，

28(19)：44–48.
[70] 邱建智．浅谈藏医药文化的传承与发展 [J]．卫生职业教育，2014，32(24)：148–150.
[71] 邓春生，张宏伟．论藏医药文化的传承与发展 [J]．云南民族大学学报 (哲学社会科学版)，2010，27(2)：71–74.
[72] 桑杰．青海常用药用植物汇编 [M]．兰州：甘肃民族出版社，2023.
[73] 黄璐琦，奥・乌力吉．中国矿物药资源 [M]．上海：上海科学技术出版社，2024.
[74] 嘎务．藏药晶镜本草 [M]．北京：民族出版社，2018.
[75] 中国科学院中国植物志编辑委员会．中国植物志 [M]．北京：科学出版社，1993.

中文名笔画索引

二画

二叶舌唇兰 / 453
二叶兜被兰 / 451
二叶獐牙菜 / 302
二色香青 / 370
二裂委陵菜 / 192
八宝茶 / 247

三画

三角叶荨麻 / 77
三脉紫菀 / 383
三裂碱毛茛 / 118
大丁草 / 395
大马勃 / 39
大籽蒿 / 382
大唇马先蒿 / 345
大麻 / 71
小大黄 / 91
小叶金露梅 / 196
小叶黑柴胡 / 270
小叶锦鸡儿 / 211
小丛红景天 / 168
小米草 / 336
小果滨藜 / 107
小缬草 / 361
山丹 / 440
山生柳 / 65
山地虎耳草 / 176
山杏 / 182
山莨菪 / 327
山桃 / 179
山野豌豆 / 226
山楂 / 186
千里香杜鹃 / 283
川赤芍 / 121
飞廉 / 388
马尿泡 / 332
马衔山黄耆 / 207
马鹿 / 466
马蔺 / 448
马麝 / 465

四画

天山报春 / 287
天仙子 / 330
天蓝苜蓿 / 215
天蓝韭 / 429
无尾果 / 184
五脉绿绒蒿 / 147
支柱蓼 / 86
戈壁天门冬 / 436
瓦松 / 165
中亚滨藜 / 100
中华花荵 / 308
中华蜜蜂 / 456
中华鼢鼠 / 470
中国马先蒿 / 342
中国沙棘 / 260
中麻黄 / 58
水母雪兔子 / 409
水烛 / 418
水绿矾 / 478
贝加尔唐松草 / 127
牛尾蒿 / 378
牛蒡 / 375
毛连菜 / 406
毛建草 / 314
毛茛 / 124
毛蕊老鹳草 / 230
升麻 / 116
长毛风毛菊 / 408
长叶火绒草 / 401
长叶百蕊草 / 79
长花天门冬 / 436
长刺茶藨子 / 173
长果茶藨子 / 175
长果婆婆纳 / 349
爪瓣虎耳草 / 177
反枝苋 / 109
乌柳 / 64
方解石 / 480
火绒草 / 400
巴天酸模 / 97
双花堇菜 / 253

五画

玉竹 / 443
甘西鼠尾草 / 322
甘青报春 / 288
甘青青兰 / 315
甘肃马先蒿 / 344
甘肃贝母 / 437
甘肃棘豆 / 221
甘草 / 211
甘露子 / 326
节毛飞廉 / 387
石盐 / 474
龙芽草 / 178
龙葵 / 334
平车前 / 354
东方草莓 / 187
凸额马先蒿 / 343
田旋花 / 306
田葛缕子 / 271
四裂红景天 / 170
白云母 / 482
白花枝子花 / 313
白花草木樨 / 217
白苞筋骨草 / 312
白刺 / 236
白屈菜 / 136
白桦 / 67
冬虫夏草 / 38
头花杜鹃 / 281
宁夏枸杞 / 331
尼泊尔酸模 / 96

六画

地肤 / 106
地榆 / 199
芍药 / 119
芨芨草 / 419
芒硝 / 475
亚麻 / 234
芝麻菜 / 157
西伯利亚远志 / 243
西伯利亚滨藜 / 101
西伯利亚蓼 / 84
西府海棠 / 189
西藏沙棘 / 261
西藏点地梅 / 285
灰枝紫菀 / 385
灰栒子 / 185
灰绿黄堇 / 137
灰绿藜 / 104
达乌里秦艽 / 296
列当 / 353
光果莸 / 311
当归 / 267
曲花紫堇 / 138
肉果草 / 341
华山松 / 51
自然金 / 484
自然银 / 484
自然硫 / 486
血满草 / 358
全缘叶兔耳草 / 339
全缘叶绿绒蒿 / 146
杂配藜 / 105
多枝黄耆 / 210
多刺绿绒蒿 / 145
多裂委陵菜 / 196
多裂骆驼蓬 / 237
问荆 / 41
羊齿天门冬 / 435
并头黄芩 / 325
祁连圆柏 / 55
阳芋 / 335
红毛五加 / 266
红花 / 389
红花岩黄耆 / 214
红直獐牙菜 / 303
红桦 / 66
红紫桂竹香 / 155

七画

块茎岩黄耆 / 213
芫荽 / 273
苣荬菜 / 413
花斑裸鲤 / 457
花椒 / 240
苍耳 / 417
芦苇 / 424
杏 / 183
杉叶藻 / 263
旱金莲 / 233
牡丹 / 120
秃鹫 / 459
何首乌 / 81
近多鳞鳞毛蕨 / 45
角盘兰 / 450

条叶垂头菊 / 393
条裂黄堇 / 140
冷蒿 / 379
羌活 / 278
沙生风毛菊 / 407
沙枣 / 259
沙蓬 / 99
沙蒿 / 377
阿尔泰狗娃花 / 397
陇蜀杜鹃 / 282
附地菜 / 309
忍冬 / 357
鸡爪大黄 / 93
鸡娃草 / 290

八画

青甘韭 / 431
青扦 / 50
青海云杉 / 49
青海当归 / 267
青海沙蜥 / 458
青海刺参 / 362
青海黄耆 / 206
青海棱子芹 / 279
青稞 / 422
青藏大戟 / 244
玫瑰 / 197
顶羽菊 / 367
披针叶野决明 / 224
苦苣菜 / 414
苦荞麦 / 80
苹果 / 191
苞芽粉报春 / 286
直穗小檗 / 129
刺儿菜 / 390
刺芒龙胆 / 294
刺红珠 / 131
刺柏 / 54
刺槐 / 223
欧当归 / 276
欧洲油菜 / 151
轮叶马先蒿 / 348
轮叶黄精 / 444
歧穗大黄 / 90
明矾石 / 481
岩鸽 / 460
垂果大蒜芥 / 163
垂果南芥 / 150
垂柳 / 63
牦牛 / 468
侧柏 / 56
金花忍冬 / 356
金钟花 / 291
金翼黄耆 / 204
金露梅 / 193
乳白香青 / 373
乳白黄耆 / 205
狗尾草 / 425
卷丹 / 439
卷叶黄精 / 442
单子麻黄 / 60
油松 / 52
泡沙参 / 363
沼生柳叶菜 / 257
沼生蔊菜 / 162
泽漆 / 245
宝盖草 / 319
细叶小檗 / 132
细叶益母草 / 320
细果角茴香 / 144

九画

茜草 / 355
草木樨 / 218
草木樨状黄耆 / 208
草玉梅 / 115
草原老鹳草 / 231
草黄堇 / 142
草麻黄 / 61
茴茴蒜 / 123
茴香 / 274
莛子藨 / 359
荠菜 / 153
胡卢巴 / 225
柳叶亚菊 / 368
柳兰 / 256
歪头菜 / 227
韭 / 433
星状雪兔子 / 412
香鼬 / 464
重冠紫菀 / 384
脉花党参 / 364
狭叶红景天 / 169
美丽风毛菊 / 410
总状土木香 / 399
突脉金丝桃 / 251

穿龙薯蓣 / 445
扁刺蔷薇 / 198
扁蕾 / 299
费菜 / 166

十画

秦岭小檗 / 128
秦岭槲蕨 / 47
珠光香青 / 374
珠芽蓼 / 87
栓翅卫矛 / 246
桃 / 180
桃儿七 / 134
夏至草 / 318
烈香杜鹃 / 280
党参 / 365
蚓果芥 / 152
圆叶牵牛 / 306
圆穗兔耳草 / 340
铁棒锤 / 113
铃铃香青 / 372
臭蒿 / 380
臭椿 / 241
射干 / 446
狼 / 463
狼毒 / 255
皱叶酸模 / 95
高山瓦韦 / 46
高山韭 / 432
高山绣线菊 / 202
高乌头 / 114
高原毛茛 / 126
高原兔 / 471
高原香薷 / 317
准葛尔鸢尾 / 449
唐古红景天 / 167
唐古特瑞香 / 254
粉绿铁线莲 / 117
涩荠 / 160
宽叶红门兰 / 452
宽叶羌活 / 276
宽叶荨麻 / 76
宽叶独行菜 / 159
桑 / 73

十一画

菱锌矿 / 483
菥蓂 / 164
菘蓝 / 158
黄花补血草 / 289
黄花蒿 / 376
黄芩 / 324
黄矾 / 477
黄帚橐吾 / 405
黄铁矿 / 476
黄腺香青 / 369
黄缨菊 / 416
菖蒲 / 427
萝卜 / 161
菵草 / 421
菊芋 / 396
菊花 / 394
匙叶小檗 / 133
野海茄 / 333
野葵 / 249
野罂粟 / 148
野燕麦 / 420
曼陀罗 / 328
啤酒花 / 72
银灰旋花 / 305
银粉背蕨 / 43
银露梅 / 195
牻牛儿苗 / 229
脱皮马勃 / 40
猪毛菜 / 108
猪毛蒿 / 381
麻叶荨麻 / 75
麻花艽 / 298
旋覆花 / 398
粘毛鼠尾草 / 323
粗茎秦艽 / 294
粗野马先蒿 / 347
淡黄香青 / 371
婆婆纳 / 350
宿根亚麻 / 234
密生波罗花 / 351
密花香薷 / 316
绶草 / 454

十二画

喜马拉雅旱獭 / 469
喜鹊 / 462
葛缕子 / 272
葱 / 430
萹蓄 / 82
葵花大蓟 / 391

棉毛莨 / 125
椭圆叶花锚 / 301
裂叶独活 / 275
紫丁香 / 292
紫色悬钩子 / 199
紫花苜蓿 / 216
紫花碎米荠 / 154
掌叶大黄 / 88
掌叶铁线蕨 / 44
掌叶橐吾 / 403
锁阳 / 264
锐果鸢尾 / 447
短筒兔耳草 / 338
短穗兔耳草 / 337
鹅绒藤 / 304
普通小麦 / 426
湿生扁蕾 / 300

十三画

蓍 / 366
蒺藜 / 238
蒲公英 / 415
蒙古莸 / 310
蒙古绣线菊 / 202
蒙古黄耆 / 209
楸子 / 190
榆叶梅 / 181
榆树 / 69
赖草 / 423
雾冰藜 / 102
暗绿紫堇 / 141
暗紫贝母 / 438
路边青 / 188
蜀葵 / 248
矮火绒草 / 402
矮垂头菊 / 392
矮麻黄 / 59
鼠掌老鹳草 / 232
裸茎金腰 / 172
叠裂黄堇 / 139

十四画

酸模 / 94
酸模叶蓼 / 83
碱土 / 485
罂粟 / 149
舞鹤草 / 441
熏倒牛 / 228
管花秦艽 / 297
鲜卑花 / 201
鲜黄小檗 / 130
褐铁矿 / 477

十五画

播娘蒿 / 156
蕨 / 42
蕨麻 / 192
豌豆 / 222
暴马丁香 / 293
箭叶橐吾 / 404
额河千里光 / 413
缬草 / 360

十六画

薄荷 / 321
糙果紫堇 / 143
糖茶藨子 / 174

十七画

戴胜 / 461
藓生马先蒿 / 346
磷灰石 / 479
穗序大黄 / 92
簇生柴胡 / 269
繁缕 / 111

十八画

藜 / 103
瞿麦 / 110
镰叶韭 / 428
镰荚棘豆 / 219
鼬瓣花 / 318

十九画及以上

攀缘天门冬 / 434
露蕊乌头 / 112

拉丁学名索引

A

Acanthopanax giraldii Harms / 266
Achillea millefolium Linn. / 366
Achnatherum splendens (Trin.) Nevski / 419
Aconitum gymnandrum Maxim. / 112
Aconitum pendulum Busch / 113
Aconitum sinomontanum Nakai / 114
Acorus calamus Linn. / 427
Acroptilon repens (Linn.) DC. / 367
Adenophora potaninii Korsh. / 363
Adiantum pedatum L. / 44
Aegypius monachus Linnaeus / 459
Agrimonia pilosa Ldb. / 178
Agriophyllum squarrosum (L.) Moq. / 99
Ailanthus altissima (Mill.) Swingle / 241
Ajania salicifolia (Mattf.) Poljak. / 368
Ajuga lupulina Maxim. / 312
Aleuritopteris argentea (Gmél.) Fée / 43
Allium carolinianum DC. / 428
Allium cyaneum Regel / 429
Allium fistulosum Linn. / 430
Allium przewalskianum Regel / 431
Allium sikkimense Baker / 432
Allium tuberosum Rottl. ex Spreng. / 433
Althaea rosea (Linn.) Cavan. / 248
Amaranthus retroflexus Linn. / 109
Amygdalus davidiana (Carr.) C. de Vos ex Henry/ 179
Amygdalus persica L. / 180
Amygdalus triloba (Lindl.) Ricker / 181
Anaphalis aureopunctata Lingelsh et Borza / 369
Anaphalis bicolor (Franch.) Diels / 370
Anaphalis flavescens Hand.-Mazz. / 371
Anaphalis hancockii Maxim. / 372
Anaphalis lactea Maxim. / 373
Anaphalis margaritacea (Linn.) Benth. et Hook. f. / 374
Androsace mariae Kanitz / 285
Anemone rivularis Buch.-Ham. ex DC. / 115
Angelica nitida Wolff / 267
Angelica sinensis (Oliv.) Diels / 267
Anisodus tanguticus (Maxim.) Pascher / 327
Apis cerana Fabrieius / 456
Arabis pendula L. / 150
Arctium lappa Linn. / 375
Armeniaca sibirica (L.) Lam. / 182
Armeniaca vulgaris Lam. / 183
Artemisia annua Linn. / 376
Artemisia desertorum Spreng. / 377
Artemisia dubia Wall. ex Bess. / 378
Artemisia frigida Willd. / 379
Artemisia hedinii Ostenf. et Pauls. / 380
Artemisia scoparia Waldst. et Kit. / 381
Artemisia sieversiana Ehrhart ex Willd. / 382
Asparagus brachyphyllus Turcz. / 434
Asparagus filicinus Ham. ex D. Don / 435
Asparagus gobicus Ivanova ex Grubov / 436
Asparagus longiflorus Franch. / 436
Aster ageratoides Turcz. / 383

Aster diplostephioides (DC.) C. B. Clarke / 384
Aster poliothamnus Diels / 385
Astragalus chrysopterus Bunge / 204
Astragalus galactites Pall. / 205
Astragalus kukunoricus N. Ulziykh. / 206
Astragalus mahoschanicus Hand.-Mazz. / 207
Astragalus melilotoides Pall. / 208
Astragalus membranaceus (Fisch.) Bunge var. *mongholicus* (Bunge) P. K. Hsiao / 209
Astragalus polycladus Bur. et Franch. / 210
Atriplex centralasiatica Iljin / 100
Atriplex sibirica Linn. / 101
Avena fatua Linn. / 420

B

Bassia dasyphylla (Fisch. et Mey.) O. Kuntze / 102
Beckmannia syzigachne (Steud.) Fern. / 421
Belamcanda chinensis (Linn.) DC. / 446
Berberis circumesrrata (Schneid.) Schneid. / 128
Berberis dasystachya Maxim. / 129
Berberis diaphana Maxim. / 130
Berberis dictyophylla Franch. / 131
Berberis poiretii Schneid. / 132
Berberis vernae Schneid. / 133
Betula albo-sinensis Burk. / 66
Betula platyphylla Suk. / 67
Biebersteinia heterostemon Maxim. / 228
Bos grunniens Linnaeus / 468
Brassica napus L. / 151
Braya humilis (C. A. Mey.) B. L. Rob. / 152
Bupleurum condensatum Shan et Y. Li / 269
Bupleurum smithii Wolff var. *parvifolium* Shan et Y. Li / 270

C

Calvatia gigantea (Batschy ex Pers.) Lloyd / 39
Canis lupus Linnaeus / 463
Cannabis sativa Linn. / 71
Capsella bursa-pastoris (L.) Medic. / 153
Caragana microphylla Lam. / 211
Cardamine tangutorum O. E. Schulz / 154
Carduus acanthoides Linn. / 387
Carduus nutans Linn. / 388
Carthamus tinctorius Linn. / 389
Carum buriaticum Turcz. / 271
Carum carvi L. / 272
Caryopteris mongholica Bunge / 310
Caryopteris tangutica Maxim. / 311
Cervus elaphus Linnaeus / 466
Cheiranthus roseus Maxim. / 155
Chelidonium majus Linn. / 136
Chenopodium album Linn. / 103
Chenopodium glaucum Linn. / 104
Chenopodium hybridum Linn. / 105
Chrysanthemum morifolium Ramat. / 394
Chrysosplenium nudicaule Bunge / 172
Cimicifuga foetida Linn. / 116
Cirsium setosum (Willd.) MB. / 390
Cirsium souliei (Franch.) Mattf. / 391
Clematis glauca Willd. / 117
Codonopsis nervosa (Chipp) Nannf. / 364
Codonopsis pilosula (Franch.) Nannf. / 365
Columba rupestris Pallas / 460
Coluria longifolia Maxim. / 184
Convolvulus ammannii Desr. / 305
Convolvulus arvensis Linn. / 306
Cordyceps sinensis (Berk.) Sacc. / 38
Coriandrum sativum Linn. / 273

Corydalis adunca Maxim. / 137
Corydalis curviflora Maxim. ex Hemsl. / 138
Corydalis dasysptera Maxim. / 139
Corydalis linarioides Maxim. / 140
Corydalis melanochlora Maxim. / 141
Corydalis straminea Maxim. ex Hemsl. / 142
Corydalis trachycarpa Maxim. / 143
Cotoneaster acutifolius Turcz. / 185
Crataegus pinnatifida Bge. / 186
Cremanthodium humile Maxim. / 392
Cremanthodium lineare Maxim. / 393
Cynanchum chinense R. Br. / 304
Cynomorium songaricum Rupr. / 264

D

Daphne tangutica Maxim. / 254
Datura stramonium Linn. / 328
Descurainia sophia (L.) Webb. ex Prantl / 156
Dianthus superbus Linn. / 110
Dioscorea nipponica Makino / 445
Dracocephalum heterophyllum Benth. / 313
Dracocephalum rupestre Hance / 314
Dracocephalum tanguticum Maxim. / 315
Drynaria sinica Diels / 47
Dryopteris komarovii Kossinsky / 45

E

Elaeagnus angustifolia Linn. / 259
Elsholtzia densa Benth. / 316
Elsholtzia feddei Lévl. / 317
Eospalax fontanieri (Milne-Edwards) / 470
Ephedra intermedia Schrenk ex C. A. Mey. / 58
Ephedra minuta Florin / 59
Ephedra monosperma Gmel. ex Mey. / 60
Ephedra sinica Stapf / 61
Epilobium angustifolium L. / 256
Epilobium palustre L. / 257
Equisetum arvense Linn. / 41
Erodium stephanianum Willd. / 229
Eruca sativa Mill. / 157
Euonymus phellomanus Loes. / 246
Euonymus przwalskii Maxim. / 247
Euphorbia altotibetica O. Paula. / 244
Euphorbia helioscopia Linn. / 245
Euphrasia pectinata Ten. / 336

F

Fagopyrum tataricum (Linn.) Gaertn. / 80
Fallopia multiflora (Thunb.) Harald. / 81
Foeniculum vulgare Mill. / 274
Forsythia viridissima Lindl. / 291
Fragaria orientalis Lozinsk. / 187
Fritillaria przewalskii Maxim. / 437
Fritillaria unibracteata Hsiao et K. C. Hsia / 438

G

Galeopsis bifida Boenn. / 318
Gentiana aristata Maxim. / 294
Gentiana crassicaulis Duthie ex Burk. / 294
Gentiana dahurica Fisch. / 296
Gentiana siphonantha Maxim. ex Kusnez. / 297
Gentiana straminea Maxim. / 298
Gentianopsis barbata (Froel.) Ma / 299
Gentianopsis paludosa (Hook. f.) Ma / 300
Geranium platyanthum Duthie / 230
Geranium pratense L. / 231
Geranium sibiricum L. / 232
Gerbera anandria (Linn.) Sch. / 395

Geum aleppicum Jacq. / 188
Glycyrrhiza uralensis Fisch. / 211
Gymnocypris eckloni Herzenstein / 457

H

Halenia elliptica D. Don / 301
Halerpestes tricuspis (Maxim.) Hand.-Mazz. / 118
Hedysarum algidum L. Z. Shue / 213
Hedysarum multijugum Maxim. / 214
Helianthus tuberosus Linn. / 396
Heracleum millefolium Diels / 275
Herminium monorchis (L.) R. Br. / 450
Heteropappus altaicus (Willd.) Novopokr. / 397
Hippophae rhamnoides Linn. subsp. *sinensis* Rousi / 260
Hippophae thibetana Schlechtend. / 261
Hippuris vulgaris L. / 263
Hordeum vulgare Linn. var. *nudum* Hook. / 422
Humulus lupulus Linn. / 72
Hyoscyamus niger Linn. / 330
Hypecoum leptocarpum Hook. f. et Thoms. / 144
Hypericum przewalskii Maxim. / 251

I

Incarvillea compacta Maxim. / 351
Inula japonica Thunb. / 398
Inula racemosa Hook. f. / 399
Iris goniocarpa Baker / 447
Iris lactea Pall. var. *chinensis* (Fisch.) Koidz. / 448
Iris songarica Schrenk ex Fisch. & C. A. Mey. / 449
Isatis indigotica Fort. / 158

J

Juniperus formosana Hayata / 54
Juniperus przewalskii Kom. / 55

K

Kochia scoparia (L.) Schrad. / 106

L

Lagopsis supina (Steph.) Ik.-Gal. / 318
Lagotis brachystachya Maxim. / 337
Lagotis brevituba Maxim. / 338
Lagotis integra W. W. Smith / 339
Lagotis ramalana Batal. / 340
Lamium amplexicaule Linn. / 319
Lancea tibetica Hook. f. et Thoms. / 341
Lasiosphaera fenzlii Reich. / 40
Leontopodium leontopodioides (Willd.) Beauv. / 400
Leontopodium longifolium Ling / 401
Leontopodium nanum (Hook. f. et Thoms.) Hand.-Mazz. / 402
Leonurus sibiricus Linn. / 320
Lepidium latifolium L. / 159
Lepisorus eilophyllus (Diels) Ching / 46
Lepus oiostolus Hodgson / 471
Levisticum officinale Koch / 276
Leymus secalinus (Georgi) Tzvel. / 423
Ligularia przewalskii (Maxim.) Diels / 403
Ligularia sagitta (Maxim.) Mattf. / 404
Ligularia virgaurea (Maxim.) Mattf. / 405
Lilium lancifolium Thunb. / 439
Lilium pumilum DC. / 440
Limonium aureum (Linn.) Hill / 289
Linum perenne L. / 234
Linum usitatissimum L. / 234

Lonicera chrysantha Turcz. / 356
Lonicera japonica Thunb. / 357
Lycium barbarum Linn. / 331

M
Maianthemum bifolium (L.) F. W. Schmidt / 441
Malcolmia africana (L.) R. Br. / 160
Malus micromalus Makino / 189
Malus prunifolia (Willd.) Borkh. / 190
Malus pumila Mill. / 191
Malva verticillata Linn. / 249
Marmota himalayana Hodgson / 469
Meconopsis horridula Hook. f. et Thoms. / 145
Meconopsis integrifolia (Maxim.) Franch. / 146
Meconopsis quintuplinervia Regel / 147
Medicago lupulina Linn. / 215
Medicago sativa Linn. / 216
Melilotus albus Medic. ex Desr. / 217
Melilotus suaveolens Ledeb. / 218
Mentha haplocalyx Briq. / 321
Microgynoecium tibeticum Hook. f. / 107
Morina kokonorica Hao / 362
Morus alba Linn. / 73
Moschus chrysogaster Hodgson / 465
Mustela altaica Pallas / 464

N
Neottianthe cucullata (L.) Schltr. / 451
Nitraria tangutorum Bobr. / 236
Notopterygium forbesii de Boiss. / 276
Notopterygium incisum Ting ex H. T. Chang / 278

O
Orchis latifolia Linn. / 452
Orobanche coerulescens Steph. / 353
Orostachys fimbriatus (Turcz.) Berger / 165
Oxytropis falcata Bunge / 219
Oxytropis kansuensis Bunge / 221

P
Paeonia lactiflora Pall. / 119
Paeonia suffruticosa Andr. / 120
Paeonia veitchii Lynch / 121
Papaver nudicaule Linn. / 148
Papaver somniferum Linn. / 149
Pedicularis chinensis Maxim. / 342
Pedicularis cranolopha Maxim. / 343
Pedicularis kansuensis Maxim. / 344
Pedicularis megalochila Li / 345
Pedicularis muscicola Maxim. / 346
Pedicularis rudis Maxim. / 347
Pedicularis verticillata Linn. / 348
Peganum multisectum (Maxim.) Bobr. / 237
Pharbitis purpurea (Linn.) Voigt / 306
Phedimus aizoon (L.)' t Hart / 166
Phragmites australis (Cav.) Trin. ex Steud. / 424
Phrynocephalus vlangalii Strauch / 458
Pica pica Linnaeus / 462
Picea crassifolia Kom. / 49
Picea wilsonii Mast. / 50
Picris hieracioides Linn. / 406
Pinus armandii Franch. / 51
Pinus tabuliformis Carr. / 52
Pisum sativum Linn. / 222
Plantago depressa Willd. / 354
Platanthera chlorantha Cust. ex Rchb. / 453
Platycladus orientalis (Linn.) Franco / 56
Pleurospermum szechenyii Kanitz / 279

Plumbagella micrantha (Ledeb.) Spach / 290
Polemonium coeruleum Linn. var. *chinense* Brand / 308
Polygala sibirica Linn. / 243
Polygonatum cirrhifolium (Wall.) Royle / 442
Polygonatum odoratum (Mill.) Druce / 443
Polygonatum verticillatum (L.) All. / 444
Polygonum aviculare Linn. / 82
Polygonum lapathifolium Linn. / 83
Polygonum sibiricum Laxm. / 84
Polygonum suffultum Maxim. / 86
Polygonum viviparum Linn. / 87
Potentilla anserina L. / 192
Potentilla bifurca L. / 192
Potentilla fruticosa L. / 193
Potentilla glabra Lodd. / 195
Potentilla multifida Linn. / 196
Potentilla parvifolia Fisch. ex Lehm. / 196
Primula gemmifera Batal. / 286
Primula nutans Georgi / 287
Primula tangutica Duthie / 288
Przewalskia tangutica Maxim. / 332
Pteridium aquilinum (Linn.) Kuhn var. *latiusculum* (Desv.) Underw. ex Heller / 42

R

Ranunculus chinensis Bunge / 123
Ranunculus japonicus Thunb. / 124
Ranunculus membranaceus Royle / 125
Ranunculus tanguticus (Maxim.) Ovcz. / 126
Raphanus sativus L. / 161
Rheum palmatum Linn. / 88
Rheum przewalskyi A. Los. / 90
Rheum pumilum Maxim. / 91
Rheum spiciforme Royle / 92
Rheum tanguticum Maxim. ex Regel / 93
Rhodiola algida (Ledeb.) Fisch. et Mey. var. *tangutica* (Maxim.) S. H. Fu / 167
Rhodiola dumulosa (Franch.) S. H. Fu / 168
Rhodiola kirilowii (Regel) Maxim. / 169
Rhodiola quadrifida (Pall.) Fisch. et Mey. / 170
Rhododendron anthopogonoides Maxim. / 280
Rhododendron capitatum Maxim. / 281
Rhododendron przewalskii Maxim. / 282
Rhododendron thymifolium Maxim. / 283
Ribes alpestre Wall. ex Decne. / 173
Ribes himalense Royle ex Decne. / 174
Ribes stenocarpum Maxim. / 175
Robinia pseudoacacia Linn. / 223
Rorippa islandica (Oed.) Borb. / 162
Rosa rugosa Thunb. / 197
Rosa sweginzowii Koehne / 198
Rubia cordifolia Linn. / 355
Rubus irritans Focke / 199
Rumex acetosa Linn. / 94
Rumex crispus Linn. / 95
Rumex nepalensis Spreng. / 96
Rumex patientia Linn. / 97

S

Salix babylonica Linn. / 63
Salix cheilophila Schneid. / 64
Salix oritrepha Schneid. / 65
Salsola collina Pall. / 108
Salvia przewalskii Maxim. / 322
Salvia roborowskii Maxim. / 323
Sambucus adnata Wall. ex DC. / 358
Sanguisorba officinalis L. / 199

Saussurea arenaria Maxim. / 407
Saussurea hieracioides Hook. f. / 408
Saussurea medusa Maxim. / 409
Saussurea pulchra Lipsch. / 410
Saussurea stella Maxim. / 412
Saxifraga montana H. Smith / 176
Saxifraga unguiculata Engl. / 177
Scutellaria baicalensis Georgi / 324
Scutellaria scordifolia Fisch. ex Schrenk. / 325
Senecio argunensis Turcz. / 413
Setaria viridis (Linn.) Beauv. / 425
Sibiraea laevigata (L.) Maxim. / 201
Sinopodophyllum hexandrum (Royle) Ying / 134
Sisymbrium heteromallum C. A. Mey. / 163
Solanum japonense Nakai / 333
Solanum nigrum Linn. / 334
Solanum tuberosum Linn. / 335
Sonchus arvensis Linn. / 413
Sonchus oleraceus Linn. / 414
Spiraea alpina Pall. / 202
Spiraea mongolica Maxim. / 202
Spiranthes sinensis (Pers.) Ames / 454
Stachys sieboldii Miq. / 326
Stellaria media (L.) Cyr. / 111
Stellera chamaejasme Linn. / 255
Swertia bifolia Batal. / 302
Swertia erythrosticta Maxim. / 303
Syringa oblata Lindl. / 292
Syringa reticulata (Blume) Hara var. *amurensis* (Rupr.) Pringle / 293

T

Taraxacum mongolicum Hand.-Mazz. / 415
Thalictrum baicalense Turcz. / 127
Thermopsis lanceolata R. Br. / 224
Thesium longifolium Turcz. / 79
Thlaspi arvense L. / 164
Tribulus terrestris L. / 238
Trigonella foenum-graecum Linn. / 225
Trigonotis peduncularis (Trev.) Benth. ex Baker et Moore / 309
Triosteum pinnatifidum Maxim. / 359
Triticum aestivum Linn. / 426
Tropaeolum majus L. / 233
Typha angustifolia Linn. / 418

U

Ulmus pumila Linn. / 69
Upupa epops Linnaeus / 461
Urtica cannabina Linn. / 75
Urtica laetevirens Maxim. / 76
Urtica triangularis Hand.-Mazz. / 77

V

Valeriana officinalis Linn. / 360
Valerians tangutica Bat. / 361
Veronica ciliata Fisch. / 349
Veronica didyma Tenore / 350
Vicia amoena Fisch. ex DC. / 226
Vicia unijuga A. Br. / 227
Viola biflora L. / 253

X

Xanthium sibiricum Patrin ex Widder / 417
Xanthopappus subacaulis C. Winkl. / 416

Z

Zanthoxylum bungeanum Maxim. / 240